当代中医专科专病诊疗大系

内分泌代谢性疾病诊疗全书

主审 王琦 林兰

主编 倪青 庞国明 陈世波 张芳

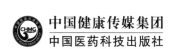

中国健康传媒集团

中国医药科技出版社

内 容 提 要

　　本书共分为基础篇、临床篇和附录三部分，基础篇主要介绍了内分泌代谢性疾病的相关理论知识，临床篇详细介绍了常见内分泌代谢性疾病的中西医结合认识、诊治、预防调护、研究进展等内容，附录包括临床常用检查参考值、开设内分泌代谢性疾病专病专科应注意的问题。全书内容丰富，言简意赅，重点突出，具有较高的学术价值和实用价值，适合中医临床工作者学习阅读参考。

图书在版编目（CIP）数据

内分泌代谢性疾病诊疗全书 / 倪青等主编 . — 北京：中国医药科技出版社，2024.1
（当代中医专科专病诊疗大系）
ISBN 978-7-5214-4191-8

Ⅰ . ①内… Ⅱ . ①倪… Ⅲ . ①内分泌病—中医诊断学 ②内分泌病—中医治疗法 Ⅳ . ① R259.8

中国国家版本馆 CIP 数据核字（2023）第 200756 号

美术编辑　　陈君杞
版式设计　　也　在

出版　**中国健康传媒集团** | 中国医药科技出版社
地址　北京市海淀区文慧园北路甲 22 号
邮编　100082
电话　发行：010-62227427　邮购：010-62236938
网址　www.cmstp.com
规格　787 × 1092mm $\frac{1}{16}$
印张　28 $\frac{1}{2}$
字数　712 千字
版次　2024 年 1 月第 1 版
印次　2024 年 1 月第 1 次印刷
印刷　北京盛通印刷股份有限公司
经销　全国各地新华书店
书号　ISBN 978-7-5214-4191-8
定价　**268.00 元**

获取新书信息、投稿、为图书纠错，请扫码联系我们。

《当代中医专科专病诊疗大系》
编 委 会

朱恪材	朱章志	朱智德	乔树芳	任　文	刘　明
刘　洋	刘　辉	刘三权	刘仁毅	刘世恩	刘向哲
刘杏枝	刘佃温	刘建青	刘建航	刘树权	刘树林
刘洪宇	刘静生	刘静宇	闫金才	闫清海	闫惠霞
许凯霞	孙文正	孙文冰	孙永强	孙自学	孙英凯
纪春玲	严　振	苏广兴	李　军	李　扬	李　玲
李　洋	李　真	李　萍	李　超	李　婷	李　静
李　蔚	李　慧	李　鑫	李小荣	李少阶	李少源
李永平	李延萍	李华章	李全忠	李红哲	李红梅
李志强	李启荣	李昕蓉	李建平	李俊辰	李恒飞
李晓雷	李浩玮	李燕梅	杨　荣	杨　柳	杨　楠
杨克勤	连永红	肖　伟	吴　坚	吴人照	吴志德
吴启相	吴维炎	何庆勇	何春红	冷恩荣	沈　璐
宋剑涛	张　芳	张　侗	张　挺	张　健	张文富
张亚军	张国胜	张建伟	张春珍	张胜强	张闻东
张艳超	张振贤	张振鹏	张峻岭	张理涛	张琼瑶
张攀科	陆素琴	陈　白	陈　秋	陈太全	陈文一
陈世波	陈忠良	陈勇峰	邵丽黎	武　楠	范志刚
林　峰	林佳明	杭丹丹	卓　睿	卓进盛	易铁钢
罗　建	罗试计	和艳红	岳　林	周天寒	周冬梅
周海森	郑仁东	郑启仲	郑晓东	赵　琰	赵文霞
赵俊峰	赵海燕	胡天赤	胡汉楚	胡穗发	柳忠全
姜树民	姚　斐	秦蔚然	贾虎林	夏淑洁	党中勤
党毓起	徐　奎	徐　涛	徐林梧	徐雪芳	徐寅平
徐寒松	高　楠	高志卿	高言歌	高海兴	高铸烨
郭乃刚	郭子华	郭书文	郭世岳	郭光昕	郭欣璐
郭泉滢	唐红珍	谈太鹏	陶弘武	黄　菲	黄启勇
梅荣军	曹　奕	崔　云	崔　菲	梁　田	梁　超
寇绍杰	隆红艳	董昌武	韩文朝	韩建书	韩建涛
韩素萍	程　源	程艳彬	程常富	焦智民	储浩然
曾凡勇	曾庆云	温艳艳	谢卫平	谢宏赞	谢忠礼

靳胜利　雷　烨　雷　琳　鲍玉晓　蔡文绍　蔡圣朝

臧　鹏　翟玉民　翟纪功　滕明义　魏东华

编　　　委（按姓氏笔画排序）

丁　蕾　丁立钧　于　秀　弓意涵　马　贞　马玉宏

马秀萍　马青侠　马茂芝　马绍恒　马晓冉　王　开

王　冰　王　宇　王　芳　王　丽　王　辰　王　明

王　凯　王　波　王　珏　王　科　王　哲　王　莹

王　桐　王　夏　王　娟　王　萍　王　康　王　琳

王　晶　王　强　王　稳　王　鑫　王上增　王卫国

王天磊　王玉芳　王立春　王兰柱　王圣治　王亚莉

王成荣　王伟莉　王红梅　王秀兰　王国定　王国桥

王国辉　王忠志　王育良　王泽峰　王建菊　王秋华

王彦伟　王洪海　王艳梅　王素利　王莉敏　王晓彤

王银姗　王清龙　王鸿燕　王琳樊　王瑞琪　王鹏飞

王慧玲　韦　溪　韦中阳　韦华春　毛书歌　孔丽丽

双振伟　甘陈菲　艾春满　石国令　石雪枫　卢　昭

卢利娟　卢桂玲　叶　钊　叶　林　田丽颖　田静峰

史文强　史跃杰　史新明　冉　靖　丘　平　付　瑜

付永祥　付保恩　付智刚　代立媛　代会容　代珍珍

代莉娜　白建乐　务孔彦　冯　俊　冯　跃　冯　超

冯丽娜　宁小琴　宁雪峰　司徒小新　皮莉芳　刑益涛

邢卫斌　邢承中　邢彦伟　毕宏生　吕　雁　吕水林

吕光霞　朱　保　朱文胜　朱盼龙　朱俊琛　任青松

华　刚　伊丽娜　刘　羽　刘　佳　刘　敏　刘　嵘

刘　颖　刘　熠　刘卫华　刘子尧　刘红灵　刘红亮

刘志平　刘志勇　刘志群　刘杏枝　刘作印　刘顶成

刘宗敏　刘春光　刘素云　刘晓彦　刘海立　刘海杰

刘继权　刘鹤岭　齐　珂　齐小玲　齐志南　闫　丽

闫慧青　关运祥　关慧玲　米宜静　江利敏　江铭倩

汤建光　汤艳丽　许　亦　许　蒙　许文迪　许静云

农小宝　农永栋　阮志华　孙　扶　孙　畅　孙成铭

3

孙会秀	孙治安	孙艳淑	孙继建	孙绪敏	孙善斌
杜鹃	杜云波	杜欣冉	杜梦冉	杜跃亮	杜璐瑶
李伟	李柱	李勇	李铁	李萌	李梦
李霄	李馨	李丁蕾	李又耕	李义松	李云霞
李太政	李方旭	李玉晓	李正斌	李帅垒	李亚楠
李传印	李军武	李志恒	李志毅	李杨林	李丽花
李国霞	李钍华	李佳修	李佩芳	李金辉	李学军
李春禄	李茜羽	李晓辉	李晓静	李家云	李梦阁
李彩玲	李维云	李雯雯	李鹏超	李鹏辉	李满意
李增变	杨丹	杨兰	杨洋	杨文学	杨旭光
杨旭凯	杨如鹏	杨红晓	杨沙丽	杨国防	杨明俊
杨荣源	杨科朋	杨俊红	杨济森	杨海燕	杨蕊冰
肖育志	肖耀军	吴伟	吴平荣	吴进府	吴佐联
员富圆	邱彤	何苗	何光明	何慧敏	佘晓静
辛瑶瑶	汪青	汪梅	汪明强	沈洁	宋震宇
张丹	张平	张阳	张苍	张芳	张征
张挺	张科	张琼	张锐	张大铮	张小朵
张小林	张义龙	张少明	张仁俊	张欠欠	张世林
张亚乐	张先茂	张向东	张军帅	张观刚	张克清
张林超	张国妮	张咏梅	张建立	张建福	张俊杰
张晓云	张雪梅	张富兵	张腾云	张新玲	张燕平
陆萍	陈娟	陈密	陈子扬	陈丹丹	陈文莉
陈央娣	陈立民	陈永娜	陈成华	陈芹梅	陈宏灿
陈金红	陈海云	陈朝晖	陈强松	陈群英	邵玲玲
武改	苗灵娟	范宇	林森	林子程	林佩芸
林学英	林学凯	尚东方	呼兴华	罗永华	罗贤亮
罗继红	罗瑞娟	周双	周全	周丽	周剑
周涛	周菲	周延良	周红霞	周克飞	周丽霞
周解放	岳彩生	庞鑫	庞国胜	庞勇杰	郑娟
郑程	郑文静	郑雅方	单培鑫	孟彦	赵阳
赵磊	赵子云	赵自娇	赵庆华	赵金岭	赵学军

赵晨露　胡　斌　胡永昭　胡欢欢　胡英华　胡家容
胡雪丽　胡筱娟　南凤尾　南秋爽　南晓红　侯浩强
侯静云　俞红五　闻海军　娄　静　娄英歌　宫慧萍
费爱华　姚卫锋　姚沛雨　姚爱春　秦　虹　秦立伟
秦孟甲　袁　玲　袁　峰　袁帅旗　聂振华　栗　申
贾林梦　贾爱华　夏明明　顾婉莹　钱　莹　徐艳芬
徐继国　徐鲁洲　徐道志　徐耀京　凌文津　高　云
高美军　高险峰　高嘉良　高韶晖　郭士岳　郭存霞
郭伟杰　郭红霞　郭佳裕　郭晓霞　唐桂军　桑艳红
接传红　黄　姗　黄　洋　黄亚丽　黄丽群　黄河银
黄学勇　黄俊铭　黄雪青　曹正喜　曹亚芳　曹秋平
龚长志　龚永明　崔伟峰　崔凯恒　崔建华　崔春晶
崔莉芳　康进忠　阎　亮　梁　伟　梁　勇　梁大全
梁亚林　梁增坤　彭　华　彭丽霞　彭贵军　葛立业
葛晓东　董　洁　董　赟　董世旭　董俊霞　董德保
蒋　靖　蒋小红　韩圣宾　韩红卫　韩丽华　韩柳春
覃　婕　景晓婧　嵇　朋　程　妍　程爱俊　程常福
曾永蕾　谢圣芳　靳东亮　路永坤　詹　杰　鲍陶陶
解红霞　窦连仁　蔡国锋　蔡慧卿　裴　晗　裴琛璐
廖永安　廖琼颖　樊立鹏　滕　涛　潘文斌　薛川松
魏　佳　魏　巍　魏昌林　瞿朝旭

编撰办公室主任　高　泉　王凯锋

编撰办公室副主任　王亚煌　庞　鑫　张　侗　黄　洋

编撰办公室成员　高言歌　李方旭　李丽花　许　亦　李　馨
　　　　　　　　　李亚楠

5

《内分泌代谢性疾病诊疗全书》
编委会

主　审　王　琦　林　兰

主　编　倪　青　庞国明　陈世波　张　芳

副主编　马宇鹏　艾为民　高言歌　王志强　曹正喜　夏明明

　　　　李彩玲　杨　丹　温伟波　冯志海　李显筑　徐雪芳

　　　　郑仁东　王秀阁　刘树林　桑艳红　王　靓　魏爱生

编　委　（按姓氏笔画排序）

　　　　于　洋　王　桐　王　晶　王　稳　王红梅　王凯锋

　　　　王海燕　王瑞霞　牛　晶　孔丽丽　甘洪桥　龙新胜

　　　　付永祥　代会容　代珍珍　宁雪峰　朱　延　刘　羽

　　　　刘　佳　刘　嵘　刘　蔚　刘志群　刘银芳　江铭倩

　　　　汤刚义　许　亦　孙　扶　李　娜　李　静　李　慧

　　　　李　蕊　李　馨　李方旭　李亚楠　李红梅　李丽花

　　　　李国霞　李明哲　李佳修　李建平　李晓辉　李鹏辉

　　　　李德梅　吴大明　员富圆　沈　璐　沈薇薇　张　平

　　　　张文富　张观刚　张咏梅　陈　娟　陈丹丹　陈进贤

　　　　陈旗拴　武　楠　金　凯　周克飞　庞　鑫　郑　宏

　　　　郑文静　郑晓东　单培鑫　赵　阳　赵子云　侯浩强

　　　　闻海军　姜　峰　娄　静　秦　璐　袁　峰　徐艳芬

　　　　郭乃刚　黄　洋　黄丽群　董世旭　董延强　蒋小红

　　　　韩建涛　景兰平　程凯鑫　雷　烨　戴新华　魏　佳

坚持中医思维　彰显特色优势
提高临床疗效　服务人民健康

中医药学是中华民族的伟大创造，是中国古代科学的瑰宝，也是打开中华文明宝库的钥匙，为中华民族的繁衍生息作出了巨大贡献。党和政府历来高度重视中医药工作，特别是党的十八大以来，以习近平同志为核心的党中央把中医药工作摆在了更加突出的位置，中医药改革发展取得了显著成绩。2019 年 10 月 20 日发布的《中共中央 国务院关于促进中医药传承创新发展的意见》指出，传承创新发展中医药是新时代中国特色社会主义事业的重要内容，是中华民族伟大复兴的大事，对于坚持中西医并重，打造中医药和西医药相互补充协调发展的中国特色卫生健康发展模式，发挥中医药原创优势、推动我国生命科学实现创新突破，弘扬中华优秀传统文化、增强民族自信和文化自信，促进文明互鉴和民心相通、推动构建人类命运共同体具有重要意义。

传承创新发展中医药，必须发挥中医药在维护和促进人民健康中的重要作用，彰显中医药在疾病治疗中的独特优势。中医专科专病建设是坚持中医原创思维，突出中医药特色优势，提高临床疗效的重要途径和组成部分。长期以来，国家中医药管理局高度重视和大力推动中医专科专病的建设，从制定中长期发展规划到重大项目、资金安排，都将中医专科专病建设作为重要任务和重点工作进行安排部署，并不断完善和健全管理制度与诊疗规范。经过中医药界广大专家学者和中医医务工作者长期不懈的努力，全国中医专科专病建设取得了显著的成就。

实践表明：专科专病建设是突出中医药特色优势，遵循中医药自身发展规律和前进方向的重要途径；是打造中医医院核心竞争力，实现育名医、建名科、塑名院之"三名"战略的必由之路；是提升临床疗效和诊疗水平的重要手段；是培养优秀中医临床人才，打造学科专科优秀团队的重要平台；是推动学术传承创新、提升科研能力水平、促进科技成果转化的重要途径；是各级中医医院、中西医结合医院提升社会效益和经济效益的有效举措。

事实证明：中医专科专病建设的学术发展、传承创新、经验总结和推广应用，对建设综合服务功能强、中医特色突出、专科优势明显的现代中医医院和中医专科医院，建设国家中医临床研究基地，创建国家和区域中医（专科）诊疗中心及中西医结合旗舰医院，提升基层中医药特色诊疗水平和综合服务能力等方面都发挥着不可替代的基础保障和重要支撑作用。

《中共中央 国务院关于促进中医药传承创新发展的意见》对彰显中医药在疾病治疗中的优势，加强中医优势专科专病建设作出了规划和部署，强调要做优做强骨伤、肛肠、儿科、皮科、妇科、针灸、推拿以及心脑血管病、肾病、周围血管病、糖尿病等专科专病，要求及时总结形成诊疗方案，巩固扩大优势，带动特色发展，并明确提出用 3 年左右时间，筛选 50 个中医治疗优势病种和 100 项适宜技术等任务要求。2022 年 3 月国务院办公厅发布的《"十四五"中医药发展规划》也强调指出，要开展国家优势专科建设，以满足重大疑难疾病防治临床需求为导向，做优做强骨伤、肛肠、儿科、皮肤科、妇科、针灸、推拿及脾胃病、心脑血管病、肾病、肿瘤、周围血管病、糖尿病等中医优势专科专病。要制定完善并推广实施一批中医优势病种诊疗方案和临床路径，逐步提高重大疑难疾病诊疗能力和疗效水平。可以说《当代中医专科专病诊疗大系》（以下简称《大系》）的出版，是在促进中医药传承创新发展的新形势下应运而生，恰逢其时，也是贯彻落实党中央国务院决策部署的具体举措和生动实践。

《大系》是由享受国务院政府特殊津贴专家、全国第六批老中医药学术继承指导老师、全国名中医，第十三届和十四届全国人大代表庞国明教授发起，并组织全国中医药高等院校和相关的中医医疗、教学科研机构 1000 余名临床各科专家学者共同编著。全体编著者紧紧围绕国家中医药事业发展大局，根据国家和区域中医专科医疗中心建设、国家重点中医专科建设，以及省、市、县中医重点与特色专科建设的实际需要，坚持充分"彰显中医药在疾病治疗中的优势"，坚持"突出中医思维，彰显特色主线，立足临床实用，助提专科内涵，打造品牌专科集群"的编撰宗旨。《大系》共 30 个分册，由包括国医大师和院士在内的多位专家学者分别担任自己最擅长的专科专病诊疗全书的主审，为各分册指迷导津、把关定向。由包括全国名中医、岐黄学者在内的 100 多位各专科领域的学科专科带头人分别担任各分册主编。经过千余名专家学者异域同耕，历尽艰辛，寒暑不辍，五载春秋，终于成就了《大系》。《大系》的隆重出版不仅是中医特色专科专病建设的一大成果，也是中医药传承精华，守正创新进程中的一件大事，承前启后，继往开来，难能可贵，值得庆贺！

在 2020 年"全国两会"闭幕后，庞国明同志将《大系》的编写大纲、体例及《糖尿病诊疗全书》等书稿一并送我，并邀我写序。我不是这方面的专家，也未能尽览《大系》的全稿，但作为多年来推动中医专科专病建设的参与者和见证人，仅从大纲、体例、样稿及部分分册书稿内涵质量看，《大系》坚持了持续强化中医思维和中医专科专病特色优势的宗旨，突出了坚持提高临床疗效和诊疗水平及注重实践、实际、实用的原则。尽管我深知中医专科专病建设仍然不尽完善，做优做强专科专病依然任重道远。但我相信，《大系》的出版必将为推动我国的中医专科专病建设和进一步彰显中医药在疾病治疗中的独特优势，为充分发挥中医药在维护和促进人民健康中的重要作用，产生重大而深远的影响。

故乐以此为序。

国家中医药管理局原局长
第六届中华中医药学会会长　王明瑞

2023 年 3 月 18 日

陈 序

  由我国优秀的中医学家、全国名中医庞国明教授等一批富有临床经验的中医药界专家们共同协力合作，以传承精华、守正创新为宗旨，以助力国家中医专科医学中心、专科医疗中心、专科区域诊疗中心、优势专科、重点专科、特色专科建设为目标，编撰并将出版的这套《当代中医专科专病诊疗大系》丛书（以下简称《大系》)，是在 2000 年、2016 年由中国医药科技出版社出版《大系》第一版、第二版的基础上，以服务于当今中医专科专病建设、突出中医特色、强化中医思维、彰显中医专科优势为出发点和落脚点，对原书进行了修编补充、拾遗补阙、完善提升而成的，丛书名由第一版、第二版的《中国中西医专科专病临床大系》更名为《当代中医专科专病诊疗大系》。其内容涵盖了内科、外科、妇科、儿科、急诊、皮肤以及骨科、康复、针灸等 30 个学科门类，实属不易！

  该丛书的特点，主要体现在学科门类较为齐全，紧密结合专科专病建设临床实际需求，融古贯今，承髓纳新，突出中医特色，既尊重传统，又与时俱进，吸收新进展、新理论和新经验，是一套理论联系实际、贴合临床需要，可供中医、中西医结合临床、教学、科研参考应用的一套很好的工具书，很是可贵，值得推荐。

  今国明教授诚邀我在为《大系》第一版、第二版所写序言基础上，为新一版《大系》作序，我认为编著者诸君在中华中医药学会常务理事兼慢病分会主任委员、中国中医药研究促进会专科专病建设工作委员会会长庞国明教授的带领下，精诚团结、友好合作，艰苦努力多年，立足中医专科专病建设，服务于临床诊疗，很接地气，完成如此庞大巨著，实为不可多得，难能可贵，爱乐为之序。

中国科学院院士
国医大师   陈可冀

2023 年 9 月 1 日

王 序

　　传承创新发展中医药，是新时代中国特色社会主义事业的重要内容，《中共中央 国务院关于促进中医药传承创新发展的意见》明确指出"彰显中医药在疾病治疗中的优势，加强中医优势专科建设"。因此，对中医专科专病临床研究进行系统整理、加以提高，以窥全貌，就显得十分重要。

　　2000 年，以庞国明主任医师、林天东国医大师等共同担任总主编，组织全国1000 余位临床专家编撰的《中国中西医专科专病临床大系》发行海内外，影响深远。二十年过去，国明主任医师再次牵头启动《大系》修编工程，以"传承精华，守正创新"为宗旨，以助力建设国家、省、市、县重点专科与特色专科为目标，丰富更新了大量内容和取得的成就，反映了中医专科研究与发展的进程，具有较强的时代性、实用性，并将书名易为《当代中医专科专病诊疗大系》，凡三十个分册，每册篇章结构，栏目设计令人耳目一新。

　　学无新，则无以远。这套书立意明确，就其为专科专病建设而言，无疑对全国中医、中西医结合之临床、教学、科研工作，具有重要的参考意义。编书难，编大型专著尤难，编著者们在繁忙的医疗、教学、科研工作之余，倾心打造的这部巨著必将功益杏林，更希望这部经过辛勤汗水浇灌的杏林之树（书）"融会新知绿荫蓬，今年总胜去年红"。中医之学路迢迢，莫负春光常追梦，当惜佳时再登高。

中国工程院院士

国医大师

北京中医药大学终身教授　王琦

2023 年 7 月 20 日于北京

打造中医品牌专科 带动医院跨越发展

——代前言

"工欲善其事，必先利其器。"同样，肩负着人民生命健康和健康中国建设重任的中医、中西医结合工作者，也必当首先要有善其事之利器，即过硬的诊疗技术和解除亿万民众病痛的真本领。《当代中医专科专病诊疗大系》丛书（以下简称《大系》），就是奉献给广大中医、中西医结合专科专病建设和临床诊疗工作者"利器"的载体。期望通过她的指迷导津、方向引领，把专科建设和临床诊疗效果推向一个更加崭新的阶段；期望通过向她的问道，把自己工作的专科专病科室，打造成享誉当地乃至国内外的品牌专科，实施品牌专科带动战略、促助医院跨越式发展，助力中医药事业振兴发展。

专科专病科室是相对于传统模式下的大内科、大外科等科室名称而言的。应当指出的是，专科专病科室亦不是当代人的发明，早在《周礼·天官冢宰》就有"凡邦之有疾病者……则使医分而治之"。"分而治之"就是让精于专科专病研究的医生去分别诊疗。因此，设有"食医""疾医""疡医"等专科医生，只不过是没把"专科专病"诊疗分得那么细和进行广泛宣传罢了。从历代医家著述和学术贡献看，亦可以说张仲景、华佗、叶天士等都是专科专病的诊疗大家。因仲景擅伤寒、叶天士擅温病、华佗擅"开颅术"等，后世与近代的医学家们更是以擅治某病而誉满华夏，如焦树德擅痹病、任继学擅脑病等。因此，诸多名医先贤大家们多是专科专病诊疗的行家里手。

那么，进入 21 世纪以来，为什么说加强中医专科专病建设的呼声一浪高过一浪呢？究其原由大致有四：

首先是振兴中医事业发展、突出中医特色优势的需要。20 世纪 80 年代以后的中医界提出振兴中医的口号，国家也制定了相应的政策，中医事业得到了快速发展。但需要做的事还有很多很多。通过专科专病建设，可以培育、造就一大批高水平的中医、中西医结合专业人才，突出中医特色，总结实用科学的临床经验，推动中医、中西医结合专科专病的深入研究，助力中医药事业振兴发展！

第二是促进中西医协同、开拓医疗新领域的需要。中医、西医、中西医结合是健康中国建设中的三支主要力量，尽管中西医结合在某些领域和某些课题的研究方面取得了一些重大成就和进展，但仍存在着较浅层次"人为"结合的现象，而深层次的基础医学、临床医学等有机结合方面还有大量工作要做。同时，由于现在一些医院因人、财、物等条件的限制，也很难全面开展中西医结合的研究和临床实践。而通过开展专科专病建设，从某些病的基础、临床、药物等系统研究着手，或许将成为开展中西医协同、中西医结合的突破口，逐步建立起基于实践、符合实际的中西医协同、中西医结合的诊疗新体系，以开拓中医、中西医结合临床、教学、科研工作的新领域，实现真正意义上的中西医协同、中西医结合。

第三是服务于健康中国建设和人民大众对中医优质医疗日益增长新要求的需要。随着经济社会的发展和现代科学技术的进步，传统的医疗模式已满足不了人民群众医疗保健的需要，广大民众更加渴望绿色的、自然的、科学的、高效的和经济便捷的传统中医药。因此，开展中医专科专病诊疗，可以引导病人的就医趋向，便于病人得到及时、精准、有效的诊治；专科专病科室的开设，易于积累临床经验、聚焦研究方向、多出研究成果，必将大大促进中医医疗、医药、器械研发的进程，加快满足人民群众对中医药日益增长的医疗保健需求的步伐。

第四是提高两个效益的需要。目前有不少中医、中西医结合医院，尤其是市、县（区）级中医院，在当代医疗市场的激烈竞争中显得"神疲乏力"、缺少建设与发展中的"精气神"，竞争不强的原因虽然是多方面的，但没有专科特色、没有品牌专科活力是其重要的原因之一。"办好一个专科，救活一家医院，带动跨越发展"，已被许许多多中医、中西医医院的实践所证实。可以说，没有品牌专科的医院，是不可能成为快速发展的医院，更不可能成为有特色医院的。加强专科专病建设的实践表明：通过办好专科专病科室，能够快速彰显医院的专业优势与特色优势；能够快速提高医院的知名度，形成品牌影响力；能够快速带动医院经济效益和社会效益的提升；能够快速带动和促进医院的跨越式发展。

有鉴于上述四点，《大系》丛书，应运而生、神采问世，冀以成为全国中医、中西医结合专科专病建设工作者的良师益友。

《大系》篇幅宏大，内容精博，内涵深邃，覆盖面广，共30个分册。每分册分基础篇、临床篇和附录三大部分。基础篇主要对该专科专病国内外研究现状、诊疗进展以及提高临床疗效的思路方法等进行了全面阐述；临床篇是每分册的核心，以病为纲，分列条目，每个病下设病因病机、临床诊断、鉴别诊断、临床治疗、预后转归、预防调护、专方选要、研究进展等栏目，辨证论治、理法方药一线贯穿，使中医专科专病的诊疗系统化、规范化、特色化；附录介绍临床常用检查参考值和专科建设的注意事项（数字资源），对读者临床诊疗具有重要参考价值。

《大系》新全详精，实用性强。参考国内外书籍、杂志等达十万余册，涉及方药数万种，名医论点有出处，方药选择有依据，多有临床验证和研究报告，详略有序，条理清晰，充分反映了当代中医、中西医结合专科专病的临床实践和研究成果概况，其中不乏知名专家的精辟论述、新创方药和作者的独到见解。为了保持其原貌，《大系》各分册中所收集的古方、验方等凡涉及国家规定的稀有禁用中药没有做删改，特请读者在实际使用时注意调换药物，改换替代药品，执行国家有关法规。

本《大系》业已告竣，她是国内1000余位专家、学者、编者辛苦劳动的成果和智慧的结晶。她的出版，必将对弘扬祖国中医药学，开展中医、中西医结合专科专病建设，深入开展中医、中西医结合之医疗、教学、科研起到积极的推动作用，并为中医药事业的传承精华、守正创新和人类的医疗卫生保健事业做出积极贡献。

鉴于该《大系》编著带有较强的系统性、艰巨性、广泛性以及编者的认知差别，书中难免存在一些问题，真诚希望读者朋友不吝赐教，以便修订再版。

庞国明

2023 年 7 月 20 日于北京

编写说明

内分泌代谢性疾病是指内分泌腺或者内分泌组织本身的分泌功能或者结构异常，还包括物质代谢、激素来源异常，致使临床所发生的症候群。近年来，随着生活方式的改变和老龄化进程的加速，内分泌代谢性疾病的发病率在全世界范围内迅速上升，成为严重威胁人类健康的重要非传染性症候群。系统认识内分泌代谢性疾病的发病原因、病理机制、诊断与鉴别诊断以及如何发挥中医药优势来预防内分泌相关疾病的发生、发展，是我们医务工作者面临的重要问题。

一、中医药治疗内分泌疾病源远流长

中医药治疗内分泌代谢性疾病优势明显，历经长期实践，疗效确切。在古代文献中有关内分泌疾病的论述颇多，这为后世认识及治疗疾病奠定了基础。如成书于西汉的《黄帝内经》首先提出消渴之名，认为五脏虚弱、过食肥甘、情志失调是引起消渴的原因，而内热是其主要病机，并将糖尿病分为三期，即脾瘅期、消渴病期和消瘅期。东汉张仲景在《金匮要略》中立专篇讨论，认为胃热、肾虚是消渴的主要病机，并最早提出白虎加人参汤、肾气丸、文蛤散等治疗方药。唐代王焘在《外台秘要·消中消渴肾消》中最先记载了消渴病小便甜，并以此作为判断本病是否治愈的标准，同时论述了"焦枯消瘦"是本病的临床特点，比托马斯·威利斯发现尿甜早千余年。再如肥胖最早记载见于《黄帝内经》，该书系统地记载了肥胖的病因病机及症状，并对肥胖进行了分类，《灵枢·卫气失常》根据人皮肉气血的多少对肥胖进行分类，分为"有肥、有膏、有肉"三种类型。又如瘿病的记载，可追溯到公元前3世纪。战国时期的《庄子·德充符》中即有"瘿"的病名。《吕氏春秋·季春纪》所说的"轻水所，多秃与瘿人"，不仅记载了瘿病的存在，而且观察到瘿的发病与地理环境密切相关。《诸病源候论·瘿候》已明确指出了瘿病的发生与情志内伤及地域水土有关。唐代孙思邈所著《备急千金要方》及王焘所著《外台秘要》中对含碘药物及用甲状腺作脏器疗法已有相当认识，记载了数十个治疗瘿病的方剂，其中常用的药物有海藻、昆布、羊靥、鹿靥等。

二、中医特色的整体观

中医学基础理论的特点之一为整体观念，这一观念在在认识和治疗疾病过程中发挥着重要作用。唐代孙思邈在《备急千金要方》中强调生活调摄对消渴的治疗意义，首次提出节制饮食、劳欲者"虽不服药而自可无他"。《黄帝内经》认为肥胖与其他多种病证有关，认识到肥胖可转化为消渴，还与仆击、偏枯、痿厥、气满发逆等多种疾病有关。后世医家在此基础上对肥胖的病机及治疗有进一步的认识。清代吴本立在《女科切要》中记载："肥白妇人，经闭而不通者，必是痰湿与脂膜壅塞之故也。"指出了肥胖与闭经之间的联系。

《素问·生气通天论》谓"阴平阳秘，精神乃治""谨察阴阳而调之，以平为期"，均是强调平则不病、病则不平的思想。《素问·六微旨大论》云"亢则害，承乃制"，阴阳五行之间，均需保持一个相对平衡。内分泌疾病主要分为功能亢进与功能减退两类，联系到中医理论，可分为实证和虚证，但内分泌疾病总以正虚为本，虚实夹杂为其病理变化特征。

此外，结合西医学，中医理论也有所创新，这为更好地认识疾病奠定了基础。如中医认为激素应属于中医学的精气范畴；"肠－胰腺轴""垂体－小丘脑－胰腺轴"功能失调均属于脾虚；胰岛素、胰高血糖素、生长素、肾上腺素和去甲肾上腺素与中医的阴阳有关。

三、未病先防，既病防变

《黄帝内经》曰："上工治未病，不治已病，此之谓也。"它包含了未病先防、既病防变、已病防渐等多方面内容。中医"治未病"以增强体质为核心的防病思想，以适应自然变化，增强机体抗病能力为基本原则，可以从功能的、整体的变化来把握命运，它对于全民健康素质的提高，发挥重要的作用。

内分泌代谢性疾病包含糖尿病、高脂血症、代谢综合征等多种慢性疾病，具有防治力度低、疾病负担重、预期寿命低和生活质量差等特点。为努力全方位、全周期保障人民健康，2016 年印发的《中医药发展战略规划纲要（2016—2030 年）》首次提出，要发挥中医药在治未病中的主导作用。《中华人民共和国中医药法》中也明确规定，国家发展中医养生保健服务，支持社会力量举办规范的中医养生保健机构。2019 年 7 月，国务院印发《国务院关于实施健康中国行动的意见》等文件也提到了治未病的重要意义。这些健康中国行动有关文件，围绕疾病预防和健康促进两大核心，提出将开展 15 个重大专项行动，促进"以治病为中心"向"以人民健康为中心转变"，从"治已病"向注重"治未病"转变。

四、病证结合诊疗思路

病证结合是中医诊疗疾病的重要诊疗方法之一，在中医学发展史上占据着不可替代的地位，发挥着重要的作用。病证结合治疗有着悠久的发展史，是历代医家们智慧和丰富经验的结晶，为中医学事业的发展做出了极其重要的贡献。中西医结合的病证结合诊疗模式提倡将中西医有机地结合在一起，取长补短，相得益彰，以人为本，注重患者的个体性。借助现代精准医学来进一步指导规范中医诊疗，依据西医学的病理指标来评判中医的临床疗效，深入探讨病证结合诊疗对提高中医学的临床诊疗水平具有重要的现实意义。

本书是在广集中西医诊疗精华的基础上，结合现代临床实践和最新研究进展，系统编撰而成。全书分基础篇、临床篇和附录三部分。基础篇分别从中医、西医、中西医结合三方面论述糖尿病、甲状腺疾病、高脂血症等内分泌疾病的生理概况和疾病分类、诊断思路与方法、基本治法及用药规律、提高临床疗效的思路和方法；临床篇对各种内分泌病分别从中西医两方面论述其病因病机、临床诊断、鉴别诊断、临床治疗等；附录则包含临床常用检查参考值、开展内分泌代谢性疾病专病专科应注意的问题。本书内容新颖，全面系统，反映当代研究水平，荟萃当今临床经验，是从事中医、西医、中西医结合的临床、教学、科研工作者的必备参考书，也可供广大医学院校学生参阅。

编写本书难免——俱到，不妥之处在所难免，敬请各位同仁、学者不吝赐教！同时对所引用参考文献的作者表示感谢！另外要说明的是，为保留方剂原貌，玳瑁、穿山甲等现已禁止使用的药物，未予改动，读者在临床应用时应使用相应替代品。

编委会

2023 年 6 月

目 录

基础篇

临床篇

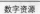

数字资源

基础篇

第一章　疾病概说

随着社会和经济的发展以及人们生活水平的提高，内分泌疾病的发病形式及发病率逐年增加。

糖尿病是全球性公共卫生问题，而我国糖尿病流行形势尤为严峻，近年来患病率不断攀升，患病人数高居世界第一。糖尿病已成为继心脑血管疾病、肿瘤之后另一个严重危害我国人民健康的重要的慢性非传染性疾病。目前中国成人糖尿病患病率在 11% 左右，估算糖尿病患者数量 1.14 亿，糖尿病前期患病率高达 35%（2010 年，ADA 标准）左右。

在甲状腺疾病方面，据中国健康教育中心公布的最新数据，目前我国有超过 2 亿的甲状腺疾病患者，中华医学会内分泌学会进行的《社区居民甲状腺疾病流行病学调查》显示，我国甲状腺功能亢进症患病率为 1.3%，甲状腺功能减退症患病率为 6.5%。中国十城市社区居民甲状腺疾病流行病学调查显示，在使用灵敏度并非最高的手提便携式 B 超筛查情况下，居民甲状腺结节患病率就已高达 12.8%。

此外，内分泌疾病发病形式逐年增加，病情复杂，常合并循环系统疾病、泌尿系统疾病、免疫系统疾病及妇科疾病等。只糖尿病相关并发症就有糖尿病肾病、糖尿病心脏病、糖尿病视网膜病变、糖尿病周围神经病变、糖尿病足等，涉及全身多个系统。

近年来，伴随着医疗技术迅速发展，中医和西医对内分泌疾病的认识在不断加深，中西医诊治内分泌疾病的水平也在逐步提高，但仍有许多问题亟待解决。了解内分泌疾病是诊治的第一步，现就内分泌疾病的分类及研究概况做简要论述。

一、内分泌系统的内涵

内分泌系统是人体重要的维持机体稳态的三大调节系统之一，由一组具有产生激素并直接入血功能的无导管腺体、器官和组织构成。其中内分泌器官主要包括下丘脑、垂体、甲状腺、甲状旁腺、胰腺、肾上腺及卵巢等；近年来研究发现脂肪、肾脏及胃肠道等也存在散在分布产生激素的组织和细胞，称为继发性内分泌组织。

内分泌系统主要由内分泌腺（包括垂体、甲状腺、甲状旁腺、肾上腺、性腺等）和分布在心血管、胃肠、肾、脂肪组织、脑（尤其下丘脑）的内分泌组织与细胞组成。激素的作用方式有四种，①内分泌：这是经典的作用方式，即激素通过体液转运到达作用的靶组织；②旁分泌：即在激素产生的局部发挥作用，例如睾酮分泌入血流，也可以作用于睾丸局部控制精子形成；③胞分泌：即细胞内的化学物质直接作用在自身细胞；④神经分泌：例如下丘脑的视上核和室旁核合成精氨酸加压素，经下丘脑 – 垂体神经束，移行至垂体后叶。

现代研究发现，神经、内分泌、免疫这三大调制系统密切配合，组成一个完整的调制网络系统，在更高水平上、更有效地维持内环境的稳定，保证机体各项功能的正常进行。神经免疫内分泌网络学说从分子水平将三大系统相互联系起来，神经免疫内分泌网络通过对机体各细胞、器官、系统的功能活动的调节，维持机体内环境的稳态，其整体性调控作用与中医的整体观念具有相似性，部分学者还认为机体的阴阳平衡即与神经免疫内分泌网络的双向调节有关。

一方面，神经和内分泌系统对免疫功能具有调节作用。已经发现免疫细胞上存在神经递质和内分泌激素受体，如类固醇受体、胰岛素受体、阿片受体等。且神经内分泌激素具有免疫调节作用。目前已经发现有20多种激素和神经递质具有免疫调节作用。如肾上腺皮质激素可抑制免疫细胞，使免疫功能降低。阿片肽在免疫调节中的作用更为重要。同时外周神经对免疫细胞也具有调节作用。近年来的研究发现外周神经末梢和免疫细胞形成"突触"对其进行调节。应激时可产生免疫调节物质。如损伤应激或非损伤性应激时都可产生免疫抑制因子抑制淋巴细胞转化。中枢神经系统还具有免疫调节功能如条件性免疫反应。

另一方面，免疫系统对神经内分泌系统也具有调节作用。免疫细胞可产生内分泌激素。目前已经知道免疫细胞可以产生26种内分泌激素。淋巴细胞产生的内分泌激素往往是在病毒感染或毒素刺激下产生和释放出来。如病毒感染可刺激淋巴细胞产生内啡肽和促肾上腺皮质激素释放因子，促肾上腺皮质激素释放因子能引起糖皮质激素分泌，之后抑制免疫。而免疫细胞激活以后产生多种多样的细胞因子来调节神经内分泌系统，其中白介素-1可能是神经免疫系统之间的重要传递物质。

西医学提出的激素应属于中医学的精气范畴，精气包括卫气、营气、元气、宗气和各脏腑经络之气等，人体各个脏腑功能的正常发挥和气血津液的正常输布、升降出入，均以精气为物质基础。此外，人体内分泌系统的生理功能，在中医学中分属于五脏六腑的生理功能，脏腑气机升降出入运化水谷精微，供养四肢百骸，维持人体生长发育。其中，肾在五脏六腑之中具有特殊地位，命门为性命之根、水火之宅，内寓命门之水、命门之火，内藏真阴、真阳，对维持人体正常生命活动至关重要。肾、命门通过三焦的气化功能，可以对五脏六腑起到调控作用，对人体全身气血津液的输布、升降出入起到调节作用。

肾为先天之本、元气之根，主骨生髓。肾精可以充养骨髓，而骨髓是免疫细胞增殖、分化和成熟的场所。因此中医的肾脏与免疫有密切的关系。且中医之"肾"本质上包括了下丘脑-垂体-肾上腺皮质、甲状腺、性腺体功能，即与神经内分泌系统的功能密切相关。而西医学研究亦表明，肾的生理功能涉及面很广，如肾主水藏命门之火与泌尿、消化、循环系统相关；肾主纳气与呼吸系统相关等。总之，肾与生长发育、抗病能力、遗传特性、衰老、免疫、生殖、骨骼、水液代谢、呼吸、循环、消化、神经、内分泌、脑、髓、发、耳、齿均有密切关系，同时亦包括解剖学肾脏的部分功能，是对下丘脑-垂体-靶腺之神经、内分泌、免疫、生化代谢等的生理概括。

《难经·八难》中曰："所谓生气之原者，谓十二经之根本也，谓肾间动气也，此五脏六腑之本，十二经脉之根，呼吸之门，三焦之原。"因此，命门之动气是推动人体生理活动的原动力。命门之火温煦人体，维持气血津液的正常循行，是与肾脏的生理功能密不可分的。李梴在《医学入门·脏腑赋》中曰："命门下寄肾右……相君火以系元气，疾病生死是赖。"命门与肾二者共同滋阴育阳，温煦机体，激发和促进人体的生长发育，调节各脏腑的功能活动，与西医学理论中内分泌系统的功能有许多吻合之处。

三焦有名无形，具有运行水液、通行元气的功能，既是气血津液的通道，也是全身气化的场所。《素问·灵兰秘典论》曰："肾与三焦膀胱相合。"《难经·六十六难》曰："三焦者，元气之别使也。"肾中元阴元阳借三焦的蒸腾气化输布全身，从而调控五脏六腑的生理功能，调节津液的分布代谢和气机的升降出入。三焦的气化动力借命门之火充养，正如张元素《脏腑虚实标本用药式》所云："命门为相火之源，主三焦元气。……三焦为相火之用，分布命门元气。"肾、命门、三焦的功能以精气生成与传输为主体，因此相比于三焦主司水道的作用，更强调三焦通行元气的功能。肾、命门通过三焦的输布而作用于全身。三者互相协调配合，共同指导精气运行，调控机体的生理功能。

因此，肾-命门-三焦系统是促进人体生长发育、调节脏腑功能的主要实现途径，与西医学的内分泌系统有许多相似之处。

二、内分泌疾病的概念和中医认识

内分泌疾病即内分泌腺或内分泌器官组织本身的分泌功能和（或）结构异常发生的症候群，包括激素来源异常、激素受体异常、临床同属某种腺体的功能异常或由于激素或物质代谢失常引起的生理紊乱所引发的疾病。免疫系统、神经系统和内分泌系统相互作用，维持人体物质代谢、能量平衡和体温恒定，其中一个环节出问题，平衡系统就会被打破，随之出现症候群。

中医学文献中有关内分泌疾病的资料十分丰富。《素问·生气通天论》谓"阴平阳秘，精神乃治""谨察阴阳而调之，以平为期"，均是强调平则不病，病则不平的思想。《素问·六微旨大论》云"亢则害，承乃制"，阴阳五行之间，均需保持一个相对平衡。内分泌疾病主要分为功能亢进与功能减退两类，基于中医理论，病性可分为实证、虚证及虚实夹杂证。

实证可采用软坚消瘤、涤污清浊等方法。在内分泌疾病中常有肿瘤形成，诸如垂体肿瘤、甲状腺结节、嗜铬细胞瘤等，肿瘤既是病理，又是病根。究其形成之病因，朱丹溪曰："凡人身上中下有块者，多是痰。"《灵枢·百病始生》云："凝血蕴里而不散，津液涩渗，著而不去，而积皆成矣。"高锦庭则直言："癌病者，非阴阳正气所结肿，乃五脏瘀血、浊气、痰滞而成。"可见肿瘤是由于气血痰相互搏结而成。软坚消瘤法正是针对此气血瘀阻、痰瘀蕴结所设，遵"坚者削之，留者攻之"之意，以消蚀肿瘤，既去除其病理因素，又截断其病机，是为治本之策，犹如西医之手术。涤污清浊法，是针对内分泌疾病中所形成的"垃圾"而设，这些垃圾从中医而论，不外痰瘀两类，凡拥挤在血液中的，诸如过盛之激素（高泌乳素血症、醛固酮增多症等）、沉积于血液中过多的血糖、血脂、胆固醇等，均可导致血液形成浓、黏、凝、聚的状态，是为血瘀之病理改变，而泛溢于脉外的诸多凝积堆聚之津液，则皆属于痰浊或痰饮范畴，症状繁多。诚如喻嘉言对痰证诸疾喻之"如江河迥薄之处，秽丛积，水道日隘，横流旁溢"。诸如向心性肥胖、黏液性水肿、甲状腺肿大、甲亢性突眼、肢端肥大症等，且在临床上有一些是处于痰瘀交阻状态，皆当涤污清浊，使之净化。

虚证可采用补肾填精、温阳益气等方法。补肾填精法，是为内分泌功能减退、激素分泌不足而设。激素类似于中医中的元精，激素分泌不足当为肾精不足之病机，补肾填精诚为彻底纠正内分泌功能低下的措施。本法以滋肾阴、补肾精为主。然而为顾及临床阳虚表象，宜从阴阳两补药物中挑选，宗张景岳"善补阳者必于阴中求阳，善补阴者必于阳中求阴"之义。温阳益气法，是为阳虚证而设，主要适用于内分泌功能减退者，然而在某些内分泌功能亢进者也可使用。温阳益气之法在内分泌疾患中为常用之法，这既是消除病因，治病必求其本的措施，又是截断扭转病机病理的方法，更是针对某些症情辨证施治的步骤，诚可谓是辨病辨证相结合的治则。

虚实夹杂则可采用扶正祛邪法，如肿瘤形成除痰瘀互结外，往往还有正虚的因素，《灵枢·百病始生》中言"壮人无积，虚则有之"。《医宗必读》指出："积之成者，正气不足，而后邪气踞之。"可见肿瘤的形成具有正虚的基因，故在软坚消瘤的同时必须与扶正诸法相合。而阳虚气虚多无力推动气血运行，阳虚既成，体内之新陈代谢必然随之减退，代谢废物形成瘀血、痰浊在体内蓄积，因虚致实，在温阳益气基础上，还应当"补气为主帅，消法为佐使"，与涤污清浊法之化痰祛瘀之剂并用。

三、分类

内分泌疾病涉及面广，病因各异。临床根据内分泌组织疾病可分为两类：胃肠胰内分泌病以及肾脏内分泌病；根据内分泌腺的功能可分为功能亢进、功能低下、激素敏感性缺陷、外源性激素或药物所致的激素过多综合征；根据病变部位在下丘脑、垂体还是在外周靶腺而分为原发性和继发性等。例如，因垂体损伤导致 TSH 下降而引起的甲状腺功能减退称为继发性甲状腺功能减退，由甲状腺本身病变引起的称为原发性甲状腺功能减退。

（一）激素产生过多

1. 内分泌腺肿瘤

如甲状腺腺瘤、甲状旁腺腺瘤、胰岛素瘤、胰高血糖素瘤、醛固酮腺瘤、嗜铬细胞瘤等。这些肿瘤多为良性，自主性分泌激素，临床表现为该腺体的功能亢进，例如胰岛素瘤引起的低血糖，肾上腺皮质肿瘤引起的皮质醇增多症，然而更多的肿瘤无分泌激素的功能，例如垂体瘤的尸检患病率是 7%~20%，甲状腺癌的尸检患病率是 6%~36%，这些肿瘤无临床症状，在体检和筛查中发现，所以称为"偶发瘤"。体积较大的肿瘤可以压迫邻近组织，出现相应的症状和体征。例如垂体腺瘤压迫视交叉出现视力减退、视野缺损和偏盲，压迫其他垂体细胞引起垂体其他激素缺乏。

2. 多内分泌腺肿瘤病

多个内分泌腺瘤或者增生，产生过多的激素，性质是良性或者恶性，例如 MEN-1 型包括甲状旁腺腺瘤、胃肠胰肿瘤和垂体增生或者腺瘤，原因是 MEN-1 基因突变所致。

3. 伴瘤内分泌综合征

本病也称异位激素分泌综合征，分泌异位激素的肿瘤细胞，多数起源于分布在体内的神经内分泌细胞。例如，肺燕麦细胞癌分泌的 ACTH 引起的异位 ACTH 分泌综合征。恶性肿瘤可以分泌过量的甲状旁腺激素相关蛋白等激素，引起高钙血症。

4. 自身抗体产生

例如 Graves 病的甲状腺刺激性抗体刺激甲状腺细胞表面的 TSH 受体，引起甲亢。

5. 基因异常

例如糖皮质激素可治原发性醛固酮增多症，为常染色体显性遗传疾病。

6. 外源性激素过量摄入

例如过量糖皮质激素摄入所致的医源性 Cushing 综合征；过量甲状腺素摄入所致的甲状腺毒症等。

（二）激素产生减少

1. 外源性原因

（1）自身免疫损伤　例如 1 型糖尿病、桥本甲状腺炎、Addison 病是分别损伤胰岛 β 细胞、甲状腺细胞和肾上腺皮质细胞所致的腺体功能减退症。

（2）肿瘤压迫　例如垂体瘤压迫 ACTH 分泌细胞产生的继发性肾上腺皮质功能减

退症。

（3）感染　例如病毒感染所致的亚急性甲状腺炎。

（4）放射损伤　例如 ^{131}I 治疗甲亢引起的甲减。

（5）手术切除　甲状腺切除所致的甲减。

（6）缺血坏死　Sheehan 综合征是由于产后大出血引起的垂体前叶缺血坏死所致。

2. 内分泌腺激素合成缺陷

本病多为遗传性疾病，例如由于甲状腺激素合成酶缺陷引起的先天性甲减。

3. 内分泌腺以外的疾病

如肾脏破坏性病变，导致肾性骨病。

（三）激素在靶组织抵抗

激素受体突变或者受体后信号转导系统障碍导致激素在靶组织不能实现生物学作用，临床大多表现为功能减退或功能正常，但是血中激素水平异常增高。例如，生长激素受体突变造成 Laron 侏儒症；甲状腺激素受体基因突变引起甲状腺激素抵抗综合征。

第二章　病因病机与诊断原则

一、病因病机

人体内分泌系统与神经系统协作调节，共同维持内环境相对稳定。内分泌系统（腺体、激素、受体或靶器官）功能障碍会导致内分泌紊乱，其与激素分泌过少、过多或激素敏感性受抑制相关。病变（如结节或肿瘤）的发展也会衍生不同的内分泌疾病，多与炎症反应、缺血伤害以及免疫方面出现问题等相关。

（一）西医认识

1.环境因素

环境与内分泌关系密切，环境包括机体外部环境和内部环境两个方面。外部环境包括人体所处的饮食起居、水源、大气以及社会心理环境及其变化；内部环境指的是躯体疾病所致的内分泌代谢变化，主要为机体内环境稳态被破坏。

外部环境对人体内分泌的影响，如经济发达社会的高热量饮食及活动减少使肥胖的发病率迅速上升；生态环境中碘缺乏可引起地方性甲状腺肿；病毒感染与1型糖尿病、亚急性甲状腺炎的关系已基本明确等。Graves病作为一种特殊的器官特异性自身免疫性甲状腺病，发病主要与甲状腺兴奋性抗体（TSAb）有关，精神刺激和感染可诱发本病。随着生物-社会-心理医学模式的转变，包括大气污染、噪声污染和电磁污染等在内的慢性有害环境因素对内分泌功能的影响将会越来越受到人们的重视，如外部环境中还存在很多具有雌激素样作用的雌激素类似物，长期接触可引起积蓄效应，是人体内分泌干扰剂。内部环境对人体内环境的影响，如尿毒症患者因慢性代谢性酸中毒和高磷血症等可引起继发性甲状旁腺功能亢进及肾性骨营养不良症等。

2.激素、受体与靶部位功能失调

内分泌疾病种类多样，在病理情况下，激素调节轴与调节系统功能失常，各种激素间调节机制异常以及激素与靶器官表面受体结合障碍，或受体后效应失常，都会发生多种内分泌疾病，表现为功能亢进、功能减退或功能正常。随着科技的进步，近年来对具有内分泌功能的组织如脂肪、肾脏以及胃肠道的内分泌疾病研究广泛。脂肪组织作为一个内分泌组织，其探究领域得到快速扩展，脂肪组织通过分泌脂肪细胞衍生的肽类激素、炎症介质、信号脂质和外泌体包装的miRNAs，在中央和外围调节全身代谢，这些属性和复杂性共同创造了一个强大的、多维的信号网络，是代谢平衡的核心。肾脏作为内分泌器官之一，分泌的多种激素调节人体水盐代谢、电解质平衡以及血压稳定。肾脏通过排泄、生物降解和合成不同的荷尔蒙来维持我们身体的平衡状态，肾功能的下降往往会导致激素水平明显失调；此外，目前研究发现，肾脏、胃肠道与大脑构成脑-肠-肾轴，肠道菌群失调和宿主-微生物群串联的改变与免疫失调、代谢紊乱和交感神经激活相关，可进一步诱发高血压及代谢疾病。

3.细胞代谢与基因突变

近年来，随着分子生物学技术的发展，细胞代谢及单基因突变对内分泌疾病的影响研究越来越广，某些疾病的病因更加明确。研究证实细胞衰老在一些内分泌疾病中的作用，包括骨质疏松症、代谢综合征和2型糖尿病，以及其他内分泌疾病。一些

多基因遗传病的病因及发病机制研究正不断深入，如2型糖尿病，目前认为其中一个重要原因是由于多种基因改变引起的胰岛素抵抗及潜在的胰岛素分泌缺陷。

（二）中医认识

中医学认为内分泌系统疾病的病因主要包括以下几个方面。①体质因素：随着基因蛋白组学的深入研究，已证实许多内分泌疾病与体质和遗传相关。中医理论认为不同体质的人群，有各自的易感外邪、易受病因；发病后，临床表现亦各有特点；进一步发展，转归预后也有差别。②外感邪毒：《内经》有"百病皆生于风"之论，强调外感邪毒在多种疾病发生发展过程中的重要作用。内分泌疾病之中的瘿病，发病因素之一就是外感邪毒。③内伤七情：中医病因重视七情致病。七情致病主要表现为五脏损伤和影响气机两方面，如持续的或过度的不良情绪刺激，则可以导致人体阴阳失调，气血不和，脏腑功能紊乱。在内分泌疾病的发生发展过程中，七情内伤尤为重要，气血失和则痰凝、瘀血等病理产物由生，经络受阻，百病丛生，其中在甲状腺疾病、围绝经期综合征及多囊卵巢综合征等妇科疾病中为常见病因之一。④饮食所伤：饮食失宜主要损伤脾胃，水谷精微运化失司，成为许多内分泌疾病的致病因素，其中在肥胖、糖尿病、脂质代谢紊乱及高尿酸血症等疾病的发病中占有重要地位。⑤药石所伤：用药失宜，不仅不能治愈疾病，还可能导致新的疾病，这与药源性内分泌疾病相吻合，如药源性糖尿病及药物性甲状腺功能减退等。

内分泌疾病的中医病机主要包括以下两方面：①气血津液代谢异常：包括气血不足和气血运行异常两方面。津液的生成、输布、排泄任何一个环节失常，即出现津亏、液竭或痰阻、血瘀诸证，进而影响虚实寒热，进一步化生病变。②脏腑气化功能失调：内分泌疾病与五脏六腑气化功能密切相关，脏腑气化功能的失调包括真元之气不足及气机运行失调两方面。内分泌疾病与脏腑精气不足关系密切："五脏者，藏精气而不泻""肾藏精……受五脏六腑之精而藏之"，特别是肾的功能，肾命门三焦系统可以说是内分泌系统的轴心。此外，与六腑的关系亦很密切，"六腑者，传化物而不藏"，小肠主受盛化物，大肠主传导吸收津液，胃肠道内分泌在糖尿病发病中占有重要地位，调节胃肠气机寒热成为临床治疗消渴病的重要方法之一。

二、诊断原则

由于内分泌疾病患病原因复杂，如果人体的内分泌出现问题，在临床表现上也会有若干种不同的表现形式，临床表现通常较为多元化。因此，培养内分泌疾病临床诊断思维很重要，应遵守科学的诊断原则，这样才能更好地保障诊断活动的有效性。临床诊断应从以下几方面综合判断。

（一）病史和家族史

对于任何疾病的诊断而言，医务工作者要充分掌握患者病情方面的资料信息，这样才能为诊断提供良好基础，所以，对患者病史信息的收集必须要做到全面、翔实、连续、完整，并要保障信息的真实性与可靠性。对于一些具有遗传倾向的内分泌疾病，如肥胖、1型糖尿病以及多囊卵巢综合征等疾病，仔细的病史和家族史采集能提供实验室检查无法及时得到的信息，综合一些内分泌疾病有家族遗传倾向，因此，强化病史和家族史采集有助于明确诊断和治疗。

（二）辨病与辨症结合诊断

辨病是诊疗的前提，临床症状和辅助

检查对疾病的诊断起重要作用。辨症诊断包括宏观辨症与微观辨症：宏观辨症指的是对诊断内分泌疾病有重要参考价值的典型临床症状和体征，典型者通过临床表现即可做出诊断；微观辨症即理化指标、实验室检测结果等。两者相结合，是诊断内分泌疾病的主要基石。以临床常见内分泌疾病的症状体征为例做简要陈述。

1. 宏观辨症

（1）肥胖与消瘦　体重的变化与代谢疾病密切相关。肥胖常见于糖尿病、甲状腺功能减退症（简称甲减）、Cushing 综合征等；消瘦常见于甲状腺功能亢进症（简称甲亢）、胰岛素依赖型糖尿病、肾上腺功能不全以及嗜铬细胞瘤等疾病。

（2）多食易饥与厌食　食欲的改变与内分泌疾病也紧密相关。如食欲亢进常见于糖尿病、甲状腺功能亢进症等；厌食可见于高钙血症、甲状腺功能减退症及 Addison 病等。

（3）多饮多尿　多饮多尿应警惕糖尿病、尿崩症及醛固酮增多症等疾病。

（4）虚弱和疲劳　体力下降与糖尿病、低血钾、甲状腺功能亢进症、甲状腺功能减退症以及高钙血症均密切相关。

（5）皮肤改变　皮肤色素沉着应想到相关色素代谢紊乱，警惕胰岛素抵抗、原发性肾上腺皮质功能减退症等。

2. 微观辨症

微观辨症包括相关的实验室检查、病理检查以及染色体检查和致病基因分析。

（1）实验室检查　可发现代谢紊乱的证据、激素分泌的情况，包括激素水平的测定、血浆和尿的测定、游离激素水平测定、免疫测定以及非免疫测定。随着时代的进步，内分泌疾病的诊断具有定量含义：激素检测技术的不断进步使人们对临床内分泌疾病的认识不断深化。近十余年来，认识到了许多亚临床型内分泌功能亢进或功能减退的存在。亚临床功能亢进症和功能减退症事实上是疾病的早期表现，以前人们对此有过"猜想"，但因技术障碍而无法确诊；现在猜想变成了事实，而且一旦诊断即可获得早期治疗。由于超敏 TSH 测定方法的建立与应用，亚临床甲亢和亚临床甲减的诊断日益增多，早期治疗亚临床 Graves 病与 Graves 眼病的预后良好，可防止慢性并发症的发生，类似的情况也见于亚临床 Cushing 综合征、亚临床多发性内分泌肿瘤综合征（突变基因携带者）等。

（2）病理诊断　包括病变性质和病变部位的确定，现有多种检查方法可帮助明确微小病变。主要有影像学检查、放射性核素检查及细针穿刺细胞检查等，其中细针穿刺推荐用于甲状腺及甲状旁腺疾病的诊断。

（3）染色体检查和致病基因分析　一些内分泌代谢病是由染色体畸变引起的，如 Turner 综合征。这些疾病可通过染色体检查而诊断。通过基因分析可确诊因基因异常所致的内分泌代谢病。

（三）中医辨证诊断

内分泌疾病病种广泛，病因病机复杂，辨病诊断是治疗的前提和基础。常见的有糖尿病、甲状腺功能亢进症、甲状腺功能减退症、血脂代谢异常疾病、高尿酸血症及女性内分泌疾病等。另外，每个疾病都有不同的中医辨证，只有辨病与辨证相结合，才可以明确诊断，采取针对性治疗措施。关于内分泌疾病的辨证方法，主要包括八纲辨证、病因辨证、脏腑辨证、气血津液辨证等。在内分泌疾病的中医临床辨证方面，要结合具体情况进行分析，选用合理的辨证方法。

1. 辨证纲要

（1）八纲辨证　在辨证时，表、热、实为阳，里、寒、虚为阴，具体到内分泌疾病，主要应注意辨病邪在表在里及病性的寒热虚实。

表证可表现为发热、头项强痛、身痛、汗出异常，或有咽痛、咳嗽、脉浮，可见于亚急性甲状腺炎早期的患者。里证则部位较深，多病在脏腑，一般无恶寒发热、头项强痛等症状，脉象多沉。在各种内分泌疾病中，里证较表证更为多见。

寒证可表现为畏寒肢冷、疼痛喜温、口不渴、小便清长、妇女白带清稀、舌不红、苔白，脉象沉或兼迟、缓，可见于肾上腺皮质功能减退症、甲状腺功能减退症等疾病。热证则表现为身热、手足心热、咽干、口渴、喜冷饮、小便黄赤、大便偏干、舌红、苔黄，脉数，可见于皮质醇增多症、甲状腺功能亢进症患者。

虚证可表现为神疲乏力、气短懒言、自汗盗汗、头晕、心悸、脉虚无力，进一步可分为气虚、血虚、阴虚、阳虚和五脏之虚。内分泌疾病中，虚证较为多见，如肾上腺皮质功能减退症、甲状腺功能减退症，以阳虚尤为常见；皮质醇增多症、甲状腺功能亢进症等多见于阴虚证。

（2）病因辨证 主要基于中医"辨证求因"的思想，根据风、寒、暑、湿、燥、火等病因的不同致病特点，来认识、分析、归纳疾病发生发展规律的辨证方法。

风邪有外风与内风之分，外风表现为头痛、恶风、脉浮等，可见于亚急性甲状腺炎早期患者；内风表现为手足震颤、肢体抽搐、头目晕眩等，可见于甲状腺功能亢进症、代谢综合征等。

寒邪有内寒、外寒之分，外寒有"伤寒""中寒"之别：寒邪伤于肌表，郁遏卫阳，称为"伤寒"；寒邪直中于里，伤及脏腑阳气，则为"中寒"。其临床表现均有明显寒象。内寒表现为畏寒肢冷、脘腹疼痛、喜温喜按，口不渴，小便清长，妇女白带清稀，男性阳痿，舌淡苔白，脉象沉弱或兼迟、缓等，可见于肾上腺皮质功能减退症、甲状腺功能减退症等疾病。

热邪有外热、内热之分，外感热邪表现为发热或伴恶寒、头身痛、咽痛、舌尖红、脉象浮数或浮滑数等，可见于亚急性甲状腺炎早期患者；内热表现为畏热、手足心热、口苦、咽干、口渴、喜冷饮、心烦失眠、咳嗽痰黄、小便黄赤、大便偏干、舌红苔黄、脉象数不浮等，其中因阴虚而生内热者，可见五心烦热、体瘦、舌红少苔、脉细，可见于甲状腺功能亢进症、糖尿病患者。

湿邪有内湿、外湿之分，外受湿邪表现为头身困重、疼痛、恶寒、身热不扬、口腻、脘腹痞闷、小便黄赤、大便不爽、舌苔腻、脉象濡等，可见于糖尿病合并泌尿系感染等。内湿表现为头身困重、神疲嗜睡、皮肤湿痒、妇女白带量多、舌苔腻、脉象细滑或缓等，可见于肥胖症、高尿酸血症与痛风、代谢综合征及多囊卵巢综合征等患者。

燥邪有内燥、外燥之分，内分泌疾病以内燥证多见。内燥表现为目涩眼干、咽干、鼻燥、唇干、大便干燥、舌红而燥、脉象细或细数，进一步可分为阴虚肺燥、阴虚胃燥、阴虚大肠燥结等，主要见于老年糖尿病等。

（3）脏腑辨证 脏腑辨证是现代中医最常用的一种辨证方法，脏腑辨证，实离不开气血阴阳而论脏腑。因此，在内分泌疾病中，称之为脏腑气血阴阳辨证。

肾与命门病证，表现为肾气不足、肾阴不足、肾精不固、肾阳不足、肾阴阳两虚、阳虚水停、阴虚火旺等证，症见头晕耳鸣、齿落发枯、腰膝酸软、健忘、生殖功能异常、青少年生长发育迟、脉沉等，也可表现为肝肾阴虚、心肾阴虚、脾肾阴虚、肺肾阴虚，甚至五脏之阴俱虚，以及心肾阳虚、脾肾阳虚，甚至五脏之阳俱虚。

几乎所有的内分泌疾病都与肾、命门功能异常有关。

肝胆病证，可表现为肝阴不足、肝气郁结、肝经郁热、肝火内盛、肝阳上亢、肝气横逆、肝血不藏、肝胆湿热等证，症见头痛头晕、抑郁、恼怒、胸胁、少腹胀满、疼痛、善太息、多梦、妇女月经不调、脉弦等，也可表现为肝肾阴虚、肝火犯肺、肝气犯脾、肝气犯胃、胆胃不和、气郁痰阻等证。在内分泌疾病中，甲状腺功能亢进症、甲状腺结节、围绝经期综合征及多囊卵巢综合征等疾病，多见肝系证候。

脾胃病证，可表现为脾气不足、脾虚下陷、脾阳不足、脾虚湿阻、脾胃虚寒、脾胃湿热、胃阴不足、胃肠热结等证，症见食少纳呆、脘腹胀满、恶心呕吐、大便异常、脉缓等，也可表现为心脾血虚、脾不统血、脾肾阳虚等证。内分泌疾病中糖尿病、代谢综合征、肥胖等代谢类疾病多与脾系疾病相关。

心与小肠病证，可表现为心气不足、心血不足、心阳虚衰、心阴不足、心气阴两虚、心脉瘀阻、水饮凌心、心火内盛、心火上炎、心火下移等证，症见胸闷、气短、心悸、心烦、失眠、多梦或神疲、嗜卧、脉迟或脉数，甚至脉象三五不调等，可见于甲状腺功能亢进症、甲状腺功能减退症等疾病。

肺与大肠病证，可表现为肺阴不足、肺气不足、肺气阴两虚、水寒射肺以及心肺气虚、肺肾阴虚等证，症见咳嗽、气喘、咳痰、胸闷、鼻咽不舒等，甲状腺炎等疾病初期与肺系相关。

三焦病证，可表现为三焦气化不利、三焦水道不利诸证，与肾命元气的输布、肾阳的蒸腾气化功能、肺脾肾水液代谢的功能密切相关。可表现为尿崩、痰饮、水肿、胀满等，与水和电解质代谢性疾病、酸碱平衡失调综合征等内分泌疾病相关。

（4）气血津液辨证　气血津液辨证是根据人体气血津液疾病的不同表现，来分析、认识、归纳疾病发生发展规律的辨证方法。气血津液作为人体生命活动的重要物质基础，其发病与脏腑功能失调具有密切关系，所以气血津液辨证方法应与脏腑辨证方法互参。

2.常见疾病

（1）甲状腺功能亢进症　甲状腺功能亢进症属中医"瘿病"范畴，多为由于情志内伤，饮食及水土失宜，以致气滞、痰凝、血瘀结于颈前所致的颈前结块肿大为主要特征的疾病。瘿病初起多实，其中尤以肝、心两脏阴虚阳亢（火旺）更为突出，病久则由实致虚，尤以阴虚、气虚为主，以致虚实夹杂。临床辨证主要为辨虚实为主。常见证型为气郁痰阻证、痰结血瘀证、阴虚阳亢证、肝肾阴虚证及气阴两虚证。

（2）糖尿病　糖尿病主要表现为"三多一少"症状，其中医病机主要是阴津亏损，燥热偏盛。阴虚为本，燥热为标。病变脏腑在肺、脾胃、肾，尤以肾为关键。临床辨证首先辨病位，而后辨标本，再辨本症与并发症。根据病位，消渴病分为上、中、下三消，上消为肺热津伤证，中消为胃热炽盛证，下消为肾阴亏虚证和阴阳两虚证。

在新制定的糖尿病中医优势病种诊疗方案以及糖尿病中医防治指南中，已将现代糖尿病中医药研究成果和循证证据写入其中，用于指导临床辨证论治。证型分布分为主证和兼证。主证为阴虚热盛证、寒热错杂证、气阴两虚证以及阴阳两虚证。兼证包括瘀证、痰证、湿证及浊证。

（3）肥胖　中医学亦归属于"肥胖"范畴，因饮食失节、先天禀赋、缺乏运动及年老等因素，导致胃强脾弱，酿生痰湿、气郁、血瘀、内热壅塞，病位在脾胃与肌肉，与肾气虚衰关系密切。病性实多虚少，实证主要在胃热、痰湿、气郁血瘀，虚证主要在脾气亏虚，进而出现脾肾亏虚。中医辨证可分为肝胃郁热证、肝胆湿热证、脾虚痰浊证、气滞湿阻证、痰瘀互结证、脾肾气虚证。

（4）高尿酸血症　本病在痛风发作前临床症状多不明显，属中医学"未病"或"伏邪"。《黄帝内经》曰："风寒湿三气杂至，合而为痹也。"当并发关节炎或肾脏损害，出现关节肿痛、变形，尿路结石或肾功能不全时可归入"痛风""痹证"等范畴。从中医学辨证角度，血尿酸升高是由膏人中满，气血运行不畅，积聚成浊，或进一步流注经络而成，病因主要有先天不足，正气亏虚，经脉失养；或感受外邪，邪痹经脉，气血运行不畅，致关节、筋骨、肌肉疼痛、肿胀。其病位在于肌表经络，继而深及筋骨，日久伤及脾肝肾。中医辨证可分为湿热蕴结证、瘀热阻滞证、痰浊阻滞证、肝肾阴虚证。

（5）原发性骨质疏松症　本病是以先天禀赋不足、后天摄养失调为内因，外邪侵袭等为诱因，导致脏腑阴阳气血失调、经络运行痹阻、骨枯而髓减、骨失滋养的全身慢性退行性疾病。病性包括阴阳偏盛偏衰、气血经络不荣不通、寒热虚实标本夹杂。病位局部在骨及筋肉等形体，整体涉及五脏。中医辨证可分为肾精亏虚证、肝郁血虚证、脾胃虚弱证及血瘀气滞证。

（6）围绝经期综合征　中医称之为"经断前后诸证"，以肾虚为本，常影响到心、肝、脾等脏腑，辨证注意有无水湿、痰浊、瘀血之兼夹证。中医辨证可分为肝肾阴虚证、肾虚肝郁证、心肾不交证以及阴阳两虚证。

第三章　治疗法则与用药原则

一、治疗法则

西医学对于内分泌代谢疾病的治疗目的是去除病因，解除激素过多或过少所引起的临床表现。临床医师应尽可能根据循证医学的原则和要求，并结合患者的具体情况进行治疗。内分泌疾病的治疗原则是：①治疗要有循证依据，确无循证依据时，应征得患者同意；②临床处置应遵照诊疗指南的基本原则进行；③注重病因治疗；④实施个体化治疗，定期追踪和评估治疗疗效，根据需要和可能调整治疗方案。

循证是治疗疾病的基本原则，必须广泛收集循证治疗资料，特别是有关临床循证指南方面的信息；掌握和运用循证治疗需要树立科学的医学实践观，正确理解和运用循证决策中的证据、效益和价值3个要素。医师的医疗行为应该以治疗指南为准则，在没有充分理由的前提下，一般不要超越指南的有关规定。另一方面，许多内分泌代谢性疾病尚缺乏诊疗指南或专家共识，或者文献报道的意见不完全一致。对于尚无诊疗指南的疾病，亦应自己寻找文献证据，并在可能情况下，征得患者的知情同意。在临床诊疗过程中，应该以指南或共识为准则，根据患者的具体情况和自己的经验进行抉择，片面强调个人经验和生搬硬套循证依据的做法都是不可取的。

临床病例需要实施个体化治疗，世界上没有完全相同的病例，即使诊断相同，随着时间与环境的变化，病情也在不断变化。因此，临床病例需要实行个体化治疗。个体化治疗是内分泌疾病基本而核心的治疗原则，主要包括个体化的治疗目标、个体化的药物选择、个体化的病情监测、个体化的防治教育、个体化的生活习惯和个体化的工作与社会活动满足感等。例如，甲亢的治疗应根据个体的年龄、病程和病情等选择个体化的治疗方案。同样，糖尿病强化治疗能显著降低微血管病变的发生风险，但对大血管病变的风险来说，强化治疗能使新诊断的和病程较短的患者带来长期的心血管受益；但年龄大、病程长、合并症多的患者进一步降低 HbA_{1c} 到 7.0% 或 6.5% 以下的临床益处并不明显，有时甚至有害。因此，糖尿病个体化治疗应根据患者的病理生理缺陷及具体情况来设定 HbA_{1c} 的控制目标。

内分泌代谢疾病的现代治疗仍存在许多缺陷，病因学治疗所占的比例很低（约20%），发病学方面的治疗欠缺。病因治疗是处置疾病的关键，任何疾病都应首先针对病因进行治疗，可惜目前已经明确病因的内分泌代谢疾病为数不多；或者病因虽已明确，但因不能逆转已经造成了器质性损害。地方性缺碘性甲状腺肿，补充碘即可预防，又可使疾病治愈。肾上腺皮质功能减退有许多病因，其中有些病因（如肾上腺结核和血色病）如能早期针对病因进行治疗，可望不发生肾上腺皮质功能减低或使功能减低的程度减轻。反应性低血糖症可通过改善饮食成分或口服磺脲类或 α-葡萄糖苷酶抑制剂缓解或消除症状。对基因突变所引起的一些内分泌疾病，基因工程治疗也属于病因治疗。一般治疗与对症治疗既是药物治疗和手术治疗的基础，又可以提高药物和其他治疗的疗效。例如，对症处理（包括适当休息、服用非甾体抗炎药）和口服糖皮质激素是治疗亚急性甲状腺炎的主要措施；加服甲状腺激素制剂可以加强对垂体的反馈抑制，减少 TSH 分泌，有利于甲状腺肿及结节的缩小，消除症状。临床医学不只是科学，更是人学和艺术。应建立以提高患者生活质量为中心的治疗目标，充分尊重患者的医疗权，维护医疗公正。给予人文关怀，对于任何疾病、任何患者都是至关重要的。

中药的四气五味性能基础使其具有多成分、多靶点、多途径的作用优势，结合中医基础理论、中医中药治疗内分泌代谢性疾病，充分发挥其病因治疗、病机治疗及症状治疗的优势特色。

（一）强调辨病，重视辨病靶药

辨病是明确疾病诊断的过程，是诊治的基础和前提，基于现代临床实践，我们认为要重视西医疾病诊断与中医辨证的结合，结合中医传统理论及中药的现代研究结果，探索对疾病有特定疗效的靶药，以提高中医辨病治疗的临床疗效。如对于甲状腺结节疾病，临床发现，"瘀阻－化瘀"可以作为中西医汇通辨治甲状腺结节的结合点，因"瘀阻"与结节增生性疾病密切相关，参考现代药理研究以及临证经验，总结出临床常用的通络散结靶药为夏枯草、半夏、鸡血藤及玄参。

（二）辨证论治，总结基本证型

证是疾病组成的重要环节，反映疾病进展和阶段的重要结构，一种疾病往往由不同证型组成，一个证型是一个疾病阶段性的本质反应。"辨证"指对于该病的基本病机以及基本证型的认识。辨证论治为中医治疗疾病的优势所在，在西医学背景下，结合中医理论，探索总结疾病发生发展的基础证型，以使治疗更具有针对性。如针对糖尿病肾病，我们认为，肾气亏虚是糖尿病肾脏疾病发生发展的内在因素，肾络损伤是疾病进一步发展的基础，肾阳衰败、

浊毒内停是疾病发展的结果，各环节相互关联，互为因果。故总体治疗原则当以扶正祛邪、标本兼顾为主。由此确定的治疗大法为益肾扶正、化瘀通络。

（三）随症治疗，灵活化裁加减

随症治疗为中医个体化治疗的具体表现，包括对该病的主症治疗、兼症治疗以及使用西药后出现的不良反应的治疗。如糖尿病肾脏疾病的主症为蛋白尿、水肿、腰酸、乏力等；兼症为高血压、头晕等；肾功能不全氮质血症患者可见纳差，甚则恶心呕吐、手足抽搐等症状，合并心力衰竭者可出现胸闷、憋气，甚则喘憋不能平卧。因不同患者及疾病的不同阶段临床表现有差异，故应在辨病、辨证的基本方基础上进行随症变化加减治疗，以缓解患者就诊时最为痛苦的症状。主症为蛋白尿时，应重用收涩药芡实、金樱子、覆盆子；以水肿为主时，应重用利水药，常用冬瓜皮、防己、车前子、茯苓、泽泻；以乏力、腰酸为主时，应重用健脾补肾药等。

（四）病证症结合治疗，发挥特色优势

病证症结合诊治可体现中医治疗优势病种的特点，在内分泌疾病治疗中可以起到中西结合优势互补、减毒增效以及缩短病程的作用。如在治疗甲亢过程中，应以甲亢疾病本身的病程分期为基础，不同分期下辨证选方，同时根据兼夹症加减用药，使用具有调节免疫、抗炎作用的中药等。

（五）把握病势，延缓疾病进展

在现代临床背景下，医者必须对于疾病的病势发展有相对明确的把握，了解疾病预后转归的关键性因素在于疾病转折点，在转折点之前抓住疾病病机，避免失治误治，对于疾病诊治是可逆性转机。

二、用药原则

（一）中医经方、专方与西药结合

符合疾病诊断标准，在辨病准确前提之下，治疗中除了运用中医专方治疗，同时配以西药以控制疾病症状及激素水平等。专方治疗原则根据疾病证型而定，有是证用是方，西药的应用同样是辨病治疗重要的组成部分，中西医结合用药可大大提高疗效，改善症状，同时中药还可以减轻西药的毒不良反应，缩短用药周期。如治疗甲亢的口服药物有伤肝不良反应，配合中药口服可以减轻对肝脏的伤害，同时缩短甲亢疾病用药周期；又如降糖药中双胍类药物易引起胃肠道不适症状，胰岛素易引发水肿，联合中药使用，则降糖同时降低其他症状出现，避免低血糖。

内分泌代谢性疾病重要病机之一为神经-内分泌-免疫网络平衡被打破，内分泌疾病其中一个重要组成疾病为下丘脑-垂体-肾上腺轴分泌失调引发的疾病，可见内分泌疾病发病经纬交错，易引发全身不适。中医"证"是疾病过程中反应疾病阶段性实质因素，可概括内分泌疾病发病整体性特点。如脾虚证是指脾胃虚弱，运化功能失调所致的一类中医临床常见证候，研究表明，脾虚证的发生发展与机体神经-内分泌-免疫网络功能紊乱有密切关系。四君子汤对脾虚证的神经-内分泌-免疫网络功能具有一定的调节作用。中医学经方的应用适合内分泌疾病的治疗，若是因内分泌腺功能亢进或低下导致的疾病，配合使用西药补充或抑制激素的分泌，可显著改善症状，缩短病程。

（二）精准医学理念使中医遣方用药趋于精准

在精准医疗模式的背景下，针对疾病的病理生理特点，将单味中药及其活性成分与疾病因素相结合，基于精准医疗中医内分泌疾病治疗有了"靶向性"选药路径，中药具有充分证据，临床疗效不断提高，基于精准医疗的中药在内分泌疾病治疗中的"靶向"性选择主要分为4类：①"疾病靶药"：在精准诊断前提下，合理使用靶方、靶药：古文代记载中有很多辨病论治的"靶药"，如《神农本草经》中所载的常山截疟，海藻治瘿，黄连、鸦胆子治疗痢疾，《肘后备急方》中所载的青蒿治疗疟疾等，均为对病治疗。②"症状靶药"：通过靶药迅速改善主症、其他症状及体征：根据主症合理选用靶药能迅速改善主症、其他症状及体征。如糖尿病胃肠功能紊乱所伴有的呕吐多使用半夏、生姜合苏叶黄连汤以和胃止呕；胃胀多使用枳术汤以行气消痞，增强胃肠动力；糖尿病慢性肾脏疾病患者出现乏力、腰膝酸软、小便有泡沫等症状，多以固肾敛精的生地黄、山茱萸、五倍子治疗；糖尿病患者口干多以瓜蒌牡蛎散、乌梅丸等生津止渴、清热养阴；糖尿病合并脂肪肝以虎杖、鬼箭羽、五味子为靶药，以保肝降酶。③"临床指标靶药"：精准选择改善异常指标的有效中药；根据临床理化指标，合理选择具有现代药理学依据的指标改善靶药，能迅速提高疗效。如黄连、知母、苦瓜、人参、天花粉具有降低糖化血红蛋白、血糖等指标作用；红曲、五谷虫、绞股蓝、山楂等可有效改善胆固醇、甘油三酯等指标；葛根、薏苡仁、车前子、金钱草、粉萆薢、威灵仙可降低高尿酸血症患者血清中尿酸、肌酐的含量，抑制痛风石及肾结石形成，并促使痛风石溶化。④"病因靶药"：即审"因"论治，所谓病因，就是指引起疾病的原因，又称为致病因素。"因"一除，疾病亦随之改善。内分泌代谢性疾病的发病与遗传因素、环境污染、自身免疫，以及不良生活方式等密切相关。体质与遗传因素密切相关，是疾病发生的"背景"因素，特定体质与某一种或某一类疾病密切相关。如痰湿体质与糖尿病合并代谢综合征密切相关，故使用中药早期干预，积极改善偏颇体质，调节机体代谢紊乱，实现对特殊体质人群2型糖尿病病因的早期干预。

（三）中药功效与现代药理学结合

中药是中医治疗、保健和预防疾病的主要载体，临床主要用药形式包括复方、单味药等，具有多成分、多靶点、多途径协同作用的药理特点。随着医学实验技术的进步，病证结合药理学的出现标志着现代药理研究与中医辨病辨证的结合，将"病"与"证"相结合，研究不同病证状态下，中药与机体相互作用的规律，体现了"中医为体、西为中用、中西并重、有机结合"的理念。在治疗过程中，辨证论治基础上结合所用中药的药理学作用而加减用药，如化痰软坚散结的药物中，具有抗甲状腺作用的药物如海藻、黄药子等，促进造血功能的药物如鳖甲等，免疫抑制剂药物如山慈菇、猫爪草等，抗心律失常药物如玄参等。在辨证论治基础上，吸取西医学的精华，病证结合辨治，突破传统的中药药理研究方法，既充分发挥了西医学从微观的角度探讨疾病本质的优势，又遵循了中医药的整体观念，继承并发扬了中医药辨证论治的基本原则，使得中药药理研究更加客观、准确、系统和全面，有利于建立和完善现代中药药理研究的技术体系，阐明中药对机体的作用模式，从而更好地指导临床合理安全用药，促进中药现代化事业的发展。

第四章 诊疗思路与研究方向

一、诊疗思路

（一）因发知受，审证求因

任何疾病的发生都离不开病因，内分泌疾病病种繁多，病因更为复杂，不同的内分泌疾病或同一疾病的不同阶段，其病因往往不同。故在临床实践工作中，必须注意审证求因，为临床立法选方选药提供充分的理论依据。中医学对病因的认识，对任何可能成为致病原因的自然和社会因素都力求探明，但又更注重辨证求因，即依据临证表现，进行逻辑推理分析，以推求病因。中医病因学所涉及的体质因素、六淫、七情、饮食失宜、痰饮、瘀血、劳逸过度等致病因素，都有其特殊的发病和演变规律，只有明察病因，才能依据其特性掌握病机而进一步立法用药。

如体质因素中的少阴体质之人，具体又可分为少阴阳虚之人、少阴阴虚之人、少阴阴阳俱虚之人。少阴阳虚之人，体质虚弱，平素畏寒、腰膝酸冷、性功能减退，发病易表现为畏寒肢冷、腰膝冷痛、神疲嗜睡，甚至可见四肢厥冷、冷汗淋漓等阳衰危证（少阴寒化证）；少阴阴虚之人，体质虚弱，平素怕热，喜思考，有失眠倾向，性功能虚性亢奋，发病易表现为发热、心烦、失眠、五心烦热、遗精等症（少阴化热证）；少阴阴阳俱虚之人，体质虚弱，体力不足，神疲气短，易冷易热，发病则表现为四肢末端冰冷、手足心热、心悸气短、心烦神疲，甚至出现四肢厥冷、汗出淋漓、躁扰不宁或神昏脉微欲绝等阴阳两脱之证。可见于糖尿病、甲状腺功能减退症、肾上腺皮质功能减退症、围绝经期综合征等。

六淫致病说，如亚急性甲状腺炎，林兰教授在多年的临床中发现，感受外邪亦是该病发病的原因之一。外感风热邪毒，侵蚀甲状腺，邪留在里，故见局部发热、疼痛、肿胀，患者常以咽部不适为主诉；如果内蕴不解，蕴滞经络，以致热盛肉腐而成痈，则见局部红肿，甚则破溃脓出。多认为其发病主要由于起居失宜，感受外界风热毒邪，热毒壅盛，灼津成痰，痰热互结，结于颈前所致，强调外感温邪热毒是亚急性甲状腺炎的主要病机。也有从伏气温病理论分析，认为正气不足，伏邪潜藏于少阴，郁遏于少阳三焦化热成邪，思虑、操劳过度或房事不节，更易暗损少阴阴精，春夏之季新感外邪引动伏邪，少阴鼓邪外出少阳，表现出阴精亏损，热毒壅滞颈部证候。

再如七情内伤，其与甲状腺疾病，包括单纯性甲状腺肿、甲状腺腺瘤、甲状腺功能亢进症等均有关系。《诸病源候论·瘿候》说："瘿者，由忧愤气结所生。"《济生方·瘿瘤论治》曰："夫瘿瘤者，多由喜怒不节，忧思过度，而成斯疾焉。大抵人之气血，循环一身，常欲无滞留之患，调摄失宜，气凝血滞，为瘿为瘤。"两者均认为情志失调，气机阻滞，不能输布津液，凝聚成痰，痰气郁结，壅结颈前，成为瘿病。气滞日久，血行障碍，则成血瘀，可使瘿结成瘤。瘿病进一步发展，肝气亢盛，则性急易怒，心烦心悸，成为瘿气。

又如饮食失宜，其与糖尿病、代谢综合征等疾病密切相关。《景岳全书》明确说："消渴病，其为病之肇端，皆膏粱肥甘之变，酒色伤劳之过，皆富贵人病之而贫贱者少有也。"因此消渴病之初多因过食肥甘厚腻，饮食失宜，或情志失调，劳逸失度，导致脏腑尤其是脾的功能紊乱所致。《素问·奇病论》指出："有病口甘者，病名为何？何以得之？……此人必数食甘美而多肥也，肥者令人内热，甘者令人中满，故其气上溢，转为消渴。"这是指出患消渴病的人大多喜食甘甜和油腻的食物，久则会酿成内热，以致胸腹满闷、脾运失常而发病。故消渴病基本病理为过食肥甘，脾失健运。因过食肥甘致脾的运化功能减退，体内精微物质代谢紊乱，甘胜则中满，中满湿自生，湿郁化热，热盛伤津，而成消瘅。叶天士《外感温热篇》谓："脾瘅病，乃湿气聚，与谷气相搏，土有余也。"对于代谢综合征，中医病机认为六郁（食、气、血、热、痰、湿）作用于脾胃而酿成痰、瘀、浊、脂等病理产物，以食郁为主导的六郁是代谢综合征的发病基础，以肝脾功能失调为核心的代谢功能紊乱是其基本病机。仝小林认为过食和少动是代谢综合征发病的两大主因。杨文学等认为饮食不节，损伤脾胃，情志激动使肝失疏泄是代谢综合征发病的主要病机。

故临床中应注重中医病因学认识，对内分泌疾病发生的影响因素深入研究探讨，明确病因，根据病因的不同分析其病势、病机、病位、病性，进而指导遣方用药。同时也应认识到，不同病因之间也有交叉融合，如饮食、劳倦、情志常互相作用，共同影响疾病的产生发展。

（二）审度病势，把握规律

任何疾病的发生发展都有其自身的规律性，但若辨证不清，失治误治，贻误病情，则易发生他证、坏证。故应把握疾病的顺逆规律。

各种致病因素均可导致内分泌疾病的发生，其所涉及的病理变化更是广泛，累及多个脏腑。如亚急性甲状腺炎各期具有

不同的临床表现和病机特点，可分为早期发热阶段和慢性期，早期可表现为发热、恶寒、头身痛、口苦、咽干、颈前疼痛、咽喉红肿疼痛、舌尖红、苔薄黄，为风热外犯，邪郁少阳证；慢性期可表现为畏寒、神疲乏力，或有浮肿，舌淡脉缓，常属于心脾肾阳虚之证，也有表现为一过性阴虚火旺或阴阳俱虚者。

又如糖尿病性周围神经病变（DPN），其病机随着糖尿病的病程进展动态演变，可分为麻木为主期、疼痛为主期和肌肉萎缩为主期，基本按照气虚血瘀或阴虚血瘀、气阴两虚夹瘀、阴阳两虚夹痰瘀、阳虚寒凝、肝肾亏虚的规律动态演变。在麻木为主期临床表现多以肢体麻木不仁为主，可见手足麻木时作，或如蚁行、步如踩棉，或肢末欠温、感觉减退和无力等，主要为气虚血瘀证、阴虚血瘀证、气阴两虚夹瘀证。疼痛为主期临床表现多以疼痛为主，常呈刺痛、钻凿痛或痛剧如截肢，夜间加重，或双足厥冷，甚则彻夜难眠等。主要为阴阳两虚夹痰瘀证、阳虚寒凝证。肌肉萎缩为主期临床表现多为肢体萎缩不用，致肢体、肌肉、筋脉失于充养，甚则肌肉日渐萎缩、肢体软弱无力，以肝肾亏虚证型为多。

再如痛风，根据痛风的临床演变，可分为无症状期、急性期、间歇期、维持期。因病期不同而证候表现有异，急性期以浊瘀毒热为突出；间歇期则浊瘀稍减，机体正气受损，脏腑功能失调，虚实夹杂，多表现为脾肾不足，湿毒流连；维持期或正气暂复、浊瘀蛰藏，或浊瘀攻窜、正气大虚、脏腑衰败，而成危候。

又如糖尿病视网膜病变，根据其基本病机演变可概括为气阴两虚-肝肾亏虚-阴阳两虚的转化特点，并包括虚、痰、瘀3个重要致病因素，分为早、中、晚三期。早期眼部多无自觉症状，视力正常或出现

视力轻度减退，目睛干涩，或眼前少许黑花飘舞，此期眼底见视网膜少许微血管瘤、散在出血和渗出；中期可出现视物模糊或变形，目睛干涩，或骤然视物模糊，视力下降，或黑影遮睛，此期眼底见视网膜广泛出血、渗出及棉绒斑，或见静脉串珠和视网膜内微血管异常，或伴黄斑水肿；晚期多视物模糊甚至不见，或暴盲，此期眼底见新生血管、机化灶、增殖条带及牵拉性视网膜脱离，或玻璃体积血致眼底无法窥及。

故疾病发展应遵循一定规律，即病势，在临床中应在疾病早期即深刻认识到该疾病的发展规律，着眼于疾病全过程，见微知著，既病防变，先安未受邪之地，以截转疾病发展的态势。

（三）谨守病机，立足核心

病邪侵入人体，可发生一系列病理变化，正邪相争，阴阳失衡，气血津液代谢异常、脏腑功能失调等病机，在内分泌疾病中均有体现。虽然内分泌疾病的临床表现千差万别，病情变化多端，但内分泌系统的基本病机为肾命三焦系统是轴心，其功能失调，导致阴阳失衡，气血津液代谢紊乱，导致内分泌疾病的发生。

肾命之元气不足、真精不足，元阴不足、元阳不足，则五脏精气虚、五脏阴虚、阳虚，以致阴阳俱虚。所谓气虚，可表现为心肾气虚、肺肾气虚、脾肾气虚，可见于多种内分泌疾病、糖尿病心肾并发症等。所谓阳虚，可表现为心肾阳虚、脾肾阳虚，甚至五脏阳气俱虚，可见于肾上腺皮质功能减退症、甲状腺功能减退症等。阴虚，可表现为肝肾阴虚、心肾阴虚、脾肾阴虚、肺肾阴虚，甚至五脏之阴俱虚，可见于甲状腺功能亢进症、糖尿病、皮质醇增多症等。阳气不足，尤其常见肾阳气虚。三焦作为元气之别使，气化不行，水道不利，

则影响肾命所藏元阴、元阳正常输布周身，从而影响一身气化之功能，可影响肺的宣发、肃降、通调水道，影响脾的运化水湿、输布津液，影响膀胱的气化功能，所以常见尿崩、痰饮、水肿等症。

同时，在这一核心病机基础上，又根据疾病的具体情况，病机侧重点又有不同。如国医大师朱良春根据痛风的病因病机，提出"浊瘀痹"的概念，浊瘀痹病因主要有先天不足，正气亏虚，经脉失养；或感受外邪，邪痹经脉，气血运行不畅，致关节、筋骨、肌肉疼痛、肿胀。其病机更加强调对于经脉、筋骨的影响，日久乃伤及脏腑。而糖尿病足则重视"瘀"的作用，其病机主要为正虚血瘀，脉络瘀阻，消渴病日久，阴虚燥热，阴液亏虚，燥热偏盛，热灼津血，而致血液浓缩黏滞，血行涩滞瘀缓，或由燥热耗气，使气阴两虚，无以运血，血行无力致瘀，或由于阴液亏虚，阴损及阳，阳虚寒凝，血脉失于温煦，均可使血行不畅，形成血瘀，血瘀一旦形成，因血脉痹阻，血行不畅而可致肢体局部尤其肢端失养而形成脉痹、脱疽。后又发展为热毒血瘀，肉腐筋烂，瘀血阻滞经络，营卫壅滞，郁久则化热，或者因患肢破损，复感邪毒，热邪炽盛，阴液更亏，热毒瘀蕴结则更盛，脱疽则更为严重，终致肉腐、筋烂。因毒致瘀、因瘀致毒形成恶性循环。

因此，在临证中，应立足于肾命三焦系统这一核心，同时把握准确疾病的病机要点，谨守病机，随证用药。既要从内分泌疾病发病的核心要义——肾命三焦系统对精气的产生输布角度考虑，又要抓住当下患者机体的病理状态，综合考虑，避免刻板印象，生搬硬套，也要兼顾病势、病因，整体治疗。

（四）明病识证，病证结合

中医学的精髓辨证论治，包括辨证和

辨病两个方面的内容。病和证都是对人体在病理情况下的病因、病位、病机和病势等病理本质从不同的角度所做的不同程度的病理性概括，都是一种综合性的临床诊断。病，主要是对疾病全过程规律和特点的认识，着重分析疾病损害的纵向的认识；证，主要是对疾病过程某一阶段病理本质和特点的认识，着重分析疾病状态下机体反应的横向特点的认识。疾病的本质可以通过证候的变化体现出来，疾病全过程的规律和特点贯穿于其相应的证候中。二者纵横互补，构成了临床诊断的立体模型。一个病往往有其相对固定的主症或特征，其所属的证候应具备这些主症或特征，但兼症各有特点。

病证结合治疗思路结合了上述对病因、病机、病势的把握，是对疾病诊断治疗的全面方法，临床上多分为早、中、晚三期分期诊断治疗，辨病分期、辨证、辨症状、辨指标、辨体征治疗相结合。在辨证论治确立主方后，再进一步根据重要症状和体征，进行优化辨证处方和加减用药，标本同治。也可急则治其标，先治疗主要症状，再缓则治其本。

以2型糖尿病为例，主要为早、中、晚三期。早期主要临床表现为口干多饮，身重困倦，小便频数，大便黏滞不爽或便秘，舌质红、苔黄，脉弦数。该期病位主要在肺、胃、脾、肝，病程多在5年之内，尚无明显并发症，主要表现为高血糖、肥胖、胰岛素相对不足或胰岛素抵抗。该期主要有热盛伤津证、肝郁脾虚证、痰浊中阻证、湿热蕴结证等。中期主要临床表现为神疲乏力，气短懒言，咽干口燥，烦渴欲饮，午后颧红，小便短少，大便干结，舌体瘦薄，苔少而干，脉虚数。该期主要病位在肺、脾、肾，病程多在5~10年，兼有不同程度的微血管并发症，主要表现为胰岛素分泌不足及峰值延迟，可伴见胰岛素抵抗。

该期主要有肺肾阴虚证、脾气亏虚证、脾肾气虚证。晚期主要临床表现为小便频数，眩晕耳鸣，口干夜甚，手足抽搐，多梦遗精，舌红少苔，脉沉细；或见眩晕耳鸣，神疲，畏寒肢凉，五心烦热，心悸腰酸，舌淡少津，脉弱而数。该期主要病位在肝、脾、肾，病程多在10年以上，已出现大血管并发症，病情复杂，表现为胰岛β细胞功能减退，脏腑功能受损。该期主要有肝肾阴虚证和阴阳两虚证。根据辨证选方后，可参考重要症状，如多饮、多食、多尿、多汗、便秘、失眠，同时结合高血糖、血糖波动、胰岛素抵抗等指标及肥胖等体征，综合用药，优化治疗方案。

故病证结合思路是中医治疗的核心要义，无论从诊断、治疗、预防方面，都应充分考虑疾病的病程演变、患者的当下机体状态、患者最痛苦的症状、体征等，全面思考，综合判断，以期为患者提供最优的治疗。

二、研究方向

内分泌代谢病学和其他生命科学一样，自20世纪80年代以来，其发展是以加速度方式前进的。目前，每天有关内分泌学的论文已达数百篇之多，并正在以更快的速度向纵深发展。

（一）各学科知识向内分泌代谢病学渗透

现代内分泌代谢病学的研究需要应用各相关学科的综合知识和技术来完成。除生物化学、免疫学、遗传学与内分泌学仍紧密结合外，出现了生物物理学、模拟数学、工程学、计算机学、功能影像学、网络信息工程学等与内分泌学融合而解决内分泌学理论与实践问题的新局面。

如运用数学模型来求解血糖浓度与最佳浓度的偏差，诊断人体是否患有高血糖高渗状态，具有更高的敏感性和精确性。既往已有研究应用无序多分类 logistic 回归方法分析甲状腺功能亢进症的六经病证具有统计学意义的典型症状、病机，并结合数学属性偏序原理挖掘甲状腺功能亢进症治疗方药的组方规律，总结归纳六经辨治甲状腺功能亢进症的症状、病机、方药等特点。在计算机学方面，也有文献研究基于深度学习的胰腺肿瘤计算机辅助检测与病理分级，有助于三维多期相数据的使用，及帮助医生完成更准确的胰腺肿瘤诊断。同时，随着影像技术的不断发展，对内分泌相关肿瘤、甲状腺结节的诊断精准度都有了极大的提高。未来，红外热成像技术也可期为中医气化层面的精准诊断提供帮助。

（二）激素定量进入高敏感超微量时代

最早的激素活性测定方法是化学比色法和生物分析法，后者是注射某种激素于动物体内后，观察生物行为的变化。20 世纪 50 年代就逐渐用放射免疫法淘汰了化学比色法和生物测定法。70 年代末建立的免疫放射分析法比 RIA 的敏感度高 10~100 倍，特异性更强；不久又建立了放射受体法、酶免疫分析法、酶联免疫分析法、化学发光酶免疫分析法和时间分辨免疫荧光法、电化学发光免疫分析法、免疫聚合酶链反应法等。激素测定的灵敏度由原来生物法和化学比色法的（10-2）~（10-3）mol/L 逐渐提高到（10-9）~（10-12）mol/L，甚至达到（10-16）~（10-21）mol/L。正是因为激素检测技术的不断进步，才使痕量激素微小变化的观测成为可能。1992 年，由 Sano 等首次建立了 IPCR 法，其检测灵敏度可达到 10-21mol/L，这在理论上可检测到单个抗原（或抗体）分子的存在，而且特异性也更高。ECLIA、TRFIA 和 IPCR 法均已特异到了感兴趣的具体抗原决定簇或单个氨基酸残基，若能排除污染因素，则基本克服了长期困扰人们的免疫交叉反应问题。

用高敏的方法现已可测定血清 AVP 的浓度，用于尿崩症的鉴别诊断，使下丘脑激素的测定技术向前迈进了一大步。激素测定技术的发展提高了临床诊疗质量，例如，人们在超敏 TSH 测定的基础上，又将亚临床甲亢分为低 TSH 型（TSH 0.1~0.4mU/L）和 TSH 抑制型（TSH < 0.1mU/L）两个亚型。Graves 病早期一般表现为 TSH 抑制型亚临床甲亢（TSH < 0.1mU/L），而老年人的甲状腺功能倾向于 TSH 降低，因 TRH 分泌减少，TSH 分泌振幅降低，TRH 兴奋后的 TSH 分泌反应迟钝。显然，此两类亚临床甲亢的处理是截然不同的。激素测定技术的发展提高了临床诊疗质量，激素的快速监测达到既迅速明确诊断，又指导具体治疗的目的。

（三）高选择性和高特异性受体 / 受体后靶点药物迅速发展

激素受体拮抗剂和激动剂的研制发展迅速，疗效不断提高（如生长抑素类似物兰瑞肽），而且出现了一些调节激素受体和亚型受体功能的药物，为一些内分泌肿瘤疾病的靶向治疗提供了新思路。

如在胰腺神经内分泌肿瘤的治疗中，靶向治疗例如生长抑素类似物（如奥曲肽及兰瑞肽）、肽受体放射性靶向治疗、哺乳动物雷帕霉素靶蛋白（mTOR）抑制剂（如依维莫司）或血管生成抑制剂（如舒尼替尼）等，具有特异性强、不良反应小等传统药物所不具有的优点，应用前景广阔。

（四）影像检查在提高灵敏度和特异性的同时融进定量检测

内分泌影像检查不再满足单纯的形态学观察，已在定量测量方面有了质的飞跃。

如定量 CT（QCT）可用于骨微结构分析，微 CT（μCT，micro-CT）可用于骨小梁的定量测定和立体观察，而激光共聚焦显微镜技术之所以有"细胞 CT"或"光学切片"之称，是因为它能对组织微结构甚至一个细胞进行不同层面的静态与动态观察，这不仅可揭示激素信号的传递途径、神经递质和受体的代谢状况、细胞内 Ca^{2+} 信号的传递与分布及其他信使物质与效应体的相互作用环节，而且可准确反映细胞的某个生物学行为（如增殖、分化、凋亡的细微变化等）。许多激素相关性肿瘤（如乳腺癌、前列腺癌、PRL 瘤和 GH 瘤等）和增生性病变（如甲状腺相关性眼病、特发性醛固酮增多症、家族性婴幼儿低血糖症等）亦可用核素标记的激素受体配体（如 111 铟 - 奥曲肽）来计量激素受体的数目和结合力，在药物种类选择和疗效评价中起到了预知和可知的独到作用。正电子断层扫描、PET-CT 和动态 MRI 或动态 CT 用于肾上腺、甲状腺等的功能变化和代谢过程观察，具有定量和定时的突出优点。

（五）干细胞治疗——未来的曙光

近年来国内外学者开展了自体造血干细胞移植治疗糖尿病的尝试。初步的临床资料显示，自体造血干细胞治疗对于新诊断、无酮症酸中毒的型糖尿病患者具有较好的效果，对于型糖尿病患者似乎也有一定的疗效。尽管如此，关于自体干细胞治疗糖尿病患者的有效性和安全性目前尚缺乏设计严谨的多中心、大样本的随机对照临床研究，更缺乏长期随访的数据。此外，干细胞治疗在其他内分泌代谢疾病方面也有一些初步的研究数据，均尚待进一步研究证实。

（六）循证医学和个体化治疗推动内分泌代谢病学发展

在内分泌代谢疾病的诊疗中，尚有许多问题没有解决，很多观念正在更新，不少方法需要进一步探索。诊疗实践必须遵守循证诊断、循证决策和循证治疗的循证医学原则。个体对药物的不同反应主要缘于外界环境因素改变和机体本身的遗传素质，其中遗传因素往往起了决定作用。"个体化药物治疗"根据患者的遗传素质、病情轻重和药物敏感程度，针对性地选择药物的种类与剂量。如目前糖尿病患者的血糖管理中，针对表现型、基因型、年龄、病程、并发症、对药物不良反应的易感性和受教育程度等，在进行多重风险因素干预的同时，采用个体化治疗方案并充分考虑心血管风险因素等。对于不同人群其血糖管理目标均有不同，降糖方案选择也各有倾向，充分强调个体化治疗的重要性。

如新诊断超重或肥胖的成年患者应实行多重因素管理计划，包括饮食和生活方式干预以达到健康体重，实施恰当的治疗方案以减少心血管风险因素，如血脂异常和高血压；无心血管疾病的新诊断 T2DM 患者所设定的 HbA_{1c} 控制目标值尽可能接近正常，即小于 6.5%，且不引起低血糖或者体重明显增加。而在既往有心血管疾病的患者，已有大血管并发症的进展期糖尿病患者可能不适合过于严格的强化降糖方案。这类患者尤其要注意避免低血糖，可能他们适合更宽松的血糖控制目标 HbA_{1c} 为 7.0%~7.5% 或甚至 8.5%。

又如老年人临床甲减的治疗需要进行老年综合评估来定制个体化治疗方案。老年人使用左甲状腺素的起始剂量低于成年人，0.5~1.0g/（kg·d）；维持剂量也低于成年人，通常需终身服药。对于 60~70 岁不合并心脏病的患者，TSH 控制标准和正常人一样；对于 70 岁以上的患者，TSH 应控制在 4~6mU/L；对于合并心律失常或骨折风险的老年甲减患者，TSH 需控制在 6~7mU/L。L–T4 替代治疗过度可导致医源性甲状腺毒症，过度治疗或治疗不足都会增加患者的死亡率，且过度治疗对死亡率的影响更大，在 L–T4 替代治疗后应密切监测甲状腺功能。这些治疗方案均体现了个体化治疗的原则。

临床篇

第五章　糖尿病相关疾病

第一节　2型糖尿病

一、病因病机

（一）西医学认识

2型糖尿病（T2DM）的病因和发病机制目前尚不明确，其显著的病理生理学特征为胰岛素调控葡萄糖代谢能力的下降（胰岛素抵抗）伴随胰岛β细胞功能缺陷所导致的胰岛素分泌减少（或相对减少），有更明显的遗传基础。目前认为T2DM的发生、发展与以下因素有关。

1.遗传易感性

多年来，通过一系列研究包括孪生子的发病共显性研究，家族聚集发病情况，高患病率人群患病情况调查以及有相同环境条件的不同种族发病情况调查，一致认为T2DM有较强的遗传倾向，但细节未完全阐明。普遍认为它不是一个单一疾病，可由多基因变异引起，在病因和表现型上均有异质性。

环境因素与2型糖尿病发病有关，包括人口老龄化、营养因素、中心性肥胖（又称腹内型或内脏型肥胖）、体力活动不足、都市化程度、子宫内环境以及应激、化学毒物等。子宫内环境不良可致胎儿体重不足，而低体重儿在成年后发生糖尿病及胰岛素抵抗的机会大增。

此外，"节约基因型"学说认为，人类在进化、生存斗争中，逐渐形成"节约基因"，使人在食物不足的环境下节约能量，以适应恶劣环境。当食物充足时，此基因继续起作用，过多能量堆积使人肥胖，致

胰岛素分泌缺陷和胰岛素抵抗，成为诱发糖尿病的潜在因素之一。

2.胰岛素抵抗和胰岛β细胞的功能缺陷

胰岛素抵抗是指机体对一定量胰岛素的生物学反应低于预计正常水平的一种现象。胰岛素抵抗和胰岛素分泌缺陷（包括两者的相互作用）是T2DM发病机制的两个要素，在不同患者两者的程度有差别。在同一患者的不同时候两者的程度也有波动，两者在T2DM发生前多年即已存在。

胰岛素抵抗可引起一系列后果，由于胰岛素对其靶细胞组织的生理效应降低，胰岛素介导下骨骼肌、脂肪组织对葡萄糖的摄取、利用或储存的效力减低。同时对肝葡萄糖（HGO）的抑制作用减弱，HGO增加，为克服这些缺陷，胰岛β细胞代偿性分泌更多胰岛（高胰岛素血症）以维持糖代谢正常。但随着病情进展，仍然不能使血糖恢复正常的基础水平，最终导致高血糖。

另一变化是胰岛素分泌异常。正常人静脉注射葡萄糖所诱导的胰岛素分泌呈双峰，早期分泌高峰（第一相）出现在头10分钟，随后迅速下降，如继续维持滴注葡萄糖，在随后的90分钟逐渐形成第二个高峰，胰岛素分泌率持续增长，达平顶后维持一段时间。T2DM患者胰岛素分泌反应缺陷，第一分泌相缺失或减弱，第二个胰岛素高峰延迟，并维持在较高浓度而不能恢复到基础水平，因而有些患者在此阶段可出现餐后低血糖。随着病情进展，血糖可逐渐升高。

开始时，餐后高血糖刺激的胰岛素水平升高能使空腹血糖恢复正常，但随着胰岛β细胞功能缺陷的发展，会发展为空腹高

血糖。持续高血糖的刺激促进高胰岛素血症的发展，使胰岛素受体数目下降和（或）亲和力降低，加重胰岛素抵抗。也有一些病例，随着严重高血糖的发展，血胰岛素水平下降，胰岛素抵抗和β细胞功能缺陷哪一个为原发，以及基因缺陷在这种情况下的作用目前尚未完全明了。目前大多数认为胰岛素抵抗早已存在，但β细胞缺陷不能代偿时才出现T2DM。

（二）中医学认识

2型糖尿病归属于中医学"消渴"范畴。中医认为，消渴是由体质因素加饮食失节、情志失调、劳欲过度、外感邪毒或药石所伤等多种病因所致，病变的脏腑主要在肺、胃、肾，同时三脏常相互影响，其病机主要在于阴津亏损，燥热偏胜，总以阴虚为本，燥热为标，两者互为因果。消渴病日久，可阴损及阳、阴阳俱虚，或病久入络、血脉瘀滞，从而变证百出。

1. 体质因素

先天禀赋是体质形成的基础。禀赋虚弱，则机体功能低下，导致疾病发生。如《儒门事亲》曰："人之所禀，有强有弱……弱而病，病而愈，愈后不必复其旧矣。"《黄帝内经》指出五脏功能虚弱，精气亏损，津液不充，极易导致消渴发生，正如"五脏皆柔弱者，善病消瘅"。具体论述为"心脆则善病消瘅热中""肾脆则善病消瘅易伤""肝脆则善病消瘅易伤""肺脆则苦病消瘅易伤""脾脆则善病消瘅易伤"等。《医贯·消渴论》曰："人之水火得其平，气血得其养，何消之有？"充分说明先天禀赋因素在消渴病中起着重要的作用。尤其是肾脏素虚与本病的发生关系更为密切。如唐代王焘所著的《外台秘要》曰："消渴者，原其发动，此责肾虚所致。"

2. 饮食失节

多食肥甘厚美之物，损伤脾胃，致使脾胃运化失司，气机壅滞，积热内蕴，谷消津耗，诱发消渴。如《素问·奇病论》曰："此人必数食甘美而多肥也，肥者令人内热，甘者令人中满，故其气上溢，转为消渴。"《素问·腹中论》曰："消中者，夫热中，皆为富贵人也。"认为"消瘅"是富贵人的膏粱之疾。王冰曰："谓胃及大肠俱热结也，肠胃脏热，则喜消水谷。"说明肠胃热结与饮食不节有关，饮食积滞，积而化热，会损耗津液，进而引发消渴。若饮食无节，摄入过多食物，致使脾胃运化失常，饮食水谷转化成水谷精微和津液的过程障碍，化津不足，津亏失养，燥热内生，气血无源，血少气虚，表现为易饥多食、口干唇燥、口渴多饮、消瘦乏力等症。

3. 情志失调

叶天士医案中记载："七情致损，五志内伤，情志之郁，药难霍然。"说明情志失调，过度兴奋或抑郁会引起人体阴阳平衡失调，气血逆乱，经脉阻滞，既容易伤及内脏，又容易影响脏腑气机，从而成为致病因素。糖尿病与情志密切相关。《黄帝内经》认为情志失调、五志过极、肝气郁结容易引发消渴。如《灵枢·五变》对情志失调导致消渴的机制进行了论述："刚强多怒……怒则气上逆，胸中蓄积，血气逆留，宽皮充肌，血脉不行，转而为热，热则消肌肤，故为消瘅。"认为情志失调，怒气上逆，蓄积于胸，气血阻滞，气机不畅，进而影响气血的运行，导致气血逆留，郁积于胸中，郁久而化热生火，消烁肌肉和皮肤，耗伤津液，最终导致消渴的发生。《素问·阴阳应象大论》指出"怒伤肝"，情志失调会伤及肝脏，导致肝气郁结，疏泄失常，进而化火，消烁津液，上灼肺胃津液，下灼肾阴，导致消渴发生。

4. 劳欲过度

劳倦过度，以妄为常，过劳耗气，脾气损伤，脾不散精，水谷精微无以濡养脏腑，生化乏源，气血亏虚，五脏阴液不足，脾不为胃行其津液，胃津虚乏则胃火亢盛，火灼津伤，相继出现肺燥、胃热、肾虚等病理过程，消渴之证遂生。

房室不节，房劳太甚，肾精肾气亏耗，则可导致肾阴亏虚，虚火上炎导致上中下三焦皆生阴虚燥热而发为消渴。《备急千金要方·消渴》提出消渴是由于"盛壮之时，不自慎惜，快情纵欲，极意房中，稍至年长，肾气虚竭……此皆由房室不节所致也"。阐明了房劳过度能使肾阴亏虚、虚火内生，灼津灼液导致渴病的发生。

5.外感邪毒

外感六淫，燥火风热毒邪内侵散膏（胰腺），旁及脏腑，化燥伤津，亦可发生消渴病。《黄帝内经》认为，六淫外邪客于肌肤，气血阻滞不得入里，则郁而化热生火，伤津耗液，引发消渴。例如《灵枢·五变》曰："百疾之始，必生于风雨寒暑，循毫毛而入腠理……或为消瘅。"认为风寒暑湿（雨）等外邪，客于皮肤肌表，不得入里，郁而不解，可化热伤津耗液，形成消渴。《素问·风论》认为："风者……其热也，则消肌肉。"明确指出六淫中的风邪可导致消渴病的发生。《素问·皮部论》论述外邪通过皮肤进入人体而导致消渴："邪之始入于皮也，泝然起毫毛，开腠理……热多则筋弛骨消，肉烁破。"《素问·气交变大论》对外感寒气导致消渴进行了描述："岁水太过，寒气流行……渴而妄冒。"从上述《黄帝内经》论述中，可以看出六淫病邪侵袭人体，可致机体阴阳失衡，最终导致消渴病的发生。

二、临床诊断

（一）辨病诊断

1.症状

（1）典型症状　在感染、情绪激动、饮食不当等诱因下，突然出现多尿、多饮、多食及体重下降，即"三多一少"症状。

（2）代谢紊乱表现　①全身情况：典型者体力减退、精神萎靡、乏力、易疲劳、易感冒、工作能力下降，并发感染时可有低热、食欲减退及体重迅速下降；②心血管系统：心悸、气促、心前区不适等，甚则休克、昏迷；③消化系统：食欲减退、恶心、呕吐、腹胀等；④泌尿生殖系统：夜尿增多，或出现脓（血）尿，且伴尿急、尿痛，老年男性可出现尿频、尿急、排尿中断，女性月经过少、闭经及性欲减退，或合并特发性卵巢早衰，男性阳痿和性欲减退；⑤精神神经系统：烦渴多饮，善饥贪食，忧虑、急躁等。

（3）酮症酸中毒　是最常见的急性严重并发症。表现为精神萎靡、嗜睡、反应迟钝，甚至昏迷，伴有食欲减退、恶心、吐泻等消化道症状，常合并中重度脱水和代谢性酸中毒，皮肤弹性极差，口唇樱红、呼吸深长，典型者呼气有烂苹果味，晚期面色灰白、发绀、肢凉、血压下降等。

（4）糖尿病慢性并发症和合并症的表现　可出现眼底出血、白内障、肾衰竭、运动障碍、心脑血管病及周围神经炎等并发症。易发生各种感染，以皮肤感染最多见。

2.体征

早期病情较轻，大多无明显体征。病情严重出现急性并发症时有失水等表现，病久则出现与大血管、微血管、周围或内脏神经、肌肉、骨关节等各种并发症相应的体征。

3.实验室检查和辅助检查

血糖测定是目前诊断糖尿病的唯一实验室指标，但在从事糖尿病的临床工作中，在不同的情况下尚需依赖其他实验室检查，以协助糖尿病诊断分型、病情判断和治疗方案的制定等。

（1）常用血液检查

①血糖测定：血糖升高是诊断糖尿病的依据，也是评价疗效的主要指标。一次血糖测定（空腹血糖、餐后 2 小时血糖或随机血糖）仅代表瞬间血糖水平（点值血糖）；一日内多次血糖测定（三餐前后及睡前，每周 2 日，如怀疑有夜间低血糖，应加测凌晨时段的血糖）可更准确反映血糖控制情况。

②葡萄糖耐量试验：血糖高于正常范围但又未达到糖尿病诊断标准者，需进行口服葡萄糖耐量试验（OGTT）。OGTT 应在避免使用影响糖代谢的药物，不限制饮食（其中糖类摄入量不少于 150g/d）和正常体力活动 2~3 天后的清晨（上午）进行，试验前应禁食不禁水至少 8~14 小时，取空腹血标本后，受试者 5 分钟内饮完含有 75g 葡萄糖粉（或含 1 个水分子的葡萄糖 82.5g）的液体 250~300ml；儿童按每千克体重 1.75g 葡萄糖服用，总量不超过 75g。在服糖后 2 小时采取血标本测定血浆葡萄糖。胃切除术后、胃空肠吻合术后、吸收不良综合征者和有胃肠功能紊乱者采用静脉注射葡萄糖耐量试验（VGTT）。葡萄糖的负荷量为 0.5g/kg 标准体重，配成 50% 溶液，在 2~4 分钟内静脉注射完毕。注射前采血，从开始注射算起，每 30 分钟取血一次，共 2~4 小时；或从开始注射到注射完毕之间的任何时间作为起点，每 5~10 分钟从静脉或毛细血管取血，共 50~60 分钟。将 10~15 分钟到 50~60 分钟的血糖对数值绘于半对数表上，以横坐标为时间，计算从某血糖数值下降到其半数值的时间（t1/2）。该方法以 K 值代表每分钟血糖下降的百分数作为糖尿病的诊断标准。正常人的血糖高峰出现于注射完毕时，一般为 11.1~13.88mmol/L（200~250mg/dl），120 分钟内降至正常范围。2 小时血糖仍 > 7.8mmol/L 为异常。

③OGTT–胰岛素（或 C 肽）释放试验：葡萄糖是最强的胰岛素分泌刺激物。在 OGTT 同时测定血浆胰岛素和（或）C 肽，能了解胰岛 B 细胞功能，有助于糖尿病的分型、病情判断及治疗指导。正常人基础血浆胰岛素为 5~20mU/L，口服葡萄糖后 30~60 分钟上升至峰值（可为基础值的 5~10 倍，多数为 50~100mU/L），3 小时后降至基础水平。1 型糖尿病的胰岛素基础值常为 0~5mU/L，葡萄糖刺激后无明显增加，呈低平曲线。该试验的采血时间点为空腹及服糖后 30 分钟、1 小时、2 小时和 3 小时。C 肽和胰岛素以等分子量由胰岛 β 细胞生成和释放，外周血的 C 肽摩尔浓度为胰岛素的 5~10 倍。正常人基础血浆 C 肽水平约为 500pmol/L，不受外源性胰岛素的影响，能较准确地反映 β 细胞功能。OGTT–C 肽释放曲线下面积可代表 β 细胞分泌胰岛素的量，而胰岛素释放曲线下面积只代表经肝脏进入体循环的胰岛素的量，两者之差为肝脏摄取胰岛素的量。

④糖化血红蛋白（HbA_{1c}）和糖化白蛋白测定：HbA_{1c} 在总血红蛋白中所占的比例能反映取血前 8~12 周的平均血糖水平，与点值血糖相互补充，作为血糖控制的监测指标，并已经成为判断糖尿病控制情况的金标准。糖化白蛋白可反映近 2~3 周的平均血糖水平，血红蛋白异常如严重贫血或溶血等，影响糖化血红蛋白的检测结果时，可选用检测糖化白蛋白。

⑤自身免疫抗体测定：1 型糖尿病患者抗谷氨酸脱羧酶抗体（GADA）、胰岛细胞抗体（ICA）、胰岛素抗体（IAA）常呈阴性。

⑥脂质组分测定：糖尿病常伴有脂质代谢紊乱，血浆总胆固醇、低密度脂蛋白胆固醇、高密度脂蛋白胆固醇和三酰甘油应列为常规检测项目，并定期复查，作为判断病情控制情况及评估饮食和调脂治疗效果的依据。

（2）尿液检查

①尿糖：尿糖阳性是诊断糖尿病的重要线索，可用于对血糖控制情况的监测和提示需进一步检查的指标。正常人肾糖阈为血糖 10mmol/L（180mg/dl）。老年人及肾脏疾病患者，肾糖阈大多升高，有时血糖虽已升高，尿糖仍可阴性；相反，妊娠期妇女或一些肾小管或肾间质病变患者，肾糖阈降低，血糖正常时尿糖亦可呈阳性或强阳性。此外，尿糖还受某些还原物质、尿量及膀胱排空情况等因素的影响。

②尿酮：合并急性疾病或严重应激状态时，以及妊娠期间，或有不明原因的消化道症状如腹痛、恶心、呕吐等时，应进行尿酮体检查；尿酮体阳性为胰岛素缺乏的指标，警告患者即将或可能已存在酮症酸中毒，需进一步行血酮体测定和血气分析。

③尿白蛋白：尿白蛋白排泄率（UAEI）或尿白蛋白/肌酐比值（ACR）测定可敏感地反映糖尿病肾脏的受损与否及其受损程度。

（3）并发症、合并症及伴发疾病检查
对 2 型糖尿病诊断 5 年以上患者应每年进行心、肝、肾、脑、眼科、神经等各系统并发症，以及乳糜泻、甲状腺疾病等可能伴发的疾病的筛查，争取及早发现和处理。
筛查项目：眼底、心电图、动态心电图、心脏 B 超、血压、动态血压、神经系统反射、体位血压、音叉振动或尼龙丝触觉、足背与胫后动脉搏动、皮肤颜色改变、肾脏功能、血生化、甲状腺功能等。

首先需确定是否患有糖尿病，然后根据临床表现、实验室检查及既往病史、家族史等判断是否为 2 型糖尿病，并明确有无并发症、合并症及伴发疾病。糖代谢状态分类标准和糖尿病诊断标准见表 5-1、表 5-2。

表 5-1 糖尿病诊断标准（中华医学会，2020 年）

诊断标准	静脉血浆葡萄糖或 HbA$_{1c}$ 水平
典型糖尿病症状	
加上随机血糖	≥ 11.1mmol/L
或加上空腹血糖	≥ 7.0mmol/L
或加上 OGTT 2h 血糖	≥ 11.1mmol/L
或加上 HbA$_{1c}$	≥ 6.5%
无糖尿病典型症状者，需改日复查确认	

表 5-2 糖代谢状态分类（WHO，1999 年）

糖代谢分类	FBG（mmol/L）	PBG（mmol/L）
正常血糖（NGR）	< 6.1	< 7.8
空腹血糖受损（IFG）	6.1~7.8	< 7.8
糖耐量减低（IGT）	< 7.0	7.8~11.1
糖尿病（DM）	≥ 7.0	≥ 11.1

注：IFG 和 IGT 统称为糖调节受损，也称糖尿病前期。

（二）辨证诊断

口渴多饮、多食易饥、尿频量多、形体消瘦或尿有甜味等特征性临床症状，是诊断消渴病的主要依据。有些患者"三多"症状不著，而以眩晕、肺痨、胸痹心痛、水肿、中风、雀目、疮痈等病症，或烦渴、烦躁、神昏等表现就诊，需考虑消渴病的可能。婴幼儿出现夜尿多、易哭闹、体重下降，应考虑到本病，首先查尿糖，如阳性则进一步查血糖。总之，应四诊合参，详查细诊的基础上，结合西医学手段及专科检查，力求尽早确诊，以便制定最佳的治疗方案。

消渴病病因为燥热和阴虚。燥热伤肺，津液不布直趋下行则尿频量多；肺不布津则口渴多饮；胃火炽盛则口渴多饮、多食善饥；脾气虚，不能转输水谷精微，肌肉失养则形体渐瘦，精微下注小便则尿甜；肾阴亏虚，虚火上燔心肺则烦渴多饮，中灼脾胃则胃热消谷；肾失濡养，开阖失司，固摄失权，水谷精微直趋下泄则尿量多、味甜。消渴病日久，阴损及阳，阴阳俱虚，常见肾阳虚和脾阳虚，重者虚阳浮越，症见烦躁、头痛、呕恶、呼吸深快等，甚则阴竭阳亡而现昏迷、肢厥、脉细欲绝等危象；病久入络，血脉瘀滞，累及不同脏器则出现病变表现。临床多按以下分型论治。

1. 肺热津伤证

临床证候：口渴多饮，口舌干燥，尿频量多，烦热多汗，舌边尖红，苔薄黄，脉洪数。多见于幼儿或病初期。

辨证要点：口渴多饮，口舌干燥，尿频量多，烦热多汗，舌红，苔黄，脉数。

2. 胃热炽盛证

临床证候：多食易饥，口渴，尿多，形体消瘦，大便干燥，苔黄，脉滑实有力。多见于病初期。

辨证要点：多食易饥，形体消瘦，便干，苔黄，脉实有力。

3. 气阴亏虚证

临床证候：咽干口燥，口渴能饮，能食与便溏并见，或饮食减少，神疲乏力，气短懒言，形体消瘦，自汗盗汗，舌质淡红，苔白而干，脉弱。多见于病中期。

辨证要点：口渴能饮，能食与便溏并见，乏力，舌质淡红，苔白而干。

4. 肾阴亏虚证

临床证候：尿频量多，浑浊如脂膏，或尿甜，腰膝酸软，乏力，视物模糊，头晕耳鸣，口干唇燥，皮肤干燥，瘙痒，舌红苔少，脉细数。多见于病程较

长，病情较重者。

5. 阴阳两虚证

临床证候：小便频数，夜尿增多，浑浊如膏，甚至饮一溲一，五心烦热，口干咽燥，神疲乏力，腰膝酸软，面容憔悴，耳轮干枯，面色黧黑，四肢欠温，畏寒肢冷，下肢浮肿，甚则全身浮肿，阳痿或月经不调，舌苔淡白而干，脉沉细无力。多见于病后期，并发症多而重。

辨证要点：小便浑浊如膏，面容憔悴，耳轮干枯，腰膝酸软，畏寒肢冷，舌淡白而干，脉沉细无力。

6. 阴虚阳浮证

临床证候：尿频量多，烦渴面红，头痛恶心，口有异味，形瘦骨立，唇红而干，呼吸深快，或神昏，四肢厥冷，舌质红绛，舌苔灰或焦黑，脉微数。多见于糖尿病酮症酸中毒。

辨证要点：烦渴，头痛，呕恶，呼吸深快，甚则昏迷、肢厥、脉细欲绝。

三、鉴别诊断

（一）西医学鉴别诊断

1. 与 1 型糖尿病相鉴别

典型病例可综合起病年龄、起病方式、临床症状、实验室检查、并发症情况以及是否胰岛素治疗等进行鉴别。血糖水平不能区分 1 型糖尿病还是 2 型糖尿病。即使是被视为 1 型糖尿病典型特征的糖尿病酮症酸中毒，有时在 2 型糖尿病也会出现。在患者起病初期进行分类有时的确很困难。目前诊断 1 型糖尿病主要根据临床特征。

1 型糖尿病具有以下特点：①发病年龄通常小于 30 岁；②起病迅速；③中度至重度的临床症状；④明显体重减轻；⑤体型消瘦；⑥常有酮尿或酮症酸中毒；⑦空腹或餐后的血清 C 肽浓度明显降低或缺如；⑧出现自身免疫标记：如谷氨酸脱羧酶抗

体（GADA）、胰岛细胞抗体（ICA）、人胰岛细胞抗原2抗体（IA-2A）等。

年轻糖尿病患者的分类尤为困难，因为1型糖尿病、2型糖尿病在青年人群中发病率相近。尽管在欧洲2型糖尿病的发病年龄常在50岁以上，然而在太平洋岛屿的居民和其他一些高发种群，如南亚和东南亚人，20~30岁年龄组发病的人数逐渐增加，而且目前同样的情形也出现于青少年前期儿童。

如果不确定分类诊断，可先做一个临时性分类，用于指导治疗。然后依据对治疗的初始反应以及追踪观察其临床表现再重新评估、分型。

血清C肽和GADA及其他与1型糖尿病相关的自身免疫标记物的检测有助于鉴别诊断，但不作为建立诊断的必要证据。具体内容见表5-3。成人隐匿性自身免疫性糖尿病（LADA）是一种自身免疫性1型糖尿病，但其临床表现酷似2型糖尿病，主要根据其临床症状表现和C肽水平、自身免疫抗体检测等做出判断。

表5-3　1型糖尿病和2型糖尿病的鉴别

鉴别要点	1型糖尿病	2型糖尿病
起病年龄	多小于30岁，LADA常可＞30岁	多＞40岁
起病方式	多急骤，少数缓慢	缓慢而隐匿
"三多一少"症状	常典型	不典型或无症状，多超重或肥胖
急性并发症	酮症倾向大，易发生酮症酸中毒	酮症倾向小，老年患者易发生高渗性高血糖状态
慢性并发症	以微血管并发症为主	以大血管并发症为主
肾病	30%~40%，主要死因	约20%
心血管病	较少	约70%，主要死因
脑血管病	较少	较多
胰岛素及C肽释放试验	低下或缺乏	峰值延迟或不足
自身免疫抗体	GAD、ICA、IAA等抗体多为阳性	GAD、ICA、IAA等抗体阴性
病因及机制	遗传易感性或病毒感染等	阳性家族史、种族史和环境因素（肥胖、运动不足等）
胰岛素敏感性	对胰岛素比较敏感	常伴胰岛素抵抗
治疗	依赖外源性胰岛素，辅以口服药	生活干预、中医药、口服降糖药。应激或口服药继发失效、严重并发症时胰岛素治疗
伴发疾病	可伴有桥本甲状腺炎、阿狄森病等自身免疫性疾病	无

2. 与继发性和特异型糖尿病相鉴别

胰源性糖尿病、肝源性糖尿病及内分泌疾病（肢端肥大症、Cushing综合征、胰高糖素瘤、嗜铬细胞瘤、甲亢、生长抑素瘤、醛固酮瘤等）并发的糖尿病、药物所致的糖尿病（类固醇性糖尿病等）及各种应激性高血糖症，除血糖高的表现外，还有相关疾病症状、体征和化验结果异常，解除病因或相关疾病得到治疗后血糖逐渐好转，通过详询病史、全面细致的体格检查及相关实验室检查即可鉴别。

3. 与多饮多尿相鉴别

如尿崩症，尿比重 SG < 1.005，尿糖阴性可鉴别；肾小管酸中毒，多有 pH 减低，CO_2-CP 下降，佝偻病体征，高 Cl，尿 pH > 6，尿糖阴性等可鉴别。

（二）中医学鉴别诊断

1. 与口渴症相鉴别

口渴症是指口渴饮水的一个临床症状，可出现于多种疾病中，尤以外感热病为多见，这类口渴随其所患病证的不同而出现相应的临床症状，不伴多食、多尿、消瘦、尿甜等消渴的特征性表现。

2. 与瘿病相鉴别

瘿病中气郁化火、阴虚火旺的类型，以情绪激动、多食易饥、心悸、眼突、颈部一侧或两侧肿大为特征性表现。其中的多食易饥和消瘦类似消渴病之中消，但无消渴病的多饮、多尿、尿甜等症状，其突眼与颈前瘿肿有别于消渴。

四、临床治疗

（一）提高临床疗效的要素

1. 早期诊治

早期明确诊断，早期胰岛素治疗是提高疗效的主要途径。对可疑的或有相关临床症状的患者，应进行血糖、尿糖等检查及其他必要的特殊检查，以便及早做出诊断并及时治疗。对可疑症状及有阳性家庭背景者，更应重点跟踪随访，定期检测血糖、尿糖，以便早期发现。

2. 个体化治疗

考虑到患者的生活方式、社会心理状态及医疗环境，2 型糖尿病患者都需要制定和年龄、并发症、伴发病相符的治疗方案，明确不同疾病特点的需求和局限性。个体化的治疗方案，包括不断更新的糖尿病教育知识、技术支持、定期对急性和慢性并发症进行评估等。

3. 中西结合，分期用法

中西医结合是治疗本病的最佳方案。有针对性地配合中药，可以提高胰岛素的疗效。本病初期，多以阴虚热盛为主，中药选择清热解毒、养阴生津之品，可以有效地控制病情。中晚期患者，多以阴虚为主或气阴两虚，中药多选益气养阴之品。病程日久，可致阴阳两虚或瘀血、痰浊等病理产物的发生，中药多选用滋阴、温阳或活血化瘀、化痰之品。

4. 监测血糖，把握好胰岛素用量

每一位 2 型糖尿病患者都应监测血糖，定期查尿糖，根据血糖检测结果调整胰岛素剂量。通常要求测定早晨空腹、早餐后 2 小时、午餐后 2 小时、晚餐后 2 小时及睡前的全血血糖。

（二）辨病治疗

1. 胰岛素治疗

根据胰岛素的种类及作用时间可分为短效胰岛素（RI）、中效精蛋白胰岛素（NPH）和长效鱼精蛋白胰岛素（PZI）。

（1）使用方法　一般有基础胰岛素治疗、多次胰岛素注射治疗和胰岛素泵治疗三种方法。

①每日基础胰岛素治疗：在维持原口服降糖药药量的基础上，加睡前注射一次中效胰岛素或长效胰岛素类似物，起始量一般为 8~10U/d，逐渐加量，直到适当为止。大多数患者经治疗后空腹血糖可达到满意控制，通过调整口服降糖药物用量，逐渐使日间的血糖达到良好控制。如口服降糖药加基础胰岛素联合治疗不能满意控制餐后血糖，应改为每日多次注射治疗。

②每日多次胰岛素注射治疗，具体方法是：中效胰岛素或长效胰岛素类似物于睡前皮下一次注射，加餐前注射 1~3 次短效胰岛素，多数患者的血糖能得到满意控

制。或早、晚餐前各注射一次混合胰岛素，部分患者能达到控制全天血糖的目的。一般常用中效和短效混合制剂，二者的比例和每日的总剂量因人而异，可用预混制剂或临时配制混合。早、晚的剂量大致相等或早餐前用量约占日总量的2/3。

③胰岛素泵治疗：胰岛素泵模拟人体自身胰岛素分泌模式给药，使血糖控制的更为理想。植入型胰岛素输注泵将胰岛素注射到腹腔内，较皮下持续输注胰岛素泵（CSII）释放的胰岛素吸收更符合生理需要，其应用前景可能更好。

（2）剂量调节　参考残余β细胞功能，如空腹C肽过低者及病程较长者，早餐前用量偏大，中、晚餐前用量可相等。胰岛素治疗应由小剂量开始，根据血糖测定结果，每3~5天调整剂量一次，直到取得最佳疗效。对于需要从静脉补充葡萄糖的糖尿病患者，可按每2~5g葡萄糖加IU短效胰岛素的比例给药，但因个体差异大，必须根据血糖（早晨空腹、早餐后2小时、午餐后2小时、晚餐后2小时及睡前的全血血糖）检测结果按需调整胰岛素剂量。

（3）注射部位　双上臂前外侧、大腿前外侧、腹壁等部位为宜。腹壁注射起效最快，其次为上臂、大腿和臀部。应按顺序成排轮换注射，每针行间距均为2cm，以防止长期在同一部位注射发生局部皮下组织的纤维化或萎缩。

（4）抗药性和不良反应

①胰岛素抗药性：胰岛素制剂有种属差异，异种胰岛素具有免疫源性。人体多次接受动物胰岛素注射1个月可出现抗胰岛素抗体，又因靶细胞胰岛素受体及受体后缺陷以及胰岛素受体抗体等因素，极少数患者可发生胰岛素抗药性，即在无酮症酸中毒和无拮抗胰岛素因素存在的情况下，连续3天每日胰岛素需要量超过200U。此时应改用人胰岛素制剂或胰岛素类似

物，必要时使用糖皮质激素（如泼尼松40~60mg/d）。经适当治疗数日后，胰岛素抗药性可消失。胰岛素过敏反应（由IgE引发）包括注射部位痛痒、荨麻疹或脂肪营养不良（皮下脂肪萎缩或增生），或全身荨麻疹、神经血管性水肿和过敏性休克。处理措施包括更换胰岛素制剂或更换不同厂家生产的胰岛素，同时应用抗组胺药和糖皮质激素，必要时考虑脱敏疗法。严重过敏反应者应立即停用胰岛素，并按过敏性休克进行抢救。

②不良反应：主要是低血糖症，与剂量过大和（或）饮食失调有关，但应注意识别低血糖后高血糖（Somogyi现象）和无知觉性低血糖。胰岛素治疗初期可因钠潴留而发生水肿，大多可自行缓解，严重者可短期使用利尿剂。部分患者在胰岛素治疗后出现视力模糊，多数于数周内逐渐恢复。另一主要不良反应是体重增加，发生后可采用体育运动和节食等方法予以控制。

2. 口服药辅助治疗

（1）二甲双胍　属于双胍类药物，主要抑制肝脏葡萄糖的产生。胰岛素治疗时加用二甲双胍，可以减少胰岛素用量和血糖波动，改善超重/肥胖患者的代谢结局。每日剂量500~2500mg，分2~3次口服。

（2）α-葡萄糖苷酶抑制剂　能延缓肠道对淀粉和果糖的吸收，降低餐后血糖。1型糖尿病患者在胰岛素治疗基础上加用α-葡萄糖苷酶抑制剂有助于降低餐后高血糖。常见不良反应为胃肠反应，如腹胀、排气增多或腹泻。现有两种制剂：①阿卡波糖：主要抑制α-淀粉酶，每次50~100mg，每日3次；②伏格列波糖：主要抑制麦芽糖酶和蔗糖酶，每次0.2mg，每日3次。应在进食第一口食物后服用。

（3）磺脲类促泌剂　主要药理作用是通过刺激胰岛β细胞分泌胰岛素，增加体内的胰岛素水平来降低血糖。临床常用的磺

脲类药物主要为格列美脲、格列齐特、格喹酮、格列吡嗪等。磺脲类药物如果使用不当可导致低血糖，特别是在老年患者和肝、肾功能不全者；磺脲类药物还可导致体重增加。有肾功能轻度不全的患者如使用磺脲类药物宜选择格列喹酮。

（4）格列奈类促泌剂　格列奈类药物为非磺脲类胰岛素促泌剂，此类药物主要通过刺激胰岛素的早时相分泌而降低餐后血糖，也有一定的降空腹血糖作用。常用的有瑞格列奈、那格列奈和米格列奈。此类药物需在餐前即刻服用，可单独使用或与其他降糖药联合应用（磺脲类除外）。口服易耐受，不良反应较少。格列奈类药物的常见不良反应是低血糖和体重增加，但低血糖的风险和程度较磺脲类药物轻，还包括胃肠功能失调如腹泻和呕吐、短暂性视觉障碍等。格列奈类药物可以在肾功能不全的患者中使用。

（5）噻唑烷二酮类衍生物（TZD）　是一类作用于过氧化物酶增殖体激活受体（PPAR）的药物。这类药物有曲格列酮（已因对肝脏的毒性作用而撤离市场）、罗格列酮（已经退市）、吡格列酮、恩格列酮和法格列酮。该药可减轻胰岛素抵抗，且不引起低血糖，还有保护β细胞作用。不良反应主要有：①由于增加血容量达6%~7%，单独使用或与其他降糖药合用时，可发生轻度或中度水肿（4.8%~15.3%）、贫血和红细胞减少等症状。②程度不等的肝功能异常，用药期间需监测肝功能。③单独用本药时，不发生低血糖反应，而与其他降糖药合用时则可能发生，需密切观察，及时调整药物剂量。④骨质疏松。⑤体重增加：用TZD后，体重增加。原因为PPARγ激活后，刺激前脂肪细胞分化为成熟的脂肪细胞，体脂增加。⑥TZD尚可引起呼吸道感染和头痛、乏力、鼻窦炎和腹泻。吡格列酮：每片15mg，每天15~30mg（不宜超过

45mg），1日1次，口服。

（6）肠促胰素类药物　以肠促胰素为基础的药物主要包括GLP-1受体激动剂（GLP-1RA）和二肽基肽酶4抑制剂（DPP-4i）3种。GLP-1是由肠道细胞分泌的肽类激素，具有促进胰岛素原合成和胰岛素基因表达、葡萄糖浓度依赖性促，胰岛素释放、诱导新生β细胞形成和抑制β细胞调亡等作用。GLP-1降低血糖时还能降低体重和低血糖风险，改善β细胞功能。临床常用的GLP-1RA药物有：利拉鲁肽、司美格鲁肽、度拉糖肽、艾塞那肽、洛塞那肽等，有日制剂与周制剂之别。常用的DPP-4i有西格列汀、沙格列汀、维格列汀、阿格列汀、利格列汀等。GLP-1RA不良反应有：胃肠道反应，包括恶心、呕吐、腹泻、消化不良等症状；低血糖反应：GLP-1RA是血糖浓度依赖的降血糖药物，可以根据患者体内血糖的浓度而变化，当血糖降低的时候，GLP-1RA作用会降低，虽然单独使用出现低血糖的风险较低，但与其他降糖药物使用，可能会出现低血糖反应；其他不良反应：罕见不良反应有胰腺炎、皮炎、甲状腺髓样癌、肾功能不全等。DPP-4i常见的不良反应有头痛、低血糖、鼻咽炎、上呼吸道感染等，还有血管神经性水肿、皮疹、转氨酶升高、腹泻、咳嗽、淋巴细胞绝对值降低等比较少见的不良反应。

（三）辨证治疗

1. 辨证论治

（1）肺热津伤证

治法：清热润肺，生津止渴。

方药：消渴方加减。黄连、黄芩、生地黄、知母、天花粉、葛根、麦冬、藕汁。天花粉、葛根、麦冬、生地黄、藕汁生津清热，养阴增液；黄连、黄芩知母清热降火。若烦渴不止，小便频数，而脉数乏力者，为肺热津亏，气阴两伤，肺热较甚，

选用玉泉丸；气阴虚甚者选用二冬汤。

（2）胃热炽盛证

治法：清胃泻火，养阴增液。

方药：玉女煎加减。生石膏、知母、栀子、黄连、生地黄、玄参、麦冬、川牛膝。生石膏、知母、栀子、黄连清胃泻火；生地黄、玄参、麦冬滋肺胃之阴；川牛膝活血化瘀，引热下行。若大便秘结，可先用增液承气汤，待大便通后，再转入上方治疗。本证亦可选用白虎加人参汤。

（3）气阴亏虚证

治法：益气健脾，生津止渴。

方药：七味白术散加减。黄芪、党参、白术、茯苓、山药、木香、藿香、葛根、天冬、麦冬、甘草。黄芪、党参、白术、茯苓、山药、甘草益气健脾；木香、藿香醒脾行气散津；葛根升清生津；天冬、麦冬养阴生津。肺有燥热者加地骨皮、知母、黄芩；口渴明显者加天花粉、生地黄；气短汗多者加五味子、山萸肉；食少腹胀者加砂仁、鸡内金。

（4）肾阴亏虚证

治法：滋阴固肾。

方药：六味地黄丸加减。熟地黄、山萸肉、怀山药、茯苓、泽泻、丹皮、枸杞子、五味子。熟地黄、山萸肉、枸杞子、五味子固肾益精；怀山药滋补脾阴，固摄精微；茯苓健脾渗湿；泽泻、丹皮清泄火热。若偏肾阳虚，选右归饮加减；偏肾阴虚，选左归饮加减。阴虚火旺而烦躁，五心烦热，盗汗，失眠者，可加知母、黄柏；尿量多而浑浊者，加益智仁、桑螵蛸；气阴两虚伴困倦，气短乏力，舌质淡红者，可加党参、黄芪、黄精。

（5）阴阳两虚证

治法：滋阴温阳，补肾固涩。

方药：金匮肾气丸加减。熟地黄、山萸肉、怀山药、茯苓、枸杞子、五味子、附子、肉桂。熟地黄、山萸肉、枸杞子、五味子固肾益精；怀山药滋补脾阴，固摄精微；茯苓健脾渗湿；附子、肉桂温肾助阳。尿多而浑浊者，加益智仁、桑螵蛸、覆盆子、金樱子；身体困倦、气短乏力者，加黄芪、党参、黄精；阳痿者，加巴戟天、淫羊藿、肉苁蓉；阳虚畏寒者，酌加鹿茸粉0.5g冲服。

（6）阴虚阳浮证

治法：回阳救逆，滋阴潜阳。

方药：生脉散合参附龙牡汤加减。煅龙骨、煅牡蛎、人参、附子、麦冬、陈皮、肉桂、五味子。人参、麦冬、五味子益气养阴，生津止渴；煅龙骨、煅牡蛎、附子、陈皮、肉桂扶正固脱、敛汗潜阳。恶心、口有异味者，加竹茹、半夏；小便频数量多者，加覆盆子、桑螵蛸。

2.外治疗法

（1）体针

1）主穴：足三里、内庭、中脘、太白、三阴交、脾俞。

适应证：胃强脾虚型消渴。

治法：泻胃补脾。

手法：泻法操作为针刺得气后运用捻转泻法和提插泻法各6次，即轻插重提6次，拇指向后、食指向前捻转6次，整个过程幅度大、力量重。补法操作为针刺得气后，行捻转补法和提插补法各6次，整个过程幅度小、力量轻。治疗过程中，脾俞穴针刺后不留针，余穴留针30分钟。

2）三消辨证

①上消

适应证：肺热津伤型消渴。

治法：清热泻肺，生津止渴。

主穴：肺俞、脾俞、胰俞、尺泽、曲池、廉泉、承浆、足三里、三阴交。

配穴：烦渴、口干者加金津、玉液。

②中消

适应证：胃热炽盛型消渴。

治法：清泄胃热，养阴增液。

主穴：脾俞、胃俞、胰俞、足三里、三阴交、内庭、中脘、阴陵泉、曲池、合谷。

配穴：大便秘结者加天枢、支沟。

③下消

适应证：肾阴亏虚型消渴。

治法：滋阴固肾。

主穴：肾俞、关元、三阴交、太溪。

配穴：视物模糊者加太冲、光明。

④下消

适应证：阴阳两虚型消渴。

治法：滋阴温阳。

主穴：气海、关元、肾俞、命门、三阴交、太溪、复溜。

⑤下消

适应证：阴虚阳浮型消渴。

治法：回阳救逆。

主穴：素髎、水沟、内关。

配穴：神志昏迷者，加中冲、涌泉；肢体、脉微，加百会、神阙、关元。

手法：用毫针按虚补实泻法操作，留针20~30分钟，隔日1次，10次为1个疗程。

3）三型辨证

①阴虚热盛型

选穴：烦渴者，取鱼际、太渊；易饥多食、便秘者，选背俞、任脉、足阳明经穴；急躁易怒，目赤口苦者，取肝俞、内关、神门、太冲；易惊心烦，心悸怔忡者，取俞募穴、手少阴、手厥阴经穴；五心烦热，头晕耳鸣者，取心俞、肾俞、太溪、神门等。

②气阴两虚型

选穴：倦怠，失眠多梦者，取手厥阴和手少阴经穴；头晕健忘，耳鸣腰酸者，取手厥阴、手少阴经穴；头晕目眩，目赤颧红，急躁易怒，腰酸耳鸣，小便频数者，取足厥阴、足少阴、督脉等经穴位；面浮无华，食少便溏，四肢无力者，取背俞、任脉、足阳明、足太阴经穴；颜面虚浮，

腹满便溏，腰膝酸软者，取任脉、手足阳明、足太阴、足太阳等经穴。

③阴阳两虚型

选穴：胸闷气短，心悸不安，唇舌紫暗者，取俞穴募穴及手厥阴、手少阴经穴；面色少华，失眠多梦，阳痿早泄，自汗气短者，取任脉、督脉、足太阳、足三阴经穴；面色晦暗，全身浮肿，小便不利，怕冷便溏者，选足太阴、足少阴、任脉、足阳明等经穴；五更泄泻，形寒肢冷，腰膝酸软，小便不利者，取足少阴、足太阴经等穴；面白肢冷，汗出息微，口唇发绀者，取关元、气海、神阙、内关、中冲、足三里、涌泉等穴。

（2）耳穴 耳穴压豆法是基于针灸经络理论的外治法，安全性高，患者依从性强，临床应用广泛。

①在胰俞、心脏反射区、肾脏反射区、内分泌、三焦、肝、屏尖等穴部位按压或点掐50~60次。

②主穴：胰、内分泌、肾上腺、缘中、三焦、肾、神门、心、肝。配穴：偏上消者，加肺；偏中消者，加脾、胃；偏下消者，加肾、膀胱。每次选取3~4穴，以毫针轻刺或耳穴贴压。

③选胰、内分泌、肾、三焦、耳迷根、神门、心、肺、肝、胆、屏尖、胃等穴。每次以3~4穴，毫针用轻刺激，或用掀针埋藏，或用王不留行籽贴压。

（3）拔罐

①取三焦俞、肾俞、石门、华佗夹脊、三阴交穴，拔罐后各留罐10~20分钟，或于腰椎两旁行密排罐法并留罐，或先用毫针针刺得气后再行留罐。

②取肺俞、脾俞、三焦俞、肾俞、足三里、三阴交、太溪穴，火罐法吸拔，留罐10分钟，每日1次，或背部由肺俞至肾俞段涂抹润滑剂后走罐，至皮肤潮红或出现瘀点为止，隔日1次。

（4）刮痧

主穴：主刮穴位：大椎、大杼、膏肓、神堂、肺俞、脾俞、肾俞。

配穴：尺泽、内关、外关、血海、曲池、足三里、太溪。

手法：实证用泻法刮拭穴位3~5分钟，虚证用补法刮拭关元、复溜、肾俞、太溪、足三里等经穴部位3~5分钟。

（5）中药外洗

①瘙痒洗方：防风30g，羌活25g，荆芥20g，地肤子40g，蛇床子60g，川乌10g，草乌10g，浮萍100g，生地黄30g。上药以纱布装袋，加水适量，煎煮20分钟后，取出药包，药液倒入浴盆。待水温40℃左右时，沐浴15~20分钟，每日1~2次，7天为1个疗程。适用于全身性瘙痒和糖尿病引起的局部皮肤瘙痒。

②防风汤：防风90g，益母草90g，苦参90g，白蒺藜150g，荆芥穗60g，蔓荆子60g，枳壳60g。上药捣碎过筛备用，每次用90g，加水3000ml，煎煮20分钟后，去渣。待药液温度适宜时浸洗患处或淋浴全身。用于糖尿病引起的皮肤瘙痒、皮肤干燥。

③玉肤散：绿豆250g，滑石6g，白芷6g，白附子6g。将上药共研为细末，每日取10g左右，加热水100ml，待温度适宜后洗浴局部，10日为1个疗程，可以连续应用。适用于糖尿病肌肤瘙痒，皮肤溢脂，皮肤粗糙皲裂等。

3. 成药应用

（1）玉泉丸　儿童3~7岁每次2g，7岁以上每次3g，成人一次6g，一日4次。适用于糖尿病属肺胃肾阴亏损，热病后期。

（2）十味玉泉胶囊　每次4粒，每日4次，口服。适用于气阴两虚之消渴病。

（3）糖脉康胶囊　每次4粒，每日3次，口服。用于消渴病气阴两虚证，孕妇及少年儿童忌用。

（4）降糖宁　每次4~6粒，每日3次，口服。用于消渴病气阴两虚证。

（5）大柴胡颗粒　每次1袋（8g），每日3次，口服。适用于消渴病肝胃郁热证。

（6）复方芦荟胶囊　每次1~2粒，一日1~2次，口服。适用于消渴病胃肠实热证。

（7）六味地黄丸　大蜜丸每次1丸，一日2次，口服。用于肾阴亏损，头晕耳鸣，腰膝酸软等。

（8）知柏地黄丸　每次8g，每日3次，口服。适用于消渴病阴虚火旺证。

（9）杞菊地黄丸　每次6g，每日2次，口服。用于肝肾阴亏，眩晕耳鸣，羞明畏光等。

（10）金匮肾气丸　每次1丸（6g），每日2次，口服。用于肾虚水肿，腰酸腿软等。

（11）下消丸　每次6g，每日2次，口服。适用于下消肾气不固、尿频量多等。

（12）刺五加片　每次2~3片，每日2次，口服。适用于消渴病脾肾阳虚证。

4. 单方验方

（1）气阴固本汤　黄芪20g，山药20g，生地黄15g，熟地黄15g，苍术15g，地骨皮15g，麦冬10g，茯苓10g，天花粉10g，葛根10g，山茱萸10g，五味子10g，五倍子10g，牡蛎30g。日1剂。以水煎2次，文火煎取汁共500ml，早晚分服。适用于消渴病属气阴两虚者。西药及胰岛素应逐渐减量，不可骤停。

（2）苦瓜、南瓜和丝瓜的地下根，每种干根20g，煎汤，不拘时饮用，适用于糖尿病阴虚有热者。

（3）黑豆30g，黄精30g，蜂蜜10g。把黑豆、黄精洗净，去杂质，一起放入锅中，加入清水1500ml，浸泡10分钟后小火慢炖2小时，离火后加入蜂蜜搅匀即可。每日1剂，当点心食用，日服2次，每次1小瓶，喝汤吃豆。适用于食多易饥、形体消瘦的糖尿病患者，或用于糖尿病恢复期。

（四）新疗法选粹

胰岛素治疗是2型糖尿病不可或缺的治疗方式，在经历了二十余年的基础胰岛素日制剂时代后，胰岛素周制剂走入了我们的视野。2021年《新英格兰医学杂志》发表了一篇icodec胰岛素的Ⅱ期临床试验，结果显示与既往每日1次长效胰岛素相比，icodec胰岛素具有相似的疗效和安全性，但每周只需注射一次，可以极大地降低患者的注射负担、提高治疗的依从性。目前该产品已经进入了Ⅲ期开发阶段，中国也同步参与了全球的Ⅲ期临床试验。此外，另一个胰岛素周制剂BIF（basalinsulinFc）也即将开始Ⅲ期临床研究。Tirzepatide是GIP和GLP-1双受体激动剂，目前已在美国上市，尚未正式进入我国市场。已有的研究表明，它通过激活GLP-1受体和GIP受体达到控制血糖、调节体重的目的，GLP-1受体和GIP受体都存在于胰腺β细胞中，GLP-1可以调整胰岛素分泌，控制血糖，同时延迟胃排空，抑制食欲，GIP可以双向调控胰岛素分泌，也可以抑制胃酸分泌、延缓胃动力，对于保护胰岛，对调整胰岛素分泌有一定的作用。

（五）医家诊疗经验

1. 王芳林

王芳林教授对儿童糖尿病进行三消辨证。上消治宜清热润肺，生津止渴，用白虎加人参汤加减；中消治宜清热泻火，养胃增液，润燥通腑，用黄连60g，天花粉90g，生地黄90g，为丸，每服3g，每日2次，或地骨皮30g，煎水代茶饮；下消肾阴亏虚型用六味地黄丸加减：山药20g，山茱萸、生地黄、茯苓各15g，牡丹皮10g，泽泻9g，枸杞子12g，五味子6g，天花粉30g，水煎服，肾阳亦虚者加熟附子10g，肉桂5g，菟丝子、巴戟天各12g，气虚者加

黄芪、党参各20g，瘦弱无力、脉弱者加人参、黄芪，头目眩晕者加枸杞、菊花，每日1剂，水煎服；阴阳两虚型选用六味地黄丸，或用生黄芪30g，生地黄30g，枸杞子30g，水煎服，每日1剂；阴虚阳浮型用生脉散合参附龙牡汤加减。

2. 林兰

林兰教授结合西医学研究和中医传统理论对糖尿病的治疗进行组方，强调辨证论治是中医的灵魂，在根据三消主要病位论治中，上、中、下三消用药各有侧重，上消用黄芩、天冬、麦冬、桑白皮、地骨皮、太子参；中消用生地黄、生石膏、知母、石斛、玉竹、黄连、天花粉；下消用山药、山茱萸、枸杞子、黄精、黄柏、生地黄、熟地黄。另外，林教授临床根据现代药理研究有降糖功效的中药，结合辨证论治的原则合理选用可以提高疗效，如枸杞子、覆盆子、五味子、菟丝子、五倍子、金樱子、女贞子、桑白皮、桑枝、桑椹子、桑叶、荔枝、荔枝核、蚕蛹、僵蚕、黄连等。

3. 查玉明

查玉明教授认为糖尿病始于阴虚引起的燥热，阴虚重点在肝肾，燥热表现在肺胃。治疗糖尿病有效方剂甚多，但总以滋肝肾之阴，清肺胃之火为要。查教授通过临床实践发现生脉散、白虎加人参汤、增液汤、益胃汤、地黄汤等具有养阴润燥、益营扶正之功效，可为治疗糖尿病的代表方。临床根据不同的证候，采取两方相宜的配合，如上消以生脉散合白虎汤为基本方，意在润肺清胃，使胃火不致伤肺；中消以白虎汤合增液汤为基本方，意在清胃滋肾，使相火不致伤胃；下消以地黄汤合生脉散为基本方，意在滋肾补肺，滋上源以生水。传统的"三消"辨证难窥全貌，查老在临证思辨的基础上认为消渴病变的机理为肝肾阴虚系其本（各种因素化火伤

阴，肝肾同病）；肺胃燥热谓其标（初期多见肺胃证候）；湿热湿寒为其化（太阴湿化，郁久化热，脾阳虚衰、湿寒内生）；气阴两虚乃其常（由实转虚演变规律）；瘀浊阻络是其变（久病入络致瘀，深化发展）；火湿浊瘀曰其因（燥热化火、湿郁化浊、久病致瘀）；阴阳衰竭终其果（后期精气被夺、多种并发症）。这一概括，明确了各脏腑之气血、阴阳、虚实、寒热在糖尿病发生、发展过程中的作用，对临床辨证施治具有重要意义。查教授临床据不同证候，采取不同的方剂。实者泄之，宗黄连解毒汤、抽薪饮；热者清之，宗白虎汤、甘露饮；虚者补之，宗四君子汤、生脉散；损者益之，宗大补阴丸、六味地黄丸；劳者温之，宗二仙汤、肾气丸；瘀者消之，宗血府逐瘀汤、补阳还五汤；燥者润之，宗麦门冬汤、玉泉丸；湿者燥之，宗加减白术散。

4. 仝小林

仝小林教授认为，T2DM 患者早期或有体重超重或高血脂、高尿酸，此阶段多因胰岛素抵抗所致，可归纳为"郁"态，为"食、湿、痰、气、火、血"六郁，治疗以开郁行气为主，此阶段的核心用药为栀子、泽泻、茯苓、薏苡仁。"热"态由"郁"态发展而来，表现出肺胃热盛、痰热互结、肠道湿热等实热态势，治疗以清热泻火、化痰燥湿为主，清热药中的栀子、知母、黄芩、黄柏、黄连、地骨皮，解表清热中的桑叶既可改善胰岛 β 细胞功能，又可改善胰岛素抵抗，属于"热"阶段的核心用药。实热持续日久，耗气伤阴，T2DM 进一步发展进入"虚"态，此阶段实热转为虚热，以阴虚燥热为主要矛盾，可能已经出现胰岛 β 细胞功能受损及血管功能损伤，常用的核心降糖药物为知母、地骨皮、地黄、麦冬、石斛。T2DM 后期发展为胰岛 β 细胞功能明显受损，机体对葡萄糖的利用率明

显下降，患者全身微血管、大血管病变导致微循环障碍和脏腑损伤，表明疾病已发展到"损"态，此阶段代表疾病的终末期，治疗核心降糖药物为熟地黄、山茱萸、山药、黄精、枸杞子。

5. 熊曼琪

熊曼琪教授认为糖尿病证候主要是阴虚燥热：阴虚为本，燥热为标，互为因果。总的治则为泄热，降火，生津，滋阴。根据所出现的并发症相应予以益气、活血、解毒、温阳、祛湿、养肝、息风等治法。临床上对上、中、下三消，分别用白虎加人参汤、桃核承气汤、真武汤等经方加减治疗；同时，针对其"脾虚"的基本病机，应根据不同证候应用健脾益气法或加用健脾益气药顾护脾气。

糖尿病的治疗方面，熊曼琪教授在长期临床实践中积累了丰富经验，活用经方时方，以活血降糖饮加味桃核承气汤为著。根据糖尿病病机以脾虚为主，气阴两虚兼有血瘀为主症，自拟活血降糖饮（黄芪、生地黄、丹参、太子参、五味子、麦冬、怀山药、黄精、牡丹皮、大黄、红花、桃仁）对症治疗，方中黄芪、太子参补脾益气，生地黄、牡丹皮清热凉血，麦冬配黄精滋肾润肺、益胃生津，丹参、红花、大黄、桃仁活血化瘀，全方共奏益气养阴、活血化瘀之效。

根据辨证论治的原则，临床还常用白虎加人参汤治疗气阴两虚型患者，真武汤治疗水肿型患者，肾气丸治疗肾阳虚型的患者，五苓散治疗小便不利者。

6. 冯兴中

冯兴中教授认为糖尿病发生发展与精神情志因素有关，与肝脏有密切的联系，临证主张以疏肝调气为治疗大法，同时配合清肝、平肝、补肝等法，以调养肝体、恢复肝用，旨在条达肝气，调畅全身气机。凡临证见精神紧张或易怒、情绪焦虑或低

落，伴有倦怠乏力、周身不适、胸满、胁胀、失眠、便秘等躯体症状，且病情随情志变化而反复者，宜疏肝调气，以加味四逆散（柴胡 10g，枳实 10g，赤芍 30g，白芍 30g）加减化裁。加味四逆散方中以柴胡疏解肝郁，升举清阳，使郁热外透；以芍药养血敛阴，其中白芍柔肝缓急，赤芍凉血活血，与柴胡相配，一升一敛，使郁热透解而不伤阴；以枳实行气散结，增强疏畅气机之效。临证见肝郁脾虚，症见腹痛腹泻，泻后痛减者，合痛泻要方泻肝补脾；肝郁化火，症见急躁易怒、溲赤便结者，合龙胆泻肝汤清肝泻火；肝火犯肺，症见咳嗽咯痰、痰黄质黏者，合黄芩泻白散清泻肺热；肝火犯胃，症见胃脘胀痛、反酸烧心者，合左金丸清肝和胃；肝胆湿热，症见口苦口黏、舌苔黄腻者，用龙胆泻肝汤清肝利湿；肝郁血瘀，胸闷心痛者，合血府逐瘀汤疏肝活血；肝阳上亢，头痛眩晕者，合天麻钩藤饮平肝潜阳；肝郁伤阴，舌红少津者，合一贯煎滋阴疏肝；肝血亏虚，面色无华者，合四物汤调补肝血；肝肾亏虚，视物不清者，合杞菊地黄丸滋补肝肾。临证每见痰热内扰者，合温胆汤清热化痰；湿热内蕴者，合四妙丸清热利湿；热毒蕴结者，合黄连解毒汤清热解毒。

五、预后及转归

预后及转归与 2 型糖尿病的类型、早期治疗、治疗效果和长期的血糖、血压与血脂良好控制有关。早期干预，治疗得当，预后良好；急性并发症治疗过晚、处理不力或病情危重，可导致残疾或死亡。

六、预防调护

（一）预防

贯彻"三级预防"的方针。一级预防的目的是减少糖尿病的发病率，措施为均衡饮食，适当锻炼，生活规律，保持情绪稳定。二级预防是早期发现和有效治疗糖尿病。三级预防是防止或延缓并发症的发生或恶化，以降低伤残死亡率。

（二）调护

调理精神有利于治疗 2 型糖尿病。由于多数患者需要终身胰岛素治疗，患者容易因此产生消极的情绪，家人及医护人员和社会相关人员需共同努力，关心、鼓励和帮助患者，使其保持情绪稳定，以积极乐观的心态面对疾病。另外，合理的生活方式有利于 2 型糖尿病的治疗。一般而言，饮食宜清淡，营养均衡，忌用烟酒及辛辣刺激之品。可适当运动，选择气功、太极拳等体育锻炼。

（三）食疗

1. 验方

生山药粉 30g，天花粉 15g，知母 15g，生鸡内金粉 10g，五味子 10g，葛根粉 10g。知母、五味子加水 500ml，煎汁 300ml，去渣，再将山药粉、葛根粉、天花粉、鸡内金粉冷水调糊，趁药液沸滚时倒入搅拌为羹。具有养阴生津等作用。适用于糖尿病阴虚津亏证患者。

2. 鸽肉山药玉竹汤

白鸽 1 只，怀山药 30g，玉竹 20g。将白鸽去皮毛及内脏，与山药、玉竹同煮，饮汤食肉。适用于糖尿病阴虚者。

3. 马齿苋凉拌竹笋

新鲜马齿苋 100g，新鲜竹笋 200g，切碎，开水煮 1 分钟，捞起凉拌食用。治疗糖尿病食欲旺盛者。

4. 枸杞子炖兔肉

枸杞子 15g，兔肉 250g，加水适量，文火炖熟后加盐调味，饮汤食兔肉。适用于糖尿病之偏于肝肾不足者，肠燥胃热者不宜食用。

5. 红豆杉根炖排骨

红豆杉根 250g，姜丝 10g，红枣 6 个。将红豆杉根与水同熬，2 碗水煎成 1 碗汤，再以此汤炖排骨，连汤带骨吃下，每月连服 3 天。适用于糖尿病肾病各期。

七、专方选要

1. 糖胰康

红参 10g，黄芪 30g，麦冬 15g，知母 10g，黄连 15g，栀子 10g，虎杖 10g，红花 10g，牡丹皮 10g。水煎剂，每天 1 剂。疗程 3 个月。服药后胰岛素释放指数、超氧化物歧化酶得到改善。

2. 消抗丸

柴胡 10g，黄芪 15g，何首乌 15g，菟丝子 10g，益母草 20g，薏苡仁 10g，熟地黄 15g，当归 10g，白术 10g，白芍 10g，三棱 10g，莪术 10g 等。每日 1 剂，水煎分装 2 袋，每袋 50ml，每次 1 袋，早晚口服。联合胰岛素，疗程 3 个月。服药后空腹血胰岛素、胰岛 β 细胞功能指标及胰岛素抵抗指数显著改善。

八、研究进展

1. 单味药的研究

现代药理证实，具有降糖作用的药物有：人参、党参、黄芪、白术、玄参、淫羊藿、黄精、山药、熟地黄、麦冬、知母、花粉、玉竹、何首乌、五味子、地骨皮、石斛、乌梅、丹参、三七、黄连、玉米须、泽泻、苍术、茯苓、葛根、枸杞、桑白皮、五倍子、山萸肉等，可根据不同证型及药物性味作用特点灵活选择配用。

2. 复方研究

近年来，各地报道有不少治疗 2 型糖尿病行之有效的经验方及前人古方。

（1）葛根芩连汤 有研究以药效学指标出发，运用多组学技术从肠道菌群 - 代谢物 - 靶器官，多维度系统性探究了中药

复方葛根芩连汤以及活性成分小檗碱通过靶向肠道菌群缓解 2 型糖尿病的机制，即通过富集产丁酸细菌，调控肠道黏膜免疫和糖脂代谢等功能，减轻系统性和胰岛局部炎症水平，改善胰岛素抵抗。为探究中药与肠道菌群的相互作用机制提供了很好的研究案例，并增进了对小檗碱这一有望用于治疗 2 型糖尿病的新药作用机制的理解。

（2）半夏泻心汤 半夏泻心汤可通过多途径、多靶点辅助治疗糖尿病，其可能机制为：①改善胰岛素抵抗、增强胰岛素敏感性、保护胰岛细胞功能。②调节胃肠道激素（如 P 物质、胃泌素、胃动素、生长抑素等）的表达。③调节细胞因子的表达水平，抑制炎症反应和氧化应激，增强机体抗氧化能力。④通过多条通路或途径抑制胰岛细胞凋亡。⑤改善肠道菌群比例、促进益生菌生成、抑制有害菌群表达、提高肠道屏障功能。⑥促进糖原合成，增加靶器官或靶组织对葡萄糖的摄取和利用。⑦增加 GLP-1 水平的表达，降低胰高血糖素样肽 -1 的表达。

（3）肾气丸 肾气丸中包括熊果酸、槲皮素、地黄苷 A、β- 谷甾醇及梓醇等 100 个活性成分可通过调节 IR、T2DM 信号通路、胰岛素信号通路等通路来发挥其抗糖尿病作用，其机制涉及调控基因的转录、抗细胞凋亡、抑制炎症等。此外，还有研究表明，肾气丸可通过上调 PI3K、Akt 及 p-Akt 蛋白表达，进而发挥治疗 T2DM 作用。

（4）六味地黄丸（汤） 六味地黄丸可能是通过改善 IR、抗炎、抑制氧化应激通路来实现治疗 T2DM 作用。另外，六味地黄汤可通过促进抗氧化防御系统的功能，抑制神经元凋亡，增加神经营养因子，改善 T2DM 病症及其脑性病变。

（5）当归六黄汤 当归六黄汤治疗糖尿病的潜在作用机制，共筛选出挥发油、

黄酮类、皂苷类成分潜在活性成分70个，可作用于内分泌系统、神经系统、核苷酸代谢等与糖尿病相关的富集通路。而且有研究表明，当归六黄汤可以通过抑制PI3K/Akt通路的活化，上调过氧化物酶体增殖物激活受体-γ蛋白和基因的表达，发挥抗IR作用，从而起到治疗T2DM的效果。此外，还有研究发现当归六黄汤具有保护和修复胰岛β细胞的作用。

（6）千金黄连方　千金黄连方主要成分小檗碱、梓醇及其配伍均能增加葡萄糖消耗和转运，改善IR，显著减少腹部脂肪系数。另有研究表明，千金黄连丸能显著增加超氧化物歧化酶活力，降低丙二醛含量，提高T2DM大鼠抗氧化应激能力及减少T2DM大鼠胰岛β细胞的损伤。此外，还有研究发现千金黄连丸提取物能通过促进肝糖原的合成，抑制糖尿病大鼠肠道二糖酶活性来治疗T2DM。

参考文献

［1］American Diabetes Association. 2. Classification and Diagnosis of Diabetes：Standards of Medical Care in Diabetes-2021［J］. Diabetes Care. 2021，44（Suppl 1）：S15-S33.

［2］中华医学会糖尿病学分会. 中国2型糖尿病防治指南（2020年版）［J］. 中华内分泌代谢杂志，2021，4：311-398.

［3］郭立新. 2021年度糖尿病领域重大进展［J］. 中华医学信息导报，2021，36（24）：10-11.

［4］王吉耀. 内科学［M］. 2版. 北京：人民卫生出版社，2010.

［5］周仲瑛. 中医内科学［M］. 2版. 北京：中国中医药出版社，2007.

［6］刘臣，孙志. 孙志教授"泻胃补脾法"针刺治疗2型糖尿病经验浅析［J］. 浙江中医药大学学报，2017，4：336-338.

［7］庞国明，高言歌，王强，等. 2型糖尿病

中医外治临床应用概况［J］. 江西中医药，2020，7：71-73.

［8］徐坤元，姚晨思，李敏. 基于"态靶因果"探讨2型糖尿病用药策略［J］. 中华中医药杂志，2021，36（9）：5372-5376.

［9］李静，姚沛雨. 西药联合自拟糖痛外洗方合针灸治疗糖尿病周围神经病变51例临床观察［J］. 中国民族民间医药，2021，4：90-93.

第二节　1型糖尿病

1型糖尿病（T1DM）是T细胞和其他免疫细胞浸润及攻击胰岛β细胞致胰岛β细胞破坏进而发展为胰岛素缺乏的一种器官特异性自身免疫性疾病。1型糖尿病有2种亚型，绝大部分1型糖尿病是自身免疫型（T1A），有极少部分是非自身免疫型，也称特发性1型糖尿病（T1B）。在临床中胰岛细胞自身抗体包括抗胰岛素自身抗体（IAA）、谷氨酸脱羧酶自身抗体（GADA）、抗蛋白酪氨酸磷酸酶样蛋白抗体（IA-A2）及锌转运体8抗体（ZnT8A）被用于诊断T1A及确认高危人群。流行病学调查显示1型糖尿病的发病率以每年3%~5%的速度增加，而且很多因素影响1型糖尿病的易感性，包括遗传及环境因素，虽然性别是各种自身免疫性疾病（女性比男性普遍易感）一个很重要的影响因素，但就人群1型糖尿病的分布来说并无明显性别差异。

1型糖尿病在中医属于消渴病的范畴，《灵枢》云："脾脆则善病，消瘅易伤。"李东垣在《内外伤辨惑论》中描述：外感风寒之邪，三日已外，谷消水去，邪气传里，始有渴也。内伤饮食失节，劳役之病者，必不渴，是邪气在血脉中，有余故也。"故认为LADA发病多与先天禀赋不足，素体气虚，气虚则防御功能低下，易感外邪、病毒感染和饮食引发免疫反应有关。《医

学入门》谓："三消……总皆肺被火刑，熏蒸日久，气血凝滞。"《血证论·发渴》篇说："瘀血发渴者，以津液之生，其根出于肾水有瘀血，则气为血阻，不得上升，水津因不能随气上布，是以发渴。"糖尿病病程长，累及脏腑多，本病属于本虚标实证，以气阴两虚为本，痰、浊、瘀、热、毒等诸邪相互搏结在一起，损伤脏腑经络、血脉肌肉，攻心阻脉乘肺伤肾留肝，各种疾病由此而生，形成 1 型糖尿病的并发症，应及早筛出并即时用胰岛素及免疫抑制剂治疗以防止并发症的发生。

一、病因病机

（一）西医学认识

1 型糖尿病病因和发病机制尚不清楚，其显著的病理生理学和病理学特征是胰岛 β 细胞数量显著减少和消失所导致的胰岛素分泌显著下降或缺失。发病相关的因素包括免疫异常、遗传和 HLA 基因，多种病毒感染，某些化学药物的作用，婴儿期牛奶喂养，饮食不当，胰岛自身免疫抗体阳性或特发性等。1 型糖尿病患病率不同国家和地区报道差异很大，日本儿童患病率不到 1/10 万，在中国约为 0.9/10 万，芬兰为最高，约 28.6/10 万。另外，1 型糖尿病的发病率在儿童期内随增龄而稳步升高，在学龄前期以及青春期附近达高峰，而 20 岁以后则处于一个相对较低的水平。1 型糖尿病的发生还有非常明显的季节性，大多数发生在秋季和冬季，而春季和夏季则相对较少，可能与这些季节的病毒感染高发病率有关。

1. 病理特征

胰岛病理特征是胰岛 β 细胞数量显著减少及胰岛炎，病程短于 1 年的死亡病例的 β 细胞数量仅为正常的 10% 左右，半数以上的病例存在以胰岛淋巴细胞和单核细胞浸润为特征的胰岛炎。少数病例的胰岛无明显病理改变。晚期可发现胰岛萎缩、胰腺重量下降，β 细胞呈空泡变性，而胰高糖素细胞、生长抑素细胞和胰多肽细胞的数量正常或相对增多。如有慢性并发症，则出现相应的病理表现。

2. 临床分型（WHO，1999）

（1）1A 型　为免疫介导诱发的糖尿病，表现为胰岛素自身抗体（IAA）、谷氨酸脱羧酶抗体（GADA）、胰岛细胞抗体（ICA）阳性。

儿童期发病具有发病急，病情重，病变快的特点。多数发病时即出现明显的多饮、多尿、多食、体重显著下降，常伴有酮症或酮症酸中毒。内源性胰岛素严重缺乏（空腹或餐后血清 C 肽浓度低下），起病时即需胰岛素替代治疗。少数患者在胰岛素治疗 2 年内出现病情缓解甚至部分可停用胰岛素，称作"蜜月期"，持续的时间短者数周，长者 1 年以上，主要与胰岛内残余 β 细胞团的功能暂时得到部分恢复有关。但最终仍需要长期胰岛素替代治疗。

成人隐匿性自身免疫性糖尿病（LADA）起病缓慢，症状隐匿，起病 6 个月内不易发生酮症或酮症酸中毒，体型不胖，病情进展缓慢。病程中胰岛功能逐渐减退，最终需胰岛素治疗。

（2）1B 型　为特发性或非典型性 1 型糖尿病，占 1 型糖尿病的比例很低，病因不明，多见于非洲人或亚洲人。表现为胰岛 β 细胞功能丧失，频发酮症酸中毒，自身免疫抗体阴性，有阳性家族史、起病早等为特点。发病初期需胰岛素治疗，治疗数月或几年后可改用口服降糖药，但最终仍需用胰岛素。

3. 自然病程和临床阶段

（1）临床前期　多数患者在临床糖尿病症状出现前，有一个胰岛 β 细胞功能逐渐减退的过程，出现临床症状时 β 细胞功能已显著低下，糖负荷后血浆胰岛素及 C 肽浓度也无明显升高，临床亦无"三多一少"（多尿、多饮、多食和消瘦）症状。此期极少被发现。

（2）发病初期　大多在 25 岁前起病，少数可在 25 岁后的任何年龄发病。不同年龄段发病胰岛 β 细胞破坏的程度和速度相差甚大，一般来说，幼儿和儿童较重、较快，成人较轻、较慢。儿童和青少年常以糖尿病酮症酸中毒为首发表现；青春期起病的患者开始呈中度高血糖，在感染等应激因素影响后迅速转变为严重高血糖和（或）酮症酸中毒；另一些患者（主要是成年人）的 β 细胞功能可多年保持在一定水平，足以防止酮症酸中毒的发生，但其中大多数最终仍需要外源性胰岛素以维持生存，且对胰岛素敏感。部分患者经胰岛素治疗后有不超过 1 年的缓解期，但酮症倾向始终存在。如外源性胰岛素使用恰当，血糖能维持在较理想的范围内；相反，使用不合理者的血糖波动大，且容易发生低血糖症；此外，如因某种原因停用胰岛素或合并急性应激，则很容易诱发酮症酸中毒。

（3）中后期糖尿病　病程 10~15 年以上患者常出现各种慢性并发症，且后果严重。糖尿病慢性并发症包括糖尿病微血管病变（主要为肾病和视网膜病）、糖尿病大血管病变（主要为冠心病、脑血管病和周围血管病）和糖尿病神经病变。其中糖尿病微血管病变是糖尿病患者的特异性损害，其发生与高血糖密切相关，可以看作是糖尿病特有的临床表现。强化胰岛素治疗可降低 1 型糖尿病微血管病变和神经病变的发生率，或延缓其发生、发展。

多数 1 型糖尿病的自然发病过程经历以下阶段：①个体具有遗传易感性，在其生命的早期阶段并无任何异常；②某些触发事件如病毒感染引起少量胰岛 β 细胞破坏并启动自身免疫过程；③出现免疫异常，可检测出各种胰岛细胞抗体；④胰岛 β 细胞数目开始减少，仍能维持糖耐量正常；⑤胰岛 β 细胞持续损伤达到一定程度时（通常只残存 10%β 细胞），胰岛素分泌不足，糖耐量降低或进展到临床糖尿病，需用胰岛素治疗；⑥最后胰岛 β 细胞几乎完全消失，需依赖胰岛素维持生命。

（二）中医学认识

中医认为本病主要是患者先天禀赋不足，素体气虚，过食肥甘厚味，嗜烟酒或内伤七情，多病体虚而损伤脾胃致病。气阴两虚是 1 型糖尿病发病的重要基础。主要病机多考虑为气阴两虚，夹有痰湿。

1. 正气亏虚在 1 型糖尿病发病中起决定性作用

虚证是 1 型糖尿病发病的主要病机。按历代医籍所载，认为消渴病多以阴虚为本，燥热为标。《灵枢·五变》谓："五脏皆柔弱者，善病消瘅。"说明由于先天五脏功能不足，正气亏虚，健运失司，而发病消渴。阴虚燥热日久，也可导致气虚，成为气阴两虚。在临床中发现 1 型糖尿病患者多表现为气阴两虚，是由于先天体质气虚，受六淫毒邪侵袭后导致阴虚，最后发展为气阴两虚。

2. 外感六淫，毒邪侵害是 1 型糖尿病的主要发病原因

外感致消渴发病的论点，古代早有论述。如《素问·气交变大论》云："岁水太过，寒气流行，邪害心火，民病身热……渴而妄冒。"《灵枢·五变》云："余闻百病之始期也，必生于风雨寒暑，循毫毛而入腠理……或为消瘅。"《素问·风论》又曰："风者，善行而数变……其热也，则消肌肉。"由此可知外感六淫，毒邪侵害，寒热失调，可以导致消渴病的发生。外感六淫毒邪，入侵肌表腠理，使局部经络阻塞，运行不畅，气血凝滞，郁久化热，进而生

热毒，热毒炽盛，阻碍气机，导致脏腑功能失调与衰退，使机体阴阳失衡，气血津液匮乏。热毒消灼，上灼肺津，中劫胃液，下耗肾水则三消俱现，出现"三消"见症，发为消渴。

3.瘀血、痰湿内生是1型糖尿病的主要加重因素

1型糖尿病患者外感六淫毒邪后，热毒灼伤阴液，可发血瘀。血为气之母，血可载气，气要依附于血和津液运行，故血瘀必然引起气滞，气滞则津液输布不畅，津液停滞导致痰凝，这些有形之邪阻碍气机，气滞加重，日久气耗，导致脏腑气滞，影响脾的运化、肺的宣发肃降、肾的温煦推动等功能，加重消渴的病理变化。

总之，1型糖尿病以气阴两虚，夹痰湿、夹血瘀为主要病机。是本虚标实证，以气阴两虚为本，外感六淫毒邪，致生痰湿、血瘀为标。

二、临床诊断

（一）辨病诊断

1型糖尿病特指因胰岛β细胞破坏而导致胰岛素绝对缺乏，具有酮症倾向的糖尿病，患者需要终身依赖胰岛素维持生命。

1.临床特征

T1DM主要依据临床表现而诊断，胰岛β细胞破坏所致的依赖胰岛素治疗是诊断T1DM的"金标准"。T1DM目前尚无确切的诊断标准，主要根据临床特征来诊断。支持T1DM诊断的临床特征包括：①起病年龄：大多数患者20岁以前起病，但也可以在任何年龄起病；20岁以前发病的患者中约80%是T1DM。②起病方式：起病较急，多数患者的口干、多饮和多尿、体重下降等"三多一少"症状较为典型，有部分患者直接表现为脱水、循环衰竭或昏迷等酮症酸中毒的症状。③治疗方式：依赖胰岛素治疗。

一般在临床上年轻起病、发病较急、"三多一少"症状明显，且伴有酮症或酮症酸中毒者，应警惕T1DM的可能，先给予胰岛素治疗，定期观察患者对胰岛素治疗的依赖程度及胰岛功能衰竭的速度，同时注意与其他类型的糖尿病相鉴别，最终确定分型。

2.实验室检查

（1）起病初期患者的胰岛功能　若起病1年内刺激后C肽<600pmol/L，应疑诊为T1DM，然后随访观察C肽的变化，进行最终分型。

临床上常用的评价胰岛功能的方法为测定空腹及餐后（或其他刺激后）的C肽水平，这尤其适用于使用外源性胰岛素的糖尿病患者。目前尚无界定T1DM患者的C肽截点，通常认为刺激后C肽<200pmol/L提示胰岛功能较差；刺激后C肽<600pmol/L提示胰岛功能受损，应警惕T1DM或影响胰岛发育及分泌的单基因糖尿病的可能；刺激后C肽≥600pmol/L提示胰岛功能尚可，诊断2型糖尿病（T2DM）的可能性大。

（2）胰岛自身抗体　胰岛自身抗体是胰岛β细胞遭受免疫破坏的标志物，是诊断自身免疫性T1DM的关键指标，包括谷氨酸脱羧酶自身抗体（GADA）、蛋白酪氨酸磷酸酶自身抗体（IA-2A）、胰岛素自身抗体（IAA）、锌转运蛋白8抗体（ZnT8A）等。胰岛素治疗常致患者产生胰岛素抗体（IA），而目前常用的检测方法不能区分IA与IAA，因此IAA应用于糖尿病分型仅限于未用过胰岛素或胰岛素治疗2周以内的患者。目前已知的胰岛自身抗体中，以GADA的敏感性和特异性最高。推荐使用国际标准化的放射配体法进行检测，以确保较高的敏感性和特异性。我国新诊断经典T1DM人群GADA阳性率约为70%，联合检测IA-2A和ZnT8A可将阳性率进一

步提高；在检测 GADA 的基础上，再联合 IA-2A 和 ZnT8A 检测可将成人隐匿性自身免疫糖尿病（LADA）阳性率由 6.4% 提高至 8.6%，可见胰岛自身抗体联合检测有助于提高 T1DM 的检出率。

（3）基因检测　T1DM 为多基因遗传糖尿病，研究发现，T1DM 的遗传度（遗传因素在疾病发生中所起作用的程度）为 74%。迄今已鉴定出 60 余个 T1DM 易感基因位点，其中人类白细胞抗原（HLA）-Ⅱ类基因是主效基因，尤其是 HLA DR 和 HLA DQ 基因贡献 T1DM 遗传易感性的 40%~50%。T1DM 的 HLA 易感基因型存在种族差异。高加索人群 T1DM 患者易感基因型为 DR3/DR4、DR3/DR3 和 DR4/DR4，而我国 T1DM 患者常见的 HLA-Ⅱ类易感基因型为 DR3/DR3、DR3/DR9 和 DR9/DR9。虽然 HLA 易感基因型并非 T1DM 的诊断标准，但它可以反映患者自身免疫发病风险，具有辅助诊断价值。因此，对疑诊 T1DM 且胰岛自身抗体阴性患者，有条件的医疗机构可进行 HLA 易感基因分型以帮助诊断。

（4）其他　上述用以协助分型诊断的胰岛自身抗体是胰岛 β 细胞遭受免疫破坏的体液免疫标志物，而抗原特异性 T 细胞才是破坏 β 细胞的效应细胞和真正"元凶"。研究发现，部分抗体阴性患者呈谷氨酸脱羧酶（GAD）65 反应性 T 细胞阳性，提示细胞免疫和体液免疫联合检测可提高自身免疫性 T1DM 的诊断敏感度。因此，检测胰岛抗原特异性 T 细胞对 T1DM 具有诊断意义。可在有条件的医院（科研院所）使用固相酶联免疫斑点试验（ELISPOT）检测 T 细胞反应。

3. 分型诊断

T1DM 具有较大的异质性，按病因可分为自身免疫性 T1DM 和特发性 T1DM 两种亚型，且以自身免疫性 T1DM 居多。若按照起病急缓，则 T1DM 可划分为暴发性 T1DM（FT1D）、经典性 T1DM、缓发性 T1DM 三种亚型。需要特别指出的是，FT1D 及经典性 T1DM 患者群体中均含有自身免疫性 T1DM 与特发性 T1DM 两种不同病因的个体。

（1）按病因分类

1）自身免疫性 T1DM：符合 T1DM 诊断标准，且胰岛自身抗体阳性或胰岛抗原特异性 T 细胞阳性的患者属于自身免疫性 T1DM。在病因上均存在胰岛的自身免疫破坏，若按起病方式，既可以骤然起病（如 FT1D），又可急性起病（如经典性 T1DM），还可缓慢发病［如 LADA 和青少年隐匿性自身免疫糖尿病（LADY）］。在中国成年人中缓发性 T1DM（即 LADA）患者约占所有 T1DM 的 2/3。

2）特发性 T1DM：有 15%~20% 的患者体内一直检测不到胰岛自身抗体或其他的免疫学证据，可诊断为特发性 T1DM。其特征表现为：占 T1DM 的少部分，多数发生于非洲或亚洲国家的某些种族；血液中没有发现胰岛 β 细胞自身免疫性损伤的免疫学证据，与 HLA 无关联；有很强的遗传易感性；由于胰岛 β 细胞分泌胰岛素不足，易发生糖尿病酮症酸中毒（DKA）；需要胰岛素治疗。

但近年来随着基因检测等研究手段的普及，越来越多的报道证实，特发性 T1DM 其实是一类病因未明的糖尿病的暂时性诊断。对于抗体筛查阴性、临床初诊为特发性 T1DM 的患者，其中约 30% 携带 HLA DQ 易感基因型，约 20% 年轻起病的特发性 T1DM 患者基因检测被诊断为单基因糖尿病；我国的一组特发性 T1DM 患者中青少年发病的成人型糖尿病高达 22%；还有部分患者存在 GAD65 等胰岛抗原反应性 T 细胞。因此，对该亚型糖尿病的病因探讨尤其重要，需要对抗体初筛阴性的患者进行基因和 T 细胞检测（有条件时），并随访

C 肽的动态变化以明确其病因分型。

依照《糖尿病分型诊断中国专家共识》建议：对于起病年龄 < 20 岁 + 胰岛自身抗体阴性者，或起病在 20~30 岁 + 胰岛自身抗体阴性 + 起病时非肥胖者，应开展基因检测，以排查单基因糖尿病。如基因检测结果阴性，且随访中 C 肽处于较低水平或 C 肽快速下降，则考虑诊断为特发性 T1DM。

（2）按起病方式分型

1）经典性 T1DM：研究显示，我国全年龄段估算的经典性 T1DM 发病率为 1.01/10 万人年，发病年龄高峰在 10~14 岁，新发病患者中近六成在 30 岁以下。经典性 T1DM 的诊断主要依据典型的临床表现，如发病年龄通常小于 20 岁，"三多一少"症状明显，酮症或酮症酸中毒起病，体型非肥胖，血清 C 肽水平明显降低，依赖胰岛素治疗，且大多数有胰岛特异性自身抗体（如 GADA、IA-2A 等）。

2）FT1D：FT1D 是由日本学者 Imagawa 等于 2000 年提出的 T1DM 的亚型。FT1D 的病因和发病机制尚不十分清楚，可能与 HLA 基因、病毒感染和自身免疫等因素有关。该病多见于东亚人群，起病急骤凶险，常有感染、药疹或妊娠等诱因，酮症酸中毒程度较重，胰岛在短期内被彻底破坏，很难恢复。虽然国外报道的 FT1D 患者多数胰岛自身抗体呈阴性，但我国的患者约有半数伴有胰岛自身免疫（包括胰岛自身抗体或胰岛抗原反应性 T 细胞阳性）。患者可伴有胰酶、肌酶、转氨酶升高，具体机制未明。

目前国际上多采用 2012 年日本糖尿病学会制定的诊断标准：① 糖尿病酮症或酮症酸中毒在高血糖症状后不久（约 7 天）发生（尿酮或血酮升高）；② 初次就诊时血糖水平 ≥ 16.0mmol/L（≥ 288mg/dl）和糖化血红蛋白（HbA_{1c}）< 8.7%；③ 尿 C 肽排泄 < 10μg/d 或空腹血清 C 肽水平 < 0.3ng/ml（< 0.10nmol/L），静脉注射胰高糖素负荷后（或餐后）C 肽水平 < 0.5ng/ml（< 0.17nmol/L）。如符合上述诊断标准的②和③，即使病程超过 1 周，也应高度怀疑为 FT1D，并完善胰岛自身抗体、胰酶、肌酶、转氨酶等相关检查辅助诊断。FT1D 患者糖化血清白蛋白和 HbA_{1c} 的比值明显升高，可能有助于 FT1D 与其他类型糖尿病相鉴别。

3）缓发性 T1DM：以患者发病年龄 18 岁为界，分为 LADA 和 LADY 亚型。2019 年，世界卫生组织（WHO）更新了糖尿病诊断分型，建议将 LADA 定义为混合型糖尿病的一种类型。2020 年，国际 LADA 专家共识发布，同年美国糖尿病学会（ADA）首次明确指出：LADA 或缓慢进展的自身免疫糖尿病存在自身免疫 β 细胞，属于 T1DM。《成人隐匿性自身免疫糖尿病诊疗中国专家共识（2021 版）》中指出，LADA 临床表型虽与 T2DM 重叠，但病理机制与 T1DM 相似，均为胰岛自身免疫；鉴于病因在糖尿病分型中的特别重要性，以及临床特征具有较大异质性，共识建议依据病因发病学将 LADA 归类为自身免疫性 T1DM 的缓慢进展亚型。

疑似 LADA 人群的特征为：① 有 T1DM 或自身免疫性疾病家族史；② 体重指数（BMI）< 25kg/m；③ 起病年龄 < 60 岁。

具备下述 3 项可以诊断 LADA：① 发病年龄 ≥ 18 岁；② 胰岛自身抗体阳性，或胰岛自身免疫性 T 细胞阳性；③ 诊断糖尿病后半年内不依赖胰岛素治疗。而 < 18 岁起病并具有上述②和③特征的青少年患者，可诊断为 LADY。

近年来，随着生物制剂的广泛使用，一些药物不良反应事件的报道也不断增加。其中 γ 干扰素和免疫检查点抑制剂等诱导的 T1DM 逐年增多，它们主要通过直接或间接的机制破坏胰岛 β 细胞，诱发 T1DM 的发生，在病因上属于药物相关性 T1DM（隶属于继发性 T1DM ），治疗方式与 T1DM 类似。

（二）辨证诊断

LADA 的证治规律主要以前期阴虚燥热为主，中期气阴两虚为主，后期主要为阴阳两虚为主，兼夹痰浊内蕴及血瘀等兼夹证。

1. 阴虚燥热证

临床证候：咽干口燥，烦渴多饮，喜冷饮，溲赤；心烦畏热，便秘，舌红苔黄，脉细滑数，或弦细数。

辨证要点：咽干口燥，烦渴多饮，喜冷饮，溲赤。

2. 气阴两虚证

临床证候：咽干口燥，多食易饥，口渴喜饮，神疲乏力，气短懒言，五心烦热，心悸失眠，舌红少津无苔，或舌淡苔薄白，脉细数无力或细弦细弱。

辨证要点：咽干口燥，多食易饥，口渴喜饮。

3. 阴阳两虚证

临床证候：咽干口燥，夜尿频多，神疲乏力，气短懒言，头晕眼花，腰膝酸冷，手足畏寒，肢体浮肿，男子阳痿，女子性欲淡漠，舌体胖大有齿痕或舌红绛少苔，脉细无力或细数。

辨证要点：咽干口燥，夜尿频多。

4. 痰浊内蕴证

临床证候：形体肥胖，小便浑浊，口渴不欲饮，脘腹胀满，头身困重，四肢倦怠，大便不爽，舌体胖大苔白腻，脉滑。

辨证要点：形体肥胖，小便浑浊，口渴不欲饮。

三、鉴别诊断

（一）西医学鉴别诊断

1. 与 2 型糖尿病相鉴别

对于部分糖尿病患者，其表型可能介于 T1DM 及 T2DM 之间，如起病年龄较大但 BMI 偏低，或者起病年龄较小但体型较肥胖的糖尿病患者，单用临床症状和血糖水平不能准确区分 T1DM 还是 T2DM。尤其对于成年起病的 T1DM 患者，有超过 40% 的 30 岁后确诊为 T1DM 的患者最初被误诊为 T2DM。过去观点认为酮症多发于 T1DM，但现在也有部分 T2DM 患者易出现酮症，称为"酮症倾向的 T2DM"，需要与 T1DM 相鉴别。这一类型的糖尿病患者在酮症纠正后胰岛功能可以恢复，不需要依赖胰岛素治疗。LADA 被认为是一种缓慢进展的 T1DM，临床表型介于 T1DM 和 T2DM 之间，早期容易误诊为 T2DM，但由于具有自身免疫的特征，且胰岛功能进行性衰竭，在病因学上属于自身免疫 T1DM 的亚型。对于任何年龄阶段起病的患者，如快速（一般 < 3 年）进展到需要依赖胰岛素治疗，则强烈提示 T1DM 的可能。因此，需综合起病年龄、起病方式、胰岛功能、有无肥胖、自身免疫因素和治疗方式等多方面来进行鉴别诊断。

2. 与单基因糖尿病相鉴别

单基因糖尿病是由于单个基因中一个或多个变异影响胰岛 β 细胞功能或胰岛素作用而导致血糖异常的一类糖尿病，占所有类型糖尿病的 1%~5%，包括新生儿糖尿病、青少年发病的成人型糖尿病、线粒体糖尿病、自身免疫单基因糖尿病、遗传综合征单基因糖尿病、严重胰岛素抵抗单基因糖尿病及脂肪萎缩单基因糖尿病。由于单基因糖尿病发病年龄较早，故经常容易与 T1DM 混淆。我国最近一项调查研究提示，大约 6% 临床诊断的 T1DM 患者存在单基因糖尿病。基因检测是诊断单基因糖尿病的"金标准"，也有遗传风险评分（GRS）工具进行 T1DM 和单基因糖尿病鉴别的尝试。

建议对具有以下特征之一者进行基因筛查：

（1）6月龄前发病。

（2）起病＜20岁＋胰岛自身抗体阴性。

（3）起病在20~30岁＋胰岛自身抗体阴性＋非肥胖。

（4）持续轻度升高的空腹血糖和HbA1c。

（5）新生儿期有高胰岛素性低血糖症。

（6）母系遗传，伴听力受损、视神经萎缩或骨骼肌表现等。

（7）与肥胖程度不符合的显著黑棘皮表现，有严重胰岛素抵抗。

（8）合并先天性心脏病、胃肠道缺陷、脑畸形、视力听力异常、智力发育迟缓、生长发育障碍、严重腹泻、肾发育异常或其他自身免疫病等可疑与基因突变相关者。因基因检测开展尚未普及，建议仅在胰岛自身抗体阴性，且餐后C肽水平＞200pmol/L的单基因糖尿病疑诊患者中进行基因检测。

3. 与未定型糖尿病相鉴别

未定型糖尿病是指完善了胰岛功能、胰岛自身抗体和基因检测等结果仍不能明确分型者，应注意与特发T1DM相鉴别。需要随访观察C肽变化及基因变异的意义进行综合判断。如诊断3年以上仍未确诊分型，可检测随机血清C肽水平（推荐在餐后5小时内）。C肽持续＞600pmol/L强烈提示T2DM可能，可用其他降糖药物替代胰岛素治疗；C肽＜200pmol/L或检测不到可确诊为T1DM。C肽水平为200~600pmol/L的患者，可继续随访，在病程达5年时再次进行C肽水平检测及分型评估。

（二）中医学鉴别诊断

本病与口渴症、瘿病的鉴别见前。

四、临床治疗

治疗的总目标为：达到理想的糖代谢控制水平；调控胰岛自身免疫反应，保护胰岛β细胞功能；预防糖尿病并发症及伴发症。

（一）提高临床疗效的要素

目前中西医结合治疗1型糖尿病的临床优势不容忽视，体现优势互补，在保持中医药多元化治疗优势的前提下，依靠科技手段，进行辨病与辨证相结合，中药与西药相互补，通过合理饮食、餐后适量运动、中医药治疗、胰岛素治疗，有效控制了血糖，显著提高了本病的疗效，同时又能保护残存胰岛β细胞功能，减少不良反应，降低或减缓本病及其慢性并发症的发生与发展。其中中药具有一定程度的降低血糖和改善糖尿病患者胰岛β细胞功能的作用，与胰岛素联用具有协同和增效作用。根据疾病的发展和分期，病症结合治疗1型糖尿病，能显著提高临床疗效。

（二）辨病治疗

1. 治疗流程

由于1型糖尿病（T1DM）的疾病特征，胰岛β细胞功能缺乏甚至完全丧失，胰岛素分泌绝对不足，T1DM患者需终身使用胰岛素替代治疗。胰岛素替代治疗的理想方案是将血糖维持到目标范围，同时允许在进餐和运动方面具有灵活性。T1DM患者应坚持饮食控制和运动，并进行血糖监测，掌握根据血糖监测结果调整胰岛素剂量的技能，控制高血糖并预防低血糖的发生。

胰岛素的分类方法不尽相同，根据胰岛素制剂来源，可分为动物胰岛素、人胰岛素和人胰岛素类似物。根据其效用作用特点，可分为餐时胰岛素［即速效（超短效）、短效（常规）胰岛素］、基础胰岛素［即中/长效胰岛素及其类似物］、预混胰岛素和双胰岛素类似物。

可选择三短一长或胰岛素泵持续皮下注射控制血糖。胰岛素治疗方案的选择应遵循个体化原则，方案的制定需考虑各方面因素，包括 T1DM 患者胰岛功能状态、血糖控制目标、血糖波动幅度与低血糖发生风险，同时兼顾患者及家人的经济情况、生活方式和个人选择。

2. 辅助治疗

（1）二甲双胍　是 2 型糖尿病（T2DM）治疗的一线用药，在 T1DM 人群中的临床研究结果显示，二甲双胍可轻度降低糖化血红蛋白（HbA$_{1c}$）（-0.1%），轻度减轻体重（-1kg），而对每日胰岛素剂量及其他代谢指标（如血脂）的影响并不确切。在成人 T1DM 中，有研究显示，联合二甲双胍可减少胰岛素用量同时避免胰岛素治疗所引起的体重增加。国内小样本的随机对照试验（RCT）发现，儿童青少年 T1DM 患者使用二甲双胍联合胰岛素治疗不改变患者的血糖控制和血糖变异性，但二甲双胍能显著增加心率变异性，提示二甲双胍可能改善该人群的心血管自主神经功能。RCT 结果显示，二甲双胍可延缓颈动脉最大内中膜厚度的进展速度。但缺乏对于 T1DM 人群心血管终点事件评估的研究证据。目前我国尚未批准二甲双胍用于 T1DM 治疗，建议可在知情同意并且体重指数（BMI）≥ 25kg/m^2 的 10 岁以上 T1DM 中酌情使用。对成人隐匿性自身免疫糖尿病（LADA）患者，则可在无双胍类用药禁忌证情况下，采用二甲双胍联合其他适宜药物。

（2）普兰林肽　是一种胰淀素类似物，是除胰岛素之外唯一经美国食品药品监督管理局（FDA）批准可用于 T1DM 辅助治疗的药物。餐前注射普兰林肽可抑制胰高糖素分泌、延缓胃排空及增加饱腹感。普兰林肽应用于 T1DM 的辅助治疗可降低 HbA$_{1c}$ 值 0.3%~0.4%，轻度减轻体重（-1kg），但存在胃肠道不良反应以及需要增加注射次数的不便。普兰林肽目前在我国还未上市。

（3）胰高糖素样肽 -1 受体激动剂（GLP-1RA）应用于 T1DM 的辅助治疗可减少患者胰高糖素分泌，延缓胃排空，增强饱腹感以及减轻体重。临床研究显示，GLP-1RA 可降低（HbA$_{1c}$-0.4%），显著减轻体重（-5kg），减少胰岛素剂量，但是伴随低血糖及酮症发生率增加。此外，Ⅱ 期临床研究结果显示，利拉鲁肽与白细胞介素 -21（IL-21）拮抗剂联合应用可延缓新诊断 T1DM 患者 β 细胞功能的下降。建议可在知情同意且肥胖的 T1DM 中酌情考虑加用 GLP-1RA。对 LADA 患者，建议可在尚有一定胰岛功能的患者中应用。

（4）二肽基肽酶 Ⅳ 抑制剂（DPP-4i）可使二肽基肽酶 Ⅳ（DPP-4）失活，进而可提高体内胰高糖素样肽 -1 水平，促进胰岛 β 细胞分泌胰岛素从而降低血糖。在 T1DM 中联合使用 DPP-4i 可降低血糖，但对胰岛 β 细胞无明显保护作用。建议可在血糖控制不佳的 T1DM 并在知情同意的前提下酌情考虑联合使用 DPP-4i。对 LADA 患者，则建议可在无禁忌证情况下选择使用。

（5）钠 - 葡萄糖共转运蛋白 2 抑制剂（SGLT2i）包括达格列净、恩格列净、索格列净等，Ⅲ 期临床研究中显示，应用于 T1DM 患者的辅助治疗可降低 HbA$_1$（c-0.46%），改善葡萄糖在目标范围内时间（TIR），减轻体重（-4.3kg），改善血压控制，但会增加糖尿病酮症及酮症酸中毒的风险。目前达格列净和索格列净已在欧盟获批治疗 BMI ≥ 27kg/m^2 且胰岛素控制不佳的 T1DM，但目前我国尚未批准 SGLT2i 药物用于 T1DM。有研究表明，SGLT2i 可改善 T1DM 患者肾脏高灌注和减少尿蛋白，但尚缺乏更多的 RCT 研究证实 SGLT2i 在 T1DM 中的肾脏获益。建议在知情同意并且 BMI ≥ 25kg/m^2 且胰岛素控制不佳的 T1DM 患者中酌情使用达格列净和索格列净，且不推荐用于儿童。对 LADA 患者，则建议可在 C 肽水平较高且合并心肾并发症或超重的患者中考虑使用。

（6）阿卡波糖　应用于 T1DM 辅助治疗的 RCT 研究较为有限，不同的研究对于阿卡波糖是否能降低 HbA$_{1c}$ 及减少每日胰岛素剂量并无一致结论，部分研究显示阿卡波糖可减少血糖波动。

（三）辨证治疗

1. 辨证论治

（1）阴虚燥热证

治法：滋阴降火。

方药：白虎汤和消渴方加减。生石膏、知母、生地黄、麦冬、天花粉、黄连、黄芩、甘草。生石膏、知母、甘草清气分热，清热生津；生地黄、麦冬、天花粉、黄连、黄芩清热润肺，生津止渴。肝肾阴亏明显，两目干涩者，可酌加石斛、枸杞子等。

（2）气阴两虚证

治法：益气养阴。

方药：参芪地黄汤加减。太子参、生黄芪、生地黄、山药、山萸肉、茯苓、丹皮。太子参、黄芪益气养阴；生地黄、山药、山萸肉、茯苓、丹皮滋肾健脾。腰膝酸软者加桑寄生、杜仲；口苦口干者，加黄连、栀子；小便频多者加益智仁、桑螵蛸。

（3）阴阳两虚证

治法：阴阳双补。

方药：金匮肾气丸、大补元煎加减。党参、熟地黄、山萸肉、山药、杜仲、当归、枸杞、仙茅、淫羊藿、炙甘草。熟地黄、山萸肉、山药滋补肾阴；党参、杜仲、当归、枸杞、仙茅、淫羊藿、炙甘草温补肾阳。水肿者加牛膝 10g，车前子 30g，防己 30g。

（4）痰浊内蕴证

治法：行气化痰，消膏降浊。

方药：二陈汤合大黄黄连泻心汤加减。半夏、陈皮、茯苓、枳实、竹茹、黄连、大黄、石膏、葛根、生山楂、甘草。半夏、陈皮、茯苓、甘草行气和中化痰；枳实、竹茹；黄连、大黄泄热消痞；石膏、葛根、生山楂降浊消脂。形体肥胖，血脂增高，痰浊较重者，可适当加入制黄精、制何首乌、石菖蒲、海藻、荷叶等。

2. 针灸疗法

（1）阴虚燥热证

①燥热伤肺：取手太阴经穴为主，鱼际、太渊、心俞、膈俞、胰俞、玉液、金津、承浆。用毫针行平针法，每次 3~5 穴，不灸。

②胃火炽热：取背俞、任脉、足阳明等经穴位，膈俞、脾俞、胃俞、三焦俞、中脘、天枢、气海、足三里、内庭等。用毫针行泻法，每次 3~5 穴，不灸。

③肝火上炎：取肝俞、内关、神门、太冲等穴。每次 3~5 穴，用毫针行泻法。

④心火亢盛：取俞、募穴及手少阴、手厥阴等经穴，心俞、内关、神门、通里、间使、大陵、足三里、三阴交、太溪等穴。每次 3~5 穴，酌情用毫针行泻法。

⑤阴虚火旺：取心俞、肾俞、太溪、神门、三阴交等穴。每次 3~5 穴，用毫针行补法。

（2）气阴两虚证

①心脾两虚：取手厥阴和手少阴经穴，心俞、内庭、三阴交、脾俞、胃俞、中脘、足三里。每次 3~4 穴，每日 1 次。30 次为 1 个疗程，用毫针刺三阴交、足三里、脾俞，用补法，余用泻法。

②心肾两虚：取手厥阴、手少阴经穴为主，肾俞、心俞、神门、关元、内关、通里、太溪、三阴交等穴。每次 3~5 穴，每日 1 次，30 次为 1 个疗程。用毫针行补法。

③肝肾不足：取足厥阴、足少阴、督脉等经穴位，肾俞、腰俞、关元、气海、复溜、太溪、三阴交、阳陵泉、然谷等；

每次 3~5 穴，每日 1 次，30 次为 1 个疗程，用毫针行平针法。

④脾胃虚弱：取背俞、任脉、足阳明、足太阴经穴，脾俞、胃俞、中脘、章门、天枢、气海、足三里、商丘、太白等。每次 4~6 穴，每日 1 次，用毫针行补法配合灸法。

⑤脾肾两虚：取任脉、手阳明、足阳明、足太阴、足太阳等经穴位，脾俞、肾俞、三焦俞、胃俞、关元、气海、足三里、合谷、三阴交、内关、委阳等。每次 4~6 穴，每日 1 次，用毫针行补法配合灸法。

（3）阴阳两虚证

①胸阳不振：取俞穴募穴及手厥阴、手少阴等经穴位，心俞、厥阴俞、膻中、巨阙、郄门、阴郄、曲泽、内关、神门、尺泽、公孙、太白等穴，每次 3~5 穴，针灸并施。

②心肾阳虚：取任脉、督脉、足太阳、足三阴经穴为主，肾俞、命门、次髎、关元、然谷、三阴交、阴谷、足三里、曲泉、太冲等穴，每次 3~5 穴，用毫针行补法配合灸法。

③脾肾阳虚：足太阴、足少阴、任脉、足阳明等经穴，脾俞、肾俞、三焦俞、水分、关元、气海、足三里、石门等。每次 3~5 穴，用毫针行补法配合灸法。

④肾阳衰微：取足少阴、足太阴经穴为主，肾俞、关元、气海、天枢、足三里、太溪等，每次 3~5 穴，用毫针行补法配合灸法。

⑤心阳虚衰：取任脉、督脉、手厥阴、足少阴、足阳明等经穴位，关元、气海、神阙、内关、中冲、足三里、涌泉等，每次 3~5 穴，用毫针行补法，同时灸百会、足三里。

3. 成药应用

（1）雷公藤多苷片 起始剂量 1mg/（kg·d），3 个月 0.5mg/（kg·d）维持。

疗程 6 个月。用于 LADA 早期患者，具有细胞免疫调节作用，可在短期内降低胰岛细胞抗体水平，可改善胰岛 β 细胞功能。

（2）天芪降糖胶囊 功效益气养阴、清热生津、补肾涩精。口服，每粒 0.32g，每次 5 粒，每日 3 次。用于消渴病气阴两虚证患者。

（3）玉兰降糖胶囊 功效调和阴阳、清热养阴、生津止渴、培补元气。口服，一次 2~3 粒，一日 2 次，饭前服用。用于消渴病阴虚内热证患者。

（4）芪药消渴胶囊 功效益气养阴。口服，一次 3 粒，一日 3 次。用于消渴病气阴不足、脾肾两虚证患者。

（5）丹蛭降糖胶囊 功效益气养阴、活血化瘀。口服，一次 4 粒，一日 3 次。用于消渴病气阴两虚夹瘀证患者。

（6）参芪降糖片 功效益气养阴、滋脾补肾。口服，一次 4 粒，一日 3 次。用于消渴病气阴两虚证患者。

（7）消渴丸 功效益气养阴、补肾固涩。口服，饭前用温开水送服。一次 5~10 丸，一日 2~3 次。用于消渴病气阴两虚证患者。

（四）新疗法选粹

在降低低血糖风险方面，闭环胰岛素系统（人工胰腺）可以通过持续监测血糖水平并根据数据实时调节胰岛素输注的速率，有效降低血糖波动，减少高血糖和低血糖时间。另一个备受关注的研究领域是葡萄糖感应性胰岛素（又被称为"智能胰岛素"），其机制是通过在胰岛素上连接葡萄糖水平敏感的分子，实现仅在血糖水平升高时释放或激活胰岛素，而在血糖水平正常或降低时使得胰岛素处于非激活状态，目前有多个产品已经进入了临床开发阶段。

异种（猪）胰岛和干细胞来源的胰岛细胞有望克服供体胰腺短缺的问题。猪胰岛在生理上与人类胰岛保持相似的血糖浓度，是可移植的胰岛中的异种来源。但是，异种移植具有人畜共患病传染风险以及更强烈的免疫排斥反应发生风险，其临床应用仍需谨慎。近年来研究者尝试利用基因编辑方法通过降低猪胰岛的免疫原性和逆转录病毒感染能力，来增强该胰岛细胞来源的潜在功效和安全性。

此外，人多能干细胞具有自我更新和定向分化为功能性细胞的潜能，利用人多能干细胞分化的胰岛细胞可成为胰岛移植的潜在细胞来源。近期，有研究者直接利用人多能干细胞终末分化的胰岛细胞进行移植，在首例细胞移植志愿者中，观察到了内源胰岛素分泌明显恢复，接受治疗后90天患者每日胰岛素用量降低了91%。报道显示，首例受试者到270天时，HbA$_{1c}$下降到5.2%，葡萄糖在目标范围内时间（TIR）达到99.9%，已完全停用胰岛素。目前已有3例受试者入组，成果令人振奋。最新的研究结果则在非人灵长类动物模型上证明了人多能干细胞分化的胰岛细胞在糖尿病治疗中的安全性和有效性。这充分展示了人多能干细胞来源的胰岛细胞在T1DM治疗中的巨大潜力，有望成为治疗甚至治愈T1DM的全新方案，值得期待。

易感基因型及胰岛自身抗体对T1DM发病阶段的划分有重要价值。遗传风险评分（GRS）与家族史和胰岛自身抗体检测相结合，有助于识别大多数临床前期T1DM，从而启动预防措施。抗CD3单克隆抗体延迟了临床T1DM的发病2年余，有望用于T1DM的预防。进展到症状性高血糖期，β细胞替代治疗和免疫治疗为T1DM的治疗带来希望。随着细胞工程技术的发展，干细胞治疗将有可能逐渐发展成为一种可供选择的临床替代治疗策略。在非人灵长类动物糖尿病模型猴上长期系统的追踪观察研究显示，人多能干细胞分化的胰岛β细胞

在糖尿病治疗中的安全性和有效性。关于T1DM患者在接受VX-880干细胞来源完全分化的胰岛细胞替代疗法后的个案报道显示，内源性胰岛素分泌明显恢复，患者每日胰岛素用量降低了91%，充分展示了人多能干细胞来源的胰岛细胞在T1DM治疗中的巨大潜力。

随着对LADA自身免疫作用机制研究的不断深入，有越来越多的免疫调节治疗用于LADA患者的临床干预和治疗。目前LADA的免疫调节治疗分为特异性免疫调节治疗和非特异性免疫调节治疗两大类。特异性免疫调节治疗主要是通过自身免疫抗原（即耐受原），包括低剂量胰岛素、GAD，诱导机体免疫耐受；而非特异性免疫调节治疗多采用活性维生素D。

转基因治疗自身免疫性糖尿病：Prdm1基因编码B淋巴细胞诱导的成熟蛋白1（BLIMP-1）。Lin等建立了T细胞过表达Blimp1的转基因NOD小鼠，使淋巴细胞的增殖和激活被抑制、调控T细胞的功能增强、胰岛炎和糖尿病症状减弱。表明BLIMP-1通过影响淋巴细胞和Tregs功能，调控自身免疫T细胞特异性，为治疗自身免疫型糖尿病提供可能。MHCII类分子多态性，尤其位于β链57位是多种自身免疫疾病的敏感性或抗性位点。MHCII类分子I-A（b）以β56-67调控的方式，促进自体反应CD4$^+$ T细胞分化为抑制疾病的自体调控T细胞，促成了糖尿病抗性。信号传导蛋白和转录激活物（STAT）蛋白家族在细胞因子信号和免疫调控中扮演重要作用。Jin等构建过表达Stat5b基因的NOD小鼠，相比于同窝对照组小鼠，Stat5b转基因NOD小鼠自发糖尿病的发病率显著降低、CD4$^+$和CD8$^+$ T细胞增殖能力升高、多种细胞因子（IL-2，IL-10，IFN-γ，TNF-α和抗细胞凋亡基因Bcl-xl）表达上调。表明Stat5b过表达使NOD小鼠免于糖尿病。

（五）医家诊疗经验

徐吉祥教授认为 LADA 不同于 2 型糖尿病，脾为生化之源、后天之本，能促进免疫功能；肾乃先天之本、生命之根，与免疫的关系最为密切；肝主疏泄，能疏达一身气机，有助于免疫活动的正常调节，以气阴两虚、肝郁血瘀为主要病机，故其具体治法当为益气滋阴、疏肝补血、活血化瘀，方选消抗丸。具体由柴胡、黄芪、何首乌、菟丝子、益母草、薏苡仁、熟地黄、当归、白术、白芍、香附、秦艽、三棱、莪术等药物组成。方中黄芪、白术、熟地黄、菟丝子健脾补肺益肾、补气培元固表，为主药；当归、白芍、淫羊藿、何首乌养血生精、调理阴阳，加强主药的扶正作用，为辅药；白术、薏苡仁利湿化浊，益母草、三棱、莪术等活血化瘀，鳖甲软坚散结，黄芩清热燥湿解毒，柴胡、木香疏肝理气，合当归、白芍、白术、薏苡仁取逍遥散之意，甘草调和诸药，共为佐使。诸药合用，融扶正与祛邪于一体，补正而不助邪，祛邪而不伤正，如此邪去正安，脏腑调和，精气旺盛，气血和顺，气化正常。

五、预后及转归

1 型糖尿病无法治愈，也无法自愈，需要控制血糖，延缓并发症和死亡的发生。1型糖尿病是一种胰岛功能完全衰竭，胰岛素分泌不足而导致的糖尿病。医学上没有任何方法能够使这种类型的糖尿病得到治愈，也无法自愈，只能够通过控制血糖，尽量延缓并发症的出现，提高生活质量，延缓死亡的发生。糖尿病对人体的危害是引起各种急、慢性并发症，其中急性并发症主要包括糖尿病酮症酸中毒、低血糖等，而慢性并发症主要包括视网膜病变、糖尿病肾病、糖尿病足，以及心脑血管病变、

神经病变等。如果血糖控制不佳，有可能出现各种急性并发症，而随着病情的进展，慢性并发症会逐渐出现，进而影响 1 型糖尿病患者的生活质量，还有可能造成患者的死亡。因此提高早期诊断率，早期治疗，有助于本病的控制和转归。

六、预防调护

饮食调护：根据膳食的性味、归经、时令等进行合理调配，能有效改善人体阴阳偏盛、脏腑虚衰的不良状态，是中医独特而简便的治疗方法。

1. 滋阴清热

凡口干舌燥，烦渴多饮，尿频量多者，调养宜用清热养阴、生津止渴之品。

（1）天花粉粥 健脾润肺，生津止渴。栝楼根干者 15~20g（或鲜者 30~60g），大米 50~100g，先将栝楼根洗净，煎汤去渣，取浓汁与大米煮粥。每日 3 次，6 天为 1 个疗程。

（2）生地黄粥 养阴生津止渴。适用于糖尿病口干舌燥、烦渴多饮、尿频量多者。鲜生地黄汁 50ml（或用干地黄 60g），大米 100g，酸枣仁 30g，生姜 2 片，先将大米煮粥然后加入生地黄汁 50ml 或干地黄煎浓汁和生姜、酸枣仁煮成稀粥。每日 3 次，6 天为 1 个疗程。

（3）天冬粥 养阴清热，生津止渴。适用于糖尿病口渴多饮、心烦失眠等症者。天冬 15~20g，大米 50~100g，先煎天冬取浓汁去渣，入大米煮粥。每日 3 次，常服。

（4）桑叶猪肝汤 清肝明目。适用于糖尿病患者肝火上炎、肝经风热证，症见两目红赤、结膜发炎等症者。猪肝 100g，桑叶 12g，生姜 5 片。先将猪肝洗净切片，用豆粉调匀，洗净桑叶与猪肝，生姜放入锅中，加清水煮开后，改慢火煮 10~15 分钟，放入盐等调味品即可。

（5）竹叶粥 清热除烦，益胃生津。

适用于糖尿病口渴多饮，心烦失眠者。竹叶 50 片，生石膏 50g，粳米 60g。将竹叶用清水洗净后，切成 3~5cm 长条，与石膏一起放入锅中，加水 2000ml，煎 20 分钟，取汁，将粳米洗净加入药汁和水煮粥，食用。

（6）葛根粉粥　清热养阴，生津止渴。适用于糖尿病、高血压、冠心病症见口干舌燥、烦渴多饮者。葛根粉 30g，粳米 60g。先将葛根洗净切片，加水磨成浆，取淀粉晒干。粳米洗净入锅，加清水煮粥，在半熟时加葛根粉，继续煮熟即可食用。

（7）荷叶粥　清热祛暑，消脂减肥。适用于肥胖型糖尿病并发高血脂、高血压者，尤其适用于暑天。新鲜荷叶 1 张，粳米 100g。先将荷叶洗净，煎汁去渣，取荷叶汁加洗净的粳米，加适量清水共同煮粥，即可食用。

（8）荠菜粥　健脾补血，清肝明目。适用于糖尿病目赤肿痛，肾病浮肿。新鲜荠菜 100g，粳米 100g。先将荠菜挑选，洗净，切碎。粳米洗净加水煮粥，粥即将熟时，加入荠菜，继续煮熟，即可食用。

2. 气阴双补

凡倦怠乏力，气短懒言，面色无华，心悸失眠者，宜调配益气养阴之品。

（1）清蒸人参鸡　益气养阴，适用于倦怠乏力，气短懒言，面色无华者。人参 3~5g，母鸡 1 只，火腿肉 10g，玉兰片 10g，水发香菇 15g。将母鸡开膛去毛，洗净，再将其他食品经浸泡洗净后装入鸡胸腔内，然后将鸡放在蒸锅蒸熟后供分餐食用。

（2）枸杞蒸蛋　滋补肝肾，养心安心。适用于头晕眼花，心悸失眠等症。枸杞 15g，新鲜鸡蛋 2 只，精盐、味精、淀粉少许。将鸡蛋破壳入碗中搅拌，加少许精盐、味精、淀粉，加适量水调匀成蛋糊状。枸杞用水洗净，开水泡胀，将蛋糊用旺火蒸 10 分钟，撒上枸杞再蒸约 5 分钟即可食用。

（3）猪胰汤　益气养阴，适用于糖尿病症见倦怠乏力，气短汗多者。猪胰 1 条，薏苡仁 30g，黄芪 30g，山药 120g。将黄芪、山药煎汁与猪胰、薏苡仁共煮汤。

（4）黄精散　益气养阴，延年益寿，适用于倦怠乏力，气短懒言，面色无华者。将鲜黄精 5000g 洗净，切成片状，入蒸锅内蒸约 40 分钟，然后晒干，再蒸，再晒干，反复 9 次，最后研磨成细末备用，每服 6g，用米汤送服为佳。

（5）银杞明目汤　补益肝肾，适用于糖尿病肝肾阴虚，症见两眼发花、视物不清等患者。银耳 15g、枸杞 5g、鸡肝 100g 等泡发、洗净后放入汤锅内，加清汤、料酒、姜、盐煮熟后，将茉莉花 24 朵洗净放在汤内，即可食用。

（6）熟地黄山药粥　健脾益肾，适用于糖尿病老年患者精神疲乏的调理。熟地黄 15g，怀山药 15g，大米 100g，先煎熟地黄、怀山药，去渣取浓汁，入大米，煮粥。每天 3 次。

（7）茯苓粥　健脾利湿，适用于糖尿病肾病症见面目浮肿，小便不利，腹泻者。白茯苓粉 15g，粳米 100g，适量胡椒、味精、盐。将粳米洗净和白茯苓粉入锅，加 2000ml 水煮粥，然后加入适量胡椒、味精、盐即可食用。

（8）芡实粉粥　补肾固精，健脾益气，适用于糖尿病慢性腹泻，症见小便频数，遗尿等症者。芡实粉 30g，粳米 100g。先将芡实煮熟，去壳，研成细粉。粳米洗净入锅，加芡实粉和适量清水，用武火煮开，改文火煮熟即成。

3. 阴阳双补

凡形寒怕冷，四肢欠温，夜尿频数，遗精阳痿者，宜调配温阳补虚之品。

（1）桂黄粥　益气温阳，适用于糖尿病症见遗精阳痿、夜尿频数者。肉桂 3~5g，熟地黄 5g，韭菜汁适量，大米 100g。先将肉桂、熟地黄煎取浓汁，与大米共煮成稀粥，然后加入韭菜汁、食盐少许，煮开后食用。

（2）胡桃肉炒韭菜　温补肾阳，适用于糖尿病症见阳痿、腰膝酸软者。胡桃仁60g，韭菜150g，先将胡桃仁用麻油炒熟，然后入韭菜，少许精盐、味精略加炒，待韭菜熟后即可起锅供佐餐食用。

（3）金樱子鲫鱼汤　补肾固涩，适用于糖尿病症见阳痿遗精者。金樱子30g，鲫鱼250g，适量精盐、味精、葱姜等调味品，将鲫鱼去鳞洗净，与金樱子同入锅，加适量清水炖煮至汤呈乳白色，加入少许精盐、味精、葱姜等调味品，再煮开后即可起锅分次食用。

（4）荜茇粥　温中健脾，适用于糖尿病胃肠功能紊乱、胃轻瘫、下肢浮肿等。荜茇3g，胡椒3g，桂心3g，粳米100g，将荜茇、胡椒、桂心筛选干净，碾成细粉，过80目筛。粳米洗净入锅，加清水2000ml煮粥，将药粉撒入锅内，搅拌均匀，加食盐调味，即可食用。

七、专方选要

1.益气养阴活血中药方

生黄芪30g，当归20g，山药20g，桑白皮50g，桑叶30g，桑枝30g。由煎药机制成水煎剂，分装成3袋，每袋100ml，每次1袋，每日2~3次餐前口服。疗程1年。治疗后患者的胰岛β细胞功能得到改善和恢复。

2.糖胰康

红参10g，黄芪30g，麦冬15g，知母10g，黄连15g，栀子10g，虎杖10g，红花10g，牡丹皮10g。水煎剂，每天1剂。疗程3个月。治疗后LADA患者的胰岛β细胞功能得到改善。

八、研究进展

1.毒瘀互结论

外感六淫，夹有血瘀，侵害机体是TIDM发病的主要原因。TIDM患者外感六淫毒邪后，郁久可内生热毒，热毒灼伤阴液，可发为血瘀。热毒、血瘀又相互影响，互为促进，毒瘀互结。血瘀必然引起气滞，气滞则津液输布不畅，津液停滞又可导致痰凝，有形之邪阻碍气机，气滞加重，日久导致脏腑气滞，影响脾的运化、肺的宣发肃降、肾的温煦推动等功能，加重TIDM的病理变化。毒瘀互结的病理因素是导致TIDM病情进一步加重和胰岛功能进一步减退的主要原因。

2.气虚论

此种观点认为，TIDM存在先天正气亏虚，主要是以气虚在先、气虚为主的气阴两虚证。西医学研究也表明，TIDM患者胰岛分泌功能受损，与遗传因素的影响有关。即所谓先天禀赋不足，正气亏虚，这是TIDM患者始终存在的病理基础。

3.外感六淫论

TIDM是一种自身免疫性疾病，自身免疫的启动，表现为一系列的免疫炎症反应，如淋巴细胞异常、浸润，胰岛炎症病变等，这些改变均为超常的、亢奋的、有余的免疫表现，可归属于中医学的热毒范畴。有研究表明，TIDM的发病与病毒感染和饮食引发的免疫反应有关。这种病毒感染和饮食引发的免疫反应，可导致胰岛细胞自身免疫损害的过程，与中医学所描述的六淫毒邪侵袭的过程非常相似。因此，外感六淫，毒邪侵害，寒热失调，是TIDM发病的主要原因。

参考文献

［1］中国医师协会内分泌代谢科医师分会，国家代谢性疾病临床医学研究中心．成人隐匿性自身免疫糖尿病诊疗中国专家共识（2021版）［J］．中华医学杂志，2021，38：3077-3091．

［2］Buzzetti R，Tuomi T，Mauricio D，et al.

Management of latent autoimmune diabetes in adults: a consensus statement from an international expert panel [J]. Diabetes, 2020, 69 (10): 2037-2047.

[3] Atkinson MA, Roep BO, Posgai A, et al. The challenge of modulating β-cell autoimmunity in type 1diabetes [J]. Lancet Diabetes Endocrinol, 2019, 7 (1): 52-64.

[4] Roep BO, Wheeler D, Peakman M. Antigen-based immune modulation therapy for type 1diabetes: the era of precision medicine [J]. Lancet Diabetes Endocrinol, 2019, 7 (1): 65-74.

[5] 高洁, 林殷.《老老恒言》中药粥的"养静"作用探析 [J]. 中医药导报, 2018, 24 (24): 17-20, 25.

[6] 王安娜, 杨宇峰, 石岩, 等. 2型糖尿病从脾论治理论探讨 [J]. 辽宁中医药大学学报, 2021.

[7] 江铭倩. 周国英"从脾论治"糖尿病经验总结 [J]. 江西中医药, 2020, 51, (10): 33-36.

[8] 刘斋凯, 罗说明, 李霞, 等.《国际专家组共识: 成人隐匿性自身免疫糖尿病的管理》解读 [J]. 中华糖尿病杂志, 2021, 2: 129-132.

[9] 杨晓玲, 邵青, 周月阳, 等. 2020年糖尿病相关重要临床进展回顾 [J]. 中国实用内科杂志, 2021, 5: 387-390.

第三节 老年糖尿病

老年糖尿病是一种常见的老年性疾病。包括60岁及其以上发生糖尿病疾病的患者和60岁之前发生糖尿病而延续到60岁以后的患者。由于现在生活质量的提高, 人群寿命逐渐延长, 人口老龄化趋势愈加严重, 老年糖尿病患病率也在逐年提高。

老年糖尿病包括1型糖尿病、2型糖尿病、成人隐匿型自身免疫性糖尿病等多种类型糖尿病。其中, 绝大多数为2型糖尿病患者, 少数为青年时患有胰岛素依赖型糖尿病后成功治疗护理成活至老年期的患者, 另外也包括老年期突发的1型糖尿病患者。而成人隐匿性自身免疫性糖尿病 (Latent Autoimmune Diabetes in Adults, LADA) 也存在老年期患者, 但具体所占百分比尚不清楚。值得注意的是, 在老年人群中还有一群不可忽视的继发性糖尿病患者的存在, 由于多种因素, 如胰腺破坏性疾病、垂体生长激素等, 造成其老年人群的血糖升高, 在治疗中也不可以忽视。本章所指的老年糖尿病为2型糖尿病。

老年糖尿病患者常伴随多种疾病, 生活中容易出现动作感觉迟缓、智力下降、记忆力减退、自理能力下降等症状, 其糖尿病症状容易被家人或者社会忽视, 造成诊断延误, 并发各种并发症, 影响了患者的生活质量, 缩短了患者的寿命。我们要注重老年糖尿病的诊治, 预防其并发症, 为老年病患带来更多的福音。

一、病因病机

(一) 西医学认识

现在老年糖尿病的患病机制尚未完全阐明, 但一般认为其中患者本人的遗传因素和其所在的环境因素有着重要作用, 其他因素如饮食结构的改变、药物的服用也会影响其患病的几率。

1. 老年人群的生理变化

(1) 胰岛素分泌异常 年龄的增大对于糖改变的作用是巨大的。随着年龄的增大, 由胰岛结构所分泌的胰岛β细胞在显微镜下可观察到其数量有着减少的趋势, 其对胰岛素抵抗的适应性、对葡萄糖或混合饮食的胰岛素分泌反应也会随之而降低。胰岛功能分泌的其他细胞: 如α细胞相对增多，随之带来的其处理糖的功能有所下降，所释放的胰岛素也出现迟缓现象，从而糖耐量随年龄增大而减退。除了胰岛功能，老年人群的肌肉量逐步减少（尤其是骨骼肌）、游离脂肪酸水平出现增高，酶活性逐渐下降，肝脏对胰岛素反应也出现降低，其他如葡萄糖转运、胰岛素作用、胰岛素代谢均出现影响。

（2）胰岛素可能出现抵抗　随着老年人群的生活方式的改变，其中大多数老年人出现活动量减少、饮食不平衡的情况，随之其体重也大多随着年龄增大而变大，这样就造成了老年人肥胖的体质，尤其是腹部型肥胖，是糖尿病的诱发因素。当老年人体重偏大时，其体内的脂肪比例或者脂肪量出现明显增加，而细胞质则相对减少，胰岛素调节反馈机制、胰岛素受体、糖感受器均产生了变化。这样就会出现胰岛素抵抗现象，容易造成血糖升高。

（3）胰岛β细胞功能的丧失：胰岛β细胞功能的不全或者丧失可能在非肥胖型的老年糖尿病患者的发病过程中起主要作用，而遗传因素可能导致胰岛β细胞的减少，慢性高血糖也可能会对其出现毒性作用。β细胞也可能被胰腺淀粉样纤维化所破坏。

（4）其他　老年人群是疾病的多发人群，可能患有多种慢性疾病。在服药过程中，药物（如生长激素等）可能影响机体的糖代谢而诱发糖尿病，这个因素也不可忽视。

2.老年人群的社会、心理变化

除此以外，老年人群受到社会保障爱护，生活方式出现巨大改变。运动量减少，嗜食高糖甜食、油炸食品等高热量食品，使之很容易出现肥胖症状，从而诱发糖尿病。同时，老年人群由于年龄增大出现的自身衰老所致的生活质量下降、空余时间增多社会被需求量减少，则很容易造成其心理、精神压力，这也是糖尿病不可忽视

的一大原因。

（二）中医学认识

中医文献中并无"老年糖尿病"的病名，但根据其症状表现，属于"消渴病"的范畴。除此以外，"消瘅""消中""膈消""肺消"中也有"多饮而渴不止"等类似言论。中医书籍中多次提到"消渴病"及其治疗。"消渴"一词，首见于《内经》。巢元方在《诸病源候论》中指出"夫消渴者，渴不止，小便多"，为"消渴病"下了准确定义。而在《金匮要略》《太平圣惠方》中均有提到"三消"之说，尤其是后者，提出用上、中、下三焦分型以用来指导辨证施治。《景岳全书》中还提出了"阴消"之说，张景岳认为："消证有阴阳，不可不察。"它们的记载对老年糖尿病的诊治，有着重要的意义。

1.五脏虚弱，阴阳失调

《素问》有云："男子七八天癸竭，精少，肾脏衰，形体皆极""女子七七，任脉虚，太冲脉衰少，天癸竭"，可以看出，当人步入花甲之年时，天癸已经衰竭，这是必然规律。而天癸竭常伴着五脏精少，精亏少则气血虚少，容易引发消渴。精亏液竭，气血虚少则会造成阴虚内热，阴阳失调，加重病情。

2.饮食不制，运化失调

老年患者味觉减退，多喜食肥甘厚味，数量不加控制，则易损伤脾胃，造成运化失调，时久则易酿成内热，炽盛消灼津液，则易为消渴。同时，若长期烟酒过度，燥热伤津，加重五脏阴阳失调，同样可致消渴。

3.七情所伤，五志过极

耳顺之年，脏腑虚衰，精血亏虚，七情更易伤身，五志过极，则易郁而化火，久之则热盛伤津，易为消渴。

4. 纵欲过度，房劳不节

《备急千金要方》中提到:"盛壮之年，不自慎惜，快情纵欲，极意房中，稍至年长，肾气衰竭，百病乃生。"年少时，纵欲过度，房劳不节，造成肾精亏虚，虚火内生，则固摄无力，气不化水，所故小便清长，易为消渴。

5. 劳逸失调，以致损伤

《素问》中言:"久卧伤气，久坐伤肉。"老年人群由于自身条件所致，运动量减少，有些则过分贪图安逸，不思运动，久而则脾气受损，最终造成消渴。

6. 药石温燥，耗伤阴液

老年患者服用丹石之药日久，丹石之药性品温燥，常年使用，容易有下焦虚热之现象，则津液受伤，燥热由生，是以发为消渴。

二、临床诊断

(一)辨病诊断

1. 症状

(1)"三多一少"症状并不典型出现 糖尿病常伴有多饮、多尿、多食、消瘦的典型"三多一少"症状，但在老年糖尿病中，这一情况并不经常出现，发生率仅在20%~40%，病情隐匿。但值得注意的是:1型糖尿病患者仍常有多饮、多尿、多食、消瘦的"三多一少"典型症状，有些甚至因为酮症酸中毒昏迷前来就诊，需要谨慎对待。

(2)非特异性症状频率增加 在中青年中不常出现的乏力、视力下降、皮肤或外阴瘙痒、情绪改变等的非特异症状则成为有些老年人的主要症状。

(3)易发慢性并发症 老年人群的糖尿病有可能由于其并发症的存在而被发现，如患者出现视力下降、视力障碍甚至失明而查出糖尿病视网膜病变，出现手足麻木、

刺痛而查出糖尿病周围神经病变等。而当发现并发症的时候，老年患者的糖尿病并发症的严重程度、致残率与致死率都相对比较高。

(4)急性并发症后果严重 当老年病人出现急性并发症的时候(如高渗非酮症昏迷/糖尿病酮症酸中毒)，容易诱发心、脑、肾等多脏器功能衰竭，由于患者素体虚弱，死亡率相对增加。

(5)其他 老年糖尿病患者还可能出现肩周关节疼痛(或重度关节活动限制)，糖尿病性肌病(例如不对称的肌无力)，精神心理异常(如抑郁、萎靡、焦虑等)，足部皮肤大疱(其常在7天内逐渐消失，但可反复发作)、糖尿病性神经病变恶病质(抑郁、周围神经病变伴剧痛，可自行缓解)、肾乳头坏死(常无腰痛、发热表现)。

2. 体征

当老年糖尿病早期时，病情较轻时，患者大多无明显体征。当病情严重时，则会出现急性并发症会有失水等表现。病情过久时则会出现与微血管、大血管、内脏或周围神经、骨关节、肌肉等各种并发症相应的体征。

3. 实验室诊断

不分年龄，均用统一的血糖标准，目前仍采用1999年WHO糖尿病诊断标准。即根据空腹血糖、随机血糖或口服葡萄糖耐量试验后2小时血糖作为糖尿病诊断的主要依据，无糖尿病典型临床症状时必须重复检测以确认诊断。2011年WHO建议在条件具备的国家和地区采用糖化血红蛋白(HbA$_{1c}$)诊断糖尿病，诊断切点为HbA$_{1c}$ ≥ 6.5%，具体详见第五章糖尿病篇。

(二)辨证诊断

老年糖尿病患者素体虚弱，病情表现复杂多变，在治疗中，应四诊合参，详查细诊，并应结合现代手段及专科配合，力

求早日确诊，便于临床确定的最佳治疗方案。

1.气阴两虚，或兼瘀滞证

临床证候：口干口渴，欲饮多饮，疲乏无力，或见消瘦，怕热自汗，夜有盗汗，时有烦热，心悸失眠，大便干，小便黄，夜尿频。或有肢体麻木疼痛感，胸闷或有刺痛，言语不利等。舌暗红苔干燥，脉弦细或细。

辨证要点：口干乏力，怕热多汗，肢体麻木疼痛，脉弦细。

2.精气不足，肾阴亏虚证

临床证候：腰膝酸软，眩晕耳鸣，视物模糊或视力严重下降，五心烦热，咽干颧红，皮肤干燥瘙痒，失眠多梦，小便频数，可出现浑浊如膏现象，舌红少苔，脉细数。

辨证要点：五心烦热，咽干颧红，腰膝酸软，浑浊如膏，舌红少苔，脉细数。

3.脾肾两虚，湿气困阻证

临床证候：腰背四肢酸懒沉重，畏寒肢冷，或见浮肿，渴喜温饮，头重昏闷，胸闷心悸，失眠，食少纳呆，食后腹胀，大便稀溏，小便不利或清长，夜尿频多，舌淡胖大有齿痕，苔白，脉沉细。

辨证要点：腰背四肢酸懒沉重，畏寒肢冷，头重昏闷，舌淡胖大有齿痕，脉沉细。

三、鉴别诊断

（一）西医学鉴别诊断

1.与继发性糖尿病相鉴别

继发性糖尿病指的是由已知的原发性疾病所导致的慢性的高血糖状态，而糖尿病是这些原发疾病的一种并发症。它们表现出糖尿病症状的原因是：在疾病病理过程中，由于自身脏器的损害，患者出现了功能紊乱或代谢失调或是不当治疗所引起

的糖代谢紊乱。常见的有肝性糖尿病、肾性糖尿病、甲状腺性糖尿病等。

（1）肝性糖尿病　肝脏可以通过肝糖原分解、合成、糖异生等机制进行血糖的调节活动，是维持血糖稳定的重要器官。当肝脏出现实质性损害时，即可引起糖代谢的障碍，身体内的糖不能通过肝脏进行正常的糖活动，继而出现血糖升高现象。肝性糖尿病指的就是这种继发于肝脏的损害而出现血糖升高现象的糖尿病。肝性糖尿病的原因是肝脏的损害导致胰岛素抵抗与分泌出现了进行性损害。其中由于过度饮酒、肝炎病毒、血色病以及非酒精性脂肪肝所致的肝硬化中的肝性糖尿病最为常见。

（2）肾性糖尿病　肾性糖尿病指的是慢性肾衰竭而诱发的糖尿病。它由慢性肾功能损伤引起，与肾糖阈降低而引起的肾性糖尿病有所不同。其发病机制尚不完全明确，临床主要表现为空腹血糖升高、葡萄糖耐量试验异常。在治疗中应注意鉴别。

（3）甲状腺性糖尿病　甲状腺性糖尿病（即甲亢性糖尿病）指的是：在甲状腺功能亢进状态下，高甲状腺激素可能引起糖代谢紊乱而致的糖尿病。其发病机制尚不完全明确，但现有学者认为：甲亢和糖尿病两者同属内分泌系统，有共同的遗传免疫学基础，且两者均可受到饮食、情绪、环境、病毒等影响，可能对两者并发有着重要影响。甲状腺功能亢进时，甲状腺激素的升高可能会引起糖代谢的紊乱。同时，胰岛细胞功能可能出现损害情况，使机体对胰岛素的敏感性降低。甲亢时有低钾血症这一并发症，而低钾血症则可能造成胰岛细胞的变性，造成胰岛素分泌的不足，从而引起高血糖。

（4）胰腺炎性糖尿病　对于急性胰腺炎患者而言，通常发生永久性糖尿病几率比较小。因为急性胰腺炎而患永久性糖尿

病的患者可能是之前患有程度相对较轻，尚未被发现的2型糖尿病。当急性胰腺炎发作时，患者身体处于一种炎症、应激的状态，体内的升糖激素增高，胰岛素抵抗加重，从而导致轻微临床表现的糖尿病表现明显了。急性胰腺炎发作时，症状较重，治疗大多比较及时，故病情容易迅速控制。而其造成的胰岛β细胞受损情况多较轻，且内分泌的胰岛组织本身对于炎症就有着较强的抵抗能力，所以急性胰腺炎通常导致短暂性的高血糖和葡萄糖尿，而当病症被治愈，炎症消退以后，胰岛素的释放反应、胰岛细胞功能亦随之恢复。而对于慢性胰腺炎患者而言，病情反复不愈，长期的胰腺损害而致胰岛功能出现严重的损伤及坏死，患者体内胰岛素分泌严重不足，在体内炎症、应激情况下，胰岛素出现抵抗，使血糖急剧增高，发生继发性糖尿病。随着病情的发展，炎症的反复刺激，胰岛β细胞的受损加重明显，从而导致胰岛β细胞的数目出现显著减少现象，随着胰岛功能也出现显著下降，胰岛素的分泌情况也明显降低，最终发展为继发性糖尿病。

（5）其他疾病引起的继发性糖尿病

恶性肿瘤、血色病、肾移植、骨髓增生异常综合征、嗜铬细胞瘤等多种疾病也可引起继发性糖尿病，但由于篇幅限制，在此不再一一描述。

2. 与类固醇性糖尿病相鉴别

类固醇性糖尿病的判断只需符合：在无糖尿病既往史的情况下出现血糖升高，尿检阳性；在糖皮质激素治疗期间出现高血糖、尿糖，即可诊断。它的发病机制现在尚未完全清楚，但可能因为过度的糖皮质激素促进体内糖的异生，促进胰岛α细胞分泌胰岛细胞，更有可能直接损害胰腺，造成血糖升高，从而引起类固醇性糖尿病。

（二）中医学鉴别诊断

全国高等医院校中医专业教材《中医内科学》中有云：瘿气者，今之谓"瘿囊"者是也。其由忧虑所生，忧虑伤心，心阴虚损，症见心悸、失眠、多汗、舌光红。七情不遂，则肝郁不达，郁久化火化风，症见性情急躁，眼球突出，面颈升火，脉弦，震颤。肝火旺盛，灼伤胃阴，阴伤则热，热则消谷善饥，若肝旺犯脾，脾失运化，症见大便溏泄，消瘦疲乏。由此可见，瘿气中也有消瘦、多汗、失眠、疲乏、心悸等症，易与消渴的多汗、多饮、消瘦、疲乏、心悸相混淆。然后瘿气中还有颈前发生肿块，可随吞咽而上下移动，眼球突出，面颈升火等症，这与消渴有明显不同，可因此鉴别。此外还可与口渴症相鉴别，口渴症指的是口渴饮水的一个临床症状，可出现在多种疾病过程中，尤以外感发热为多见，这类口渴不伴有多食、多尿、尿液黏腻感、形体消瘦等症状，这与消渴有明显不同，可由此鉴别。

四、临床治疗

（一）提高临床疗效的要素

1. 辨病为先，治因有别

由于老年人群的体质特殊，年老体弱，感觉能力下降，很容易忽视出现的症状，造成患者及家属关于病情的忽略，从而造成误诊或延误诊断，给临床治疗带来错误导向。因此，对于可疑的临床特征，应进行仔细的询问及必要的实验室检查，以便及早做出诊断、及时治疗。而基层工作的医务人员更应对该病提高警惕，可采取定期对老年人群进行体检及普查，对可疑症状及有家族史背景者，更应重点跟踪随访，随访方法为血糖检查为主，建议两个月抽查一次，且年龄越大者，应缩短抽查时间，以便早期发现疾病。

2. 辨证施治，虚实兼顾

老年糖尿病患者起病年龄偏大，气血已衰，五脏皆弱，病情复杂，临床变证出现早，传变速度快，变证多且重，具有多脏腑病变的可能。老年糖尿病本身就属于慢性消耗性疾病，致使老年糖尿病的病机呈现阴阳俱虚状况，其根本在肾之阴阳俱虚，其中又以肾阴虚为主，而血瘀一直夹杂其中。所以在治疗中应从"虚""瘀"两个方面入手，同时注意健脾益气，配以运动，饮食疗法，稳定情绪，动静结合，方能减轻糖尿病对老年人的危害，对预防和延缓其慢性并发症的发生并提高老年人群的生活质量有着非常重要的意义。

3. 中西结合，分期用法

中西医结合是治疗本病的最佳方案。有针对性地选用中药，可以预防和延缓老年糖尿病慢性并发症的发生。西医降糖效果明显，但是存在着不良反应较为严重、胰岛素抵抗、口服降糖药失效等缺点，而中医则可以帮助西医改善患者的症状。中西医结合治疗糖尿病可以减轻药物不良反应，有些具有降糖作用的中药和西药一起合用，能减少西药的用量，而减轻口服降糖药的不良反应；避免口服降糖药失效：如益气养阴、活血化瘀等中药可以缓解磺脲类降糖药物继发性失效；改善胰岛素抵抗：实验证明，有些药物如黄芪、丹参、生地黄、知母等，对改善胰岛素抵抗有较好的效果；中药辨证治疗加中药熏洗、穴位注射的方法，可以帮助患者防止并发症。

（二）辨病治疗

1. 饮食、运动疗法

饮食运动是老年糖尿病治疗的基础疗法。对于新发现的老年糖尿病且空腹血糖小于 11.1mmol/L 的患者，可以优先考虑单纯给予饮食控制以及适量运动，1 个月以后再进行复查血糖，观察疗效。血糖恢复正常者可继续饮食治疗并定期复查血糖，未达到正常范围的患者则可考虑进行口服降糖药以加强治疗。在饮食方面，应根据患者具体情况进行合理的安排和调整。对于体重超标的患者来说，应避免嗜食肥甘厚味，尽量以清淡饮食为主，增加饮食中的纤维素含量，注意营养搭配。不要过度减少食物的摄取量来换取体重的控制。而对于老年患者来说，适量运动是必不可少的一项选择。建议每周有 3~5 次的 20~60 分钟的慢性运动。但在运动以前，需要评估患者心脏与心血管的危险，避免危险运动，不要过度运动。在进行运动前，最好有5~10 分钟的准备活动，结束活动时也要有5~10 分钟的放松活动，防止突然停止运动而造成的肢体淤血、昏厥等。当出现低血糖状况时，需要速度补充能量。同时还要注意避免摔倒，保护身体。

2. 药物治疗

药物治疗的原则包括：①优先选择低血糖风险较低的药物；②选择简便、依从性高的药物，降低多重用药风险；③权衡获益风险比，避免过度治疗；④关注肝肾功能、心脏功能、并发症及伴发病等因素。

（1）口服降糖药 鉴于老年人群的特殊性，在选用降糖药物时，必须优先考虑各种药物的安全性。

①磺酰脲类药物（SU 类）：SU 药物的主要作用是刺激刺激内源性胰岛素分泌，促使胰岛素的释放。SU 药物在临床上可分为第一代、第二代和第三代。第一代药物有甲苯磺丁脲（D_{860}）、氯磺丙脲等，但现在在国内临床上较常用的只有甲苯磺丁脲（D_{860}），其中老年病人的用率更低；第二代有格列本脲（优降糖）、格列吡嗪（美吡达）、格列齐特（达美康）、格列喹酮（糖适平）等，第三代主要有格列美脲等。SU 类药物（除了格列美脲）都有着相同的降

血糖作用，作用机制也基本相似，但是各自的药物作用强度、作用位点、作用时间、药物代谢、药物排泄途径及药物的不良反应则各不相同。所有的口服 SU 类药物都是经过胃肠道的吸收而进入血循环，其中绝大部分药物与血浆蛋白结合，然后经过肝脏或肾脏的清除作用，有一些物质被肝脏转化为活性或是无活性的代谢的中间产物。肝脏灭活是 SU 类药物清除的主要途径，而肾脏也是排泄活性或者是无活性的代谢产物的主要器官，所以在治疗中两个脏腑的作用都是很重要的。但是需要注意，磺脲类药物降糖疗效明确，但易致低血糖及体重增加，长效磺脲类药物上述不良反应更常见，老年患者应慎用，短效类药物以及药物浓度平稳的缓释、控释剂型可在权衡其获益和风险后选用。

适用人群：具有一定的胰岛功能，饮食控制疗效不满意，无酮症等急性并发症的非肥胖的 2 型糖尿病轻、中度老年患者。同时有严重心、肝、脑、肾等慢性并发症的患者，严重感染、外伤手术及烧伤患者，患有黄疸、造血系统受抑制、白细胞缺乏的患者，有 SU 类药物过敏史者均不推荐使用。

推荐药物：格列喹酮（糖适平）、格列美脲（亚莫利）、格列吡嗪（美吡达）、格列齐特（达美康）等，其优点为：见效速度较快，对血管、心血管、钾通道以及心脏的影响较小，只需一天服用 1~2 次，对老年人比较合适。老年患者慎用或者不用格列本脲（优降糖）、消渴丸或含有格列本脲的降糖药物，它们会引起低血糖，不建议使用。

用药注意：SU 类药物需要在餐前 30 分钟服用；药物用量需要从小剂量开始，慢慢增大，可以每 1~2 周（也可根据情况放宽至间隔每 3~4 周）调整 1 次剂量，直到患者获得了理想的稳定血糖。

不良反应：SU 类药物最常见而严重的不良反应就是低血糖。主要表现为：乏力、心慌、头晕、轻度头痛、四肢发冷、面色苍白、出冷汗、恶心等，严重者甚至出现惊厥、昏迷等。老年患者年龄偏大，低血糖症状容易被忽视，药物需要慎用，最好在家人的陪伴下生活。除了低血糖，SU 类药物还有胃肠道症状（如恶心、纳差、腹泻等）、肝功损害、皮疹、血细胞减少等，因此有转氨酶升高的患者不宜使用。

联合用药：在使用 SU 类药物并用其他药物时，要注意药物的交互作用，防止 SU 类药物失效。

②二甲双胍：二甲双胍是国内外多个指南和（或）共识推荐的老年 T2DM 患者的一线降糖药物之一。估算的肾小球滤过率（estimated glomerular filtration rate，eGFR）是能否使用以及是否减量的决定性因素。对于老年患者应小剂量起始（500mg/d），逐渐增加剂量，最大剂量不应超过 2550mg/d。使用缓释剂型或肠溶剂型有可能减轻胃肠道反应，且缓释剂型服药次数减少。若老年患者已出现肾功能不全，需定期监测肾功能，并根据肾功能调整二甲双胍剂量。对于 eGFR 在 45~59ml/（min·1.73m^2）的老年患者应考虑减量，当 eGFR < 45ml/（min·1.73m^2）时应考虑停药。重度感染、外伤以及存在可造成组织缺氧疾病（如失代偿性心力衰竭、呼吸衰竭等）的老年患者禁用二甲双胍。eGFR ≥ 60ml/（min·1.73m^2）的患者使用含碘对比剂检查时需在当天停用二甲双胍，在检查完至少 48 小时且复查肾功能无恶化后可继续用药；若患者 eGFR 为 45~59ml/（min·1.73m^2），需在接受含碘对比剂及全身麻醉术前 48 小时停药，之后仍需要停药 48~72 小时，复查肾功能无恶化后可继续用药。此外，二甲双胍会增加老年糖尿病患者维生素 B$_{12}$ 缺乏的风险，需在

用药后定期监测维生素 B_{12} 水平。

适用人群：饮食、运动控制疗效不满意，无酮症等急性并发症的肥胖型的 2 型轻、中度糖尿病老年患者。肝肾功能不全、慢性缺氧性的老年患者不宜选用本品。同时有严重心（包括心绞痛、心肌梗死）、肝、脑、肾等慢性并发症的患者，饮酒、明显脱水、循环功能不全、慢性肺部疾病、贫血、消瘦、营养不良、严重感染、碘造影剂前后、外伤手术及烧伤患者。大于 75 岁的患者，应计算肌酐清除率，若小于 30ml/min，禁用二甲双胍。年龄大于 80 岁的患者应慎用此类药物。

推荐药物：二甲双胍（盐酸二甲双胍）；小剂量起始（500mg/d），逐渐增加剂量，最大剂量不应超过 2550mg/d。

用药注意：双胍类药物一般在进餐前或者进餐中服用，药物用量需要从小剂量开始，如果控制不佳，可以慢慢增大药量，但不要超过 3g/d。

不良反应：双胍类药物最为常见的反应来自肠胃，如恶心、呕吐、纳差、腹胀、腹泻等；肠胃不良反应可与计量有关，少数患者因不良反应停药。以上不良反应常可耐受，可随时间的延长逐渐减轻以上症状。开始以小剂量服用药物并逐渐调整可有助于减少不良反应的发生。双胍类药物最严重的不良反应为乳酸中毒，多见于苯乙双胍。其他不良反应如维生素 B_{12} 缺乏等。

联合用药：在联合 SU 类药物或者胰岛素时，要注意药物的交互作用，防止诱发低血糖的发生。

③α- 葡萄糖苷酶抑制剂：α- 葡萄糖苷酶抑制剂是近年来临床上较为常见的口服降糖药，可分为不吸收型和可吸收型两类。可吸收型包括常见的阿卡波糖（拜糖平）和伏格列波（倍欣），不吸收型包括 miglitol，但此类药物国内很少使用。α- 葡萄糖苷酶抑制剂可以抑制葡萄糖淀粉酶的活性，延缓小肠内葡萄糖和果糖的转化，能减缓餐后血糖高峰的形成，对空腹血糖也有降低的作用。同时 α- 葡萄糖苷酶抑制剂在治疗中对于内源性胰岛素的分泌没有升高的作用，并能降低 C 肽水平和血浆胰岛素，还能有益于改善高脂血症和高胰岛素症。

适用人群：饮食、运动控制疗效不满意，无酮症等急性并发症的肥胖型的 2 型轻、中度糖尿病老年患者，尤其适用于高碳水化合物饮食结构和餐后血糖升高的糖尿病患者。不适用于炎症性肠炎、肠道梗阻症状、肠疝气及严重的肾功能不全的患者。肝功能损害的患者，建议在大量服用阿卡波糖（拜糖平）（300~600mg/d）的前几个月注意检测肝功能，以防出现肝损害。

不良反应：α- 葡萄糖苷酶抑制剂最为常见的反应来自肠胃，如腹胀、腹泻、肠鸣、腹痛等；肠胃不良反应可与计量有关，少数患者因不良反应停药。以上不良反应常可耐受，可随时间的延长逐渐减轻或消失以上症状。开始以小剂量服用药物并逐渐调整可有助于减少不良反应的发生。

用药注意：α- 葡萄糖苷酶抑制剂（阿卡波糖、伏格列波）一般在进餐的第一口随饭服下，效果最有效，药物用量需要从小剂量开始，如果控制不佳，可以慢慢增大药量，阿卡波糖常用剂量为 50~300mg/d，伏格列波的常用剂量为 0.2~0.6mg/d。

联合用药：在联合 SU 类药物或者胰岛素时，要注意药物的交互作用，防止诱发低血糖的发生。

④噻唑烷二酮衍生物：噻唑烷二酮（thiazolidinedione，TZD）类是胰岛素增敏剂，通过增加骨骼肌、肝脏及脂肪组织对胰岛素的敏感性发挥降糖作用。目前常用的 TZD 有罗格列酮、吡格列酮。单独使用时不易诱发低血糖，但与胰岛素或胰岛素

促泌剂联用时可增加患者低血糖风险。

适用人群：存在严重胰岛素抵抗的老年糖尿病患者可考虑选用该类药物。其中肥胖型患者较非肥胖型患者的效果更好，胰岛β细胞功能相对健全者疗效也相对较好。

不良反应：噻唑烷二酮衍生物的不良反应包括肠胃反应、轻度贫血、体重变化等。其中肠胃的不良反应包括：腹胀、腹泻、恶心、呕吐等；建议在服用噻唑烷二酮衍生物的前几个月注意检测肝功能，以防出现肝损害。该类药物可能导致患者体重增加、水肿、骨折和心力衰竭的风险增加，有充血性心力衰竭、骨质疏松、跌倒或骨折风险的老年患者应谨慎使用该类药物。

用药注意：本类药物可空腹或随食物服用，大多每日1次，用量需要从小剂量开始，如果控制不佳，可以慢慢增大药量。

联合用药：在联合SU类药物或者胰岛素时，要注意药物的交互作用，防止诱发低血糖的发生。

⑤其他类口服药：除了以上四种类型的口服药，还有很多具有良好作用的降糖药物，如瑞格列奈、那格列奈、PPD-IV抑制剂、糖原异生抑制剂等，这里主要说明一下相对较为多见的瑞格列奈的用法。

瑞格列奈，类属于氨甲酰甲基苯甲酸（CMBA），它的起效时间较快，其优点是餐后血糖的降低幅度要强于空腹血糖的降低。其作用机制与磺酰脲类药物的较为相似，经过肾脏或（和）肝脏，但低血糖的发生率要明显降低。原因是相对于磺酰脲类药物，瑞格列奈是通过恢复早时相的胰岛素分泌，且患者血糖越高，瑞格列奈刺激胰岛素的分泌作用越强，反之患者血糖越低，其刺激胰岛素分泌的作用越低，呈葡萄糖依赖性。

适用人群：具有一定的胰岛功能，饮食控制疗效不满意，无酮症等急性并发症的非肥胖的2型糖尿病老年患者。严重肝肾功能不全的患者，有瑞格列奈过敏史者均不推荐使用。

不良反应：低血糖和肠胃反应（如腹泻、呕吐等）。

用药注意：本类药物可进餐时候服用，最大单剂量为餐前4mg，但每日总剂量不得超过16mg。

联合用药：在联合其他口服降糖药物或者胰岛素时，要注意药物的交互作用，防止诱发低血糖的发生。

（2）胰岛素　当口服降糖药不能有效降低老年患者的血糖时，可以考虑胰岛素联合或单独注射治疗，预防患者并发症的发作。对于老年患者而言，胰岛素的注射要避免复杂的操作，动作尽量简单方便，但是要增加测量血糖的次数，防止低血糖的发生。现有胰岛素包括动物胰岛素（正规胰岛素、长效胰岛素），人胰岛素（中性短效可溶性胰岛素、中性预混人胰岛素），人胰岛素类似物（超短效胰岛素、超长效胰岛素）等。起始胰岛素治疗时，首选基础胰岛素，用药方便、依从性高，适用于多数老年患者。选择基础胰岛素时，应选择血药浓度较平稳的剂型（如德谷胰岛素、甘精胰岛素U300），并在早上注射，以减少低血糖，尤其是夜间低血糖的发生风险。若老年糖尿病患者 $HbA_{1c} > 10.0\%$，或伴有高血糖症状（如烦渴、多尿），或有分解代谢证据（如体重降低），或严重高血糖（$PFG > 16.7mmol/L$）时，根据患者的健康状态及治疗目标，可采用短期胰岛素治疗。除自身胰岛功能衰竭外，老年糖尿病患者经短期胰岛素治疗血糖控制平稳、高糖毒性解除后，应及时减少胰岛素注射次数。

适用人群：对于饮食、运动均不能良好控制血糖的2型糖尿病患者、1型糖尿病患者，急性感染、手术、糖尿病酮症、高渗性昏迷、进行性视网膜病变、有严重肝肾功能损害者。

不良反应：低血糖是胰岛素最常见的不良反应（患者血糖＜3.9mmol/L），轻度低血糖者应立刻服下快速升高血糖的食品，重者应送医院抢救，注射若干50%葡萄糖。其他不良反应还有过敏反应（如皮疹、血管神经性水肿等）、体重增加、低血钾、胰岛素性水肿、注射部位萎缩或增生、免疫性胰岛素抵抗、高胰岛素血症等。

用药注意：①尽量减少注射次数；②采用长效或超长效胰岛素类似物控制空腹及餐前血糖满意后，在餐后血糖不达标时再考虑加用餐时胰岛素；③尝试将预混胰岛素转换为基础胰岛素，以简化方案并减少低血糖风险。

（三）辨证论治

1. 辨证论治

（1）气阴两虚，或兼瘀滞证

治法：益气养阴，活血化瘀。

方药：参芪地黄汤加减。党参、生黄芪、生地黄、山萸肉、山药、丹皮、茯苓、泽泻。党参、生黄芪益气；生地黄、山药养阴；山萸肉、茯苓、丹皮滋肾健脾。

加减：伴肢体麻木者加桂枝、鸡血藤；心气虚者，加麦冬、五味子；肾气虚甚者，加菟丝子、覆盆子；腰痛甚者，加杜仲、川牛膝、防己。

（2）精气不足，肾阴亏虚证

治法：滋阴固肾，养阴生津。

方药：六味地黄丸加减。熟地黄、山药、山萸肉、茯苓、泽泻、丹皮。熟地黄滋阴补肾，填精益髓；山萸肉补养肝肾，并能涩精；山药补益脾阴，亦能固肾；泽泻利湿而泄肾浊，并能减熟地黄之滋腻；茯苓淡渗脾湿，并助山药之健运，与泽泻共泄肾浊，助真阴得复其位；丹皮清泄虚热，并制山萸肉之温涩。

加减：伴阴虚内热，心神受扰而失眠者，加五味子、酸枣仁、合欢花；尿频者多加桑螵蛸、覆盆子。

（3）脾肾两虚，湿气困阻证

治法：温阳补肾，健脾益气。

方药：肾气丸加减。附子、丹皮、桂枝、泽泻、山萸肉、熟地黄、山药、茯苓。附子温阳补火；桂枝温通阳气；熟地黄滋阴补肾生精；山萸肉、山药补肝养脾益精；泽泻、茯苓利水渗湿；丹皮活血散瘀。

加减：伴两虚甚者可去丹皮、茯苓、泽泻；大便溏者加党参、白术；耳鸣者加磁石、枸杞子。

2. 外治疗法

在对老年糖尿病的治疗中，尤其是对糖尿病周围神经病变的防治来说，外治疗法有着不良反应小、疗效准确、价格经济、患者易于接受等优点。

（1）推拿　对于老年患者来说，推拿可以帮助其疏通气血，激发潜力，调整阴阳，疏通经络，扶正祛邪。推拿包括腹部推拿、足部推拿、推拿捏脊等。

①腹部推拿：《灵枢·海论》有云："夫十二经脉者，内属于腑脏，外络于肢节。"说明经穴与内脏之间存在着某种特异的功能联系。而腹部，遍布着足阳明胃肠、足太阳脾经、足少阴肾经、足少阳胆经、足厥阴肝经和任脉多条经脉及其经脉所有的多个经穴，尤其是脏腑经气汇聚于胸腹部的腧穴。对腹部的推拿按摩可以通过对经穴的按摩，改善脏腑功能，扶脾抑胃、疏肝理气、温补肾经，培补元气，扶正祛邪。同时还可以加速脂肪细胞活化，减少患者的脂肪堆积。

②足部推拿：对于没有出现糖尿病足的老年患者来说，足部推拿可以帮助其疏通其足部的经络、改善肢体的气血循环，可以使筋脉得以濡养，对于糖尿病足还有一定的防治作用。《内经》有云："阴经集

于足心，谓经脉交行，三经皆起于足。"可见足部也是经脉穴位的聚集地，对于足部的推拿可以帮助疏通足部乃至下肢的循环，尤其是有一定的防治作用，但是需要注意的是，在足部推拿中要手法轻柔，力道适中。

③推拿捏脊：脊柱上分布着督脉、阳明经等多条经脉，同时还有与内脏关联紧密的俞募穴，是脏腑经气输注于背腰部的腧穴，它们与脏腑的关系密切，是脏腑经气通达于体表的部位，可以反映脏腑的生理病理情况。因而当某一脏腑有损时，便可推拿其所属的腧穴进行治疗，以达到疗效。故对于背部的捏脊，可以改善脏腑功能，从而培补元气，扶正祛邪。

（2）中药熏蒸疗法 《黄帝内经》曰："其有邪者，渍形以为汗，邪可随汗解。"可见中药熏蒸疗法历史悠久。其原理是中药煎煮后的温热刺激皮肤，行气活血，疏通腠理，舒经活络，扩张毛细血管，促进血液循环和淋巴循环，改善周围组织的营养状况；温通解凝，能促进血瘀和水肿的消散；同时排废排毒，使得机体气血畅通，代谢平衡。

中药熏蒸疗法的用法是将草药水煎煮出1000ml左右，保证水温在35~37℃，每日泡洗20分钟即可。做完熏蒸后要注意补水，防止水流失严重。

糖尿病疼痛麻木的泡脚方：红花30g，乳香30g，没药30g，桂枝30g，千年健30g，川芎20g，桃仁20g，元胡20g；糖尿病红肿热痛的泡脚方：黄柏20g，蒲公英30g，苦参20g，连翘20g，丹皮30g，赤芍30g，紫草30g，生石膏30g；糖尿病脚凉的泡脚方：制川乌15g，透骨草30g，苏木30g，红花15g，芒硝15g，独活20g。

当进行中药熏蒸疗法时，建议糖尿病患者泡脚时要先试水的温度，或用温度计测量，以37℃为宜。糖尿病患者感知外界

温度的能力下降，常不能感知水的正确温度，极易被烫伤。而且水温高易引发足部感染，加重糖尿病足病的恶化，所以在泡洗前要注意水温的适宜。

同时泡脚时间不宜过长，以15~30分钟为宜。在泡脚过程中，由于人体血液循环加快，心率也比平时快，时间过长容易影响心脏。另外，由于更多的血液会流向下肢，体质虚弱者容易因脑部供血不足而感到头晕，严重者甚至会发生昏厥，有心脑血管疾病者、老年人应注意，如果有胸闷、头晕的感觉，应暂时停止泡脚，马上躺下休息。

饭后半小时不宜泡脚。吃完饭后，人体内大部分血液都流向消化道，如果饭后立即用热水泡脚，本该流向消化系统的血液转而流向下肢，日久会影响消化吸收。因此，最好吃完饭过1~2小时后再泡脚。

当足部出现感染、溃疡，需要及时使用药物进行治疗，同时停止泡脚。另外泡脚后要注意保暖，待全身热度缓缓降低后才可结束，一般通过长久坚持均能受益。而对于严重器官衰竭、心力衰竭、肾衰竭的老年糖尿病患者要谨慎使用。

（3）针灸疗法

1）针刺疗法：针刺治疗糖尿病（消渴）在中医典籍中早有记载，晋代《针灸甲乙经》提出了6个治疗穴位："消渴身热、面目黄，意舍主之；消渴嗜饮，承浆主之；消渴，腕骨主之。"近年来国内外对于针灸治疗糖尿病的报道也日渐增多。对于像患糖尿病这种需要长年服药的老年患者来说，针刺更加显示出它的优势，不仅配合使用可以提高患者的生活质量，而且针刺治疗还可预防并发症的发生，并可治疗慢性并发症，针灸治疗老年糖尿病已引起人们广泛的重视和应用。

虽然针刺治疗糖尿病的作用机制尚不完全明确，但可能有以下几个方面：针刺

可以使胰岛素的水平升高，增强胰岛素靶细胞受体功能，加强胰岛素对糖原的氧化酵解、合成代谢和组织利用的功能，从而起到降低血糖的作用；针刺可以使糖尿病患者的血浆比黏度、全血比黏度等血液流变异常指标下降，对改善患者的微循环障碍，防止其血栓的形成，减少其糖尿病慢性并发症有着重要的意义；针刺还能够调整中枢神经系统，影响胰岛素、肾上腺素、甲状腺素等分泌，有利于糖代谢紊乱的纠正。

针刺治疗糖尿病常用选穴方法有以下几种。

①主穴：脾俞、膈俞、胰俞、足三里、三阴交。配穴肺俞、胃俞、肝俞、中脘、关元、神门、然谷、阴陵泉等。针刺方法：以缓慢捻转，中度刺激平补平泻法，每日或隔日1次，每次留针15~20分钟，10次为1个疗程。疗程间隔3~5日。

②主穴：脾俞、膈俞、足三里。配穴：多饮烦渴者加肺俞、意舍、承浆；多食易饥、便秘者加胃俞、丰隆；多尿、腰疼、耳鸣者加肾俞、关元、复溜；神倦乏力、少气懒言、腹泻者加胃俞、三阴交、阴陵泉等。针刺方法以针刺得气为指标。当患者对针刺有较强反应时，则留针15分钟，出针前重复运针一次再指压。

③三消辨证法：a.上消：少府、心俞、太渊、肺俞、胰俞；b.中消：内庭、三阴交、脾俞、胰俞、胃俞；c.下消：太溪、太冲、肝俞、肾俞、胰俞。胰俞为治疗上、中、下三消经验穴。针刺方法为补泻兼施，留针20~30分钟，隔日1次，10次为1个疗程。

④阳经选穴：膈俞、脾俞、足三里。阴经选穴：尺泽、地机、三阴交、中脘、气海。针刺方法：两经穴位配合使用，补泻兼施，留针20~30分钟，隔日1次，10次为1个疗程。

同时耳针选穴也不失为一种有效便捷的针刺手法。耳针治疗糖尿病常选用的穴位有：胰、内分泌、肾、三焦、耳迷根、神门、心、肝。针法为轻刺激。每次取3~5穴，留针20分钟，隔日1次，10次为1个疗程。治疗主穴为胰、胆、肝、肾、缘中、屏间、交感、下屏尖。配穴为三焦、渴点、饥点。根据主证及辨证分型，每次选穴5~6个。针法：捻转法运针1分钟，留针1~2小时，留针期间每30分钟行针1次。隔日1次，两耳交替，10次为1疗程。

除此以外，梅花针疗法也有一定疗效：用梅花针叩刺脊柱两侧的夹脊穴或叩刺肺俞、脾俞、胰俞、胃俞、肾俞，隔日或每日1次，10次为1个疗程。

唐代孙思邈指出："凡消渴病经百日以上者，不得灸刺，灸刺则于疮上漏脓水不歇，遂成痈疽。"从中可知，在针灸治疗糖尿病时，应严格掌握其适应证及禁忌证。当老年患者出现糖尿病酮症酸中毒、糖尿病高渗昏迷等严重急性并发症时不宜针刺；皮肤感染、溃疡者不宜针灸；饿、疲劳、精神紧张时不宜马上针刺；晕针者不宜针刺。而对于早期、中期的老年糖尿病患者，针刺的效果相对较好，而对病程时间长久、病重的患者应配合药物治疗，不应以针刺疗法为主要降糖手法。同时需要指出的是糖尿病难以速愈，随之的针灸治疗需要长时间的疗程方能见明显的临床疗效。

2）艾灸疗法：艾灸治疗糖尿病（消渴）也有着悠久的历史，《史记扁鹊仓公列传》记载了世界上最早的消渴灸治病案。艾灸可提高血液中氧化亚氮的含量，改善局部以及全身血液循环，对于老年糖尿病患者的末梢血液循环有着很好的疗效。灸法治疗糖尿病常用穴位有以下几组。

承浆、意舍、关冲、然谷（《普济方》）。

水沟、承浆、金津、玉液、曲池、劳宫、太冲、行间、商丘、然谷、隐白（《神应经》）。

承浆、太溪、支正、阳池、照海、肾俞、小肠俞、手足小指尖（《神灸经纶》）。

同样，对于糖尿病患者，当出现糖尿病酮症酸中毒、糖尿病高渗昏迷等严重急性并发症时不宜艾灸；皮肤感染、溃疡者不宜艾灸；对艾灸过敏者不宜艾灸。

（4）其他外治法

①电针配合穴位注射法：在老年糖尿病中，电针和（或）穴位注射，对于糖尿病周围神经病变有着不错的效果。选穴以各经脉的要穴为主，选用断续波，强度以患者能耐受为度，留针30分钟，待起针后，用注射器取所需药物注射于要穴，每日治疗1次，10~15次为1个疗程，疗程以2~3个为宜。

②穴位贴敷法：糖尿病患者可以在治疗时同时选用双侧胰俞、脾俞、曲池、肾俞、足三里、三阴交为主穴，并根据中医的辨证适当辅以配穴，如气阴两虚配以气海、关元；阴虚燥热者配以太溪、肺俞；气血瘀滞者配以膈俞；脾虚湿困者配以胃俞、中脘等。选定穴位后选用穴位敷贴治疗贴（可自行配置也可选用中成药物）外敷，每日更换1次，10~15天为1个疗程，疗程间隔1天，疗程以2~3个为宜。

③封包干热药物外敷法：指的是把特定的药物封包干热外敷在体表病变处以治疗。此方法对于患有胃轻瘫的老年糖尿病患者有着独特的疗效。封包干热药物外敷法利用封包干热的温度刺激，使腧穴的温度控制在38~40℃，温度的刺激会使腧穴和血管扩张，血流量增加，从而达到"引药入深走窜至病灶"的效果，方能奏健脾和胃、疏通气机、升清降浊之功效。封包中所含中药的主要成分为：苍术10g，菟丝子10g，山茱萸12g，生地黄12g，山药20g，太子参12g，黄芪25g，黄连6g，丹参20g，玄参12g，将上诉药物研碎成磨至粉末状，

装入25cm×25cm的布袋中，外敷于患者的中脘穴位，然后通过磁场等调高温度进行外敷，每次可持续30分钟，一日2次，疗程可持续1个月。

3. 成药应用

（1）降糖通脉胶囊　一次3~4粒，一日3次。适用于老年糖尿病气阴两虚，瘀血阻络者。

（2）知柏地黄丸　每次6g，每日3次。适用于老年糖尿病肾阴亏虚，阴虚火旺者。

（3）六味地黄丸　每次6g，每日3次。适用于老年糖尿病肾阴亏虚，精气不足者。

（4）参苓白术散　一次6~9g，一日2~3次，适用于老年糖尿病脾气虚弱，运化失调者。

（5）参芪降糖颗粒　一次1g，一日3次，效果不显著或治疗前症状较重者，一次用量可达3g，一日3次。适用于老年糖尿病脾肾不足，气血亏虚者。

（6）金芪降糖胶囊　一次6~8粒，一日3次，饭前半小时口服。适用于老年糖尿病气血亏虚，阴虚火旺者。

（7）金匮肾气丸　每次20粒（4g）~25粒（5g），一日2次。适用于老年糖尿病脾肾不足，湿气困阻者。

（8）玉泉丸　一次6g，一日4次，适用于老年糖尿病气阴两虚，阴虚火旺者。

（四）医家诊疗经验

1. 施今墨

施今墨先生倡导中西医结合辨病辨证治疗老年糖尿病。施今墨先生认为可将中医辨证的灵活性和西医诊断的标准化相结合，以西方医学疾病分类学的方法作为诊断有糖尿病的标准，治疗以"中医异病同治，同病异治"理论，开创出一条中西医结合，集中了中西医各自优势的新方法。同时施今墨先生还开创了十纲辨证：即为以阴阳为总纲，表里、虚实、寒热、气血

为八纲的十纲辨证方法来治疗糖尿病。在治疗时施今墨先生除了滋阴清热外，还善用健脾补气法治疗老年糖尿病。施今墨先生发现老年糖尿病以虚证、热证为多，而实证、寒证较少，尤以虚热之证最为常见，所以自制方选药以玄参20g、苍术10g、生黄芪30g、怀山药30g、麦冬20g、杜仲15g、茯苓20g、枸杞子12g、五味子10g、葛根20g、生地黄20g、熟地黄15g、党参15g、山茱萸15g为主。患者若是出现明显易饥多食现象，可以重用生地黄、熟地黄，加玉竹；若是口渴甚者，可以适量加入黄连清胃泻火；多汗者可以加龙骨、牡蛎；失眠者可以换茯神代替茯苓，加入远志、酸枣仁、女贞子等安神入眠；肢体麻木者则可以加入活血通络药物如川牛膝、威灵仙、川木瓜等；若患者血压偏高，则可以加入牛膝、夏枯草、紫石英等；若患者有冠心病，则可以加入生脉散、瓜蒌、薤白、半夏等。施今墨先生对于糖尿病对药的运用十分有效，尤其是黄芪配山药，苍术配伍玄参这两对药物。黄芪和山药，二者配伍，可以气阴兼顾，补脾功用甚佳。黄芪健脾补气止消渴，且偏于补脾阳，山药益肾而补脾阴，二者结合，阴阳互补，效用益彰。而苍术和玄参两者配伍，健脾滋阴。苍术燥湿健脾，玄参滋阴降火，两者结合，可以以玄参之润制约苍术之燥，又能以苍术之燥制约玄参之腻滞，润燥两者互相制约，健脾滋阴功能甚佳。

2. 祝谌予

祝谌予祝老认为本病病本在肾，要重视积热伤阴，治疗时应滋养培本，脾肾为重，强调辨病辨证分型论治并突出气血辨证，活血化瘀。祝老根据临床观察得到虽然老年糖尿病的发病因素是繁多的，但无论是七情、饮食、劳逸等原因，归根到底，都是肾脏损伤或是虚弱了，才会引起消渴，所以在治疗上祝老以"肾虚或是气阴两虚"为本，以"燥热"或是"血瘀"为标，标本结合，滋养培本，脾肾为重，共同治疗。同时在临床治疗中祝老发现老年糖尿病患者以典型的"三多一少"症状（即多饮多尿多食消瘦）为主诉的并不多，多数患者发现血糖升高前来就诊的因素为：体检、久病失治、手术前发现血糖指标升高等，所以在继承施今墨先生的学术思想与临床经验的基础上，他着重强调辨证与辨病相结合，突出气血辨证，活血化瘀，而不是局限与传统的滋阴清热疗法。祝老自制的降糖方：以增液汤、生脉散合玉锁丹，再加苍术配玄参、黄芪配山药两个对药为基本方（苍术15g，玄参30g，黄芪30g，山药30g，生、熟地黄各15g，党参30g，麦冬15g，五味子15g，茯苓20g，生牡蛎30g，生龙骨30g为底方加减），以脾肾为重点，从肺、脾、肾三个脏器入手，治疗时候注意滋养培本论治，共奏培补脾肾、益气养阴、生津止渴、清热除燥之功效。对于老年糖尿病引起的慢性并发症，祝老也有着自己的认识：老年糖尿病视网膜病变患者：出现视力下降、视物模糊的早期病变者，可用基本方加菊花、川芎、白芷、青葙子、谷精草等药物以益气养阴、祛风明目、活血化瘀；而对于由于眼底出血、视物发红甚或失明的晚期病变者，祝老常会凉血止血、活血消癥，在基本方上加入大蓟、小蓟、茜草、槐花、三七等。对于糖尿病肾病的老年早期患者，若是出现蛋白尿，则在基本方内重用生黄芪50g，再加益母草、白茅根、白花蛇舌草等，如是出现镜下血尿，则加如生地榆、生荷叶、生艾叶、生侧柏叶；若是患者尿量减少兼有水肿，则加入石韦、车前草、墨旱莲等；若是患者血压偏高，则加入夏枯草、黄芩、钩藤、牛膝、桑寄生等佐以降压。糖尿病肾病的晚期病变治疗较为困难，祝老也会辨证施治，对患者浮肿较为明显者，应温补脾肾、利水消肿,重新选用防己黄芪汤合桂附地黄汤或六味地黄汤加减;对于面白乏力、贫血严重者,治疗以益气养血、补肾生精为主,方选参芪四物汤加桑椹、枸杞、制首乌、白术、仙鹤草、女贞子等。对于糖尿病周围血管病变,祝老认为这是因阳气不足,气阴两伤,寒湿入络,血瘀不畅所致,治疗可加入温经祛寒、破血通经之药物,如:桂枝、威灵仙、炮附片、细辛、羌活、独活、苏木、刘寄奴、路路通、地龙等药物,但是对于老年患者,要注意药物剂量,不可破峻之力过于凶猛。对于糖尿病周围神经病变,祝老认为此乃气阴两伤兼血瘀之体,又感寒湿或郁久化热而成,治疗时宜以益气养阴、活血通络、散寒除湿为法,方可以用基本方合四藤一仙汤(鸡血藤、络石藤、海风藤、钩藤、威灵仙)加减治疗,具有疏通经络、解痉止痛、养血活血的功效。若患者郁久化热,则可加入凉血清热药物如黄柏、丹皮、赤芍。

3. 吕仁和

吕仁和吕老在治疗中强调要对病分期辨证论治。吕老将糖尿病按照脾瘅期、消渴期、消瘅期三期分期,并分别对分期的病因、病机、病位进行统计分析。他认为:脾瘅期的病因是劳心、郁火,病位主要在脾、胃、肝、肾四脏,所以将此期分为阴虚肝旺,阴虚阳亢,气阴两虚三证;消渴期的病因主要为过食厚味、怒伤,病位主要在肝、肾、胃、脾四脏,消渴期的病机主要为:肝肾阴虚、肠胃积热、阴虚内热、湿热瘀阻、肝郁化热、心神不宁等,分阴虚燥热,肺胃实热,湿热困脾,肝郁化热,肺热化毒,气阴两伤,经脉失养七证;消瘅期的主要病因是年老体衰,主要病机为血瘀阻络、气血不足、阴阳两虚、痰瘀滞络、经脉痹阻等,其中血瘀阻络是不可忽视的病机,且消瘅期的病位广泛,五脏六腑、经脉均可受累,所以分为气阴两虚、经脉不和,痰瘀互结、阴损及阳,气血阴阳俱虚、痰湿瘀郁互结三种类型。而对于老年糖尿病合并呼吸道感染,吕老善用对药,处方精当,药力专猛,直达病所。他将老年糖尿病合并呼吸道感染分为阴虚燥热、气阴两虚、脾肾两虚、阴阳两虚四种类型。针对阴虚燥热者,方选滋阴润燥方加减:生地黄30g,生石膏30g,石斛20g,玄参20g,玉竹15g,沙参15g,枸杞10g,知母10g,生大黄10g(后下);而对于气阴两虚患者,方选益气养阴汤加减,方药以地骨皮30g、首乌藤20g、黄精20g、生地黄20g、墨旱莲20g、沙参15g、赤芍15g、女贞子10g、黄连8g为主;对于脾肾两虚者,用健脾益肾汤加减送服金匮肾气丸,健脾益肾汤主要药物为:生黄芪30g,猪苓20g,木香10g,黄连10g,陈皮10g,半夏10g,苍术10g,金樱子10g,砂仁6g,厚朴3g;对于阴阳两虚者,方选调补阴阳汤加减送服金匮肾气丸,方药以墨旱莲20g、党参15g、地黄15g、金樱子10g、芡实10g、女贞子10g、当归10g、生黄连6g加减。对于风寒者可加入散寒解表药物如麻黄、荆芥等;风热者可加入辛凉透邪药物如金银花、连翘、薄荷、菊花等;燥热者可加入清热润燥药物如桑叶、桔梗、沙参等;凉燥者可加入温散药物如苏叶、紫菀、款冬花等;暑湿患者可加入解暑化湿药物如藿香、佩兰、佛手等;痰热者可加入清热化痰药物如石膏、黄芩等;痰湿者可加陈皮、半夏等化痰除湿;湿热者加入牛膝、生薏苡仁等化湿清热;肺热化毒者则可加鱼腥草、桑白皮等泄热化毒;热入营血者则加入水牛角、板蓝根等清热凉营;热盛动风者加钩藤、羚羊角清热息风。

4. 赵锡武

赵锡武先生认为在治疗中应该注意配合健脾并随证标本同治。在老年糖尿病的患者中，患者脾胃多数不佳，原因如下，首先患者素体年老，饮食不节，脾胃收纳、运化的负担日益增加，功能减退；患者血糖不稳定，困扰因素繁多，容易出现焦虑、不安、失眠等现象，久而久之则会出现"忧思伤脾"；患者多长期服用药物，滋腻碍胃，苦寒伤脾。脾胃损伤，久而则会脾胃虚弱，内生湿邪。故而患者多表现为腹满饱胀，进食发噎，食欲不振，恶心、呕吐，腹泻或便秘等情况，赵老面对这种患者时以补中气、健脾胃为治则，药用如：红参、党参、太子参、黄芪、苍术、白术、茯苓、山药、扁豆、枳壳、藿香、大枣、陈皮、砂仁等健脾理气之物。若患者腹满饱胀甚者，可选用香砂六君子汤（党参15g，木香6g，砂仁6g，陈皮12g，半夏9g，白术12g，茯苓12g，厚朴9g，柴胡9g，当归12g，枳实6g，建曲12g，麦芽12g，山楂12g，甘草6g）加减；若患者腹泻稀水者可用半夏泻心汤（半夏15g，黄芩9g，干姜9g，人参9g，炙甘草9g，黄连3g，大枣4枚）或理中汤、连理汤；虚秘者（非肠胃实热性便秘，顽固性便秘，苔不黄燥），可加入黄芪、党参、当归、火麻仁、蜂蜜等。冷秘者（便秘而舌暗淡，脉沉迟，四肢冷），虚秘者再加上大黄附子甘草汤，大黄用小量，此处为反佐法。老年糖尿病患者常会出现并发症，赵老认为其中糖尿病是本，并发症是标，治疗时一般宜标本同治，但是并发症酸中毒时要急则治其标。其中当消渴并发半身不遂时，此乃肾阴虚，肝阳上亢，随之化风上扰经络所致，治疗时宜标本同治，用方可以如补阳还五汤为主，同时还可以配合针灸治疗，以达到益气通阳、活血通络、平肝息风之效。而当消渴同时并发下肢麻木不利或小腿疼痛、双足冰冷时，不可以以"血瘀"一概而论，应明白有气虚、两虚、血瘀之分，要细加辨证，仔细论治。当患者以下肢麻木、倦怠无力为主，考虑为气虚，可重用红参；若患者下身寒冷之甚，手足不温，无论下肢是麻木还是疼痛，均考虑为两虚。治疗中中宜加如肉桂2~3g，3~5剂后，患者手足一转温就要酌情减量。若患者以下肢疼痛为主，舌紫暗，或有瘀点，或舌下静脉青紫或曲张，此为有瘀血，可以适量加入桃仁、红花、姜黄、当归、丹参以活血化瘀。

5. 任继学

任继学先生认为在治疗中应重补偏救弊，用药须阴阳兼顾。治疗中，任老认为首先要辨别证候的阴阳，然后在根据阴虚、两虚分别给予治疗。两虚者补阳，以动配静，"阴中求之"，旨在阳动阴生，则阴津充足，源泉不竭。阴虚者则以滋阴为主，以静配动，"阳中求之"，旨在阴静阳复，则阴液可化，生化无穷。动静结合，阴阳平衡，气血津液恢复，疾病乃愈。同时任老突破上中下三消局限，证候宜分为肺胃阴虚、肺胃两虚、肝胃阴虚、肝胃两虚、肝肾阴虚、肝肾两虚六种证候。对于烦渴多饮、易饥多食的肺胃阴虚者，治以滋阴润燥、生津止渴为主，方选白虎加人参汤（生石膏30~45g，知母18g，人参9g，甘草6g，粳米12g）加减。对于烦渴喜热饮，食少而不饱，畏寒疲乏的肺胃两虚者，治疗以补阳生阴、化液润燥为主。方选双补丸（含有鹿角胶90g，肉苁蓉30g，菟丝子30g，覆盆子30g，人参30g，白茯苓30g，薏苡仁30g，熟地黄30g，当归30g，黄芪30g，石斛30g，木瓜30g，沉香30g，五味子30g，麝香3g，泽泻30g等）加减。对于视物模糊，两目干涩，失眠健忘的肝胃阴虚者，治疗以养阴平肝、益胃生津为主，方选柳氏方（生石膏、生甘草、川黄连、茯苓、牡蛎、生地黄、沙参、天花粉、知母、麦冬、五味子）加减。对于精神萎靡，四肢乏力，阴囊冷缩的肝胃两虚者，治疗以温阳暖肝、益胃生津为主。方选以滋脾饮加味（生猪胰子9g，生地黄30g，生山药30g，生黄芪15g，山茱萸15g，附子3g，肉桂6g，川椒6g）加减。对于腰膝酸软，小便量多，色浊不清的肝肾阴虚者，治疗以滋补肝肾、生津润燥为主，方选以乌龙汤（生地黄18g，天冬6g，沙参12g，蛤粉12g，女贞子6g，龟甲25g，山药9g，料稆豆9g，茯苓6g，泽泻4.5g，车前子6g，藕90g）加减。对于四肢欠温，饥不欲食，小便频数的肝肾两虚者，治疗以温肾暖肝、化液生津为主。方选以金匮肾气丸为主（附子、肉桂、熟地黄、山药、茯苓、泽泻、鹿茸粉、山萸肉、牡丹皮）加减。除了以上方剂，任老自制的降糖方也有着不错的疗效。方药主要以知母30g、生山药25g、生地黄25g、天冬25g、黄精15g、天花粉15g、山茱萸10g、石斛10g、附子2g、肉桂3g、红花2.5g为主，随症加减。君药为知母、黄精、天花粉、生山药、生地黄、天冬，六味药物养阴清热，润燥生津，可灭燎原之火；附子、肉桂共为臣药，可行温阳化气、生津化液之功，以启少阳之火；同时佐以补益肾气、蒸津化液的山萸肉、石斛，再配以红花使经络畅通。诸药合用，共奏生津润燥之功效。

6. 周仲瑛

周仲瑛教授认为在本病中辨证论治要治虚不忘实、"三热"应并顾。现在一般认为糖尿病以燥热为发病之标，但具体而言，其热有三：分别为湿热、燥热、瘀热。湿热者，多因饮食不节、恣食肥甘厚味以致形体日渐肥胖，进而湿郁化热发为消渴。此类者治疗时候应以芳香醒脾、清热化湿为法则，可以选用藿香、法半夏、陈皮、厚朴、砂仁、黄连、天花粉、苍术、佩兰、玉米须、芦根等清中化湿、芳香悦脾药物。若伤脾耗气，则可加入如茯苓、薏苡仁等补气健脾之品；若湿热进而化燥伤津，又

需要加入清热润燥药物。燥热者，多因素体亏虚，或因情志失调，肝郁化火，或年轻时房室过度，精气耗伤，水亏火旺，因而致燥热内生，形体日益消瘦。治疗时应宜清热润燥为主，可选用石膏、知母、天花粉、芦根、北沙参、地骨皮等清热滋润药物，再配合甘寒养阴之品。此类患者还需注意，因为津血同源，可互相滋生转化，燥热阴虚，津亏液少，灼热于内，煎熬营血，以致血瘀。除此胃有燥热者则需要防止苦燥之药太过则伤阴之弊。瘀热者，多因湿热、燥热郁结日久，津血煎熬，血液黏滞，运行不畅，郁而化热，久病入络，以致络热血瘀。治法应以清热凉血化瘀为主，中药可选用制大黄、桃仁、赤芍、丹皮等。

7. 时振声

时振声教授认为本病应该三消同治，以肾为本，并主张用动态、变化、发展的观点去认识疾病，指导治疗。时振声教授认为在老年糖尿病治疗中，虽然有上、中、下三消，肺、胃、肾三脏的不同辨别治疗，但是由于五脏相生相克的联系，脏腑间常有密切的联系，一个脏腑生病必然会影响其他的脏腑，临床上三消的症状往往不是单独存在，而是同时并存，各有侧重。所以在治疗中应以三消同治，而不是专注于治疗一个。肾脏为先天之本，为封藏和五脏之本，而命门水火是全身阴液元阳之根本，所以治疗中应以肾为本。

8. 林兰

林兰教授将糖尿病分为"阴虚热盛型""气阴两虚型""阴阳两虚型"三个基本证候类型，这三型顺序代表了糖尿病早、中、晚三个不同发展阶段。这三种类型并没有否认传统的"上中下"三消的认识，与三消的涵义有所不同，反而突破"三消"单纯对症状的把握，赋予三消以全新的认识理念。这样分类，从机体更深的层面上

去认识糖尿病及其辨证，从而形成了更加完善而科学的糖尿病中医辨证理论体系，更加符合临床的实际应用。

五、预后及转归

老年糖尿病的预后及转归与多种因素如：临床分期、饮食运动及治疗有关。老年糖尿病患者的患病特点是多病共存，免疫功能下降，多数老年患者均有多个脏器损伤。所以为了提高生活质量，提高老年患者的生存率，患者及医生要重视并预防糖尿病并发症。老年糖尿病患者常饮食控制不佳，且容易并发重症感染，故老年糖尿病患者的预后不容乐观。若可以有效地长久平稳地控制血糖及其糖尿病并发症，定期复查血糖，注重自身症状，则老年患者的转归尚可，若不能有效地控制饮食、运动、定期复查血糖及糖尿病并发症，则患者预后十分不理想。老年糖尿病的死因多为糖尿病并发症，主要有糖尿病肾病、心脑血管病变等。

六、预防调护

（一）预防

现在老年糖尿病的发病原因及机制目前尚未明了，但根据临床资料分析，常与患者本人的遗传因素和其所在的环境因素有着重要作用，其他因素如饮食结构的改变，药物的服用也会影响其患病的几率。因此，首先要从自身做起，杜绝一切不良的生活习惯。包括饮食要避免多量食用肥甘厚味，尽量选择低糖、低盐、低脂、高维生素、高纤维、多元素的食物；对于烟酒也要杜绝；运动量要适量，避免剧烈运动；保持心情的愉悦，不要大起大落。对于老年糖尿病而言，要坚持以预防为主的方针，对年龄＞60岁的老年人应建议定期检查血糖、血压、血脂，定期广泛开展普查，发现可疑症状及早进行进一步检查，以便及早做出根治性选择或制订随访计划，避免误诊、漏诊，使老年糖尿病能得到早期发现、早期诊断和早期治疗。

（二）调护

对于老年糖尿病患者来说，心理帮助是十分有效果的。由于老年糖尿病素体虚弱，脏器亏损，所以患者大多并发症较多，病程较长。长时间的服用药物史和饮食运动控制容易让老年患者出现悲观、焦虑、抑郁、失望、烦躁等不良的负面情绪，因此家属和医护人员在面对老年患者的时候应该多与他们交流沟通，解答关于他们对于糖尿病的疑惑，帮助他们正确地认识老年糖尿病，叮嘱他们日常生活需要注意的细节，普及糖尿病并发症的防治措施。需要让他们了解，面对疾病时，除了合理控制饮食、运动，积极配合治疗外，良好的精神状态对于老年糖尿病的治疗是十分必要的。患者能经常保持喜悦、开心、快乐的情绪，经常做有益于健康的运动、工作，对治疗不感到是一种压力，对常服的药物也就习以为常了。

讲究合理饮食有利于老年糖尿病的预防和调护。糖尿病患者要避免高糖、高盐、高脂的食物，选择食物时应以容易消化和吸收的清淡食物为主，不能滥吃甘温、苦寒、辛热及较难消化的食物，吃营养食物要注意食量，保证每日进食的定时、定量、定营养。避免食用含糖量较高的蔬菜及水果，含碳水化合物过高的甜食也应该戒口。同时老年患者应忌用烟酒及辛辣、生冷之品。除了饮食，老年患者不能不思劳作，也不能劳作过度，在患者身体状况允许的情况下，可以适当地进行体育锻炼，加强患者体质，有利于平稳地控制血糖。

对于口服降糖药的老年患者，除了血糖复查外，建议定期复查血常规、肝肾功能等，防止出现肝脏、肾脏损伤；对于胰岛素治疗或者口服强效降糖药的老年患者，首先要预防患者的低血糖情况。当患者出现出冷汗、面色苍白、心慌、反应力差、无明显原因的神志丧失等情况时，要立刻检测血糖并迅速补充含糖食物。若患者在给予食物后，情况未见明显改善，则应迅速送往医院进行急救治疗。对于使用胰岛素治疗的患者，还应注意胰岛素的使用情况，若胰岛素尚未开启，则应保存在2~8℃的环境中，避免冷冻；若胰岛素已经使用，则应保证胰岛素在25℃以下，保质期不要超过30天。胰岛素的治疗，最好在餐前30分钟经行皮下注射，且要遵医嘱，不可随意增减剂量；而胰岛素注射的地点可以选择腹部、上臂、大腿前外侧、臀部等处，可以轮换部位，注射部位相隔最少两横指宽，以免造成局部硬结，影响胰岛素的吸收。

老年糖尿病患者还应预防糖尿病足的发生。老年人群应当让足部有充分的休息时间，建立正确的行走姿势，必要时可以考虑手杖、轮椅等代步工具。每日应检查足部是否有压红点、干裂、水肿等不良情况，保持足部下肢的温暖、清洁；避免太过深入的甲角；洗脚水温应以38~40℃为宜，泡脚时长为10~15分钟；穿着合适的鞋袜。若有不适可以考虑下肢足部按摩、红外线照射、中药艾叶熏蒸等改善下肢血液循环的治疗；当出现足部受伤时，应尽快去医院就诊，检查有无感染。

（三）食疗

1. 补肾食疗方

枸杞子30~50g，山药30~50g，芡实20~30g，黑芝麻（炒，打碎后调入）20~30g，核桃肉（炒，打碎后调入）20~30g，乌梅肉10~15g，糯米25~40g，洗净后加水共放入锅中，每日1次，3个月为1个疗程。若餐后有饥饿感，可用上述食材熬制成粥，分3次服用。春日加入米仁15~30g，赤小豆15~30g；夏日加入绿豆15~30g，百合15~30g；秋日加入荸荠20~30g，白木耳10~15g；冬日加入黑大豆25~30g，黑木耳15g。适用于肾阴亏虚型糖尿病患者。

2. 玉米须瘦肉汤

玉米须30g，瘦肉100g。洗净后加水共放入锅中，煮汤以食盐调味，每日1次，可常服用。适用于脾虚型糖尿病患者，尤其是伴有水肿者。

3. 鳝鱼黑豆汤

黄鳝鱼2条（200g左右，连血），黑豆60~120g，洗净后加水共放入锅中，煮汤以食盐调味，每日1次，可常服用。适用于气阴两虚型糖尿病患者。

4. 蚌肉苦瓜汤

蚌肉60g，苦瓜250g，洗净后加水共放入锅中，煮汤以食盐调味，每日1次，可常服用。适用于胃热阴虚患者。

5. 桑白皮兔肉汤

兔肉250g，桑白皮30g，洗净后加水共放入锅中，煮汤以食盐调味，每日1次，可常服用。适用于身形消瘦、小便不禁的患者。

6. 枸杞兔肉汤

兔肉250g，枸杞子10g，洗净后加水共放入锅中，煮汤以食盐调味，每日1次，可常服用。适用于肝肾不足患者。

7. 黄芪黑豆汤

黄芪30g，黑豆60g，洗净后加水共放入锅中，煮汤以食盐调味，每日1次，可常服用。适用于口渴汗多患者。

8. 八宝粥

芡实、山药、茯苓、莲子、薏苡仁、扁豆、玉竹、黄芪八样适量等份，洗净后加水共放入锅中，每日1次，可常服用。适用于气阴两虚患者。

9. 刺参汤

刺参一个（10~15g 左右），洗净泡发后，与黄芪 12g、花茶 4g、天花粉 12g 同煎30 分钟，煮熟后晨起空腹吃参喝汤，每日 1次。适用于气阴两虚者。

10. 刀豆猪腰子汤

刀豆 50g，猪腰子 1 个，洗净后加水放入锅内煎服，每日 1~2 次，可长期服用。适用于肾阴亏虚型患者。

11. 玉米须菜汁

取空心菜（或者竹叶菜）100g，玉米须 50g，洗净后放入锅内加水煎服，每日 2次，可长期服用。适用于口干多饮者。

12. 黄酒田螺汤

取大田螺 10~20 个，将之养于清水中漂去泥沙，取出螺肉后加入黄酒半小杯，拌和均匀，再放入清水中炖熟，一同服下，每日 1 次。适用于糖尿病消渴及湿热黄疸，小便不利者。

参考文献

［1］World Health Organization. Use of glycated haemoglobin（HbA_{1c}）in the diagnosis of diabetes mellitus. Abbreviated report of a WHO consultation, 2011［EB/OL］.（2013–11–12）.

［2］中国老年糖尿病诊疗指南（2021 年版）［J］. 中华糖尿病杂志，2021，13（1）：14–46.

［3］二甲双胍临床应用专家共识（2018 年版）［J］. 中国糖尿病杂志，2019，27（3）：161–173.

［4］Wong CW，Leung CS，Leung CP，et al. Association of metformin use with vitamin B（12）deficiency in the institutionalized elderly［J］. Arch Gerontol Geriatr，2018，79：57–62.

［5］American Diabetes Association. 12. Older adults：standards of medical care in diabetes–2021［J］. Diabetes Care，2021，44（Suppl 1）：S168–S179.

［6］迟家敏. 实用糖尿病学［M］. 4 版. 北京：人民卫生出版社. 2017.

［7］周仲瑛. 中医内科学. 2 版. 北京：中国中医药出版社，2007.

［8］LeRoith D，Biessels GJ，Braithwaite SS，et al. Treatment of diabetes in older adults：an Endocrine Society clinical practice guideline［J］. J Clin Endocrinol Metab. 2019，104：1–55.

［9］陆寿康，施小墨. 施今墨丸药组方特点及具体应用［J］. 中医杂志，2019，60（18）：1543–1545，1571.

［10］史丽伟，倪青. 当代名医辨治糖尿病用药经验举隅［J］. 河北中医，2018，40（2）：165–169，186.

［11］许焕利，赵文景，李景，等. 吕仁和分期论治 2 型糖尿病胰岛素抵抗经验［J］. 北京中医药，2020，39（8）：789–791.

第四节　妊娠糖尿病

妊娠糖尿病（gestational diabetes mellitus，GDM），是指妊娠期间发生的糖代谢异常，但血糖未达到显性糖尿病的水平，占妊娠期高血糖的 83.6%。全球 20 岁以上孕妇高血糖患病率 15.8%，每年超过 2000 万孕妇罹患此症。我国各地区患病率有差异，平均为 17.5%。

本病属于中医"消渴"范畴，古代文献中对此病没有形成系统认识，但在古医籍中早有相关论述，因妊娠糖尿病发生在妊娠这一特定时期，故将其定义为"妊娠消渴病"。由于孕妇特有的生理变化，大多数人即使已经明确诊断为 GDM，但没有出现如传统中医学认识的消渴病"三多一少"的典型症状。

一、病因病机

（一）西医学认识

GDM 的发病机制至今仍不清楚，研究认为 GDM 可能与遗传易感性、胰岛素抵抗程度增加和胰岛 β 细胞功能缺陷、炎症反应、代谢紊乱和氧化应激、脂联素减少等因素有关。妊娠期由于雌、孕激素的作用，胰岛发生结构和功能上的改变，β 细胞显著肥大和增生，随孕周的增长，胰岛素的分泌逐渐增多，造成高胰岛素血症，但同时由于胎盘分泌多种对抗胰岛素的激素，如雌激素、皮质醇、黄体酮等，导致周围组织对胰岛素反应的敏感性降低。另外，胎盘还可分泌胰岛素酶，加速降解胰岛素，逐渐加重孕妇体内胰岛素抵抗，表现为血糖升高，最终导致了糖代谢紊乱而产生妊娠糖尿病。

1. 遗传及基因易感性

GDM 和 T2DM 可能具有相同的遗传易感基因，并且 GDM 的发生与糖尿病家族史、某些糖尿病高发种族也具有一定相关性。有 2 型糖尿病家族史的妇女 GDM 发生率明显增高。许多在 T2DM 发生过程中可能参与疾病形成的基因，诸如胰岛素受体（INSR）、胰岛素样生长因子 -2（IGF-2）、$ADRB_3$、$ABCC_8$、$CAPN_{10}$、MBL_2 等基因都可能在 GDM 的发生过程中起作用。如人 SHBG 基因位于 17 号染色体短臂上，流行病学资料发现 SHBG 及性激素与 2 型糖尿病的许多危险因素有关，如肥胖、中心性体脂分布、高胰岛素血症、高血糖等。孕早期低水平血清 SHBG 是妊娠糖尿病的独立危险因素，可能与糖尿病致病原因相关。

2. 胰岛素分泌受限和胰岛素抵抗叠加

GDM 较正常孕妇存在更重的胰岛素抵抗，GDM 患者由于胰岛素受体后缺陷，胰岛素受体底物 -1（IRS-1）酪氨酸磷酸化减弱，而丝氨酸磷酸化增强，最终影响下游的信号传导，导致妊娠期胰岛素抵抗。另外有研究表明，内脂素平均水平在妊娠糖尿病患者整个孕期中均是显著升高的，随孕周增加而增加，且分娩后 2 周仍会有所升高说明这部分孕妇存在胰岛素抵抗，而这不仅与妊娠期生理性胰岛素抵抗有关，同时也与妊娠期糖尿病所致体重异常升高、脂肪异常增多分布所致内脏脂肪数目体积增大，内脂素分泌增多有关。

3. 体内代谢紊乱

GDM 的主要特征就是以胰岛素抵抗为主的糖、脂代谢紊乱，同时研究发现，脂联素、瘦素以及高密度脂蛋白（HDL）等多种因子均与 GDM 的发生密切相关。另外研究发现，铁代谢异常也与 GDM 的发生具有相关性。总之，GDM 也是一种涉及多种体内物质代谢紊乱的综合性疾病。

4. 炎性反应及氧化应激

低水平的慢性炎症反应可能也参与 GDM 的起病脂肪组织产生和释放的多种促炎和抗炎的因素，包括脂肪因子瘦素、脂联素、抵抗素、内脂素，以及细胞因子和趋化因子，如 TNF-α、白细胞介素 -6、单核细胞趋化蛋白 1 等，在胰岛素抵抗和心血管疾病的发生和发展中发挥重要作用。C 反应蛋白（CRP）是近年来研究较多的与代谢性疾病相关的炎症因子。妊娠早期高水平的 C 反应蛋白是妊娠糖尿病的预测因子。

5. 其他危险因素

其他危险因素包括高龄妊娠、肥胖、产科因素、血浆维生素 D 缺乏以及糖尿病家族史等。其中，产次在 3 次以上的孕妇发生 GDM 的危险性增加 2.17 倍，有巨大儿史的孕妇 GDM 发生的危险性增加 3 倍，有 GDM 病史者再次妊娠时发生 GDM 的危险性增加 23 倍。血浆维生素 D 缺乏具有导致 GDM 的风险，其通过维生素 D 与其受体结合，通过细胞内外钙浓度变化调节 β 细胞的功能与分泌、维生素 D 直接刺激细胞膜胰岛素受体表达和葡萄糖转运，从而形成对葡萄糖稳态的影响。

（二）中医学认识

由于妇人的生理特点导致妊娠时特有的生理变化。《灵枢·五音五味》指出："妇人之生，有余于气，不足于血，以其数脱血也。"唐容川在《血证论》中说："女子主血""女子以血为主"；宋代陈自明在《妇人大全良方》中强调："妇人以血为基本。"明代李时珍在《本草纲目》中说："女子，阴类也，以血为主。"因此妊娠期间，阴血下注养胎，机体处于相对阴血偏虚、阳气偏盛状态。"津能生气""津能载气"，孕妇阴血亏虚，导致"津停气滞"，机体津液输布运行受阻，气血郁滞不畅。加之胎儿逐渐长大，气机升降受阻，加重气血运行不畅，致使脾肾气化不利，脾虚血少，痰湿易生。若平素阴血不足、脾肾虚弱、气机郁滞之人，孕后复因调养不当，"脏气本弱，因妊重虚""虚邪相应，邪气易留"，则极易发生 GDM。

妊娠期糖尿病的发病与母体内环境的变化、素体脏腑功能虚弱、阴阳气血的偏盛偏衰、饮食不节、情志不调、劳欲过度等密切相关。

1. 先天禀赋不足

素体阴血不足，妊娠后阴血下注冲任以养胎，致阴血更虚，随胎体渐长，更耗母体之气阴，阴血亏损则燥热内生；肺主宣发，为水之上源，阴伤肺燥，津液失于敷布，则脾胃失其濡养，肾阴失其滋润，"胃为水谷之海，脾主运化，为胃行其津液，胃阴亏耗"，脾阴不足，则消谷善饥，津液无所生而燥热内炽，上灼肺液，下耗肾阴，"肾主水藏精"，为先天之本，肾阴虚则虚火内生，亦可上炎肺脾。

2. 情志内伤

胎体渐长同时受情志所伤，精神刺激或长期抑郁，五志过极，致使肝气郁结，气机郁滞，郁久化火，火热炽盛，可上灼肺津，中灼胃津，下耗肾阴。

3. 饮食不节

长期过食肥甘，醇酒厚味，损伤脾胃，可致脾胃运化失司，积热内蕴，化燥伤津，消谷耗液，而生消渴。

4. 劳欲过度

房事不节，劳欲太过，必将耗伤肾阴、肾气，加重阴血、肾气的不足，虚火内生，导致消渴的发生。

总之，妊娠消渴病位在肺、脾、肝、肾，病机为阴亏不足，水谷转输失常所致，虚热内生。《妇人大全良方·卷十三》曰："妊娠之人，脏腑气虚，荣卫不理，阴阳隔绝，热气乘于心脾，津液枯少，故令心烦而口干也。"说明了本病病机乃脏腑本虚，热烁津亏。清代叶天士在《叶氏女科证治·安胎》中首次提出"妊娠消渴"之病名，认为"此乃血少，三焦火胜而然"。也说明阴虚热盛的基本病机。通过对大量临床文献的研究，发现妊娠消渴存在阴虚热盛—气阴两虚—阴阳两虚逐渐加重的规律性。

二、临床诊断

（一）辨病诊断

妊娠糖尿病早期常无典型的症状和体征。因此建议早期筛查，尤其是有以下风险因素的妇女应考虑早期筛查：有妊娠糖尿病病史，已知的糖代谢受损，肥胖（体重指数 ≥ 30kg/m^2）；其中没有诊断妊娠糖尿病者，应在孕 24~28 周时复查血糖。

1. 诊断标准

孕期任何时间行 75g 口服葡萄糖耐量试验（OGTT），5.1mmol/L ≤ 空腹血糖

＜7.0mmol/L，OGTT 1 小时血糖≥10.0mmol/L，8.5mmol/L≤OGTT 2 小时血糖＜11.1mmol/L，任 1 个点血糖达到上述标准即诊断 GDM。由于空腹血糖随孕期进展逐渐下降，孕早期单纯空腹血糖＞5.1mmol/L 不能诊断 GDM，需要随访。

2. 相关检查

（1）两步法　所有非糖尿病的孕妇应在妊娠 24~28 周常规做 50g 葡萄糖激发试验（GCT）。具有妊娠糖尿病高危因素的孕妇，首次孕期检查时，即应做 50g GCT，血糖正常者，妊娠 24 周后重复做 50g GCT。若 GCT1h 异常者，需要在禁食状态下行口服葡萄糖耐量试验（OGTT）。

①GCT：孕妇受试前正常饮食，受试日上午随机将 50g 葡萄糖粉溶 200ml 水中，5 分钟内服完，从开始服糖水计时，1 小时取静脉血测血糖值。GCT 异常的切点一般采用美国糖尿病资料组（NDDG）推荐的≥7.8mmol/L。

②OGTT：孕妇试验前连续 3 天每天进食不少于 150g 碳水化合物，当天禁食 8~12 小时后进行。5 分钟内口服含 75g 或 100g 葡萄糖粉的 300ml 液体，分别留取空腹、服后 1、2、3 小时静脉血测血糖。检查期间静坐、禁烟。血糖测定采用葡萄糖氧化酶法。OGTT 具有较高的阳性率，假阳性率也高，是传统的诊断糖尿病的常用方法，但其受检查前糖类摄入的多少、应激因素、服葡萄糖后恶心呕吐、多次采血测定等多种因素的限制。

（2）一步法　世界卫生组织（WHO）推荐所有妊娠妇女于妊娠 24~28 周直接采用 75g OGTT 及 WHO 标准进行诊断。此法适用于 GDM 高危人群，如超重的妇女、有妊娠糖尿病家族史的妇女、有 2 型糖尿病家族史的妇女。

（3）尿糖测定　对所有初诊孕妇均应做尿糖测定，如果早孕期阴性者，于中、晚期需重复测定，在正常妊娠期中，尤其在妊娠 4 个月后，孕妇肾小管对葡萄糖的再吸收能力减低，有时血糖值在正常范围内，但由于肾排糖阈的下降而出现糖尿症，在产后泌乳时，还可能发生生理性的乳糖尿，所以尿糖阳性者需要进一步做空腹血糖和糖耐量测定以明确诊断。

（4）血糖测定　正常孕妇的血糖数值一般低于正常值，很少超过 5.6mmol/L（100mg/dl），空腹血糖常为 3.3~4.4mmol/L（60~80mg/dl）。

（5）血红蛋白 A_1（HbA_1）测定　血糖、糖化血清蛋白和糖化 HbA_1，三者均可用作反映糖尿病控制程度的指标，但其意义不尽相同，血糖浓度反映采血当时的血糖水平；糖化血清蛋白反映采血前 1~2 周血糖的平均（总）水平；糖化 HbA_1 和 HbA_{1c} 则反映采血前 8~12 周内血糖的平均（总）水平，在红细胞生存周期时，血红蛋白缓慢糖基化产生 HbA_1，HbA 发生变化的量是根据平均血糖水平，在非糖尿病者 HbA_1 水平约为 4%，糖尿病患者可高达 20%，但患者治疗控制后，血糖水平可下降，HbA_1 可再分为 HbA_{1a}，HbA_{1b}，HbA_{1c}，HbA_{1c} 占的比例最大，测定 HbA_{1c} 可代替 HbA_1 水平，正常妊娠期 HbA_1 水平平均为 6%，但在糖尿病妊娠者可上升，随着妊娠进展，糖尿病控制较好时可下降，所以应用 HbA_1 测定可作为血糖测定的辅助方法。

（二）辨证诊断

妊娠期糖尿病的辨证论治规律是以八纲辨证、气血津液辨证为主，多从气、血、津液、阴、阳入手，阴虚热盛、气阴两虚、阴阳两虚是基本病机，也是基本证型。在八纲辨证和气血津液的基础上，加脏腑辨证等其他辨证方法，多从肝、肺、脾（胃）、肾入手，肺燥、胃热、肾虚、脾虚、肝郁以反映本病的复杂情况。以下总结的基本证型，治疗时供组合选取，以求达到最佳治疗效果。

1. 阴虚热盛证

临床证候：口燥咽干，烦渴多饮，渴喜冷饮，多食易饥，溲赤便秘，心烦失眠，大便秘结，尿频量多，舌红少津，苔黄，脉细、滑数，或细弦数。多见于病变早期。

辨证要点：口燥咽干，烦渴多饮，多食易饥，脉细、滑数或细弦数。

2. 气阴两虚证

临床证候：咽干口燥，气短乏力，口干欲饮，失眠多梦，头晕耳鸣；自汗易感，颜面肢体浮肿，大便干燥，尿频量多，舌体胖大，舌质淡，苔薄白或白腻，脉沉或细滑。多见于病变中期。

辨证要点：咽干口燥，气短乏力，舌体胖大，舌质淡，苔薄白，脉沉或细滑。

3. 阴阳两虚证

临床证候：口干喜热饮，纳差便溏，小便清长，夜尿频多，形寒肢冷，面色无华，腰酸耳鸣，大便干稀不调，舌淡，苔白润，脉沉细。多见于病变晚期。

辨证要点：口干喜热饮，纳差便溏，小便清长，舌淡，苔白润，脉沉细。

4. 兼夹证

（1）兼肝郁　情志抑郁，胸胁苦满，善太息，脉弦。

（2）兼脾虚　便溏，纳呆，腹胀，舌体胖大，有齿痕，脉濡或濡弱。

（3）兼血虚　面色萎黄或淡白，爪甲淡，既往月经延后或色淡量少，舌质淡苔薄，脉沉或细。

三、鉴别诊断

（一）西医学鉴别诊断

1. 与孕期生理性糖尿相鉴别

孕期生理性糖尿发生率为10%~20%，因暂时性肾阈降低而有糖尿，但血糖正常，可疑时测定空腹血糖和糖耐量试验确诊。

2. 与非葡萄糖尿相鉴别

（1）一部分人尿液中有果糖、乳糖、戊糖，可使班氏试剂出现阳性。葡萄糖氧化酶法试剂特异性高，可区别之。

（2）大剂量维生素C、水杨酸、青霉素、丙磺舒也可引起尿糖假阳性反应，应做血糖确诊。

3. 与食后糖尿、甲状腺功能亢进症、胃空肠吻合术后血糖升高相鉴别

食后糖尿、甲状腺功能亢进症、胃空肠吻合术后，因碳水化合物在肠道吸收快，可引起食后半小时至1小时血糖升高，出现糖尿。与糖尿病的鉴别点是空腹和餐后2小时血糖正常。

（二）中医学鉴别诊断

1. 与口渴症相鉴别

口渴症是指口渴饮水的一个临床症状，可出现于多种疾病过程中，尤以外感热病为多见。但这类口渴各随其所患病证的不同而出现相应的临床症状，不伴多食、多尿、尿甜、瘦削等消渴的特点。

2. 与瘿病相鉴别

瘿病中气郁化火、阴虚火旺的类型，以情绪激动、多食易饥、形体日渐消瘦、心悸、眼突、颈部一侧或两侧肿大为特征。其中的多食易饥、消瘦，类似消渴病的中消，但眼球突出，颈前生长瘿肿则与消渴病有别，且无消渴病的多饮、多尿、尿甜等症。

四、临床治疗

（一）提高临床疗效的要素

1. 早期筛查，早期诊断

由于本病早期无特异症状及体征，因此需要每一位孕妇都进行妊娠糖尿病筛查，通过分析患者病史、临床风险因素或者实

验室化验结果来确定患者血糖水平。早孕期筛查适用于未确诊的2型糖尿病患者，也建议用于有风险因素的孕妇，包括之前曾患妊娠糖尿病的患者。对于高风险的孕妇，如果早孕期筛查结果为阴性，推荐妊娠24~28周时复查。通过筛查以便及早做出诊断、及时治疗，尤其是基层工作的医务人员更应对该病提高警惕。

2.辨证施治，中西结合

西医治疗本病的药物比较局限，磺脲类口服降糖药可以透过胎盘，引起胎儿低血糖，且有致畸的危险，双胍类可引起胎儿乳酸中毒，故妊娠糖尿病患者不宜选用西药口服降糖药，目前以饮食控制及胰岛素治疗为主，但胰岛素治疗，剂量较大时仍存在引起低血糖的危险。因此中西医结合是治疗本病的最佳方案。中医认为，本病的治疗方法一般有饮食治疗、运动治疗及药物治疗，中医在强调饮食及运动治疗外，辨证分型、药物治疗也必不可失，其能有效缓解患者症状，改善患者生存质量。中医对本病治疗早在古籍中就有记载，如宋代陈自明《妇人大全良方·卷十三》提出了治疗方选，如"升麻散，治妊娠壅热，心神烦躁，口干渴逆"。清代叶天士在《叶氏女科证治·安胎》中首次提出"妊娠消渴"之病名，治宜"活血汤"（熟地黄、当归、川芎、白芍、生地黄、黄柏、麦冬、山栀、生姜、大枣）。清代静光禅师《胎产新书·女科秘要》中用"加味四物汤"治疗，或"六味地黄汤亦效"。明代薛己《校注妇人良方·卷十三》详细记载了本病的辨证分型及治疗方剂。如"若胃经实火，用竹叶石膏汤；若胃经虚热，用人参黄芪散；若胃经气虚，用补中益气汤；若肺经虚热，用紫苏饮；若肝经火动，用加味逍遥散；若脾气郁结，用加味归脾汤；若肾经火动，用加味地黄丸"。中医古代名家对本病已经有了深入的认识，并提出有效治疗方法，

因此博采古方，中西结合能有效提高诊疗效率。

3.个体化诊疗

目前，个体化诊疗模式受到越来越多人的欢迎，有着极大的市场需求。其理念与辨证论治的思想很像，包括对孕产妇进行个体中医体质辨识及保健，合理的饮食指导及生活方式干预，对保证孕妇和胎儿健康，降低妊娠合并症和并发症的发生率有重要意义。清代名医陈复正《幼幼集成》曰："儿之在胎，与母同体，得热则俱热，得寒则俱寒，病则俱病，安则俱安，母之衣食起居尤为慎密。"唐代医家孙思邈曰："儿在母腹中，受其精气，一月胚，二月胎，十月百神备而生，不如此者，身不平尔。"均显示出母亲孕育状态与胎儿发育的关系。因此，运用独特的中医理论对孕产妇保健进行指导，对中医体质有偏颇的孕妇辨体施膳、辨体施养、辨体施治使偏颇的生理状态得以改善和纠正，最终达到平和状态，避免其加重，减少妊娠期糖代谢异常的发生。

4.治病与安胎并举

本病的治疗应以治病与安胎并举为治疗原则。若孕妇患糖尿病而累及胎儿者，应以治糖尿病为主。若妊娠而加重糖尿病者当以安胎为主，注意补肾培脾，养血清热，开郁顺气。治疗糖尿病，必要时应以中西医结合处理。应尽量避免使用有害于机体的治疗方式。

（二）辨病治疗

1.营养治疗

妊娠糖尿病的患者都必须遵循一个个体化的糖尿病膳食计划。美国糖尿病协会（ADA）建议，GDM的营养治疗应提供足够的营养以促进胎儿和母亲的健康，在不出现酮症的情况下达到正常血糖，并为达到孕期适度的体重增长提供足

够的能量。临床实践中，通常孕妇每天需要 1800~2500kcal 的热量。理想体重的孕妇热卡需要量为 30kcal/（kg·d），超重孕妇热卡需要量为 22~25kcal/（kg·d），肥胖孕妇的热卡需要量为 12~14kcal/（kg·d）（当前孕期体重）。对于体重过低的孕妇，热卡需要量可达到 40kcal/（kg·d），以获得推荐的体重增长、血糖目标和营养摄入。食谱结构恰当，每日碳水化合物、脂肪、蛋白质的比例分别为 55%~60%、20%~25%、15%~20%，用黄瓜、番茄等素菜来代替水果，牛奶于孕中期为 200~400ml/d，孕晚期为 400~600ml/d，选用低脂牛奶，蔬菜每日摄入不少于 500g，绿色蔬菜不少于 60%。三餐比例适当，根据少食多餐的原则，按每日 6 餐来分配总热量，早餐 20%、早点 5%、午餐 30%、午点 10%、晚餐 30% 和晚点 5%，早餐、早点和午点尽可能采用粗粮。

2. 运动治疗

运动可以降低空腹和餐后血糖，增加机体对胰岛素的敏感性，同时促进机体利用胰岛素，经常性的运动可控制血糖并减少降糖药物的用量，甚至可以避免使用胰岛素治疗。ADA 建议在没有产科禁忌证的情况下，采取中等强度的锻炼作为 GDM 患者治疗计划的一部分。

3. 药物治疗

目前 GDM 患者降糖药物治疗有两种选择：胰岛素（和胰岛素类似物）是美国目前唯一推荐使用的药物，在其他一些国家还允许使用某些口服降糖药物。目前并不推荐给 GDM 的患者使用胰岛素泵，因为尚无资料表明胰岛素泵比传统治疗方法更必要、更有效。

（1）胰岛素 胰岛素的应用必须遵循个体化原则，根据患者血糖程度、肥胖程度和其他因素决定胰岛素剂量和给药方法。

可应用于孕期的胰岛素类型：包括所有的人胰岛素（短效、中效及预混的人胰岛素）、胰岛素类似物（门冬胰岛素、赖脯胰岛素及地特胰岛素）。

胰岛素总剂量范围为 0.7~2.0U/kg（当前孕期体重）。基本原则是从最简单的方案开始，再根据具体情况进行调整。GDM 孕妇很少出现低血糖，如果出现可以立即进食含有蛋白质和碳水化合物的食物 10~20g，这种混合餐有利于减少血糖的波动。

妊娠期胰岛素应用方案：对于空腹及餐后血糖均升高，推荐三餐前短效/速效胰岛素联合中效/地特胰岛素治疗。由于孕期胎盘引起的胰岛素抵抗导致的餐后血糖升高更为显著的特点，预混胰岛素应用存在局限性，不作为常规推荐。

（2）口服药物 除二甲双胍外，其他口服降糖药均不推荐应用于孕期。多项二甲双胍与胰岛素在妊娠期应用的头对头研究及荟萃分析提示，使用二甲双胍在控制餐后血糖、减少孕妇体重增加以及新生儿严重低血糖的发生方面都有益处，孕早期二甲双胍暴露并不增加任何先天畸形的风险。对二甲双胍治疗的育龄期 T2DM 患者以及严重胰岛素抵抗应用二甲双胍治疗的多囊卵巢综合征（PCOS）患者，可在服用二甲双胍的基础上怀孕，怀孕后是否停用二甲双胍，需视血糖及患者意愿综合判断，酌情继续应用或加用二甲双胍。由于我国尚无二甲双胍孕期应用的适应证，需在知情同意的情况下应用，不推荐妊娠期单用二甲双胍，需在胰岛素基础上联合应用。

（三）辨证治疗

1. 辨证论治

（1）阴虚热盛证

治法：养阴清热。

方药：增液汤合白虎人参汤加减、玉女煎加减。熟地黄、生地黄、牛膝、玄参、麦冬、生石膏、知母、黄芩、天花粉。生地黄、玄参、麦冬养阴增液；生石膏、知母清热益气，与熟地黄、麦冬、牛膝共奏清胃热、滋肾阴之功。妊娠早期，呕吐酸水或者苦水，加陈皮、竹茹、姜半夏、乌梅等和胃抑肝，降逆止呕，胎动下血，色红，伴腰膝酸软、腹胀，加阿胶养阴凉血止血，续断、菟丝子固肾安胎；火盛极者可加用地骨皮；乏力者加山药、葛根等。

（2）气阴两虚证

治法：益气养阴。

方药：参芪麦味地黄汤、七味白术散加减。太子参、黄芪、麦冬、五味子、熟地黄、山茱萸、山药、丹皮、泽泻、茯苓、白术、葛根、炙甘草。太子参、黄芪、麦冬、五味子、熟地黄、山茱萸、山药、丹皮、泽泻滋阴益气，清利湿热；白术健脾燥湿，加强益气助运之力；茯苓健脾渗湿；葛根升阳生津；炙甘草益气和中，调和诸药。腰膝酸软者加桑寄生、杜仲；口苦口干者，加黄连、栀子；小便频多者加益智仁、桑螵蛸。

（3）阴阳两虚证

治法：滋阴补阳。

方药：金匮肾气丸加减、六味地黄汤加味。熟地黄、干山药、山萸肉、茯苓、牡丹皮、知母、黄柏、泽泻、桂枝、怀牛膝、车前子（盐炙）、附子（炙）。金匮肾气丸温补肾阳，化气行水。六味地黄汤滋阴补肾。阴虚内热者，加知母、黄柏、墨旱莲、女贞子各12g；肾阳虚者，加鹿角胶10g、肉桂9g；肝郁火旺者，加柴胡、白芍、青皮各10g，郁金15g，夏枯草12g；脾虚痰阻者，加苍术、半夏各12g，皂角刺、炒白术、连翘、鱼腥草各15g，蒲公英20g；瘀血内阻者，加红花、全蝎各6g，三棱、桃仁各10g，炮山甲15g。

2.外治疗法

（1）体针

①取穴：鱼际、太渊、心俞、肺俞、胰俞、金津、玉液、承浆。手法：补泻兼施。每次3~4穴，每日或隔日1次。适用于阴虚热盛证。

②取穴：内庭、三阴交、脾俞、胃俞、胰俞、中脘、足三里。手法：补泻兼施。每日3~4穴，每日或隔日1次。适用于气阴两虚证。

③取穴：太溪、太冲、肝俞、胰俞、肾俞、足三里、关元。手法：补泻兼施。每日3~4穴，每日或隔日1次。适用于阴阳两虚证。

（2）耳针

耳穴：内分泌、胰、肾、三焦、神门、肺、胃。

方法：耳穴埋丸，外以胶布固定。每次取一侧耳穴，留5天，7次为1个疗程。

（3）灸法

主穴：胰俞、肺俞、脾俞、肾俞、足三里、太溪。

配穴：肺热者加鱼际，脾胃郁热者加中脘，肾气不足者加关元。

灸法：每日灸1次，每次5~10壮，妊娠中晚期可用艾条悬灸。

3.成药应用

中成药既可以辨证应用，即不同证型的妊娠期糖尿病使用不同种类的中成药治疗，也可以是辨病选取，即同为妊娠期糖尿病均可使用某种中成药治疗，抑或辨证辨病相结合。

（1）参芪降糖颗粒　每袋0.3g，每日2次，冲服。适用于妊娠糖尿病气阴两虚者。

（2）黄芪颗粒冲剂　每日2次，每次4g（1袋）。适用于妊娠糖尿病气阴两虚者。

（3）糖尿乐胶囊　口服，一次3~4粒，一日3次。适用于妊娠糖尿病气阴两虚者。

（4）大补阴丸　口服，水蜜丸一次6g，一日2~3次。适用于妊娠糖尿病阴虚热盛者。

（5）右归丸　口服，一次1丸，一日3次，适用于妊娠糖尿病阴阳两虚者。

4.单方验方

中药单方治疗是指对妊娠期糖尿病患者不进行辨证分型，仅采取辨病选方的治疗方法。针对妊娠期糖尿病的病症特点，高度概括为阴虚、阳虚、气虚、血虚为主的病机，采用单方验方治疗，是辨病和辨证结合的治疗方式。本病的选方多以调阴阳、补肾为最基本治则，在此基础上，侧重补气血、调肝脾，或注重辨别兼夹证候，进行辨证加减，选择不同用药。

（1）玉泉散配方　葛根150g，生地黄150g，麦冬150g，天花粉150g，五味子10g，甘草50g。均为末，另取枸杞子10g，黄精10g开水浸泡闷20分钟，用浸液冲服玉泉散，每日3次。适用于阴虚热盛者。

（2）黄芪四君子汤加减治疗　黄芪20g，太子参6g，白术10g，茯苓9g，石斛15g，黄连5g，生地黄10g，女贞子10g。水煎服，每天1剂，分2次口服。适用于气阴两虚者。

（3）补肾安胎饮加减　菟丝子15g，川续断各15g，杜仲10g，补骨脂10g，白术10g，阿胶（烊化）10g，狗脊12g，党参12g，艾叶6g。适用于阴阳两虚者。

（4）自拟方　知母12g，葛根15g，麦冬9g，黄芩15g，杜仲12g，水煎后，口服，每天1次，服用15天为1个疗程。适用于阴虚内热者。

（5）自拟方　生黄芪60g，生地黄30g，葛根30g，知母20g，枸杞10g，麦冬20g，黄芩10g，黄柏10g，玉竹20g，加水浓煎，每日1剂，约200ml，分2次温服。适用于气阴两虚者。

（6）自拟清糖方　生地黄15g，女贞子10g，牡丹皮10g，枸杞子10g，黄连2g，地骨皮10g，用法为每天1剂，连服30天。适用于阴虚内热者。

（7）补肾固冲丸加减　菟丝子15g，续断15g，杜仲10g，当归12g，补骨脂10g，党参12g，白术10g，阿胶10g（烊化），艾叶6g，大枣3枚，鹿角霜3g（烊化），熟地黄12g，枸杞子15g，巴戟天10g。水煎服，日1剂，分2次服。适用于阴阳两虚者。

（8）保阴煎加减　生地黄、熟地黄各12g，白芍12g，黄芩10g，黄柏6g，续断10g，山药10g，甘草6g，牡丹皮8g，白术10g。阴虚者加天冬、麦冬、葛根、石斛、玉竹；气虚甚者加党参、黄芪、黄精。水煎服，每日1剂，分2次服。适用于阴虚明显者。

五、预后及转归

妊娠糖尿病应得到重视，如不及时治疗，GDM患者发生先兆子痫、难产、手术产和产褥感染等多种产科并发症，以及围产期并发症如巨大儿、胎儿宫内生长受限、不明原因的胎死宫内、新生儿呼吸窘迫综合征、新生儿低血糖和新生儿高胆红素血症等概率明显升高。

一般分娩后妊娠糖尿病通常就会消失。但是曾患过妊娠糖尿病的妇女在以后的生活中更容易患2型糖尿病，尤其是怀孕期间体重超标的妇女以后更容易患2型糖尿病。据统计每100名妊娠糖尿病妇女中大约有60名将在产后10年发生2型糖尿病。通过保持标准体重，遵循健康的饮食，并经常活动能有效降低风险。因此定期到医院检测血糖非常重要，这有助于确定自己没有发展为2型糖尿病。

六、预防调护

（一）预防

已知妊娠期糖尿病患者发病危险因素包括：年龄、体重指数、腰臀比、收入，双亲患有糖尿病或高血压等，并且妊娠期糖尿病的中医病因与情志不畅、饮食不节、起居失常密切相关。因此，生活规律，起居有常，房事适度，加强身体锻炼，增强体质，减少有毒有害物质接触，饮食有节，忌食或少食油腻、生冷之品，改变不良生活习惯，注意个人卫生，避免上行感染，保持平稳安定的情绪与积极乐观的态度，可预防本病的发生、加重。

（二）调护

1. 心理疏导

妊娠糖尿病患者的焦虑发生率明显高于正常孕妇，焦虑妊娠糖尿病患者血糖较非焦虑妊娠糖尿病患者高，应对妊娠糖尿病患者给予心理疏导和健康教育。因大部分妊娠糖尿病患者是在产检时首次发现并确诊 GDM，缺乏足够的心理准备，患者受到糖尿病和妊娠的双重影响，易出现焦虑等心理反应。妊娠糖尿病产生焦虑的原因有：①对疾病的了解不足，引起体内激素水平失调，增加应激性激素水平，血糖升高，造成恶性循环；②担心节食会影响胎儿的成长，以及治疗药物影响胎儿的发育，对治疗有恐惧心理。医务人员应对患者进行胰岛素治疗、糖尿病知识、饮食治疗等方面的健康教育，并且鼓励家人多关心、支持、理解患者，让患者了解良好情绪对自身的健康和控制血糖的重要性，感受家庭的支持和温暖，树立治疗疾病的信心。

2. 食疗

食物疗法可作为药物治疗之辅助。

（1）瓜蒌羹　鲜栝楼根 250g，冬瓜 250g，淡豆豉、精盐适量。将鲜栝楼根、冬瓜分别洗净去皮，冬瓜去籽切成片，与豆豉同放锅内加水煮至瓜烂时加盐少许即成。适量食之，连服 3~4 周。

方中栝楼根能生津止渴，润燥降火；冬瓜清热止渴，豆豉解表除烦。三味合用，其润肺化燥、生津止渴之效更佳。适用于阴虚热盛证。

（2）菠菜银耳汤　菠菜根 100g，银耳 10g。将菠菜根洗净、银耳泡发，共煎汤服食。每日 1~2 次，连服 3~4 周。

方中菠菜甘温，利五脏，通血脉，开胸膈，解酒毒，止渴润燥。银耳亦具通利五脏，宣肠胃之功。二味为汤，共奏润燥滋阴、生津止渴之功。适用于阴虚热盛证。

（3）知母人参茶　知母 15g，人参 10g。将知母、人参洗净，文火煮汤，代茶饮之。连服 2~3 周。

方中知母苦寒质润，善清肺胃之热，又能滋阴润燥；人参止渴生津，补益元气。合用则清热生津，止渴润燥。适用于气阴两虚证。

（4）香菇烧豆腐　嫩豆腐 250g，香菇 100g，盐、酱油、味精、香油各适量。豆腐切成小块。在砂锅内放入豆腐、香菇、盐和清水。中火煮沸改文火炖 15 分钟，加入酱油、味精，淋上香油即可食用。适量服之，不宜过热。

方中豆腐味甘性凉，益气和中，生津润燥，清热解毒；香菇有益气活血，理气化痰之功。合用可清热益胃、活血益气，适用于气阴两虚证。

（5）鲜奶玉露　牛奶 1000g，炸核桃肉 40g，生核桃肉 20g，粳米 50g。将粳米洗净，用水浸泡 1 小时，捞起沥出水分。将四物放在一起搅拌均匀，用小石磨磨细，再用细筛滤出细茸待用。锅内加水煮沸，将牛奶核桃茸慢慢倒入锅内，边倒边搅拌，稍沸即成。酌量服之，连服 3~4 周。

方中核桃能滋肾润燥，双补阴阳；粳米清热止渴；鲜牛奶甘润益阴，善理虚羸。四味制成药膳食之，可润燥滋阴、补脾益肾、清热止渴，而理久病之体虚。适用于阴阳两虚证。

（6）高粱枸杞粥　高粱米 100g，枸杞子 30g，桑螵蛸 20g。将桑螵蛸洗净，加清水煮沸后倒出汁液，加水再煮，反复 3 次，将汁液合起，过滤收药液约 500ml。将枸杞子、高粱米分别洗净，共放于锅内，加入药液及适量清水，用武火煮沸后，放文火煮至米烂可食。每日1次，连用3~4周。

方中桑螵蛸甘咸性平，益肾助阳缩尿；枸杞子补肾益精，益阴扶阳；高粱米益脾强胃，补益后天。合用可健脾强胃，滋肾温阳，缩尿。对久病体虚，脾肾虚损，症见小便频数之消渴，宜选此膳服食之。适用于阴阳两虚证。

（7）玉竹炒藕片　玉竹、莲藕、胡萝卜各1根，盐、姜汁、胡椒粉适量。将玉竹洗净，去根须，切段，焯熟，沥干；莲藕洗净，切片，焯水；胡萝卜去皮，切片。锅上火放油烧热，倒入藕片、玉竹段、胡萝卜片炒至断生，加精盐、姜汁、胡椒粉翻炒均匀，加味精即可装盘。

莲藕健脾开胃、益血生肌、止泻；玉竹养阴润燥、生津止渴，两者同烹，适用于各型妊娠糖尿病患者常食。

3. 饮食原则

妊娠糖尿病的饮食原则有以下几点。

（1）饮食清淡，控制植物油及动物脂肪的用量，少用煎炸的烹调方式，多选用蒸、煮、炖等烹调方式。

（2）合理配餐，不偏食，食物种类多样。

（3）培养良好的饮食习惯，定时定量定餐定性，不过饥过饱。

（4）根据食物交换表拓宽食谱，在总热量限定的前提下，多选用血糖指数低、高膳食纤维含量的食物，以减少体内血糖浓度的波动。

（5）尽量减少参加宴席。

（6）尽量避免单、双糖（葡萄糖、蔗糖、麦芽糖）的摄入，少吃甜食。

（7）水果根据病情食用，在全天碳水化合物的总量范围内使用，在两次正餐之间作为加餐食用，如病情控制不满意时应暂时不食用。

（8）若用含淀粉高的根茎类食物如土豆、地瓜、芋头、莲藕等做蔬菜，则应从全天主食中减去相应量的主食。

（9）根据营养师建议的量，牢记自己一天应该摄入的食物总量，不随意增减。

参考文献

［1］Saeedi P, Petersohn I, Salpea P, et al. Global and regional diabetes prevalence estimates for 2019 and projections for 2030 and 2045：Results from the International Diabetes Federation Diabetes Atlas, 9th edition［J］. Diabetes Res Clin Pract, 2019, 157：107843.

［2］Zhu W, Yang H, Wei Y, et al. Comparing the diagnostic criteria for gestational diabetes mellitus of World Health Organization 2013 with 1999 in Chinese population［J］. Chin Med J（Engl）, 2015, 128（1）：125 127.

［3］World Health Organization. Diagnostic criteria and classification of hyperglycaemia first detected in pregnancy［M］. Geneva：World Health Organization, 2013.

［4］The Hong Kong College of Obstetricians and Gynaecologists. Guidelines for the Management of Gestational Diabetes Mellitus［EB/OL］.（2020-8-27）.

［5］Zhang X, Wei Y, Fan L, et al. A multicenter all inclusive prospective study on the relationship between glycemic control markers and maternal and neonatal outcomes in pregnant women［J］. J Matern Fetal Neonatal Med, 2020：18.

［6］郑雁红，李冬梅，贾海英，等. 妊娠糖尿病发病机制及不同临床表型转归的研究进展［J］. 内蒙古医学杂志, 2018, 11：1301-1303.

［7］顾盼，姜秀丽，宋杰. 炎症通路参与妊娠糖尿病相关产后抑郁症发病机制的研究进展［J］. 南通大学学报（医学版）, 2021, 2：

147–151.

[8] 翟凤霞，郭明月，谷云鹏. 妊娠期糖尿病中医研究现状 [J]. 中医临床研究，2015，12：107–108，110.

[9] 中华医学会糖尿病学分会. 中国2型糖尿病防治指南（2020年版）[J]. 中华内分泌代谢杂志，2021，37（4）.

[10] 庞国明，倪青，张芳. 2型糖尿病病证结合诊疗指南 [J]. 中医杂志，2021，4：361–368.

[11] 马丽灵，代金刚. 妊娠期糖尿病的中医导引疗法探讨 [J]. 河南中医，2017，5：866–868.

[12] 陆丽荣，蒙花细，李容华，等. 中医个体化护理模式对妊娠糖尿病患者糖脂代谢的影响 [J]. 湖南中医杂志，2021，8：109–111.

第五节　低血糖症

低血糖症不是一个独立的疾病，而是由一组不同病因引起的以血糖过低为特点的综合征，其临床主要表现为交感神经过度兴奋和脑功能障碍，以饥饿感、脸色苍白、心悸脉速、冷汗、四肢麻木或震颤、恐惧感或精神错乱，甚则晕厥等为主要临床特征，其生化特征是血糖低于2.8mmol/L（50mg/dl）。低血糖症的病因按临床发病频数依次为：特发性功能性低血糖症、药源性低血糖症、肝源性低血糖症、胰岛素瘤、胰岛素自身免疫综合征、伴肿瘤的低血糖症等。

一、病因病机

（一）西医学认识

糖尿病患者发生低血糖会增加心脑血管疾病的发生率，且致死率更高。老年糖尿病患者若是发生低血糖，会增加心肌梗死、脑卒中、昏迷等事件发生的可能性，且若发生夜间低血糖，可能由于抢救不及时而导致脑损伤甚至死亡。低血糖的病因及诱因可能有以下几点。

1. 外源性低血糖

（1）药源性低血糖　糖尿病患者使用多种降糖药物与低血糖症有关。①使用胰岛素注射剂：如胰岛素剂量过大、长 - 短效混合胰岛素的比例不当、脆性糖尿病患者、肾功能减退、胰岛素强化治疗达标标准过于严格等。②口服降糖药物引起低血糖：磺脲类药物使用不当常出现低血糖；口服降糖药还有二甲双胍、α- 葡萄糖苷酶抑制剂、噻唑烷二酮类、DPP-4 抑制剂等，这类药物在单独应用时很少引起低血糖，但若与胰岛素或磺脲类药物同时应用则可能发生低血糖。

（2）剧烈运动　运动是糖尿病非药物治疗的重要方法，而糖尿病患者的血糖稳定机制存在缺陷，较常人容易发作运动性低血糖（EAH），即运动中及运动后出现的低血糖，糖尿病人易发生 EAH 的具体原因包括：①胰岛素调节缺陷：正常人胰岛素分泌会反应性地下降，以应对运动带来的血糖快速下降和胰岛素提升。但是依靠注射外源性胰岛素 T1DM 患者和部分 T2DM 患者在血糖降低时，往往不能及时调整胰岛素，从而出现相对的高胰岛素血症，导致低血糖。②反调节反应（CRR）减退：人体存在精密又复杂的调节机制以维持血糖稳态。在全身血糖感受系统中，下丘脑腹内侧核（VMH）的葡萄糖感受神经元是其重要组成部分，能分别被葡萄糖及其他能源物质（如乳酸等）兴奋或抑制，这些神经元通过对周围能量环境的感知，控制血糖的调节。低血糖时 VMH 的葡萄糖抑制神经元细胞兴奋，一方面上行至皮层高级神经中枢产生代谢性应激，另一方面引起交感神经兴奋，刺激胰升糖素、肾上腺素、去甲肾上腺素、皮质醇等升糖激素分泌增加，被称为 CRR。在这个反应的作用下，肝脏、肌肉及脂肪等组织会通过糖原分解和糖异生途径生成大量的葡萄糖，以维持血糖稳定。而糖尿病患者由于对低血糖的 CRR 存在缺陷，导致更容易引发 EAH。

（3）酒精的影响　目前酒精中毒而引发的低血糖发病机制主要分为两种：①餐后的低血糖情况，该问题常见于饮酒后的 3 小时，因为大量饮酒刺激胰岛素分泌。②人体大量饮酒后不吃食物或者很少进食，造成原本储存的肝糖原耗竭之后引发空腹低血糖情况，该情况出现在饮酒后 8 小时左右。

2. 内源性低血糖

（1）肝脏疾病引起继发性糖尿病或先有糖尿病后患肝病都能使肝糖原贮存减少，易引起空腹和饥饿时低血糖。肝实质广泛破坏（肝细胞破坏＞80%）、功能衰竭的患者易造成糖原储备不足及糖原代谢的酶系功能缺陷（失常或不足）导致肝糖异生障碍，或葡萄糖利用增加，出现低血糖症。有报道低血糖症可见于中毒性肝炎、急性重型肝炎、脂肪肝、酒精性肝炎或胆管炎等所致严重肝功能衰竭。胆管炎时胆管阻塞合并脓毒血症可促进低血糖症发生。

（2）肾衰竭时可发生低血糖症。其机制包括糖异生底物供应不足，胰升糖素作用不敏感以及糖异生受抑制。此外，肾衰竭时胰岛素清除率减慢亦可发生低血糖症。

（3）脓毒血症患者葡萄糖利用增加，常发生低血糖症。脓毒血症时细胞因子如白介素-1、白介素-6 和肿瘤坏死因子释放，可增加胰岛素分泌，刺激葡萄糖转运，导致葡萄糖生成和利用之间不平衡。

（4）糖尿病患者同时伴有其他内分泌疾病时。如腺垂体功能低下、肾上腺皮质功能不全、甲状腺功能减低时，可诱发低血糖症。

（5）低血糖反应　即患者出现心慌、出汗、手抖、饥饿感等低血糖反应症状，实际测量时血糖仍在正常范围或稍高于正常水平。多发生在糖尿病治疗时，患者原血糖较高，经用胰岛素后在短时间内使血糖下降过快或下降幅度过大。

（二）中医学认识

中医古代文献中并无"低血糖症"之说，但从低血糖症的病因及临床表现来看，根据主症可将其分别归属于中医学"眩晕""气脱""心悸""虚证""厥证"等范畴，多辨为虚证。如《灵枢·口问》曰："故上气不足，脑为之不满，耳为之苦鸣头为之苦倾，目为之眩。"《灵枢·海论》曰："髓海不足，则脑转耳鸣，胫酸眩冒，目无所见，懈怠安卧。"《景岳全书·厥逆》曰："气虚卒倒者，必其形气索然，色清白身微冷，脉微弱此气脱证也。"《伤寒明理论·悸》曰："其气虚者，由阳气内弱，心下空虚，正气内动而悸也。"

低血糖症的病因多为禀赋素弱，或病后体虚，脾胃不健，气血乏源，致心肝失养，元神失主，甚则虚脱，动风亡阳，故而发病。病理变化为脾胃两虚。胃主受纳，脾主运化。胃虚谷气不充，则饥饿时作；脾虚无以化生气血，升运精微则五脏失充。心主血脉，其华在面，主神志。心血不足，则面色苍白，心悸脉速，甚则无神失主而精神错乱。肝血不足，虚风内动测四肢麻木或震颤，甚则抽搐。气血大亏，形神失养，则全身瘫软，精神恍惚。阳气暴脱，汗失固摄，则冷汗频出，神昏晕厥。此外，酒癖暴饮后，伤及脾胃，清气不升，痰热浊气不降，上蒙清窍，亦致血糖骤降，嗜睡神昏。

本病的病位重点在心肝脾，轻者心脾两虚，重者暴脱亡阳，故临证时应高度重视，防微杜渐。

二、临床诊断

（一）辨病诊断

1. 诊断要点

传统的低血糖标准为血糖值≤2.8mmol/L，而依据2019年美国糖尿病学会（ADA）低血糖工作组重新规定的糖尿病患者低血糖标准，在血糖值≤3.9mmol/L时即可诊断为低血糖，需及时进行对症治疗，防止持续性损害机体。ADA关于低血糖分类的建议见表5-4。1级低血糖定义为血糖浓度<3.9mmol/L，但≥3.0mmol/L。血糖浓度3.9mmol/L已被认为是非糖尿病患者神经内分泌对葡萄糖降低反应的阈值。因为许多糖尿病患者表现出对低血糖的反调节反应受损和（或）无意识低血糖，所以血糖指标<3.9mmol/L被认为具有重要临床意义，与急性低血糖症状的严重程度无关。2级低血糖（定义为血糖浓度<3.0mmol/L）是神经低血糖症开始发生的阈值，需要立即采取措施来解决低血糖事件。最后，3级低血糖被定义为以精神和（或）生理功能改变为特征的严重事件，需要其他人的帮助才能恢复。

表 5-4 低血糖的分类

级别	血糖标准/描述
1级	血糖<3.9mmol/L，≥3.0mmol/L
2级	血糖<3.0mmol/L
3级	一种严重的事件，其特征是需要其他人救助的精神和（或）生理功能改变

症状与体征：本症候群较复杂，大致有两大症候群，即交感神经受刺激，儿茶酚胺类分泌过多，症候群及脑部缺糖缺氧症候群。前者表现有饥饿感或饥饿难忍，软弱，出汗，焦虑，紧张，脸色苍白，心动过速，血压偏高，恶心呕吐，四肢震颤等。后者表现为受损的部位有关大脑皮层受抑制时发生意识朦胧，定向力与识别力逐渐丧失，嗜睡多汗，震颤，精神失常，语言不清，自觉头痛，头晕，倦怠，视物模糊，健忘，语言困难等。

2. 相关检查

（1）血糖测定　本项检查是诊断低血糖症的重要依据，发作时血糖<3.9mmol/L。

（2）口服葡萄糖耐量试验　功能性低血糖症者空腹及高峰时血糖均正常，服糖后2~3小时有低血糖反应。

（二）辨证诊断

低血糖症病因多样，病情复杂，临床表现紧急，病情重，变化快。所以，在辨证论治时一定要紧抓病机，准确判断，施治恰当，才能取得满意疗效。

望诊：或面色苍白，或神疲乏力，或大汗淋漓，或肢体震颤，或嗜睡神昏。

闻诊：或口气臭秽，或语音低微，或语言及口气无异常。

问诊：或头晕目眩，或恶心呕吐，心慌心悸，或胸闷脘痞。

切诊：或脉弦细，或脉滑或濡数，或脉微欲绝。

低血糖症没有统一的辨证分型标准。主要辨证分型有以下几种。

1. 脾虚肝郁证

临床证候：面色苍白，神疲乏力，多食善饥，心烦易怒，舌淡苔白，脉弦细。

辨证要点：面色苍白，神疲乏力，舌淡苔白，脉弦细。

2. 心脾两虚证

临床证候：起病多缓，头晕，汗出，面色苍白，心慌心悸，恐惧健忘，甚则精神异常。舌淡苔薄，脉细。

辨证要点：面色苍白，心慌心悸，舌淡苔薄，脉细。

3. 气阴两虚证

临床证候：气短神疲，汗出甚多，头晕目眩，舌嫩红苔少，脉弦细。

辨证要点：气短神疲，舌嫩红苔少，脉弦细。

4. 湿热闭窍证

临床证候：嗜睡神昏，汗出黏腻，胸闷脘痞，纳呆泛恶，舌质红苔腻，脉滑或濡数。

辨证要点：汗出黏腻，纳呆泛恶，舌质红苔腻，脉滑或濡数。

5. 亡阳暴脱证

临床证候：大汗淋漓，面色苍白，四肢厥冷，神志不清，舌红苔白，脉微欲绝。

辨证要点：大汗淋漓，四肢厥冷，舌红苔白，脉微欲绝。

三、鉴别诊断

（一）西医学鉴别诊断

（1）老年糖尿病患者，特别是出现意识丧失、昏迷，偏瘫等症状时，要与急性脑血管病和糖尿病高血糖高渗状态或昏迷相鉴别见表5-5。

表 5-5　低血糖昏迷与糖尿病其他急性并发症鉴别要点

鉴别要点	低血糖昏迷	糖尿病酮症酸中毒	高血糖高渗状态	糖尿病乳酸性酸中毒
诱因	药物过量，进食少等（具体见前述）	感染、停用药物、手术等	老年人、食用大量含糖食物、失水、心脑血管意外等	休克、严重感染、酗酒等
血糖（mmol/L）	＜ 2.5	16-30	＞ 33.5	正常或偏高
血渗透压	正常	＜ 320	＞ 330	正常
pH 值	正常	＜ 7.3	＞ 7.3	＜ 7.35
HCO_3^-（mmol/L）	正常	＜ 15	＞ 20	＜ 15
阴离子间隙	正常	增加	正常	增加

（2）对肥胖的 2 型糖尿病患者，用胰岛素时常出现空腹低血糖，除注意用长效、中效胰岛素的用量是否适合外，要查空腹血浆胰岛素及 C 肽水平和血糖水平。如胰岛素／血糖比值＞ 0.4，要与胰岛细胞瘤相鉴别。

（3）在某些消瘦的 2 型糖尿病患者，用降糖药剂量很小，亦缺乏引起低血糖的诱因，要警惕有无某些肿瘤，如小细胞肺癌、肝癌等异位分泌胰岛素样类似物而引起低血糖。

（4）要鉴别是真性低血糖还是相对性低血糖。后者血糖在正常范围，只是因血糖下降过快和（或）下降幅度过大而出现交感神经兴奋等引起的低血糖症状，两者的治疗方法各异。此时应及时检测血浆葡萄糖水平加以鉴别。

（二）中医学鉴别诊断

低血糖症不是一个独立的疾病，其表现症状不是特异性的，其余疾病也可出现低血糖的相似症状，需进行鉴别。

1. 与眩晕相鉴别

体位性眩晕需与低血糖症的晕眩相鉴别。体位性眩晕多发生于平卧位转变为直立位时，或长时间站立时发生眩晕、疲乏、血压降低等，血糖一般正常。

2.与痫病相鉴别

痫病多表现为突发昏仆，口吐涎沫，移时自醒，常有反复发作史，发作与饮食无关，给予葡萄糖后不能终止发作，血糖正常，脑电波可发现癫痫样波。

四、临床治疗

（一）提高临床疗效的要素

1.中西医结合治疗

低血糖症起病急，对机体危害大，一次严重的低血糖事件可能抵消数年血糖达标带来的好处，并且如不及时救治可造成中枢神经系统不可逆性损伤，甚至导致死亡。因此，低血糖症最重要的治疗原则是防重于治。要做到及早发现，有效治疗：一旦确诊低血糖症，必须及时救治，一般先口服或静脉给予葡萄糖，随后酌情考虑胰高血糖素及肾上腺皮质激素的应用。在此基础上结合中医药辨证治疗。

2.明确病因，治病求本

及时确定病因或诱因对有效解除低血糖状态并防止反复极为重要。对反复发作的低血糖患者应根据病史、体征做相关检查和试验，及时确定病因诊断。积极治疗原发的肝、肾、胃肠道以及内分泌性疾病，根治引起低血糖症的各种疾病。

（二）辨病治疗

1.低血糖症发作时的处理

（1）轻症者，食糖果、糖水等食物。

（2）疑似低血糖昏迷的患者，立即抽血做有关检查，并马上供糖：①立即静脉注射 50% 葡萄糖溶液 60~100ml。未恢复者可反复注射直至清醒。意识完全恢复后仍需继续观察。由口服降糖药引起的低血糖症宜继续静脉滴注 5%~10% 的葡萄糖，观察数小时至数天，至病情完全稳定为止。

②血糖不能达到 6~10mmol/L，或仍神志不清者，必要时可选用氢化可的松 50~100mg 加入 500ml 葡萄糖中缓慢滴注，一日总量在 150~200mg。或胰升糖素 0.5~1.0mg 皮下、肌内或静脉注射。

2.病因治疗

（1）胰岛素瘤 本病多为良性肿瘤，一旦确诊，外科手术仍为最有效的治疗方法。

（2）胰外肿瘤 原则上应采取手术治疗。对于无法手术的患者，可选化疗和放疗，可获得暂时疗效。

（3）反应性低血糖症 饮食方法的指导极为重要，少量多餐的进食方法及摄入低糖类及高蛋白的食物能有效地减少症状发生。

（4）口服降糖药及胰岛素治疗引起的低血糖症 应及时调整药物剂量，并按时进餐，灵活加缓冲饮食，特别在胰岛素作用强的时候及体力活动增加时加餐，以防止低血糖症的发生。

（5）自发性功能性低血糖症 以去除精神因素与安慰解释为主，辅以镇静剂及抗胆碱能类药物以调节自主神经，抑制迷走神经活动，减少胰岛素的分泌。

（6）内分泌疾病性低血糖症 对肾上腺皮质功能低下的患者，激素的替代疗法是必需的。这对于快速有效地恢复血糖将起辅助作用。常用的为氢化可的松 100g 静脉滴注。

3.饮食治疗

少食多餐，建议患者采用低糖、高蛋白、高纤维、高脂肪饮食，减少对胰岛素分泌刺激。

（三）辨证治疗

1.辨证论治

（1）脾虚肝郁证

治法：健脾疏肝。

方药：逍遥散。当归、柴胡、茯苓、

白术、白芍、薄荷、甘草、生姜。柴胡疏肝解郁；当归养血和血；白芍养血敛阴，柔肝缓急；白术、茯苓健脾祛湿；甘草益气补中；薄荷疏散郁遏之气，透达肝经郁热；生姜温胃和中。胸胁胀痛甚者可加素馨花10g，或合用川楝子散（元胡、川楝子各10g）以增强疏肝解郁作用。头胀痛甚者可加夏枯草10g、石决明30g以平肝止痛，饥饿甚者加用知母10g、石膏30g以清胃火、缓饥饿。

（2）心脾两虚证

治法：补益心脾。

方药：归脾汤合天王补心丹加减。黄芪、党参、当归、酸枣仁、远志、麦冬、五味子、柏子仁、龙眼肉、炙甘草。黄芪补脾益气；龙眼肉补脾气，养心血；党参补脾益气；当归补血养心；酸枣仁宁心安神；远志宁神益智；炙甘草补益心脾之气；麦冬滋阴清热；柏子仁养心安神；五味子敛心气，安心神。随症加减：兼阴虚烦热者，加生地12g、玄参12g、知母9g、天冬9g，以滋阴清热；精神亢奋者，加磁石30g（先煎）、生龙齿30g（先煎），以镇静安神。

（3）气阴两虚证

治法：益气养阴。

方药：生脉散加味。麦冬、白芍、桑椹子、五味子、石斛、龙骨、甘草、花旗参（另炖兑服）。麦冬、五味子、花旗参益气养阴；白芍、石斛滋阴养胃；桑椹子生津润燥；龙骨镇静安神。肝肾不足，阴虚甚者加山萸肉10g以滋补肝肾，养阴敛汗；头晕头痛甚者加钩藤10g以平肝止眩；头目不利者加枸杞子15g、菊花10g以养肝明目。

（4）湿热闭窍证

治法：清热祛湿，开窍醒神。

方药：甘露消毒丹加苏合香丸。滑石、茵陈蒿、黄芩、贝母、连翘、射干、薄荷、藿香（后下）、石菖蒲、木通、白蔻仁，另用苏合香丸口服或鼻饲。滑石利水渗湿，清热解暑；茵陈善清利湿热而退黄；黄芩清热燥湿，泻火解毒；石菖蒲、藿香、白蔻行气化湿，悦脾和中；木通清热利湿通淋；连翘、射干、贝母、薄荷清热解毒，散结消肿而利咽止痛。腹胀纳采者加神曲、厚朴各10g以健脾祛湿消滞；若痰多喉鸣者加半夏、僵蚕各10g以燥湿醒神。

（5）亡阳暴脱证

治法：回阳救逆，益气固脱。

方药：参附龙牡救逆汤加生脉散。高丽参（另炖兑服）、熟附子（先煎）、白芍、麦冬、龙骨（先煎）、牡蛎（先煎）、五味子、炙甘草。高丽参大补元气；熟附子补心回阳；龙骨、牡蛎收敛虚阳；白芍、甘草益阴敛汗；麦冬、五味子益气养阴。神志昏蒙者加石菖蒲6g以宣中辟浊、开窍醒神；亡阳失阴者加山萸肉10g以补肾养阴，酸敛止汗。

2. 外治疗法

（1）针灸治疗

①发作期：取主穴：百会、太渊、足三里；辅穴：涌泉。百会采用灸法或常规头针针刺手法，选用迎随补法；太渊、足三里采用常规针刺手法，选用补法。涌泉穴有意识障碍者，针刺强刺激，不留针；无意识障碍者，艾条雀啄灸。

②缓解期：以辨证选穴治疗为主，辅以益气升提腧穴：心脾两虚者用巨阙、脾俞用补法；脾肾双亏者用脾俞、肾俞、气海俞用补法；肝肾不足者用太冲、太溪，行平补平泻法；心肾阳虚者用巨阙、肾俞、气海俞，行补法；气阴两虚者用关元、三阴交，行平补平泻法；下元亏虚者用太溪、肾俞、气海俞。益气升提腧穴选百会、关元、足三里，用艾条灸或温针灸，其中百会不宜多灸。

3. 成药应用

（1）归脾丸 每次8丸，每日3次，口服。适用于低血糖症心脾两虚型。

（2）补中益气丸　小蜜丸1次9g，大蜜丸1次1丸，1日2~3次，口服。适用于低血糖症脾胃虚弱型。

（3）十全大补丸　水蜜丸一次30粒（6g），大蜜丸一次一丸。一日2次，口服。适用于低血糖症气血亏虚型。

（4）八珍丸　一次6g，一日2次，口服。适用于低血糖症气血亏虚型。

（5）生脉饮　口服，一次1支（10ml），一日3次。适用于低血糖症气阴两虚型。

4. 单方验方

（1）黄芪50g、当归10g、大枣20g。水煎服，每日1剂。适用于低血糖症反复发作，心脾两虚者。

（2）生黄芪34g、白术14g、陈皮14g、升麻14g、柴胡14g、太子参15g、生甘草7g、冬葵子14g、车前子（包煎）15g、牡丹皮14g、鱼腥草34g。水煎服，饭后服，每天1剂。适用于低血糖反复发作，气阴两虚者。

（四）新疗法选粹

低血糖严重者可引起昏迷，甚至危及生命。近年来，救治低血糖的新药不断研发，取得重大进展。

（1）"即用型胰高血糖素急救注射笔"已取得了关键3期试验数据，用于救治高胰岛素血症相关性低血糖。该药其他在研的目标适应证还包括：腹腔镜胃绕道减肥手术后低血糖症（post-bariatric hypoglycemia），先天性高胰岛素血症，低血糖相关的自主神经衰竭，运动诱发性低血糖症，以及双激素自动闭环人工胰腺系统相关低血糖并发症等。

（2）dasiglucagon HypoPal "救援笔" 美国食品药品监督管理局（FDA）已接受该药的新药申请，因此，具有严重低血糖风险的糖尿病患者将拥有新的潜在治疗选择。

（五）医家诊疗经验

1. 仝小林

脾虚胃热、中气亏虚是低血糖型脆性糖尿病的核心证型。仝小林教授认为，脆性糖尿病属于"消渴""虚劳"的范畴，患者常因禀赋不足、年老体虚、久病而导致脾虚不健、气血亏虚，气虚下陷而致此病，久则损及阴阳，致阴阳两虚。"虚"可能是低血糖型脆性糖尿病的核心病机。西医认为脆性糖尿病是由于胰岛功能衰竭所致，多见于1型糖尿病及部分胰岛功能接近衰竭的2型糖尿病患者，所以胰岛功能衰竭或减退可能是中医病机"虚"在脆性糖尿病患者的病理体现。脾虚胃热型主要治疗药物为黄芩、生姜、知母，中气亏虚型主要治疗药物为黄芪、枳实、白术。

2. 林兰

低血糖属于中医学中的"脱汗""虚痉""绝汗"等范畴，林兰教授把低血糖分为"脱汗"和"虚痉"两类，"脱汗"采用益气回阳固脱治则，运用参附龙牡救逆汤加减治疗；"虚痉"则采用益气养血治则，具体运用补中益气汤治疗。

五、预后转归

低血糖患者的预后与病因有关。先天性酶缺陷、恶性肿瘤导致的低血糖预后较差，其他（如功能性低血糖、糖尿病相关低血糖）若发作短暂，一般预后尚好。但反复发作的严重低血糖，可造成中枢神经系统不可逆损伤，最终造成残疾、死亡。

六、预防调护

（一）预防

1. 提高警惕

若发现有以下临床表现者则应高度怀疑低血糖症的存在：①有较为明显的低血

糖症状。②惊厥或发作性神经精神症状。③不明原因的昏迷。④相同环境条件下，如禁食、体力活动或餐后数小时出现类似的综合性症状。⑤有发生低血糖症的危险者，如用胰岛素或口服促胰岛素分泌降糖药治疗的糖尿病患者及酗酒者等。

2. 健康教育

对糖尿病患者及家属和周围人员应进行健康科普教育，使他们了解糖尿病低血糖症的临床表现，患者和家属应学会监测血糖。定时定量服药，情绪稳定，生活规律，定期到医院复查，养成良好的生活习惯，忌烟酒，外出时必须备些饼干、糖果等，以便发生低血糖时服用，最好随身带病情卡（包括姓名、年龄、既往病史、紧急联系电话、合同医院、病历号）。

3. 合理用药

中、长效降糖药是发生低血糖症的重要危险因素，建议老年、病程长者应尽量不用或慎用中、长效降糖药。胰岛素类似物的临床应用可使血糖变得更平稳，如超长效的地特胰岛素、甘精胰岛素或德谷胰岛素，超短效的赖脯胰岛素和门冬胰岛素。胰岛素泵也可减少低血糖症的发生率。

4. 个体化治疗

中华医学会内分泌学分会《中国成人2型糖尿病 HbA$_{1c}$ 控制目标的专家共识》中指出，不主张笼统推荐成人2型糖尿病固定的 HbA$_{1c}$ 控制目标，应从病情分层和社会因素的差异建议较合理的个体化的 HbA$_{1c}$。该共识指出，对预期寿命＜5年、低血糖高危人群、超高龄、老年独居、老年痴呆等特殊群体最重要的是不要发生低血糖症，但又应避免糖尿病症状、高血糖危象及增加感染机会。美国内分泌医师协会的糖尿病综合管理计划也大力提倡治疗的个体化达标方案。

（二）调护

1. 心理调护

在明确自己疾病后，多数患者的心理负担较大，容易出现抑郁、焦虑等不良情绪，对此护理人员及家属应做好心理疏导工作，加强与患者的交流，以缓解他们的负面情绪，情绪调节对疾病控制和转归具有积极影响。

2. 饮食调护

良好的饮食习惯和科学膳食是使患者血糖保持在正常范围内的重要措施。根据患者具体情情况，结合血糖水平和日常运动量，制定科学的膳食计划，使患者认识到饮食控制的重要性，保持饮食均衡、定时定量，在食物搭配上应富有营养且清淡，忌食刺激性食物，戒烟戒酒；根据患者血糖控制情况，采用少食多餐的方法，适量给予睡前加餐，有助于预防清晨或夜间低血糖。必要时加餐是防止1型糖尿病患者低血糖的有效手段。

参考文献

［1］American Diabetes Association. 6. Glycemic Targets：Standards of Medical Care in Diabetes—2019. Diabetes Care 1 January 2019, 42（Supplement_1）: S61–S70.

［2］庞国明，倪青，温伟波，等. 糖尿病诊疗全书［M］. 北京：中国中医药出版社，2016.

［3］迟家敏. 实用糖尿病学［M］. 北京：人民卫生出版社，2017.

［4］朱成晟，方水林. 方水林从脾论治夜间低血糖经验［J］. 湖南中医杂志，2019，12：22–23.

［5］胡斌，马巧琳. 针灸治疗低血糖症48例［J］. 中国针灸，2006，10：712.

［6］夏兴军. 针灸人中、涌泉、百会、十宣急救要穴169例急诊临床观察［J］. 实用中医

内科杂志, 2013 (8S): 2.

[7] 胡斌, 马巧琳. 艾灸配合推拿治疗低血糖症总结 [J]. 中医研究, 2008, 21 (4): 3.

[8] 李媛. 探究糖尿病低血糖中医治疗临床效果 [J]. 内蒙古中医药, 2016, 16: 7.

[9] 李承. 低血糖症从大气下陷论治 [J]. 光明中医, 2010, 2: 282–283.

[10] 李青伟, 吴浩然, 杨映映, 等. 仝小林中医药治疗低血糖型脆性糖尿病用药规律 [J]. 北京中医药, 2018, 8: 752–754.

[11] 马运涛, 吴深涛. 吴深涛治疗顽固性低血糖症 4 法 [J]. 江苏中医药, 2013, 4: 14–16.

第六章　甲状腺相关疾病

第一节　甲状腺功能亢进症

甲状腺功能亢进症（hyperthyroidism），简称甲亢，是指一组甲状腺呈现高功能状态的疾病，共同特点为甲状腺激素分泌增加而导致的高代谢和基础代谢增加，以及交感神经系统的兴奋性增加。主要表现为甲状腺弥漫性肿大，可有突眼症，高代谢症候群，特征性皮损和甲状腺肢端病。在甲亢分类中，以 Graves 病（GD）最为多见，约占所有甲亢的 80%。Graves 病是一种器官特异性自身免疫性疾病，常发生于遗传易感的人群（特别是女性），吸烟、高碘饮食、应激、感染及妊娠等可促进发病，细胞免疫及体液免疫均参与了发病过程。甲亢患病率受调查人群的年龄、性别、种族等因素影响而存在差异。我国各类甲状腺疾病的患病率为 50.96%，甲状腺功能异常患病率为 15.22%。其中甲状腺功能亢进症又是甲状腺疾病中的多发病与常见病之一。目前，我国甲状腺疾病患者已超过 2 亿人，其中甲亢、甲减、甲状腺结节各类患病率为 50.96%，甲状腺功能异常患病率为 15.22%。

甲亢在中医中属于"瘿病"范畴，中医认为本病的发生与患者长期情志刺激相关。本病好发于青年女性，概因女子经、带、胎、产这些先天生理功能均靠肝维系，故遇情志、饮食、水土等致病因素，则气郁痰结而病。肝主疏泄，情志不遂则肝气郁滞，气机不畅，津液不行，聚而成痰，痰结凝滞颈前则瘿肿，气郁久而化火，火热夹痰，夹瘀上逆，结于眼目，可见眼肿；火旺伤阴耗气，向上引动君火，则心悸，向下灼伤肾水，故阴益亏，火益胜，阴亏愈久，阴阳同根，则阳气无以化生，最后成阴阳两虚之势。

一、病因病机

（一）西医学认识

目前甲状腺功能亢进症的发病机制尚未完全阐明，近年来有大量研究证实免疫、环境、遗传相互作用在甲亢的发病中起着重要作用。

1. 遗传

本病有显著的遗传倾向，目前发现他与组织兼容性复合体（MHC）基因相关：白种人与 HLA-B$_8$、HLA-DR$_3$、DQA$_{1*501}$ 相关；非洲人种与 HLA-DQ$_3$ 相关；亚洲人种与 HLA-Bw$_{46}$ 相关。

2. 自身免疫

GD 患者的血清中存在针对甲状腺细胞 TSH 受体的特异性自身抗体，称为 TSH 受体抗体，也称为 TSH 结合抑制性免疫球蛋白。TRAb 有两种类型，即 TSH 受体刺激性抗体和 TSH 受体刺激阻断性抗体。TRAb 与 TSH 受体结合，激活腺苷环化酶信号系统，导致甲状腺细胞增生和甲状腺激素合成、分泌增加。所以，TSAb 是 GD 致病性抗体。95% 未经治疗的 GD 患者 TSAb 阳性，母体的 TSAb 也可以通过胎盘，导致胎儿或新生儿发生甲亢。TSBAb 与 TSHR 结合占据了 TSH 的位置，使 TSH 无法与 TSHR 结合，所以产生抑制效应，甲状腺细胞萎缩，甲状腺激素产生减少。TSBAb 是自身免疫甲状腺炎导致甲减的原因之一。因为 GD 和变态反应性疾病（AIT）同属于自身免疫性甲状腺疾病（AITD），所以 50%~90% 的

GD 患者也存在针对甲状腺炎的其他自身抗体。

3. 环境因素

大量研究表明遗传和环境因素共同参与 GD 的发病，但是其机制尚不清楚。环境因素主要是指食物中碘（过量或缺乏）、维生素 D、硒元素、药物（IFN-α、胺碘酮）、感染（如丙型肝炎病毒）、吸烟、压力、污染（如芳香烃）、辐射暴露等。近年来全基因组关联分析认为 GD 是由基因 - 环境交互作用导致的复杂疾病，GD 易感基因可能促使环境暴露在发病中的作用。

4. 精神因素是甲亢发病的重要诱因

许多研究表明甲亢是一种心身疾病，其发病及病情变化与情绪反应密切相关，而情绪反应的强弱又与患者的心理状况及社会影响因素等有关系。

5. 应激性生活事件对甲亢的影响

有研究表明 Graves 病患者在发病前 90% 以上可查到明显的生活事件应激，大大高于健康人群的生活事件发生率，提示 Graves 病的起病与精神刺激的作用密切相关。焦杨等通过研究发现甲状腺功能亢进与甲状腺功能减退患者较正常对照组的焦虑、抑郁症状严重；甲状腺功能亢进患者抑郁症状的发生与甲状腺功能状况有相关性，改善甲状腺功能状况，有助于患者焦虑、抑郁情绪的缓解。Fatid 等发现甲亢伴发突眼症状严重患者的情绪障碍明显重于症状较轻者。AsIan 等研究发现甲亢组患者发病与 HAMD-17 总分 IH 相关，甲减组患者与基本症状目录总分正相关。可见，对甲亢产生影响的主要是负性生活事件的应激，而正性生活事件的应激与疾病发病关系可能不大。这些负性生活事件可能会构成长期的负性心理刺激，而负性情绪可能是甲亢发生、发展的重要因素。

（二）中医学认识

根据甲亢的不同临床症状或体征，可归属于中医学的"瘿病""消渴""心悸""泄泻""不寐""黄疸""虚劳"等不同病证范畴，临床上仍将甲亢主要归于"瘿病"范畴。

瘿病与情志因素关系最为密切，情志致瘿首见于《三国志·魏书》中所引魏略之文："逵前在弘农，与典农校尉争公事，不得理，乃发愤生瘿。"《丹溪心法·六郁》曰："气血冲和，万病不生，一有怫郁，诸病生焉。故人身诸病，多生于郁。"《诸病源候论·瘿瘤等病诸候》中的"瘿者，由忧恚气结所生"和《严氏济生方·瘿瘤瘰门》中"夫瘿瘤者，多由喜怒不节，忧思过度，而成斯疾焉"，均指出了情志因素在发病中的重要性。情志不舒，则肝失条达，肝郁气滞，郁而化火，虚火灼津，炼液成痰，居于颈部则成瘿病。

《吕氏春秋·尽数篇》所说："轻水所，多秃与瘿人。"《诸病源候论·瘿瘤等病诸候》中引《养生方》云："诸山水黑土中出泉流者，不可久居，常食令人作瘿病，动气增患。"水土失宜或饮食失调，损伤脾胃，脾主运化功能失常，痰凝湿聚，阻滞气机，痰气交阻壅于颈部，发为瘿病。

在体质方面，《圣济总录·瘿瘤门》言："瘿病，妇人多有之，缘忧恚有甚于男子也。"《临证指南医案·卷九》言："女科病，多倍于男子，而胎产调经为主要…… 女人以肝为先天也。"而后总结指出："肝脏之病，较之他脏为多，而于女子尤甚。"瘿病的发生与肝最为密切，因此甲亢多见于中青年女性。

《沈氏尊生书》卷三《杂病源流犀烛·颈项病源流》指出："因七情六欲，复被外邪，生痰聚瘀，随气流注……惟忧患耗伤心肺，故瘿多着颈项及肩。"《医宗金鉴·瘿瘤》中云："肺主气，劳伤元气，膜里不密，外寒搏之，致生气瘿。"《医宗金鉴·外科心法》亦指出："多外因六邪，荣卫气血凝郁；内因七情，忧恚怒气，湿痰瘀滞，山岚水气而成瘿。"因外邪侵袭肺卫，而使卫表不和，肺卫失宣，邪气夹痰蕴结，致使痰气交阻，壅滞于颈前，日久则气血瘀滞，导致痰瘀毒邪相互搏结，出现瘿肿疼痛。

综上所述，瘿病的病因可分为外因与内因两部分，外因多为外邪袭肺，致使肺卫失宣，痰气交阻壅于颈前而发病；内因包括情志不调、饮食及水土失宜及先天不足等因素，其中以情志因素与瘿病发生最为密切。

二、临床诊断

（一）辨病诊断

1.诊断要点

（1）甲亢主要临床表现 甲亢患者以代谢亢进和神经、循环、消化等系统兴奋性增高为主要临床表现。

①高代谢症候群：是最常见的临床表现，包括乏力、怕热、多汗、皮肤温暖、潮湿、低热、体重下降等。

②神经系统：易激惹、失眠、紧张、焦虑、烦躁、常常注意力不集中。伸舌或双手平举可见细震颤、腱反射活跃。

③眼部表现：分为两种类型，一类为非浸润性（单纯性）突眼，病因与甲状腺毒症所致的交感神经兴奋性增高有关，眼球轻度突出，可见眼裂增宽、瞬目减少等眼征。另一类为浸润性突眼，即 Graves 眼病，病因与眶后组织的炎症反应有关。双眼球明显突出，可超过中国人群眼球突出度参考值（女性 16.0mm，男性 18.6mm）3mm 以上，少数患者为单侧突眼。眼部可有异物感、胀痛、畏光、流泪、复视、视力下降等症状，查体可见眼睑肿胀、结膜

充血水肿、眼球活动受限，严重者眼球固定、眼睑闭合不全、角膜外露而形成角膜溃疡、全眼炎，甚至失明。临床活动状态评估（clinical activity score，CAS），CAS ≥ 3 分提示炎症处于活动状态，分值越高，炎症越重。

④甲状腺：Graves 病患者甲状腺多呈弥漫性肿大，质地软或坚韧，无压痛，上、下极可触及震颤，闻及血管杂音。结节性毒性甲状腺肿患者可触及甲状腺结节性肿大。甲状腺自主性高功能腺瘤患者可扪及孤立结节。

⑤心血管系统：患者感心悸、气促、活动后加剧。心率增快、心尖部第一心音亢进、可闻及收缩期杂音；心律失常以房性期前收缩为最常见，也可见室性或交界性期前收缩、阵发性或持续性心房颤动。严重者可发生心肌缺血、心脏增大、心力衰竭。

⑥消化系统：常表现为食欲亢进、大便次数增多或腹泻、肠鸣音活跃。少数患者可出现恶心、呕吐等症状，或出现转氨酶升高、黄疸等肝功能异常表现。

⑦血液系统：部分患者有轻度贫血，外周血白细胞和血小板计数可有轻度降低。

⑧胫前黏液性水肿：是 Graves 病的特征性皮肤表现，发生率大约为 5%。常见于胫骨前下 1/3 部位，皮损多为对称性，早期皮肤增厚、变粗、毛囊角化，可见广泛大小不等的红褐色或暗紫色突起不平的斑块或结节，后期皮肤如橘皮或树皮样，可伴继发性感染和色素沉着。

⑨内分泌系统：女性常表现为月经量减少、周期延长，甚至闭经。男性可出现乳房发育、阳痿等症状。由于骨代谢转换加速，可引起低骨量或骨质疏松症。

（2）甲亢特殊临床表现和类型

①甲状腺危象：也称甲亢危象，是甲状腺毒症急性加重致多系统损伤的一组综

合征。通常发生于未经治疗或治疗不当的Graves病患者中，多数有一定的诱因，例如感染、创伤、精神应激、手术、妊娠等。典型症状为高热、大汗、烦躁、面部潮红、心动过速、呕吐、腹泻，部分患者可发生心律失常、肺水肿、充血性心力衰竭、黄疸等，病情进一步加重可出现休克、谵妄、昏迷，甚至危及生命。

②甲亢性心脏病：过量甲状腺激素可导致心动过速，心脏收缩功能增强、排血量增多，造成心脏负荷加大、心肌氧耗量增加、冠状动脉供血相对不足，可引起心脏异常改变，在具有潜在缺血性心脏病的患者中容易发生。甲亢患者有至少1项下述心脏异常症状者，可诊断为甲亢性心脏病：A. 心脏增大；B. 心律失常；C. 充血性心力衰竭；D. 心绞痛或心肌梗死。诊断时需排除同时存在其他原因引起的心脏改变，甲亢控制后上述心脏情况好转或明显改善。

③甲亢性肌病：急性肌病可表现为数周内出现言语及吞咽困难、发音不准，重者出现呼吸肌麻痹、危及生命。慢性肌病发生于80%的Graves病患者，起病缓慢，以近端肌肉群受累为主，表现为进行性肌无力，登楼、抬肩、蹲位起立困难，常有肌肉萎缩。大约1%的Graves病患者可合并重症肌无力，表现为双侧上睑下垂、眼球运动障碍和复视等。低钾性周期性麻痹多发生于20~40岁青年男性。常见诱因为过度运动、寒冷、摄入大量糖类食物、酗酒、使用胰岛素等，典型临床表现为反复发作的四肢对称性弛缓性瘫痪，以下肢瘫痪更为常见。发作可持续数小时至数日，补钾即能缓解症状。严重低钾血症可造成呼吸肌麻痹，引起呼吸困难。

④淡漠型甲亢：发病隐匿，多见于老年人，高代谢症状、眼征和甲状腺肿大均不明显。主要表现为神志淡漠、抑郁、头晕、乏力、心悸、食欲减退甚至厌食、腹泻、明显消瘦等。诊断标准：A. 高代谢症状和体征。B. 甲状腺肿大。C. 血清甲状腺激素水平升高，TSH水平降低。具备以上3项，并除外非甲亢性甲状腺毒症，甲亢诊断即可成立。注意部分不典型甲亢患者可以表现为单一系统首发突出症状，如心房颤动、腹泻、低钾性周期性麻痹等。淡漠型甲亢患者高代谢症状可以不明显。少数患者可以无甲状腺肿大。

2. 相关检查

（1）血清总甲状腺素（TT_4） T_4全部由甲状腺产生，每天产生80~100μg。血清中99.96%的T_4以与蛋白结合的形式存在，其中80%~90%与TBG结合。TT_4测定的是这部分结合于蛋白的激素，所以血清TBG量和蛋白与激素结合力的变化都会影响测定的结果。妊娠、雌激素、急性病毒性肝炎、先天因素等可引起TBG升高，导致TT_4增高；雄激素、糖皮质激素、低蛋白血症、先天因素等可以引起TBG降低，导致TT_4减低。如果排除上述因素，TT_4稳定、重复性好，仍然是诊断甲亢的主要指标。

（2）血清总三碘甲腺原氨酸（TT_3） 人体每天产生T_3 20~30μg，20% T_3由甲状腺产生，80%T_3在外周组织由T_4转换而来。血清中99.6%的T_3以与蛋白结合的形式存在，所以本值同样受到TBG含量的影响。正常情况下，血清T_3与T_4的比值小于20。甲亢时TT_3增高，T_3与T_4的比值也增加；T_3型甲状腺毒症时仅有TT_3增高。

（3）血清游离甲状腺素（FT_4）、游离三碘甲腺原氨酸（FT_3） 游离甲状腺激素是实现该激素生物效应的主要部分。尽管FT_4仅占T_4的0.025%，FT_3仅占T_3的0.35%，但它们与甲状腺激素的生物效应密切相关，所以是诊断临床甲亢的首选指标。但因血中FT_4、FT_3含量甚微，测定方法学上许多问题尚待解决，测定的稳定性不如TT_4、TT_3。此外，目前临床应用的检测方法都不能直接测定真正的游离激素水平。

（4）促甲状腺激素（TSH） 血清 TSH浓度的变化是反映甲状腺功能最敏感的指标。血清 TSH 测定技术经历了放射免疫法（RIA）、免疫放射法（immunoradiometri-cassay，IRMA）后，目前已经进入第三代和第四代测定方法，即敏感 TSH（sTSH）（检测限 0.01mU/L）和超敏 TSH 测定方法（检测限达到 0.005mU/L）。免疫化学发光法（ICMA）属于第四代 TSH 测定法，成人正常值为 0.3~4.8mU/L。sTSH 成为筛查甲亢的第一线指标，甲亢时的 TSH 通常小于 0.1mU/L。sTSH 使得诊断亚临床甲亢成为可能，因为后者甲状腺激素水平正常，仅有 TSH 水平的改变。传统的应用 TRH 刺激试验诊断不典型甲亢的方法已经被 sTSH 测定所取代。

（5）^{131}I 摄取率 ^{131}I 摄取率是诊断甲亢的传统方法，目前已经被 sTSH 测定技术所代替。^{131}I 摄取率正常值（盖革计数管测定）为 3 小时 5%~25%，24 小时 20%~45%，高峰在 24 小时出现。甲亢时 ^{131}I 摄取率表现为总摄取量增加，摄取高峰前移。本方法现在主要用于甲状腺毒症病因的鉴别：甲状腺功能亢进类型的甲状腺毒症 ^{131}I 摄取率增高；非甲状腺功能亢进类型的甲状腺毒症 ^{131}I 摄取率减低。此外 ^{131}I 摄取率用于计算 ^{131}I 治疗甲亢时需要的活度。

（6）TSH 受体抗体（TRAb） 是鉴别甲亢病因、诊断 GD 的指标之一。测定试剂已经商品化，放射受体法测定。反应体系中的 TSH 受体是放射碘标记的牛 TSH 受体，或可溶性猪 TSH 受体，或重组的人 TSH 受体。新诊断的 GD 患者 75%~96%TRAb 阳性。需要注意的是，TRAb 中包括刺激性（TSAb）和抑制性（TSBAb）两种抗体，而检测到的 TRAb 仅能反映有针对 TSH 受体的自身抗体存在，不能反映这种抗体的功能。但是，当临床表现符合 Graves 病时，一般都将 TRAb 视为 TSH 受体刺激抗体（TSAb）。

（7）TSH 受体刺激抗体（TSAb） 是诊断 GD 的重要指标之一。与 TRAb 相比，TSAb 反映了这种抗体不仅与 TSH 受体结合，而且这种抗体产生了对甲状腺细胞的刺激功能。测定原理：目前反应体系中培养的靶细胞是转染了人类 TSH 受体的中国仓鼠卵巢细胞（CHO 细胞），测定指标是细胞培养液中的 cAMP 水平。TSAb 与 CHO 细胞表面的 TSH 受体结合，通过腺苷酸环化酶 -cAMP 途径产生生物学效应，即 cAMP 水平增加。85%~100% 的 GD 新诊断患者 TSAb 阳性，TSAb 的活性平均在 200%~300%。

（8）CT 和 MRI 眼部 CT 和 MRI 可以排除其他原因所致的突眼，评估眼外肌受累的情况。

（9）甲状腺放射性核素扫描 对于诊断甲状腺自主高功能腺瘤有意义。肿瘤区浓聚大量核素，肿瘤区外甲状腺组织和对侧甲状腺无核素吸收。

（二）辨证诊断

甲亢初期多表现为阴虚阳亢证，多因喜怒无常、思虑过度所致。情志致病首先伤肝，肝性喜条达而恶抑郁，七情失调，肝气郁滞，经脉不利；肝火旺盛，进而引动心火，心火亢盛上可累及心阴，下可损及肾水，日久必有阴虚之证，而本虚标实，实则为阳亢之标。治病首则求本，本虚则补之，标实以泻之，故滋阴潜阳为此类证型的基本治则。甲亢中期虚实并见，多见于气阴两虚证，治当补益损耗之气，滋养灼伤之阴，此期多用益气养阴法。甲亢病至后期，多见于阴阳两虚，疾病日久迁延阴损及阳，阴阳俱虚，病位由肝，累及心肾，治当防虚不受补，不可盲目补益阴阳，《灵枢·终始》中所说的"如是者，则阴阳俱不足，补阳则阴竭，泻阴则阳脱"，当徐徐图之，用较缓的养阴温阳法密切观察病情变化。

1. 阴虚阳亢证

（1）兼肝郁气滞证

临床证候：甲状腺肿大，质软表面光滑，急躁易怒，两胁胀痛，吞咽不爽，喉间有痰，舌质红，苔白，脉弦数有力。

辨证要点：甲状腺肿大，两胁胀痛，舌质红，苔白，脉弦数有力。

（2）兼心肝火旺证

临床证候：甲状腺肿大，面红目赤眼肿，心烦心悸，头晕头痛，手抖舌颤，失眠多汗，口干口苦，小便色黄，舌边尖红，苔黄燥，脉弦数。

辨证要点：甲状腺肿大，面红目赤眼肿，心烦心悸，手抖舌颤，口干口苦，舌边尖红，苔黄燥，脉弦数。

（3）兼肝胃火旺证

临床证候：甲状腺肿大，面红目赤，急躁易怒，手抖舌颤，多食善饥，怕热多汗，口臭口干口苦，头晕头痛，消瘦，舌红，苔黄厚燥，脉沉弦数有力。

辨证要点：甲状腺肿大，急躁易怒，多食善饥，怕热多汗，口臭口干口苦，舌红，苔黄厚燥，脉沉弦数有力。

2. 气阴两虚证

（1）兼肝郁脾虚证

临床证候：急躁易怒与情志抑郁兼见，神疲乏力，自汗，纳呆食少，善太息，胸胁胀闷，便溏，失眠手抖，舌苔白，脉弦细。

辨证要点：急躁易怒与情志抑郁兼见，神疲乏力，胸胁胀闷，失眠手抖，舌苔白，脉弦细。

（2）兼肝肾阴虚证

临床证候：急躁易怒，两胁胀痛，手抖舌颤，头晕，五心烦热，耳鸣，颧红盗汗，腰膝酸软，男子遗精阳痿，女子经少经闭，口干口苦，舌红少苔。

辨证要点：两胁胀痛，手抖舌颤，头晕，五心烦热，男子遗精阳痿，女子经少经闭，口干口苦，舌红少苔。

（3）兼心肾不交证

临床证候：心烦心悸，潮热盗汗，失眠健忘多梦，腰膝酸软，头晕耳鸣，乏力，男子遗精阳痿，女子经少经闭，口干，舌红少苔。

辨证要点：心烦心悸，潮热盗汗，失眠健忘多梦，口干，舌红少苔。

3. 阴阳两虚证

临床证候：心悸胸闷，神智昏愦，气短乏力，自汗畏寒或有发热大汗，头晕，失眠健忘，四肢厥冷，舌淡红苔薄白，脉沉弱结代。

辨证要点：心悸胸闷，气短乏力，自汗畏寒或有发热大汗，四肢厥冷，舌淡红苔薄白，脉沉弱结代。

三、鉴别诊断

（一）西医学鉴别诊断

1. 与甲状腺毒症病因相鉴别

主要是甲亢所致的甲状腺毒症与破坏性甲状腺毒症（例如亚急性甲状腺炎、无症状性甲状腺炎等）的鉴别。两者均有高代谢表现、甲状腺肿和血清甲状腺激素水平升高，而病史、甲状腺体征和 ^{131}I 摄取率是主要的鉴别手段。

2. 与甲亢病因相鉴别

GD、结节性毒性甲状腺肿和甲状腺自主高功能腺瘤分别约占病因的 80%、10% 和 5% 左右。伴浸润性眼征、TRAb 和（或）TSAb 阳性、胫前黏液性水肿等均支持 GD 的诊断。与多结节性毒性甲状腺肿、甲状腺自主高功能腺瘤鉴别的主要手段是甲状腺放射性核素扫描和甲状腺 B 超：GD 的放射性核素扫描可见核素均质性地分布增强；

多结节性毒性甲状腺肿者可见核素分布不均，增强和减弱区呈灶状分布；甲状腺自主性功能性腺瘤则仅在肿瘤区有核素浓聚，其他区域的核素分布稀疏。甲状腺B超可以发现肿瘤。

（二）中医学鉴别诊断

1.与瘰疬相鉴别

鉴别的要点，一是患病的具体部位，二是肿块的性质。瘿病的肿块在颈部正前方，肿块一般较大。正如《外台秘要·瘿病》说："瘿病喜当颈下，当中央不偏两旁也。"而瘰疬的患病部位是在颈项的两侧，肿块一般较小，每个约胡豆大，个数多少不等，如《外科正宗·瘰疬论》描述说："瘰疬者，累累如贯珠，连结三五枚。"

2.与消渴病相鉴别

瘿病中阴虚火旺的证型，常表现为多食易饥的症状，应注意与消渴病相鉴别。消渴病以多饮、多食、多尿为主要临床表现，三消的症状常同时出现，尿中常有甜味，但颈部无肿块。瘿病的多食易饥虽类似中消，但不合并多饮、多尿而颈部有瘿肿为主要特征，且伴有比较明显的烦热、心悸、急躁易怒、眼突、脉数等症状。

四、临床治疗

（一）提高临床疗效的要素

1.辨证候之虚实

瘿病以气、痰、瘀壅结颈前为主要病机，所以一般属于实证，其中应着重辨明有无血瘀。病程日久，由实致虚，常出现阴虚、气虚的病变及相应的症状，其中以心、肝阴虚尤为多见，从而成为虚实夹杂的证候。

2.辨火热之有无

瘿病日久每易郁而化火，应综合症状和舌脉辨别其有无火热，若有，则应辨别火热的程度。

（二）辨病治疗

甲状腺功能亢进症就其治疗，目前仍存在分歧意见，是外科医生和内科医生主要争论的问题。甲亢的现代治疗主要有三种方法：即抗甲亢药物、放射性碘及手术治疗。手术包括一侧次全切除术，一侧腺叶全切除，对侧腺体大部切除术，甲状腺全切除术。

1.抗甲状腺药物

ATD治疗是甲亢的基础治疗，但是单纯ATD治疗的治愈率仅有50%左右，复发率高达50%~60%。ATD也用于手术和^{131}I治疗前的准备阶段。常用的ATD分为硫脲类和咪唑类两类，硫脲类包括丙硫氧嘧啶（propylthiouracil，PTU）和甲硫氧嘧啶等；咪唑类包括甲巯咪唑（methimazole，MMI）和卡比马唑（carbimazole）等。普遍使用MMI和PTU。两药比较：MMI半衰期长，血浆半衰期为4~6个小时，可以每天单次使用；PTU血浆半衰期为60分钟，具有在外周组织抑制T_4转换为T_3的独特作用，所以发挥作用较MMI迅速，控制甲亢症状快，但是必须保证6~8小时给药一次。PTU与蛋白结合紧密，通过胎盘和进入乳汁的量均少于MMI，所以在妊娠伴发甲亢时优先选用。PTU通过抑制5′脱碘酶活性而减少外周组织T_4转化为T_3，但肝毒性大于MMI，故除严重病例、甲状腺危象、妊娠早期或对MMI过敏者首选PTU治疗外，其他情况MMI应列为首选药物。

（1）适应证 ①轻、中度病情。②甲状腺轻、中度肿大。③孕妇、高龄或由于其他严重疾病不适宜手术者。④手术前和^{131}I治疗前的准备。⑤手术后复发且不适宜^{131}I治疗者。⑥中至重度活动的甲亢突眼患者。

（2）禁忌证 外周血白细胞计数

$< 3.0 \times 10^9/L$ 或对该类药物有过敏反应，以及其他不良反应的甲亢患者。

（3）剂量与疗程 分 3 个阶段：初始阶段、减量阶段、维持阶段。

① 初始阶段：MMI 起始剂量为 20~40mg/d，每天 1~2 次口服。起始剂量也可参照患者的 FT_4 水平：如超过正常值上限（upper limit of normal，ULN）1.0~1.5 倍：5~10mg/d；1.5~2.0 倍：10~20mg/d；2.0~3.0 倍：30~40mg/d［PTU 起始剂量为 300mg/d，视病情轻重 150~400m/d，最大量 600mg/d，分次口服。用药后需要等待甲状腺存储的甲状腺激素消耗，一般在服药 2~3 周后临床症状减轻，4~6 周后代谢状态可以恢复正常，故应在用药 4 周后复查甲状腺功能以评估治疗效果

② 减量阶段：当症状好转、甲状腺功能接近正常时可逐步减少药物用量。在减量过程中，每 2~4 周随访 1 次，每次减少 MMI 5mg 或者 PTU 50mg，不宜减量过快，此阶段需 2~3 个月。每次随访要监测患者的代谢状况以及检测甲状腺功能，尽量维持甲状腺功能的正常和稳定。如果减量后病情有反复，则需要重新增加剂量并维持一段时间。

③ 维持阶段：MMI 5~10mg/d，PTU 50~100mg/d，视病情调整剂量，一些患者只需要更少的 ATD 剂量即可维持正常的甲状腺功能，每 2 个月复查一次甲状腺功能，为期 1~2 年。个别患者需要延长维持治疗疗程。注意：初始及减量阶段不主张联用左甲状腺素（L-T4），维持期可联用 L-T4 维持正常的甲状腺功能。

（4）不良反应 ① 肝功能受损：甲亢本身可引起轻度肝功能异常，转氨酶升高通常 < 2 倍 ULN，且随着甲亢治疗好转而恢复正常，故应在用药前检查基础肝功能，以区别是否为药物的不良反应。如基线转氨酶 > 3~5 倍 ULN，避免使用 ATD 治疗，

建议转上级医院，进一步检查肝功能异常的原因，接受相应治疗，并根据病情决定下一步治疗方案。基线合并肝功能异常者建议慎用 PTU。起始 ATD 治疗后每 2~4 周检测肝功能，如果患者在服用 ATD 后发生肝功能异常或肝功能异常加重，应考虑为 ATD 的不良反应。如转氨酶持续上升或转氨酶 > 3 倍 ULN，需考虑停药。PTU 主要为肝细胞损伤，约 8.3% 的患者转氨酶高于 3 倍 ULN，偶见致命的暴发性肝细胞损伤和肝衰竭；MMI 肝细胞损伤极为罕见，主要为胆汁淤积症。

② 外周血白细胞减少：由于 Graves 病本身也可引起白细胞减少，因此在治疗前应进行血常规检测，如白细胞计数持续 $< 3.0 \times 10^9/L$，不宜起始 ATD 治疗。约 0.3% 的患者会出现白细胞减少，多发生于初治 1~3 个月内，故治疗初期应每 1~2 周检查 1 次血常规。如在用药后白细胞出现逐步下降趋势，一般 $< 3.0 \times 10^9/L$，立刻终止用药。用药期间嘱患者如出现咽痛、发热应及时就诊，谨防粒细胞缺乏症发生，重者可危及生命。如在使用 MMI 或 PTU 过程中出现粒细胞缺乏症或其他严重不良反应，不建议更换另一种 ATD，因为两种药物的不良反应风险可能存在交叉。

③ 过敏性皮疹：发生率为 1%~5%。如为轻微、散在的皮疹可考虑联用抗组胺药物治疗。如治疗效果不佳或进一步加重应考虑停 ATD，改为 ^{131}I 或手术治疗。如 ^{131}I 或手术治疗不可行，可考虑在密切监测皮肤状况的前提下改用另一种 ATD。如有剥脱性皮炎等严重的皮肤过敏反应，应立即停药，亦不能更换另一种 ATD。

④ 少见不良反应：PTU 会引起抗中性粒细胞胞浆抗体阳性的小血管炎，发病率很低，仅 0.1%~0.5%，其风险随着用药时间延长而增加。PTU 及 MMI 均可引起关节痛和狼疮样综合征，发病率 1%~2%。

（5）停药指标和复发　甲状腺功能正常、疗程足够、TRAb阴性可以考虑停药。推荐在停ATD前检测TRAb水平。甲亢缓解的定义是停药1年，仍能维持甲状腺功能正常。ATD停药后甲亢复发率约为50%。研究发现，轻中度病情、甲状腺体积较小、TRAb转阴性、小剂量ATD即能长期维持正常甲状腺功能的患者治疗缓解率高，复发率低；其他有益因素还包括：适应证选择恰当、治疗合理、疗程足够、管理良好等。

2. ^{131}I治疗

（1）治疗效果和不良反应的评价　治疗机制是甲状腺摄取^{131}I后释放出β射线，破坏甲状腺组织细胞。^{131}I治疗甲亢已有60多年的历史，现已是欧美国家治疗成人甲亢的首选疗法。我国自1958年开始用^{131}I治疗甲亢至今已数十万例，但欧美国家的使用频度明显高于我国和其他亚洲国家。现已明确：①此法安全简便，费用低廉，效益高，总有效率达95%，临床治愈率85%以上，复发率小于1%。第1次^{131}I治疗后3~6个月，部分患者如病情需要可做第2次治疗。②没有增加患者甲状腺癌和白血病等癌症的发病率。③没有影响患者的生育能力和遗传缺陷的发生率。④^{131}I在体内主要蓄积在甲状腺内，对甲状腺以外的脏器，例如心脏、肝脏、血液系统等不造成急性辐射损伤，可以比较安全地用于治疗患有这些脏器合并症的重度甲亢患者。

（2）适应证　对ATD出现不良反应；ATD疗效差或多次复发；有手术禁忌证或手术风险高；有颈部手术或外照射史；病程较长；老年患者（特别是伴发心血管疾病者）；合并肝功能损伤；合并白细胞或血小板减少；合并骨骼肌周期性瘫痪；合并心房颤动。

（3）禁忌证　妊娠患者；GH患者合并疑似或确诊甲状腺癌；育龄期女性患者^{131}I治疗前应注意排除妊娠；合并较重心脏、肝、肾疾病不能耐受手术者。

（4）并发症　^{131}I治疗甲亢后的主要并发症是甲状腺功能减退。国外报告甲减的发生率每年增加5%，5年达到30%，10年达到40%~70%。国内报告早期甲减发生率约10%，晚期达59.8%。核医学和内分泌学专家都一致认为，甲减是^{131}I治疗甲亢难以避免的结果，选择^{131}I治疗主要是要权衡甲亢与甲减后果的利弊关系。由于甲减并发症的发生率较高，在用^{131}I治疗前需要患者知情并签字同意。医生应同时要告知患者^{131}I治疗后有关辐射防护的注意事项。

3. 手术治疗

（1）适应证　①中、重度甲亢，长期服药无效，或停药复发，或不能坚持服药者；②甲状腺肿大显著，有压迫症状；③胸骨后甲状腺肿；④多结节性甲状腺肿伴甲亢。手术治疗的治愈率在95%左右，复发率为0.6%~9.8%。

（2）禁忌证　①伴严重Graves眼病；②合并较重心脏、肝、肾疾病，不能耐受手术；③妊娠初3个月和第6个月以后。

（3）手术方式　通常为甲状腺次全切除术，两侧各留下2~3g甲状腺组织。主要并发症是手术损伤导致甲状旁腺功能减退症和喉返神经损伤，有经验的医生操作时，其并发症发生率为2%，普通医院条件下的发生率达到10%左右。

4. 其他治疗

（1）碘剂　减少碘摄入量是甲亢的基础治疗之一。过量碘的摄入会加重和延长病程，增加复发的可能性，所以甲亢患者应当食用无碘食盐，忌用含碘药物。复方碘化钠溶液仅在手术前和甲状腺危象时使用。

（2）β受体阻断药　作用机制，①阻断甲状腺激素对心脏的兴奋作用；②阻断外周组织T_4向T_3的转化，主要在ATD初治期使用，可较快控制甲亢的临床症状。通常应用普萘洛尔每次10~40mg，每天3~4

次。对于有支气管疾病者，可选用 β_1 受体阻断药，如阿替洛尔、美托洛尔等。

5. 甲状腺危象的治疗

（1）针对诱因治疗。

（2）抑制甲状腺激素合成　500~1000mg 首次口服或者经胃管注入，以后每次 250mg，每 4 小时 1 次。若无 PTU，MMI 首剂 60mg，继之 20mg，每 8 小时 1 次。PTU 和 MMI 使用 1 小时内就能阻碍碘机化，抑制甲状腺激素合成。PTU 优选于 MMI 是因为其能抑制外周及甲状腺内的 T_4 转化为有活性的 T_3。

（3）抑制甲状腺激素释放　每 6 小时口服 1 次，每次 5 滴（0.25ml 或者 250mg）。服用 PTU 后 1 小时开始服用，一般使用 3~7 天。其作用机制是抑制甲状腺激素释放。

（4）普萘洛尔 60~80mg/d，每 4 小时 1 次，其作用机制是阻断甲状腺激素对心脏的刺激作用和抑制外周组织 T_4 向 T_3 转换。因个别患者应用普萘洛尔诱发心肺功能衰竭，故而甲亢患者伴有低输出量性心力衰竭者应禁用 β 受体阻滞剂，如必须使用，可慎用超短效的选择性 β_1 受体阻滞剂艾司洛尔。必要时也可考虑使用非二氢吡啶类钙离子通道阻滞剂（如地尔硫草）控制心率。

（5）糖皮质激素　适用于有高热或休克者。氢化可的松 200~300mg/d 静脉滴注或静脉注射地塞米松 2mg，每 6 小时 1 次，以后逐渐减少剂量。

（6）透析与血浆置换　经上述处理疗效不显著，血清甲状腺激素仍呈高浓度者，可选用血液透析、腹膜透析或血浆置换等措施迅速清除血中过多的甲状腺激素。但血浆置换疗法的有效作用是一过性的，仅能维持 24~48 小时。

（7）一般治疗　严密监测患者血压、心率、体温的变化情况。预防和控制感染，积极治疗各种并发症和合并症。每日补充液体 3000~6000ml，保证足够热量、葡萄糖和水分的补充，并迅速纠正电解质及酸碱平衡紊乱。对症治疗包括：吸氧，补充多种维生素，高热者应积极物理降温、必要时可用中枢性解热药如对乙酰氨基酚（扑热息痛）等，但要注意避免使用水杨酸类解热药，因为该类药物会增加 FT_3、FT_4 和机体代谢率；高热严重者可用人工冬眠（哌替啶 100mg，氯丙嗪及异丙嗪各 50mg 混合后静脉持续泵入）。有心力衰竭者可应用洋地黄制剂及利尿剂等。

6. Graves 眼病的治疗

详见第十章。

7. 妊娠期甲亢的治疗

（1）ATD 治疗　妊娠时可以给予 ATD 治疗。因为 ATD 可以通过胎盘影响胎儿的甲状腺功能，尽可能地使用小剂量的 ATD 实现控制甲亢的目的。首选 PTU，因该药不易通过胎盘。PTU 初治剂量 300mg/d，维持剂量 50~150mg/d 对胎儿是安全的。需要密切监测孕妇的甲状腺激素水平，血清 TT_4、FT_4 应当维持在妊娠期正常范围的上限水平。不主张 ATD 治疗同时合用 L–T_4，因为后者可能增加 ATD 的治疗剂量。

（2）产后 GD 治疗　在妊娠的后 6 个月，由于妊娠的免疫抑制作用，ATD 的剂量可以减少。分娩以后，免疫抑制解除，GD 易于复发，ATD 的需要量也增加。

（3）手术治疗　发生在妊娠初期的甲亢，经 PTU 治疗控制甲亢症状后，可选择在妊娠 4~6 个月时做甲状腺次全切除。

（4）哺乳期的 ATD 治疗　因为 PTU 通过胎盘和进入乳汁的比例均少于 MMI，故 PTU 应当首选，一般认为 PTU300mg/d 对哺乳婴儿是安全的。

8. 甲状腺毒症心脏病的治疗

（1）ATD 治疗　立即给予足量抗甲状腺药物，控制甲状腺功能至正常。

（2）^{131}I 治疗　经 ATD 控制甲状腺毒症症状后，尽早给予大剂量的 ^{131}I 破坏甲状腺组织。为防止放射性损伤后引起的一过性高甲状腺激素血症加重心脏病变，给予^{131}I的同时需要给予β受体阻断药保护心脏；^{131}I治疗后两周继续给予ATD治疗，等待^{131}I发挥其完全破坏作用；^{131}I治疗后12个月内，调整ATD的剂量，严格控制甲状腺功能在正常范围；如果发生^{131}I治疗后甲减，应用尽量小剂量的L-T$_4$控制血清TSH在正常范围，避免过量L-T$_4$对心脏的不良反应。

（3）β受体阻断药　普萘洛尔可以控制心动过速，也可以用于由于心动过速导致的心力衰竭。为了克服普萘洛尔引起的抑制心肌收缩的不良反应，需要同时使用洋地黄制剂。

（4）处理甲亢合并的充血性心力衰竭的措施与未合并甲亢者相同。但是纠正的难度加大。洋地黄的用量也要增加。

（5）心房纤颤可以被普萘洛尔和（或）洋地黄控制。控制甲亢后可以施行电转律。

（三）辨证治疗

1. 辨证论治

（1）阴虚阳亢证

①兼肝郁气滞证

治法：疏肝理气，化痰散结。

方药：四逆散。柴胡、芍药、枳实、甘草。

加减：心悸失眠加琥珀（冲）、首乌藤；腹泻、四肢乏力加茯苓、薏苡仁、山药；汗多，消瘦疲乏，舌红少苔，脉细数加沙参、花粉。

②兼心肝火旺证

治法：养心柔肝。

方药：天王补心丹、一贯煎加减。人参、丹参、玄参、地黄、当归、天冬、茯苓、远志、麦冬、甘草、酸枣仁、柏子仁、桔梗、甘草、北沙参、麦冬、当归、地黄、枸杞子、川楝子。

加减：耳鸣、腰膝酸软，加女贞子、蔓

荆子、何首乌；面赤手抖，加珍珠母、钩藤、煅牡蛎、生地黄、熟地黄、麦冬、黄芩。

③兼肝胃火旺证

治法：理气活血、养阴清热。

方药：龙胆泻肝汤。龙胆、栀子、黄芩、木通、泽泻、车前子、柴胡、甘草、当归、地黄。

加减：失眠加酸枣仁（炒）、柏子仁；头晕手抖加石决明、天麻；眼突加丹参、赤芍。

④肝火犯肺证：干咳、咳时牵引两胁疼痛、急躁易怒、喑哑、手抖、口干口苦、舌淡红苔薄白、脉弦细等。

治法：滋阴潜阳，清金制木。

方药：百合地黄汤。生地黄、当归、白芍、甘草、桔梗、玄参、浙贝母、麦冬、百合。

（2）气阴两虚证

①兼肝郁脾虚证

治法：疏肝健脾，清热化痰。

方药：逍遥丸合香砂六君子汤。柴胡、当归、白芍、炒白术、茯苓、炙甘草、薄荷、生姜、人参、白术、茯苓、陈皮、半夏、木香。

②兼肝肾阴虚证

治法：滋补肝肾，镇肝息风。

方药：杞菊地黄汤。枸杞子、菊花、熟地黄、山萸肉、牡丹皮、山药、茯苓、泽泻。

加减：眼突加石决明、杭菊；瘿肿加贝母、丹参、僵蚕；男子早泄遗精加知母、黄柏；女子经少加何首乌。

③兼心肾不交证

治法：交通心肾，育阴潜阳。

方药：六味地黄丸合黄连阿胶汤。熟地黄、山萸肉、牡丹皮、山药、茯苓、泽泻、黄连、黄芩、芍药、鸡子黄、阿胶。

（3）阴阳两虚证

治法：益气敛阴，回阳固脱。

方药：生脉饮。人参、麦冬、五味子。

2.外治疗法

（1）毫针法

治法：滋阴清肝，调节阴阳。

主穴：内关、足三里、间使、三阴交、合谷、太溪。

症状选穴：甲状腺肿大者配丰隆、气瘿。心悸失眠者配神门、内关；烦躁易怒者配行间、肝俞；多食易饥者配足三里、脾俞等。

每天针刺1次，每次留针20~30分钟，10次为1个疗程，间隔3天再行下1个疗程，间隔时可选取双侧耳穴神门、皮质下、内分泌、心、脾、脑点、神门，用王不留行籽贴压于各穴，每隔2小时自行按压各穴1次，有胀痛感即可。

（2）中药塌渍疗法

①甲亢膏：生大黄、栀子、青黛、大贝、山慈菇等药共为细末；另用夏枯草水煎3次，浓缩滤液并加95%酒精，调制夏枯草酒液，然后和上药面共调成软膏状每次用甲亢膏适量敷于甲状腺处，外用油纸等固定，每晚睡前敷上，次日晨起取下，每日夜敷1次，连用50天。

②瘿肿消软膏：大黄、栀子、青黛、浙贝母、夏枯草、莪术、薄荷、冰片等，研末加凡士林调成糊状，涂在纱布及敷料上，敷贴甲状腺部位，2~3小时/次，2次/天。用于治疗伴甲状腺肿的甲亢。

③黄药子15g、生大黄20g、僵蚕15g、土鳖虫20g、贯众15g、连翘20g、明矾15g，共为细末，用醋、黄酒调成糊，湿敷患处，3天换药1次。用于治疗伴甲状腺肿的甲亢。

（3）艾灸治疗法

主穴：大杼、风门、肺俞、大椎、身柱、风池。

操作：分别采用麦粒灸、实按灸方法，每次每穴灸7~10壮，至局部皮肤红晕、药气温热透达深部为度。每日或隔日1次，10次为1个疗程。

（4）药线点灸 ①颈部阿是穴（位于肿大的甲状腺上），颈部夹脊穴，大杼、风门、肺俞、大椎、身柱、风池、肝俞、肾俞；②耳上阿是穴（位于耳尖直上入发际约1寸处），膻中、天突、三阴交、内关、间使、足三里。以上2组穴位轮流交替使用，每日使用1组。医者右手食指和拇指持线端，并露出线头1~2cm，将此线头在酒精灯上点燃，轻轻甩灭火焰使之形成圆珠状炭火，随即将此火星对准穴位，顺应腕和拇指的屈曲动作，拇指指腹稳重而敏感地将有火星的线头直接点按于穴位上，一按火灭为1壮，每个穴位点灸1壮。每日施灸1次，5天为1个疗程。

（5）穴位埋线 双侧肝俞、心俞穴常规消毒后局麻，用12号腰椎穿刺针穿入羊肠线1.5~2cm，刺入穴位得气后埋入羊肠线，以无菌干棉球按压片刻，外敷创可贴，2周1次，4次后，间隔2个月再埋线4次。

（6）耳穴疗法

主穴：神门、内分泌、皮质下。

症状选穴：心悸者：心、肾；汗多：肺；烦躁易怒、突眼者：肝；尿频者：肺、肾；易饥者：胃。

（7）中药离子导入 将具有软坚散结作用的中药（黄药子、昆布、半夏、胆南星、大贝母、山慈菇、龟甲、夏枯草等）浸泡煎成浓汁，将药垫浸透药汁放在甲状腺部位，连接好电离子导药机进行理疗，隔日1次，每次30分钟，此法尤其对消除甲状腺肿大疗效显著。

（8）针挑疗法 选用背正中线及背侧线上针挑点。背正中线上针挑点在每一脊椎棘突下，选取从平第7颈椎到平第11胸椎每一棘突下的针挑点共12个点；背侧线上针挑点分别平背正中线上针挑点，距背正中线旁开两横指，选取从第 2 胸椎棘突下到第 11 胸椎棘突下的针挑点，左右共 20 个。总共采用声 2 个点。针具采用自制不锈钢针挑针具。

针挑顺序为：每次治疗选 3 个点针挑，按三角形顺序往下挑。如先挑第 7 颈椎棘突下针挑点，然后再分别挑左右背侧线上平第 2 胸椎棘突下的针挑点，3 个点呈一等腰三角形。

针挑方法：先用针尖将穴位中心点皮肤挑破 2mm，将针尖刺入缺口皮下，挑出白色皮下纤维，将纤维挑断并挑出。刚开始挑出的纤维较短，挑出后用无菌棉签拭去。逐渐可挑出较长的纤维，旋转针柄使之缠绕在针尖上，慢慢将其完全拉出、挑断。先反复挑刺针口局部，至针口皮下纤维彻底挑尽，再扩大挑刺范围。将针沿皮下平行探入 0.5cm，用腕力逆时针方向往回挑，带出纤维，将纤维完全拉出、拉断。重复以上动作直至局部皮下纤维挑空，然后按逆时针方向将针眼周围直径 1cm 范围内皮下纤维逐一挑空。挑刺完毕时以见局部皮肤微微下陷为度。

（9）灯花灸　本法又叫灯草灸或打灯草，该法是采用灯心草浸茶油点燃后灸一定穴位或部位，使其直接受到温热刺激。取穴为甲状腺凸点及周围 4 点、百会、廉泉、曲池、内关、足三里、天柱、攒竹、鱼腰、水突、膻中、合谷、大椎。突眼加丝竹空、睛明、风池、四白；心悸配神门；易饥、消瘦、多汗加三阴交。

（10）局部注射疗法　莪术油 2ml，甲状腺局部注射治疗，5 周为 1 个疗程。

3. 成药应用

（1）甲亢宁胶囊

功效：滋阴潜阳，软坚散结。

适应证型：阴虚阳亢。

改善指标：FT_3、FT_4、TSH、ALT。

用法用量：口服，5 粒 / 次，3 次 / 天。

（2）甲亢灵胶囊

功效：滋阴潜阳，软坚散结。

适应证型：阴虚阳亢。

改善指标：FT_3、FT_4、TSH

用法用量：口服，4 粒 / 次，3 次 / 天。

（3）抑亢丸

功效：滋阴潜阳，豁痰散结。

适应证型：阴虚阳亢。

改善指标：FT_3、FT_4、TSH。

用法用量：口服，每次 5g，2 次 / 天。

（4）夏枯草颗粒

功效：清火明目，散结消。

适应证型：肝火旺盛。

改善指标：FT_3、FT_4、TSH。

用法用量：口服，每次 3g，2 次 / 天。

（四）新疗法选粹

Fassi 等人通过前瞻性研究，对 20 名 GD 患者予以甲巯咪唑加或不加利妥昔单抗（rituximab，RTX）的短期治疗。尽管在平均 23 个月的随访后，RTX 组（4/10 名患者）的持续缓解表现出一定的疗效，但在出现时 TRAb 水平较低（＜ 5 IU/L）的患者中，RTX 似乎最有效。Heemstra 等人的另一项小型前瞻性研究，包括 13 名复发性 GD 患者，证明在平均随访 18 个月后，70% 的患者在 RTX 治疗后仍保持甲状腺功能正常，TRAb 和游离甲状腺素水平显著降低。在最近的一项研究中，15 名未经治疗的 GD 成年患者在 12 周内接受了 5 剂静脉注射依卡利单抗。在 24 周的随访期间，7 名（47%）患者被视为"反应者"，FT_3 和 FT_4 正常，在此期间无需额外服用抗甲状腺药物。此外，依卡利单抗治疗后，TRAb 浓度显著降低，4 名（27%）患者在第 20 周达到正常的 TRAb 水平。

除此之外，也有研究尝试使用阻断免疫球蛋白循环疗法、阻断 B 细胞激活因子疗法、小分子 TSHR 拮抗剂、TSHR 阻断抗体、TSHR 特异性免疫疗法措施来治疗 GD，但目前的临床证据并不支持在 GD 患者中常规应用以上治疗措施，关于新疗法的安全性及有效性还需要更进一步的基础及临床研究进行探索。

（五）医家诊疗经验

1. 林兰

林兰教授认为根据甲亢的症状体征，可将其命名为"瘿气"，并认为甲状腺为"奇恒之腑"，在功能上有"助肝疏泄、助肾升阳"的作用，一可调理气机，二可生发阳气及推动阳气运行。由于甲状腺"助肝疏泄"功能失调，初期以实为主，病久虚实夹杂，虚为气虚、阴虚，实为郁、热、痰、瘀。根据患者的临床表现，林兰教授将甲亢分为了 5 个证型——①疏泄失调、肝郁化热型；②火炽风动、乘土侮心型；③灼津伤气、气阴两虚型；④肝郁气滞、痰聚血瘀型；⑤气随液脱、真阳衰微型。

2. 路志正

路志正国医大师认为本病以"肝郁为中心，与五脏失调有关"，病机特点属"本虚标实"，肝肾心脾亏虚为本，肝郁胃热、化火生风、痰瘀停滞为标，按照病程将本病分为早、中、后期三期，早期以疏肝解郁为主，中期以益气养阴、软坚散结为主，后期健脾补肾、化痰祛瘀散结为主。

3. 许芝银

许芝银教授认为甲亢常多脏同病，以肝郁蕴热、肝胃蕴热、心肝火旺证居多，治疗上主要分治肝、治心、治胃、肝心同治等，治法上以疏肝清热、清胃生津、泻火宁心为主，兼以养阴清热之品。而虚证甲状腺功能亢进症病机在于肝肾气阴亏虚、浮阳上亢，治疗上予以益气养阴、滋阴衡阳之法。

4. 陈如泉

陈如泉教授认为 GD 的病机总以"阴虚"为主，涉及肝、脾、肾三脏，其证型分为主要证型与兼夹证型，主证包括肝火亢盛证、气阴两虚证、阴虚阳亢证、脾气虚弱证，兼夹证包括胃火证、肝风证、痰滞证、血瘀证等，其治法根据患者的临床症状分别予以滋补肝肾、益气健脾、清肝泻火、安神潜降、化痰软坚、疏肝理气等。

5. 倪青

倪青教授从五脏立论，指出甲亢的发生发展与五脏失调密切相关，肝气横逆，可上冲心肺、中犯脾胃、下耗肾阴，遍及全身各脏腑组织器官，其病机总以阴虚阳亢、五脏失调为主。在治疗上有所侧重，分别采用疏肝敛阴、宁心安神、补脾益肝、滋肾柔肝及补肺抑木等治疗方法，补其不足，损其有余，以达到五脏安和的状态。

五、预后及转归

瘿病的各种证候之间有一定的关系。痰结血瘀常为气郁痰阻的进一步发展，肝火旺盛及心肝阴虚分别概括瘿病中火旺及阴虚的两种证候，但因火旺及阴虚二者在病理上常相互影响，临床症状上常相兼出现。

瘿病的预后大多较好。瘿肿小、质软、治疗及时者，多可治愈。但瘿肿较大者，不容易完全消散。若肿块坚硬、移动性差而增长又迅速者，则预后严重。肝火旺盛及心肝阴虚的轻、中症患者，疗效较好；重症患者则阴虚火旺的各种症状常随病程的延长而加重和增多，在出现烦躁不安、高热、脉疾等症状时，为病情危重的表现。

六、预防调护

（一）预防

坚持预防为主，及时做好甲亢疾病的预防工作，注重饮食调摄，起居有时，保持情绪稳定。

（二）调护

（1）保持环境安静，避免嘈杂。

（2）饮食护理 禁止摄入刺激性的食物及饮料，如浓茶、咖啡等。避免服用海带、紫菜、海鱼等含碘高的饮食。

（3）用药护理 不可自行减量或停药，并密切观察药物的不良反应，及时处理。

（4）适量运动。

（5）心理护理 指导患者自我心理调整，避免感染、严重精神刺激、创伤等诱发因素。避免甲状腺危象发生。

七、专方选要

1. 扶正消瘿方

党参20g，生地黄12g，黄芪20g，玄参20g，白芍12g，佛手6g，青皮6g，陈皮6g，石斛12g，浙贝母6g，浮小麦15g，山萸肉6g，知母6g。适用于阴虚火旺证型的甲状腺功能亢进症患者。

2. 疏肝健脾汤

玄参15g，生地黄15g，浙贝15g，白芍15g，黄芪15g，麦冬12g，莪术12g，法半夏12g，党参12g，柴胡10g，黄药子10g，白术10g，猫爪草18g，陈皮5g。甲状腺肿大明显者加牛膝、鸡血藤，双手颤抖者加钩藤、珍珠母，大便稀溏者加神曲、山药收敛固湿，失眠者则在上方基础上配伍宁心安神之品如酸枣仁、远志。

参考文献

［1］中华医学会，中华医学会杂志社，中华医学会全科医学分会，等. 甲状腺功能亢进症基层诊疗指南（2021年）［J］. 中华全科医师杂志，2021，20（5）：515-519.

［2］Wiersinga WM. Clinical relevance of environmental factors in the pathogenesis of autoimmune thyroid disease［J］. Endocrinol Metab，2016，31（2）：213-222.

［3］胡卓清，陈晓铭，武革. Graves病全基因组关联分析的研究现状［J］. 广东医学，2014，35（20）：3262-3264.

［4］中华医学会核医学分会. 131I治疗格雷夫斯甲亢指南［J］. 中华核医学与分子影像杂志，2021，41（4）：242-253.

［5］RoSS DS，BuRch HB，CoopeR DS，et al. 2016 American Thyroid Association guidelines for diagnosis and management of hyperthyroidism and other causes of thyrotoxicosis［J］. Thyroid，2016，26（10）：1343-1421.

［6］Burch HB，Cooper DS. Management of Graves disease：a review［J］. JAMA，2015，214（23）：2544-2554.

［7］倪青. 甲状腺功能亢进症中西医结合诊疗思路与方法［J］. 中国临床医生杂志，2015，6：1-3，103.

［8］王丽敏，张丽艳，谷松. 解析小柴胡汤"和法"调节自身免疫性疾病机制［J］. 中华中医药学刊，2018，36（1）：218-221.

［9］Ana Maria Ramos-Leví，Mónica Marazuela. Pathogenesis of thyroid autoimmune disease：the role of cellular mechanisms［J］. Endocrinol Nutr，2016，S1575-0922（16）30046-8.

［10］Kristensen B. Regulatory B and T cell responses in patients with autoimmune thyroid disease and healthy controls［J］. Dan Med J，2016，63（2），B5177

［11］李翎熙，陈迪路，周小江. 玄参化学成分、药理活性研究进展及其质量标志物分析预测［J］. 中成药，2020，9：2417-2426.

［12］张露苗，马平凡. 川芎在心血管疾病中的药理及临床应用探究［J］. 中医临床研究，2021，1：18-20.

［13］赵文莉，赵晔，Yiider Tseng. 黄精药理作用研究进展［J］. 中草药，2018，18：4439-4445.

［14］任伟钰，郑宜銮，张月梅，等. 当归多糖药理作用的研究进展［J］. 时珍国医国药，2020，10：2484-2487

［15］Li Y，Teng D，Ba J，et al. Efficacy and safety of long-term universal salt iodization on thyroid disorders：epidemiological evidence from 31 provinces of mainland China［J］. Thyoid，2020，30（4）：568-579.

［16］El Fassi D，Nielsen CH，Bonnema SJ，et al. B lymphocyte depletion with the monoclonal antibody rituximab in Graves' disease：a controlled pilot study［J］. J Clin Endocrinol Metab. 2007，92（5）：1769-1772.

［17］Heemstra KA，Toes RE，Sepers J，et al. Rituximab in relapsing Graves' disease，a phase Ⅱ study［J］. Eur J Endocrinol. 2008，159（5）：609-615

［18］Kahaly GJ，Stan MN，Frommer L，et al. A novel anti-CD40 monoclonal antibody，iscalimab，for control of graves hyperthyroidism-a proof-of-concept trial［J］. J Clin Endocrinol Metab. 2020，105（3）：dgz013.

［19］Lane LC，Cheetham TD，Perros P，et al. New Therapeutic Horizons for Graves' Hyperthyroidism［J］. Endocr Rev. 2020，41（6）：873-884.

第二节 甲状腺相关眼病

甲状腺相关眼病（thyroid-associated ophthalmopathy，TAO）是一种由多因素造成的复杂的眼眶疾病，居成人眼眶疾病发病率的首位，从发现至今已经有200余年的历史。近些年来，许多国内外的专家学者对甲状腺相关眼病进行了研究，在发病机制和诊断方法上，取得了一定的进展，但是，甲状腺相关眼病的发病机制到目前为止尚未完全明确，普遍认为是遗传因素、免疫学因素及外界环境共同作用产生。甲状腺相关眼病命名较为混乱，有Graves眼病（GD）、甲状腺眼病（thyroid eye disease）、内分泌浸润性眼病（endocrine infiltrative ophthalmopathy）、内分泌眼病（endocrine ophthalmopathy）、浸润性突眼（infiltrative exophthalmos）等。甲状腺相关眼病（thyroid-associated ophthalmopathy，TAO）的命名由A.P.Weetman在1991年提出，TAO绝大部分由Graves病引起，但其他甲状腺疾病如桥本甲状腺炎亦可导致TAO，故TAO命名较为合理，渐渐为广大学者所接受。

甲状腺相关眼病的主要临床表现为眼睑退缩、结膜充血水肿、眼眶疼痛、眼球突出及运动障碍、复视、暴露性角膜炎和视神经受累。TAO多为双侧性，但亦可为不对称或单侧发病。合并甲状腺功能亢进的TAO约占90%，其可与甲亢同时发生，亦可在甲亢前或后发生。根据甲状腺相关眼病的严重程度不同，有内科药物治疗、放射治疗、眼部手术治疗、整容治疗等方法供选择，目的是改善症状、保护视力及改善容貌，均不是针对病因的特异治疗方法。

甲状腺相关眼病属于中医"瘿瘤"继发症的范畴，其主要症状之一是眼球突出，故中医称之为"目珠突出"。中医认为本病多因肝郁化火，肝火上逆，痰火结于目致目赤肿痛，目珠突出。病久则气虚无以推动血行，使血滞脉络成瘀，瘀血壅滞于肝窍而致目突难消。总之，本病标在目，本在肝，与肾、脾有关，病理产物为痰、瘀。早期宜清肝泻火，化痰祛瘀，散结明目；中期宜健脾利湿，活血明目；后期宜滋补肝肾，化痰散瘀。

一、病因病机

（一）西医学认识

甲状腺相关眼病的病因至今不明，诸多研究表明甲状腺相关眼病是一种器官特异性自身免疫性疾病，并与多种致病因素有关。目前研究认为它是一种与丘脑下部 – 垂体 – 甲状腺轴相关的眼部病变。本病与遗传有关，也是一种极其复杂的自身免疫性疾病，即 T 淋巴细胞亚群比例失调，致使 B 淋巴细胞增多，免疫球蛋白水平升高。淋巴因子增多，成纤维细胞激活，产生过多细胞外物质和胶原纤维。

1. 遗传因素

甲状腺相关眼病的遗传因素与 Graves 病有密切关系，各方研究亦多从 Graves 病着手。在研究 Graves 病的遗传倾向时，常用的有家族聚集性研究和双胞胎研究。

（1）在家系研究方面，彭惠民等对 GD 家族史 GD 先证者及对照人群进行了三代家族史及血统成员的研究，显示 GD 符合常染色体显性遗传，以多基因遗传为主，存在主基因效应，主基因位于 HLADR3 或与其紧密连锁。证明家族性 GD 中遗传因素在其发病中起重要作用。

（2）在特异基因研究方面，HLA 复合体在抗原提呈及 T 细胞识别抗原的过程中起重要作用，和很多自身免疫性疾病的发病有关。Graves 病是一种器官特异性自身免疫病，其遗传易感性与 HLA 复合体某些等位基因密切相关。HLA–Ⅱ类的基因产物 HLA–DP、DQ、DR 呈递抗原，与甲状腺组织内 CD_4^+ 或 CD_8^+T 细胞受体结合，活化 T 细胞，产生淋巴因子，并激活 B 细胞产生自身抗体，引起 GD。GD 与 HLA 的关联性研究中，显示中国人 HLABw46 为 GD 易感基因，男性患者 B46、DR9、DQB1*0303 增高，女性中 DQA1*0301 增高。

（3）CTLA–4 基因（2q33），CTLA–4 与 CD28 都是免疫球蛋白超家族成员，结构相似而功能相反，CD28 起正刺激作用，CTLA–4 为负向刺激作用，两者对维持淋巴细胞平衡起重要作用，防止自身反应 T 细胞过度激活。CTLA–4 表达或功能降低可引起自身免疫性疾病的产生。CTLA–4 与 TAO 的敏感性有关。对其他很多自身免疫疾病，CTLA–4 外显子多态性都与较严重的疾病状态有关。

2. 免疫因素

Trokel 认为，Graves 病患者发生双眼眶内炎症可能是一种原因不明的器官特异性自身免疫紊乱。淋巴细胞或免疫球蛋白攻击自身抗原：可能是成纤维细胞或横纹肌的表面膜抗原，也有可能是抗原抗体复合物沉积于眶内软组织，并引起淋巴细胞浸润。按照 Konishi 等的观点，甲状球蛋白、抗甲状球蛋白免疫复合物对眼外肌肌膜的亲和力比对骨骼肌、心肌、肝、肾和脾脏的亲和力强。国内有人对 Graves 眼病眼眶组织病理与 IgA 和 IgE 表达的研究发现：IgA 和 IgE 在 Graves 眼病自身免疫反应中起重要作用，免疫反应引起组织间多黏糖的堆积和眼外肌的破坏。临床上应用皮质类固醇治疗获得良好效果，也可间接说明 Graves 病眼部病变的发病机制。

（1）共同抗原学说　很多研究表明，甲状腺相关眼病是一种器官特异性的自身免疫疾病。关于其致病原因，甲状腺和眼的共同抗原学说普遍为大家所接受。关于其共同抗原，研究较多的是促甲状腺激素（TSH）。TAO 患者体内常有多种针对自身抗原的自身抗体，如针对 TSHR、甲状腺过氧化物酶（TPO）、Tg 的自身抗体，其中以针对 TSHR 的自身抗体最为重要。TSHR 也存在于甲状腺相关眼病患者眼眶结缔组织和眼外肌中。若 TSH 就是我们要寻找的共同抗原，较难以解释眼型甲状腺相关眼病患者其甲状腺并未受累。其他可疑的共同抗原有乙酰胆碱酯酶、甲状腺过氧化物酶、促生长因子C等。

（2）眼外肌抗原 眼外肌抗原是一组在眼外肌中，尤其是TAO患者眼外肌中发现的自身抗原。除上述可能的共同抗原外，眼外肌抗原也可能是TAO中的自身抗原。其中64KD抗原群、55KD抗原、G2S的研究相对较多。GD患者不论是否存在TAO，均可表达甲状腺与眼眶交叉抗原的抗体。约70%的TAO患者可以表达人眼外肌膜抗原的抗体。抗体滴度与眼病的临床活动性和病程密切相关。64KD抗原群是包括从63-67KD范围内的三种抗原。其中67KD蛋白证实为Fp亚基，超过60%TAO患者血清中可检测到67KD抗原抗体，受累的眼肌数量与Fp的阳性率密切相关。63KD抗原被认为是肌集钙蛋白。40%活动性TAO、4%稳定性TAO及5%正常人血清可检测到抗63KD抗体。许多学者认为抗Fp亚基抗体是监测TAO中眼外肌免疫介导损伤的良好指标，但其免疫反应可能为继发性反应。分子量为64KD的蛋白，在甲状腺及眼外肌均有表达，推测其与TAO早期病变相关。G2S在甲状腺、眼外肌、骨骼肌中均有表达，其在眼外肌中的表达强度高于其他部位骨骼肌。Gunji等在药物治疗甲亢前检测了19个GD患者的血清，其中15个G2S抗体阳性的患者在经过甲亢药物治疗后均发展出眼部病变，4个G2S抗体阴性的患者均未出现眼部病变，认为G2S抗体是个很好的预测甲亢患者发生眼部病变的指标。

自身抗体主要通过以下机制造成病理损伤。

①抗体介导的细胞毒作用：自身抗体与抗原相结合，通过不同途径杀伤靶细胞，固定并激活补体。C1q是可溶性的Fc受体，能与IgG或IgM的Fc段结合，导致补体系统级联反应的作用，最后使细胞发生不可逆性破坏，细胞内容物漏出，细胞溶解；通过免疫调理，靶细胞黏附于吞噬细胞表面，被吞噬裂解。

②抗体刺激靶细胞：抗体与细胞膜表面的靶抗原结合后，不结合补体，不损伤细胞，反而受刺激而致功能亢进。某些甲状腺功能亢进症患者血清中含有长效甲状腺刺激素（LATS），LATS与甲状腺细胞表面抗原结合，细胞内蛋白合成增加，高尔基复合体增大。LATS促进甲状腺分泌增加，造成甲状腺功能亢进症。

③抗体中和作用：抗体与体内有重要生理活性的抗原物质或受体结合，使其灭活，丧失功能，从而出现相应病症。

④抗体与抗原形成免疫复合物后的损伤作用：尚未发现免疫复合物参与了甲状腺相关眼病的发生。

3. 细胞免疫

在甲状腺相关眼病的发病过程中，至少有三种细胞参与了这一过程，即B细胞、T细胞及眼眶成纤维细胞。在TAO发病的早期，B细胞起主要作用，产生抗自身抗原的抗体。但是，在TAO的发展过程中，激活的T细胞浸润于眼眶组织，放大了B细胞的反应，与眼眶成纤维细胞相互作用，释放细胞因子，刺激成纤维细胞增生并产生GAG，引起眼眶局部炎症反应及水肿。TAO患者血清中存在着多种细胞因子异常。如IL-1Ra、sIL-2R、IL-6、IFN-αRI、IFN-αRII、sCD30等。IL-6在TAO患者的眼外肌中阳性率较高，在眼眶脂肪组织中阳性率相对较低，发现TAO患者眼外肌肿大程度与TNF-αmRNA表达正相关，眼眶容量与IL-6mRNA正相关。在TAO患者，IL-1由球后浸润的单核细胞、激活的T细胞及局部的成纤维细胞产生，分泌的IL-1又作用于眼眶成纤维细胞，可刺激其合成大量的葡萄糖胺聚糖（GAG）。大量的GAG聚集是眼眶结缔组织及眼外肌的特征性改变。Cawood通过体外培养TAO患者的眶组织成纤维细胞，应用IL-1、TNF-α刺激细胞生长，结果显示TAO患者眶后组织ICAM-1含量比正常组织增加8~10倍。而应用这两种细胞因子的抑制剂后，ICAM-1表达下降90%~99%。血清中sIL-2R升高是一种强烈抗原刺激反应的标志，TAO患者眼眶组织中可检测到IL-2，且浸润性突眼患者的sIL-2R水平明显高于不伴眼病的GD患者。许多实验发现TAO患者球后浸润的T细胞有IFN-γ表达，IFN-γ刺激球后组织表达MHC-II类抗原，使其将自身抗原呈递给自身反应T细胞，导致组织的损害，且IFN-γ使眼外肌及眶成纤维细胞对抗体依赖性细胞介导的细胞毒作用（ADCC）更敏感。

4.环境因素

吸烟是TAO最重要的一个可改善的危险因素。虽然进行相关研究常有诸多限制和困难，但是仍有强有力的证据证实吸烟与TAO疾病发展的因果关系，包括许多大型的病例-对照研究。据EMGOGO的研究，40%以上的TAO患者都吸烟。吸烟可促进TAO的发生，在TAO患者中，吸烟者更易发展到严重状态，且TAO的严重程度与每天吸烟的数量多少相关，吸烟能与IL-1协同作用刺激眼眶组织的脂肪生成，使眼眶结缔组织容量增加，此外，吸烟使¹³¹I治疗后TAO进展，还会削弱药物治疗的效果。研究表明，即使总的吸烟量相当，曾吸烟但戒烟者也要比仍在吸烟的患者风险低，吸烟的GD患者，其发展为TAO的风险是不吸烟患者的5倍。吸烟的效应呈剂量相关：每天吸烟1~10支，其复视或突眼的相对风险为1.8；每天吸烟11~20支，其风险为3.8；每天吸烟大于20支，其相对风险将达到7.0；对于已戒烟者，即使曾经每天吸烟大于20支，其风险也不会很显著。因此，戒烟是预防和治疗甲状腺相关

眼病的重要措施。其可能的机制有：吸烟能导致氧化应激状态，从而引起眼部纤维母细胞增殖反应；低氧也可以刺激眼眶成纤维细胞增殖并产生GAG；尼古丁和焦油可以使成纤维细胞在IFN-γ的作用下增强HLA-2型分子的表达；香烟提取物可增加GAG产生及脂肪生成。

5.危险因素

除了吸烟这一危险因素外，还有下列可能的危险因素。①性别：TAO好发于女性，但男性更可能进展到严重状态。②甲亢的治疗方案：有研究称放射碘治疗可能加重TAO的程度。③TSHR抗体水平：TAO的严重性及活动性与TSHR抗体水平相关。④遗传、药物、逐渐增大的年龄及压力。

（二）中医学认识

甲状腺相关性眼病类属于中医"目珠突出"，或"鹘眼凝睛"，或"状如鱼胞证"，或称"珠突出眶""肿胀如杯""神目自胀""鱼睛不夜"等。

中医学认为突眼与肝密切相关。生理上，肝主疏泄畅达气机，肝为气机之所司、目为宗脉之所聚。肝开窍于目，肝主藏血上奉于目，病理上，木火体质，体禀多火，或若情志不遂，疏泄失职，肝郁气滞，肝郁日久，化火炽盛，肝火炽灼，目无所养，则目赤肿痛、畏光多泪、胀痛刺痛；或若嗜好烟酒，化生火热，肝之火热熏灼，热灼津液成痰，痰火互结，痰瘀循肝脉而上结于目，则眼球外突，眼睑肥厚，闭合不全。有认为其发病早期多因情志改变，忧忿气结，使气滞血行不畅而成瘀，此时病情尚轻；随着病情的加重，肝火内郁日久耗伤阴精，阴虚火旺逐渐明显，阴虚血行不畅久而成瘀，导致瘀血壅滞于目。情志不遂，肝气不舒，影响脾运，肝郁脾虚，脾虚水湿不化，聚而生痰，气滞痰凝，痰

湿壅滞于目而胞睑肿胀、结膜水肿者，则属脾虚痰湿为患。若气机失调，气血运行无力，血行不畅，瘀滞经络，目睛瘀滞，则眼突兼见眼有异物感。或若久病体虚，精血亏虚，目失所养，视物重影、眼球凝聚不能转动，甚则失明。有认为长期情志不舒，肝失条达遂使肝旺气滞，血瘀痰浊留结于目案，则眼胀眼突。有人结合血液流变学检查认识到本病为痰瘀内结所致，突眼先于甲亢症状而发生者，以轻度浸润性突眼多见，归于痰气凝结；突眼后于甲亢症状或缓解后稳定期而生者，多有血液处于"浓""黏"状态，系血行不畅之异常，归于瘀血凝壅。有认为在甲亢突眼发病的早期，因长期忧思、郁怒、悲伤等情志损伤，使气机郁滞，津液运行不畅而成痰，气郁往往易化风化火，引得肝经风火上逆，夹痰夹瘀上壅肝窍而形成突眼，此时病情尚轻。随着病情的发展，肝郁必横逆犯脾，脾虚生痰助湿；又有肝郁化火日久，火热耗伤气阴，穷及于肾，肾阴日见不足；血受热则煎熬成瘀，血瘀亦进一步加甚，使得突眼逐渐严重。

综上所述，本病往往有气虚、阴虚、痰血瘀滞等之不同体质，加以烟酒嗜好、情志损伤、饮食失调，以致气虚无以推动血行，血液阻滞于脉络而成瘀，瘀血壅滞于肝窍而致目突难消；本病病位在目，病本在肝，与脾、肾有关。痰、湿、瘀是本病主要的病理因素。病理特点是本虚标实，虚实夹杂。

二、临床诊断

（一）辨病诊断

1.诊断要点

（1）临床证候　在临床上，TAO 的发病呈双峰显示。40 岁左右为发病高峰，60 岁左右为发病次高峰。女性较男性多见，男女比例接近 1 : 6，严重病例常发于 50 岁以上和男性人群。TAO 最常见的首发症状为眼睑退缩，伴或不伴突眼，发生于 70% 以上的患者。在 TAO 早期，40% 左右的患者可出现眼部激惹状态，眼部疼痛、畏光、流泪等。复视较少作为首发症状出现，但会逐渐进展，通常在行走、疲劳、长期凝视至极限时出现，可伴有疼痛。与凝视无关的眼眶疼痛较少见，可出现于有严重眼部充血时。约 5% 患者会出现视力问题，如视力模糊，可能是甲状腺视神经病变的先兆。眼球不全脱位发生于 0.1% 的患者，是一个极度危险的信号。

（2）体征　虽然 TAO 患者会出现一系列临床体征，但是很少会在一个患者身上全部表现出来。最常见的体征是上眼睑退缩，下落迟缓，发生于 90%~98% 的 TAO 患者，具有诊断价值。其次是软组织受累的体征，如眼睑充血肿胀，球结膜充血、水肿，泪腺充血水肿。眼球突出亦很常见，常伴随下眼睑的退缩。这些患者可能出现眼睑关闭不全，很多患者可出现角膜上皮点状脱落，尤其是本身睑缘缝隙较宽的患者。由于眼外肌的受累，大多数患者都会出现眼球多个方向上的运动限制。除此之外，还有一些不常见的体征如上角膜缘角膜结膜炎、角膜溃疡、视神经病变等。

① 眼睑退缩、下落迟缓：上睑退缩、下落迟缓是具有诊断价值的眼征。睑裂宽度与种族遗传等因素有关。在甲状腺相关眼病中，通常为眼睑退缩，即上睑缘升高，若上睑缘或下睑缘达到或超过角膜缘，或当下睑缘在角膜缘下方 1~2mm，就可诊断为眼睑退缩。在眼睑退缩中，上睑退缩多见。当眼球向下看时，正常人上睑随之下移；但 TAO 患者向下看时，退缩的上睑不能随眼球下转而下移或下落缓慢称其为上睑迟落。TAO 患者出现眼睑退缩的原因可能是：Muller 肌作用过度；提上睑肌或下睑

缩肌与周围组织粘连。

②眼球突出：眼球突出也是 TAO 患者常见体征之一，眼球突出度通常用 Hertel 眼球突度计测量。眼球突出度的正常上限在正常人群中也有较大差异，即使用同样的观测者和仪器，不同的性别、年龄、种族，其眼球的正常上限都不同。有观察发现女性的突眼度测量值常比男性低，儿童的突眼度比成人低，亚洲人较白种人低。中国人正常眼球突出度双眼在 12~14mm，大于上限或双眼突出度差值超过 2mm 时应诊断眼球突出。TAO 患者的眼球突出常伴有其他特殊的眼部改变。若为单纯的眼球突出，应考虑其他眼部病变，注意鉴别诊断。对 TAO 患者，多为双侧眼球突出，可先后发病。早期多为轴性眼球突出，后期由于眼外肌的纤维化、挛缩，出现眼球突出并固定于某一眼位，影响外观。有的患者甲亢控制后，眼球突出更加明显，称为恶性突眼。此类病变发展较快，眼睑和结膜水肿明显，眼球突出加重，角膜暴露，出现溃疡甚至穿孔，若不及时治疗可导致严重后果。

③软组织受累：TAO 患者眼眶炎性细胞大量浸润，血管通透性增加，组织间液增多，加上成纤维细胞分泌的 GAGs 增加，吸收大量水分，出现软组织受累，以急性期及浸润性 TAO 为重。软组织受累包括：眼睑充血肿胀，是引起暴露性角膜炎的主要原因；球结膜充血水肿；泪器受累，如泪阜、泪腺的充血水肿；眼眶软组织肿胀等。由于眼部软组织受累，常可引起患者的一系列临床症状，如眼部不适、眼干、胀痛、异物感、畏光、流泪、复视、视力下降等。

④眼外肌受累：TAO 通常都会出现眼外肌病变，多条眼外肌受累，但受累程度可不同。受累较多的依次是下直肌、上直肌和内直肌，外直肌受累较少见。当眼外肌纤维化时，患者可出现明显复视。眼球向受累肌肉运动相反的方向转动障碍，如下直肌病变，眼球向上转动受限，这是由于下直肌挛缩所致，而非上直肌麻痹，称为限制性眼外肌病变。眼外肌增厚，患者多主诉复视，以及向增厚肌肉方向运动时眼球有拉力不适感。除了因眼球突出影响患者容貌外，更严重的是复视造成头痛、眼胀、生活学习和工作极端困难。其次是看近物或阅读不能持久，久后患者感到眼痛、头晕，类似青光眼的表现。

⑤角膜受累：TAO 患者眼眶软组织水肿，眼睑闭合不全常可导致角膜炎、角膜溃疡等。若患者继发感染，角膜灰白、炎性浸润、坏死形成溃疡，可伴有前房积脓、化脓性眼内炎。严重时患者失明、剧痛，需摘除眼球。

⑥视神经病变：视神经病变是 TAO 的继发性改变，主要原因是由于眶尖眼外肌肿大对视神经压迫、眶内水肿或眶压增高所致。本病变进展较缓慢，视功能逐渐下降，很少有急性发作者。此时患者视力减退、视野缩小或有病理性暗点；眼底可见视乳头水肿或苍白，视网膜水肿或渗出，视网膜静脉迂曲扩张。CT 和 MRI 常显示患侧眼外肌明显肥厚，尤其是眶尖部，同时可见视神经增粗、眼上静脉增粗等表现。

（2）常用临床诊断标准　TAO 在内分泌科及眼科都较常见，90% 以上 TAO 患者伴有 GD，根据甲状腺功能亢进病史及眼部的临床表现，一般较易诊断。甲亢的典型症状有怕热、心悸、手颤、情绪激动、体重下降、胫前水肿等。眼部典型特征有上睑退缩、下落迟缓、眼睑肿胀、疼痛、单眼或双眼突出、眼球活动受限及复视等。不典型的病例需通过相应的实验室检查、影像学检查及其他检查，可进行判断。

参照 Bartley 的 TAO 诊断标准，若患者出现眼睑退缩：只要合并以下体征或检查证据之一，即可做出 TAO 诊断。①甲状腺功能异常，患者血清中 TT_3、TT_4、FT_3、FT_4 水平升高，TSH 水平下降；②眼球突出，眼球突出度 ≥ 20mm，双眼球凸度相差 > 2mm；③眼外肌受累，眼球活动受限，CT 发现眼外肌增大；④视神经功能障碍，包括视力下降、瞳孔反射、色觉、视野异常，无法用其他病变解释。若缺乏眼睑退缩，要诊断 TAO，患者须具备甲状腺功能异常外，还应有以下体征之一，眼球突出、眼外肌受累或视神经功能障碍，并排除其他眼病引起的类似的体征。

根据 2006 年 EMGOGO 的建议，急性 TAO 的诊断标准为：①症状：无法解释的视力减退；单眼或双眼视物颜色强度或亮度改变；突发眼球"脱出"（眼球半脱位）病史。②体征：明显角膜浑浊；视乳头水肿。

非急性 Graves 眼病的诊断标准：①症状：近 1~2 个月出现畏光；严重的眼部异物感或沙砾感，经人工泪液治疗无好转；近 1~2 个月感到眼部或眼部后方疼痛；近 1~2 个月眼部或眼睑的外形出现变化；近 1~2 个月出现复视。

由于甲状腺相关眼病严重程度不同，与其治疗密切相关，常用 TAO 的严重度及活动度来评价甲状腺相关眼病的病情。

2. 相关检查

（1）实验室检查　由于 TAO 患者的病情与甲状腺功能密切相关，通常应检测患者的全套甲状腺功能：血清 TSH 测定；血清总 T_3、总 T_4（TT_3、TT_4）、游离 T_3、游离 T_4（FT_3、FT_4）的测定。除了甲状腺功能的测定外，通常还需进行自身抗体的检查：促甲状腺素受体抗体（TRAb）在未治疗的甲亢伴 TAO 患者中阳性为 91%，患者经过治疗症状缓解后，TRAb 明显下降。TRAb 呈阳性，代表甲亢未治愈，仍有复发可能，阴性者预示着患者可能有较长时

间的缓解期。大约 50% 甲状腺功能正常的 TAO 患者可查出甲状腺刺激抗体。抗甲状腺球蛋白抗体（TgAb）滴度在 TAO 患者为 25%，正常人达 10%，正常老年女性为 10%~20%。甲状腺过氧化物酶抗体（TPOAb）可反映甲状腺自身免疫病变的性质与程度，与 TgAb 相比假阳性率更低，桥本甲状腺炎和 GD 患者中 TPOAb 的阳性率分别为 95%~100% 和 60%~85%。除此之外，还有眼外肌自身抗体，如线粒体琥珀酸脱氢酶黄素蛋白亚基（抗 Fp 亚基）、G2S 和肌钙蛋白等抗原抗体，后者尚未成为临床诊断依据，但有实验观察 G2S 抗体及抗眼肌抗体在 TAO 患者激素治疗无效时水平不降低，在治疗有效者复发时水平再次升高，提示抗眼肌抗体（EMAb）及 G2SAb 可作为激素治疗无效及复发的预测指标。炎性因子的检测：研究显示，氨基葡聚糖（GAG）在活动性眼病患者血浆和尿中水平升高，免疫抑制治疗则可降低其水平。但是否可用血浆或尿 GAG 水平评价眼病活动度，尚需进一步证实。其次，白介素 -6（IL-6）在活动性 TAO 患者血液中水平显著升高，经有效治疗，IL-6 可明显下降，有助于对突眼活动度及治疗反应进行判断。

（2）影像学检查

①超声检查：经济有效的筛选方法。

A 型超声：A 型超声（简称"A 超"）可精确地测量眼肌的厚度，为甲状腺相关性眼病提供定量诊断依据。甲状腺相关性眼病在疾病的活动期各眼外肌肿胀，A 超提示眼肌厚度增加，此时进行药物治疗，可取得较好的疗效。当疾病进入静止期，眼外肌纤维化，A 超提示眼外肌厚度不变或减小，可根据情况选择手术治疗。A 超可反映眼外肌内部反射率，标准的 A 超可定量地测量眼外肌和视神经的宽度，也可见眶周及视神经鞘膜的实体性增厚，偶见泪腺水肿。与对照相比，TAO 患者的反射率较低，

提示水肿。反射率低的患者对免疫抑制治疗的反应更佳，反射率 ≤ 40% 者的治疗有效预测值为 73%。但是 A 超很难直观地分析肌肉间的关系和软组织的情况，故应结合其他手段综合判断。

B 型超声：B 型超声（简称"B 超"）可形象和准确地显示病变的位置、形态、边界等，同时，根据回声的特性可以较准确地判断病变的组织结构。对甲状腺相关眼病患者来说，眼外肌增粗临床上只能确诊 12%，但 B 超声波检出率是 95%。B 超检测眼外肌厚度，可重复性好，操作简单，患者容易接受。到目前为止，B 超图像直观，易于理解，对非超声波医生来说，图像简单易懂，增粗的眼外肌清晰可见。对人体无损害可反复多次检查，有利于随诊监测疾病进程，指导临床治疗。B 超的缺点是根据图像进行人工定位测量，缺乏客观的检查标准，存在更多的人为因素，结果准确性和可重复性稍差。

②CT：CT 分辨率较高，能清晰地显示眶内软组织和眼眶骨性结构，是 TAO 的一种简单有效的常规检查。常用检查方法有水平扫描、冠状扫描、矢状扫描。TAO 最突出的 CT 特点是单眼或双眼、一条或多条眼外肌呈梭形肿胀，下直肌最易受累，其次为内直肌、上直肌、外直肌，其肌腱正常。Wiersinga 等用 CT 扫描检查 80 例未经任何治疗的 TAO 患者，发现下直肌肥大患者占比为 60%，内直肌肥大患者占比为 50%，上直肌肥大患者占比为 40%，外直肌肥大患者占比为 22%。肥大的眼外肌一般边界清楚，主要病变集中于肌肉内。但急性浸润性 TAO 中，肥大眼外肌边缘可不清，部分可结节样改变。需要注意的是，在水平扫描中，单独的下直肌肥大呈一肿块影，可能将此误认为眶尖肿瘤，此时最好加做 CT 冠状扫描，能较好地显示肥大的下直肌。此外，典型特征还有脂肪水肿、眶隔前突、

及肌肉肥大的继发改变如视神经受压、眶骨改变等。应用眼外肌 CT 三维重建技术可直观显示四条眼直肌形态，为评价眼外肌受累程度提供客观依据，并可与眶内软组织、眶壁、眶尖及眶周病变进行鉴别诊断。虽然 CT 扫描可清晰显示眼外肌肥大，但不能鉴别早期肌肉水肿或后期纤维化。淋巴瘤或转移癌等可引起眼外肌肥大，类似 TAO，鉴别诊断困难时，可在 CT 检查指导下进行针刺活体组织检查。

③MRI：MRI 也是观察眼外肌很有价值的方法。冠状位、斜矢状位及轴位扫描可以观察眼直肌的直径、走行及肌腱情况，且软组织分辨率明显高于 CT。眼眶组织能更清晰地显示，可以选择任意方位扫描。在活动性 TAO 中 T2 持续时间延长，而免疫抑制治疗可缩短该时间。MRI 影像对 TAO 的诊断已不仅仅局限于眼外肌（EOMs）的形态学改变，而更多的是研究眼外肌信号的改变。有研究认为 T2 持续时间与水的含量密切相关，T2 时间延长表示其含水量高，为急性期；T2 时间缩短则表明其含水量少，即纤维化期。与 CT 相比，MRI 可评价疾病活动性（T2 脂肪抑制序列强弱可反映眼肌水肿程度），不能直接反映眶内炎症反应。但 MRI 能检查出临床不易检出的隐蔽病变部位，如 NOSPECS2 级患者，眼睑、泪腺的内部结构改变基本无法观察，而 MRI 可表现出眼睑、泪腺、提上睑肌等软组织体积增厚，T2WI 信号增高；MRI 可显示 3 级患者眼眶组织增厚情况，如眼眶骨壁轻度弯曲，"可口可乐瓶"征。视神经受损是 TAO 严重的临床表现，MRI 表现为眼外肌于眶尖部呈环行肥厚、视神经轴受压迫、形状扁平、局部有水肿及蛛网膜下腔形态中断等。此外，MRI 可以作为 TAO 球后放射治疗疗效预测的重要手段，信号强度比值愈高，疗效愈好。

④生长抑素受体显像（奥曲肽扫描）：

是一种评价疾病活动性的新方法，可使炎症活动期眼眶组织细胞显像，有助于评判 TAO 的临床分期。有研究显示，通过 ^{99}Tc 标记奥曲肽眼眶显像判定 TAO 的活动度，结果显示活动组的 TAO 患者眼眶的奥曲肽摄取比值明显高于非活动组。摄取比值与 CAS 评分值有良好的一致性，活动组的 TAO 患者治疗前后奥曲肽摄取比值有显著差异，也与 CAS 评分变化一致。铟（^{111}In）标记奥曲肽在活动性眼病患者眶内聚积水平高于非活动期，该方法对治疗效率的阳性预测率为 90%~92%。生长抑素受体显像结果受眶内组织受体亚型及其表达量、循环中生长抑素水平的影响，当病变组织部表达可与生长抑素类似物特异结合的相应受体亚型或表达量很低时，易出现假阴性结果，因此，该昂贵且非特异性的技术对眼病活动性及治疗效果的评判能力有限。

（二）辨证诊断

甲亢症状发生之前即有突眼者以轻度浸润性突眼多见，系痰气凝结之病机，以痰凝为主；在甲亢症状缓解后稳定期之突眼已有血液处于"浓""黏"，系血行不畅之异常，主以瘀血为主。

1. 肝火亢盛证

临床证候：双目突出，红肿疼痛，畏光多泪，急躁易怒，畏热口苦，两手颤抖，多食易饥，小便短赤，舌质红，苔黄，脉弦数有力。

辨证要点：双目突出，红肿疼痛，急躁易怒，畏热口苦，两手颤抖，舌质红，苔黄，脉弦数有力。

2. 脾虚湿阻证

临床证候：目突或不突，眼睑浮肿，畏光流泪，头晕多梦，乏力多汗，舌质淡胖有齿印，苔腻或浊，脉缓。

辨证要点：眼睑浮肿，畏光流泪，头晕多梦，舌质淡胖有齿印，苔腻或浊，脉缓。

3. 肝肾阴虚证

临床证候：目突，眼易疲劳，目涩，视物不清，头晕目眩，虚烦不寐，腰酸耳鸣，女子月经量少，舌红少苔，脉弦细数。

辨证要点：目涩，视物不清，虚烦不寐，腰酸耳鸣，舌红少苔，脉弦细数。

三、鉴别诊断

（一）西医学鉴别诊断

1. 与眼眶炎性假瘤相鉴别

眼眶炎性假瘤（orbital inflammatory pseudotumor）也称为非特异性眼眶炎症综合征，发病原因尚不明，无眼部原因，亦未发现相关全身疾病，可为急性、亚急性、慢性非感染性炎症。非特异性炎症可弥漫浸润眶内组织，或侵犯某些特异组织，如眼外肌、泪腺等。临床上一般起病突然，男女发病率无差异，可表现为眼睑红肿，有时伴疼痛，球结膜充血，眼球突出或运动受限，CT 可见眶内软组织影，可累及眼外肌，肌腹及肌腱不规则扩大，泪腺可受累肿大。病理学改变分为淋巴细胞为主型、混合细胞型、硬化型（大量结缔组织增生，少数炎性细胞浸润）。

2. 与眼眶肌炎相鉴别

眼眶肌炎（orbital myositis）是眼外肌的特发性炎症，广义上也属于肌炎性假瘤。与甲状腺相关眼病不同的是，眼眶肌炎的疼痛较严重，通常是就医的主要原因。其发病见于所有年龄的人群，通常在数天内发病，上睑抬举无力较常见，上睑退缩少见，影像学检查方面，有时可见双眼受累，较少出现多块眼肌受累，但肌腱通常受累。

3. 与眶脑膜瘤相鉴别

脑膜瘤（meningioma of orbit）常起源于视神经蛛网膜细胞、骨膜的异位脑膜瘤或蝶骨嵴脑膜瘤，常见于中年妇女，临床表现为眼睑肿胀、眼球突出、视力下降，患者常有一定程度的上睑抬举无力，而不是上睑退缩，诊断方面 CT 较 MRI 更具优势。CT 可见视神经肿胀呈弥漫性，或在眶内呈球状肿块，可见钙化影，若视神经周围肿瘤发生钙化，可出现"双轨"征。

4. 与颈动脉 - 海绵窦瘘相鉴别

颈动脉 - 海绵窦瘘（carotid cavernous fistula，CCF）多突然起病，且较严重，常因患者有头部外伤史，颈动脉血高流量及高压力流入海绵窦以致发病。患者常出现严重眼痛及头痛，视力下降，眼睑肿胀、球结膜充血水肿，眼球突出，运动受限。眼眶可扪及搏动，听到杂音。CT 可见多个眼外肌肿大，内直肌多受累，其次为外直肌及上直肌。肿大的眼外肌多呈纺锤形或圆柱形，边界多清晰，肌附着处多不受累。

5. 与眼眶转移性肿瘤相鉴别

眼眶转移性肿瘤（metastatic tumor in orbital）常指远处恶性肿瘤转移到眼眶，其中乳腺癌、肺癌、前列腺癌较常见。肿瘤转移，眼内转移较眼眶转移多见，比例大致为 1.4∶1，常见部位依次为眶外侧、上方、内侧、下方。肿瘤转移至眼眶多侵犯骨质。其临床特点：病程较短，延期突出和运动受限最常见，运动受限程度超过眼球突出程度。出现复视或眼部疼痛，最早的症状常为疼痛和麻木。CT 扫描多见单个眼外肌肌腹扩大，纺锤状或结节状，肌腱通常不受累，内直肌或外直肌受累多见，偶有相邻两肌肉或软组织受累，可见骨质破坏。

（二）中医学鉴别诊断

甲状腺相关眼病类属于中医学"目珠突出"，或"鹘眼凝睛"，或"状如鱼胞证"，或称"珠突出眶""肿胀如杯""神目自胀""鱼睛不夜"等。"目珠突出"与"珠突出眶""鹘眼凝睛"三者，均为乌珠突出眶也。表现为气轮怒胀，红赤凝定如鹘鸟之眼的眼病。其状目如赤，绽大胀于睑间不能旋运转动，若庙塑凶神之目；然而有所区别，前二者与鹘眼凝睛证因滞而慢慢胀出者不同。其故不一，有因真元将散，精华衰败，致络脉俱损，痒极揩擦而出者，其人不久必死。有酒醉怒甚及呕吐极而突出者，有因患火证热盛而关格亢极而胀出者，有因怒甚吼喊而突出者，此皆因水液衰少，精血耗损，故脉络涩脆，气盛极火无所从出，出而窍涩，泄之不及，故涌胀而出。亦有因打仆而出者。凡出虽离两睑而脉皮未断者，乘热捺入，虽入脉络损动，终是光损。若突出阁在睑中而含者，易入，光不损。若离睑脉络皮俱断而出者，虽华佗复生，不能救矣。神目自胀又称神珠自胀证，目珠胀也，有内外轻重不同。若轻则自觉目内胀急不爽，治亦易退。重则自觉胀痛甚，甚则人视其珠，亦觉渐渐胀起者，病亦发见于外已甚。大凡目珠觉胀急而不赤者，火尚微，在气分之间。痛者重，重则变赤，痛胀急重者，有瘀塞之患。瘀滞甚而胀急，珠觉起者，防鹘眼之祸。若目赤，止觉目中或胀或不胀，时做有止不一者，为火无定位，游客无常之故。有风邪湿热气胜忿郁者，皆有自胀之患，但经血部至于痛者，皆重而有变矣。

四、临床治疗

（一）提高临床疗效的要素

1. 降低血清 T_3、T_4 的水平

治疗甲状腺相关眼病首先是控制甲亢，实验研究表明使用清热养阴方能降低甲状腺素片所致的甲亢大鼠的血清 T_3、T_4 的水平。促进甲状腺功能恢复，有利于甲状腺相关眼病缓解。缓解甲亢作用机制可能为：①减弱甲状腺激素的靶器官、靶组织对激素的反应，②加速对已进入血循环的甲状腺素的降解。

2.调节免疫功能

甲状腺相关眼病是一种器官特异性自身免疫性疾病，中药对于甲状腺相关眼病的治疗作用不是单纯通过抑制甲状腺功能来实现的，而是对机体进行整体调节，抑制眶周自身免疫反应来达到治疗本病的目的。现代药理学研究证实，许多中药都具有免疫调节作用。雷公藤多苷具有与糖皮质激素相似的免疫抑制作用，且不良反应小。研究表明与泼尼松比较，雷公藤多苷对甲状腺相关眼病治疗的总有效率无太大差别，对软组织炎症的治疗效果明显好于泼尼松，面对视力、眼球活动度及突眼度的改善与泼尼松疗效相当。

3.抑制局部炎性反应

甲状腺相关眼病与炎症密切相关，火把花根有良好抗炎及免疫调节作用而无激素样不良反应，能抑制炎症性的毛细血管通透性增加，减少渗出和水肿，对本病亦有良好效果，且不良反应较轻微，是具有良好应用前景的药物。针药结合治疗甲状腺相关眼病也显示可明显降低患者 TGAb、TPOAb 水平，对调节患者的整体免疫状况具有重要作用。

4.改善眼球后和眼眶周围结缔组织的水肿及纤维化

实验研究表明益气养阴、调理肝脾的方药，对机体进行整体调节，以改善眼部痰瘀内阻的症状及体征；可能有利于减轻眼球后和眼眶周围结缔组织的水肿，并促进水液及 GAG 的排泄，从而降低眼球后压力和减轻突眼度。实验研究表明雷公藤多苷可明显抑制眼眶成纤维细胞增殖。

（二）辨病治疗

1.内科治疗

（1）基本治疗

①戒烟：吸烟是甲状腺相关眼病的重要危险因素之一。吸烟可促进 TAO 的发生，烟草中成分复杂，其中尼古丁可刺激交感神经兴奋，从而促进甲状腺素的释放；硫氰酸盐有抗甲状腺素的作用，苯丙蒽可加速甲状腺素的分解。烟雾中的一氧化碳细胞的氧化损伤，会加重组织缺氧。在 TAO 患者中，吸烟者病情更易发展，其严重程度与吸烟的数量多少相关，此外，吸烟还会削弱激素治疗及放射治疗的敏感性。因此，每个 TAO 患者都应被告知吸烟的危险性。对于所有的 TAO 患者或 GD 患者，都应严禁吸烟（包括二手烟）。

②甲亢的控制：甲亢或甲减都可以促进 TAO 进展，对于 TAO 患者甲状腺功能应当维持在正常范围之内，其甲亢应得到良好的控制。甲亢未控制时，一方面 TSHR 抗体增加，刺激成纤维细胞增生肥大，导致眶内炎性细胞浸润，组织水肿，眶内容物增加，眼球外突。另一方面，甲亢使得交感神经过度兴奋，可引起眼外肌运动不协调，引起相应眼征。甲亢应逐步控制，使 TRAb 逐渐减少，眼部的免疫反应逐渐稳定或减轻，交感神经兴奋性恢复正常，从而使 TAO 稳定或减轻。但同时要注意的是，甲亢的控制不可过快。甲亢控制过快，会使 TSH 水平迅速增加，不利于眼病的改善。

③一般支持治疗：包括注意用眼卫生，注意眼睛多休息，具体眼部的对症治疗。

（2）免疫调节治疗　目前，治疗 TAO 最常用的免疫抑制药物是皮质类固醇。用药方法有口服、球后注射及静脉用药三种。其机制主要是：①免疫抑制作用。②非特异抗炎作用：干扰 T 细胞或 B 细胞作用；减少炎症局部中性粒细胞、单核细胞、巨噬细胞的募集；抑制免疫活性细胞、细胞介质释放。③抑制成纤维细胞分泌 GAG，抑制 GAG 合成。如无禁忌证，处于临床活动期的中重度患者及威胁视力 TAO 患者均可使用。虽然激素可使患者急性眼部症状及生活质量获得显著改善，但对突眼度的改善作用有限。

Char 提出全身激素治疗可用于以下 5 类甲状腺相关眼病患者：①激素治疗对存在急性炎性疾病的患者有很好的疗效。②适用于发展至甲状腺视神经病变并伴轻微视觉损失的患者（视力≥20/80）。③近期（<6个月）伴有明显软组织炎症严重甲状腺相关眼病患者。④极少数患者尽管经过眶内放射治疗和眼眶减压手术后，还需继续激素治疗或加其他免疫调节剂治疗，以保持疗效或防止疾病复发或恶化。⑤所有准备做眼眶减压术前或术中要使用全身激素治疗。

总之，全身激素治疗适用于病程短，伴显著眼部软组织炎症者效果较好，慢性病程 1 年以上，无或轻度炎症，斜视或眼球突出稳定及其后遗症通常不用全身激素治疗。

2008 年 EMGOGO 共识推荐的起始剂量通常为泼尼松 80~100mg/d 或 1mg/（kg·d），一些开放性试验或随机实验研究，比较了口服皮质类固醇与其他治疗方法，显示 33%~63%TAO 患者如有较好的疗效，主要是对软组织改变、近期受累的眼肌及 DON 疗效较好。减量过快可能导致眼病复发。长期治疗应注意其不良反应。Bartalena 等报告，12 例 TAO 患者接受口服泼尼松治疗，起始剂量 78~80mg/d，总疗程 20~24 周，累计剂量 4~6g。结果显示，10 例（83%）患者缓解，3 例（25%）出现不良反应，其中抑郁、糖尿病、眼压增高各 1 例。Kahaly 等报告，35 例 TAO 患者接受口服泼尼松治疗，起始剂量 100mg/d，总疗程 12 周，累计剂量约 4g。结果显示，缓解率为 51%（18 例），不良反应率为 51%（18 例），发生频率由高到低分别为体重增加、失眠、胃肠道反应、高血压、多毛、抑郁和心悸。目前，口服泼尼松的推荐起始剂量为 1mg/（kg·d），随后可根据眼病的临床评估

结果逐渐减量，平均每周减少 5~10mg，最小维持量维持数月。在减量期间或停药后出现复发者需延长维持治疗时间。如需对活动期患者行放射性碘治疗，则应预防性使用糖皮质激素。在碘治疗后 1~3 天口服泼尼松 0.3~0.5mg/（kg·d），随后逐渐减量，2 个月后停药。

静脉注射皮质类固醇，其疗效优于口服激素用药。有效率分别为 80% 与 50%。目前尚无证据证明某种静脉用药方案优于其他静脉用药方案。静脉用药方案，有以下几种较为常用。

①对于中重度 TAO 患者，甲基泼尼松龙静脉滴注 500mg，每周 1 次，共 6 周；以后改为 250mg，每周 1 次，共 6 周。总剂量 4.5g。

②对于中重度 TAO 患者，甲基泼尼松龙静脉滴注 500mg，连用 3 天，每隔 4 周 1 次，共 4 次（12 周）。

③甲基泼尼松龙 500~1000mg 加入生理盐水静脉滴注冲击治疗，隔日 1 次，连用 3 次。总剂量不超过 4.5~6.0g。

④对于重度 TAO 患者，甲基泼尼松龙静脉滴注 15mg/kg，连用 2 天，每隔 2 周 1 次，共 4 次；以后改为 7.5mg/kg，连用 2 天，每隔 2 周 1 次，共 4 次。总疗程 14 周。合并眼眶局部放射治疗，总放射量 20Gy，分 10 次进行，疗程 2 周。

⑤对于重度 TAO 患者，甲基泼尼松龙静脉滴注 1000mg，连用 3 天，每周 1 次，共 2 次；以后改为泼尼松口服 40mg，连用 2 周；然后每 4 周逐渐递减 10mg 至 20mg；再每周逐渐递减 2.5mg。

以上方案中，由于第一种方案总的用药剂量较少，不良反应小，治疗方式方便，且其疗效并不逊于其他剂量较大的静脉用药方案，故近期受到较多关注。但其长期疗效及复发率等数据还需进一步收集。

总体而言，静脉用药较口服耐受性好。

球后注射或结膜下注射有学者认为，为减少皮质类固醇所致全身不良反应，可采用球后注射法治疗活动期眼病。局部注射治疗疗效弱于口服治疗。目前尚无确切证据证明其是否会损伤眼球。

长期使用皮质类固醇，其可能的不良反应有：出现 Cushing 面容，糖尿病，抑郁，慢性病的复发，感染，高血压，低钾血症，骨质疏松，体重增加，胃溃疡，多毛，白内障等。严重者发生股骨头坏死、严重肝细胞坏死。因此使用前应取得患者的知情同意。

除皮质类固醇外，还可选用其他免疫抑制剂辅助治疗，如：①环孢素：为避免复发及减少皮质类固醇的使用剂量，非激素免疫抑制剂开始被应用于眼病治疗。其中，环孢素是目前被认为较有效的药物之一。它可通过抑制 T 淋巴细胞活性、抑制单核细胞与巨噬细胞的抗原表达、诱导 T 辅助细胞活性、抑制细胞因子的产生而影响体液免疫与细胞免疫。对缩小肿大的眼外肌、减轻突眼、改善视力、使眼球总积分下降有一定疗效，目前对其治疗 TAO 的总效果仍有争论。有研究认为，环孢素与糖皮质激素联用效果优于单用任何一种药物，特别是对单用激素抵抗以及病变持续活动需要长期干预的患者，单用任何一种药效果均差，宜联合用药。环孢素的主要不良反应为肝肾功能损害，不良反应较大，因此建议治疗剂量不超过 5mg/（kg·d），并定期监测血药浓度。②静脉注射丙种球蛋白：Kahaly 报告，40 例重度活动性 TAO 患者被随机分为口服泼尼松（19 例，100mg/d）和静脉注射丙种球蛋白（21 例，每 3 周连续 2 天予以 1g/kg）两组，维持治疗 18 周。结果显示，两组缓解率均为 63%，静脉注射丙种球蛋白组患者的甲状腺相关自身抗体下降水平较显著，但有患者出现发热（1例）和头痛（1 例）两种不良反应。③生

长抑素类似物：生长抑素可抑制许多细胞因子的生长，包括肿瘤细胞。它对甲状腺疾病患者可抑制 TRH、TSH、T_3、T_4 的分泌，也可抑制甲状腺的生长。奥曲肽为长效生长抑素类似物，有结果表明，其作用较糖皮质激素降低 TAO 积分更明显，并且减轻组织炎症和改善眼肌运动障碍，减少葡萄糖胺（GAG）的生成。但近期的随机对照研究不支持生长抑素类似物用于治疗 TAO。大剂量奥曲肽也可导致头痛、乏力、水肿、高血糖等反应。有学者提出，使用可结合所有生长抑素类似物受体亚型的生长抑素类似物（例如 SOM230）可能会有一定疗效。

其他虽有报告显示，酶酚酸酯、雷公藤、甲氨蝶呤等免疫抑制剂对 TAO 也有一定疗效，但尚待大规模临床试验证实。目前上述药物仅推荐作为皮质类固醇的辅助治疗，而不推荐单独使用。

（3）血浆置换法　适用于严重急性进展期的患者，通过血浆置换可清除或减少与本病相关的抗原、抗原抗体复合物以及某些细胞因子，还能影响血浆黏滞性及血浆内的组成成分。但目前对其确切疗效仍难以肯定，临床上常需配合使用糖皮质激素或免疫抑制剂（硫唑嘌呤或环磷酸胺）。一般 5~8 天内行血浆置换 4 次，置换出血浆共 10L，代之以稳定的血浆蛋白溶液。在末次置换后，加用泼尼松 40mg/d 和硫唑嘌呤 100mg/d，3~4 周后逐渐减至维持量，总疗程 3 个月。近年来应用血浆置换治疗 TAO 也有报道，但相关报道不多。

2. 放射治疗

对 TAO 患者的放射治疗，通常有单纯眶部放射治疗及眶部放射治疗联合皮质类固醇治疗两种。对于中重度 TAO 患者适用。威胁视力 TAO（DON, dysthyroid optic neuropathy）患者并不推荐使用放射治疗。眶部放射治疗的机制是射线照射眶内组织，

杀伤眶部浸润的淋巴细胞及炎性细胞，从而抑制细胞因子的释放，使眼眶成纤维细胞增殖及 GAGs 形成减少。对于 TAO 患者的眶部放射治疗，累计剂量通常为 20Gy，分成 10 次剂量在 2 周期间完成，是最常使用的方法；也可以每天 2Gy 在 20 周内完成，有效且易于耐受。

单纯眶部放射治疗临床数据及经验均支持小剂量、长程眶部放疗，但仅适用于 ≥ 35 岁患者。长期随访研究显示，眶部放疗较安全，未见相关肿瘤发生，但存在引起糖尿病患者视网膜病变的风险，在糖尿病合并严重高血压者中尤其如此。

皮质类固醇联合眶部放射治疗大量研究显示，口服皮质类固醇联合眶部放疗较任何一种单一治疗更有效且更持久。联合治疗可以有效地利用激素的快速起效特征和放疗的持久作用。此外，激素可预防放疗引起的一过性炎症加重效应，而放疗则可降低激素停用后的复发率。因此，对严重病例如选用保守疗法而不是眼减压手术，建议采用联合治疗策略。目前尚缺乏眶部放疗联合静脉皮质类固醇与单用静脉皮质类固醇疗效比较的研究。

3. 眼科治疗

无论甲状腺相关眼病患者病情严重程度如何，眼科用药治疗都是必不可少的。①对于患者的眼部症状，如异物感、流泪等，可用人工泪液，如 0.5%~1% 的甲基纤维素滴眼剂。畏光者可配戴太阳镜，单侧眼罩可减轻复视。②若患者有眼部充血水肿、角膜上皮脱落、荧光素染色阳性者，可用抗菌消炎眼液或眼膏，通常白天用眼液，3 次 / 天，夜晚睡前用眼膏。如 0.4% 阿米卡星眼液、红霉素眼膏等，眼睑闭合不全者需加盖眼罩，以防治结膜炎、角膜炎。也可与糖皮质激素滴眼液交替使用。③改变患者睡眠时的体位，床头抬高仰卧，以减轻眼睑及眶周软组织肿胀。也可服利尿剂，但对其效果尚有争议。④眼睑退缩：对甲状腺相关眼病患者一般使用 5% 硫酸胍乙啶眼液（guanethidine sulfate drops），3 次 / 天，可使眼睑退缩减轻或消失，该药为去甲肾上腺素能神经阻滞剂，通过耗竭交感神经末梢存储的去甲肾上腺素来治疗 TAO 的眼睑挛缩症状。不良反应有结膜充血，瞳孔缩小。⑤眼压升高：一部分 TAO 患者可能出现眼压升高，需定期观察随访，常用降眼压药有噻吗洛尔、毛果芸香碱眼液等。⑥肉毒杆菌毒素：可选择性地作用于周围胆碱能神经末梢，抑制乙酰胆碱的释放，使肌肉麻痹，起去除神经支配的作用，治疗上睑退缩时，退缩的程度不同，药量也不同。

（三）辨证治疗

1. 辨证论治

（1）肝火亢盛证

治则：清肝泻火，疏肝明目。

方药：龙胆泻肝汤或丹栀逍遥散加减。龙胆草、夏枯草、栀子、黄芩、黄连、赤白芍、生地黄、生石决（另包先煎）、牡丹皮、决明子等。

加减：突眼、目赤胀痛甚者，可加羚羊角末（冲服），或加生石膏、知母、黄连等清泻心胃之火；精神紧张、急躁易怒者，可加丹皮、丹参、生龙牡以清心安神；两手颤抖者，可加钩藤、珍珠母以平肝息风。

（2）脾虚湿阻证

治则：补脾益气，化痰散结。

方药：四君子汤合二陈汤加减。黄芪、党参、白术、茯苓、薏苡仁、砂仁、陈皮、法半夏等。

加减：伴有眼肌无力、眼睑下垂者、则重用黄芪 50~100g，加升麻、桔梗；兼见腰膝酸软者，加杜仲、怀牛膝、续断等；胸胁痞闷者，可加郁金、香附、枳壳等理气开郁。

（3）肝肾阴虚证

治则：滋补肾阴，养肝明目。

方药：二至丸合杞菊地黄丸加减。熟地黄、山萸肉、牡丹皮、女贞子、墨旱莲、枸杞子、菊花、密蒙花、决明子。

加减：兼有潮热盗汗，五心烦热，口燥咽干等火旺者，加黄柏、知母等药物；神疲气短者，可加黄芪、党参、太子参、黄精以补气；腰酸膝软、形寒肢冷、脉沉细者，可加仙茅、淫羊藿或用右归丸以温补肾阳。

2.成药应用

（1）抑亢丸　口服，每次5g（25丸），每日2次。用于瘿病（甲状腺功能亢进症）引起的突眼，多汗心烦，心悸怔忡，口渴，多食，肌体消瘦，四肢震颤等。

（2）复方甲亢膏　口服，每次10g，每日3次，3个月为1个疗程。用于轻度或中度甲亢患者；对硫脲类药物过敏的甲亢患者；合并白细胞减少，不能使用抗甲状腺药物者；抗甲状腺药物治疗缓解后的巩固治疗。

（3）甲亢灵颗粒　口服。每次1袋，每日3次。用于具有心悸、汗多、烦燥、易怒、咽干、脉数等症状的甲状腺功能亢进症。

（4）复方甲亢宁片　口服，每次10片，每日3次，1个月为1个疗程。适应于甲亢肝阳上亢、气阴两虚型患者。

（5）甲亢灵片　口服，每次7片，每日3次，1个月为1个疗程。适应于甲亢阴虚阳亢型。

（四）医家诊疗经验

1.林兰

林兰教授认为甲亢突眼可分三期进行辨证治疗。初期以实为主，常见肝郁气滞，中期虚实夹杂，见肝火伤阴，后期以虚为主，多见脾肾亏虚，其病因病机较复杂，而与情志失调尤为相关。林兰教授提出，"甲状腺属于奇恒之腑"，其助肝疏泄功能失调，津液失于输布，痰凝气结，目络受阻导致突眼。治疗原则主张中西医并用，灵活辨证，以疏肝理气、化痰散结为主，兼以滋阴清热、开郁散结、健脾化湿、温补肾阳。

2.廖世煌

廖世煌教授认为甲亢突眼以眼睑浮肿、眼易疲劳、眼矇多眵为主者，其病位在脾；以双目干涩痒胀，畏光流泪，视物模糊重影，甚者斜视，眼球活动受限为主者，其病位在肝肾；睑结膜充血者，其病位在肺；目内外眦痒者，其病位在心。由此可见，甲亢突眼可从五脏来考虑，其中又尤以肝肾脾为主。临床上常使用女贞子、枸杞子、白芍、丹参、何首乌、酸枣仁之类等补阴不滞的养阴药，砂仁、白术、茯苓、薏苡仁、泽泻、黄芩、救必应、火炭母、川萆薢、防己等性味较为平和不温燥的祛湿药，以及女贞子、枸杞子、车前子、茺蔚子、青葙子、决明子、谷精子等子类药物，杭白菊、桑叶、白蒺藜、木贼草、密蒙花之类的祛风药。

3.左新河

左新河教授认为甲状腺相关眼病的病理因素为火、毒、湿、痰、瘀，常夹杂致病。依据其发病机制和临床表现将甲状腺相关眼病分为早、中、后3期。早期阶段多以火热犯睛为主，主要表现为目赤肿痛，眼睑、结膜充血，畏光流泪等，当以清法为主，善用花类药；中期阶段多以湿邪为犯，主要表现为眼睑、结膜水肿和异物感等，治以化湿利水，多用四苓汤加减；后期阶段以痰瘀阻络为主，主要表现为眼球突出、复视、眼肌纤维化等，当以化痰祛瘀为主，喜用虫类等搜剔之品。

五、预后及转归

如果能够预测对治疗的反应可以节省时间和治疗费用。患者对免疫抑制治疗的反应可能与眼病的活动性有关。CAS的阳性预测价值较高，为80%，然而，它的阴性预测价值较低，仅为64%，所以不能单独靠它充分而准确地预测治疗反应。眼眶影像学技术被视为有前途的方法。A超测定眼肌反应；眼眶MRI测量最长的眼肌T2释放时间；奥曲肽闪烁显像中眼眶/occipital摄取比，均可用于预测免疫抑制治疗的疗效。未来的对照试验应当可以指出是否综合多个活动性参数可以更加准确地预测对治疗的反应，从而应用到日常临床实践中。遗憾的是目前仍然缺少这方面的临床试验证据。

六、预防调护

（一）预防

（1）对于患有甲亢的患者来说，应该多吃一些蛋白质含量和维生素含量比较高的食物，尽量少吸烟、少喝酒，不要进行剧烈运动，多注意休息，做好身体的调养；另外，患者要积极配合医生治疗，坚持按时服药，学会控制情绪和自我调节，可以适当养花草进行修身养性，还必须坚持劳逸结合，多喝茶，做好治疗后的调养工作。

（2）戒烟。吸烟与突眼的发生存在一定关系。甲亢患者中吸烟者较一般人群高1.5倍，而在甲状腺相关眼病患者中则高达2倍以上。因吸烟者的IL-1受体减少，故导致IL-1作用增强引起甲状腺相关眼病。

（二）调护

甲状腺相关眼病患者常会出现情绪低落、抑郁等表现。引起患者情绪低落、抑郁的原因很多，主要包括：眼周不适、视力下降、复视、外观改变和对未来的不确定等。甲状腺相关眼病治疗的根本目的是改善患者视功能及颜面部外观，尽可能地恢复患者视功能及外观，所以在记录与评价甲状腺相关眼病患者临床资料时对患者的视功能进行评价的同时还要评估患者的健康相关生活质量。

对于甲状腺相关眼病，长期以来大多数患者更关心疾病本身的严重程度，注重临床指标的检测，而对疾病治疗后患者生活质量的改善程度，却很少关心。对甲状腺相关眼病治疗前后生活质量的改善程度，国外已有相关报道，而国内尚属空白。

参考文献

[1] 帕丽扎提·巴合提，李凯利．甲亢突眼中医治疗进展［J］．新疆中医药，2019（6）：140-142．

[2] 包银兰，林兰，倪青，等．林兰治疗甲亢突眼［J］．长春中医药大学学报，2021（2）：300-302．

[3] 聂梅．雷公藤多苷联合甲巯咪唑、醋酸泼尼松片治疗甲亢突眼患者的疗效评价［J］．黑龙江中医药，2021（3）：162-163．

[4] 李苏珊，王旭．王旭教授从肝脾肾分期论治甲亢突眼的经验［J］．浙江中医药大学学报，2016，10：756-758．

[5] 倪青，焦巍娜．Graves眼病的中西医结合治疗策略［J］．中国临床医生杂志，2015，6：5-7．

[6] 中华医学会，中华医学会杂志社，中华医学会全科医学分会，等．甲状腺功能亢进症基层诊疗指南（2021年）［J］．中华全科医师杂志，2021，20（5）：515-519．

[7] Wiersinga WM. Clinical relevance of environmental factors in the pathogenesis of autoimmune thyroid disease［J］. Endocrinol Metab, 2016, 31（2）: 213-222.

[8] 胡卓清，陈晓铭，武革．Graves病全基因

组关联分析的研究现状［J］. 广东医学，2014，35（20）：3262-3264.

［9］中华医学会核医学分会. ¹³¹I 治疗格雷夫斯甲亢指南［J］. 中华核医学与分子影像杂志，2021，41（4）：242-253.

［10］Bartalena L, Baldeschi L, Boboridis K, et al. The 2016European Thyroid Association/European Group on Graves′ Orbitopathy Guidelines for the management of Graves′ orbitopathy ［J］. Eur Thyroid J, 2016, 5（1）: 9-26.

第三节　甲状腺功能减退症

甲状腺功能减退症（hypothyroidism），简称甲减，是由多种原因引起的 TH 合成、分泌或生物效应不足所致的全身性低代谢综合征，其病理特征是黏多糖组织和皮肤堆积，表现为黏液性水肿。原发性甲减约占 99%，继发性甲减或其他原因引起的甲减只占 1%。甲减是常见的甲状腺疾病之一，男女均可发病，而以女性多见，男：女发病比例为 1：4~5，普通人群的患病率为 0.3%~0.4%。各个地区甲减的患病率有所差异。国外报告的临床甲减患病率为 0.8%~1.0%，发病率约为 3.5/1000。在美国，临床甲减患病率约为 0.3%，亚临床甲减患病率约为 4.3%。我国学者报告临床甲减患病率约为 1.0%，发病率约为 2.9/1000。甲减根据病变发生的部位分类：原发性甲减（primary hypothyroidism）、中枢性甲减（central hypothyroidism）和甲状腺激素抵抗综合征（resistance to thyroid hormones, RTH）。根据甲状腺功能减退的程度分类：分为临床甲减（oven hypothyroidism）和亚临床甲减（subclinical hypothyroidism）。根据病变的原因分类：自身免疫性甲减、药物性甲减、甲状腺手术后甲减、¹³¹I 治疗后甲减、垂体或下丘脑肿瘤手术后甲减、先天性甲减等。甲减临床表现较多，常见为畏寒、乏力、手足肿胀感、嗜睡、记忆力减退、少汗、关节疼痛、体重增加、便秘、女性月经紊乱，或者月经过多、不孕等。西医治疗不能完全改善患者临床症状，并有不良反应等，单纯中医药治疗可较好改善患者临床症状和体征，但对于中重度甲减又难以在短期内奏效。中西医结合治疗甲状腺疾病具有显著优势，对改善症状和体征、稳定病情、减少或替代口服甲状腺激素和缓减西药毒不良反应等均有一定作用。

一、病因病机

中医古代文献中并无甲减病名的记载，后世根据其临床表现将其归于"瘿病""虚劳""水肿""劳瘿"等范畴。早在战国时期，《庄子·德充符》即有"瘿"的病名；《诸病源候论》中将瘿病分为血瘿、息肉瘿以及气瘿三种；《备急千金要方》将甲减归为"劳瘿"。甲减的病因多与先天禀赋不足、情志不遂、饮食劳倦内伤、水土失宜、大病久病失治以及手术、药物和放射损伤等相关。《金匮要略·血痹虚劳病脉证并治》首先提出虚劳病名。中医认为虚损为五脏精气亏虚不足之病证。《素问·玉机真脏论》对心、肺、肝、肾、脾五脏之虚证描述为："脉细、皮寒、气少、泄利前后、饮食不入，此谓五虚。"《素问·宣明五气》曰："久视伤血，久卧伤肉，久立伤骨，久行伤筋。"此五劳所伤亦对应心、肺、脾、肾、肝五脏之虚损。《证治汇补·虚损》云"虚者，血气之空虚也；损者，脏腑之损坏也"，亦论述了虚损的病机。

甲减的中医病机关键在于阳气虚衰，多累及脾肾二脏。阳气具有固护肌表、温煦肢体、推动气血津液运行等作用。而肾为先天之本，肾阳为一身阳气之根本，肾阳不足，命门火衰，表现为机体能量代谢低下、形寒、肢冷、神疲之象；肾阳虚衰则不能温煦脾土，脾阳虚衰、脾失健运，则出现代谢能力减低、纳呆、腹胀、体重增加、便秘或便溏之症；脾阳虚则水失健运，则表现为水肿，或成痰成饮；运化失职，清阳不升，则表现为嗜睡、表情淡漠；脾主统血，脾虚则易造成月经紊乱、崩漏、甚至不孕等症；肾阳虚衰，累及于心阳，而常见心动过缓等症。根据生理上阴阳互根互用、"无阳则阴无以化"，病理上更是"阴损及阳、阳损及阴"而导致阴阳两虚，甲减患者还多伴有阴虚、血虚之象。总之，甲减多由先、后天因素共同作用所致，其病机关键在于脾肾阳虚，亦会出现心肾阳虚、阴阳两虚等证。

另外，甲减患者大多以情志失调为患，加之妇女经、孕、产、乳的生理变化，肝脏气血失调则易患甲状腺疾病，故疾病早期多见心烦易怒或抑郁、胸闷等症。《圣济总录》所论："忧、劳、气（瘿）则本于七情，情之所至，气则随之，或上下下，或结而不散是也。"甲减患者肾阳虚则开阖不利，不能化气行水；脾阳虚则运化水湿功能减低，而致水液停聚，"湿聚为水，积水成饮，饮凝为痰"，水湿泛溢于肌肤则成黏液性水肿，痰饮流窜于经络筋脉，而出现关节肿痛、皮下结节等。气虚则推动血液运行乏力，气郁则血滞为瘀，阳虚、气郁、痰浊均可导致血瘀。总之，气滞、痰湿、血瘀为治病之标，三者交织转化，影响人体的生理功能，其病势缠绵，难于治愈。

肾为先天之本，脾为后天之本，根据《黄帝内经》损其有余、损其不足的理论，治疗当以脾肾为主，温阳当以脾肾为先。将辨证与辨病相结合，认为阳气亏虚、水湿内停是基本病机。病位在肾，涉及脾、肝、心等脏腑。病程迁延，多脏互损。甲减以脾肾阳虚为本，气滞、痰浊、瘀血为标，病性属本虚标实。

二、临床诊断

（一）辨病诊断

1. 临床症状

（1）症状　主要为代谢率减低和交感神经兴奋性下降的表现。早期轻症患者可无特异性症状，典型患者表现为易疲劳、畏寒、乏力、体重增加、行动迟缓、少汗；记忆力、注意力和理解力减退、嗜睡；食欲减退、腹胀、便秘；肌肉无力、关节疼痛等。育龄女性月经紊乱或月经过多、不孕，女性溢乳、男性乳房发育等。

（2）询问病史

①既往史：初次就诊时需询问既往甲状腺疾病史和治疗史，如自身免疫疾病史、甲状腺手术史、颈部放射治疗史、垂体疾病史，女性需询问有无产后大出血史。

②药物应用史：碳酸锂、胺碘酮、硫脲类、磺胺类、酪氨酸激酶抑制剂、对氨基水杨酸钠、保泰松等。

③饮食史：是否食用加碘盐，是否长期大量食用卷心菜、芜菁、甘蓝、木薯等。

④家族史：一级亲属是否有自身免疫性甲状腺疾病史。

2. 体征

（1）甲减面容　称为"面具脸"，颜面虚肿、表情呆板、淡漠。面色苍白、眼睑水肿、唇厚舌大、舌体边缘可见齿痕。眉毛外1/3稀疏脱落，男性胡须稀疏。

（2）皮肤　干燥粗糙，皮温降低，由于高胡萝卜素血症，手脚掌皮肤可呈姜黄色。毛发干燥稀疏，双下肢胫骨前方黏液性水肿，压之无凹陷。

（3）神经系统　跟腱反射时间延长，膝反射多正常。

（4）心血管系统　心动过缓、心音减弱、心界扩大；心包积液表现为心界向双侧增大，随体位而变化，坐位心浊音界呈烧瓶样，卧位心底部浊音界增大。

（5）消化系统 肠鸣音减弱，部分患者可出现麻痹性肠梗阻。

3.相关检查

（1）甲状腺功能指标。

①血清 TSH：血清 TSH 是最有用的检测指标，对甲减诊断有极重要意义。

②血清甲状腺激素（T_3、T_4）：不管何种类型甲减，血清 TT_4 和 FT_4 减低是临床甲减诊断必备的条件。

③甲状腺自身抗体测定：血清抗甲状腺球蛋白抗体（TGAb）、抗甲状腺过氧化物酶抗体（TPOAb）阳性，提示甲减是由于自身免疫性甲状腺炎所致。

（2）生化检查和其他检查

①血红蛋白及红细胞有不同程度降低，多表现为轻、中度正常细胞性正常色素性贫血，小细胞低色素性贫血，巨幼细胞贫血。

②生化检查：常见血总胆固醇、甘油三酯、低密度脂蛋白胆固醇、脂蛋白升高，高密度脂蛋白胆固醇降低。可伴血清肌酸激酶、天冬氨酸氨基转移酶、乳酸脱氢酶及血同型半胱氨酸升高。

③糖耐量试验：呈低平曲线，胰岛素反应延迟。

④催乳素：严重的原发性甲减患者可有血催乳素升高。

⑤心电图：示低电压、窦性心动过缓、T 波低平或倒置，偶有 P-R 间期过长（A-V 传导阻滞）及 QRS 波时限增加。

⑥心脏超声检查：心包积液，治疗后可完全恢复。

⑦必要时做垂体增强磁共振，以除外下丘脑垂体肿瘤。

（二）辨证诊断

甲减临床表现多以虚为主，然根据患者病程的长短，体质的不同，又可见虚中夹实，虚实夹杂。甲减早期多为肝郁及脾，治以疏肝解郁。中期表现为脾阳虚弱，气血不足，治以补脾益气，升清举阳。晚期为肾阳虚衰，水湿内停，治以温肾助阳。

1.肾阳虚衰证

证候：神疲乏力，神情呆钝，脱发，健忘恍惚，耳鸣耳聋，反应迟钝，小便频数而清，甚或尿少，浮肿，男子滑精、早泄，女子月经淋漓不尽，或胎动易滑，舌淡，苔白，脉弱。

辨证要点：面色苍白，畏寒怕冷，男子阳痿、遗精，女子经少，或闭经，舌淡，苔白，脉弱。

2.脾肾阳虚证

证候：神疲乏力，嗜睡倦怠，畏寒肢冷，记忆力减退，头晕目眩，耳鸣耳聋，毛发干燥易落，面色苍白，少气懒言，厌食腹胀，纳减便秘，腹背疼痛。舌淡胖边有齿痕，苔白，脉沉迟或脉弱。

辨证要点：畏寒肢冷，神倦乏力，少气懒言，纳差腹胀，舌淡胖边有齿痕，苔白，脉沉迟或脉弱。

3.心肾阳虚证

证候：形寒肢冷、心悸、气短、胸闷、怕冷、汗少、身倦欲寐、浮肿、表情淡漠、女性月经不调、男性阳痿，舌质淡暗或青紫、苔白，脉迟缓微沉。

辨证要点：形寒肢冷，小便不利，肢体浮肿，胸闷气短，舌质淡暗，苔白滑，脉迟缓细微。

4.阴阳两虚证

证候：畏寒蜷卧，腰膝酸冷，小便清长或遗尿，大便干结，口干咽燥，但喜热饮，眩晕耳鸣，视物模糊，男子阳痿，遗精滑精，女子不孕，带下量多，舌质淡红，舌体胖大，舌苔薄白，尺脉弱。

辨证要点：畏寒蜷卧，腰膝酸冷、小便清长或遗尿，大便干结，口干咽燥，但喜热饮、头晕耳鸣、视物不清、性功能减退，舌质淡红，舌体胖大，苔薄白、尺脉弱。

5. 气血两虚证

证候：面色淡白，神疲乏力，少气懒言，语声低微，头晕，多梦，反应迟钝，手足欠温，月经量少或闭经，舌质淡，少苔，脉细弱无力。

辨证要点：倦怠乏力，嗜睡，头晕，便秘，舌质淡，苔薄，脉弱。

6. 阳气衰微、阳虚水泛证

此型多见于甲减黏液性水肿甚至昏迷者。

证候：浮肿，小便少，嗜睡，气息低微，甚至神昏肢厥，舌体淡胖，脉微欲绝。

辨证要点：四肢厥冷，怯寒神疲，身肿，尤以下肢为甚，心悸气促，头眩，舌体淡胖，脉微欲绝。

三、鉴别诊断

（一）西医学鉴别诊断

尽管程度较重的甲减的临床症状具有特征性，但是如果没有考虑这个诊断的情况下，即使是经验丰富的临床医生也可能会忽视这种异常。只有高度怀疑这种疾病就会避免对这种疾病的漏诊。

1. 与中枢性或继发性甲减相鉴别

甲减是由于甲状腺本身的功能衰竭还是因为下丘脑或者是垂体疾病引起的 TSH 分泌下降（中枢性或继发性甲减），对其进行鉴别诊断非常关键。中枢性甲减的一些患者，基础血清 TSH 水平（和对 TRH 的反应）很可能会升高，更需要和原发性甲减鉴别。

2. 与正常甲状腺病态综合征相鉴别

正常甲状腺病态综合征（euthyroid sick syndrome，ESS），又称低 T_3 综合征，指非甲状腺疾病原因引起的低 T_3 血症和低 T_3/T_4 血症。严重的全身性疾病、创伤和心理疾病等都可导致甲状腺激素水平的改变，它反映了机体内分泌系统对疾病的反应。主要表现为血清 TT_3、FT_3 水平减低，血清 TT_4、FT_4、TSH 水平正常。疾病的严重程度一般与 T_3 降低的程度相关，疾病危重时也可出现 T_4 水平降低。

3. 与垂体催乳素瘤相鉴别

原发性甲减时由于 T_3、T_4 泌减少，TRH 分泌增加，导致垂体反应性增生、高催乳素血症、溢乳，酷似垂体催乳素瘤。可行垂体 MRI 检查，必要时予试验性甲状腺激素替代治疗相鉴别。

（二）中医学鉴别诊断

1. 虚劳与肺痨相鉴别

在唐代以前，尚未将这两种病证加以区分，一般都统括在虚劳之内。宋代以后，对虚劳和肺痨有了明确认识。两者的鉴别要点是：肺痨系正气不足而被痨虫侵袭所致，主要病位在肺，具有传染性，以阴虚火旺为其病理特点，以咳嗽、咳痰、咯血、潮热、盗汗、消瘦为主要临床症状；而虚劳则有多种原因所导致，久虚不复，病程较长，无传染性，以脏腑气血阴阳亏虚为基本病机，分别出现五脏气血阴阳亏虚的多种症状。

2. 与其他病证中的虚证类型相鉴别

虚劳与内科其他病证中的虚证在临床表现、治疗方选方面有类似之处，但两者是有区别的。其主要的区别有二：①虚劳的各种证候，均以精气亏虚的症状为特征，而其他病证的虚证则各以其病证的主要症状为突出表现。例如：眩晕一证的气血亏虚型，虽有气血亏虚的症状，但以眩晕为最突出、最基本的表现；水肿一证的脾阳不振型，虽有脾阳亏虚的症状，但以水肿为最突出、最基本的表现。②虚劳一般病程较长，程度更重，往往涉及多脏甚至整体。其他病证中的虚证类型虽然也以久病属虚者为多，但亦有病程较短而呈现虚证者。例如泄泻一证的脾胃虚弱型，以泄泻伴有脾胃亏虚的症状为主要表现，临床病例中有病程长者，但亦有病程短者。

四、临床治疗

（一）提高临床疗效的要素

辨五脏气血阴阳亏虚的不同

虚劳的证候虽多，但总不离乎五脏，而五脏之辨，又不外乎气血阴阳。故对虚劳的辨证应以气、血、阴、阳为纲，五脏虚候为目。正如《杂病源流犀烛·虚损痨瘵源流》说："五脏虽分，而五脏所藏无非精气，其所以致损者有四：曰气虚、曰血虚、曰阳虚、曰阴虚。""气血阴阳各有专主，认得真确，方可施治。"一般说来，病情单纯者，病变比较局限，容易辨清其气、血、阴、阳亏虚的属性和病及脏腑的所在。但由于气血同源、阴阳互根、五脏相关，所以各种原因所致的虚损往往互相影响，由一虚渐致两虚，由一脏而累及他脏，使病情趋于复杂和严重，辨证时应加注意。

（二）辨病治疗

本病一般不能治愈，需要终生替代治疗。

1. 甲状腺制剂终身替代治疗

临床上常用有两种制剂。

（1）甲状腺片 其所含甲状腺激素来源于动物甲状腺，与人的甲状腺比较，动物甲状腺中 T_3 所占比例较大。干甲状腺粉（片）中极大量的 T_3 导致吸收后短期内 T_3 超过生理所需剂量。该药 TH 含量不恒定，因此现已少用。

（2）左甲状腺素钠（L-T_4） 它在外周组织脱碘，产生足量的 T_3 满足生理需要，是治疗甲减的理想制剂，现已成为治疗甲减的首选药物。而且左甲状腺素钠的半衰期长达 7 天，吸收相对缓慢，不必分次服，即使漏服 1 天也无大的影响，可以于漏服的次日加服 1 天的剂量。可从小剂量开始服用，每日 25~50μg，以后每 1~2 周增加 50μg，一般每日维持量为 100~150μg。

伴心脏病尤其是发生过心肌梗死的患者，应从小剂量开始，每天 12.5~75μg。每隔 2~3 个月后，经过细致的临床和实验室评估后，增加 12.5μg。治疗目的是使血 T_3、T_4 水平恢复正常，原发性甲减患者血 TSH 水平恢复正常。

2. 黏液水肿性昏迷的治疗

黏液性水肿昏迷是原发性甲减的一种罕见但非常严重的表现，多见于年龄较大且长期未进行规范治疗的老年患者。嗜睡、认知功能障碍、精神病及体温过低（常 < 33℃）是黏液性水肿昏迷的标志特征，同时可伴有低钠血症、肺通气不足及心动过缓等，常危及患者生命。①补充甲状腺激素。②保温、供氧、保持呼吸道通畅，必要时行气管切开、机械通气等。③氢化可的松 200~300mg/d 持续静脉滴注，患者清醒后逐渐减量。④根据需要补液，但是入水量不宜过多。⑤控制感染，治疗原发疾病。

3. 亚临床甲减的处理

亚临床甲减可引发血脂异常，促进动脉粥样硬化的发生、发展；部分亚临床甲减可发展为临床甲减。重度亚临床甲减（TSH ≥ 10.0mIU/L）患者给予 L-T_4 替代治疗，治疗目标与临床甲减一致。轻度亚临床甲减（TSH < 10.0mIU/L）患者，如伴有甲减症状、TPOAb 阳性、血脂异常或动脉粥样硬化性疾病，应予 L-T4 治疗。治疗过程中需监测血清 TSH，以避免过度治疗。

4. 妊娠合并甲减的处理

妊娠期甲减可导致流产、早产、先兆子痫、妊娠期高血压、后代智力发育迟缓等发生风险升高，必须治疗。L-T_4 是治疗妊娠期甲减和亚临床甲减的首选药物。对计划妊娠并应用 L-T₄ 治疗的甲减患者，应调整 L-T₄ 剂量，使 TSH ＜ 2.5mIU/L 后再妊娠。妊娠期初诊的甲减患者，应立即予以 L-T₄ 治疗。妊娠期初诊的亚临床甲减患者要根据 TSH 升高的程度决定治疗剂量。TSH 控制目标为妊娠期特异参考范围下 1/2 或 ＜ 2.5mIU/L。

（三）辨证治疗

1. 辨证论治

临床上以上各证型常可相互转化或相互兼夹。如脾气亏虚，化阳不足，日久而致脾肾阳虚，或肾气不足，先天累及后天，而致脾肾气虚等，因此治疗时一定要注重辨证论治，如此才能取得满意疗效。

（1）肾阳虚衰证

治法：温补肾阳。

方药：右归丸加减。附子、肉桂、杜仲、山茱萸、菟丝子、鹿角胶、熟地、山药、枸杞、当归。

加减：若乏力较重时，加仙鹤草、大枣以益气；若气虚下陷脱肛者，可合用补中益气汤以补中益气升阳；若脘腹胀满，食少纳呆者，可加用炒麦芽、砂仁、鸡内金以健脾助运，和胃消导；若气虚便秘，临厕努挣者，可合用黄芪汤加减以益气通便；若肢体肿胀者，可加用薏苡仁、泽泻以健脾渗湿，利水消肿。若气虚，气机不畅，气滞于胸，而见胸闷者，可加瓜蒌、薤白以宽胸理气；若脾气亏虚，运化失职，水湿内蕴，日久成痰，痰凝颈前而见颈前肿大者，可加浙贝母、夏枯草等以化痰散结。

（2）脾肾阳虚证

治法：温补脾肾。

方药：甘草干姜汤合金匮肾气丸加减。炙甘草、干姜、干地黄、山药、山萸肉、肉桂、泽泻、茯苓、黄芪。

加减：若便秘者，可合用济川煎加减以温阳通便，肉苁蓉甘咸多汁质润，加大肉苁蓉的用量，常可取得满意的疗效；若寒凝气滞，腹痛较甚者，可加肉桂、木香温中行气止痛；若阳痿者，加用淫羊藿、巴戟天以增强温补肾阳之功。

（3）心肾阳虚证

治法：益气温阳。

方药：保元汤合金匮肾气丸加减。人参、黄芪、肉桂、甘草、生姜、干地黄、山药、山萸肉、泽泻、茯苓、丹皮、桂枝、附子。

加减：心胸疼痛者，可加用郁金、川芎、丹参、三七活血定痛；若畏寒肢冷者，加用肉桂以温补阳气；若夜尿多者，可加用金樱子以助固摄之功；若男子滑精、早泄者，可加莲须、龙骨、牡蛎以固肾涩精止遗。

（4）阴阳两虚证

治法：滋阴温阳。

方药：金贵肾气丸加减。干地黄、山药、山萸肉、肉桂、泽泻、茯苓、黄芪。

加减：若阴虚明显，可加枸杞子、女贞子、龟甲、鳖甲滋补肝肾；若脾虚食少纳呆者，加砂仁以温中化湿行气；若胸闷不舒者加香附、郁金理气化痰。

（5）气血两虚证

治法：补益气血

方药：八珍汤加减。人参、白术、白茯苓、当归、川芎、白芍药、熟地黄、甘草。

加减：若以血虚为主，眩晕心悸明显者，可加大地、芍用量；以气虚为主，气短乏力明显者，可加大参、术用量；兼见不寐者，可加酸枣仁、五味子。

（6）阳气衰微，阳虚水泛证

治法：温阳利水。

方药：真武汤加减。茯苓、芍药、生姜、白术、附子。

加减：若水气上犯心肺而咳者，可加五味子、细辛、干姜以温肺止咳；若下利甚者，去芍药加煅牡蛎以涩肠止利。本证若出现昏迷，中医优势略显不足，多采用西医治之。

本病是以气虚、阳虚为主的慢性虚损性疾病，气虚而推运血行无力，致血脉瘀滞，形成瘀血；阳虚不能温煦血脉，致血脉凝滞，形成瘀血；久病入络，故临床多见伴有瘀血的病变，因此对于上述各证型伴见舌质紫暗，或见瘀点瘀斑，脉涩或结代，及兼见其他瘀血证候者，均酌情加入川芎、桃仁、红花、牛膝、当归、乳香、没药等活血化瘀药物。

2.外治疗法

（1）针灸疗法

主穴：内关、合谷、关元、足三里、三阴交，均双侧取穴。适用于脾肾阳虚证。以上穴位可分为内关、关元、三阴交与合谷、气海、足三里两组，交替使用，每日或隔日1次。

配穴：肾俞、命门、脾俞、胃俞、阳陵泉、风池，留针时间宜15~20分钟，其间行针2~3次。

甲减黏液性水肿昏迷时，针刺人中、中冲、合谷、足三里及针刺耳穴心、脑、下屏尖、神门。

（2）艾灸疗法　艾条温灸大椎穴可治疗脾肾阳虚型甲减。

3.成药应用

（1）全鹿丸　口服，一次2~3g，一日2~3次，用于脾肾阳虚证。

（2）右归丸　口服，一次3~6g，一日1~2次，用于肾阳虚衰证。

（3）人参鹿茸丸　口服，一次3~6g，一日1~2次，空腹温开水送服，用于肾精不足，气血两虚证。

（4）还少胶囊　口服，一次5粒，一日2~3次。用于脾肾阳虚证。

3.单方验方

（1）红枣茶　红枣泥、党参、红糖适量，开水冲泡，代茶饮。可补中益气，养血生津，用于气血两虚证。

（2）牡蛎海带汤　牡蛎肉2两，海带1两，加水和调料共煮，每天分2次服食。牡蛎补虚壮阳，海带补碘，共同辅助治疗甲减之肾阳虚证。

（四）医家诊疗经验

1.冯建华

冯建华教授根据本病的发展规律，结合临床实际，将本病分为四型论治：①脾肾阳虚型：治宜温阳益气、健脾补肾，方选补中益气汤合右归丸加减，常用药物如黄芪、党参（人参）、白术、当归、干姜、附子、肉桂、淫羊藿、鹿角胶、肉苁蓉、菟丝子、炙甘草等。②阳虚湿盛型：治宜温阳益气、化气行水，方选真武汤合五苓散加减，常用药物如黄芪、人参、茯苓、茯苓皮、附子、桂枝、芍药、干姜、椒目、车前子、薏苡仁、苍术、泽泻、陈皮等。③水邪凌心型：治宜健脾温肾、补益心阳、化气行水，方选真武汤、生脉散加减，常用药物如黄芪、人参、熟附子、桂枝、山萸肉、五味子、当归、茯苓、泽泻、干姜、葶苈子、大枣、炙甘草等。④痰血瘀阻型：治宜温阳益气、活血化瘀、化痰行水，方选肾气丸、血府逐瘀汤加减。常用药物如黄芪、白术、茯苓、附子、桂枝、山萸肉、川芎、香附、桃仁、红花、海藻、甘草等。

2.张琪

国医大师张琪教授认为甲减属"阴水"，辨证为脾肾阳虚运化功能减弱，水湿蕴蓄，血运受阻，治以温补脾肾之阳气，以化水湿，辅以活血化瘀，改善气血之运化，方选真武汤、附子汤为主，药用：附子15g，红参15g，茯苓20g，白术20g，白芍20g，赤芍20g，桃仁20g，红花15g，丹参 20g，益母草 20g，丹皮 15g，麦冬 15g，五味子 15g。

3. 倪青

倪青教授根据临床经验自拟温阳健脾利水方，治疗脾肾阳虚证。李中梓《医宗必读·水肿胀满论》，提出"脾土主运行，肾水主五液，凡五气所化之液，悉属于肾……转输之脏，以治水生金者，皆属于脾"。所以脏腑功能失常，阴阳失衡；津液生成不足或消耗过多，则脏腑失于津液的濡养，运化不利；津液输布障碍，水湿内停，产生痰饮、水肿等病。也说明水湿内停与甲减关系密切，是病机关键。温阳健脾利水方中仙茅、淫羊藿以温肾阳，补肾精，二者合用加强温补肾阳作用；太子参补气健脾、麸炒白术益气健脾、燥湿利水，四药共为君药；猪苓、茯苓、泽兰、泽泻、盐车前子、冬瓜皮、冬瓜子利水渗湿、健脾化瘀，与白术合用，使祛邪而不伤正，合用为臣；牛膝利水、活血、补肝肾，作为方中佐使药以引经；醋香附、甘草二者共为使药，理气调中以和诸药。全方重在补益脾肾，兼以利水，共奏温阳健脾利水之功。

4. 陈如泉

陈如泉教授认为疏肝解郁是治疗甲减的重要方法，特别是在甲减早期应当注重愉悦心情，必要时配合中药进行调理，方选柴胡疏肝散、四逆散、逍遥散等加减，除此之外，临床中常用治疗甲减的治法包括益气补脾法、温肾助阳法、温肝调补法、温阳散结法、化痰软坚法、活血化瘀法、利水消肿法、清解郁热法等，在临床上应注重审证求因，辨证论治，灵活用药。

五、预后转归

新生儿或幼年甲减由于先天性甲状腺发育不全或甲状腺素合成障碍，影响患儿的脑、骨骼发育及机体的生长发育，预后

不佳；成人甲减的预后取决于起病的缓急和病情轻重。病情轻者经中西药治疗，症状和体征可有不同程度的改善和缓解，但常需终身服药；病情重者可死于甲减危象。

六、预防调护

（一）预防

（1）在地方性甲状腺肿流行区应坚持食用碘化盐，对孕妇尤需供应足量的碘化物。

（2）开展新生儿甲减的筛选工作，并及时进行治疗。

（3）对成人甲亢患者治疗时，必须掌握抗甲状腺药物的剂量和疗程，以免药物过量。

（4）应用放射性 ^{131}I 治疗甲亢时，应恰当掌握剂量。

（5）施行甲状腺切除手术时，应慎重考虑适应证及其切除范围。

（6）及时诊治具有甲减倾向的慢性淋巴细胞性甲状腺炎。

（7）确诊本病后，除积极治疗外，并注意调整精神、饮食、起居。

（二）调护

1. 避风寒，适寒温

虚劳过程中，感受外邪，耗伤正气，通常是病情恶化的重要原因；而虚劳患者由于正气不足，卫外不固，又容易招致外邪入侵，故应注意冷暖，避风寒，适寒温，尽量减少伤风感冒。

2. 调饮食，戒烟酒

人体气血全赖水谷以资生，故调理饮食对虚劳至关重要。一般以富于营养，易于消化，不伤脾胃为原则。对辛辣厚味，过分滋腻、生冷之物，则应少食甚至禁食。吸烟嗜酒有损正气，应该戒除。

（1）甲减忌食食物　忌食各种容易引

起甲状腺肿大的食物，如木薯、卷心菜、白菜、油菜、核桃等，忌食富含胆固醇食物，如奶油、动物内脏等。

（2）甲减宜选食物　因缺碘引起的甲减，可选紫菜、海带、碘盐等，炒菜时需要注意，碘盐不宜加入沸油中，以免碘挥发而降低碘浓度；蛋白质可选用蛋类、乳类、各种肉类、鱼肉等，植物蛋白可互补，如各种豆制品、黄豆等。

3. 慎起居，适劳逸

生活起居要有规律，做到动静结合，劳逸适度。根据自己体力的情况，可适当参加户外散步，气功锻炼，打太极拳等活动。病情轻者，可适当安排工作和学习。适当节制房事。

4. 舒情志，少烦忧

过分的情志刺激，易使气阴伤耗，是使病情加重的重要原因之一。而保持情绪稳定，舒畅乐观，则有利于虚劳的康复。

5. 食疗

（1）六味地黄粥　六味地黄丸 100g，粳米 60g 共煮粥，早晚餐服食。主治肝肾阴虚型之甲减伴贫血者。

（2）甘草人参汤　生甘草 10g，人参 8g，加水适量煎汤，服每日 300ml，15 日为 1 个疗程。功能：温肾益气、健脾助运。主治脾肾阳虚型之甲减者。

（3）当归羊肉汤　精羊肉 90~120g，当归 10~15g，生姜 3 片，同煮。食肉喝汤，每日 1 次。主治肾阳虚证之甲减症见腰膝酸软、畏寒肢冷者。

参考文献

［1］葛均波，徐永健. 内科学［M］. 北京：人民卫生出版社，2017.

［2］中华医学会. 甲状腺功能减退症基层诊疗指南（实践版·2019）［J］. 中华全科医师杂志，2019，18（11）：1029-1033.

［3］张美珍，逄冰，倪青. 温阳健脾利水方治疗甲状腺功能减退症［J］. 中医杂志，2018，59（21）：1880-1890.

［4］倪青. 内分泌代谢病——中医诊疗手册［M］. 北京：科学技术文献出版社.

［5］蒋里，赵进喜. 甲状腺功能减退症中医临床研究述评［J］. 北京中医药. 2021，40（11）：1178-1182.

［6］孙元莹，吴深涛，姜德友，等. 张琪教授治疗甲状腺病经验［J］. 中华中医药学刊，2007，1：23-25.

［7］曾明星，陈继东，向楠，等. 陈如泉辨治甲状腺功能减退症特色探析［J］. 中国中医基础医学杂志，2020，26（8）：1070-1072，1079.

第四节　甲减危象

甲减危象又称黏液性水肿昏迷，见于甲状腺功能减退症病情严重的患者，是甲状腺功能减退最严重的并发症，多在冬季寒冷时发病。诱因为严重的全身性疾病、甲状腺激素替代治疗中断、寒冷、手术、麻醉和使用镇静药等。临床表现为嗜睡、低体温（< 35℃）、呼吸徐缓、心动过缓、血压下降、四肢肌肉松弛、反射减弱或消失，甚至昏迷、休克、肾功能不全危及生命。即使及时治疗，死亡率也可达到 50%，治疗不及时死亡率更高。甲减危象属于中医"昏迷""瘿病"范畴。

一、病因病机

甲减的中医病机关键在于阳气虚衰，多累及脾肾二脏。肾阳为一身阳气之根本，肾阳不足，命门火衰，则机体能量代谢低下、形寒、肢冷、神疲；肾阳虚衰则不能温煦脾土，脾阳虚衰、脾失健运，则代谢能力降低、纳差、腹胀、体重增加、便秘或便溏；脾肾阳虚，水液代谢失常，则出现颜面及肢体水肿；脾阳不足，清阳不升，则表现为嗜睡、表情淡漠；脾主统血，脾虚则易造成月经紊乱、崩漏，甚至不孕等症；肾阳虚衰，累及于心阳，而见心动过缓；阳虚水饮，凌心射肺，出现喘憋、呼吸困难。阴损及阳，甲减患者还可伴有阴虚、血虚之象。甲减危象是甲减的进一步发展，病机关键仍为脾肾阳虚，亦会出现阳虚水泛、心肾阳虚、阳虚厥脱等证。

甲减危象以脾肾阳虚为本，气滞、痰饮、瘀血为标，病性属本虚标实。

二、临床诊断

（一）辨病诊断

1. 病史

患者既往有甲状腺功能减退病史。

2. 症状及体征

嗜睡、低体温（＜35℃）、呼吸徐缓、心动过缓、血压下降、四肢肌肉松弛、反射减弱或消失，甚至昏迷、休克、心力衰竭、肾功能不全，常危及生命。

3. 相关检查

（1）甲状腺功能指标 血清TSH异常升高，血清TT_4、FT_4、FT_3、TT_3异常减低，甚至检测不出；血清抗甲状腺球蛋白抗体（TGAb）、抗甲状腺过氧化物酶抗体（TPOAb）阳性，提示甲减可能是由于自身免疫性甲状腺炎所致。

（2）生化检查和其他检查 ①血红蛋白及红细胞有不同程度降低，多表现为轻、中度正常细胞性正常色素性贫血，小细胞低色素性贫血，巨幼细胞贫血。②生化检查：常见血总胆固醇、甘油三酯、低密度脂蛋白胆固醇、脂蛋白升高，高密度脂蛋白胆固醇降低；血清肌酸激酶、天冬氨酸氨基转移酶、乳酸脱氢酶及血同型半胱氨酸升高；低血糖、电解质紊乱；肾功能不全。③血气分析：低氧血症和高碳酸血症。④肾上腺皮质功能存在一定程度降低。

⑤催乳素：严重的原发性甲减患者可有血催乳素升高。⑥心电图：示低电压、窦性心动过缓、T波低平或倒置，偶有P-R间期过长（A-V传导阻滞）及QRS波时限增加。⑦心脏超声检查：心包积液。必要时做垂体增强磁共振，以除外下丘脑垂体肿瘤。

（二）辨证诊断

甲减以脾肾阳虚证为主，甲减危象主要见于肾阳虚衰、水湿内停，治以温肾助阳。

阳气衰微、阳虚水泛型

症见：浮肿，小便少，嗜睡，气息低微，甚至神昏肢厥，舌体淡胖，脉微欲绝。

辨证要点：四肢厥冷，怯寒神疲，身肿，尤以下肢为甚，心悸气促，头眩，舌体淡胖，脉微欲绝。

三、鉴别诊断

（一）西医学鉴别诊断

1. 与垂体前叶功能减退危象相鉴别

产后大出血或严重感染是引起垂体前叶功能减退症的最主要病因。

（1）低血糖性昏迷 生长激素降低使机体对胰岛素敏感性增高，糖皮质激素降低使肝糖原贮存减少，甲状腺激素降低使肠道对葡萄糖重吸收明显减少。这些原因使机体处于低血糖状态，在严重感染、创伤等应激状态下可引起低血糖性昏迷。

（2）感染诱发昏迷 本症由于多种内分泌激素减少，使机体抵抗力低下，对病原体的易感性增加。因此，感染后易形成感染中毒性脑病，常伴有感染性休克的发生。

（3）镇静剂、麻醉剂诱发昏迷 本症对这些药物的敏感度明显增加，在使用常规剂量后即可引起长时间昏睡甚至昏迷。

（4）低血钠性昏迷　主要是肾上腺皮质激素减少，使肾小管的保钠功能减退，从而机体长期处于低钠状态。在呕吐、腹泻、严重感染、大手术等诱因下，可引起低钠血症性昏迷，常伴发周围循环衰竭。

（5）低温性昏迷　此危象易发生在冬季。起病常缓慢，逐渐进入昏迷。体温常仅为30℃左右。甲减危象引起的昏迷有以下特点：意识障碍或昏迷；低体温、低血压、低钠血症及低血糖；呼吸衰竭：低氧血症和高碳酸血症；血 T_3、T_4 明显减低；死亡率高，若诊治不及时则可能更高。

2. 与肾上腺皮质功能减退危象相鉴别

急性型多见于败血症、流行性脑脊髓膜炎等严重感染性疾病后并发 DIC 时，引起急性肾上腺皮质出血，造成约90% 以上的肾上腺皮质被破坏。常因低血压甚至休克、低血糖、低钠血症、水中毒等而引起意识障碍、昏迷。本危象昏迷的主要依据：①急性严重感染，如流行性脑脊髓膜炎、败血症的临床特点。②DIC 的表现。③低血压甚至休克、低血糖、低钠血症和水中毒等的表现。④实验室的相关改变。慢性型也称阿狄森病。此型甚少发生昏迷。常见诱因为严重感染、创伤、腹部手术、分娩、过度劳累、失水、突然中止治疗等。诊断主要依据慢性肾上腺皮质功能减退的临床表现，如皮肤、黏膜色素明显增深，低血糖和低血压状态，24小时尿 17- 羟类固醇和 17- 酮类固醇明显低于正常值；尚有长期应用肾上腺皮质激素治疗和双侧肾上腺手术未作适量替代治疗者，在上述诱因激发下引起危象。甲减危象时可合并出现肾上腺皮质功能减退，两者在临床可合并出现。

3. 与低 T_3 综合征相鉴别

由于某些全身疾病，导致血 T_3 降低，而易误为甲减，但 TSH 正常可鉴别。

（二）中医鉴别诊断

昏迷与厥证相鉴别

昏迷是多种疾病发展到一定阶段所出现的危重证候。一般来说发生较缓慢，有一个昏迷前的临床过程，先轻后重，由烦躁、嗜睡、谵语渐次发展，一旦昏迷后，持续时间一般较长，恢复较难，苏醒后原发病仍然存在。厥证常为突然发生，昏倒时间较短，常因情志刺激、饮食不节、劳倦过度、亡血失津等导致发病。

四、临床治疗

（一）辨病治疗

（1）补充甲状腺激素　静脉给药是比较满意的首选方法，但国内较难获得甲状腺激素静脉滴剂。如无注射剂可予片剂鼻饲，T_3 20~30μg，每 4~6 小时一次，以后每 6 小时 5~15μg；或 L-T_4 首次 100~200μg，以后每日 50μg，至患者清醒后改为口服。若条件许可时则首选 T_3 静脉注射，每 4 小时 10μg，直至患者症状改善，清醒后改为口服；或 L-T_4 首次静脉注射 300μg，以后每日 50μg，至患者清醒后改为口服。

（2）保暖、供氧，保持呼吸道通畅（必要时气管切开、机械通气）等。

（3）补充糖皮质激素，患者清醒后逐渐减量。

（4）根据需要补液，但入液量不宜过多。

（5）控制感染，治疗原发疾病。

（二）辨证治疗

1. 辨证论治

阳气衰微、阳虚水泛型

治法：温阳利水。

方药：真武汤加减。茯苓、芍药、生姜、附子、白术。患者水肿明显者可加五苓散（茯苓、泽泻、猪苓、肉桂、白术）；

神志不清者，可加用石菖蒲、远志。

2.外治法

针灸疗法

主穴：人中、中冲、合谷、足三里及针刺耳穴心、脑、下屏尖、神门。每日或隔日1次。适用于阳气衰微、阳虚水泛型。

配穴：肾俞、命门、脾俞、胃俞、阳陵泉、风池，留针时间宜15~20分钟，其间行针2~3次。

3.成药应用

参附注射液：回阳救逆，益气固脱。主要用于阳气暴脱的厥脱证；亦可用于阳虚（气虚）所致的惊悸、怔忡、喘咳、胃疼、泄泻、痹证等；适用于肌内注射，一次2~4ml，一日1~2次；静脉滴注，一次20~100ml，（用5%~10%葡萄糖注射液250~500ml稀释后使用）；静脉推注：一次5~20ml，（5%~10%葡萄糖注射液20ml稀释后使用）。

五、预后转归

甲减危象即使及时治疗，死亡率也可达到50%，治疗不及时死亡率更高，预后差。

六、预防调护

（一）预防

（1）规范治疗甲状腺功能减退，避免治疗不及时或治疗中断。

（2）甲减合并严重全身疾病时，积极治疗原发病，同时注意关注甲状腺功能，及时发现和治疗。

（3）甲减患者注意保暖，避免疾病未控制时手术、麻醉等，待病情相对稳定时再行手术。

（4）避免不必要时使用镇静药，规范镇静药使用。

（二）调护

（1）注意保暖。甲减危象患者低体温，注意保暖。

（2）保持呼吸道通畅。甲减危象患者出现呼吸衰竭，导致低氧血症和高碳酸血症，注意保持呼吸道通畅，必要时气道切开或机械通气。

（3）积极治疗原发病。积极控制感染和治疗原发病。

七、专方选要

益气温阳活血化瘀方

制附子6g，党参15g，黄芪20g，茯苓20g，白术12g，甘草5g，淫羊藿10g，熟地黄15g，丹参10g，若气虚甚者加太子参、五味子；阳虚甚者加肉桂、鹿角胶、细辛；阳虚水泛者加泽泻、薏苡仁等；水气凌心射肺者加葶苈子、泽泻等；瘀血明显者加莪术、桃仁、红花等。

参考文献

［1］中华医学会. 甲状腺功能减退症基层诊疗指南（实践版·2019）［J］. 中华全科医师杂志，2019，18（11）：1029-1033.

［2］郭立新. 内分泌科诊疗常规［M］. 北京：中国医药科技出版社，2019.

［3］姜兴权，陈星海. 常见内分泌危象昏迷的鉴别诊断［J］. 中国社区医师，2012，（2）：16-17.

第五节 甲状腺危象

甲状腺危象（thyroid storm，TS）也称甲亢危象，是一种危及生命的内分泌急症，需要紧急治疗。其发生原因可能与循环内甲状腺激素水平急骤增高有关，多发生于严重或久患甲亢未治疗或治疗不充分的患者，常见诱因有感染、手术、创伤、精神刺激等，患者最常见的死因为多器官功能衰竭。美国一项研究纳入121384例在2004年至2013年确诊的甲状腺毒症患者，其中19723例（16.2%）被诊断为甲状腺危象。总的年发病率为0.57~0.76/100000人，而在住院患者中年发病率为4.8~5.6/100000人。在日本住院患者中，甲状腺危象年发病率为0.2/100000人，患者数占所有甲状腺毒症患者的0.22%，占住院甲状腺毒症患者的5.4%，病死率超过10%。甲亢危象的总体病死率为10%~20%，若抢救不及时，病死率可上升至75%。

甲亢危象无对应中医病名，可属于"瘿病"的并发症之一，根据其临床表现，也可归属于中医"脱证""厥证"范畴，中医病因病机为素体阴虚火旺，失治误治，阴虚阳亢；或感受外邪，入里进一步耗伤阴液，终至阴损及阳，阴竭阳脱。

一、病因病机

（一）西医学认识

多数甲亢危象发生前均有高危因素的存在，发病前均受到应激因素的诱发，诱发甲亢危象的高危因素主要包括两大方面：一是与甲状腺激素水平快速升高相关的因素；二是与急性或亚急性非甲状腺疾病相关的因素。

1. 与甲状腺激素水平快速升高的因素

（1）甲亢患者没有及时治疗或治疗不充分 由于很多孕妇担心治疗甲亢所使用的相关药物会影响胎儿生长发育，使得妊娠合并甲亢患者常存在缺乏治疗或治疗不充分的情况，结果使甲状腺激素水平升高，加上妊娠本身对母体来说就是一种应激状态，最终可能诱发甲亢危象。

（2）不适当地停用抗甲状腺药物 甲状腺药物通过抑制甲状腺激素的合成发挥作用，当突然停用抗甲状腺药物时，可能会使抑制效应消失，释放入血的激素量迅速增加，导致甲亢危象发生。

（3）甲状腺手术、甲状腺活检或过重的甲状腺触诊 甲状腺手术、活检或过重的甲状腺触诊，可能会因为不当地挤压甲状腺，而使大量的甲状腺激素释放入血液中。

（4）放射性碘治疗 放射性碘治疗甲亢的目的是通过破坏甲状腺组织从而减少甲状腺激素的产生。但放射性碘治疗可能会导致放射性甲状腺炎，从而使大量的甲状腺激素短时间释放入血，引起甲亢病情加重甚至甲亢危象的发生。

2. 与急性或亚急性非甲状腺疾病相关的因素

（1）非甲状腺手术 手术本身导致应激。甲亢患者手术前未充分评估甲状腺功能（简称甲功）情况、甲功控制不满意或未充分术前准备。

（2）感染 上呼吸道感染、胃肠及泌尿系感染均可能诱发甲亢危象，其中最常见的是上呼吸道感染，其他类型如皮肤感染等均较少见。

（3）严重的躯体疾病 如糖尿病酮症酸中毒、脑血管意外、肺栓塞、心力衰竭、败血症、急腹症、重症创伤等。

（4）妊娠与分娩 对于孕妇来说，甲亢危象主要发生在围产期、中孕期引产过程中和剖宫产患者的围术期。分娩时发生甲亢危象的主要原因是分娩时疲劳、紧张和疼痛的刺激。

（5）其他 严重精神创伤、精神极度紧张、剧烈运动、过度劳累、高温、饥饿等。

3. 其他可能的发生机制

甲亢危象的发病机制尚未完全阐明，可能的发生机制有以下几个方面。

（1）单位时间内大量甲状腺激素释放

入血 服用大量的甲状腺激素，甲状腺手术或放射性碘治疗等因素导致甲状腺激素释放增加。

（2）血液中游离甲状腺激素增加 感染、分娩、手术等应激状态时，甲状腺结合球蛋白浓度降低，从而使血中的游离甲状腺激素（FT_4）增加，而游离甲状腺激素是实现该激素生物效应的主要部分，可导致甲亢危象的突然发生。

（3）机体对甲状腺激素的适应性下降 有些患者甲状腺激素没有明显的升高，但患者各器官、系统及外周组织对甲状腺激素的适应性、耐受性减低，机体的这种失代偿情况也可导致甲亢危象。

（4）儿茶酚胺的协同作用 甲亢患者的很多临床表现是因为甲状腺激素增多，从而增强了儿茶酚胺的活性所致。循环中甲状腺素与儿茶酚胺协同作用，从而显著增加了机体的代谢率。甲亢危象患者使用β肾上腺素受体阻滞剂可使症状和体征好转也充分说明了这一点。

（5）肾上腺皮质功能储备不全 甲亢能加快机体的糖皮质激素代谢，使糖皮质激素的需求增多，从而增加了肾上腺皮质的负担，导致肾上腺皮质储备潜在不足。当机体处于应激状态时，肾上腺皮质激素消耗进一步增加，肾上腺皮质又代偿性的分泌增多，从而导致其功能失代偿。

（二）中医学认识

古人早在公元前7世纪就认识到"瘿"的存在，隋代巢元方的《诸病源候论》首次记载了"瘿病"这一病名，并将其进行分类。后世医家多沿用宋代医家陈无择《三因极一病证方论》中的五瘿分类法，将"瘿病"分为石、肉、筋、血、气五瘿。

中医认为，情志刺激是甲状腺功能亢进症的主要诱发因素。此外，甲状腺功能亢进症的发病与体质、水土饮食失宜等亦有关。现代医家多认为气滞、痰凝、血瘀、火热是甲状腺功能亢进症的主要病理因素，先天不足，肾阴亏虚则是甲状腺功能亢进症发病的根本，即"本虚标实"为其病机特点。甲状腺功能亢进症虽以七情郁结为主要致病原因，但其主要病机为机体阴阳平衡的失调及心、肾、肝、脾等脏的功能紊乱，其发病机制复杂，因此在临床治疗中应辨证施治。甲亢危象可属于"瘿病"的并发症之一，根据其临床表现，也可归属于中医"脱证""厥证"范畴，其多为素体阴虚火旺，失治误治，阴虚阳亢；或感受外邪，入里进一步耗伤阴液，终致阴损及阳，阴竭阳脱。

二、临床诊断

（一）辨病诊断

1.临床表现

（1）高代谢率及高肾上腺素能反应症

①高热，体温升高一般都在40℃左右，常规退热措施难以收效。

②心悸，气短，心率显著加快，一般在160次/分以上，脉压显著增宽，常有心律失常（房颤、心动过速）发生，抗心律失常的药物往往不奏效。有时可出现心力衰竭。

③全身多汗、面色潮红、皮肤潮热。

（2）消化系统症状 食欲减退，恶心，呕吐，腹泻，严重时可出现黄疸，多以直接胆红素增高为主。

（3）神经系统症状 极度乏力，烦躁不安，最后可因脑细胞代谢障碍而谵妄，甚至昏迷。

（4）不典型表现 不典型的甲亢患者发生甲亢危象时，以某一系统症状加重为突出表现。淡漠型甲亢发生甲亢危象的表现如为表情淡漠、迟钝、嗜睡，甚至呈木僵状态，体质虚弱、无力，消瘦甚或恶病质，体温一般仅中度升高，出汗不多，心率不太快，脉压小。

甲状腺危象的特征是多器官功能衰竭，也是甲状腺危象患者死亡的主要原因。根据日本的流行病学数据，确诊甲状腺危象的患者中，有 41.5% 的患者体温多 38℃，76.2% 的患者心率超过 130 次 / 分钟，有 39.4% 存在心力衰竭，84.4% 表现有中枢神经系统症状，69.5% 有胃肠道症状或肝损伤，另外，76% 的甲状腺危象患者出现累及 3 个以上器官的多器官功能衰竭。

甲状腺危象是一种内分泌急症，早期发现、及时诊断和强化治疗将提高甲状腺危象患者的生存率，但由于缺乏特异性诊断标志物，甲状腺危象的诊断相对困难，在 2016 年日本甲状腺内分泌学会提出了甲亢危象的定性诊断标准：①中枢神经系统功能障碍。②发热，体温 > 38℃。③心率 ≥ 130 次 / 分。④心力衰竭。⑤胃肠道功能失调。

甲状腺危象诊断条件：第①条合并其他 4 条中的至少 1 项；或除了第①条外，其他至少 3 条符合；且诊断的必备条件是有甲亢的临床表现且同时伴有 FT_3 或 FT_4 水平的升高。

可疑甲状腺危象的诊断标准是：①甲亢同时伴有以下情况中的 2 项，即发热、胃肠道 – 肝功能失调、心动过速、充血性心衰。②已达到甲亢危象的诊断标准，但血清中 FT_3 或 FT_4 的水平未知。

2. 相关检查

（1）甲状腺功能检查　甲亢危象患者的甲功检查与甲亢患者差异无统计学意义，表现为血清总甲状腺素（TT_4）、FT_4、血清总三碘甲腺原氨酸（TT_3）、游离三碘甲腺原氨酸（FT_3）的升高和促甲状腺激素（TSH）的降低。虽然 FT_4 仅占 TT_4 的 0.025%，FT_3 仅占 TT_3 的 0.35%，但游离甲状腺激素是实现生物学效应的关键。因此，FT_3、FT_4 是用来诊断临床甲亢的主要指标。血清中 FT_4 和 FT_3 的升高速度对甲亢危象的

发生具有重要的警示作用，它比 FT_4 和 FT_3 值升高的幅度更有意义。

（2）血常规和电解质　甲亢危象患者合并感染时，血常规可表现为白细胞计数及中性粒细胞百分比的升高，其他情况时血常规一般无特异改变。甲亢危象患者多存在高热、大汗、腹泻等高代谢症状，更容易发生水电解质的紊乱，如低钠血症、低钾血症等，还可能合并代谢性酸中毒。

（3）心电图　甲亢危象患者心电图多表现为窦性心动过速，心率常 > 140 次 / 分钟，也可表现为房颤、房扑等，当甲亢患者出现上述心电图表现时，要警惕甲亢危象的发生。

（4）甲状腺超声　甲亢最常见的类型是 Graves 病，超声检查表现为甲状腺弥漫性肿大，甲亢危象发生时，有助于病因的鉴别，指导后续的对因治疗。

（二）辨证诊断

1. 肝阳暴张，心火亢盛证

证候：高热烦躁，心悸多汗，恶心呕吐，谵妄抽搐，舌红苔黄，脉象弦数。

辨证要点：高热烦躁，谵妄抽搐，舌红苔黄，脉象弦数。

2. 阴竭阳脱，心气衰竭证

证候：大汗淋漓，呕吐泄泻，心悸气促，继而汗出黏冷，心悸怔忡，气短息微，四肢厥逆，面色苍白，昏迷不醒，舌淡，脉虚数无根。

辨证要点：大汗淋漓，心悸怔忡，昏迷不醒，舌淡，脉虚无根。

三、鉴别诊断

（一）西医学鉴别诊断

1. 高热者需与严重感染（如败血症）相鉴别

甲亢危象以持续高热伴大汗淋漓为特

征，脉率增快比体温升高更明显，一般降温及抗感染治疗效果不佳。同时或多或少的存在其他甲亢表现。

2. 与冠心病心律失常，房颤、房扑等相鉴别

甲亢危象者按一般心律失常治疗效果不佳者用 β 受体阻滞剂效果较好。有其他方面甲亢表现存在是鉴别的重要依据。

3. 与急性胃肠炎相鉴别

以恶心、呕吐及腹泻为突出表现的甲亢危象可酷似急性胃肠炎。甲亢危象的腹泻以便次增多、溏便或稀便为主，腹痛不明显，大便常规无异常所见。可伴有大汗心动过速等其他甲亢症状。

4. 有昏迷或躁动不安伴肝功异常及黄疸的甲亢危象应与肝性脑病相鉴别

患者昏迷情况难以用肝脏损害程度与血氨水平解释及其他甲亢症状体征存在有助于鉴别诊断。

（二）中医学鉴别诊断

昏迷与厥证、脱证相鉴别

昏迷是多种疾病发展到一定阶段所出现的危重证候。一般来说发生较缓慢，有一个昏迷前的临床过程，先轻后重，由烦躁、嗜睡、谵语渐次发展，一旦昏迷后，持续时间一般较长，恢复较难，苏醒后原发病仍然存在。厥证常为突然发生，昏倒时间较短，常因情志刺激、饮食不节、劳倦过度、亡血失津等导致发病。脱证是阴阳气血津液严重耗损的综合征。症见大汗淋漓、手足厥冷、目合口开、手撒尿遗、脉微细欲绝等。临床上将大汗、大吐、大泻、大失血或精液大泄等精气急骤耗损导致阴阳离决者，称为暴脱。

四、临床治疗

（一）提高临床疗效的要素

对甲亢患者而言，内科性诱因是引发

危象的主要原因，其中以感染最为常见，其他的内科影响因素还包括机体应激反应、使用药物期间自主停药、患者治疗期间参与放射性碘治疗等情况。此外，甲亢危象患者的临床表现可因个体差异表现出不同临床症状，但是甲亢危象的诊断主要还是靠临床表现综合判断，临床高度疑似本症及有危象前兆者应按甲亢危象处理。甲亢危象的致死率很高，因此一旦患者出现甲亢危象的先兆，需要及时进行诊治，以降低疾病死亡率。在甲亢危象的抢救中，需要注意以下几方面的内容：迅速降低患者机体中的甲状腺激素水平，降低周围组织对甲状腺激素的反应，保护患者的脏器，预防脏器功能损伤，积极控制引起甲亢并发症的因素，预防感染。

（二）辨病治疗

（1）针对诱因治疗。

（2）抑制甲状腺激素合成　PTU 500~1000mg 首次口服或者经胃管注入，以后每次 250mg，每 4 小时 1 次。若无 PTU，MMI 首剂 60mg，继之 20mg，每 8 小时 1次。PTU 和 MMI 使用 1 小时内就能阻碍碘机化，抑制甲状腺激素合成。PTU 优选于 MMI 是因为其能抑制外周及甲状腺内的 T_4 转化为有活性的 T_3。

（3）抑制甲状腺激素释放　复方碘溶液每 6 小时口服 1 次，每次 5 滴（0.25ml或者 250mg）。服用 PTU 后 1 小时开始服用，一般使用 3~7 天。其作用机制是抑制甲状腺激素释放。

（4）普萘洛尔 60~80mg/d，每 4 小时 1次，其作用机制是阻断甲状腺激素对心脏的刺激作用和抑制外周组织 T_4 向 T_3 转换。因个别患者应用普萘洛尔诱发心肺功能衰竭，故而甲亢患者伴有低输出量性心力衰竭者应禁用 β 受体阻滞剂，如必须使用，可慎用超短效的选择性 $β_1$ 受体阻滞剂艾司洛

尔。必要时也可考虑使用非二氢吡啶类钙离子通道阻滞剂（如地尔硫䓬）控制心率。

（5）糖皮质激素　适用于有高热或休克者。氢化可的松 200~300mg/d 静脉滴注或静脉注射地塞米松 2mg，每 6 小时 1 次，以后逐渐减少剂量。

（6）透析与血浆置换　经上述处理疗效不显著，血清甲状腺激素仍呈高浓度者，可选用血液透析、腹膜透析或血浆置换等措施迅速清除血中过多的甲状腺激素。但血浆置换疗法的有效作用是一过性的，仅能维持 24~48 小时。

（7）一般治疗　严密监测患者血压、心率、体温的变化情况。预防和控制感染，积极治疗各种并发症和合并症。每日补充液体 3000~6000ml，保证足够热量、葡萄糖和水分的补充，并迅速纠正电解质及酸碱平衡紊乱。对症治疗包括：吸氧，补充多种维生素，高热者应积极物理降温、必要时可用中枢性解热药如对乙酰氨基酚（扑热息痛）等，但要注意避免使用水杨酸类解热药，因为该类药物会增加 FT_3、FT_4 和机体代谢率；高热严重者可用人工冬眠（哌替啶 100mg，氯丙嗪及异丙嗪各 50mg 混合后静脉持续泵入）。有心力衰竭者可应用洋地黄制剂及利尿剂等。

（三）辨证治疗

1. 辨证论治

（1）肝阳暴张，心火亢盛证

治法：泻火解毒，清心平肝。

方药：清瘟败毒饮。常用生石膏、生地、黄连、栀子、黄芩、丹皮、石决明、赤芍、连翘、玄参、桔梗、竹叶、知母、甘草等。

（2）阴竭阳脱，心气衰竭证

治法：益气养阴，回阳固脱。

方药：生脉散、参附汤、四逆汤。常用西洋参、麦冬、五味子、熟附子、炙甘草、干姜等。

2. 外治疗法

（1）针刺　曲池、合谷、少商、太冲、风池、大椎，选用 2~3 个穴位，用泻法。适用于肝阳暴张，心火亢盛证。

（2）温灸　百会、神阙、足三里、关元、气海、三阴交。适用于阴竭阳脱，心气衰竭证。

操作方法：将艾卷一端点燃，对准应灸腧穴部位或患处，距离皮肤 2~3 厘米熏烤，使局部有温热感而无灼痛为宜，一般每穴灸 10~15 分钟，至皮肤红晕为度。

3. 成药应用

参附注射液 80mL 加入 5% 葡萄糖生理盐水中静脉滴注，或生脉注射液 60mL 加入 10% 葡萄糖液中静脉滴注。清开灵注射液 60mL 加入 5% 葡萄糖生理盐水中静脉滴注，或醒脑静脉注射射液 20mL 加入 10% 葡萄糖液中静脉滴注；紫雪丹 2 支或安宫牛黄丸 1 丸，口服或鼻饲。适用于邪陷心包证。

五、预后及转归

甲亢危象的总体病死率为 10%~20%，若抢救不及时，病死率可上升至 75%。

六、预防调护

（一）预防

防治方面，去除诱因和防治基础疾病是预防危象发生的关键，其中积极防治感染及术前充分准备极为重要。应强调预防措施：①避免精神刺激；②预防和尽快控制感染；③不任意停药；④手术或放射性核素碘治疗前，做好准备工作。

（二）调护

1. 急救护理

急救护理工作开展中应该首先完善急救准备工作，并在此基础上为患者制订完善的护理指导方案。

2. 用药护理

要以医嘱用药指导为主，给予患者静脉通道开放处置，以激素注射为主应对拮抗，给予患者复方碘化钾溶液3~5ml注射。如果患者病情比较严重，危重等级较高，在对其用药指导中，可以采用10%的碘化钠5ml加入500ml葡萄糖溶液中静脉滴注，有助于维持患者各项指生命体征。

3. 高热护理

一般情况下，对高热患者可以采用物理降温护理措施，如用毛巾覆盖冰袋为患者做物理降温。如果患者持续高热，则给予患者冬眠低温处置，以此维持患者自身体温。并且在患者高热护理过程中应该注重患者的生命体征变化。

4. 心理护理

帮助患者降低心理负担，尤其是要消除患者内心恐惧，降低患者对周围环境的陌生感。

5. 健康指导

通过多样化健康指导方案帮助患者普及健康指导内容，这样才能为患者护理质量控制奠定基础。

参考文献

[1] 中华医学会急诊医学分会，中国医药教育协会急诊专业委员会，中国医师协会急诊医师分会，北京医学会急诊医学分会. 甲状腺危象急诊诊治专家共识[J]. 中华急诊医学杂志，2021，30(6)：663-670.

[2] 郑彩虹，郗光霞，高林琳，等. 甲状腺危象死亡相关危险因素分析[J]. 中国医师杂志，2019，7：1085-1087.

[3] ACOG.Practicebulletinno.148: thyroid disease in pregnancy[J]. Obstet Gynecol, 2015, 125(4): 996-1005.

[4] KargerS，FührerD. Thyroid storm—thyrotoxic crisis: an update[J]. Dtsch Med Wochenschr, 2008, 133(10): 479-484.

[5] Akamizu T，Satoh T，Isozaki O，et al. Diagnostic criteria, clinical features, and incidence of thyroid storm based on nationwide surveys[J]. Thyroid, 2012, 22(7): 661-679.

[6] Rasmussen UF, Emerson CH.Further thoughts on the diagnosis and diagnostic criteria for thyroid storm[J]. Thyroid, 2012, 22(11): 1094-1095.

[7] Satoh T, Isozaki O, Suzuki A, et al. 2016 Guidelines for the management of thyroid storm from The Japan Thyroid Association and Japan Endocrine Society The Japan Thyroid Association and Japan Endocrine Society Taskforce Committee for the establishment of diagnostic criteria and nationwide surveys for thyroid storm[J]. Endocrine J, 2016, 35: EJ16-36.

[8] 周敬伟，刘国莉. 妊娠期甲状腺危象的早期识别及诊治策略[J]. 中华产科急救电子杂志，2018，7(2)：86-89.

第六节　原发性甲状旁腺功能亢进

甲状旁腺功能亢进是PTH分泌过多产生的临床表现，根据病因不同可分为原发性、继发性、三发性和假性甲状旁腺功能亢进4种。原发性甲状旁腺功能亢进（primary hyperparathyroidism，PHPT）是由于甲状旁腺自身病变引起甲状旁腺激素（PTH）过度合成及分泌所引起的钙代谢失常并以高钙血症和纤维囊性骨炎为特征的疾病。国内尚缺乏关于PHPT发病率或患病率的数据，根据国外报道，其患病率高达1/500~1000，以30~70岁人群居多；在大于50岁的人群中，女性和男性之比为3：1。

一、病因病机

（一）西医学认识

大多数原发性甲状旁腺功能亢进的病因尚未完全明了，目前研究主要集中在家族性原发性甲状旁腺功能亢进的致病基因搜寻方面，包括 MEN-1、MEN-2 和家族性甲状旁腺功能亢进并下腭肿瘤等。经研究已经发现甲状旁腺腺瘤细胞有多条染色体变异。其病因大多是由散发的、孤立的甲状旁腺腺瘤引起的（占 80%~90%），而甲状旁腺癌却极为罕见（＜2%）；四个腺体同时增生者亦较少见，常常具有家族史，分属于多发性内分泌肿瘤Ⅰ型、Ⅱ型和家族性低尿钙性高钙血症这三种常染色体显性遗传性疾病。现在对此病的确切病因仍不清楚。基因学证据显示，几乎所有散发的腺瘤同 1 型多发性内分泌肿瘤一样都属于单克隆肿瘤，这种肿瘤有相当高的百分比在 11ql3 上缺乏等位基因外，流行病学研究表明，既往接受过颈部放射治疗的患者患甲状旁腺肿瘤的几率比一般人要高得多，但尚未发现与肿瘤有关的特异性突变。

甲状旁腺功能亢进的主要病理生理改变是甲状旁腺分泌 PTH 过多，骨钙溶解释放入血，肾小管和肠道回吸收钙的能力均加强，致使血钙升高，当血钙浓度超过肾阈时，尿钙排出，当血钙上升高于正常水平时，从肾小球滤过的钙增多，致使尿钙排量增多。PTH 使近端肾小管回吸收磷降低，尿磷排出增多，随之血磷降低，因此临床上表现为高血钙、高尿钙、低血磷和高尿磷。

PTH 过多加速骨的吸收和脱钙，骨基质分解，黏蛋白、羟脯氨酸等代谢产物自尿排泄增多，形成尿路结石或肾钙盐沉着症，加重肾脏负担，影响肾功能；骨骼病变以骨吸收增加为主，也可呈现骨质疏松

或同时伴有骨质软化。长期进展则发生普遍性纤维性囊性骨炎的病理改变，伴随破骨细胞的活动增加，成骨细胞活性也代偿性增加，所以血碱性磷酸酶增加。由于尿钙和尿磷排出增加，磷酸钙和草酸钙盐沉积而形成肾结石、肾钙化，易有尿路感染，导致肾功能损害，晚期发展为尿毒症、高血压。血钙过高可导致异位钙化，钙在软组织沉积，如软骨、关节滑膜、肌腱、韧带、角膜、心肌、动脉壁和胃黏膜等，可引起关节部位疼痛等症状。高浓度钙离子可刺激胃泌素分泌，胃壁细胞分泌胃酸增加造成高胃酸性多发性胃、十二指肠溃疡；激活胰腺管内胰蛋白酶原，引起自身消化，发生急性复发性胰腺炎。

由于 PTH 还可抑制肾小管重吸收碳酸氢盐，使尿呈碱性，因此不仅可以进一步促进肾结石的形成，同时还可以引起高氯血症性酸中毒，后者使血游离钙增加，加重高钙血症，同时也增加骨盐的溶解，加重骨的吸收。

（二）中医学认识

纵观古代医籍，关于原发性甲状旁腺功能亢进症中医药治疗的文献报道极少。近些年来，随着中西医结合研究的深入开展，中医药对本病的研究也有了一定的进展。根据临床表现和发病特点及病位，后世医家多将其归纳到痹证、骨痿、虚劳或瘿病的范畴。《素问·痿论》中记载："肾气热着，则腰痿软不举，步履艰难。因精衰髓少，骨骼枯萎，发为骨痿。"《金匮要略》将虚劳的病因归于劳伤，并缘于劳伤从而导致脏腑气血不足，阴阳虚弱，是而发病。《素问·生气通天论》对于骨病的发生描述为"肾气乃伤，高骨乃坏"，并进一步解释骨、髓、肾之间的关系，提出肾藏精、精生髓、髓养骨的理论，指出一旦肾气受损，精不生髓，髓不养骨，骨失濡养，

则见"骨弱"，这些骨病变与甲状旁腺功能亢进的骨骼病变是一致的。

本病是由情志内伤、饮食不节、久病房劳等引起的脏腑功能失调、气血津液代谢障碍的疾病，病理特点是本虚标实，虚实夹杂。本虚以肾阴阳两虚为主，标实是以肝火、气滞、痰湿为主。本病虚实夹杂，以虚为主。由于肾主骨、生髓，脾主肌肉四肢，本病病位在颈部，病本在脾肾，与肝有关。主要的病理产物为痰湿。

近代医家对本病做了诸多研究。本病病机围绕肾阴虚、肾阳虚、脾胃虚弱、肝郁气滞展开。

1. 脾运失司

脾胃虚弱，无力运化水谷精微，致气血后天化生乏源，或脾虚失司，运化无力，使痰浊、水湿内停，阻碍气机，痰浊、水湿结于颈部，最终发病。

2. 肝脾失调

《医门补要》曰："善怒多思之体，情志每不畅遂。怒则气结于肝，思则气并于脾，一染杂症，则气之升降失度，必加呕恶胸痞胁胀烦冤。"肝气郁结、脾运失司是导致本病的主要原因。肝为"罢极之本"，喜条达而恶抑郁，气机不畅，逆犯脾胃，致使脾失健运，脾胃虚弱，水谷精微不得运化，而致肌肉、筋骨、四肢失于濡养，而发为痿证；肝气郁结，炼津成痰，结于颈部，发为瘿病。

3. 肾阳虚

肾者主水，肾阳对水液有蒸腾气化作用，若肾阳不足，对水液蒸腾气化无力，则会出现小便清长等表现，故肾阳虚证有肾脏的病理改变。肾为十二经之根，先天之本在于肾。肾是人身阴阳消长之枢纽。肾阳主一身之阳气，其本虚衰则阳虚之证迭出。肾阳虚弱，导致腰酸脊冷，膝软无力，腰弯背驼，畏寒肢冷，面色㿠白，小便清长，或尿少浮肿，大便久泻不止，完谷

不化，五更泄泻，舌淡胖嫩，苔白滑，脉沉迟无力；易发骨折、骨痛等症。

4. 肾阴虚

《医精经义》曰："肾藏精，精生髓，髓生骨，故骨者肾之所含也；髓者，肾精所生，精足则髓足，髓在骨内，髓足者则骨强。"肾精亏虚，虚热内生；肾阴虚多由久病耗伤，或先天禀赋不足，或房劳太过，或过服温燥伤阴之品所致。症见腰背疼痛，腰膝酸软，头晕耳鸣，五心烦热，失眠多梦，潮热盗汗，咽干颧红，舌红无苔，脉细数等。易导致泌尿系感染、泌尿系结石。

二、临床诊断

（一）辨病诊断

1. 临床症状

（1）非特异性表现　乏力、易疲劳、体重减轻和食欲减退等。

（2）骨骼　①骨－关节疼痛与骨畸形：伴有明显压痛、骨密度降低、牙齿松动与脱落。初始症状是腰腿痛，逐渐发展为全身骨关节活动受限。②骨膜下骨吸收与骨内膜下骨吸收。③牙周硬板膜消失。④骨囊性变与病理性骨折：是局部严重骨吸收的一种表现，包括破骨细胞瘤（棕色瘤）和骨皮质囊肿。

（3）泌尿系　很多甲状旁腺功能亢进都是在泌尿外科被发现的。患者常出现烦渴、多饮、多尿；反复、多发泌尿系结石可引起肾绞痛、肉眼血尿，甚至尿中排沙砾样结石等。还易反复罹患泌尿系感染，少数可以引发肾功能不全。

（4）消化系统　表现为纳差、恶心、呕吐、消化不良及便秘等症状。部分患者可出现反复消化道溃疡。

（5）心血管系统　高血压是 PHPT 最常见的心血管系统表现。

（6）神经肌肉系统　高钙血症患者可

出现淡漠、消沉、烦躁、反应迟钝、记忆力减退，严重者甚至出现幻觉、躁狂、昏迷等中枢神经系统症状。

2. 相关检验

（1）血清钙　正常参考值为2.2~2.7mmol/L（8.8~10.9mg/dl），PHPT时血钙水平可呈现持续性增高或波动性增高，少数患者血钙值持续正常。判断血钙水平时应注意使用血清白蛋白水平校正。计算方法：经血清白蛋白校正血钙（mg/dl）＝实测血钙（mg/dl）＋0.8［4.0－实测血清白蛋白（g/dl）］

（2）血清磷　血清磷正常参考值成人为0.97~1.45mmol/L（3.0~4.5mg/dl）、低磷血症是PHPT的生化特征之一。

（3）碱性磷酸酶　高碱性磷酸酶血症是PHPT的又一特征，血碱性磷酸酶增高往往提示存在骨骼病损。

（4）尿钙　多数PHPT的患者尿钙排泄增加（家族性低尿钙性高钙血症除外），24小时尿钙女性＞250mg，男性＞300mg，或24小时尿钙排出＞4mg/kg。

（5）肌酐与尿素氮　血肌酐和尿素氮水平测定血Cr和BUN等肾功能检查有助于原发性与继发性和三发性甲状旁腺功能亢进的鉴别。

（6）血甲状旁腺素　PTH测定对甲状旁腺功能亢进症的诊断至关重要。当患者存在高钙血症伴有血PTH水平高于正常或在正常范围偏高的水平，则需考虑原发性甲状旁腺功能亢进的诊断。

（7）血维生素D　PHPT的患者易出现维生素D缺乏，合并佝偻病/骨软化症时可能伴有严重的维生素D缺乏。

3. 相关检查

（1）骨骼X线检查　约40%以上的本病患者X线片可见骨骼异常改变。主要有骨质疏松、骨质软化、骨质硬化、骨膜下吸收及骨骼囊性变等。

（2）骨显像　轻度PHPT病例骨显像可表现为正常。严重的PHPT病例中，可见到典型的骨显像特征：颅骨和下颌骨示踪剂摄取增加，呈"黑颅"；肋软骨连接处放射性增高，呈"串珠状"；胸骨柄和胸骨体侧缘示踪剂摄取增加，呈"领带征"。

（二）辨证诊断

1. 肝郁气滞证

临床证候：胸膈痞闷，脘腹胀痛，嘈杂，嗳气呕恶，抑郁嗜睡，舌苔白腻，脉弦。

辨证要点：胸胁胀满，嗳气呕恶，舌苔白腻，脉弦。

2. 寒湿困脾证

临床证候：食欲不振，恶心呕吐，吞咽困难，排便困难，腹中剧痛，神清淡漠，甚则肢冷畏寒，舌淡苔白腻，脉沉弦紧迟。此型多见于胃肠道症状为主的患者。

辨证要点：食欲不振，恶心呕吐，腹中冷痛，舌淡苔白腻，脉沉弦紧迟。

3. 下焦湿热证

临床证候：以尿路感染、肾结石为主症的患者为多见。小便艰涩，或小便癃闭，尿有砂石，阻塞不通，小腹胀满疼痛，甚则疼痛如割，痛向大腿内侧放射，或血尿，烦渴多饮，舌苔黄腻，脉弦涩。

辨证要点：小便艰涩，小腹胀满疼痛，烦渴多饮，舌苔黄腻，脉弦涩。

4. 瘀血内阻证

临床证候：腰背痛如针刺，疼痛有定处，压之痛甚，或行走困难，甚或卧床不起。身材矮小，或发生自发性骨折，舌紫暗或有瘀点，脉涩。此型多见于以骨痛等骨病理变化的患者。

辨证要点：腰背痛如针刺，痛有定处，舌紫暗或有瘀点，脉涩。

5. 肾虚痹阻证

临床证候：腰背四肢疼痛，易发生骨

折及畸形，神疲怠倦，体弱无力，舌淡苔薄白，脉沉迟而弦。此型多见于本病后期。

辨证要点：腰背疼痛，神疲倦怠，舌淡苔薄白，脉沉迟而弦。

三、鉴别诊断

1. 与多发性骨髓瘤相鉴别

多发性骨髓瘤可有局部和全身骨痛、骨质破坏、高钙血症。通常球蛋白及特异的免疫球蛋白增高、血沉增快、尿中本－周蛋白（Bonce-Jones）阳性，骨髓可见瘤细胞。血碱性磷酸酶正常或轻度增高，血 PTH 正常或降低。

2. 与恶性肿瘤相鉴别

恶性肿瘤可有高钙血症的经典表现，如意识错乱、烦渴、多尿、便秘、恶心、呕吐，由于恶性肿瘤本身的症状的掩盖以及血白蛋白的降低造成血总钙水平正常，故此高钙容易被漏诊。

（1）淋巴瘤、白血病，肺、肝、甲状腺、肾、肾上腺、前列腺、乳腺和卵巢肿瘤溶骨性转移。骨骼受损部位很少在肘和膝部位以下，血磷正常，血 PTH 正常或降低。临床上有原发性肿瘤的特征性表现。

（2）假性甲状旁腺功能亢进，又称异位甲状旁腺综合征。一些恶性肿瘤分泌一些物质可引起高钙血症，肿瘤在局部分泌溶骨物质，如肿瘤坏死因子（TNF-α）、淋巴毒等，可直接破坏骨质，兴奋破骨细胞的骨吸收作用，可测出尿钙增高；肿瘤分泌体液性因子，使破骨细胞数增多功能测出尿钙增高；肿瘤分泌体液性因子，使破骨细胞数增多功能活跃，使尿钙、磷及 cAMP 值高；有的肿瘤分泌维生素 D 样固醇，使骨钙溶解释出。

3. 与维生素 D 摄入过量相鉴别

维生素 D 摄入过量有明确的服药史，可表现为恶心、呕吐、虚弱及意识状态改变，高钙血症多严重且顽固，因为维生素 D 可储存在脂肪组织，PTH 水平被抑制 25-（OH）D_3 水平显著升高，而 1,25-（OH）$_2D_3$ 仅中度升高，甚至可以正常或偏低。1,25（OH）D_3 水平不明显升高的原因在于受低水平 PTH 和高磷、高钙及 25-（OH）$_1D_3$ 本身增高的影响下，肾脏 1Q 羟化酶的下调作用。

4. 甲状腺功能亢进

由于过多的 T_3 刺激，使骨吸收增加，20%~25% 的患者有高钙血症（轻度），但很少超过 2.7mmol/L（11mg/dl），尿钙亦增多，伴有骨质疏松，而 PTH 多数降低，部分正常，血 1,25（OH）D_3 水平降低。甲状腺功能亢进症具有特征性的临床表现，如高代谢症候群、甲状腺肿大、突眼等，实验室检查提示 T_3、T_4 增高。但如果血钙持续增高，血 PTH 亦升高，应注意甲状腺功能亢进合并甲状旁腺功能亢进的可能。

四、临床治疗

（一）提高临床疗效的要素

1. 辨脏腑

分清病位是在肝、在心、在脾、在肾；分清肝郁、心火、脾虚、肾亏之不同症状表现而后辨证用药。

2. 辨病因

分清气滞、痰凝、血瘀所致症状之不同，辨证用药时当各有侧重。

（二）辨病治疗

1. 药物治疗

（1）补液　生理盐水，每日 2L 或更多，使尿钠量 > 300mmol/d，为防止水中毒可与利尿剂合用。

（2）利尿剂　呋塞米 40~60mg/d，需要监测血钾、镁。

（3）磷酸盐　高钙危象时静脉滴注 1500mg 磷，每 12 小时用一次，直至血磷达 2mmol/L。注意异位钙化和肝、肾、骨髓毒性。二磷酸盐如阿仑磷酸盐，10mg/d，1∶1服用以抑制骨吸收。帕米磷酸盐，60mg溶于1000ml生理盐水中缓慢静脉滴注。

（4）降钙素　鲑鱼降钙素，5~10U/（kg·d），加入500ml生理盐水中，缓慢静脉滴注，6小时以上；鳗鱼降钙素，40U，肌内注射，每日2次，根据血钙变化适当调整。

（5）绝经后女性可予雌激素替代治疗。

2.手术治疗

（1）适应证

①血钙水平大于正常高限12mg/dl或3mmol/L以上。

②明显骨骼病变。

③肾结石。

④甲状旁腺功能亢进危象。

⑤尿钙排量明显升高＞10mmol/24h或400mg/24h。

⑥骨密度降低，低于同性别、同年龄平均值的两个标准差。

⑦年龄小于50岁。

（2）无症状而仅有轻度高钙血症者有以下情况也须手术治疗

①X线示骨吸收明显。

②肾功能减退。

③活动性尿路结石。

④血钙水平大于等于3mmol/L（12mg/dl）血PTH较正常增高2倍以上。

⑤严重的精神病、溃疡病、胰腺炎和高血压等患者。

（三）辨证治疗

1.辨证论治

（1）肝郁气滞证

治法：疏肝和胃，行气解郁。

方剂：柴胡疏肝散（《景岳全书》）加减。柴胡、枳壳、香附、川芎、白芍、甘草。

加减：在此方基础上酌情选加旋覆花、郁金、青皮、佛手、绿萼梅等，以助解郁。胸胁刺痛或板痛，舌暗或有紫斑瘀点，加丹参、当归、旋覆花、赤芍、延胡索以活血通络止痛；急躁易怒，头痛目赤，加山栀、龙胆草清肝泻火。

（2）寒湿困脾证

治法：健脾和中，温阳化湿。

方剂：理中丸（《伤寒论》）合平胃散（《太平惠民和剂局方》）加减。党参、茯苓、干姜、苍白术、川朴、陈皮、丁香、甘草。

加减：腹痛剧，四肢冷者，加制附子、台乌药。

（3）下焦湿热证

治法：利水通淋，清热泻火，化瘀止痛。

方剂：八正散（《太平惠民和剂局方》）加减。车前子、木通、瞿麦、萹蓄、栀子、大黄、金钱草、海金沙、生地黄、桃仁。

加减：应用时可重用金钱草、海金沙、鸡内金等加强排石作用；若腰腹绞痛者，可加芍药、甘草以缓急止痛。若见尿中带血，可加小蓟、生地黄、藕节凉血止血；若伴见寒热、口苦、呕恶者，加小柴胡汤以和解少阳；若湿热伤阴者，去大黄，加生地黄、知母、白茅根以养阴清热。

（4）瘀血内阻证

治法：理气止痛，活血化瘀。

方剂：身痛逐瘀汤（《医林改错》）加减。当归、川芎、桃仁、红花、没药、五灵脂、地龙、香附、牛膝。

加减：临证应用可酌加全蝎，配方中地龙起通络祛瘀作用；本方加乳香、鸡血藤以活血通络加强化瘀之力；有肾虚之象而出现腰膝酸软者，加杜仲、川续断、桑寄生以强壮腰肾；若兼有风湿者，宜加独活、金毛狗脊，以祛风胜湿．而狗脊配方中牛膝更能强壮腰膝。

（5）肾虚痹阻证

治法：滋阴清热，补益肝肾。

方剂：虎潜丸（《丹溪心法》）加减。龟甲、黄柏、知母、熟地黄、锁阳、杜仲、怀牛膝、桑寄生、黄芪、甘草、鹿角胶、萆薢。

加减：肾阳不足明显者加桂枝、细辛温阳通络。

2.外治疗法

（1）针灸治疗

①针刺

取穴：肝俞、肾俞、风池、百合、神庭、行间、侠溪、丰隆、神门。

方法：平补平泻法，留针30min，每日一次，10次为一个疗程。

②耳针

取穴：肝、肾、甲状腺、内分泌等穴。

方法：王不留行子贴压，7次为一个疗程。

（2）气功　选太极拳、八段锦等，移情易性，以达"变精化气"之功。

（3）熨法　用肉桂30g，吴茱萸90g，生姜120g，葱头30g，花椒60g，上共炒热，以布包裹，熨痛处，冷则炒热。

3.成药应用

（1）肾石通冲剂

组成：金钱草、王不留行、萹蓄、延胡索、鸡内金、丹参、木香、瞿麦、牛膝、海金沙。

功效：清热利湿，活血止痛，化石排石。

主治：原发性甲状旁腺功能亢进症并发泌尿系结石者。

用法：口服。每次1袋，每日2次。

（2）复方灵芝干糖浆

组成：灵芝、五味子、柴胡、郁金等。

功效：安心神，健脾胃，益气血。

主治：虚劳，心悸，不寐，神疲健忘，

食欲不振，胁痛等症属正气亏虚者。

用法：口服。每次1袋，日3次。

4.古方集锦

（1）虎潜丸（《丹溪心法》）

组成：黄芪240g（酒炒），龟甲120g（酒炙），知母60g（酒炒），熟地黄、陈皮、白芍各60g，锁阳45g，虎骨（用狗骨代替）30g，干姜15g。

制法：上为细末，炼蜜为丸，每丸9g。

功效：滋阴降火，强壮筋骨。

主治：肝肾不足，阴虚内热之痿证。症见腰膝酸软，筋骨痿弱，腿足消瘦，步履乏力等。

（2）右归丸（《景岳全书》）

组成：熟地黄、山药、山茱萸、枸杞子、菟丝子、鹿角胶、杜仲、肉桂、当归、制附子。

功效：温补肾阳，健脾益气。

主治：脾肾阳虚之疲倦乏力，形寒肢冷，食少腹胀，脘腹疼痛，便溏或五更泻，下肢水肿，腰膝酸软等。

（四）名医诊疗特色

黄贵心认为原发性甲状旁腺功能亢进症外因有外感湿热或饮食所伤，内因有脾肾不足。本病辨证当以脾肾虚损为主。其次为兼有湿热蕴结或水湿泛滥之虚中夹实证。将本病分为湿热下注、肾虚精衰、脾肾阳虚三个证候：①湿热下注证治疗上采用有清热利湿，通淋排石功效的八正散或石韦散加减；②肾虚精衰证治疗上采用有补肾填精，益髓壮骨功效的益髓丹合知柏地黄汤加减；③脾肾阳虚证治疗上采用有温补肾阳，健脾益气功效的右归丸和理中汤加减。

五、预后转归

高钙血症是甲状旁腺功能亢进的特征之一，高钙血症易于形成胆管或胰管结石，引发慢性胰腺炎。PHPT临床表现缺乏特异性，在未监测血钙的情况下，易误诊为其他疾病，若未能在早期识别PHPT，可能会出现高钙危象进而威胁患者生命。

六、预防调护

（一）预防

鼓励患者多饮水，促进钙的排泄。手术前患者饮食中钙的摄入量以中等度为合适，低钙饮食可刺激甲状旁腺激素的分泌，手术后可出现低钙血症，应给予高钙饮食。

（二）调护

（1）进食高纤维素饮食，保持排便通畅。

（2）适当限制活动，做好生活护理。嘱患者睡硬板床，以免发生病理性骨折。卧床患者要加强翻身，预防压疮。翻身动作要轻柔，防止发生新的骨折。已有骨折者要绝对卧床，抬高患肢，注意骨折部位血液循环情况。

（3）做好患者的心理护理。减轻患者焦虑、紧张的情绪，使患者积极配合治疗。

参考文献

[1] 中华医学会骨质疏松和骨矿盐疾病分会. 原发性甲状旁腺功能亢进症诊疗指南[J]. 中华骨质疏松和骨矿盐疾病杂志2014, 7（3）: 187-197.

[2] 盛建萍. 原发性甲状旁腺功能亢进症的中医证候分布规律及西医诊断治疗[D]. 山东中医药大学, 2010.

第七节　甲状腺结节

甲状腺结节是由各种原因导致甲状腺内一个或多个组织结构异常的团块，多在触诊或超声检查中发现，按病因分为增生性结节性甲状腺肿、肿瘤性结节（良性肿瘤、恶性肿瘤、囊肿）、炎症性结节。甲状腺结节临床诊断的目的就在于鉴别甲状腺结节的性质，判断其良恶性，这对于甲状腺结节的正确及时治疗具有重要临床意义。在碘充足地区，1%的男性和5%的女性在触诊中易发现甲状腺结节。在随机选择的人群中，应用高清晰度超声，甲状腺结节的检出率高达19%~67%，女性和老年人群更为多见。甲状腺结节大多数是良性的，仅5%~10%的甲状腺结节为恶性。研究表明，甲状腺结节的发病率与患者年龄、性别、放射线接触史和家族史及其他相关因素有关，其中碘摄入量对甲状腺结节的发病率存在非常重要的影响，有研究表明甲状腺结节的发病率随碘摄入量的减少而增加；近年来随着碘化食盐的普及，甲状腺癌的发病率也逐渐增加。西医以随访、左甲状腺素抑制治疗、放射性碘131治疗为主，但其不良反应多、易复发，容易造成患者心理负担，中医药治疗以整体调节为主，方法多样，结合多靶点用药，降低不良反应，故中医药治疗甲状腺结节具有重要的临床价值。

一、病因病机

（一）西医学认识

西医学认为，该病多由甲状腺良性腺瘤、甲状腺、甲状旁腺和甲状腺舌管囊肿、多结节性甲状腺肿的突出部分、单叶甲状腺发育不全导致的对侧叶增生、局灶性甲状腺炎，手术或治疗后甲状腺残余组织的瘢痕和增生等引起。甲状腺结节男女之比约为1.0:2.8，结节性甲状腺肿男女之比为1.00:4.95，甲状腺腺瘤男女之比为1.00:2.79，甲状腺癌男女之比为1.0:32.0。临床表现：患者自觉症状较少，一般仅有颈前不适感觉，检查时可发现甲状腺肿大，触诊时可扪及大小不等的多个结节，结节的质地多为中等硬度，少数患者仅能扪及单个结节，结节可随吞咽动作上下移动。甲状腺结节的病因复杂，目前认为与接触放射线、自身免疫、遗传及摄碘有关。

（二）中医学认识

中医学并没有甲状腺结节的病名，结合其临床表现，如颈部肿块局限而柔软、咽喉有阻塞感等症状，可以归属于中医学"瘿病""瘿瘤"的范畴。早在战国时期已有关于瘿病的记述，如公元前3世纪的《庄子·德充符》中即有"瓮盎大瘿"的描述。《诸病源候论·瘤候》中记载："诸山水黑土中出泉流者，不可久居，常食令人做瘿病，动气增患。"可见瘿病的病因与周围环境及情志内伤密切相关。《外科正宗·瘿瘤论》云："夫人生瘿瘤之症，非阴阳正气结肿，乃五脏瘀血、浊气、痰滞而成。"说明瘿病的形成与气滞、痰凝、血瘀关系密切。甲状腺结节的生成主要是因为甲状腺助肝疏泄功能失调所致。病位主要在肝脾，与五脏相关。长期喜怒不节、忧思过度，使得气机郁滞，肝失条达，脾失健运，痰湿内生，凝结颈前，日久引起血脉瘀阻，气滞、痰凝、血瘀为本病关键的病理因素，也是其核心病因病机。初期脏腑功能失调，气滞、痰凝、血瘀等病理产物结于颈前，后期则气虚、阴虚损伤人体正气而发病。

二、临床诊断

（一）辨病诊断

1. 诊断要点

绝大多数甲状腺结节患者没有临床症状，常常是通过体格检查或自身触摸或影像学检查发现。当结节压迫周围组织时，可出现相应的临床表现，如声音嘶哑、憋气、吞咽困难等。合并甲状腺功能亢进时，可出现甲亢相应的临床表现，如心悸、多汗、手抖等。详细的病史采集和全面的体格检查对于评估甲状腺结节性质很重要。下述病史和体格检查结果是甲状腺癌的危险因素：①童年期头颈部放射线照射史或放射性尘埃接触史；②全身放射治疗史；③有分化型甲状腺癌（differentiated thyroid cancer，DTC）、甲状腺髓样癌（medullary thyroid cancer，MTC）或多发性内分泌腺瘤病2型（MEN2型）、家族性多发性息肉病、某些甲状腺癌综合征（如Cowden综合征、Carney综合征、Werner综合征和Gardner综合征等）的既往史或家族史；④男性；⑤结节生长迅速；⑥伴持续性声音嘶哑、发音困难，并可排除声带病变（炎症、息肉等）；⑦伴吞咽困难或呼吸困难；⑧结节形状不规则、与周围组织粘连固定；⑨伴颈部淋巴结病理性肿大。甲状腺腺体组织，分界明显；而甲状腺结节性肿的结节常多发，其包膜较薄且不完整，或包膜厚薄不均，结节周围为弥漫性增生的腺体组织，分界不清。患者多在无意中发现颈部肿物。受累甲状腺叶呈不均匀性肿大，肿物边界清楚，表面光滑，质地柔软，中等硬度，随吞咽运动而上下移动。生长缓慢，有出血时可迅速长大。一般无特殊不适感觉，不痛，部分患者可有压迫症状和吞咽异常的感觉。甲状腺腺瘤和结节性甲状腺肿在临床上都表现为甲状腺结节，很难鉴别。腺瘤一般单发，而结节性甲状腺肿为多发，且多是在弥漫性肿大的甲状腺基础上，形成大小不等的结节。

2. 甲状腺结节的分类

（1）结节性甲状腺肿　多种原因导致的甲状腺滤泡上皮细胞增生，如碘过高或过低，使用导致甲状腺肿的食物或药物，甲状腺素合成酶缺陷等。该病发病率高，占普通人群的5%左右，中年女性多见。病程一般较长，临床表现为不同程度的甲状腺肿大，伴有大小不等的结节，结节内可有出血和囊性变。甲状腺功能检查多正常。

（2）毒性结节性甲状腺肿　毒性结节可单发，亦可多发。常见于已有甲状腺肿大者，多年后出现甲亢症状，但甲亢的程度轻，症状不典型。血清甲状腺素水平增高，TSH 降低。甲状腺扫描显示"热结节"，结节周围甲状腺组织的摄碘功能可被抑制。

（3）炎性结节　分感染性结节和非感染性结节两类。急性化脓性结节临床极为少见，多由于咽部和颈部感染播散所致。临床表现为甲状腺局部红肿热痛，伴有发热等全身症状，需抗感染治疗。结核性感染更为罕见。病毒感染后引起的亚急性甲状腺炎属肉芽肿性炎症，甲状腺结节伴疼痛和压痛，质地硬；有发热及甲状腺毒性；红细胞沉降率（血沉）增快，甲状腺摄碘率低。非感染性炎症结节主要为慢性淋巴细胞甲状腺性炎所致。临床多无症状，或有甲减症状，结节可单发或多发，质地韧。

（4）甲状腺囊肿　多为结节性甲状腺肿和腺瘤退行性变或陈旧性出血。可分为真性囊肿和假性囊肿。真性囊肿临床少见，占 5%（甲状舌管囊肿），囊液清。假性囊肿占 95%，囊液呈棕色，内含有血液或巨噬细胞。囊肿与周围边界清楚，核素扫描显示"冷结节"，B 超检查可帮助诊断。

（5）甲状腺腺瘤　甲状腺良性肿瘤中以滤泡性腺瘤最多，多为单发，生长缓慢。一般呈圆形，直径在 1~3cm，实性，有完整包膜，质地较周围甲状腺组织硬，甲状腺功能检查一般正常。高功能腺瘤（毒性腺瘤）临床少见，肿瘤自主分泌甲状腺激素，不受 TSH 调节。临床和生化检查符合甲亢的诊断。核素扫描为"热结节"，肿瘤周围组织的摄碘功能被明显抑制。高功能腺瘤极少恶变。

3. 甲状腺结节的良恶性评估

甲状腺结节的检出并不难，重要的是鉴别结节的良恶性质。

（1）临床评估　在病史和体格检查方面，国内指南中关于甲状腺结节恶性的危险因素囊括了 ATA、NCCN 提到的所有因素，可总结为：放射史（包括童年期头颈部放射线照射史或放射性尘埃接触史、全身放射治疗史）、家族史［甲状腺癌家族史及相关综合征、多发性内分泌腺瘤病 2 型（MEN2 型）、家族性多发性息肉病］、结节特点（生长迅速、不规则、与周围粘连固定等）、相关症状（声嘶、发音困难、吞咽困难、呼吸困难等）四个方面，并另外提出性别（男性患者恶性可能大）及淋巴结状况也是危险因素之一。

（2）实验室检查

①甲状腺功能测定：包括血清 T_3、T_4、FT_3、FT_4、TSH，明确患者有无甲状腺功能亢进或减退，协助明确甲状腺肿瘤性质。研究显示，甲状腺结节患者如伴有 TSH 水平低于正常，其结节为恶性的比例低于伴有 TSH 水平正常或升高者。

②甲状腺球蛋白（Tg）测定：甲状腺球蛋白（Tg）是甲状腺产生的特异性蛋白，由甲状腺滤泡上皮细胞分泌。血清 Tg 不能鉴别甲状腺结节的良恶性，但可用于甲状腺癌术后是否复发或转移的监测。

③甲状腺抗体测定：测定血清 TgAb、McAb、TrAb、TpoAb 等抗体，有助于桥本甲状腺炎的诊断，部分桥本甲状腺炎合并存在乳头状癌或淋巴瘤。

④降钙素（CT）测定：血清 CT > 100pg/ml 提示甲状腺髓样癌（MTC）。但是，MTC 的发病率低，血清 CT 升高但不足 100ng/ml 时，诊断 MTC 的特异性较低，因此不建议也不反对应用血清 CT 指标筛查 MTC。

（3）辅助检查评估

①超声检查：高分辨率超声检查是评估甲状腺结节的首选方法，确定甲状腺结节的大小、数量、位置、质地（实性或囊性）、形状、边界、包膜、钙化、血供和与周围组织的关系等情况，同时评估颈部区域有无淋巴结和淋巴结的大小、形态和结构特点。

②核素扫描：单光子发射计算机断层扫描是一种利用放射性核素的检查方法，将放射性药物引入人体，经代谢后在病变部位和正常组织之间形成放射性浓度差异，将探测到的这些差异通过计算机处理成像。常用的核素检查有两类：甲状腺摄 ^{131}I 检查和甲状腺亲肿瘤的核素显像。

③细针穿刺抽吸活检（FNAB）在甲状腺结节评估中的作用：术前通过 FNAB 诊断甲状腺癌的敏感度为 83%（65%~98%），特异度为 92%（72%~100%），阳性预测率为 75%（50%~96%），假阴性率为 5%（1%~11%），假阳性率为 5%（0%~7%）。FNAB 不能区分甲状腺滤泡状癌和滤泡细胞腺瘤。术前 FNAB 检查有助于减少不必要的甲状腺结节手术，并帮助确定恰当的手术方案。

（二）辨证诊断

1. 证候分类

（1）气郁痰结证

临床证候：颈前肿胀，有憋胀感，可触到结节，咽中异物感，精神抑郁，纳呆，或胸胁胀痛，或双乳胀痛，舌淡苔白或厚腻，脉弦滑。

辨证要点：颈前肿胀，咽中异物，精神抑郁，胸胁胀痛，舌淡苔白或厚腻，脉弦滑。

（2）肝火旺盛证

临床证候：颈前肿胀，烦躁易怒，恶热多汗，消谷善饥，手指震颤，伴口苦咽干、头晕目眩、心悸失眠、大便秘结，舌红苔黄，脉弦数。

辨证要点：颈前肿胀，烦躁易怒，恶热多汗，舌红苔黄，脉弦数。

（3）痰瘀互结证

临床证候：颈前肿大，触之坚硬，咽中异物感，伴面色晦暗，或胸胁刺痛、心悸，水肿，舌质暗，有瘀斑，脉结代或涩。

辨证要点：颈前肿大坚硬，面色晦暗，舌质暗，有瘀斑，脉结代或涩。

（4）气阴两虚证

临床证候：颈前肿大不显，扪之可及，或仅彩色超声可见，伴乏力、失眠，虚烦潮热，或渴不欲饮，腹胀便溏；或手足心热，头晕耳鸣，舌红或舌淡、苔少，脉细而无力，或细数。

辨证要点：乏力，虚烦潮热，头晕耳鸣，舌红或舌淡、苔少，脉细而无力，或细数。

2. 疗效评定

参照《中医病证诊断疗效标准》拟定。

（1）痊愈　临床检查肿物消失，B 超或同位素扫描亦显示肿物消失。

（2）显效　临床检查及 B 超或同位素扫描显示肿物明显缩小。

（3）无效　肿物无变化。

三、鉴别诊断

鉴别诊断甲状腺结节的目的在于排除和发现甲状腺恶性结节，以便为临床治疗提供有力的帮助。因此，在指导甲状腺结节的治疗上起至关重要作用的是准确判断甲状腺结节的性质。

与甲状腺腺瘤相鉴别：结节性甲状腺肿（nodular goiter，NG）的原因可能是由饮食中缺碘或甲状腺激素合成的酶缺乏所致。大多数呈多结节性，少数为单个结节。大部分结节为胶性，其中有因发生出血、坏死而形成囊肿；久病者部分区域内可有较多纤维化或钙化，甚至骨化。甲状腺出血往往有骤发疼痛史，腺体内有囊肿样肿块；有胶性结节者，质地较硬；有钙化或骨化者，质地坚硬。一般可保守治疗，但结节因较大而产生压迫症状（呼吸困难、吞咽困难或声音嘶哑）、有恶变倾向或合并甲亢症状时应手术治疗。甲状腺腺体组织，分界明显；而甲状腺结节性肿的结节常多发，其包膜较薄且不完整，或包膜厚薄不均，结节周围为弥漫性增生的腺体组织，分界不清。甲状腺腺瘤相当常见，多为非毒性腺瘤，患者多在无意中发现颈部肿物。受累甲状腺叶呈不均匀性肿大，肿物边界清楚，表面光滑，质地柔软，中等硬度，随吞咽运动而上下移动。

四、临床治疗

（一）提高临床疗效的要素

1. 注意性别特点

患有甲状腺结节的女性与男性比例为2.8∶1.0。肝经循行经过喉部，女性的经、孕、产、乳等生理特点都与肝经气血有密切关系，调养不慎可致肝经气血失调，故女性易患瘿病。

2. 注意抓住本病的主要病机特点

本病的病机以虚为主，发病之初以肝气郁滞表现为主，中后期以痰凝、血瘀表现为主，痰瘀互结贯穿在本病始终，病程较长，缠绵难愈。

3. 分清虚实夹杂之象

本病虽然在病理上以虚证为主，但在辨证上仍有实证，也即是虚实夹杂之证。其病位在肝，表现为肝气郁滞。除外，在其寒热辨证上，多为阴虚、阳虚之虚热、虚寒。

（二）辨病治疗

在充分、正确地评估甲状腺结节良恶性的基础上，国内指南提出，对于良性的甲状腺结节，一般仅需定期随访，无需特殊治疗。而对于某些良性甲状腺结节，可予以手术治疗，包括：①出现与结节明显相关的局部压迫症状；②合并甲状腺功能亢进症，内科治疗无效者；③肿物位于胸骨后或纵隔内；④结节进行性生长，临床考虑有恶变倾向或合并甲状腺癌高危因素。因外观或思想顾虑过重影响正常生活而强烈要求手术者，可作为手术的相对适应证。在良性甲状腺结节的手术治疗中，需注意在彻底切除病灶的前提下，尽量保留正常的甲状腺组织。因为正常甲状腺组织的切除过多可能增加术中喉返神经及甲状旁腺损伤的可能，而且加重术后甲状腺功能减退。对于良性甲状腺结节术后发生的不同程度的甲状腺功能减退，需给予左甲状腺素替代治疗，维持TSH水平在正常范围即可，不建议行TSH抑制来预防结节再发。良性甲状腺结节还有很多非手术治疗方法（TSH抑制、^{131}I、PEI、PLA、RFA等），指南中不建议常规应用。对于一些特殊的甲状腺结节，如有自主摄取功能并伴有甲亢的良性甲状腺结节（高功能性腺瘤）患者可考虑应用^{131}I治疗，小结节甲状腺肿的年轻患者可考虑应用TSH部分抑制治疗，甲状腺良性囊肿和含有大量液体的甲状腺结节患者可考虑行PEI疗法。

（三）辨证治疗

1. 辨证论治

（1）气郁痰结证

治法：消积软坚，理气化痰。

方药：逍遥散加减。柴胡、姜半夏、厚朴、郁金、甘草、白术、当归、茯苓、陈皮、薄荷。

（2）肝火旺盛型

治法：清肝泻火。

方药：龙胆泻肝汤加减。黄芩、栀子、

柴胡、龙胆草、郁金、甘草、夏枯草、生地黄、当归、山药。胃热盛者，加石膏、知母以清胃热。心悸失眠者加柏子仁、酸枣仁养心安神。

（3）痰瘀互结证

治法：化痰散结，活血化瘀。

方药：二陈汤合血府逐瘀汤加减。红花、姜半夏、桃仁、桔梗、浙贝、川芎、枳壳、生地黄、当归、陈皮、白芍、茯苓、川牛膝。

（4）气阴两虚证

治法：益气养阴。

方药：生脉散加味：黄芩、五味子、柴胡、姜半夏、甘草、厚朴、生地黄、北沙参（或党参）、麦冬、郁金、炒白术、玄参。若偏于脾气虚者用党参，加炒白术，偏于肾阴虚者用北沙参，加玄参、生地黄。

2. 外治疗法

（1）针灸疗法 曲池穴常规消毒，取6寸金针沿45度角快速刺入皮肤，沿皮下透刺至臂，留针1小时，而后迅速出针。隔日1次，10次为1个疗程。

功效：化痰软坚散结。

（2）耳穴疗法 根据《耳穴名称与部位的国家标准方案》，分别取内分泌、颈、肝、脾、心。操作方法：将磁珠耳贴敷在双耳选用的耳穴上，每日自行按压3~5次，每次每穴按压30~60秒，刺激强度适中，每周更换1次。适用于气郁痰结型。

（3）温灸疗法 温灸取穴足三里、三阴交、丰隆穴，每穴5~10分钟，每日1次。适用于气郁痰结型。

（4）中药外敷疗法 甲状腺局部外用消瘿膏（白芥子、马钱子、香附、水蛭、苏子、冰片）治疗痰郁互结型甲状腺肿。

3. 成药应用

（1）平消片（平消胶囊） 为当代时方。由郁金、马钱子、仙鹤草、五灵脂、白矾、硝石、干漆、枳壳等药物组成，具有清热解毒、活血化瘀、止痛散结、扶正祛邪之功效，对毒瘀内结的肿瘤具有一定的缓解症状，抑制肿瘤生长，缩小瘤体，提高人体免疫力，延长患者生命的作用。该药长于祛邪、解毒，多用于热毒炽盛、癌毒蕴结、虚实夹杂者。

（2）小金丸（小金胶囊） 源于清代王洪绪《外科证治全生集》，原名小金丹：方由木鳖子150g、制草乌150g、麝香30g、枫香150g、地龙150g、五灵脂150g、制乳香75g、制没药75g、当归75g、香墨12g组成，具有散结消肿、化瘀止痛的功效，长于温通、止痛。其病机特点为寒湿痰瘀，阻于经络，原治痰气凝滞所致的瘰疬、瘿瘤、乳岩、乳癖。

（3）消瘿五海丸 出自《古今医鉴》，方由夏枯草500g、海藻150g、海带150g、海螺150g、昆布150g、蛤壳150g、木香25g、川芎25g组成，具有消瘿软坚、破瘀散结的功效，偏于咸软温通行散，原治脂瘤、气瘿。

（4）西（犀）黄丸 出自《外科全生集》。方由犀黄15g、麝香75g、乳香500g、没药500g组成，其主要功效为消坚化结、解毒散痈、消肿止痛。本方突出以清热解毒药与豁痰散结药为主，活血祛瘀药为辅，以达清解热毒、痰化瘀散肿消的目的。其病机特点为火郁痰凝，血瘀气滞。为治疗"乳岩""瘰疬""痰核""肺痈"之名方。

（5）夏枯草胶囊 是《中国药典》品种夏枯草膏的改进剂型，源于《证治准绳》。由夏枯草50g和红糖20g组成，具有清肝明目、散结消肿功效。以肝郁化火、痰凝血瘀为主治特点，原治火热内蕴所致的头痛、眩晕、瘰疬、瘿瘤、乳痈肿痛。以夏枯草为主要成分的剂型还有夏枯草颗粒、夏枯草片、夏枯草口服液。

（6）五海瘿瘤丸 由海藻100g、昆布100g、海螵蛸100g、海100g、海螺100g、海蛤壳 100g、夏枯草 100g、川芎 75g、白芷 50g、木香 10g 组成，具有软坚消肿、消痰散结之功效，原治痰核、瘿瘤、瘰疬、乳核。

（7）内消瘰疬丸　出自《医学启蒙》。方由夏枯草 240g、玄参 240g、青盐 150g、天花粉 30g、甘草 30g、白蔹 30g、当归 30g、海藻 30g、枳壳 30g、桔梗 30g、浙贝母 30g、大黄 30g、薄荷 30g、连翘 30g、海粉 30g、硝石 30g、生地黄 30g 组成。具有软坚散结、化痰消瘰之功，病机为气郁化火，痰凝瘀滞，原治气郁化火，痰凝瘀滞而致的瘰疬、痰核、瘿瘤，或肿或痛，皮色不变。

（8）大黄䗪虫丸：出自张仲景《金匮要略》。方由大黄 300g、䗪虫 30g、黄芩 60g、桃仁 60g、杏仁 60g、芍药 120g、干地黄 300g、干漆 30g、虻虫 60g、水蛭 60g、蛴螬 60g、甘草 90g 组成。《金匮要略心典》指出："润以濡其干，虫以动其瘀，通以去其闭。"本方针对劳损正伤，阴血亏损，瘀血内停病机。具有活血消瘕、祛瘀生新之效，原治正气虚损，瘀血内停之干血劳。（以上 8 种成药来源于：中成药. 2014, 6: 1334-1336.）

（9）消痛散结片（徐州市中医院自制制剂，三棱、青皮、柴胡各 5g，浙贝母 15g，莪术、陈皮、元胡、天花粉、荔枝核、橘核、赤芍、白芍、海藻各 5g，牡蛎 15g，每片 0.4g）每次 1.6g，3 次/天，口服。（实用中医内科杂志. 2016, 11: 17-20.）

4. 单方验方

张静等以四逆散加减治疗瘿瘤，临床效果满意。吴深涛采用平亢散结方加减治疗甲状腺结节。方选组成：三棱 15g，莪术 15g，当归 15g，白芍 20g，柴胡 20g，牡丹皮 20g，黄芩 10g，玄参 20g，连翘 20g，僵蚕 10g，夏枯草 20g，浙贝母 15g。水煎服，日 1 剂，早晚分服。30 天为 1 个疗程，3 个疗程为观察期。随症加减：颈部压迫症状

较明显者加半夏 20g、厚朴 15g；气滞甚者加香附 15g；气郁化火者加牡丹皮 15g、栀子 10g。（长春中医药大学学报. 2011, 2: 240-241.）

（四）医家诊疗经验

1. 金国梁

金国梁国医大师认为半夏厚朴汤证所论病因、病机、病位，与甲状腺结节一病大致相仿，故可在半夏厚朴汤（半夏、厚朴、茯苓、紫苏、生姜）基础上，酌加化痰散结之浙贝母、猫爪草，软坚消肿之生牡蛎、夏枯草、天葵子，活血化瘀之莪术，拟定为治疗甲状腺结节的基本方。

2. 程益春

程益春教授认为本病属于本虚标实、虚实夹杂之证，治本的同时要结合消肿散结，对于同一病的不同的证要采取不同的治法，化痰散结常采用浙贝母、海藻、昆布等药物，解毒散结常采用连翘、山栀子、白花蛇舌草、夏枯草等药物，活血散结常采用莪术、川芎、红花、皂角刺等药物，养阴散结用鳖甲、玄参等药物。

3. 李中南

李中南教授认为在具体的治疗过程中辨证需与辨病相结合，对于甲状腺结节无明显症状者辨证为肝郁气滞，脾虚痰凝；对于甲状腺结节伴甲状腺功能亢进症者辨证为阴虚内热，气滞痰凝；对于甲状腺结节伴甲状腺功能减退症者辨证为脾肾阳虚，痰凝血瘀；对于甲状腺结节伴月经不调者辨证为肝郁气滞，冲任失调；无论何种原因引起，最终导致气滞、痰浊、血瘀凝结，治疗时活血行气，软坚散结应贯彻始终。在用药上，李中南教授认为对于甲状腺结节无明显自觉症状的患者，应以郁金、柴胡、芍药等理气疏肝，抑木扶土；健脾益气取法于六君子汤，用党参、白术、茯苓、黄芪等；配合化痰软坚散结药如浙贝

母、半夏、牡蛎、白芥子、穿山甲（临床中运用代用品）、玄参等；诸药合用，攻补兼施，临证每收良效。

4. 林兰

林兰教授指出在治疗甲状腺结节、乳腺增生、子宫肌瘤三种疾病时，强调"异病同治，治肝为本"的治疗原则。提倡应遵循《内经》"木郁达之"的原则，采用疏肝散结的方法。患者多属"结节体质"，中医治疗应以疏肝散结为治疗总则，以调畅气机为主，兼以活血、化痰、软坚散结。甲状腺结节因情志刺激引起，临床上可具有肝气郁结、肝郁脾虚、肝郁化火或肝阳上亢等病机，故在治疗时可从调理肝脏着手，采用疏肝、清肝、柔肝之法，调畅气机，在治疗中谨守病机，辨证用药。

5. 陈如泉

陈如泉教授认为本病的诊治要辨证与辨病相结合，在四诊合参的基础上，借助甲免检测、彩超、核素扫描、ECT及穿刺技术等。根据甲状腺结节的不同类型，确定了疏肝解郁、健脾化痰、活血化瘀、益气养阴、清热解毒、温肾助阳、软坚散结、滋阴降火八大治疗方法。

五、预后转归

注意密切观察，定期进行检查，恰当服用中药，尽早化解结节，配合心理治疗，减缓患者的心理压力，保持情绪的稳定和乐观向上的精神状态，平时可以服用逍遥丸、夏枯草片等中成药。

六、预防调护

（一）预防

1. 调精神，畅情志

用"移情易性"进行自我心理调节，情绪不佳时可以琴、棋、书、画转移情志，陶冶情操；听听抒情的音乐，看看青山绿水，从而减轻精神负担，避免不良或极端情绪，保持心理健康对甲状腺结节的预防大有裨益。《素问·上古天真论》云："恬淡虚无，真气从之，精神内守，病安从来。"

2. 节饮食，慎劳逸

建立合理的饮食习惯，谨合五味，剔除不良嗜好，也是预防甲状腺结节的重要措施。要少食肥甘厚味，多吃具有消结散肿作用的食物，包括菱角、油菜、芥菜、猕猴桃等，同时多吃具有增强免疫力的食物，如香菇、蘑菇、木耳、核桃、薏苡仁、红枣、山药和新鲜水果等。过度劳累会加重甲状腺的负担，降低人体免疫力。要注意劳逸适度、适量运动、睡眠充足，及时缓解工作压力、防止体力透支等过度疲劳的状态。

3. 自我调息

六字诀是一种吐纳法，它是通过嘘、呵、呼、呬、吹、嘻六个字的不同发音口型，以达锻炼内脏，调节气血，平衡阴阳之目的。此法以呼气泻其脏腑之邪气，以吸气采纳天地之清气而补气扶正。"肝郁脾虚，痰瘀互结"为甲状腺结节的基本病机，因此可以用嘘字功平肝气，呼字功调脾气，通过呼吸导引，调补肝脾之气，充分诱发和调动肝脾两脏潜在的抗病能力以促病愈。

（二）调护

针对甲状腺结节患者的"恐癌"心理，在应用中药治疗的同时，进行必要的检查和随访，一方面观察疗效，根据复查结果确定下一步的治疗方法和措施；一方面进行心理疏导，以帮助甲状腺疾病患者缓解精神情志因素的影响。并嘱患者注意饮食清淡，不食辛辣刺激和高碘食物，减少讲话，注意情绪调节，保持心情舒畅，心态平和。

七、专方选要

1.平亢散结方

三棱 15g，莪术 15g，当归 15g，白芍 20g，柴胡 20g，牡丹皮 20g，黄芩 10g，玄参 20g，连翘 20g，僵蚕 10g，夏枯草 20g，贝母 15g。水煎服，早、晚各 1 次。适用于痰瘀互结型甲状腺结节。

2.消瘿汤

党参 15g，白术 9g，茯苓 9g，夏枯草 15g，制半夏 9g，青皮 6g，陈皮 6g，浙贝母 9g，蓬莪术 15g，制香附 9g，郁金 9g，海藻 15g，玄参 15g。水煎服，早、晚各 1 次。适用于气郁痰凝型甲状腺结节。

参考文献

[1] 王东梅，周茜，霍煜廷，等. 甲状腺结节的影响因素研究进展 [J]. 中国普通外科杂志，2018，27（5）：635-641.

[2] 张美珍，杜立娟，倪青. 甲状腺结节的中医诊疗思路和方法 [J]. 中国临床医生杂志，2018，46（9）：1015-1017.

[3] 杜立娟，谈钰濛，王凡，等. 从"木郁达之"论治甲状腺结节 [J]. 中华中医药杂志，2021，36（3）：1504-1507.

[4] 王秋虹，王师菡，易泳鑫，等. 林兰教授异病同治甲状腺结节、乳腺增生、子宫肌瘤 [J]. 长春中医药大学学报，2015，31（1）：55-57.

[5] 赵勇，徐文华，陈继东，等. 陈如泉教授治疗甲状腺结节的用药经验 [J]. 世界中西医结合杂志，2014，9（1）：20-22.

第八节 甲状腺肿大

根据甲状腺的功能状态可将甲状腺肿大分为毒性弥漫性及毒性结节性甲状腺肿和非毒性甲状腺肿。非毒性甲状腺肿即甲状腺呈弥漫性或结节性肿大，不伴甲状腺功能亢进症或甲状腺功能减退症。非毒性甲状腺肿又可分为地方性甲状腺肿大和散发性甲状腺肿大。前者分布有明显的地区性；后者散发于全国各地，也称单纯性甲状腺肿大，其甲状腺呈弥漫性或结节性肿大，不为肿瘤或炎症所致。

一、病因病机

（一）西医学认识

西医学认为，甲状腺肿大的病因主要包含以下几方面。

1.合成甲状腺激素原料（碘）的缺乏

碘缺乏是引起地方性甲状腺肿的最主要病因，在我国主要见于西南、西北、华北等地区。

2.甲状腺激素的需要量增加

机体缺碘时不能合成足够的甲状腺素，反馈引起垂体 TSH 的分泌增加，血中 TSH 水平升高，刺激甲状腺增生，这种甲状腺肿称为缺碘性甲状腺肿（iodine-deficiency goiter）。如在青春期、妊娠期、哺乳期、寒冷、感染、创伤和精神刺激时，由于机体对 TH 的需要量增多，可诱发或加重甲状腺肿。

3.甲状腺激素合成、分泌的障碍

某些食物如卷心菜、黄豆、白菜、萝卜族、坚果、木薯、小米及含钙过多（如牛奶）或含氟过多的饮水等，因含有硫脲类致甲状腺肿物质或含有某些阻抑 TH 合成的物质，可引起甲状腺肿大。药物如硫脲类、磺胺类、秋水仙碱、锂盐、钴盐及高氯酸盐等，也可能引起甲状腺肿大。另外高碘、某些遗传缺陷致 TH 合成障碍及 Tg 基因突变等均可影响甲状腺激素的合成障碍。

（二）中医学认识

甲状腺肿大归属于中医的"瘿病""瘿瘤"范畴。中医认为本病是由情志内伤、

饮食水土失宜及体质因素等引起，以气滞、痰凝、血瘀壅结颈前为基本病机的一类疾病。本病以颈前喉结两旁结块肿大为临床特征，可随吞咽动作而上下移动。早在战国时期已经有关"瘿"的记载，如《吕氏春秋·尽数篇》曰："清水所，多秃与瘿人。"不仅记载了瘿病的存在，而且还观察到瘿的发病与地理环境密切相关。明代陈实功《外科正宗·瘿瘤论》曰："夫人生瘿瘤之症，非阴阳正气结肿，乃五脏瘀血、浊气、痰滞而成。"指出瘿瘤的主要病理是气、痰、瘀壅结而成。多数医家认为气滞、痰凝、血瘀壅结颈前是瘿病的基本病机。气机郁滞，津凝痰聚，痰气搏结颈前，日久引起血脉瘀阻，气、痰、瘀三者合而为患。

二、临床诊断

（一）辨病诊断

1. 临床表现

（1）除甲状腺肿大外，患者往往无自觉症状。甲状腺常呈轻度或中度弥漫性肿大，质地较软，无压痛。因肿大多为渐进性的，故多无明确的发病时间，一般在体检时才被发现。早期为弥漫性逐渐肿大，质软，以后可形成大小不等的结节，质地坚韧，无血管杂音及震颤。晚期逐渐发展成巨大甲状腺肿，并可有大小不等的结节，呈结节性甲状腺肿。

（2）局部压迫症候群　随着甲状腺的肿大，可出现对邻近组织器官的压迫症状如气管受压可出现堵塞感、咳嗽及呼吸困难，巨大的甲状腺肿的长期压迫可造成气管狭窄、弯曲、变形、移位或软化；食管受压可造成吞咽困难，喉返神经受压会导致声音嘶哑、刺激性干咳。胸骨后甲状腺肿可使头部、颈部、上肢静脉回流受阻，表现为面部青紫、浮肿、颈部与胸部浅表

静脉扩张，但均较少见。

2. 实验室及影像学检查

（1）甲状腺功能　T_3 和 T_4 水平正常，TSH 水平大多正常，亦可有不同程度的增高。少数结节性甲状腺肿大者可转变为甲亢，也可发展为甲减。

（2）影像学检查　甲状腺超声可明确显示甲状腺形态、大小及结构，是甲状腺肿大诊断的灵敏方法。

3. 诊断依据

（1）居住于碘缺乏地区，或具有高碘饮食史，部分患者有甲状腺肿大家族史。

（2）超声显示甲状腺肿大，但无明显的甲状腺功能异常征象。

（3）甲状腺摄碘率正常或增高但高峰不提前，且能被 T_3 抑制。甲状腺结节出现自主功能时，则不被 T_3 抑制。

（4）放射性核素扫描见弥漫性甲状腺肿，核素分布均匀，少数可呈无功能性结节图像。

（5）缺碘性甲状腺肿者，尿碘排出率明显降低。

（二）辨证诊断

目前，瘿瘤以颈前肿大为主要临床表现，目前对瘿瘤的辨证分型比较多，各有侧重，却都未偏离气滞、痰凝、血瘀的病理基础。临床主要分为以下几种常见证型。

1. 肝郁气滞证

临床证候：颈前肿物可随吞咽上下移，心悸胸闷，烦躁易怒，头晕头痛，善叹息，口干口苦，失眠多梦，舌红，苔黄，脉弦数。

辨证要点：颈前肿物，烦躁易怒，脉弦数。

2. 肝郁脾虚证

临床证候：颈部弥漫性肿大，伴四肢困乏，善太息，气短，纳呆，体瘦，面色白，苔薄，脉弱无力。

辨证要点：颈部弥漫性肿大，纳呆，苔薄，脉弱无力。

3. 气郁痰阻证

临床证候：颈部肿大，自觉胀满，质地柔软，无压痛；时有胸闷，喜太息，病情的波动常与情志因素有关，舌红，苔白腻，脉弦。

辨证要点：颈肿胀，病情波动常与情志因素有关，舌红，苔白腻，脉弦。

4. 痰瘀互结证

临床证候：颈前肿大结节，肿块质地稍硬，颈部憋闷疼痛，舌脉粗张，舌质瘀点瘀斑，或舌暗紫，苔白，脉涩，月经血块。

辨证要点：颈肿质硬，舌暗紫，脉涩。

5. 气阴两虚证

临床证候：颈前肿大结节，扪之可及，神疲乏力，气短懒言，失眠，虚烦潮热，出汗，口干，大便干结，心慌心悸，易怒，舌红或舌淡、苔少，脉细数；或手足心热，头昏耳鸣。

辨证要点：颈肿，乏力，气短，心悸，虚烦，舌红、苔少，脉细数。

三、鉴别诊断

（一）西医学鉴别诊断

1. 与慢性淋巴细胞性甲状腺炎相鉴别

慢性淋巴细胞性甲状腺炎属于自身免疫性甲状腺疾病，初期甲状腺功能正常，但多数患者后期具有甲状腺功能减退的临床表现。甲状腺球蛋白抗体与甲状腺过氧化物酶抗体常明显升高。甲状腺穿刺细胞学检查呈现典型淋巴细胞浸润特征。

2. 与甲状腺癌相鉴别

甲状腺癌触诊时包块可有结节感，不规则、质硬。因发展较慢，体积有时不大，易与甲状腺腺瘤、颈前淋巴结肿大相混淆，细针穿刺甲状腺活检找到癌细胞可明确

诊断。

3. 与 Graves 病相鉴别

Graves 病肿大的甲状腺质地柔软，触诊时可有震颤，可听到血管杂音，临床有高代谢的表现，同时有甲状腺激素和甲状腺刺激激素含量的异常。

（二）中医学鉴别诊断

1. 瘿瘤与瘰疬相鉴别

瘿病与瘰疬均可在颈项部出现肿块，但二者的具体部位及肿块的性状不同。瘿瘤表现为颈前肿块偏于一侧，或一侧较大，或两侧均大，瘿肿大小如桃核。瘰疬的病变部位在颈项的两侧或颌下，肿块一般较小，每个约黄豆大，个数多少不等，《外科正宗·瘰疬论》言："瘰疬者，累累如贯珠，连接二五枚。"

2. 瘿囊与瘿瘤相鉴别

瘿囊颈前肿块较大，两侧比较对称，肿块光滑，柔软，主要病机为气郁痰阻，若日久兼瘀血内停者，局部可出现结节。瘿瘤表现为颈前肿块偏于一侧，或一侧较大，或两侧均大，瘿肿大小如桃核，质较硬。病情严重者，肿块迅速增大，质地坚硬表面高低不平，主要病机为气滞、痰结、血瘀。

四、临床治疗

（一）提高临床疗效的要素

1. 辨证准确

辨证准确是提高临床疗效的主要因素。认真分析四诊资料、症状和体征，如甲状腺肿物的性质（大小、软硬等），结合影像学资料（囊性或实性）、患者体质因素等，准确辨证，选定主方，可提高临床疗效。

2. 审证求因

明确甲状腺肿大的病因，审证求因。如因碘缺乏所致，则在辨证论治的同时需要补碘；由于在青春期、妊娠期、哺乳期

等导致机体对 TH 的需要量增多，则应中西医结合治疗，补充外源性甲状腺激素。

3. 动态治疗

瘿病的病变是一个动态变化的过程，随着病机的转化，在不同的病变阶段具有不同的病机特点。因此，在治疗上应根据不同的病机给予相应的治法及用药。

（二）辨病治疗

1. 病因治疗

缺碘所致者，应进食含碘丰富的食品，适当补充碘盐。缺碘性甲状腺肿流行地区可采用碘化食盐防治。但要注意，结节性甲状腺肿的成年患者应避免大剂量碘治疗，以免诱发碘甲亢。

2. 甲状腺激素替代或抑制治疗

早期轻度甲状腺肿，服用碘化钾 10~30mg/d，或复方碘口服溶液每天 3~5 滴。一般用 3~6 月。对中度以上甲状腺肿者中度和（或）伴有甲状腺激素分泌不足时，可予以甲状腺激素替代，以补充内源性甲状腺激素不足，抑制甲状腺刺激激素分泌。加服左甲状腺素钠片，经 6~12 个月可使腺体缩小或消失，半数患者可获治愈。

3. 手术治疗

非毒性甲状腺肿无论是散发性还是地方性，不宜行外科手术治疗，但若是腺体过于肿大特别是巨大结节性甲状腺肿，或有并发症者引起压迫症状或疑有癌变者且给予 TH 治疗无效，宜手术治疗。

（三）辨证治疗

1. 辨证论治

（1）肝郁气滞证

治法：疏肝理气，解郁消肿。

方药：四海舒郁丸（《疡医大全》），药用青木香、陈皮、海蛤粉、海带、海藻、昆布、海螵蛸等。

（2）肝郁脾虚证

治法：疏肝行气，健脾化湿。

方药：四君子汤合柴胡疏肝散，药用白术、茯苓、陈皮、柴胡、川芎、香附、枳壳、芍药、甘草等。

（3）气郁痰阻证

治法：开郁定志，化痰散结。

方药：海藻玉壶汤，药用海藻、昆布、贝母、半夏、青皮、陈皮、当归、川芎、连翘、甘草等。

（4）痰瘀互结证

治法：化痰散结，活血消瘿。

方药：贝牡蒡消丸，药用贝母、莪术、牡蛎、夏枯草、玄参等。

（5）气阴两虚证

治法：益气养阴，消散瘿气。

方药：生脉散合小柴胡汤，药用党参、麦冬、五味子、半夏、甘草、黄芩等。

2. 外治疗法

（1）外敷法　①甲亢平膏（蒲公英、雷公藤、夏枯草、玄参、浙贝母、黄药子、莪术等）外敷甲状腺，每日 1 次，每次使用不超过 10 小时。适用于痰瘀互结型甲状腺肿。②复方甲巯咪唑软膏［甲巯咪唑（MM）+氢化可的松软膏］外敷甲状腺，用于甲亢伴甲状腺肿大患者。③四黄水蜜（大黄、黄芩、黄柏、黄连）各等份，研末加羚羊角粉混匀，外敷于颈前甲状腺区，治疗早期亚急性甲状腺炎伴甲状腺肿大证属火热炽盛证患者。

（2）中药离子导入法　将具有软坚散结作用的中药（如黄药子、昆布、半夏、胆南星、大贝母、山慈菇、龟甲等）浸泡煎成汁，将药垫浸透药汁放在甲状腺部位，连接好电离子导药机进行理疗，此法对消除甲状腺肿大（证属痰瘀互结）疗效显著。

3. 成药应用

（1）夏枯草口服液　单纯性甲状腺肿之肝火炽盛证患者服用夏枯草口服液，每次1支，每天2次，1个月为1个疗程；结节性甲状腺肿患者服用夏枯草口服液，每次1支，每天2次，用药3~6个月，可减少甲状腺体积和结节直径。

（2）小金胶囊　散结消肿、化瘀镇痛。口服，一次4~10粒，一日2次，小儿酌减。适用于痰瘀互结型甲状腺肿。

（四）医家诊疗经验

1.许芝银

许芝银教授运用"化痰破瘀、健脾燥湿、散结消瘿"之法治疗痰瘀互结型结节性甲状腺肿，将结节性甲状腺肿分为以下型：①气郁痰阻型，方用四海舒郁丸加减；②痰结血瘀型，方用海藻玉壶汤加减；③肝火旺盛型，方用栀子清肝汤和藻药散加减；心肝阴虚型，方用天王补心丹加减。

2.程益春

程益春教授强调本病在治本的同时要注重散结消肿，将本病辨证分为以下4型：①痰气交阻型，治宜行气化痰散结，方用海藻玉壶汤加减；②痰瘀互结型，治宜气活血化痰散结，自拟活血散结汤，药用川乌、红花、莪术、山栀子、白芥子、浙贝母；③痰热壅盛型，治宜化痰解毒散结，自拟化瘀解毒汤，药用连翘、山栀子、夏枯草、白花蛇舌草、猫眼草、浙贝、海藻、龙胆草、玄参；④气阴两虚型，治宜益气养阴散结消肿，自拟消瘿汤，药用生黄芪、鸡内金、鳖甲、牡蛎、连翘、山栀子、夏枯草、莪术、玄参、生地。

五、预后转归

一般甲状腺肿大预后良好。单纯性甲状腺肿，包括弥漫性甲状腺肿和结节性甲状腺肿，多数无甲状腺功能异常，一般建议定期复查甲状腺彩超和功能，达到手术指征时，可以手术切除，合并甲减时可以服用甲状腺素制剂治疗；甲状腺功能亢进合并的甲状腺

肿，包括弥漫性毒性甲状腺肿和甲状腺自主高功能腺瘤，前者主要是药物或碘131治疗，后者手术或放射碘治疗，均可治愈。若是甲状腺恶性肿瘤，类型不同，预后不一样：甲状腺乳头状癌早期通过手术治疗，预后较好；甲状腺髓样癌、未分化癌，恶性程度都比较高，预后比较差。

六、预防调护

（一）预防

（1）食盐加碘是目前国际上公认的预防碘缺乏病的有效措施。在地方性甲状腺肿流行区应坚持食用碘化盐，对孕妇尤需供应足量的碘化物。

（2）预防碘缺乏病也要注意碘过量倾向。流行病结果显示，碘超足量和碘过量可以导致自身免疫性甲状腺炎、亚临床甲状腺功能减退的发病率增高。

（3）开展新生儿甲减的筛选工作，并及时进行治疗。

（4）及时诊治具有甲减倾向的慢性淋巴细胞性甲状腺炎。

（二）调护

1.饮食调护

禁忌辛辣食物：辣椒、生葱、生蒜；禁忌海味：海带、海虾、带鱼；禁忌浓茶、咖啡、烟酒刺激型食物。

2.心理调适

保持心情平静、防劳累、减轻心理负担。

七、专方选要

黄药子15~20g，老鼠筋10~15g，接骨草8~12g，射干10~12g，千打锤10~15g，磨盘草6~10g，刀灰树20~25g，忍冬藤6~8g，紫草10~12g，肾子草12~15g，旋覆花15~20g，香橼8~10g，川楝子12~16g，

半枝莲 6~10g，石韦 15~20g，鹿衔草 16~18g，仙茅 12~16g，石柑子 3~5g，蒺藜 3~5g，将上述 19 味原料药用水浸泡，煎熬后去渣得滤液。有软坚散结、活血化瘀等功效，对痰瘀互结型甲状腺肿大患者治疗疗效好（专利：用于治疗甲状腺肿大的中药的制作方法）。

参考文献

[1] 夏枯草口服液临床应用共识专家组. 夏枯草口服液治疗甲状腺肿大/结节类甲状腺疾病临床应用专家共识 [J]. 中草药，2020，08：2082-2087.

[2] 吴毅. 结节性甲状腺肿诊疗指南（草案）[C] // 中华医学会全国内分泌外科学术会议. 2008.

[3] 周仲英. 中医内科学 [M]. 北京：中国中医药出版社，2003.

第九节　急性甲状腺炎

亚急性甲状腺炎（subacute thyroiditis）又称为肉芽肿性甲状腺炎（gramalomatous thyroiditis）、巨细胞性甲状腺炎（giant cell thyroiditis）和 De Quervain 甲状腺炎，是一种与病毒感染有关的自限性甲状腺炎，一般不遗留甲状腺功能减退症。近年来本病越发多见，在甲状腺疾病中占 5%，国外文献报道其年发病率约为 4.9/10 万。本病以女性多见，40~50 岁女性为发病高峰，男女发病率比例为 1：3~6。本病发病较急，发病前往往有明确的上呼吸道感染病史。临床表现为甲状腺局部疼痛，结节或弥漫性肿大，疼痛常向颌下、耳后或颈后部放射，吞咽或转头时疼痛加重是本病的典型性表现。随着社会经济的发展、人们生活水平的提高，工作压力也日益增大，人们产生焦虑、急躁等不良情绪，是近年来亚急性甲状腺炎发病率明显上升的主要因素，严重影响人们的正常工作与生活。治疗上通常选用非甾体类抗炎药或糖皮质激素，取得了较好的短期疗效。

中医学中没有"亚急性甲状腺炎"这一具体病名，但根据其临床表现，如发热、畏寒、咽喉疼痛、咀嚼和吞咽时加重、乏力、周身不适、食欲不振、肌肉酸痛、咽干等症状，应归属中医学中的"瘿病""瘿痛""瘿瘤""瘿痛"范畴。古代与现代医家普遍认为亚急性甲状腺炎病因主要包括内因和外因两大类，其中以内因为本，外因为标。外因主要指外感六淫邪气，内因包括情志内伤及体质因素等。病机方面，一般认为本病病位在颈前，与外感之邪及七情内伤有关"痰""瘀""虚"关系尤为密切。病理性质多属虚实夹杂，本虚标实，以实证为主。

一、病因病机

（一）西医学认识

本病炎症机制尚未阐明。一般认为与病毒感染有关，由于病毒直接攻击甲状腺或由病毒感染触发，引起甲状腺组织反应从而导致破坏病变。对白细胞相关抗原（HLA）的研究表明，本病患者具有多种病毒易感基因组而存在患病倾向。

1. 感染

（1）病毒感染　麻疹、柯萨奇、E-B、腺病毒、埃可、流感、流行性腮腺炎、风疹病毒以及肠病毒、反转录病毒、细胞巨化病毒等一种或多种病毒同时感染后可继发本病。偶有报道流感疫苗注射后发病。

（2）非病毒感染　如 Q 热或疟疾之后发生本病也有报道。

以往报道，患者甲状腺滤泡上皮分离到病毒样颗粒、甲状腺组织活检标本中培养出病毒以及患者血中高滴度病毒抗体的检出均提示本病与病毒感染有关。在病毒感染暴发期间本病聚集发病的报道以及肠病毒流行季节（6~9月）本病多发的特点，也从流行病学角度对病毒感染的假设予以支持。但也有学者根据甲状腺组织切片中很少找到病毒包涵体或培养出病毒，从而推测甲状腺本身的病变可能不是病毒直接侵袭所致。

2. 遗传

1975年Nyulassy等首先报道患本病的捷克斯洛伐克裔HLA-B35频率增加。以后的研究进一步证实本病的确具有HLA易感组型，但存在地理分布与种族差异。已证明多个民族的本病患者均与HLA-B35强烈相关，占64%~87%，欧洲及北美甚至有高达90%的报道。HLA-B35阳性是这些地区和民族SAT发病的强有力预测指标。日本患者中71%携带HLA-B35，16%与HLA-B67有一定相关性。而荷兰一组患者中仅1/11例携带HLA-B35，5/11例存在HLA-B15/62。HLA组型不同，临床表现及发病季节有所差异。孪生子先后患病的报道并非罕见，甚至有黎巴嫩三兄妹（均携带HLA-B35）18个月内相继患病的报道。

3. 自身免疫

本病活动阶段，血中可测得多种抗甲状腺自身抗体如甲状腺过氧化酶抗体（TPOAb）、甲状腺球蛋白抗体（TgAb）、TSH受体抗体TRAb，甲状腺结合抑制免疫球蛋白（TBII）、甲状腺刺激抗体（TSAb）以及抗甲状腺抗原的致敏T淋巴细胞等。然而这些抗体多数仅呈低滴度存在，可能继发于甲状腺滤泡破坏后的抗原释放。目前认为这些抗原的释放并不足以使适当量T淋巴细胞致敏，因此难以构成致病因素。亦即这些自身免疫现象在本病的存在是非特异的、短暂的，常发生于疾病活动阶段，是对炎症期间受损甲状腺抗原释放的反应，而非特异的原发性甲状腺自身免疫疾病。有些患者病后长期保留甲状腺自身免疫证据，少数患者于本病前后发生甲状腺自身免疫疾患。其机制尚未十分明了。

4. 其他

（1）细胞因子　多种生长因子对SAT的临床过程可能存在影响。

（2）凋亡　本病发生发展过程中存在凋亡现象。

（二）中医学认识

古代文献并没有"亚急性甲状腺炎"的具体病名记载，但类似于亚急性甲状腺炎的症状在古籍中多有描述，根据其发病特点及临床表现，亚急性甲状腺炎可以归入中医学"瘿痛""瘿痈""瘿瘤"等范畴。

对于亚急性甲状腺炎的病因，可概括为外感与内伤两方面。大多数患者在病程中有不同程度的颈前肿痛、咽痛、发热，疲倦乏力及咽中异物感等症状，舌质以红、淡红居多，舌苔以黄腻苔、薄黄苔居多，脉象以滑脉、弦脉居多，这些多为火毒、气滞、血瘀、痰凝等所表现的证候特点。外感风热，热毒内蕴，致使气机阻滞，气机不畅，则血不行，而留为瘀血，气不行津，则津液不能正常输布，而痰饮内生。气滞、痰凝、血瘀日久，则郁而化热，加重热毒，津气耗伤，气、火、痰、瘀壅滞颈前，故可出现上述症状。《诸病源候论·瘿候》曰："瘿者，由忧恚气结所生。"故情志郁结亦是本病发生的重要因素。情志郁结，肝失条达，肝气不舒则致气滞，血行不畅则致血瘀，肝郁伤脾则脾虚生痰，痰瘀互结可见颈前肿胀、胸胁满闷等症；肝郁而化火，耗气伤津则致阴伤，火邪上逆，结于颈前、咽喉，则见颈痛、咽痛等症；火热上扰，扰乱心神则可致心悸、失眠。若患者体质偏阳虚，病情日久，正气受损，则容易导致阳虚，虚寒内生，可出现疲倦乏力、面色苍白、畏寒等表现。

对于亚急性甲状腺炎的发病机制，后

世医家看法多有不同：王旭等认为，本病早期是由风热邪毒，蕴结脉络，气血瘀滞引起的。这一观点与西医学中可能与病毒感染有关相符合。冯建华认为本病与七情内伤及外感风温、疫毒之邪有关。风温、疫毒之邪侵入肺卫，致肺卫不和，肺失宣肃，遂见恶寒、发热、汗出、头痛、咳嗽、咽喉肿痛、周身酸楚等症。风温夹痰携毒，壅于瘿颈，则见瘿部肿痛，结聚日久，气血阻滞不畅，痰瘀毒邪互结，见瘿肿坚硬而痛。情志内伤，肝郁气滞，气郁化火，肝火上炎，扰乱神明，可见心悸、失眠等症。肝阳上亢，肝风内动，则双手颤抖、急躁易怒等。肝失疏泄，冲任失调，则女子月经不调、经淡稀少。裴正学认为亚急性甲状腺炎乃正气虚损，风邪外犯，入里化热，久病入络所致，此病多始于感冒，感冒即风寒或风热，二者均可入里化火，若正气充盈，则邪不胜正，素体正虚，则风邪入里，此与西医学所述自身免疫之缺陷相吻合。亓鲁光认为本病虽有外感风温毒邪、肝郁蕴热、热毒伤阴等多种病因，但其发生总与肝气郁结密切相关，肝气郁结是本病的主要病机。魏子孝认为，亚急性甲状腺炎病位在颈前，与肝、胆、脾等脏腑有关，基本病机是痰、气、热、瘀壅结。发病早期以实邪为主，邪留日久，正气受损，则见虚实夹杂之证。综合现代各家观点，遍认为本病病位在颈前，外感风温之邪及七情内伤有关，病变涉及肝、胆、肺、脾等脏腑。病机总属气滞血瘀、痰热互结，与"痰""瘀""虚"关系尤为密切。病理性质多属虚实夹杂，本虚标实，以实证为主。

二、临床诊断

（一）辨病诊断

1.诊断要点

（1）甲状腺肿大、疼痛、触痛、质地硬，常伴上呼吸道感染症状和体征（发热、乏力、食欲不振、颈淋巴结肿大等）。

（2）血沉异常。

（3）甲状腺碘摄取率受抑制。

（4）一过性甲状腺毒症。

（5）血清 TgAb/TPOAb 阴性或低滴度升高。

（6）FNAC 或活组织检查显示多核巨细胞或肉芽肿改变。

符合上述中的 4 条即可诊断 SAT。对于临床表现不典型者，应施行 FNAC 明确诊断，尤其病变局限于单个结节或单个侧叶者。

2.相关检查

（1）红细胞沉降率（ESR） 病程早期常明显异常，当结果为"＞ 50mm/ 第 1 小时"对本病是有利的支持，并提示疾病活动；复发病例异常程度显著低于初次发病者。ESR 正常不能除外本病。

（2）甲状腺功能 ①甲状腺毒症期：血清 T_4 相对于 T_3 不成比例升高（T_3/T_4 比值常 < 20），受正常甲状腺内 T_4/T_3 比例的影响，也与急性期 T_4 脱碘向 T_3 转变受抑制有关。TSH 降低，TSH 对 TRH 给药无反应。甲状腺碘摄取率（RAIU）明显降低，24 小时常 < 10%，甚至 < 2%，因滤泡细胞破坏所致。复发病例 RAIU 明显高于初发者。个别患者碘摄取率正常。②疾病活动期过后，储存于甲状腺的激素经过数周耗竭已无力以高浓度释放入血，呈现甲状腺功能"正常"阶段：T_3、T_4 正常或轻度增高，TSH 轻度降低，甲状腺碘摄取率仍偏低。③甲状腺功能减退期：T_3、T_4 降低、TSH 升高，TSH 对 TRH 反应过度；RAIU 可能在一段时间内高于正常，由于甲状腺激素的储备功能已充分恢复。在甲状腺毒症向甲减转变过程中，可能检测到 TSH 与 FT_4 同时降低的情况，易误诊为中枢性甲减。

（3）甲状腺超声检查 灵敏度较高，

但特异性较差。甲状腺体积增加，受累区域显示回声减低，典型者呈局灶、多灶或弥漫性低回声，当病情进展时低回声区进一步扩展。病初因甲状腺滤泡水肿、破坏，超声检查可见片状规则低回声区，边界模糊不清，后方回声稍增强，回声减低部位多有明显压痛。恢复期由于淋巴细胞、浆细胞浸润及一定程度纤维化性增生，可见甲状腺内不均匀回声增强并伴有小片状低回声区或伴轻微血运增加的等回声区。超声多普勒图像（CDFI）显示异常回声周边血流信号较丰富，而内部血流信号较少，不同于肿瘤的异常回声区内部血流信号丰富，边缘血流缺乏。甲状腺上动脉流速增高不明显。

（4）甲状腺核素扫描（^{99m}Tc或^{123}I）早期甲状腺无摄取或摄取低下对诊断有帮助；或可呈冷结节；随病情缓解摄取功能逐渐恢复。

（5）甲状腺细针抽吸细胞学检查（FNAC）早期典型细胞学涂片可见多核巨细胞，片状上皮样细胞，不同程度炎性细胞；晚期往往见不到典型表现；纤维化明显时也可出现"干抽"现象。合并其他类型甲状腺病变时FNAC诊断意义更大。本项检查不作为常规诊断项目。

（6）血清甲状腺球蛋白（Tg）病变导致甲状腺滤泡细胞破坏及甲状腺球蛋白水解，致使血清Tg水平明显升高，与甲状腺破坏程度一致，且恢复很慢。Tg不作为诊断必备指标。

（二）辨证诊断

根据亚急性甲状腺炎功能的临床特点可以采用以下方法分期辨证治疗：发病初期以发热、疼痛为重，颈前肿块初起、触痛明显，治以清热解表、散结止痛；热毒壅盛型及肝郁化火型多见于此期。中期发热渐轻，颈前肿块质硬疼痛，治以滋阴凉血散结、止痛消肿；此期多见阴虚火旺型。

发展到病变后期或因失治误治，出现甲状腺功能减退，以怕冷、浮肿、腹胀等症为主时，治以温肾健脾、散结消肿。或病久导致气机不畅，气郁痰阻，以颈前肿块缩小或消失，疼痛渐轻，伴胁肋不舒、易怒、善太息、肢体困重、纳差时，治以理气解郁、化痰散结。

1. 热毒壅盛，痰火郁结证

临床证候：口干口苦、高热、心悸、耳后、下颌部放射痛、颈前肿痛、咽痛、舌红、苔黄腻、脉弦滑。

辨证要点：口干口苦、高热、颈前肿痛、舌红、苔黄腻、脉弦滑。

2. 气虚痰郁，湿瘀互结证

临床证候：颈前肿痛、咽中异物感、疲倦乏力、苔薄黄、舌淡红、脉沉滑。

辨证要点：颈前肿痛、疲倦乏力、苔薄黄、舌淡红、脉沉滑。

3. 肝郁化火，火热伤阴证

临床证候：心悸、疲倦乏力、眠差、颈前肿痛、口干口苦、胸胁满闷、低热、纳差、舌红、苔黄腻、脉弦细。

辨证要点：心悸、颈前肿痛、低热、舌红、苔黄腻、脉弦细。

4. 脾肾阳虚，痰浊瘀阻证

临床证候：颈前肿痛、疲倦乏力、面色苍白、咽中异物感、畏寒、舌淡、脉沉弦、苔薄白。

辨证要点：颈前肿痛、畏寒、舌淡、脉沉弦、苔薄白。

三、鉴别诊断

（一）西医学鉴别诊断

1. 甲亢期与其他甲状腺毒症相鉴别

（1）Graves病 甲亢症状严重，可出现突眼，胫前黏液性水肿，肌震颤，甲状腺可闻及血管杂音，但颈部疼痛不明显，血清FT$_3$、FT$_4$水平明显增高，TSAb阳性，此时甲状腺彩超（甲状腺弥漫性肿大，血流丰富）和 ECT 检查（摄取功能明显增强）是主要鉴别点。

（2）无痛性甲状腺炎　无痛性甲状腺炎（PST）是亚急性甲状腺炎的一种特殊类型，病理类型是亚急性淋巴细胞性甲状腺炎。特点以甲状腺毒症为主要表现，一般无前驱上呼吸道感染症状，颈部无疼痛，血沉正常或者轻度升高（< 50mm/h）TPOAb 和 TGAb 一般正常，病理检查是主要的鉴别点。这里需要指出的是 PST 和 Graves 病临床表现相似，要注意从症状和彩超、ECT 等检查方面加以鉴别。

2. 与颈部疼痛相鉴别

（1）上呼吸道感染　亚急性甲状腺炎前驱期一般表现为咽部不适、疼痛、发热，但一般经抗感染治疗疼痛缓解不明显，同时出现体重下降、心悸、怕热、出汗等甲状腺毒症表现。

（2）急性化脓性甲状腺炎　一般出现全身败血症表现，甲状腺疼痛更为明显，但多数不会出现甲状腺功能改变的表现，血白细胞和中性粒细胞增高，而血沉不增快，抗感染治疗有效。

（3）甲状腺囊肿或腺瘤样结节急性出血　疼痛在用力后骤然出现，甲状腺局部有波动感，血沉和甲状腺功能正常，超声检查可见包块内有液性暗区。

（4）疼痛性桥本甲状腺炎　血沉正常，血 TPOAb 和 TGb 水平明显增高，甲状腺活检是淋巴滤泡形成。

（5）淋巴结炎或淋巴结结核　颈部彩超可以鉴别出肿大非甲状腺组织。

3. 与甲状腺肿大结节相鉴别

亚急性甲状腺炎多数表现为单发结节，而目前甲状腺结节的发病率非常高，涉及几乎所有甲状腺疾病，因此在临床工作中，除了从临床症状和体征上加以鉴别外，掌握亚急性甲状腺炎的彩超特征非常重要，

同时 ^{99}TcmO4 甲状腺延迟显影对鉴别也很有意义。亚急性甲状腺炎的彩超特征：甲状腺多数为对称性弥漫性中度肿大，也有单叶弥漫性或局限性肿大，病灶局限性单发或多发，为形态不规则低回声，病灶中心部位最低，边界模糊不清，后方回声增强；CDFI 检查为异常回声周边较丰富血流信号，而内部血流信号少数较丰富或无血流显示。

（1）甲状腺癌　对于年龄偏长的亚急性甲状腺炎患者，甲状腺有时表现为无痛的单发结节，甲状腺 ECT 检查可表现为冷结节，临床非常容易和甲状腺癌混淆，但甲状腺癌的二维超声显示低回声，无包膜，内有微钙化灶，CDFI 检查显示病灶中心血流供应丰富，阻力指数高；^{99}TcmO4 甲状腺延迟显影结果甲状腺癌摄取比值高于亚急性甲状腺炎，可能与恶性组织细胞代谢比炎性细胞更旺盛有关；有条件的应行甲状腺细针穿刺活组织病理检查，对鉴别最有价值。

（2）甲状腺腺瘤　临床表现无疼痛，甲状腺功能正常，而超声表现多为边界清楚的圆形实性肿块。

（3）孤立性甲状腺结节　无亚急性甲状腺炎的典型表现，结节一般呈进展性发展，甲状腺功能正常。

（4）结节性甲状腺肿　超声显示多个结节，结节回声多样化，血流信号主要出现于结节周边，而结节内部和结节之间腺体内血流信号减少。

（5）桥本甲状腺炎　超声表现甲状腺峡部肿大明显，整个甲状腺呈不均匀低回声，并可见条索状高回声带交织，CDFI 显示血流较丰富。

4. 与甲状腺结节的急性出血、慢性淋巴细胞性甲状腺炎的急性发病寂静型或无痛性甲状腺炎及急性化脓性甲状腺炎相鉴别

在多发性结节性甲状腺肿的出血出到

结节时不难鉴别，因为此时可以触及甲状腺上有无触痛的结节；而出血至单个甲状腺结节时，则鉴别较困难。上述两种类型的出血中，病变以外的甲状腺组织的功能仍然存在，其血沉少有明显升高。

慢性淋巴细胞性甲状腺炎急性发病可伴有甲状腺疼痛及触痛，但腺体多是广泛受侵犯，血中抗甲状腺抗体大多升高。患者伴有甲亢表现时需要与毒性弥漫性甲状腺肿鉴别，然而后者甲状腺摄取碘率多是升高的，伴有甲亢的无痛性甲状腺炎是减低的及有低减的。放射性摄碘率病理示慢性甲状腺炎，而无巨细胞存在时常称为高功能甲状腺炎（hyperthyroiditis），与无痛性甲状腺炎的鉴别较困难。化验时血沉不增快，抗甲状腺抗体明显升高，提示为前者急性化脓性甲状腺炎时。可见到身体其他部位有脓毒病灶，甲状腺的邻近组织存在明显的感染反应，白细胞明显升高，并有发热反应。

（二）中医鉴别诊断

瘰疬鉴别的要点，一是患病的具体部位，二是肿块的性质。瘿病的肿块在颈部正前方，肿块一般较大。正如《外台秘要·瘿病》说："瘿病喜当颈下，当中央不偏两旁也。"而瘰疬的患病部位是在颈项的两侧，肿块一般较小，每个约胡豆大，个数多少不等，如《外科正宗·瘰疬论》描述说："瘰疬者，累累如贯珠，连接三五枚。"

四、临床治疗

（一）提高临床疗效的要素

亚急性甲状腺炎在临床上分为急性期和恢复期。急性期以发热、颈前肿痛，伴有甲状腺毒症为特点，在此阶段，患者可能出现甲状腺功能亢进，即所谓"甲亢期"。是由于甲状腺滤泡被破坏，甲状腺激素大量进入血液循环，历时3~6周。部分患者可出现反复加重与缓解的病程，可持续数月之久，但鲜有迁延1年以上者，这是亚急性甲状腺炎与其他甲状腺疾病的区别之一。部分患者可出现一过性甲状腺功能减退，这个阶段可持续1~6个月，患者会出现疲倦、乏力、食欲减低、无力，个别患者可出现黏液液性水肿。随病情的发展，甲状腺肿痛基本缓解，甲状腺功能也逐步恢复，该阶段为恢复期。亚急性甲状腺炎患者预后一般较好，极少遗留永久性甲状腺功能低下者。

（二）辨病治疗

本病为自限性病程，预后良好。轻型患者仅需应用非甾体抗炎药，如阿司匹林、布洛芬、吲哚美辛等；中、重型患者可给予泼尼松每日20~40mg，可分3次口服，能明显缓解甲状腺疼痛，8~10天后逐渐减量，维持4周。少数患者有复发，复发后泼尼松治疗仍然有效。针对甲状腺毒症表现可给予普萘洛尔；针对一过性甲减者，可适当给予左甲状腺素替代。发生永久性甲减者罕见。

（三）辨证治疗

1.辨证论治

（1）热毒壅盛，痰火郁结证

治法：清热解毒，化痰开郁。

方药：清瘟败毒饮加减。生地、黄连、黄芩、丹皮、石膏、栀子、甘草、竹叶、玄参、犀角、连翘、芍药、知母、桔梗等。

（2）气虚痰郁，湿瘀互结证

治法：益气健脾，祛湿化瘀。

方药：苓桂术甘汤合逍遥散。茯苓、桂枝、白术、甘草、柴胡、薄荷、郁金、生姜、白芍等。

（3）肝郁化火，火热伤阴证

治法：滋阴清热，疏肝解郁。

方药：玉女煎合柴胡清肝散加减。柴胡、黄芩、人参、生地、当归、赤芍、连翘、甘草、山栀、熟地、牛膝、川楝子、知母等。

（4）脾肾阳虚，痰浊瘀阻证

治法：温肾健脾，化痰逐瘀。

方药：真武汤合桃红四物汤加减。茯苓、白术、生姜、桃仁、红花、熟地、白芍、川芎、附子、当归等。

2. 外治疗法

（1）消瘿膏　白芥子、苏子、猫爪草、蜣螂虫、水蛭、香附、冰片等药组成。上药研为细末，与凡士林共同调匀为软膏。每晚取适量药膏敷于颈前甲状腺肿处，其面积超过甲状腺肿的边缘 5mm，厚度超过 2mm，上覆保鲜膜，晨起洗净。连续使用 6 周为 1 个疗程。适用于痰瘀互结型亚急性甲状腺炎。

（2）金黄膏　天花粉 500g，姜黄 250g，白芷 250g，苍术 100g，南星 100g，甘草 100g，大黄 250g，黄柏 250g，厚朴 100g，陈皮 100g，小磨麻油 2500ml、黄丹 750~1050g 等药组成。以上中药用麻油浸泡 48 小时，文火先炸前 6 味中药，后炸后 4 味，炸至表面深褐色为佳，取出中药过滤药渣，剩下的麻油放入黄丹成膏状物。外敷甲状腺肿痛处以清热解毒、散结消肿、止痛。适用于热毒壅盛型亚急性甲状腺炎。

（3）蒙药哈布德尔 -9　张彩云等采用蒙药哈布德尔 -9（又名力毕巴勒珠尔），用鸡蛋清调成糊状，敷于患处，同时内服自拟验方清热消瘿汤（银花、连翘、板蓝根、猫爪草、夏枯草、玄参、乳香、没药、蜈蚣）治疗。

（4）甲肿一号　苏子、厚朴、香附、郁金、生牡蛎、鳖甲、麝香。崔鹏等应用自拟消瘿方内服，配合患处外敷甲肿一号治疗。

（5）黄连膏　黄连、黄柏、姜黄、生地黄、当归。王平等应用自拟治疗亚急性甲状腺炎经验方内服，配合患处外用黄连膏（黄连、黄柏、姜黄、生地黄、当归）治疗。

（6）针灸　选大椎、风地、外关、合谷、气舍、太冲等穴，用泻法。适用于肝火炽盛型亚急性甲状腺炎。

3. 成药应用

夏枯草膏：口服。一次 9g，一日 2 次。主要用于火热内蕴所致的瘰疬、瘿瘤、甲状腺肿大。

4. 单方验方

（1）蒲公英 30g，野菊花 15g，水煎开后，可做茶冲饮，每日多次。用于热毒炽盛型亚急性甲状腺炎。

（2）香远合剂　由黄精七 30g，景天三七 30g，制香附 12g，远志 12g，鳖甲 20g，蜘蛛香 6g，头顶一颗珠 12g，玄参 40g，夏枯草 60g，郁金 20g，五味子 20g，黄芪 40g，生牡蛎 40g，山慈菇 40g，白芍 20g，何首乌 30g，海藻 30g，17 味中药组成。制成 100ml/ 瓶装，口服，每日 2~3 次，每次 10~15ml。2 周为 1 个疗程。适用于肝郁气滞、痰瘀互结型亚急性甲状腺炎。

（3）清热解毒消瘿汤　黄连 10g，黄芩 12g，金银花 15g，连翘 15g，牛蒡子 12g，玄参 15g，夏枯草 30g，板蓝根 15g，海藻 10g，昆布 15g，重楼 10g，浙贝母 15g，僵蚕 10g，马勃 6g，甘草 8g。每日 1 剂，水煎分早晚 2 次服。1 个月为 1 个疗程。适用于热毒壅盛、痰火郁结型亚急性甲状腺炎。

（四）医家诊疗经验

1. 于世家

于世家教授将本病分为 2 个证型：①外感风热，毒邪壅滞型：多见于亚急性甲状腺炎急性期。表现为恶寒发热，头痛多汗，颈部瘿肿疼痛，伴心悸失眠，大便秘结，舌质红，苔薄黄，脉浮或滑数。该证型因外感风热毒邪，致气血津液运行失常，气血痰热结于颈前，热毒壅结，不通则痛。治宜清热解毒，通络止痛。方中选黄连、黄芩、大青叶、板蓝根、金银花、连翘、延胡索、穿山龙、香附。②脾肾阳虚，痰瘀阻滞型：通常见于本病甲减期。表现为颈部轻度肿大，疼痛不甚或隐痛，神疲倦怠，畏寒肢冷，腹胀纳呆，四肢肿胀，心悸无汗，大便溏薄，舌体胖大，有齿痕，苔薄白或白腻，脉沉细。疾病经久不愈，阳气受累，脾失健运，肾失气化，痰浊内生，阳虚则无力鼓动血脉，气血凝滞，颈前肿痛且不得消散。治当温阳健脾，化痰活血。方中选用茯苓、白术、山萸肉、菟丝子、女贞子、巴戟天、大腹皮、枸杞、枳壳、泽泻、益母草。

2. 冯建华

冯建华教授将本病分为 5 个证型：①风温犯表型：治当疏风清热，辛凉解表，方选银翘散加减。②热毒炽盛型：治当清热解毒，散结消瘿，方选生姜解肌汤或清瘟败毒饮加减。③肝郁化火型：治当疏肝清热，化痰消肿，方选龙胆泻肝汤或柴胡清肝汤加减。④气阴两虚型：治当益气养阴，通络散结，方选生脉散加减。⑤脾肾阳虚型：治当益气健脾、温肾助阳，方选金匮肾气丸或真武汤加减。

3. 许芝银

许芝银教授将本病分为 3 个证型：①外感风热型：治当疏风清热、消瘿散结，方选牛蒡解肌汤加减。②肝郁胃热型：治当疏肝清热、消瘿散结，方选丹栀逍遥散加减。③阳虚痰凝型：治当温阳软坚、化痰散结，方选阳和汤加减。

4. 魏华

魏华教授将本病分为风热外袭、热毒壅盛及肝胆火旺 2 型。风热外袭、热毒壅盛型予以银翘散加减：金银花、连翘、芦根、荆芥、薄荷、防风、板蓝根、牛蒡子、浙贝母、玄参等。肝胆火旺型予龙胆泻肝汤

加减：龙胆草、柴胡、黄芩、栀子、生地黄、车前子、当归、滑石、木通、川楝子、蒲公英等。同时，在此基础上局部配合使用四黄水蜜（大黄、黄芩、黄连、黄柏等组成蜂蜜调匀）加羚羊角粉外敷甲状腺区。

5. 李智滨

李智滨教授认为本病以热邪郁久，灼伤阴液，炼津为痰，热毒痰邪凝结于颈咽为主要病机。治宜清热凉血、滋阴止痛、消肿散结。

6. 夏仲元

夏仲元教授认为本病主要的病机为热毒蕴结颈部，风热痰湿上扰所致，故以清热解毒，散结消瘿为治则。

五、预后及转归

亚急性甲状腺炎的临床疗效及预后为良好，但由于饮食、情志等因素，常常容易复发。有报道显示本病的复发率约为 1.44%，复发时间为 14.5 ± 4.5 年。临床中有少数患者会出现永久性甲状腺功能减退，多考虑本病治疗前的其他因素导致，如放射性治疗和手术治疗等。

六、预防调护

（一）预防

增强机体抵抗力，避免上呼吸道感染及咽炎，对预防亚急性甲状腺炎发生有重要意义。

（二）调护

饮食方面，亚急性甲状腺炎患者适合吃一些热量比较高，并含高维生素、足够蛋白质还有糖类的食物。患者要少食多餐，不能暴饮暴食。忌辛辣、烟酒。甲亢期的患者还要禁食海带、海鱼、海蜇皮等含碘高的食物。此外家属以及医护人员对待亚急性甲状腺炎患者要诚恳、和蔼、耐心，

取得患者的信任，告诉他们有信心，配合治疗，情绪上保持稳定，有利于疾病恢复。

参考文献

[1] 中华医学会内分泌分会《中国甲状腺疾病诊治指南》编写组. 中国甲状腺疾病诊治指南—甲状腺炎：亚急性甲状腺炎 [J]. 中华内科杂志，2008，47（9）：784.

[2] 郝丛莉，梁伟娟. 亚急性甲状腺炎西医诊治进展 [J]. 临床合理用药，2020，13（3）：176-178.

[3] 李品，臧凝子，李小娟，等. 亚急性甲状腺炎中西医研究进展 [J]. 辽宁中医药大学学报，2020，22（5）：126-129.

[4] 程相稳，张广德，魏子孝. 魏子孝教授辨治亚急性甲状腺炎经验总结 [J]. 中医药导报，2018，24（2）：26-28.

[5] 唐晨佳，张楠. 亚急性甲状腺炎治疗及预后的研究进展 [J]. 浙江医学，2021，43（21）：2373-2376.

[6] 曹丽双，夏仲元. 夏仲元教授治疗亚急性甲状腺炎的临床经验 [J]. 临床医药文献电子杂志，2020，7（1）：21-22.

[7] 王一婷，魏华. 中医辨治亚急性甲状腺炎甲状腺功能减退期验案举隅 [J]. 中国中医药信息杂志，2019，26（7）：125-127.

[8] 惠娜，于世家. 于世家教授治疗亚急性甲状腺炎经验撷菁 [J]. 辽宁中医药大学学报，2012，14（2）：214-215.

[9] 夏仲元，伍学敏. 伍锐敏诊治亚急性甲状腺炎的思路与方法 [J]. 北京中医药，2014，33（5）：334-336.

第十节 慢性淋巴细胞性甲状腺炎

慢性淋巴细胞性甲状腺炎（CLT）又称桥本甲状腺炎（HT），或桥本病，是一类常见的自身免疫性甲状腺疾病（AITDs），是原发性甲状腺功能减退症的最主要原因。本病最早由日本桥本（Hashimoto，1912）根据组织学特征首先报道，故又名桥本病、桥本甲状腺炎。在20世纪50年代，Fromm（1953）发现患者血清中丙种球蛋白值增高，Roitt等（1956）在患者血清中检出了甲状腺自身抗体，提出本病可能为一种自身免疫反应的结果，以后慢性淋巴细胞性甲状腺炎又称为自身免疫性甲状腺炎。本病患者的甲状腺组织有淋巴细胞浸润、纤维化、间质萎缩及腺泡细胞的嗜酸性变，又称为慢性淋巴细胞性甲状腺炎。桥本病是一种器官特异性自身免疫病，发病机制尚未完全阐明，可能是在遗传易感性的基础上，出现先天性免疫监视缺陷，造成免疫功能紊乱，产生针对甲状腺的体液免疫和细胞免疫反应，致使甲状腺滤泡上皮破坏而致病，自身免疫反应的强度与病情密切相关。

桥本甲状腺炎（hashimoto thyroiditis，HT）为甲状腺炎中最常见的一种类型，占甲状腺疾病的7.3%~20.5%，其临床表现为甲状腺肿大，部分患者伴见甲状腺功能异常，尤以原发性甲减多见。近年来本病的发病率有上升趋势。桥本甲状腺炎为一种典型的器官特异性自身免疫性疾病，发病机制尚未完全阐明。其发病机制可能是由于抑制性T淋巴细胞功能障碍所致T辅助细胞与B淋巴细胞相互作用，针对甲状腺成分产生抗体（TGAb，TMAb），继而通过抗体依赖细胞介导的细胞毒作用和NK细胞介导的细胞毒作用导致甲状腺细胞破坏。桥本病患者甲状腺组织受自身免疫反应破坏，腺泡萎缩，淋巴细胞浸润及部分结缔组织增生，甲状腺激素分泌不足，最终导致不同程度的甲减表现。

中医学将桥本甲状腺炎归属于"瘿病""心悸""虚劳"等范畴。本病发病原因目前尚不十分明确，受感染、环境、遗传、碘摄入等诸多因素共同作用。根据其甲状腺肿大的主要临床表现，中医认为桥本甲状腺炎的病因是先天禀赋不足、肾气亏虚或后天失养，或因感受外邪、情志不遂等，主要涉及肝脾肾三脏，病机为本虚标实，本虚以脾肾阳虚及气血两亏为主，标实以气滞痰瘀凝结于颈前为主要表现。

在病因病机上，正气不足是本病发生的内在因素，贯穿于本病发展的始终。因人体正气内虚，外邪乘虚而入，造成阳气的生成不足，肝气郁结，气滞血瘀，郁而化热，火热炼液，灼津成痰，痰热瘀血互结于颈前甲状腺部发为甲肿。认为本病与素体禀赋密切相关，先天不足，忧思抑郁，肝失疏泄，气机不畅，脾失健运，使得气滞痰结，塞结颈前。病久甚则损气伤阳，出现脾肾亏虚之象。桥本甲状腺炎病位在甲状腺，但可涉及肝脾肾多个脏器功能紊乱、气血失调、阴阳失和。在本病的中期及后期，患者可出现气短乏力、面色少华、不耐疲劳、自汗、纳差等症状，部分患者还可见肢体肿胀、面色萎黄、肢寒、浮肿等。本病出现的甲减，病因亦以虚为主，病机为本虚标实。

一、病因病机

（一）西医学认识

1. 病因

病程中从患者血清中可检出效价很高的抗甲状腺各种成分的自身抗体。如甲状腺微粒体抗体、甲状腺球蛋白抗体，以及一部分患者血清甲状腺刺激阻断抗体（TsBAb）值升高。细胞免疫的证据是甲状腺组织中有大量浆细胞和淋巴细胞浸润及淋巴滤泡形成。有母细胞（blast cell）形成，移动抑制因子和淋巴细毒素的产生，本病患者的 T 淋巴细胞是有致敏活性的，相应的抗原主要是甲状腺细胞膜。有的患者同时伴随其他自身免疫疾病如恶性贫血、播散性红斑狼疮、类风湿关节炎、干燥综合征、1 型糖尿病、慢性活动性肝炎等。本病后期甲状腺功能明显低下时，临床上呈黏液性水肿。患者的抑制性 T 淋巴细胞遗传性缺陷导致甲状腺自身抗体产生。结合本病中尚有 K 细胞介导免疫，释放出包括淋巴毒素在内的可溶细胞，导致甲状腺细胞损害。另外遗传因素与自身免疫的发病机制密切相关。本病有家族聚集现象，且女性多发。国外在 HLA 遗传因子研究中发现，欧美白人 DBW3、DR5 增加，而日本人则是 DBW53 出现频率较高。

2. 病理改变

腺体大多呈弥漫性肿大，质地坚实，表面苍白，切面均匀呈分叶状，无坏死或钙化。初期甲状腺腺泡上皮呈炎症性破坏、基膜断裂，胞浆呈现不同程度的伊红着色，表示细胞功能正常，并有甲状腺腺泡增生等变化，为本病的特征性病理。后期甲状腺明显萎缩，腺泡变小和数目减少，空腔中含极少胶样物质。最具特征的改变为间质各处有大量浆细胞和淋巴细胞浸润及淋巴滤泡形成，其中偶可找到异物巨细胞。此外尚有中等度的结缔组织增生。

（二）中医学认识

1. 正气不足是本病发生的内在因素，贯穿于本病发展的始终

关于虚劳与正气不足、阴血亏虚的成因及证治，历代医家论述颇多，内容十分丰富。《素问·通评虚实论》："精气夺则虚。"《素问·宣明五气》篇提到劳倦内伤为虚劳的重要起因之一："五劳所伤，久视伤血，久卧伤气，久坐伤肉，久立伤骨，久行伤筋。"《内经》又用大量文字阐述外感六淫，内伤七情，不顺时宜，不知调养，积虚成损，皆为耗伤精气的缘由。《素问·上古天真论》中提到"虚邪贼风，避之有时，恬

淡虚无，真气从之，精神内守，病安从来"的防虚杜损的养生方法。在治疗上《素问·三部九候论》提出"虚则补之"，《素问·至真要大论》提出"劳则温之""损则温之"等总则。《难经·十四难》创"五损"之说，阐述本病内虚亏损的轻重程度和证候演变："一损损于皮毛，皮聚而毛落；二损损于血脉，血脉虚少，不能荣于五脏六腑也；三损损于肌肉，肌肉消瘦，饮食不能为肌肤；四损损于筋，筋缓不能自收持；五损损于骨，骨痿不能起于床。反此者，至脉之病也。从上下者，骨痿不能起于床者死；从下上者，皮聚而毛落者死。"《难经·十四难》在《内经》理论的基础上，进一步提出五脏虚损的治法："损其肺者，益其气；损其心者，调其营卫；损其脾者，调其饮食，适其寒温；损其肝者，缓其中；损其肾者，益其精。"确立了虚劳的治疗大法。

2. 情志内伤是本病发生的主要因素

隋代，《诸病源候论·瘿病》指出瘿病的病因主要与情志内伤及水土因素有关。谓："瘿者由忧恚气结所生，亦曰饮沙水，沙随气入于脉，搏颈下而成之。"金元至明清，在瘿病的病机上，突出了气滞、血瘀、痰浊在发病中的重要作用。长期忿郁恼怒或忧思太过，既影响肝之疏泄，又损伤脾主运化功能，使水湿聚而为痰。明代陈实功在《外科正宗·瘿瘤论》里提出瘿瘤的主要病理是由气、痰、瘀壅结而成。陈如泉认为本病乃因情志不畅致肝失条达，气机郁滞，气郁化火，甚至心火亦亢，表现为机体代谢功能亢进，肝郁乘脾，脾胃虚弱，甚则脾肾亏虚，出现机体代谢功能减低。病理机制乃因气滞、血瘀、痰浊交集于颈而成瘿肿。

3. 本病的发病与痰及瘀血密切相关

古代医家认为本病乃气郁痰凝之变，诚如《证治要诀》曰："痰为气所激而上，气又为痰所隔而滞。"其病机与气血凝滞有关，其发生是由于五脏瘀血、浊气和痰凝所致，并认为本病初起属实证，病久则表现为虚证。陈实功认为："瘿瘤之证，乃五脏瘀血、浊气、痰滞而成。"沈金鳌认为乃因"气血凝滞"，宗"结者散之"治则，以活血软坚之法治之。

二、临床诊断

（一）辨病诊断

1. 诊断要点

HT 的实际发病率尚不清楚，为 0.3~1.5/1000，男：女为 1∶15~1∶20，特别是 30~50 岁女性居多，但任何年龄，包括儿童均可见到。可以肯定其实际发病率较临床明确诊断的高，并有逐年增高的趋势。家族调查发现许多甲状腺增大者提示本病的可能。绝大多数无症状患者抗体滴度阳性。病初表现为甲状腺及峡部肿大，表面不平，呈结节或分叶状，伴有模糊的不适感。部分患者（＜5%）早期出现轻度的甲状腺毒性症状，称为桥本甲亢，对碘化钾或抗甲状腺药物无效，但对普萘洛尔（心得安）或甾体类化合物（类固醇）却有帮助，其原因可能与自身免疫学因素使甲状腺滤泡破坏、甲状腺激素的释放增多有关。但是由于甲状腺组织不断受到破坏，或由于 TSH 阻断性抗体的影响，经 2~12 周后常可导致甲状腺功能减退。患者甲状腺增大可以几十年无变化，或经过几年发展，最终出现甲状腺萎缩和黏液水肿。

临床上典型的 HT 仅占 15%，许多患者临床表现复杂多样，所以，HT 的诊断主要应结合临床表现和各项辅助检查结果。

2. 相关检查

（1）甲状腺功能检查　甲状腺素（T_4）浓度和游离甲状腺素指数（FTI）可以从低到高，但通常处于正常或偏低水平。甲状腺放射性碘摄取（RAIU）可以低于正常，也可过高，主要由 TSH 水平、甲状腺利用碘的效率和释放到外周循环中物质的性质所定。血清 TSH 浓度可反映患者的代谢状态，甲状腺功能正常者血清 TSH 正常，甲减者血清 TSH 则升高。但有些三碘甲状腺原氨酸（T_3）和 T_4 正常的患者，TSH 也可升高，原因可能是由于甲状腺功能不全而代偿性 TSH 升高所致。

（2）血清免疫学检查

①γ 球蛋白一般正常，升高时说明机体出现了高浓度球蛋白抗体（TGA），此时红细胞沉降率可升高。

②甲状腺微粒体抗体（MCA）和球蛋白抗体（TGA）对诊断有很大帮助，MCA及 TGA 的阳性率分别为 95% 及 98% 左右，大多数滴度明显增高，前者的阳性率更高，敏感性更好。年轻患者可出现低滴度抗体或 TGA 阴性，但绝大多数 MCA 阳性。

③抗甲状腺过氧化物酶（抗 -TPO）抗体检测，HT 和 GD 患者可高度阳性，而甲状腺炎、甲状腺癌、系统性红斑狼疮等呈低滴度阳性。

（3）影像学检查

①甲状腺放射性碘扫描：HT 的特征性表现为甲状腺增大，碘分布不均匀，与多结节性甲状腺肿的"冷"或"热"结节截然不同，局部碘累积的丢失，提示甲状腺病变严重。随着病情的发展，甲状腺碘浓度持续下降，进展迅速的 HT 甲状腺可无碘摄取，在同位素扫描中表现为"冷"结节。结合 TGA 和 TPO-Ab，对伴有局部疼痛的诊断有意义，同时也有助于鉴别亚急性甲状腺炎。杨吉生等认为甲状腺双时相显像技术有助于诊断，表现为血流增多而静态摄取量正常且分布不均匀。

②超声成像：应用二维超声及彩色多普勒显像检查，发现 HT 多呈弥漫性回声减低型，同时伴有甲状腺肿大，其内纤维组织增生呈网格样改变，仅少数为局限性回声减低型及多发结节型，各型病变部位均呈多血流表现，甲状腺上动脉收缩期最高，流速除局限性回声减低型接近正常外，其余均较正常组织增高。

③细针穿刺细胞学检查（FNAC）：穿刺活检 90% 的患者有淋巴细胞浸润，即使抗体滴度阴性，通过 FNAC 也可诊断，避免不必要的手术。对区别甲状腺良性或恶性结节的准确率为 85.9%，结合冷冻切片检查，确诊率为 92.6%。

（二）辨证诊断

桥本甲状腺炎病位在甲状腺，但可涉及肝脾肾多个脏器功能紊乱、气血失调、阴阳失和。在本病的中期及后期，患者可出现气短乏力、面色少华、不耐疲劳、自汗出、纳差等症状，部分患者还可见肢体肿胀、面色萎黄、肢寒、浮肿等。本病出现的甲减，病因亦以虚为主，病机为本虚标实。

1. 气郁痰阻证

临床证候：颈前正中肿大，质软不痛；颈部觉胀，胸闷，喜太息，或兼胸胁窜痛，病情的波动常与情志因素有关，苔薄白，脉弦。

辨证要点：颈肿无痛，善太息，苔薄白，脉弦。

2. 痰结血瘀证

临床证候：颈前出现肿块，按之较硬或有结节，肿块经久未消，胸闷，纳差，苔薄白或白腻，脉弦或涩。

辨证要点：颈肿质硬，纳差，苔薄白或白腻，脉弦或涩。

3. 肝火炽盛证

临床证候：颈前轻度或中度肿大，一般柔软、光滑，烦热，容易出汗，性情急躁易怒，眼球突出，手指颤抖，面部烘热，口苦，舌质红，苔薄黄，脉弦数。

辨证要点：颈肿，烦热汗出，眼突手抖，舌质红，苔薄黄，脉弦数。

4. 肝阴虚证

临床证候：瘿肿或大或小，质软，病起缓慢，心悸不宁，心烦少寐，易出汗，手指颤动，眼干，目眩，倦怠乏力，舌质红，舌体颤动。脉弦细数。

辨证要点：颈肿，心悸，失眠，多汗，乏力，舌质红，舌体颤动，脉弦细数。

三、鉴别诊断

（一）西医学鉴别诊断

1. 与 GD 相鉴别

由于 GD 和 HT 同属 AITD，发病机制具有很大相似性，某些致病基因也是相同的，血液中都可存在甲状腺自身抗体，因而在 HT 有甲亢表现时常难以鉴别，而且近年来许多报道提示两者还可相互转化，进一步增加了临床鉴别的难度。

2. 与萎缩性自身免疫性甲状腺炎相鉴别

萎缩性自身免疫性甲状腺炎又称原发性黏液性水肿，是成人甲低最重要的原因。可以是因为阻滞型抗 TSH 受体的抗体所致，但也可以是非甲状腺肿大性 HT 的后期，也可以是自身免疫性多内分泌腺功能低下综合征的一部分。80% 患者血清 TPO、TG 的抗体阳性（如阴性则可能为病程已较长），组织活检可见甲状腺普遍萎缩，偶见甲状腺滤泡和淋巴细胞浸润灶。

3. 与急性甲状腺炎相鉴别

急性甲状腺炎又称 De Quervain 甲状腺炎、巨细胞甲状腺炎或肉芽肿性甲状腺炎。本病儿童期少见，多见于病毒感染后，目前认为有关的病毒有麻疹病毒、腮腺炎病毒、流感病毒、肠道病毒、EB 病毒、腺病毒等。除因病毒感染本身引起炎症外，还可能与病毒感染诱发的免疫性损伤有关。辅助检查：血 T_3、T_4 及游离 T_3、T_4 在早期升高，后期可下降，甲状腺吸碘率可降低。通常，血中 TOP-Ab、TGAb 为阴性。

4. 与急性化脓性甲状腺炎相鉴别

急性化脓性甲状腺炎往往有发热、局部疼痛和触痛、吞咽困难，全身可能有其他化脓性感染灶，易于鉴别。

（二）中医学鉴别诊断

1. 与瘰疬相鉴别

瘰疬鉴别的要点，一是患病的具体部位，二是肿块的性质。瘿病的肿块在颈部正前方，肿块一般较大。正如《外台秘要·瘿病》说："瘿病喜当颈下，当中央不偏两旁也。"而瘰疬的患病部位是在颈项的两侧，肿块一般较小，每个约胡豆大，个数多少不等，如《外科正宗·瘰疬论》描述说："瘰疬者，累累如贯珠，连接三五枚。"

2. 与消渴病相鉴别

消渴病瘿病中阴虚火旺的证型，常表现多食易饥的症状，应注意和消渴病相鉴别。消渴病以多饮、多食、多尿为主要临床表现，三消的症状常同时出现，尿中常有甜味，但颈部无肿块。瘿病的多食易饥虽类似中消，但不合并多饮、多尿而颈部有瘿肿为主要特征，且伴有比较明显的烦热、心悸、急躁易怒、眼突、脉数等症状。

四、临床治疗

（一）提高临床疗效的要素

1. 正气不足是本病发生的内在因素，贯穿于本病发展的始终

正气不足贯穿于整个桥本甲状腺炎的始终，是本病发生的内在依据。中医普遍认为本病主要因正气不足，加之外邪入侵等因素有关。临床上 HT 的早期除甲状腺肿大硬外，往往还见有身倦乏力、胸闷不舒、大便不调等肝郁脾虚的证候，而且脾气不足的表现尤为突出。除甲状腺肿大之临床病理表现外，全身乏力乃是其首要的主要症状。在本病的中期及后期，可出现甲状腺弥漫性对称性肿大、气短乏力、面色少华、不耐疲劳、自汗出、纳差等症状，部分患者还可见肢体肿胀、面色萎黄、肢寒、浮肿等。

2.情志内伤是本病发生的主要因素

本病乃因情志不畅致肝失条达，气机郁滞，气郁化火，甚至心火亦亢，表现为机体代谢功能亢进，肝郁乘脾，脾胃虚弱，甚则脾肾亏虚，出现机体代谢功能减低。病理机制乃因气滞、血瘀、痰浊交集于颈而成瘿肿。

3.本病的发病与痰及瘀血密切相关

根据桥本甲状腺炎的临床表现，结合中医文献描述，认为本病属"石瘿"范畴，其病机与气血凝滞有关，其发生是由于五脏瘀血、浊气和痰凝所致，并认为本病初起属实证，病久则表现为虚证。陈实功认为："瘿瘤之证，乃五脏瘀血、浊气、痰滞而成。"沈金鳌认为乃因"气血凝滞"，宗"结者散之"治则，以活血软坚之法治之。

（二）辨病治疗

目前的治疗对消除该病尚无可靠方法，针对甲状腺大小和甲状腺功能异常可做对症处理。对无临床症状、甲状腺功能正常者不需处理，约50%患者会自然缓解，需随访观察。对甲状腺大伴TSH升高或有甲低试验依据者（T_4降低）应予L-甲状腺素，维持TSH在正常范围；对幼儿和学龄前儿童应维持T_4在均值和正常上限值之间；甲状腺激素替代治疗在早期有利于肿大的甲状腺缩小，但对已有纤维化、病程较长者，甲状腺则难以回缩；甲状腺激素替代治疗也不能改变患儿的自身免疫状态；相当一部分患者因甲状腺组织大部分毁损，而需甲状腺激素终生替代治疗。有甲亢表现者

应首选β受体阻滞剂，也可小量短期应用抗甲状腺药物。因皮质醇有显著的不良反应，且在停药后仍会复发，一般不推荐使用。对因肿大明显有压迫症状者（青春期后或成人）或疑有恶性变者可考虑手术治疗，但术后仍需甲状腺激素替代。

（三）辨证治疗

1.辨证论治

（1）气郁痰阻证

治法：理气舒郁，化痰消瘿。

方药：四海舒郁丸加减。青木香、陈皮、海蛤粉、海带、海藻、昆布、海螵蛸。

加减：胸闷、胁痛者，加柴胡、郁金、香附理气解郁。咽颈不适者加桔梗、牛蒡子、木蝴蝶、射干利咽消肿。

（2）痰结血瘀证

治法：理气活血，化痰消瘿。

方药：海藻玉壶汤加减。海藻、昆布、贝母、半夏、青皮、陈皮、当归、川芎、连翘、甘草。

加减：结块较硬及有结节者，可酌加黄药子、三棱、莪术、露蜂房、山甲片、丹参等，以增强活血软坚、消瘿散结的作用。胸闷不舒者加郁金、香附理气开郁。郁久化火而见烦热、舌红、苔黄、脉数者，加夏枯草、丹皮、玄参以清热泻火。纳差便溏者，加白术、茯苓、怀山药健脾益气。

（3）肝火炽盛证

治法：清肝泻火。

方药：栀子清肝汤合藻药散加减。柴胡、栀子、牡丹皮、茯苓、川芎、芍药、当归、牛蒡子、甘草、黄药子等。

加减：肝火亢盛，烦躁易怒，脉弦数者，可加龙胆草、夏枯草清肝泻火。风阳内盛，手指颤抖者，加石决明、钩藤、白蒺藜、牡蛎平肝息风。兼见胃热内盛而见多食易饥者，加生石膏、知母清泄胃热。

（4）肝阴虚证

治法：滋养阴精，宁心柔肝。

方药：天王补心丹加减。人参、茯苓、玄参、丹参、桔梗、远志、当归、五味子、麦门冬、天门冬、柏子仁、酸枣仁、生地黄等。

加减：肝阴亏虚、肝经不和而见胁痛隐隐者，可仿一贯煎加枸杞子、川楝子养肝疏肝。虚风内动，手指及舌体颤动者，加钩藤、白蒺藜、白芍平肝息风。脾胃运化失调致大便稀溏，便次增加者，加白术、薏苡仁、怀山药、麦芽健运脾胃。肾阴亏虚而见耳鸣、腰酸膝软者，酌加龟甲、桑寄生、牛膝、菟丝子滋补肾阴。病久正气伤耗、精血不足而见消瘦乏力，妇女月经少或经闭，男子阳痿者，可酌加黄芪、山茱萸、熟地黄、枸杞子、制首乌等补益正气、滋养精血。

2. 成药应用

（1）五加双参片　口服，一次 5 片，一日 3 次。功效益气补血。治疗桥本甲状腺炎气血两虚者。

（2）补元胶囊　口服就，一次 5 粒，一日 3 次。养阴益气之剂，治疗桥本甲状腺炎气阴两虚者。

（3）夏枯草口服液　口服，一次 10ml，一日 2 次。功效清火、明目。散结，消肿。治疗桥本甲状腺炎肝火炽盛者。

3. 单方验方

（1）消瘿合剂　黄芪 30g，当归 10g，皂角刺 15g，三棱 15g，莪术 15g，山慈菇 10g，柴胡 10g，夏枯草 30g，生牡蛎 15g。水煎服，3 次 / 天，连服 3 个月。适用于桥本甲状腺炎气虚血瘀证。

（2）软坚消瘿汤　柴胡、郁金、香附、青皮各 9g，瓜蒌皮 15g，山慈菇 12g，土贝母 9g，三棱 9g，白芥子 9g，自然铜 15g，蜣螂虫 6g。适用于桥本甲状腺炎肝郁脾虚、痰瘀互结。

（3）理气活血方　夏枯草 30g，柴胡 15g，半夏 10g，紫苏 10g，茯苓 12g，陈皮 12g，当归 15g，川芎 9g，丹参 15g，甘草 6g。适用于桥本甲状腺炎气滞血瘀证。

（4）柴胡疏肝散：柴胡、当归各 10g，香附、茯苓、黄药子各 12g，川芎、玄参、陈皮各 9g，黄芪 30g，夏枯草、浙贝各 15g，甘草 5g。适用于桥本甲状腺炎肝气郁结证。

（四）新疗法选粹

局部免疫调节治疗：甲状腺内局部注射糖皮质激素可抑制自身免疫致病过程，减少其破坏性抗体的产生及对甲状腺滤泡的破坏，预防 HT 患者由亚临床甲减进展为临床甲减，甚至恢复正常的甲状腺功能。

他汀类药物：近年来研究表明，他汀类药物在改善血脂代谢的同时，还具有抑制炎症反应和免疫调节作用，可通过调节细胞免疫状态而改善桥本甲状腺炎亚临床甲减患者的甲状腺功能。本病甲减患者由于肝脏低密度脂蛋白（low density lipoprotein，LDL）受体表达降低导致 LDL 清除率下降，常出现高胆固醇血症，他汀类药物可有效地改善高胆固醇血症，因此他汀类药物在临床桥本甲状腺炎治疗中的应用值得进一步的探索。

（五）医家诊疗经验

1. 吴学苏

吴学苏教授认为诸因致病，痰邪为重；从痰论治，重在防变（祛痰之法贯穿始终；治瘿重在防变），总结出 HT 的最常见病因是情志内伤，痰浊内郁是其重要病理环节，治疗上强调从痰论治，运用二陈汤与他方合方加减辨治不同阶段的 HT，并将中医"治未病"理论贯彻于病情早、中、晚期，主张用中医药干预本病进展，做到未病先防，既病防变，愈后防复，避免或延缓不可逆甲减及癌变的发生。

2. 张懿

张懿教授以气阴亏耗，痰瘀阻结为主要病机，施以益气养阴、化痰散结之法，方予以生脉散合夏枯草、煅牡蛎、浙贝母、连翘、山慈菇、生地黄等，并根据患者不同临床症状随症加减：肝郁气滞明显者加用柴胡、薄荷、青皮、陈皮等疏肝理气，肝火炽盛明显者加用栀子、黄芩、柴胡等清肝泻火，血瘀痰凝明显者加桃仁、红花、当归等活血化瘀之品，脾肾阳虚明显者加用熟地黄、淫羊藿、益智仁等温补脾肾。

3. 许芝银

许芝银教授认为本病可分早、中、晚3期。早期情志内伤，肝气郁结，郁热伤阴，此期多伴甲亢，病程较短，多为一过性。治拟清热养阴、疏肝理气，方选柴胡清肝汤合四君子汤加减。药用柴胡、黄芩、山栀、牡丹皮、赤芍、当归、麦冬、黄芪、党参、白术、茯苓、生甘草等。中期证属经络阻滞，痰瘀互结。治拟行气化痰、活血化瘀，方选桃红四物汤合二陈汤加减。药用桃仁、红花、当归、赤芍、川芎、三棱、莪术、法半夏、陈皮、木香、山慈菇、茯苓、甘草、麻黄、夏枯草、汉防己等。本病后期由于病程日久，阳气耗损，终致出现脾肾阳虚的表现，治拟温阳散寒、软坚散结，方选阳和汤加减。药用炙麻黄、鹿角片、熟地黄、干姜、白芥子、肉桂、甘草、防己、丹参、仙茅、淫羊藿、海藻、夏枯草等。

4. 张兰

张兰教授认为本病早期宜从肝论治，治宜清热泻火、理气疏肝，方选柴胡疏肝散加减；中期当从肝脾论治，治宜疏肝健脾、理气化痰，方选逍遥散加减；后期多从脾肾论治，治宜温补脾肾为主，兼软坚散结，方选真武汤或实脾饮化裁。

五、预后及转归

瘿病的各种证候之间有一定的关系。痰结血瘀常为气郁痰阻的进一步发展，肝火旺盛及心肝阴虚分别概括瘿病中火旺及阴虚的两种证候，但因火旺及阴虚二者在病理上常相互影响，临床症状上常相兼出现。

瘿病的预后大多较好。瘿肿小、质软、治疗及时者，多可治愈。但瘿肿较大者，不容易完全消散。若肿块坚硬、移动性差而增长又迅速者，则预后严重。肝火旺盛及心肝阴虚的轻、中证患者，疗效较好；重症患者则阴虚火旺的各种症状常随病程的延长而加重和增多，在出现烦躁不安、高热、脉疾等症状时，为病情危重的表现。

六、预防调护

保持精神愉快，防止情志内伤，以及针对水土因素，注意饮食调摄，是预防瘿病的两个重要方面。在容易发生瘿病的地区，可经常食用海带，及采用碘化食盐（食盐中加入万分之一的碘化钠或碘化钾）预防。

七、研究进展

1. 治法研究

高国宇总结将本病分三期五型治疗。早期证属郁热伤阴，治宜清热养阴，方选柴胡清肝汤合一贯煎加减。中期属气滞血瘀证，治宜行气活血，方选桃红四物汤加味；气滞痰凝证，治宜疏肝理气，健脾化痰，方选半夏厚朴汤加减；痰瘀互结证，治宜破瘀化痰，软坚散结，方选桃红四物汤合二陈汤加减。后期证属脾肾阳虚，治以温阳散寒，阳和汤加减。

肖惠根据其病因病机辨证论治，风火痰毒、邪毒袭肺者，治宜疏风清热，化痰消肿，以牛蒡解肌汤合四海舒郁汤治之。

随症加减：咽痛、口苦加桔梗、藏青果。肝郁化火、血瘀痰结者，治宜疏肝化瘀清热，化痰消瘿，以柴胡清肝汤合海藻玉壶汤治之。随症加减：结节坚硬者加三棱、莪术、丹参、海浮石。治疗60例桥本甲状腺炎，结果总有效率91.6%。

卞卫和等根据临床证候辨证分型：气虚血瘀、气阴两虚、阳虚痰凝，分别相当于本病早、中、后期，投以六君子汤合桃红四物汤加减以补气活血，生脉饮加减以益气养阴，阳和汤加减以温阳化痰，结果治愈17例，显效31例，好转14例，无效3例，总有效率95.3%。

吴氏总结许芝银教授经验认为，桥本甲状腺炎的早、中期并发甲状腺功能亢进，表现为气阴两虚之证，故治宜益气养阴，扶正消瘿。常用药物有太子参、党参、麦冬、五味子、黄芪、夏枯草、白芥子、麻黄、浙贝母等。桥本甲状腺炎日久可转化为甲状腺功能减退，出现阳虚症状，以脾肾阳虚为主，治宜温补脾肾、软坚散结。药用党参、熟地黄、鹿角胶、麻黄、白芥子、防己、海藻、丹参、仙茅、淫羊藿、甘草等。临证用药灵活加减：心悸汗多者加茯神、熟地黄、浮小麦、糯稻根须；能食善饥者加生石膏、知母；咽干者加生地黄、麦冬、天冬、天花粉；纳差者加焦山楂、焦麦芽。又根据现代药理研究加麻黄、防己，因麻黄有免疫抑制作用，防己有激素样作用。

王桥专用柴胡疏肝汤（柴胡、川芎、香附、枳壳各10g，甘草6g）加减治疗桥本病30例。心烦易怒，时欲叹气，加郁金、青皮、酸枣仁、夜交藤各10g；面晄白，形寒肢冷，加党参、黄芪、山药、熟地黄各10g；手足潮热、多汗心悸，加生地黄、丹参、山萸肉、泽泻各10g。1剂/d，30天为1疗程，连服药2疗程。结果治愈23例，好转5例，未愈2例，总有效率93.2%。

2. 复方研究

赵树廷等观察消瘿合剂联合甲状腺片治疗本病的疗效，消瘿合剂组成：黄芪30g，当归10g，皂角刺15g，三棱15g，莪术15g，山慈菇10g，柴胡10g，夏枯草30g，生牡蛎15g。水煎服，3次/天，连服3个月。对照组服泼尼松合甲状腺素片，结果总有效率显著高于对照组（$P < 0.05$），且TG-Ab、TM-Ab滴度下降幅度优于对照组（$P < 0.01$）。

方邦江等将80例慢性淋巴细胞性甲状腺炎患者随机分为软坚消瘿汤治疗组和西药治疗组，两组均予以左旋甲状腺素钠常规治疗，根据患者血清甲状腺激素水平调整用药剂量。西药治疗组患者甲状腺明显肿大伴压迫者，辅以适量泼尼松口服治疗。消瘿汤治疗组服用中药软坚消瘿汤（由柴胡、郁金、香附、青皮各9g，瓜蒌皮15g，山慈菇12g，土贝母9g，三棱9g，白芥子9g，自然铜15g，蜣螂虫6g组成），并观舌象、脉象、症状变化随症加减。治疗16周后结果显示，中药治疗组总有效率92.5%，西药治疗组总有效率60.0%。中药组治疗后血清FT_3、FT_4水平较西药治疗组升高明显（$P < 0.01$），血清TGA、TMA滴度较西药治疗组下降明显$P < 0.01$）。表明该方具有较好的软化、缩小甲状腺肿及其结节的作用，提高机体的免疫功能减轻甲状腺的自身免疫反应，促进甲状腺细胞功能的恢复，减少肾上腺糖皮质激素的用量，从而减少激素的不良反应。

参考文献

[1] 中华医学会内分泌分会《中国甲状腺疾病诊治指南》编写组. 中国甲状腺疾病诊治指南—甲状腺炎[J]. 中华内科杂志，2008，47（9）：784-785.

[2] 钱晨宏，蒋烈浩，郑国湾，等. 中医药治疗桥本甲状腺炎现状与进展[J]. 浙江中西

医结合杂志, 2021, 42（4）: 91-94.

[3] 阎冠奇, 张兰. 慢性淋巴细胞性甲状腺炎的中西医临床研究概况 [J]. 云南中医中药杂志, 2021, 42（4）: 91-94.

[4] 周桂荣, 徐萍芝, 崔鹏, 等. 补中益气汤加味治疗桥本甲状腺炎 60 例 [J]. 实用中医内科杂志, 2007, 21（2）: 66-67.

[5] 刘婧, 张兰. 以络论治桥本甲状腺炎思路 [J]. 中华中医药杂志, 2018, 33（7）: 2952-2955.

[6] 陆瑶瑶, 沈童, 高国宇, 等. 许芝银论治阳虚寒凝型桥本甲状腺炎学术经验浅析 [J]. 环球中医药, 2020, 13（10）: 1769-1771.

[7] 姚启政, 吴学苏. 吴学苏教授治疗桥本甲状腺炎经验拾萃 [J]. 浙江中医药大学学报, 2019, 43（7）: 679-681.

[8] 叶苗青, 方邦江. 方邦江教授治疗桥本甲状腺炎经验撷要 [J]. 现代中西医结合杂志, 2018, 27（33）: 3689-3692.

第七章 肾上腺疾病

第一节 库欣综合征

库欣综合征（Cushing 综合征，Cushings syndrome）为各种病因造成肾上腺分泌过多糖皮质激素（主要是皮质醇）所致病症的总称，其中最多见者为垂体促肾上腺皮质激素（ACTH）分泌亢进所引起的临床类型，称为库欣病（Cushing 病，Cushings disease）。库欣综合征又称皮质醇增多症或库欣综合征。1912 年，由 Harvey Cushing 首先报道。本征是由多种病因引起的以高皮质醇血症为特征的临床综合征，主要表现为满月脸、多血质外貌、向心性肥胖、痤疮、紫纹、高血压、继发性糖尿病和骨质疏松等。

中医学中库欣综合征属于"水肿""肾虚"等范畴。肝肾阴虚或气阴两虚在本病中表现尤为突出，湿热、血瘀亦是本病发病机制的重要环节，病本皆属虚，病标多夹邪。中医认为糖皮质激素乃阳刚之品，大剂量使用会致阳亢阴损，产生阴虚火旺的证候。

一、病因病机

（一）西医学认识

1. 依赖 ACTH 的 Cushing 综合征

本病包括：①Cushing 病：指垂体 ACTH 分泌过多，伴肾上腺皮质增生，垂体多有微腺瘤，少数为大腺瘤，也有未能发现肿瘤者；②异位 ACTH 综合征：系垂体以外肿瘤分泌大量 ACTH，伴肾上腺皮质增生。

2. 不依赖 ACTH 的 Cushing 综合征

本病包括：①肾上腺皮质腺瘤；②肾上腺皮质癌；③不依赖 ACTH 的双侧肾上腺小结节性增生，可伴或不伴 Carney 综合征；④不依赖 ACTH 的双侧肾上腺大结节性增生。

（二）中医学认识

中医认为：肾主藏精，精者，精微之极，具有量少而效宏之特性。肾精壅聚，失之条达，而成肾实。精血同源，精壅则血瘀，而可见紫纹。肾主生殖，精壅而致毳毛丛生，女子有男性化倾向，精壅不运致使经少、经闭或阳痿不育。肾实之证又可见前后不通，下焦壅闭，水湿不运，湿郁热壅，故大便干结；痰湿内聚，而成向心性肥胖，"肥人多痰湿"之症在此表现得较为突出。肾精既壅，痰湿又聚，气机郁滞，郁而化火，而成邪火，痰热互结，瘀阻于局部皮肤，影响气血运行，热壅血瘀而成疮疖，郁火上冲，并见头痛、烦躁、面赤等症。相火既旺，伤阴在先，壮火食气，相火遂为元气之贼，日久导致脾肾阳虚，或为阴阳俱虚。病机转变从早中期的以实为主，为热，为湿，为痰，为瘀，晚期辨证以虚为主，或虚中夹实。

至于医源性皮质醇增多症者，若系使用 ACTH，促使肾上腺皮质增生，仍呈肾精壅聚、痰湿蕴积之象，若系使用肾上腺皮质激素，则可导致肾上腺皮质萎缩，其早期虽呈痰湿蕴积、阴虚火旺、热毒瘀结之证，后期则为肾亏阳虚或脾肾阳虚之证候。

二、临床诊断

（一）辨病诊断

1.诊断要点

Cushing 综合征有数种类型：①典型病例：表现为向心性肥胖、满月脸、多血质、紫纹等，多为垂体性 Cushing 病、肾上腺腺瘤、异位 ACTH 综合征中的缓进型。②重型：主要特征为体重减轻、高血压、水肿、低血钾性碱中毒，由于癌肿所致重症，病情严重，进展迅速，摄食减少。③早期病例：以高血压为主，肥胖，向心性不够显著，全身情况较好，尿游离皮质醇明显增高。④以并发症为主就诊者，如心衰、脑卒中、病理性骨折、精神症状或肺部感染等。年龄较大，Cushing 综合征易被忽略。⑤周期性或间歇性：机制不清，病因难明，一部分病例可能为垂体性或异位 ACTH 性。

典型病例的表现如下。

（1）心性肥胖、满月脸、多血质　面圆而呈暗红色，胸、腹、颈、背部脂肪甚厚。至疾病后期，因肌肉消耗，四肢显得相对瘦小。多血质因皮肤菲薄、微血管易透见有关，有时与红细胞数、血红蛋白增多有关（皮质醇刺激骨髓）。

（2）全身及神经系统　肌无力，下蹲后起立困难。常有不同程度的精神、情绪变化，如情绪不稳定、烦躁、失眠，严重者精神变态，个别可发生类偏狂。

（3）皮肤表现　皮肤薄，微血管脆性增加，轻微损伤即可引起瘀斑。下腹两侧、大腿外侧等处出现紫纹（紫红色条纹，由于肥胖、皮肤薄、蛋白分解亢进、皮肤弹性纤维断裂所致），手、脚、指（趾）甲、肛周常出现真菌感染。异位 ACTH 综合征者及较重 Cuashing 病患者皮肤色素沉着加深。

（4）心血管表现　高血压常见，与肾素-血管紧张素系统激活，对血管活性物质加压反应增强、血管舒张系统受抑制及皮质醇可作用于盐皮质激素受体等因素有关。同时，常伴有动脉硬化和肾小球动脉硬化。长期高血压可并发左心室肥大、心力衰竭和脑血管意外。由于凝血功能异常、脂代谢紊乱，易发生动静脉血栓，使心血管并发症发生率增加。

（5）对感染抵抗力减弱　长期皮质醇分泌增多使免疫功能减弱，肺部感染多见；化脓性细菌感染不容易局限化，可发展成蜂窝织炎、菌血症、感染中毒症。患者在感染后，炎症反应往往不显著，发热不高，易于漏诊而造成严重后果。

（6）性功能障碍　女性患者由于肾上腺雄激素产生过多以及皮质醇对垂体促性腺激素的抑制作用，大多出现月经减少、不规则或停经；痤疮常见；明显男性化（乳房萎缩、生须、喉结增大、阴蒂肥大）者少见，如出现，要警惕肾上腺皮质癌。男性患者性欲可减退，阴茎缩小，睾丸变软，此与大量皮质醇抑制垂体促性腺激素有关。

（7）代谢障碍　大量皮质醇促进肝糖原异生，并有拮抗胰岛素的作用，减少外周组织对葡萄糖的利用，肝葡萄糖输出增加，引起糖耐量减低，部分患者出现类固醇性糖尿病。明显的低血钾性碱中毒主要见于肾上腺皮质癌和异位 ACTH 综合征。低血钾使患者乏力加重，引起肾浓缩功能障碍。部分患者因钠潴留而有水肿。病程较久者出现骨质疏松，脊柱可发生压缩畸形，身材变矮，有时呈佝偻、骨折。儿童患者生长发育受抑制。

2.相关检查

皮质醇分泌增多，失去昼夜分泌节律，且不能被小剂量地塞米松抑制。

（1）尿17-羟皮质类固醇（简称17-羟）在 55μmol/24h 以上，尤其是在 70μmol/24h

以上时，诊断意义更大。

（2）尿游离皮质醇多在 304nmol/24h 以上（正常成人尿排泄量为 130~304nmol/24h，均值为 207 ± 44nmol/24h），因其能反映血中游离皮质醇水平，且少受其他色素干扰，诊断价值优于尿 17- 羟。

（3）小剂量地塞米松抑制试验　每 6 小时口服地塞米松 0.5mg，或每 8 小时服 0.75mg，连服 2 天，第二天尿 17- 羟不能被抑制到对照值的 50% 以下，或游离皮质醇不能抑制在 55nmol/24h 以下；也可做一次口服地塞米松法：测第 1 日血浆皮质醇作为对照值，当天午夜口服地塞米松 1mg，次日晨血浆皮质醇不受明显抑制，不低于对照值的 50%。

（4）血浆皮质醇正常成人早晨 8 时均值为 276 ± 66nmol/L（范围 165~441nmol/L）；下午 4 时均值为 129.6 ± 52.4nmol/L（范围 55~248nmol/L）；夜 12 时均值为 96.5 ± 33.1nmol/L（范围 55~138nmol/L）。患者血皮质醇浓度早晨高于正常，晚上不明显低于清晨（表示正常的昼夜节律消失）。

（二）辨证诊断

1. 湿热瘀结证

临床证候：形体丰满，面部潮红，形如满月，皮肤紧绷或生痤疮，头晕昏沉，心烦失眠，易饥多食，脘腹满闷，肢体沉重，腰膝酸痛，大便干结，经少经闭，毳毛增多，唇须隐现，舌红，苔黄厚腻，脉滑数。

辨证要点：头晕昏沉，脘腹满闷，肢体沉重，毳毛增多，舌红，苔黄厚腻，脉滑数。

2. 郁热痰瘀证

临床证候：形体丰满，胸闷腹满，皮肤紫纹，溲少便干，头昏头沉，口苦咽干，神疲嗜睡，神情困顿，情绪不稳定，急躁易怒，寐差多梦，嗳气太息，经少经闭，不孕不育，舌暗红，苔腻略黄有沫，脉弦滑。

辨证要点：皮肤紫纹，溲少便干，头昏头沉，急躁易怒，舌暗红，苔腻略黄，脉弦滑。

3. 阴虚内热证

临床证候：颜面潮红，五心烦热，健忘失眠，口燥咽干，腰膝酸软，月经不调，便干尿赤，舌红，少苔或薄黄苔，脉细数。

辨证要点：五心烦热，健忘失眠，便干尿赤，舌红，少苔，脉细数。

4. 肾亏阳虚证

临床证候：腰膝酸软，头目眩晕，耳聋耳鸣，男子遗精盗汗，性欲减退，精子生成减少，女性月经减少或停经，或虚火上炎而见骨蒸潮热，手足心热，或消渴，或虚火牙痛等，舌红，少苔，脉细数。

辨证要点：头目眩晕，男子遗精盗汗，女性月经减少或停经，舌红，少苔，脉细数。

三、鉴别诊断

（一）西医学鉴别诊断

1. 与肥胖症相鉴别

肥胖症患者可有高血压、糖耐量减低、月经少或闭经，腹部可有条纹（大多数为白色，有时可为淡红色，但较细）。尿游离皮质醇不高，血皮质醇昼夜节律保持正常。

2. 与假性 Cushing 相鉴别

酗酒兼有肝损害者可出现假性 Cushing 综合征，包括临床症状，血、尿皮质醇分泌增高，不能被小剂量地塞米松抑制，在戒酒一周后，生化异常即消失。

3. 与抑郁证相鉴别

抑郁症患者尿游离皮质醇、17- 羟皮质类固醇、17- 酮类固醇可增高，也不能被地塞米松正常地抑制，但无 Cushing 综合征的临床表现。

（二）中医学鉴别诊断

1. 与单纯性肥胖相鉴别

部分肥胖者可有类似库欣综合征的一些表现，如高血压、糖耐量减低、月经稀少或闭经，可有痤疮、多毛，腹部可出现条纹（大多数为白色，有时可为淡红色），而有些病程较短、病情较轻的库欣综合征患者。临床表现不典型时不易区分。多数肥胖者24小时尿17-羟、17-酮排泄增加，但经肌酐排泄率纠正后多正常；且午夜血、唾液皮质醇不升高，血皮质醇仍保持正常的昼夜节律。

2. 与2型糖尿病相鉴别

2型糖尿病患者也常有高血压、肥胖、糖耐量减低及24小时尿17-羟轻度升高等表现，但没有典型的库欣综合征的表现，血皮质醇节律正常。

四、临床治疗

（一）提高临床疗效的要素

主要辨病机的转化和所主脏腑。中医认为本病在疾病发展的不同阶段，病机所主脏腑不同。病之初，由于情志内伤及外感六淫等，克伐脾土，脾不健运，蕴生痰湿，气血亏虚，表现为体型肥胖、面色垢浊、恶心呕吐、头晕、全身乏力等脾虚之象；然肝失条达，郁而化火，或素体阴血不足，虚火内生，渐出现气火亢盛之征，表现为烦躁失眠、颜面潮红、皮肤痤疮、血压升高、头痛等肝郁化火之象；病久，病及下焦，引动相火，暗耗阴精，阴损及阳，导致肾阴阳两亏，出现性欲减退，男子阳痿，女子闭经，抗病能力下降等肾虚症状。然脾虚、肝郁、肾虚三者之间又常互相兼夹，互为因果。

（二）辨病治疗

应根据不同的病因做相应的治疗。

1. Cushing 病

（1）经蝶窦切除垂体微腺瘤　为治疗本病的首选疗法。于大部分患者可找到微腺瘤，摘除微腺瘤后可治愈，少数患者手术后可复发。手术创伤小，并发症较少，术后可发生暂时性垂体肾上腺皮质功能不足，需补充糖皮质激素，直至垂体肾上腺功能恢复正常。

（2）如经蝶窦手术未能发现并摘除垂体微腺瘤或某种原因不能做垂体手术，对病情严重者，宜做一侧肾上腺全切，另一侧肾上腺大部分或全切除术，术后做激素替代治疗。术后应做垂体放疗，最好用直线加速器治疗。如不做垂体放疗，术后发生 Nelson 综合征的可能性较大，表现为皮肤黏膜色素沉着加深，血浆 ACTH 明显升高，并可出现垂体瘤或原有垂体瘤增大。

对病情较轻者以及儿童病例，可做垂体放疗，在放疗奏效之前用药物治疗，控制肾上腺皮质激素分泌过度。

（3）对垂体大腺瘤患者，需做开颅手术治疗，尽可能切除肿瘤，但往往不能完全切除，为避免复发，可在术后辅以放射治疗。

（4）影响神经递质的药物可做辅助治疗，对于催乳素升高者，可试用溴隐亭治疗。此外，还可用血清素拮抗药赛庚啶、γ-氨基丁酸促效剂丙戊酸钠治疗本病以及 Nelson 综合征，可取得一些效果。

（5）经上述治疗仍未满意奏效者可用阻滞肾上腺皮质激素合成的药物，必要时行双侧肾上腺切除术，术后激素替代治疗。

2. 肾上腺腺瘤

手术切除可获根治，经腹腔镜切除一侧肿瘤可加速手术后的恢复。腺瘤大多为单侧性，术后需较长期使用氢化可的松（每日 20~30mg）或可的松（每日 25~37.5mg）做替代治疗。因为长时期高皮质醇血症抑制垂体及健侧肾上腺的功能，在肾上腺功能逐渐恢复时，可的松的剂量也随之递减，大多数患者于 6 个月至 1 年或更久可逐渐停用替代治疗。

3. 肾上腺腺癌

应尽可能早期做手术治疗。未能根治或已有转移者用肾上腺皮质激素合成阻滞药物治疗，减少肾上腺皮质激素的产生量。

4. 不依赖 ACTH 的小结节性或大结节性双侧肾上腺增生

做双侧肾上腺切除术，术后做激素替代治疗。

5. 异位 ACTH 综合征

应治疗原发性恶性肿瘤，视具体病情做手术、放疗和化疗。如能根治，Cushing 综合征可以缓解；如不能根治，则需要用肾上腺皮质激素合成阻滞药。

6. 阻滞肾上腺皮质激素合成的药物

（1）米托坦　可使肾上腺皮质束状带及网状带萎缩、出血、细胞坏死，主要用于肾上腺癌。开始每天 2~6g，分 3~4 次口服，必要时可增至每日 8~10g，直到临床缓解或达到最大耐受量，以后再减少至无明显不良反应的维持量。用药期间为避免肾上腺皮质功能不足，需适当补充糖皮质激素。不良反应有食欲减退、恶心、嗜睡、眩晕、头痛、乏力等。

（2）美替拉酮（SU4885，metyrapone）能抑制肾上腺皮质 11β 羟化酶，从而抑制皮质醇的生物合成，每天 2~6g，分 3~4 次口服。不良反应可有食欲减退、恶心、呕吐等。

（3）氨鲁米特（aminoglutethimide）此药能抑制胆固醇转变为孕烯醇酮，故皮质激素的合成受阻，对肾上腺癌不能根治的病例有一定疗效，每日用量为 0.75~1.0g，分次口服。

（4）酮康唑（ketoconazole）　可使皮质醇类固醇产生量减少，开始时每日 1000~1200mg，维持量每日 600~800mg。治疗过程中需观察肝功能，少数患者可出现严重肝功能损害。

7. Cushing 综合征患者进行垂体或肾上腺手术前后的处理

一旦切除垂体或肾上腺病变，皮质醇分泌量锐减，有发生急性肾上腺皮质功能不全的危险，故手术前后需要妥善处理。于麻醉前静脉注射氢化可的松 100mg，以后每 6 小时 1 次 100mg，次日起剂量渐减，5~7 天可视病情改为口服生理维持剂量。剂量和疗程应根据疾病的病因、手术后临床状况及肾上腺皮质功能检查而定。

（三）辨证治疗

1. 辨证论治

（1）湿热瘀结证

治法：清热泻实，除湿祛瘀。

方药：桃核承气汤合茵陈蒿汤加减。大黄、桃仁、红花、丹参、虎杖、茵陈、厚朴、枳实、草决明、泽泻、何首乌、黄精。每日 1 剂，水煎服。

加减：肾实之证用泻法，是宗《内经》"实则泻之"之旨。然肾为人体之根，故向有"肾无泻法"之说。《医学入门》指出："肾本无泻，此言泻者，伐其邪水邪火也。"说明泻法应用的目的在于伐邪。桃核承气汤合茵陈蒿汤有清泄湿热、祛瘀破结之用，非常适用于皮质醇增多症实证患者。故初投剂量宜轻，可用生大黄，得泻下后，易以熟大黄。所以配以黄精、首乌者，防热实而伤阴也。泻实祛邪当顾其正，即《内经》"无使过之，伤其正也"之意。兼有阳亢肝旺，头晕眠差者，可加磁石先煎，以镇摄其上炎之火。兼阴虚心火旺、心烦不宁、口舌生疮、小便黄赤者，可加生地黄、莲子心、竹叶以清心导赤；心烦、失眠者，加远志、炒酸枣仁以安神定志。兼有皮肤紫纹者，可加当归、川芎以活血通脉。

（2）郁热痰瘀证

治法：解郁清热，化痰祛瘀。

方药：小柴胡汤、枳实消痞丸、温胆汤加减。柴胡、黄芩、枳实、厚朴、沙参、白术、法半夏、陈皮、茯苓、泽泻、丹参、山楂、何首乌、荷叶。每日1剂，水煎服。

加减：皮质醇增多症主见满月脸、水牛背之向心性肥胖，常有痰湿、郁热互结之象，治法当解郁清热和化痰法同用。此型尤多见于平素痰湿较盛或少阳肝郁体质性情抑郁者。所以用小柴胡汤、温胆汤之类。若患者大便干结，可加熟大黄、草决明；伴高血压、头痛头晕者，可加川芎、桑叶、菊花、槐米，或加炒莱菔子；胸闷气郁者，可加香附、苏梗、香橼、佛手片；兼有虚象，症见腰膝酸软、下肢乏力者，可加当归、牛膝、木瓜、杜仲、薏苡仁；兼肝肾阴虚者，加黄精、生地黄、白芍；伴有湿热下注，会阴瘙痒者，可加地肤子、苦参以利湿清热止痒。方中之所以重用泽泻者，是因为泽泻利水而无伤阴之弊。正如张景岳所谓"泽泻以利阴中之滞""令邪水去，则真阴得养"；《本草通玄》曰："盖相火妄动……得泽泻清之而精自藏。"可见，泽泻既能利水渗湿，清泻湿热相火，又可顾护肾阴，故最宜选用。

（3）阴虚内热证

治法：清泻内热，滋阴益肾。

方药：知柏地黄丸、大补阴丸加减。知母、黄柏、桑叶、菊花、丹皮、生地黄、枸杞子、山茱萸、黄精、丹参、茯苓、泽泻。每日1剂，水煎服。

加减：阴虚火旺型多见于皮质醇增多症有阴虚体质的患者及女子男性化的患者，也可见于服用激素过多导致医源性皮质醇增多症的初期患者。肾阴不足与相火偏亢同时并见，所以治疗当重视清泻相火。阴虚肝旺、高血压、头晕头痛者，应加用珍珠母、石决明、黄芩、槐米、川牛膝、怀牛膝、夏枯草以平肝潜阳，或用建瓴汤化裁；口苦咽干、胸胁苦满者，可加柴胡、黄芩、枳壳；皮肤紫纹明显者，加桃仁、红花、紫草、茜草；若兼胃火内壅、大便秘结者，可加生大黄、全瓜蒌以清胃泄热。

（4）肾亏阳虚证

治法：补肾温阳。

方药：真武汤、桂附八味丸、参苓白术散、苓桂术甘汤加减。附子、炙黄芪、党参、白术、茯苓、陈皮、薏苡仁、大腹皮、干姜、大枣、炙甘草。每日1剂，水煎服。

加减：临床虽以阳虚证为主，但已寓有肾精不足的内在因素，故多见阴阳两虚之证。治疗以温阳为主，若形寒怯冷明显者，可加肉桂、鹿茸；阴阳两虚者，则加黄精、麦冬、生地黄；阳虚见有自汗者，加龙骨、牡蛎；阳痿不举者加淫羊藿、仙茅、巴戟天；经少、经闭者加当归、熟地黄；紫纹隐现者加丹参、川芎；兼腹满便秘者，加木香、槟榔以理气为主，不可妄投大黄等峻下之剂。

2. 外治疗法

知热感测定：于患者指趾末端十二经井穴处以线香火距穴位皮肤1~2mm均匀移动烘烤，同时默记香火移动至患者有痛或热感时的次数，即表示该经穴的知热感敏感度。经逐一测完各经井穴并记录结果，然后左右对比，凡左右同名经热感相差一倍以上，即可认为该经平衡失调，应考虑为病经。知热感迟钝的一侧（香火移动次数多）为虚，较敏感一侧（香火移动次数少）为实。经上述方法测出主要病经后，即在背部取该病经的腧穴，酌用维生素B_1、B_6、B_{12}或当归注射液、红花注射液等，按"虚则补、实则泻"的手法，以5号针向脊柱方向85°刺入，当出现麻胀感时，左右腧穴各注入药液 1ml，虚则以缓慢手法推药，实则快速推药。

3. 成药应用

（1）六味地黄丸

组成：熟地黄、山萸肉、山药、泽泻、茯苓、丹皮。

用法：每次 6g（浓缩丸 8 粒），每日 2 次口服。

功效：滋补肝肾，清热泻火。

适应证：肝肾阴虚证。

（2）金锁固精丸

组成：沙苑蒺藜（炒）、芡实（蒸）、莲须、龙骨（酥炙）、牡蛎（盐水煮一日夜，煅粉）。

用法：共为细末，莲肉煮粉糊丸，每服 9g，空腹时淡盐汤下。

功效：收涩固精。

适应证：肝肾阴虚，肾气不固，遗精滑泄，腰痛耳鸣，四肢无力者。库欣综合征后期，多影响人体的生殖系统，女子见月经改变，男子则遗精滑泄。中医认为肾为先天之本，病久如伤及肾，肾虚失藏，精关不固。方中沙苑蒺藜补肾益精、治其不足，龙骨、牡蛎潜阳固涩，莲子清心宁神，芡实健脾涩精，莲须为涩精要药。合而用之，共为固肾涩精。

4. 单方验方

（1）育阴潜阳降压汤（邱保国方）

组成：生地黄 20g，白芍 15g，生石决明 12g，生龙骨（先煎）12g，怀牛膝 15g，夏枯草 10g，杜仲 12g，罗布麻 15g。

功效：育阴潜阳，平肝息风。

主治：高血压证属肝肾阴虚，肝阳上亢者。

（2）加味天麻丸（黄春林方）

组成：天麻 15g，川芎 10~30g，酸枣仁 20g，法半夏 10~15g。

功效：息风定眩，化痰通络。

主治：高血压证属痰瘀阻络，虚风内

动者。

（3）清肝降压汤（周次清方）

组成：柴胡 6g，菊花 10g，钩藤 15g，黄芩 10g，丹皮 10g，栀子 10g，香附 10g，青木香 6g，佛手 10g。

功效：清肝泻火降压。

主治：早期高血压证属肝阳上亢者。

（4）理脾健运汤（李振华方）

组成：白术 10g，茯苓 20g，泽泻 12g，桂枝 6g，玉米须 30g，砂仁 8g，厚朴 10g，木香 6g，薏苡仁 30g，半夏 10g，山楂 15g，鸡内金 10g。

功效：温中健脾，祛痰化湿。

主治：肥胖症证属痰湿瘀阻者。

（5）温肾理气降糖方（任继学方）

组成：生地黄 80g，知母 50g，天花粉 15g，天冬 15g，黄精 15g，红花 3g，肉桂 3g，黄连 5g，白蒺藜 15g，三棱 10g，莪术 10g，鸡内金 15g，干姜 5g。

功效：温肾滋阴，健脾理气。

主治：血糖升高、肥胖证属肝肾阴虚，脾虚湿困者。

（6）清肝泻心汤（王行宽方）

组成：黄连 4g，黄芩 10g，炒山栀 10g，柴胡 10g，生地黄 10g，知母 10g，百合 30g，天花粉 15g。

功效：清肝泻心，滋阴润燥。

主治：血糖升高证属心肝郁热证。

（四）新疗法选粹

目前后腹腔镜技术在库欣综合征的治疗中应用比较广泛，与传统的手术方式相比其具有创伤小、术后恢复较快、安全等优点。库欣综合征的主要治疗目标是，降低高皮质醇血症，切除肿瘤。亦有报道显示带蒂肾上腺背部皮下移植术是治疗肾上腺皮质增生症的较好方法。垂体瘤伽马刀是一种新的治疗方法。

（五）医家诊疗经验

1. 丁济南

结合患者的临床表现，丁济南老中医认为本病病变部位是以皮毛和大肠为主；中医学认为"肺主皮毛""肺与大肠相表里"；因此，丁老认为皮质醇增多症的实质是肺郁。滑伯仁曰："郁者结聚而不得发越，当升者不得升，当降者不得降，当变化者不得变化，所以传化失常而病见矣。"肺郁则肺气不得流畅，毛孔闭塞，故少汗，甚则无汗。张志聪谓："肺主气，气主表，故合于皮，毛附于皮，气长则毛荣。"肺郁则实，功能亢进，故毛发增生，甚则女子亦生胡须。肺为水之上源，肺郁则膀胱气化不利，水湿得以潴留，脾土受困，湿浊留于肌肤而成肿胀，郁则气滞，滞于形躯，则见胁胀、背胀。肺郁则金不生水，水不涵木，而使肝火偏旺；金不生水，则水不济火而使心火旺盛，故见高血压、烦躁易怒、口干等症；因肾水不足，加之心肝火旺，消烁阴血，造成冲脉不盛，血海不充，经血不能按时而下，引起月经失调，肾水不足，日久阴损及阳，导致肾阳亦虚，以致阳痿、性欲减退，肺与大肠相表里，肺郁则肺气不能肃降，腑气不通，肺郁内热造成肠燥而致大便秘结。《医统》曰："郁脉多沉伏，或结，或促，或代。"本病患者脉多沉细，也是郁证之象。丁老认为，皮质醇增多症的病理机制是肺郁。主要原因是肺郁不宣，湿蕴不泄。肿胖的原因在于气、湿。肿胖所累及的脏腑主要为肺、脾、肾与膀胱。治疗原则以开膜理、宣肺气为主，佐以理气、清热、化湿及活血调经之法。

2. 刘皎

刘皎教授根据中医学理论，认为本病系肝肾两脏阴阳消长失去平衡所致。肾藏真阴而寓元阳，为水火之脏。一旦发生病变则肾之阴阳、水火、便失去平衡。据报道肾阳虚者内分泌调节功能及肾上腺皮质反应功能低下，肾阴虚者神经体液的调节功能活跃，肾上腺皮质反应功能亢进。又由于肝肾同源，肝肾阴阳之间的关系极为密切，所以肾病首先影响到肝，如肾水不足则易导致肝阳偏亢。所谓"水不涵木"出现阴虚阳亢的证候。另外冲任督三脉同起于会阴，并与肝、肾两经相连接，所以肝肾两脏的病理变化或冲任两经功能失常相互影响，均能导致本病的发生，因而治疗应从肝肾入手。分为肝肾阴虚、肝阳偏亢，方选六味地黄汤加葛根、牛膝、钩藤。肝阳偏亢，痰火内盛。治宜平肝潜阳，清化痰热。珍珠母20g，石决明20g，黄连3g，栀子10g，胆南星6g，瓜蒌10g，大黄6g，玄参10g，葛根10g，罗布麻10g。

五、预后及转归

经有效治疗后，病情可望在数月后逐渐好转，向心性肥胖等症状减轻，尿糖消失，月经恢复，甚至可受孕。精神状态也有好转，血压下降。如病程已久，肾血管已有不可逆的损害者，则血压不易下降到正常。癌的疗效取决于是否早期发现及能否完全切除。腺瘤如早期切除，预后良好。Cushing病患者治疗后的疗效不一，应定期观察有无复发，或有无肾上腺皮质功能不足。如患者皮肤色素沉着逐渐增深，提示有 Nelson 综合征的可能性。

六、预防调护

（一）预防

1. 运动保健

积极锻炼身体，提高机体免疫力，不可过度疲劳，注意保暖，防止着凉，避免跌打外伤，以防骨折。

2. 饮食保健

注意饮食的营养卫生，予以高蛋白质、

高维生素及低脂、低盐饮食，保持低热量膳食，预防体重增加，避免进食刺激性和含致癌物的食品。对并发糖尿病者，应严格控制饮食。

（二）调护

1. 心理保健

避免精神刺激，保持心情舒畅，树立战胜疾病的信心。

2. 调摄护理

注意作息起居，衣着增减，避免创伤、感染以免伤口不易愈合及感染扩散。注意测定电解质，防止出现低钾、低氯性碱中毒。手术前后要注意补充皮质醇。

七、专方选要

滋肾汤

鹿角胶、龟甲胶、生地黄、黄芪、川芎、泽泻、茯苓、当归、知母、黄柏、山药、女贞子、墨旱莲、天冬等。用于防治皮质醇增多症疗效较好。

八、研究进展

研究提示，加味六味地黄汤能改善医源性皮质醇增多症。兴奋、失眠、脱发及股骨头坏死，符合中医肾主骨、生髓、其华在发的理论。服用大量激素引起的肾上腺皮质功能亢进的临床症状，从中医的角度来认识即为阳亢的表现：阳盛则阴病。阳盛则阴虚，以肝肾阴虚较多。人体五脏六腑之阴都由肾阴来滋助，五脏六腑之阳都以肾阳来温养，所以调理阴阳，补其不足，泻其有余，恢复阴阳的相对平衡，用滋补肝肾的补阴药可减轻或消除激素的不良反应，同时观察到服用加减六味地黄汤可减少激素的反跳，使其能顺利较快地减药。

通心络胶囊3粒，每日3次，1周后通心络胶囊为5粒，每日3次，通心络通过抗凝、抑制血小板聚集、降低血浆黏度、改善微循环等作用，从而改善肾上腺皮质的内环境，抑制肾上腺皮质弥漫性增生，尤其是抑制了束状带细胞的增生肥大，从而使肾上腺皮质的分泌功能趋于正常，这就是通心络治疗库欣综合征的可能机制。

参考文献

[1] 曹磊，张亚卓. 库欣病的治疗研究进展[J]. 中华神经外科杂志，2020，36（10）：1073-1076.

[2] 王瑞平，闫朝丽. 原发性双侧大结节性肾上腺增生的诊断及治疗进展[J]. 医学综述，2020，26（16）：3260-3264.

[3] 孙博文，冯铭，张家亮，等. 库欣病临床诊断研究进展[J]. 中国现代神经疾病杂志，2020，20（3）：162-165.

[4] 李佳琦，孙丽思，余叶蓉. 库欣综合征筛查试验的选择和临床应用[J]. 国际内分泌代谢杂志，2021，36（6）：573-577.

[5] 张雷，李乐乐，窦京涛，等. 双侧肾上腺皮质醇瘤致库欣综合征的临床诊断与治疗[J]. 解放军医学杂志，2018，43（7）：564-568.

第二节　肾上腺皮质功能减退症

肾上腺皮质功能减退症（adrenal insufficiency，AI）是由各种原因导致肾上腺皮质分泌功能低下的疾病，从病因上可分为原发性肾上腺皮质功能减退症（primary adrenal insufficiency，PAI）和继发性肾上腺皮质功能减退症（secondary adrenal insufficiency，SAI），确诊后应予以激素替代治疗。1855年Thomas Addison发表《论肾上腺疾病对全身和局部的影响》，描述以进行性贫血、皮肤褐色色素沉着、肌肉无力、极度衰弱、血压降低等为特征的疾病，即后来以他的姓氏命名的艾迪生病（Addison 病），也称为 PAI。PAI 主要是由于自身免疫、感染等原因破坏了双侧肾上腺皮质的绝大部分而引起肾上腺皮质激素分泌不足所致，多同时有肾上腺糖皮质激素（皮质醇）和盐皮质激素（醛固酮）分泌不足的表现。SAI 是由于下丘脑–垂体病变或使用肾上腺皮质激素治疗，引起促肾上腺皮质激素（ACTH）不足导致肾上腺皮质激素分泌减少的疾病。血清促肾上腺皮质激素测定是区分 PAI 和 SAI 的重要方法，前者 ACTH 水平升高，后者多正常低限或低于正常。一般而言，PAI 有特征性皮肤和黏膜过度色素沉着，SAI 患者肤色苍白，无明显色素沉着。

根据其临床表现，中医学将其归属于"黑疸""女劳疸""虚劳""痿证"等范畴。总以肾精不足为发病基础，以肾阳不足、命门火衰为病机关键。所以，临床上肾阳虚症状最为常见，病久则可由肾及脾，而致脾肾阳虚，多脏同病。

一、病因病机

（一）西医学认识

1. 感染

肾上腺结核为常见病因，常先有或同时有其他部位结核病灶如肺、肾、肠等。肾上腺被上皮样肉芽肿及干酪样坏死病变所替代，继而出现纤维化病变，肾上腺钙化常见。肾上腺真菌感染的病理过程与结核性者相近。艾滋病后期可伴有肾上腺皮质功能减退，多为隐匿性，一部分可有明显临床表现。坏死性肾上腺炎常由巨细胞病毒感染引起。严重脑膜炎球菌感染可引起急性肾上腺皮质功能减退症。严重败血症，尤其于儿童可引起肾上腺内出血伴功能减退。

2. 自身免疫性肾上腺炎

两侧肾上腺皮质被毁，呈纤维化，伴淋巴细胞、浆细胞、单核细胞浸润，髓质一般不受毁坏。大多数患者血中可检出抗肾上腺的自身抗体。近半数患者伴其他器官特异性自身免疫病，称为自身免疫性多内分泌腺体综合征（autoimmune polyendocrine syndrome，APS），多见于女性；而不伴其他内分泌腺病变的单一性自身免疫性肾上腺炎多见于男性。APS 1 型见于儿童，主要表现为肾上腺功能减退，甲状旁腺功能减退及黏膜皮肤白念珠菌病，性腺（主要是卵巢）功能低下，偶见慢性活动性肝炎、恶性贫血。此综合征呈常染色体隐性遗传。APS 2 型见于成人，主要表现为肾上腺功能减退、自身免疫性甲状腺病（慢性淋巴细胞性甲状腺炎、甲状腺功能减退症、Graves 病）、1 型糖尿病，呈显性遗传。

3. 其他较少见病因

恶性肿瘤转移，淋巴瘤，白血病浸润，淀粉样变性，双侧肾上腺切除，放射治疗破坏，肾上腺酶系抑制药如美替拉酮、氨鲁米特、酮康唑或细胞毒药物如米托坦的长期应用，血管栓塞等。

皮质激素合成代谢酶缺乏：①肾上腺脑白质不良是一种罕见的 X 连锁隐性遗传病，以脑白质进行性脱髓鞘和肾上腺皮质功能减退为临床特征。特征性的生化异常是饱和非分支极长链脂肪酸（VLCFAs）异常积聚，过度积累可损害生物膜的稳定性，是肾上腺脑白质不良致病的主要原因。过量的极长链脂肪酸形成的油脂与肾上腺皮质细胞膜结合后影响了 ACTH 对肾上腺细胞的刺激作用，细胞内类固醇合成受抑制，导致肾上腺皮质功能减退。单纯表现为艾迪生病的占肾上腺脑白质不良的 10%~17%。②后天性者可由药物或化学抑制酶而发生，但在本症发生中无重要实际意义。

（二）中医学认识

在中医学里，根据其临床表现将其归属于"黑疸""女劳疸""虚劳""痿证"等范畴，本病可由先天不足、五脏柔弱所致，尤其以自身免疫性疾病者居多；也可由于外感六淫，迁延失治，或烦劳过度，大病之后，失之调理而致成疾。主要病机以脏腑虚损为主，可表现为不同脏腑的气、血、阴、阳的虚损。病位在肾，以肾精不足为发病基础，以肾阳不足、命门火衰为病机关键。

1. 初期

早期常有疲乏无力、食欲不振、体重减轻、面色不华、心悸等心脾两虚的表现，或见纳食不香、口燥咽干、似饥而不欲食等胃阴不足的症状。

2. 中期

疾病逐渐发展，可因气虚不能行血出现瘀血症状，表现为皮肤色素沉着。

3. 后期

由于脾虚日久，后天不养先天，或先天不能温煦濡养后天，出现脾肾两亏，而见食欲不振、耳鸣耳聋、消化不良、腹痛腹泻、腰膝酸软、毛发失泽、阴毛和腋毛减少或脱落、稀疏、男子阳痿滑精，女子月经失调等；或肾水不能涵养肝木，表现为肝肾两虚，而见耳鸣耳聋、手抖、肌颤、手足麻木、腹胀便秘等症。外感痨虫者，其虚火内炽，更耗肝肾之阴，也可呈现肝肾阴虚之证，故临床上既有阳虚之表象，又有阴虚之内涵。

总之，不论感染痨疾或内伤烦劳，均可导致肾阳不足、命门火衰，临床常见肾阳虚衰之象，病久则可由肾及脾，而致脾肾阳虚。从本质而论，肾精不足（激素分泌不足）是发病基础，阳虚是阴损及阳的结果。临床上有表现为阴虚内热者，更提示该病有阴精不足的本质。阴虚久之，则成阴阳气血俱虚之候。

二、临床诊断

（一）辨病诊断

1. 诊断要点

皮肤黏膜色素沉着为该病的特征性改变，暴露处、摩擦处、乳晕、瘢痕等处尤为明显，黏膜色素沉着见于齿龈、舌部、颊黏膜处，应引起足够重视。发生原因主要是肾上腺糖皮质激素缺乏，负反馈抑制减弱，引起垂体 ACTH、黑素细胞刺激素分泌增多所致。

其他症状包括：①神经、精神系统：乏力、淡漠、疲劳，重者嗜睡、意识模糊，可出现精神失常。②胃肠道：食欲减退，嗜咸食，胃酸过少，消化不良；有恶心、呕吐、腹泻者，提示病情加重。③心血管系统：血压降低，心脏缩小，心音低钝；可有头昏、眼花、直立性昏厥。④代谢障碍：糖异生作用减弱，肝糖原耗损，可发生低血糖症状。⑤肾：排泄水负荷的能力减弱，在大量饮水后可出现稀释性低钠血症；糖皮质激素缺乏及血容量不足时，抗利尿激素的释放增多，也是造成低血钠的原因。⑥生殖系统：女性阴毛、腋毛减少或脱落、稀疏，月经失调或闭经，但病情轻者仍可生育；男性常有性功能减退。⑦对感染、外伤等各种应激的抵抗力减弱，在发生这些情况时，可出现肾上腺危象。⑧如病因为结核且病灶活跃或伴有其他脏器活动性结核者，常有低热、盗汗等症状，体质虚弱，消瘦更严重。本病与其他自身免疫病并存时，则伴有相应疾病的临床表现。

肾上腺危象：危象为本病急骤加重的表现。常发生于感染、创伤、手术、分娩、过劳、大量出汗、呕吐、腹泻、失水或突然中断肾上腺皮质激素治疗等应激情况下。表现为恶心、呕吐、腹痛或腹泻、严重脱水、血压降低、心率快、脉细弱、精神失常、常有高热、低血糖症、低钠血症，血钾可低可高。如不及时抢救，可发展至休克、昏迷、死亡。

2. 相关检查

血浆皮质醇降低和血清 ACTH 值升高是诊断艾迪生病的最重要指标，测定 ACTH 水平可判断为原发性或者继发性。测定 24 小时尿游离皮质醇浓度并非是一项很有用的诊断方法。一般实验室检查出现低血糖、低钠血症、高钾血症、高钙血症、贫血、淋巴及嗜酸性粒细胞增多、TSH 升高等。

（1）血液生化　可有低血钠、高血钾。脱水严重时低血钠可不明显，高血钾一般不重，如明显需考虑肾功能不全或其他原因。少数患者可有轻度或中度高血钙（糖皮质激素有促进肾、肠排钙作用），如有低血钙和高血磷则提示同时合并有甲状旁腺功能减退症。脱水明显时有氮质血症，可有空腹低血糖，糖耐量试验示低平曲线。

（2）血常规检查　常有正细胞正色素性贫血，少数患者合并有恶性贫血。白细胞分类示中性粒细胞减少，淋巴细胞相对增多，嗜酸性粒细胞明显增多。

（3）激素检查

①基础血、尿皮质醇、尿 17- 羟皮质类固醇测定常降低，但也可接近正常。目前采用较多的诊断 AI 的清晨皮质醇切点为 83nmol/L 及 100nmol/L，排除 AI 切点为 500nmol/L 及 550nmol/L。应强调单次清晨皮质醇结果不足以诊断或排除 AI。

②ACTH 兴奋试验：静脉滴注 ACTH 25U，维持 8 小时，观察尿 17- 羟皮质类固醇和（或）皮质醇变化，正常人在兴奋第一天较对照日增加 1~2 倍，第二天增加 1.5~2.5 倍。快速法适用于病情较危急，需立即确诊，补充糖皮质激素的患者。在静脉注射人工合成 ACTH（1~24）0.25mg 前及后 30 分钟测血浆皮质醇，正常人血浆皮质

醇增加 276~552nmol/L。对于病情较严重，疑有肾上腺皮质功能不全者，同时用静脉注射（或静脉滴注）地塞米松及 ACTH，在注入 ACTH 前、后测血浆皮质醇，如此既可进行诊断检查，又可同时开始治疗。

③血浆基础 ACTH 测定：明显增高，超过 55pmol/L，常介于 88~440pmol/L（正常人低于 18pmol/L），而继发性肾上腺皮质功能减退者，ACTH 浓度降低。

（4）影像学检查　X 线摄片、CT 或 MRI 检查于结核病患者可示肾上腺增大及钙化阴影。其他感染、血、转移性病变在 CT 扫描时也示肾上腺增大，而自身免疫病所致者肾上腺不增大。

（二）辨证诊断

本病的主要病理是脏腑之气虚损，其中以肾虚为主。上述各种致病因素都可损伤及肾。肾虚则五脏六腑之气不足，故出现全身性虚衰症状。命门寄于肾，肾气不足，命门火衰，表现为肾阳虚证。脾阳不足或肾阳虚衰容易相互影响，致使脾肾阳虚。肝肾同源，肾精不足，元阴不充，则可见肝肾阴虚的证候。此外，由于脏气亏虚，不能生血，气虚不能推动血液运行，本病病变过程中往往又伴有血亏与血瘀的病理表现，具体中医辨证分型如下。

1. 肾阳不足证

临床证候：头晕眼花，耳鸣体倦，面色㿠白，腰膝酸软，体重减轻，畏寒肢冷，阳痿，性欲淡漠，舌胖淡白，苔薄白水滑，脉沉细。

辨证要点：头晕眼花，耳鸣体倦，腰膝酸软，畏寒肢冷，性欲淡漠，舌胖淡白，苔薄白水滑，脉沉细。

2. 脾肾阳虚证

临床证候：面色暗黑无华，头昏神疲力乏，纳呆脘腹胀满，或恶心呕吐，大便次频质溏，形体消瘦软弱，四肢色暗欠温，

腰腿酸软无力。男子阳痿滑精，女子月经不调，腋毛、阴毛脱落，舌质淡暗，苔薄，脉沉濡细。

辨证要点：面色暗黑无华，纳呆脘腹胀满，形体消瘦软弱。男子阳痿滑精，女子月经不调，腋毛、阴毛脱落，舌质暗淡，苔薄，脉沉濡细。

3. 肝肾阴虚证

临床证候：面色晦暗，午后两颧发赤，目眶暗黑，皮肤干燥色枯，发枯不泽或脱发，形体明显消瘦，精神萎靡不振，间或烦躁易怒，夜间潮热盗汗，失眠多梦，头晕目花，软弱无力。男子遗精，女子经少，舌质暗红或绛，舌苔薄少，脉沉细弦涩。

辨证要点：面色晦暗，午后两颧发赤，皮肤干燥色枯，精神萎靡不振，间或烦躁易怒，夜间潮热盗汗。男子遗精，女子经少，舌质暗红或绛，舌苔薄少，脉沉细弦涩。

4. 气血阴阳俱虚证

临床证候：面部黧黑，两手晦暗，精神不振，倦怠无力，少气懒言，畏寒肢冷，腰膝酸软，阳痿不举，下肢微浮，舌质紫暗，舌苔薄白，脉沉细弱。

辨证要点：面部黧黑，倦怠无力，畏寒肢冷，腰膝酸软，阳痿不举，舌质紫暗，舌苔薄白，脉沉细弱。

三、鉴别诊断

（一）西医学鉴别诊断

本病需与一些慢性消耗性疾病相鉴别。最具诊断价值者为 ACTH 兴奋试验，本病患者显示储备功能低下，而非本病患者，经 ACTH 兴奋后，血、尿皮质类固醇明显上升（有时可连续兴奋 2~3 日）。

对于急症患者有下列情况应考虑肾上腺危象：所患疾病不太重而出现严重循环虚脱，脱水、休克、衰竭，不明原因的低血糖，难以解释的呕吐，体检时发现色素沉着、白斑病、体毛稀少、生殖器发育差。

（二）中医学鉴别诊断

本病需和一些出现皮肤色素沉着或加深，同时伴有乏力、消瘦、食欲不振等症状的疾病相鉴别。

1. 与黄褐斑相鉴别

黄褐斑多见于女性，面部有对称性黄褐色或褐色斑，日晒加重，但黏膜无色素沉着，且不伴有其他症状。

2. 与瑞尔黑变病相鉴别

症状为褐色或黑褐色色素沉着，位于额、面、耳后及颈部，不累及黏膜，且具有越近面部中心色素越少的特点，无其他全身症状。

3. 与血色病相鉴别

灰棕色或古铜色色素沉着为其主要特征之一，黏膜多不受累，尚可有肝大、糖尿病及性功能减退，皮肤活检，血清铁及含铁血黄素检查有助鉴别。最具诊断价值者为 ACTH 兴奋试验，肾上腺皮质功能减退患者显示储备功能低下，而非本病患者，经 ACTH 兴奋后，血、尿皮质类固醇明显上升。

四、临床治疗

（一）提高临床疗效的要素

肾者，至阴也，其色为黑。《普济方》云："肾病其色黑，其气虚弱，呼吸少气，两耳若聋，腰痛，时时失精，饮食减少，膝以下清冷。"所论类似本例患者表现，属于广义虚劳病的范畴。尤其以颜面皮肤色黑为特征性表现，又类似于古人所谓"黑疸"。西医治疗一般采用激素补充疗法，中医治疗关键在于补肾温阳。但应该指出的是：补肾治法应与健脾、养心等治法合参，同时补肾温阳应注意于阴中求阳。

（二）辨病治疗

肾上腺皮质功能减退症，不管是哪种病因，诊断一旦成立，应尽早给予肾上腺皮质激素，替代期间，若遇上感染等，应及时加大肾上腺皮质激素剂量，且禁止擅自停药，以免危及患者的生命。

（1）基础治疗　使患者明了疾病的性质，应终身使用肾上腺皮质激素。

①糖皮质激素替代治疗：根据身高、体重、性别、年龄、体力劳动强度等，确定合适的基础量。宜模仿激素分泌昼夜节律在清晨睡醒时服全日量的2/3，下午4时前服余下1/3。于一般成人，每日剂量开始时氢化可的松20~30mg或可的松25~37.5mg，以后可逐渐减量，氢化可的松15~20mg或相应量可的松。在有发热等并发症时适当加量。

②食盐及盐皮质激素：食盐的摄入量应充分，每日至少8~10g，如有大量出汗、腹泻时应酌情加食盐摄入量，大部分患者在服用氢化可的松和充分摄盐下即可获满意效果。有的患者仍感头晕、乏力、血压偏低，则需加用盐皮质激素，可每日口服9α-氟氢可的松（9α-fluorohydrocortisone），上午8时一次口服0.05~0.1mg。如有水肿、高血压、低血钾则减量。

（2）病因治疗　如有活动性结核者，应积极给予抗结核治疗。补充替代剂量的肾上腺皮质激素并不影响对结核病的控制。如病因为自身免疫病者，则应检查是否有其他腺体功能减退，如存在，则需做相应治疗。

（3）肾上腺危象治疗　为内科急症，应积极抢救。①补充液体：典型的危象患者液体损失量约达细胞外液的1/5，故于初治的第1、2日内应迅速补充生理盐水每日2000~3000ml。对于以糖皮质激素缺乏为主、脱水不甚严重者补盐水量适当减少。补充葡萄糖液以避免低血糖。②糖皮质激素：立即静脉注射氢化可的松或琥珀酸氢化可的松100mg，使血皮质醇浓度达到正常人在发生严重应激时的水平。以后每6小时加入补液中静脉滴注100mg，第2、3天可减至每日300mg，分次静脉滴注。如病情好转，继续减至每日200mg，继而100mg。呕吐停止，可进食者，可改为口服。③积极治疗感染及其他诱因。

（4）外科手术或其他应激时治疗　在发生严重应激时，应每天给予氢化可的松总量约300mg。大多数外科手术应激为时短暂，故可在数日内逐步减量，直到维持量。较轻的短暂应激，每日给予氢化可的松100mg即可，以后按情况递减。

（三）辨证治疗

1.辨证论治

（1）肾阳不足证

治法：温肾壮阳。

方药：右归丸合桂附八味丸加减。炙附子、党参、肉桂、黄芪、熟地黄、怀山药、茯苓、丹参、补骨脂、鹿角胶、杜仲、甘草。每日1剂，水煎服。

加减：伴腰酸步履艰难者，除已用杜仲外，可加川牛膝、怀牛膝、蜈蚣以强筋壮骨、通经络；性欲减退者可酌加鹿茸、海马等血肉有情之品配合淫羊藿、仙茅等补肾壮阳。纳谷欠馨者，可加白术、焦三仙、鸡内金以健脾消食；色素沉着较明显者，可加枸杞子以温润营血，可改善色素沉着，或用当归、丹参、鸡血藤以养血通脉，以荣肌肤。

分析：肾阳不足是肾上腺皮质功能减退症的基本证型，糖皮质激素分泌不足者尤为典型，以肢软乏力、面色黧黑为主要表现，故用右归、桂附八味温肾壮阳，强其筋骨，以治"痿证"。但在此补肾之药不宜温燥，一则经文有"肾恶燥"之戒，二是本病有虚火之邪的内因，三是有肤暗干枯之症，故除常规使用桂、附、参、芪外，常应配用肉苁蓉、菟丝子，使之温而兼柔，并可适当加用韭菜子以佐温通肾阳之用，利肾气而疏经通络。

（2）脾肾阳虚证

治法：补肾健脾，益气温阳。

方药：补中益气汤或黄芪建中汤合桂附八味丸加减。党参、黄芪、白术、黄精、鸡血藤、当归、蒲黄、鸡内金、山茱萸、肉苁蓉、鹿衔草、甘草。每日1剂，水煎服。

加减：若阳虚明显者，加附子、肉桂以加强补肾之力；如伴恶心呕吐者，加姜半夏、竹茹以化痰止呕；伴呃逆者加柿蒂、旋覆花以和中降逆；腹胀者加枳壳、厚朴、木香以疏肝消胀；若有腹痛者，加延胡索、川楝子、白芍以理缓急止痛；腹泻者可加砂仁、肉豆蔻、神曲、焦山楂以健脾助运止泻；伴脱肛中气下陷者，可加升麻、柴胡、禹余粮升提固脱。

分析：脾肾阳虚是艾迪生病中肠胃型的主要表现，常以食欲不振为早期症状，较重者可伴有腹痛，容易误诊为胃溃疡等消化系统疾病，待出现色素沉着、低血压始可确诊为本病。尤其是食欲不振症状，在临床上较为多见，提示患者常有脾虚病机。故脾肾两补，兼顾其阴阳气血是其常用的治法。

（3）肝肾阴虚证

治法：滋肾柔肝，养阴清热。

方药：以一贯煎、补肝汤、左归丸、杞菊地黄丸加减。沙参、麦冬、山茱萸、黄精、生地黄、枸杞子、赭石、鹿衔草、龟甲、鳖甲、生蒲黄、银柴胡、胡黄连。每日1剂，水煎服。

加减：若伴有阳虚神疲力乏、形寒纳呆者，应加肉苁蓉；目眩者加天麻、青葙子以益髓荣脑明目；烦躁心悸者加灵磁石、酸枣仁、五味子以宁心敛神，且有生脉散滋养心阴之意；失眠多梦者，加朱砂粉（冲）、酸枣仁以养心安神。在X线摄片中见有肾上腺区结核钙化病灶者，可加百部、夏枯草，以抗痨散结。本型在治疗过程中，其虚热之证可渐次消退，阳虚之证相对可渐有所现，则原方可去银柴胡、胡黄连等清虚火之品，加肉苁蓉、菟丝子以增加补阳之力。在阴虚之证续有消减之际，则可用参、芪以易沙参、麦冬。若阳虚之证已占主导地位，则可按阳虚论治，或再增桂、附等温阳之药。

分析：肝肾阴虚系肾上腺结核患者的临床表现，以阴虚内热为其主要见证，尤以阴虚之证更为明显，这既是其结核病理变化的外在表露，实质上也是皮质激素分泌不足、肾精不足的征象，治当滋肾柔肝，兼顾清其虚热。

（4）气血阴阳俱虚证

治法：温阳益气，滋阴养血，活血化瘀。

方药：以右归丸、十全大补丸、八珍汤、归脾汤化裁。党参、黄芪、鹿衔草、鸡血藤、龙眼肉、当归、川芎、白芍、何首乌、桂枝、鹿角片、龟甲、生蒲黄、甘草。每日1剂，水煎服。

加减：若气虚明显者，可投红参以易党参，以大补元气；阳虚明显者，加附子、肉桂以温阳补肾；血虚明显者，加阿胶板、丹参、鸡血藤；妇女经少者，可加益母草、香附、桑寄生；有血瘀见症者，主以温通为法，可用桂枝、韭子、牛膝、蜈蚣等为佐。气虚阳陷，血压偏低者，重用人参、黄芪，加柴胡、升麻、枳壳、枳实、山茱萸，用升陷汤加味以益气升阳防脱；心肾阳虚，心动过缓者，可加附子、麻黄、细辛，用麻黄附子细辛汤可温阳复脉。

分析：气血阴阳俱虚大都系阿狄森病病，常是在脾肾阳虚的基础上，形成全身气血阴阳俱虚，尤以气虚之表现明显。由于气虚失运，可有血瘀的象征。此血亏、血瘀都是在继发于阳虚的病理基础上，所以治疗以补气温阳为主，但不宜过分温燥，故以参、芪为主药，配龙眼肉、鹿衔草、当归、鸡血藤等养血活血，鹿角片、龟甲填精补肾、滋阴助阳。

2. 外治疗法

针灸治疗：随临床主要症状可选用体针，并配合头皮针和耳针选取相应的穴位改善症状。

①脾虚型：脾俞、胃俞、足三里、百会，补法或灸法。（呕吐加内关）

②肾虚型：肾俞、气海、关元、大椎、膈俞、三阴交，补法或加灸。

3. 成药应用

（1）十全大补丸

组成：党参、白术（炒）、茯苓、炙甘草、当归、川芎、白芍（酒炒）、熟地黄、炙黄芪、肉桂。辅料为蜂蜜。

用法：每次1丸，每日2次。

功效：温补气血。

适应证：气血两虚证。

（2）金匮肾气丸

组成：地黄、山药、山茱萸（酒炙）、茯苓、牡丹皮、泽泻、桂枝、附子（制）。辅料为蜂蜜。

用法：每次1丸，每日2次。

功效：温补肾阳，化气行水。

适应证：肾阳不足证。

（3）人参养荣丸

组成：人参、白术（土炒）、茯苓、炙甘草、当归、熟地黄、白芍（麸炒）、炙黄芪、陈皮、远志（制）、肉桂、五味子（酒蒸）。辅料为赋形剂蜂蜜、生姜及大枣。

用法：每次1丸，每日2次。

功效：补益心脾，温补气血。

适应证：心脾不足、气血两虚证。

（4）参苓白术丸

组成：人参、茯苓、白术（麸炒）、山药、白扁豆（炒）、莲子、薏苡仁（炒）、砂仁、桔梗、甘草。

用法：每次1丸，每日2次。

功效：健脾祛湿。

适应证：脾虚湿蕴证。

（四）新疗法选粹

大部分内分泌学家的治疗是依据临床判断患者是否存在明显的类Cushing综合征，结合总体健康状况的评价而决定激素是否适量。可以通过监测24小时尿游离皮质醇，检查氢化可的松服用剂量未达到导致类Cushing综合征的水平来避免。一种高级但费时的方法称为"氢化可的松日夜曲线"，患者服用平时剂量氢化可的松的情况下，每隔2小时测定5~6次血皮质醇。根据结果调整用药时间和剂量。目的在于模拟皮质醇水平的正常节律，在首次服用后的皮质醇峰值浓度要达到650mmol/L，夜间谷值要低于250mmol/L，避免低于200mmol/L水平时间的延长，在日间维持皮质醇在650mmol/L和250mmol/L。对门诊患者而言极为不便。近期有研究认为，测定唾液皮质醇浓度是一种方便且敏感的方法，LovaSK等研究发现肾上腺功能减退症患者服药后血浆皮质醇和唾液皮质醇浓度有良好的相关性，且后者相对于门诊患者更为方便、快捷且价格较低。

（五）医家诊疗经验

1. 吴深涛

吴深涛教授指出慢性肾上腺皮质功能减退的发病机制核心是脏腑气血不相适应而失衡，提出本病当以阴阳双补为要。这样不仅可以通过整体调节，促进脏腑功能的恢复，对于应用激素替代治疗者，还可一定程度抵抗激素所致的不良反应。吴教授常辨证选用补肾药物，温肾益精，标本兼顾。改善症状、提高生存质量成为医患双方密切关注的焦点。就本病而言，吴教授认为与西医的激素对抗治疗相比，中医更侧重自我修复，在整体观念、辨证论治理论的指导下，发挥中医药整体调节以及适应原样作用，以阴阳双补为基础，顺五脏承制，调脏腑功能，以期使患者达到一种新的舒适状态，即适应性平衡一。

2. 王燕青

王燕青教授应用二仙汤治疗肾上腺皮质功能减退，认为本病主病在肾，肾阴阳俱虚。经现代药理研究，二仙汤能增强下丘脑－垂体－肾上腺皮质轴的分泌功能，有提高肾上腺皮质功能的作用。

3. 李永国

李永国认为本病多因脾肾两伤，气滞血瘀所致。治法：益气养阴，调补脾肾，活血化瘀。基本方：生甘草60g，人参15g（可用党参60g代），鹿角胶12g（烊冲），龟甲胶12g（烊冲），黄芪50g，陈皮15g，川芎30g，丹参15g，淫羊藿30g，枳壳30g。

五、预后及转归

本病在严格使用内分泌治疗、抗结核等治疗后，患者寿命大大延长，劳动力亦显著恢复，可接近正常人。生育期女患者接受规范治疗后尚可正常妊娠及生育，小儿产前产后生长发育完全正常，但在分娩期应注意防治肾上腺危象发作。治疗过程中，患者抵抗力较低，易患呼吸道感染、胃肠功能紊乱，甚而导致肾上腺危象发作，应予注意。

六、预防调护

（一）预防

积极采取措施，早期治疗各种导致本病发生的疾病，如采取抗痨措施等。对于长期使用肾上腺皮质激素治疗者，应尽量避免对垂体－肾上腺的抑制，例如采用隔日用药法，可以减轻医源性肾上腺皮质功能低下的发生。肾上腺手术时掌握好适应证及范围，避免本病的发生。注意摄生调节，避免烦劳、疲倦过度，节欲养神，增强抗病能力。

（二）调护

（1）安慰患者，让患者了解本病产生与治疗的基本知识，取得病人的合作，坚持长期不间断的治疗，避免肾上腺危象发生。

（2）避免体力与精神上的过度疲劳。

（3）避免感染、受伤、手术刺激，防止呕吐、腹泻及大汗、失水或过度冷热刺激。

（4）饮食需含丰富的碳水化合物、蛋白质及维生素，多钠盐，少钾盐。食盐摄入量每日需10~15g，以维持电解质平衡。用内分泌制剂治疗者，每日仍需食盐3~5g。

七、专方选要

1. 温阳益肾方

黄芪30g，熟地黄20g，制附片10g，全当归10g，菟丝子15g，淫羊藿15g，仙茅15g，补骨脂15g，枸杞子15g。适用于肾上腺皮质功能减退症属肾阴不足证。夜尿多者加桑螵蛸20g、山药15g、益智仁15g，畏寒肢冷重者加桂枝10g、干姜10g，重用附子30g，纳差者加炒白术15g、炒麦芽15g。

2. 四逆肾气汤

熟附片9g，肉桂8g，生熟地黄各12g，山药12g，山萸肉9g，泽泻12g，茯苓12g，丹皮9g，干姜8g，甘草30g，龙齿30g，磁石30g。适用于肾上腺皮质功能减退症属阳虚欲脱证。

3. 归脾汤加味

党参 15g、黄芪 12g、鹿衔草 10g、鸡血藤 30g、龙眼肉 20g、当归 15g、川芎 10g、白芍 12g、首乌 20g、桂枝 15g、生蒲黄 12g、甘草 10g。适用于肾上腺皮质功能减退症属心脾两虚证。

八、研究进展

国内有人报道用人参茎叶治疗肾上腺皮质功能减退症病，有一定疗效，可能与人参促进肾上腺分泌盐皮质激素有关。

根据少数病例观察，单用甘草流浸膏合并高盐饮食，对轻度或早期患者，可使体重增加，体力增加，食欲增进，血压增高，皮肤色素沉着减退，血清电解质浓度有所改善。对重症或晚期病例，则须加皮质素，也有人使用甘草粉治疗本病，每日 15~30g，认为其疗效优于甘草流浸膏。

参考文献

［1］Ventz M. Diagnosis and Treatment of Primary Adrenal Insufficiency: An Endocrine Society Clinical Practice Guideline ［J］. J Clin Endocrinol Metab, 2016, 101（2）: 364-369.

［2］郑鹏杰，张少玲. 肾上腺皮质功能减退症的诊治现状［J］. 内科急危重症杂志，2019, 25（1）: 73-79.

［3］徐由立，王宝家，郑秀丽，等. 宋兴教授治疗黑疸经验［J］. 时珍国医国药，2019, 30（10）: 2510-2512.

［4］单莉莉，艾邸，曹晓岚，等. 中西医结合治疗以发作性四肢软瘫为主要症状的肾上腺皮质功能减退症个案报道［J］. 山东中医杂志，2020, 39（6）: 628-631.

［5］李嫔. 原发性肾上腺皮质功能减退临床诊断［J］. 中国实用儿科杂志，2016, 31（6）: 414-418.

［6］旋静，丁庆刚，孙牧，等. 虚劳的中医诊断规范［J］. 世界最新医学信息文摘，2019, 19（68）: 205-206.

［7］胡爱芳，师艺航，高靖. 吴深涛教授治疗肾上腺皮质功能减退经验［J］. 云南中医中药杂志，2017, 38（10）: 1-3.

第三节　原发性醛固酮增多症

原发性醛固酮增多症（primary aldosteronism，PA）是由于肾上腺皮质肿瘤或增生导致醛固酮分泌增多，引起水钠潴留，抑制肾素－血管紧张素系统。最近研究数据表明，PA 在新诊断中国高血压患者中的发生率 > 4.0%。因 PA 患者较同年龄、同性别、相同血压水平的原发性高血压患者心脑血管病患病率更高，故及时诊断、治疗至关重要，同时在强调对难治性高血压患者进行原醛筛查的基础上，要注意对新诊断高血压人群也进行该病的筛查。

一、病因病机

（一）西医学认识

原发性醛固酮增多症根据病因和原发病变位置，可主要分为以下 4 种。

1. 原发病变在肾上腺

（1）肾上腺醛固酮腺瘤（APA）。

（2）原发性肾上腺皮质增生（PAH）。

（3）单侧肾上腺增生症（UAH）。

（4）分泌醛固酮的肾上腺皮质癌。

2. 病变不在肾上腺本身

（1）特发性醛固酮增多症（IHA）。

（2）糖皮质激素可抑制性醛固酮增多症（GRA）。

（3）家族性醛固酮增多症（FH）。

（4）异位醛固酮分泌腺瘤和癌。

APA 和 IHA 为 PA 中最常见的类型，总占比超过 95%。

其中，肾上腺醛固酮腺瘤（APA）直径通常小于 2cm，肿瘤包膜完整，多为一侧单个腺瘤，腺瘤同侧和对侧肾上腺组织可以正常、增生或伴结节形成，亦可发生萎缩。腺瘤多为促肾上腺皮质激素（ACTH）反应型，少数为肾素反应型腺瘤（APRA）。

特发性醛固酮增多症（IHA）病理变化为双侧肾上腺球状带增生。多数学者认为病因不在肾上腺本身，而是与醛固酮刺激因子（ASF）、垂体阿片黑素促皮质素原（POMC）的产物以及5-羟色胺等神经递质有关。近年还发现醛固酮合成酶（CYP11B2）基因变异可导致醛固酮的合成异常。Takeda等的研究显示，IHA患者的CYP11B2基因编码区异常突变，而CYP11B2mRNA的过度表达提示尚不明确的ASF或CYP11B2启动子的异常可导致高醛固酮血症，这种CYP11B2基因变异可能与IHA的发生有关。

糖皮质激素可抑制性醛固酮增多症（GRA）是家族性醛固酮增多症（FH）的分型之一，1966年由Sutherland等首次报告，近年先后在美国、爱尔兰、日本、中国发现一些家族性和散发性GRA。GRA是一种常染色体显性遗传病，此类患者醛固酮合成酶基因的编码序列区（CYP11B2）融合有11-p羟化酶基因调节区（CYP11Bl），此杂合基因导致醛固酮的分泌不受血管紧张素Ⅱ的影响，而受ACTH的调节。GRA特有的生化异常是18-羟皮质醇和18-氧皮质醇明显增多，常是醛固酮水平的3~4倍，提示醛固酮分泌依赖于ACTH。由于地塞米松可抑制ACTH的分泌，使嵌合基因的表达水平下降，醛固酮的生成也随之降低，故GRA患者多采用小剂量地塞米松长期治疗。

原发性肾上腺皮质增生（PAH）此类型在PA占比仅2%，由Kater于1984年首次报告，其病理形态与IHA相似，可为单侧或双侧增生，但生化特征与APA更相似，单侧或部分肾上腺切除术后可使高血压和低血钾得以纠正。确切病因尚不明了，可能与下列因素有关：（1）神经肽Y（NPY）对调控肾上腺皮质球状带增生和醛固酮的合成起重要作用；（2）肾上腺皮质细胞可自分泌内皮素-1（ET-1）。动物实验已证实ET-1作为选择性的受体激动剂，可通过酪氨酸激酶介导的细胞外信号调节激酶（ERK）1P2途径，在促进球状带细胞增生中起重要作用。

单侧肾上腺增生（UAH）与典型PA的各种亚型均不一致，表现为单侧肾上腺多结节样增生，增生的结节中3β-羟类固醇脱氢酶、11β-羟化酶、18-羟化酶等均有阳性表达，而增生的球状带区则呈阴性反应。结节可自主分泌醛固酮。肾上腺CT常不能检出这种微小的病变而被误诊为"正常肾上腺"，只有通过肾上腺静脉采样（adrenal venous sampling，AVS）方可在术前明确诊断。

肾上腺醛固酮癌罕见，肿瘤体积大，直径多在6cm以上，肿瘤除分泌醛固酮外，往往同时分泌糖皮质激素和雄激素。在细胞学上常难以确定肿瘤的恶性性质，主要依据其生物学行为改变来明确诊断。

异位醛固酮分泌腺瘤和癌占比 < 0.1%，可发生于肾内的肾上腺残余组织或卵巢内。

（二）中医学认识

原发性醛固酮增多症的临床表现与中医"眩晕""痿证""头痛"较为接近。中医学认为外感湿邪、饮食不节、情志不遂及跌仆损伤等为致病诱因，先天不足、久病体虚或房事不节伤及肝肾，筋脉失养是本病的主要因素。

1. 温热浸淫

久处湿地或涉水冒雨，感受外来湿邪，湿浊留滞，郁久化热，致湿热浸淫筋脉、影响气血的运行，使筋脉失于滋养而成痿。

2. 饮食不节

嗜食肥甘，过食辛辣，或长期嗜酒，损伤脾胃，健运失司，湿从中生，蕴湿积热，亦致湿热阻滞筋脉、气血运行不畅，令筋脉肌肉弛纵不收而发本病；或脾失健运，水湿聚而生痰、痰阻中焦，清阳不升，清窍失养，发为眩晕或头痛。

3. 情志不遂

忧思恼怒太过，肝失条达，肝气郁结，气郁化火，肝阴耗伤，肝阳上亢，导致阴亏阳亢，肝风内动，发为眩晕。

4. 肝肾亏虚

先天不足或病久体虚，或房事不节，肝肾亏耗，精血受损，筋脉失于荣养而致肢体痿弱无力；肾主藏精生髓，脑为髓之海，髓海空虚，无以充养于脑则发为眩晕。

5. 瘀血阻络

跌仆损伤，气血瘀阻，不得畅行，阻滞筋脉，四肢筋脉失养而成痿；气血不能上荣头目而致眩晕。

本病的病位在肝，继则脾肾，最终可及五脏。病性有虚、实两端，病初以标实为先，后以正虚为主。病机总以肝脾肾虚损，湿热痰瘀阻滞为关键。

二、临床诊断

（一）辨病诊断

1. 诊断要点

PA 诊断步骤分三步：①在有原发性醛固酮增多症高危因素的高血压患者中筛查可能的原发性醛固酮增多症患者，其中血浆醛固酮与肾素比值（aldosterone-to-renin ratio，ARR）为 PA 的首选筛查指标；②进行原发性醛固酮增多症的确诊试验；③进行原发性醛固酮增多症的亚型分型及定位诊断。患者往往有如下临床表现。

（1）高血压 高血压是 PA 患者主要和早期的表现，98% 的患者伴有不同程度的高血压，随着病程进展，血压可逐渐增高，呈中度及重度高血压，且对一般降压药物产生抵抗。据研究报道，醛固酮瘤患者血压较特醛症者更高。高血压的发病原理与醛固酮分泌增多引起水钠潴留和血管壁对去甲肾上腺素反应性增高有关，但长期的高醛固酮作用有"盐皮质激素逃逸"现象，因此原发性醛固酮增多症患者血钠并不会明显升高，多在正常或正常高限水平，且多无水肿发生。对于高血压病程较长的晚期病例，由于存在肾小动脉及外周动脉硬化等因素，致使醛固酮肿瘤摘除后血压仍不易完全恢复正常。另外，高血压病史久者常引起心脏扩大甚至心力衰竭。

（2）低血钾，高尿钾 因醛固酮作用所致肾小管排钾增多，80%~90% 的患者出现自发性低血钾。早期患者血钾可正常或在正常低限，仅在使用利尿剂、呕吐、腹泻等情况时出现低血钾。随着疾病进展可表现出持续低血钾，常在 3.0mmol/L 以下，并出现低血钾相关症状。

（3）周期性肌肉无力或瘫痪 也是该病的常见症状，因醛固酮致血钾下降导致患者出现肌肉无力，严重者可出现瘫痪。同时低钾可诱发碱中毒，导致血钙下降，诱发手足抽搐，指端麻木。

2. 相关检查

（1）筛查人群

①持续性高血压（＞150/100mmHg，1mmHg = 0.133kPa）者；使用 3 种常规降压药（包括利尿剂）无法控制血压（＞140/90mmHg）的患者；使用 ≥ 4 种降压药才能控制血压（＜140/90mmHg）的患者及新诊断的高血压患者。

②高血压合并自发性或利尿剂所致的低钾血症的患者。

③高血压合并肾上腺意外瘤的患者。

④早发性高血压家族史或早发（＜40岁）脑血管意外家族史的高血压患者。

⑤原发性醛固酮增多症患者中存在高血压的一级亲属。

⑥高血压合并阻塞性呼吸睡眠暂停的患者。

（2）筛查试验 ARR（血浆醛固酮/血浆肾素活性比值）：以往一度认为 PA 较少见，在高血压患者中占比不到 2%。1981 年 Hiramatsu 等以血浆醛固酮/血浆肾素活性比值（ARR）为指标，成功地从 348 例高血压患者中筛查出 9 例 PA 患者，自此 ARR 逐渐成为 PA 筛查的常用指标，并广泛应用于临床，使得 PA 的诊出率明显提高。

目前推荐的 ARR 切点值不一，根据共识，不同单位的 PAC 与 PRA、DRC 相应的常用切点如表 7-1。当检测的 PRA 和 PAC 单位为 μg/（L·h）和 ng/dl 时，各研究中心大多采用 20~40 的切点值；同一中心使用较低的切点值，筛查灵敏度较高，采用较高的切点值，则筛查特异度更高。

表 7-1 不同单位的 PAC 与 PRA、DRC相应的常用切点

指标	PRA[μg/（L·h）]	DRC（mU/L）
PAC（ng/dl）	20	1.3
	30	2.0
	40	2.7
PAC（pmol/L）	550	36.0
	830	55.0
	1 100	74.0

由于一些降压药物对 RAS 系统有激发或抑制作用，因此，需在充分停药或换药基础上，进行 ARR 的测定。通常情况下，β 受体阻滞剂、血管紧张素转换酶抑制剂、血管紧张素受体拮抗剂、短效双氢吡啶类钙离子拮抗剂及可乐定等需停用 2 周以上，利尿剂停用 4 周以上，醛固酮拮抗剂则需停用 6 周以上。若患者不适宜停药，可换用对

RAS 系统影响较小的药物，如缓释维拉帕米，或 α 受体拮抗剂如特拉唑嗪等。此外，进行 ARR 测定前，患者应保持正常钠盐摄入，纠正低血钾。静脉采血为上午 8~10 点，在患者立位 2 小时后进行。如果患者两次 ARR 比值均高于切割值，应进一步做原发性醛固酮增多症确诊试验。

（3）确诊试验 原发性醛固酮增多症筛查存在一定的假阳性率，对可疑患者应做进一步确诊试验。目前推荐临床确诊 PA 的试验包括氟氢可的松试验、口服钠盐负荷试验、静脉盐水负荷试验和卡托普利试验，其确诊率为 88%~100%。

①盐水负荷试验：生理情况下，细胞外液容量扩张或肾小管腔内钠离子浓度升高会抑制肾素分泌，醛固酮分泌减少，肾脏排钠增多，从而使高钠及高容量状况得以纠正，维持体内代谢平衡。原醛症患者醛固酮分泌呈自主性，不受高钠摄入的抑制。方法：患者取卧位，4 小时静脉滴注生理盐水 2000ml，输注前后分别测定血浆肾素活性、血醛固酮、血皮质醇及血钾。结果判定：目前认为盐水试验后的血浆醛固酮大于 10ng/dl，即可确诊 PA；小于 5ng/dl 则排除 PA；介于 5~10ng/dl，则需根据患者临床表现、实验室检查及影像学表现综合评价。

②高钠试验：在高血压及低血钾得到控制后，连续 3 日摄入高钠饮食，钠 218mmol/d（约等于 NaCl 12.8g），在第 3 日留取 24 小时尿液测定尿醛固酮、尿钠及尿肌酐。结果判定：24 小时尿钠大于 200mmol/L 说明钠摄入充足，尿醛固酮大于 12μg/24 小时应考虑自主性醛固酮分泌。该试验的敏感性和特异性分别为 96% 和 93%。严重高血压患者进行该试验时应仔细评估其风险，试验进行过程中尿钾排泄增加，导致低血钾加重，因此试验过程中应加强补钾，并密切监测血钾水平。

③卡托普利试验：卡托普利为 ACEI 抑制剂，可降低肾素调节的醛固酮分泌。方法：清晨卧位抽血测醛固酮及 PRA，予卡托普利（巯甲丙脯酸）50mg 口服，2 小时后予坐位抽血测醛固酮和 PRA。结果判定：正常人服卡托普利后血醛固酮水平降低，通常降低 > 30%，或 < 416pmol/L（15ng/dl），而 PRA 增加，原发性醛固酮增多症患者无明显变化。该试验敏感性为 90%~100%，特异性为 50%~80%。

④氟氢可的松抑制试验：患者口服 0.1mg 氟氢可的松，每 6 小时 1 次，共 4 天，同时应用氯化钾缓释片进行补充（每 6 小时 1 次，使血钾保持接近 4.0mmol/L），应用缓释 NaCl（30mmol，每日 3 次与餐同服）以及保持足够的食物盐摄取，以保证尿钠排泄率至少为 3mmol/kg 体重，第 4 日上午 10 点取血醛固酮和 PRA，患者应取坐位，血浆皮质醇应测上午 7 点和 10 点值。结果判定：第 4 日晨 10 点立位血浆醛固酮 > 6ng/dl 同时 PRA < 1ng/（ml·h），血浆皮质醇在 10 点的值小于 7 点的值（排除 ACTH 混杂的影响）则可确诊原发性醛固酮增多症。该试验目前在临床已较少使用。

（4）PA 的定位诊断

①肾上腺 CT：有助于发现直径在 1cm 以上的占位病变，但对小于 1cm 的腺瘤，CT 检出率低于 25%，且 CT 与肾上腺静脉取血的一致率仅为 53%，因此，为明确治疗方案，对适合行肾上腺静脉取血（AVS）且有手术意愿的患者，应进一步行肾上腺静脉取血。

②肾上腺静脉取血（AVS）：目前被认为是原发性醛固酮增多症分型、定位的金标准，该技术在两侧肾上腺静脉直接取血，能较精确地反映患者两侧肾上腺醛固酮的分泌量。其判别一侧肾上腺优势分泌的敏感性和特异性分别是 95% 和 100%。

（二）辨证诊断

原发性醛固酮增多症以肝肾不足、脾气亏虚为主要病理基础，上实下虚为其主要病机。肝肾阴虚，水不涵木，肝阳虚越，故可见头目眩晕；中土无制，脾不主四肢，筋脉失养，日久发为肉痿，则肢体乏力；阴虚内热则口渴多饮；肾气亏虚无以约束小便则多尿；心脉失养则心悸。病机总以肝脾肾虚损，湿热痰瘀阻滞为关键。

1. 肝肾不足证

临床证候：头痛，头晕，耳鸣，肌肉痿软，烦渴，多饮，多尿，舌质偏红，脉沉细。

辨证要点：头痛，头晕，耳鸣，肌肉痿软，舌质偏红，脉沉细。

2. 湿浊中阻证

临床证候：脘腹痞胀，甚则腹胀如鼓，恶心欲呕，纳差，口渴，肢体痿软麻木，小腿及腰胯困重，头重，头痛，视物模糊，苔白腻，脉迟缓。

辨证要点：脘腹痞胀，纳差，口渴，肢体痿软麻木，小腿及腰胯困重，苔白腻，脉迟缓。

三、鉴别诊断

（一）西医学鉴别诊断

1. 与非醛固酮所致盐皮质激素过多综合征相鉴别

非醛固酮所致盐皮质激素过多综合征患者呈高血压、低血钾性碱中毒，肾素 - 血管紧张素系统受抑制，但血、尿醛固酮不升反降。按病因可再分为 2 组。

（1）真性盐皮质激素过多综合征　患者因合成肾上腺皮质激素酶系缺陷，导致产生大量具盐皮质激素活性的类固醇（去氧皮质酮 DOC）。应采用糖皮质激素补充治疗。

1）17-羟化酶缺陷：出现以下生化及临床异常：①性激素（雄激素及雌激素）合成受阻，于女性（核型为46，XX者）引起性幼稚症，于男性（核型为46，XY者）引起假两性畸形。②糖皮质激素合成受阻，血、尿皮质醇低，血17-羟孕酮低，血ACTH升高。③盐皮质激素合成途径亢进，伴黄体酮、DOC、皮质酮升高，引起潴钠、排钾、高血压、高血容量，抑制肾素–血管紧张素活性，导致醛固酮合成减少。

2）11β-羟化酶缺陷：引起以下生化及临床症状：①血、尿皮质醇低，ACTH高。②雄激素合成被兴奋，男性呈不完全性性早熟，伴生殖器增大；女性出现不同程度男性化，呈假两性畸形。③11β-羟化酶阻滞部位前的类固醇：DOC产生增多，造成盐皮质激素过多综合征。

上述两种酶系缺陷皆伴有双侧肾上腺增大，可被误诊为增生型醛固酮增多症，甚至有误行肾上腺切除术者。

（2）表象性盐皮质激素过多综合征（apparent mineralocorticoid excess，AME）病因为先天性11β-羟类固醇脱氢酶（11β-HSD）缺陷。表现为严重高血压，低血钾性碱中毒，多见于儿童和青年人，可发生抗维生素D的佝偻病，此由于盐皮质激素活性所致高尿钙。此病用螺内酯治疗有效，但此药的抗雄激素及抗孕激素作用限制了其长期应用，尤其是儿童、少年患者。用地塞米松部分患者可奏效。糖皮质激素受体（GR）与盐皮质激素受体（MR）的结构相近，皮质醇可与MR结合，并使之激活，但在正常时，于肾小管上皮细胞处11β-HSD使皮质醇转变为皮质素而失去活性。而在AME中，11β-HSD有缺陷，皮质醇得以作用于MR，引起盐皮质激素过多的临床表现。患者尿17-羟及游离皮质醇排出量远较正常为低，但血浆皮质醇正常，这是由于皮质醇的灭活、清除减慢，每日分泌量减少。此外，尿中皮质素代谢物 / 皮质醇代谢物比值降低。

2. 与Liddle综合征相鉴别

Liddle综合征此为一常染色体显性遗传疾病，患者呈高血压、肾素受抑制，但醛固酮低，并常伴低血钾，螺内酯治疗无效，表明病因非盐皮质激素过多，而是上皮细胞钠通道异常，突变使通道处于激活状态，导致钠重吸收过多及体液容量扩张，治疗可用阿米洛利10mg，每日服2~3次，或氨苯蝶啶100mg，每日服3次以阻止肾小管上皮细胞重吸收钠并排泄钾，进而纠正低血钾，降低血压。待血钾、血压恢复正常后，改用维持量，前者2.5~5mg，每日服2~3次，后者50mg每日服1~2次。

3. 与伴高血压、低血钾的继发性醛固酮增多症相鉴别

肾素活性过高所致继发性醛固酮增多症可伴高血压、低血钾，需与原发性醛固酮增多症鉴别。肾素过多症又可分为原发性或继发性。原发性者由分泌肾素的肿瘤所引起，继发性者因肾缺血所致。

（1）分泌肾素的肿瘤　多见于青年人，高血压、低血钾皆甚为严重，血浆肾素活性特高。肿瘤可分为两类：①肾小球旁细胞肿瘤；②Wilms瘤及卵巢肿瘤。

（2）继发性肾素增高所致继发性醛固酮增多　包括：①恶性高血压，肾普遍缺血，伴肾素增多，部分患者可呈低血钾，血压高，进展快，常有氮质血症或尿毒症。一般无碱中毒，由于肾功能不良，可有酸中毒。②肾动脉狭窄所致高血压，进展快，血压高，在上腹中部或肋脊角区可闻及血管杂音。由全身性、多发性大动脉炎所致者可在颈部、腋部听到血管杂音或一侧桡动脉搏动减弱或不能触及。放射性核素肾图示患者肾功能异常。肾动脉造影可确诊。③一侧肾萎缩，也可引起严重高血压及低血钾。

（二）中医学鉴别诊断

1. 与痹病相鉴别

久病痹病，因肢体关节疼痛而长期废用，亦可见肌肉消瘦，与本病相似，但痹病均有疼痛，与本病力弱不痛有根本区别。

2. 与风痱相鉴别

风痱以步履不正，手足笨拙，动作不准，废而不用为主症，常伴有舌体病变，言语不利；而痿病则以力弱，肌肉萎缩为主症，两者有所区别。两者均可隐匿起病，病久也可痿痱并病。

四、临床治疗

（一）提高临床疗效的要素

主要审察虚实，辨别所主脏腑。若起病急骤，病情发展较快，多属实证；若起病缓慢，经久不愈，多属虚证。实证中如有受湿等病史，症见下肢痿弱无力，伴舌苔黄腻、脉滑者，多属湿热浸淫；虚证中如以纳少便溏，肌肉软弱无力为主症者，多属脾胃虚弱；若以腰膝酸软，伴头晕、遗精为主症者，多属肝肾亏虚。亦有肝肾阴虚，风木内动的虚实夹杂之证。

（二）辨病治疗

原发性醛固酮增多症的治疗可分为药物治疗和外科治疗。

1. 药物治疗

原发性醛固酮增多症患者的药物治疗以控制高血压、纠正低血钾及消除高醛固酮血症对靶器官的损害为目标。对于肾上腺皮质增生患者药物治疗效果好，手术的远期效果差。螺内酯是目前常用的醛固酮拮抗剂，是内科治疗的主要手段，但该药为非选择性醛固酮受体拮抗剂，可作用于性激素受体并导致男性乳腺发育、女性月经紊乱等不良反应。依普利酮是螺内酯的衍生物，可选择性

作用于醛固酮受体而避免上述不良反应。同时应补钾并加强降压治疗。对于地塞米松可抑制型应给予地塞米松治疗。

2. 外科治疗

对于腺瘤或腺癌的患者应及早手术治疗，术前应适当低钠饮食，每日补钾 3~6g，螺内酯 120~240mg/d，分 3~4 次口服，使术前血压、血钾正常。

（三）辨证治疗

1. 辨证论治

（1）肝肾不足证

治法：补益肝肾，滋阴清热。

方药：虎潜丸加减。方中虎骨（可用狗骨代）、牛膝壮筋骨利关节；锁阳温肾益精；当归、白芍养血柔肝荣筋；黄柏、知母、熟地黄、龟甲滋阴补肾清热；少佐陈皮以理气，干姜以通阳。本方治肝肾阴亏有热的痿病，为肝肾亏损证的基本方。

热甚者去锁阳、干姜，或用六味地黄丸加牛骨髓、猪骨髓、鹿角胶、枸杞子、砂仁治之。若兼见面色萎黄不华，心悸，舌淡红，脉细弱者，加黄芪、党参、当归、鸡血藤以补养气血。

若久病阴损及阳，症见怕冷，阳痿，小便清长，舌淡，脉沉细无力者，不可用凉药以伐生气，谴虎潜丸去黄柏、知母，酌加鹿角片、补骨脂、肉桂、附子等补肾壮阳。此外，也可加紫河车粉，或用牛骨髓、猪骨髓煮熟，捣烂和入米粉，再以白糖或红糖调服。

本证以阴虚夹热者为多，但应分清有热无热，虚火当滋肾，无火当填精，若阳虚者则又当温煦为治。

（2）湿浊中阻证

治法：清热燥湿，通利筋脉。

方药：加味二妙散加减。方中黄柏苦寒清热燥湿，苍术健脾燥湿，萆薢导湿热从小便而出；当归、牛膝活血通络；龟甲

滋阴潜阳，补肾壮骨。全方合用，清化下焦湿热，而无伤阴之虞。若湿盛，伴胸脘痞闷，肢重且肿者，可加厚朴、薏苡仁、茯苓、泽泻理气化湿；若长夏雨季，酌加藿香、佩兰芳香化浊；若形体消瘦，自觉足胫热气上蒸，心烦，舌红或苔中剥，脉细数，为热甚伤阴，上方去苍术加生地黄、麦冬以养阴清热；如肢体麻木，关节运动不利，舌质紫，脉细涩，为夹瘀之证，加赤芍、丹参、红花活血通络。

本证重在清热燥湿，不可急于填补，以免助湿恋邪，或热已伤阴，则应清养，仍需注意养阴而不碍湿。

各证都可结合针灸、推拿、气功等综合治疗，有助于提高痿病的治疗效果。

2. 成药应用

（1）健步虎潜丸（明·钱秀昌《伤科补要》）

组成：知母 20g，黄柏 40g，熟地黄 20g，龟甲（制）40g，当归 10g，白芍 20g，虎骨（制）10g，牛膝 35g，锁阳 10g，陈皮 7.5g，干姜 5g，羊肉 320g。

用法：口服。一日 2 次，一次 1 丸（每丸重 9g），淡盐汤或温开水送下。

功效：滋阴降火，强筋壮骨。

主治：肝肾阴亏的筋骨痿软症，小儿麻痹症后遗症，膝关节结核，筋骨痿软属阴虚有热者。

（2）四妙丸（清·张秉承《成方便读》）

组成：苍术、黄柏、牛膝、薏苡仁。

用法：口服。成人每次 6g，每日 3 次，小儿用量酌减，

功效：清热祛湿，通筋利痹。

上治：多用于湿热下注的痿证、脚气病等。

3. 单方验方

（1）杜仲炖猪肚　杜仲 30g，猪肚 250g，共煮去药，饮汤食肉。有补肝肾、强筋骨、降血压功效。主治原发性醛固酮

增多症属肝肾亏虚者。

（2）青鱼煮韭黄　用青鱼 50g，去鳞及内脏，加韭黄 250g，煮食之。能补气化湿，主治原发性醛固酮增多症脚弱无力，下肢重痛的气虚夹湿型。

（3）朱进忠方　牛膝 12g，地龙 9g，秦艽 6g，香附 9g，甘草 6g，当归 6g，白芍 9g，黄柏 9g，五灵脂 9g，桃仁 9g，红花 9g，羌活 3g，黄芪 15g。水煎服，1 日 1 剂。具有益气养血，理气活血，燥湿清热枇杷露。

（4）杜仲秦艽汤　杜仲 9g，秦艽 12g，天麻 12g，防己 10g，乳香 10g，没药 10g，红花 9g，三七 10g（粉冲），威灵仙 10g，松节 10g，桂枝 12g。水煎服，每日 1 剂。具有益肝肾、除风湿，止痹痛之功。原发性醛固酮增多症以神经肌肉功能障碍为主者。

（5）建瓴汤（《医学衷中参西录》）加葛根　生山药、怀牛膝、生赭石、生龙骨、生牡蛎、生地黄、生白芍、柏子仁、磁石。煎汁口服，每日 1 剂。具有滋阴潜阳，健脾利湿之功。主治肝肾阴虚，肝阳上亢证。

（四）新疗法选粹

1. 介入治疗

Abbasl 对原发性醛固酮增多症患者进行介入治疗，患者术后未见明显不适，术后 1 周血钾恢复正常，血压基本稳定，术后 1 个月内血浆醛固酮、肾素及血管紧张素恢复正常。

2. 基因治疗

作为治疗原发性醛固酮增多症的新方法引起了广泛的关注，但目前基因治疗尚处于动物模拟试验阶段，尚存在可行性、安全性等多种问题有待进一步解决完善。

（五）医家诊疗经验

1. 李平

李平教授认为，中医"肾藏精"功能包含肾上腺的内分泌功能，原发性醛固酮

增多症是因肾上腺腺瘤、结节、增生等导致皮质球状带过度分泌醛固酮而引起的血压升高、血钾降低，故原发性醛固酮增多症属于中医"肾之积"的范畴。"肾之积"病机为本虚标实：虚为肾虚，以肾阳虚为主；实为痰瘀互结，以瘀血为主。在治疗过程中，要根据初、中、末病期的不同把握补虚和祛实的力量，治疗以温肾助阳、化瘀消积为基本大法，佐以滋阴益肾、祛痰利湿，以桂枝茯苓丸合济生肾气丸为基础方，临证过程中灵活加减。

2. 胡国俊

胡国俊教授认为，治痿取中应悉两土之虚实，两土之治有脾胃之别，痿之由虚者诚多，然而实者亦复不少，故取之法随证而异。①中虚致痿，补益之法脾胃有别：太阴虚寒，温补脾阳；中气不足，健脾益气；脾阴亏虚，宜甘凉养阴；胃阴失充，治以甘寒养阴润燥为其大法。②邪浊壅遏，治其中土泻其余：太阴寒湿当辛温散寒，香燥化湿，佐温阳健脾；阳明燥热，其治宜泻；湿热中蕴，则清泻湿热，两调脾胃之法。在临床应用中疗效满意。

五、预后及转归

本病各证候间常相互转化，如外感湿热，热盛伤津，可转化为肺胃阴虚；若湿热浸淫，迁延日久，下注肝肾，则致肝肾亏损；如肝肾阴虚，日久不复，阴损及阳则出现阳虚证候，或为阴阳两虚之证；痿病日久，影响气血运行，则常夹瘀滞。

本病的预后决定于发病原因、起病经过、病情轻重及治疗等当否。一般外感所致，起病虽急，若治疗及时，诊治无误，部分可获痊愈，预后亦佳；若外感致痿，失治误治，以及内伤成痿，缓慢起病，但渐至于大肉脱削，百节缓纵不收，脏气损伤已可概见，虽经多年治疗，效果多欠佳，预后较差。若出现呼吸、吞咽困难，为肺脾脏气极虚的表现，预后多不良。

六、预防调护

（一）预防

针对病因预防，如锻炼身体，增强体质，防潮湿，适寒温，避免感受外邪；饮食有节，起居有时，不妄作劳及根据体质服用一些药物，如易感冒者服用玉屏风散，脾胃虚弱者服用六君子丸，老年人常服六味地黄丸等，可起到一定的预防作用。

（二）调护

突然发病或发热的患者，应卧床休息。对高热患者应注意病室通风和降温处理。对神志昏迷、呼吸困难、吞咽困难者，应特别护理，密切观察病情，及时做出应急处理。对痿废的肢体要进行按摩、理疗、锻炼，以免肌肉进一步萎缩；长期卧床者，要按时帮助翻身，避免发生褥疮，同时做好防寒保暖，避免冻伤和烫伤。饮食上宜清淡而富于营养，少食辛辣肥甘、醇酒，以免助热生痰。

七、专方选要

1. 钩芍平肝降压汤（张崇泉经验方）

组成：钩藤25g（后下），生白芍20g，干地龙6g，葛根20g，川牛膝10g，泽泻10g，甘草5g。

功效：滋阴平肝，通络潜阳。

主治：高血压、头痛属于阴虚阳亢者。

加减：眩晕较重，面红目赤者，加夏枯草15g，天麻10g，杭菊10g；胸闷胸痛者，加丹参15g，瓜蒌15g，郁金10g；心悸失眠者，加炒酸枣仁15g，首乌藤20g；血脂高者，加制首乌15g，山楂15g；气虚乏力者，加生黄芪30g。

2. 振心复脉汤（《效验秘方》魏汉林方）

组成：桂枝 10g，炙甘草 10g，太子参 10g，大枣 10g，茯苓 10g，茯神 10g，远志 10g，生龙骨 10g，珍珠母 10g。

功效：益气温阳，安神定志。

主治：心悸胸闷、失眠多梦属于心阳不足者。

加减：若阳虚较甚，面色㿠白或萎黄，畏寒肢冷，加淡附片 5g；心悸甚，用红参 10g 代太子参，炙甘草加倍；胸闷喜叹息，加旋覆花 10g（布包）、广郁金 10g；失眠，加丹参 20g，炒酸枣仁 10g。

八、施治注意点

1. 独取阳明

即指治痿病应重视调理脾胃，因脾胃为后天之本，肺之津液、肝肾之精血均有赖于脾胃所化生的水谷精微，只有脾胃健运，津液精血化源充足，才能充养肢体筋脉，有助于痿病的康复。所谓调理不尽属补益，脾胃虚弱者固当健脾益胃，然脾胃为湿热所困者，又当清胃火去湿热，皆属治阳明调理之法。所谓"独取"，乃重视之意，不应理解为"唯独"之法。

2. 泻南补北

其中南方属火，北方属水，即指治痿病应重视滋阴清热，因肝肾精血不足，无以濡养筋脉，且阴虚则火旺，火旺则阴愈亏，故以滋阴充养精血而润养筋骨，且滋阴有助降火。外感热毒，当清热解毒，火清热去则不再灼阴耗精，有"存阴保津"之效。若属虚火当滋阴以降火。若湿热当清热化湿而不伤阴。

3. 治兼夹证

在调理脾胃、滋阴清热的基础上，对痿病的兼夹证予以兼顾治疗，视其所夹湿热、痰湿、瘀血、积滞等，分别治以清湿热、化痰浊、祛瘀血、消积滞或清郁热等，辨证论治，才能收效。

4. 慎用风药

因治风之剂，皆发散风邪，开通腠理之药，若误用则阴血愈燥，酿成坏病。至于因七情六欲太过而成痿者，必以调理气机为法，盖气化通调，百脉皆通，其病可愈。即吴师机所谓"气血流通即是补"之理。

参考文献

[1] Xu Z, Yang J, Hu J, et al. Primary aldosteronism in patients in China with recently detected hypertension [J]. J Am Coll Cardiol, 2020, 75 (16): 1913-1922.

[2] 董博，马晓伟，郭晓蕙，等. 卡托普利试验在醛固酮腺瘤无创诊断中的临床价值 [J]. 北京大学学报（医学版），2021, 53 (6): 1128-1132.

[3] 中国高血压基层管理指南（2014 年修订版）[J]. 中华高血压杂志，2015, 23 (1): 24-43, 15.

[4] Denimal D. Comments on "French SFE/SFHTA/AFCE consensus on primary aldosteronism, part 2: First diagnostic steps" [J]. Ann Endocrinol (Paris), 2016, 77 (6): 674-675.

[5] Burrello J, Monticone S, Buffolo F, et al. Diagnostic accuracy of aldosterone and renin measurement by chemiluminescent immunoassay and radioimmunoassay in primary aldosteronism [J]. J Hypertens, 2016, 34 (5): 920-927.

[6] Rossi GP, Ceolotto G, Rossitto G, et al. Prospective validation of an automated chemiluminescence-based assay of renin and aldosterone for the work-up of arterial hypertension [J]. Clin Chem Lab Med, 2016, 54 (9): 1441-1450.

[7] 中华医学会内分泌学分会. 原发性醛固酮增多症诊断治疗的专家共识（2020 版）[J].

中华内分泌代谢杂志, 2020, 36(9): 727-736.

[8] 魏强, 朱育春. 原发性醛固酮增多症的功能分型诊断: 肾上腺静脉采血专家共识[J]. 现代泌尿外科杂志, 2020, 25(3): 205-208.

[9] 郝千莹, 李平, 林恬恬, 等. 基于"肾之积"理论探讨温肾化瘀消积法治疗原发性醛固酮增多症[J]. 北京中医药大学学报, 2022, 45(3): 301-306.

第八章　代谢疾病

第一节　代谢综合征

代谢综合征（metabolic syndrome, MS）是一组以肥胖、高血糖（糖尿病或糖调节受损）、血脂异常（高甘油三酯血症和（或）低高密度脂蛋白胆固醇血症）以及高血压等聚集发病，严重影响机体健康的临床症候群，是一组在代谢上互相关联的危险因素的组合，这些因素直接促进了动脉粥样硬化性心血管疾病的发生，也增加了发生 2 型糖尿病的风险。研究表明，代谢综合征患者是发生心脑血管疾病的高危人群，与非代谢综合征者相比，其患有心血管病和 2 型糖尿病的风险均显著增加。

在中医学古代文献中，没有与代谢综合征相对应的病名，根据其临床表现，现代中医将其归属于"消渴""肥胖""痰饮""眩晕""胸痹"等诸多病证当中。如《黄帝内经》所言之膏人的脂肪主要分布于腹部，与近代医学的腹型肥胖类型相似；脂人的脂肪均匀地分布全身，形体肥胖，与近代医学的均一性肥胖病相似；肉人则以肌肉之坚实为主，其体重的超标是体内肌肉发达所致，体内脂膏增加不多。

目前西医治疗主要集中在生活方式的改变和综合对症治疗，但由于 MS 有着复杂的发病机制，且针对个别风险因素的药物，会引起各种不良反应，故无特殊药物来根治 MS。中医药治疗代谢综合征有明显的优势，具有降血脂、降尿酸、降糖抗氧化、抗炎、胰岛素增敏、抗肥胖等作用，说明中药具有多靶点特性，并通过调节已知或未知分子靶点的机制介导与 MetS 组分的内在联系。

一、病因病机

（一）西医学认识

关于代谢综合征的发病机制目前尚无统一的认识，研究多集中在胰岛素抵抗（IR）、肥胖、炎症反应、氧化应激等方面。传统认为，IR 在代谢综合征发病机制中占据重要地位，是代谢综合征的中心环节。生活方式、遗传因素、炎症反应等也参与了 MS 的发病过程。另外，非酒精性脂肪肝病（NAFLD）和多囊卵巢综合征（PCOS）患者的 MS 患病率要高于正常人群，提示其也可能和 MS 的发病相关。

1. 胰岛素抵抗（IR）

IR 被认为是导致各种 CVD 危险因素聚集的内在因素。在脂肪组织，IR 可以使脂解作用增强，血浆中游离脂肪酸（FFA）浓度增高，干扰正常的脂肪代谢，而循环中的 HDL–C 由于被过度消耗而浓度降低。IR 患者流入肝脏的 FFA 多，TG 合成和储存增多，过多的 TG 以 VLDL 的形式分泌，而肝脏分泌的 VLDL 增加是 IR 的重要原因。在肌肉组织中，血浆 FFA 可以影响葡萄糖—脂肪酸循环，而 TG 在肌肉组织中的沉积是肌肉 IR 的重要原因。在胰岛 β 细胞中，最初游离脂肪酸可以刺激胰岛素的分泌，而长期作用是抑制胰岛素分泌。IR、高胰岛素血症还与原发性高血压的发病密切相关。然而，胰岛素本身具有的抗利尿和激活交感神经等作用，可能是维持高血压状态而不是导致高血压的重要因素。

2. 肥胖和炎症反应

肥胖、慢性持续性炎症反应可能是 MS 的重要病因。肥胖个体的脂肪组织释放的游离脂肪酸和三酰甘油（TG）增加，循环中的游离脂肪酸和TG可以抑制葡萄糖的摄取和利用，游离脂肪酸浓度升高以及脂毒性可以引起IR，胰岛β细胞功能异常，加重血脂代谢异常，脂肪肝及原发性高血压。MS发病与炎症反应水平上调有关。MS状态下，炎症因子如CRP、TNF-α、抵抗素、IL-6、IL-18等水平增高，而抗炎症因子的水平降低，提示炎症反应可能参与了MS的发病过程。

3.非酒精性脂肪肝病（NAFLD）

NAFLD与MS及其组分如肥胖，高血糖，糖耐量减低等相关，其他的相关因子包括凝血因子异常、CRP升高、脂联素降低等。NAFLD在排除肥胖因素后，仍与MS各个组分均存在明显相关关系。

4.生活方式

高营养饮食和体力活动减少可以诱导氧化应激和炎症反应。肥胖和MS的促炎症状态来源于能量过多摄入，这种促炎症状态加重了IR。另外一些相对次要的因素如遗传因素也可能参与了MS相关的炎症反应。过多的营养摄入与MS具有相关性。决定了抑制这种慢性炎症反应最基本的方法是采用限热量饮食，其他的生活方式干预方式包括体育运动等。

多囊卵巢综合征（PCOS）、IR、腹部脂肪堆积、高血压、高TG血症、低HDL-C及血糖代谢异常在PCOS的女性中常见。女性腹部脂肪堆积与循环中总睾酮及游离睾酮水平升高相关，IR在PCOS发病过程中发挥重要作用，PCOS似乎与MS有很多相似的特征，提示二者可能存在关联。

（二）中医学认识

在中医学中，根据其临床表现将其归属于"消渴""肥胖""痰饮""眩晕""胸痹"等诸多病证当中。MS与先天禀赋及后天生活方式环境有密切关系，近年来对禀赋体质差异和后天生活方式等病因认识趋于统一。MS本虚标实，病位涉及脾、肝、肾、三焦诸脏腑，而痰浊、瘀血贯彻疾病始终，这是目前较为公认的MS病机。

1.禀赋不足，脏腑功能紊乱

中医认为，肾藏精，具有储存、封藏精气之生理功能。肾藏精有两种含义，一为男女生殖之精，是生育、繁殖的最基本物质，所谓"人始生，先成精"；一为"后天水谷之精"，是人体赖以生长、发育的物质基础。先天之精气与后天之精相互依存，先天之精依赖后天之精不断培育和充养，才能不断充盈，后天之精又依赖先天之精方能不断的摄入和化生，另外，肾精所化生之元气能推动人体生长发育和生殖，激发和调节各个脏腑、经络等组织器官生理功能，为人体生命活动的原动力。若先天禀赋不足，元气亏损，易患遗传性疾病。研究表明，痰湿和阴虚特点的体质偏极之人较常人易发MS，体质偏极者在多种原因诱导下发病，病至MS阶段，均易出现痰湿内蕴、瘀血阻滞之证。在体质类型与MS及其各种变证的相关性研究显示，痰湿型体质群体更易发生肥胖、消渴、胸痹、眩晕等疾病。

2.过食肥甘

饮食过量分为两种，一者食量过大，一者多食肥甘。食量过大，壅滞中焦之气，有碍脾胃升降，枢机不得斡旋最终导致运化失职，脾气郁滞；多食肥甘，肥者令人内热，甘者令人中满，所碍的也是中焦气机。饮食营养的过剩，已成为MS及其成员的主要致病因素。食郁是气、血、痰、热、食、湿六郁的核心，气滞、痰阻、水湿、内热等其他郁证表现都是在饮食过量，脾胃不能正常运化的基础上产生的，因此MS的发展演变规律可以用"郁、热、虚、损"来概括。

3. 好逸恶劳

脾主四肢肌肉，活动减少必然影响脾的健运。脾不能为胃行其津液，脾不散精，物不归正化则为痰、为湿、为浊、为脂，进而变证百生。

4. 体弱正虚

随着年龄的增长，肾气逐渐亏虚。肾主藏精，内含元阴元阳。元阳推动、激发脏腑、组织、器官的功能活动，元阴受五脏六腑之精而藏之。故气阴两伤为始，进而阴损及阳，至阴阳两虚，而久病入络脉而成，故使瘀血内阻，使脏腑功能失调，体内各种代谢失衡，从而变证百出。

5. 情志失调

平素情志不舒，郁怒伤肝，肝失疏泄，导致气机郁结，机体精微物质运行障碍，积热内蕴，均可导致消渴、胸痹、眩晕等。肝脏与情志致病的关系最为密切。肝疏泄功能的正常是保持人情志舒畅的根本。肝失疏泄不仅影响脾的升清功能，上则为眩晕，下则为飧泄；而且还影响到胃的降浊功能，上为嗳气呕逆，中为腹胀纳呆，下则为便秘。肝气郁结，或疏泄太过，心情急躁易怒，肝气一滞，气机不畅，血行艰涩；水液代谢受阻，也可为痰为湿，导致肥胖、眩晕、胁痛等疾病的发生。人体的精神意识活动、气血运动、饮食消化、吸收、糟粕排泄、津液宣发、输布和排泄等，都需要肝的疏泄来调理，如果肝脾功能失调，则易导致气机紊乱，进而有痰浊、瘀血、积聚等一系列病理产物产生。

总之，禀赋体质、过食肥甘、好逸恶劳、体弱正虚、情志失调等外在因素与机体共同作用必然导致代谢综合征患者之血中总胆固醇、三酰甘油、低密度和极低密度脂蛋白升高，血糖升高，血尿酸增多，血液聚集性和黏滞性升高等，其本质均为痰瘀证。本病病机早期以脏腑气血阴阳失调为主，中期以痰湿互结为重，后期则寒热、虚实、瘀浊交错互为因果。

二、临床诊断

（一）辨病诊断

代谢综合征的诊断标准尚未在全世界完全统一，国际上主要有 WHO（1999）、美国国家胆固醇教育纲要成人教育组第 3 次报告（NCEP-ATP Ⅲ 2005）以及 IDF（2005）等 3 个代谢综合征的诊断标准（详见表 8-1）。我国对于该病的诊断参照《中国 2 型糖尿病防治指南（2020 年版）》中关于代谢综合征的诊断标准，以下具备 3 项或更多项即可诊断。①腹型肥胖（即中心型肥胖）：腰围男性 ≥ 90cm，女性 ≥ 85cm。②高血糖：空腹血糖 ≥ 6.1mmol/L 或糖负荷后 2 小时血糖 ≥ 7.8mmol/L 和（或）已确诊为糖尿病并治疗者。③高血压：血压 ≥ 130/85mmHg（1mmHg=0.133kPa）和（或）已确认为高血压并治疗者。④空腹甘油三酯（TG）≥ 1.70mmol/L。⑤空腹 HDL-C < 1.04mmol/L。中心型肥胖的腰围切点采用 2013 年国家卫生和计划生育委员会《中华人民共和国卫生行业标准——成人体重判定》（标准号 WS/T428-2013）制定的标准。

表 8-1　国际代谢综合征诊断标准

指标	WHO（1999）	NCEP-ATPIII（2005）	IDF（2005）
初选人群	高血糖及胰岛素抵抗人群	全人群	中心性肥胖人群 [a]
组成成分数	初选人群中至少 2 项其他组分	至少 3 项	初选人群中至少 2 项其他组分

指标		WHO（1999）	NCEP-ATPIII（2005）	IDF（2005）
肥胖	BMI（kg/m²）	≥ 30	—	—
	腰围（cm）	—	不同人种采用特定的腰围，华人：男 ≥ 90cm，女性 ≥ 80cm	不同人种采用特定的腰围切点。华人：男 ≥ 90cm，女性 ≥ 80cm
	腰臀比	> 0.90（男），0.85（女）	—	—
血脂紊乱	TG（mmol/L）	≥ 1.70	≥ 1.70[b] 或接受相应的调脂治疗者	≥ 1.70[b] 或接受相应的调脂治疗者
	HDL–C（mmol/L）	< 0.9（男），< 1.0（女）	< 1.04（男），< 1.30（女）	< 1.03（男），< 1.29（女）或接受相应的调脂治疗者
	高血压（mmHg）	≥ 140/90	≥ 130/85 和（或）已确诊为高血压并治疗者	≥ 130/85 和（或）已确诊为高血压并治疗者
高血糖	FPG（mmol/L）	≥ 6.1	≥ 5.6 和（或）已确诊为糖尿病并治疗者	≥ 5.6 和（或）已确诊为糖尿病并治疗者
	2hPG（mmol/L）	≥ 7.8 和（或）已确诊为糖尿病并治疗者	—[c]	—[c]
	胰岛素抵抗	高胰岛素正糖钳夹试验的 M 值上四分位数	—	—
	微量白蛋白尿			
	尿白蛋白（μg/min）	≥ 20	—	—
	尿白蛋白 / 肌酐（mg/g）	≥ 30	—	—

注：BMI，体质指数；TG，三酰甘油；HDL–C，高密度脂蛋白胆固醇；FPG，空腹血糖；2hPG，餐后 2 小时血糖；NCEP-ATPIII，美国国家胆固醇教育纲要成人教育组第 3 次报告；IDF，国际糖尿病联盟；a，若 BMI > 30kg/m²，不需要测量腰围，即可诊断为中心性肥胖；b，NCEP-ATPIII 及 IDF 诊断标准中，高 TG 和低 HDL–C 分别作为 2 个单独的组分；c，如果 FPG 超过 5.6mmol/L（100mg/dl），推荐进行口服葡萄糖耐量试验，但对诊断代谢综合征并非必备检查。在临床实践中，糖耐量异常亦可作为诊断依据，在代谢综合征流行病学研究中，只有空腹血糖和已被诊断为 2 型糖尿病，但在流行病学研究中也多结合筛查糖负荷后 2 小时血糖，以期早期预防及发现糖尿病；1mmHg=0.133kPa。

（二）辨证诊断

代谢综合征与脾、肝、肾三脏关系密切，以痰浊瘀滞为其病机核心。脾失健运，肝失疏泄，脾肾不足；水湿内生，痰浊停滞，瘀血内阻而为本病。病久郁积化热，耗气伤阴，本虚标实，常交互为患。

1. 气滞湿阻证

临床证候：患者可能没有明显不适，仅有体胖腹满，食多，不耐疲劳等症状。舌苔多略为厚腻，脉象多见弦或略滑。

辨证要点：体型肥胖，食多，易疲劳，舌苔厚腻，脉弦或略滑。

2. 痰瘀互结证

临床证候：胸脘腹胀、头身困重，或

四肢倦怠，胸胁刺痛。舌质暗、有瘀斑，脉弦或沉涩。

辨证要点：胸腹胀满，胸胁刺痛，舌暗，有瘀斑，脉弦或沉涩。

3. 气阴两虚证

临床证候：疲倦乏力，气短自汗，口干多饮，大便干结。舌质淡红，少苔，脉沉细无力或细数。

辨证要点：乏力，气短，舌质淡红，少苔，脉沉细无力或细数。

4. 脾肾气虚证

临床证候：气短乏力，小便清长，腰膝酸痛，夜尿频多，大便溏泄，或下肢水肿，尿浊如脂，阳痿，头昏耳鸣等。舌淡胖，苔薄白或嫩，脉沉细或细弱无力。

辨证要点：乏力，腰酸，夜尿频多，大便溏泄，阳痿，耳鸣，舌淡胖，苔薄白，脉沉细或细弱无力。

三、鉴别诊断

（一）西医学鉴别诊断

临床中有许多可能伴有胰岛素抵抗，但没有代谢综合征的一些相关疾病的临床表现，而另一些疾病可能具有多种代谢综合征相关疾病的临床表现，但却没有胰岛素抵抗。这些疾病在临床工作中均需与代谢综合征相鉴别。

1. 与 A 型胰岛素抵抗综合征相鉴别

A 型胰岛素抵抗综合征是胰岛素受体缺陷所致，以女性多见，幼年多发。临床表现可有：①糖尿病；②多伴黑棘皮病；③可有多囊卵巢、多毛、闭经、男性化过早发育。OGTT 试验提示糖耐量低下，血中胰岛素、C 肽水平上升，胰岛素受体抗体阴性。

2. 与 B 型胰岛素抵抗综合征相鉴别

B 型胰岛素抵抗综合征是因胰岛素受体抗体的存在，以女性多见，多于成年发病。

临床表现为：①糖尿病；②常伴黑棘皮病；③常有自身免疫性疾病，如 SLE、Siogren 综合征等。糖耐量低下，时有低血糖。血中胰岛素、C 肽水平上升，胰岛素受体抗体阳性。

3. 与矮妖精貌综合征（Leprechaunism 综合征）相鉴别

矮妖精貌综合征临床特点如下：①多见于女婴；②丑陋面容，眼距过宽、眼球突出、鞍鼻、口唇厚而突出；③全身发育不良、矮身材、皮下及肌肉组织减少；④智力低下；⑤卵巢肥大、外阴部肥大、乳房及乳头肥大、多毛症；⑥67% 患者有胰岛过度增生，显示糖耐量异常，血浆胰岛素水平上升。本病可能为胰岛素受体后异常所致。

4. 与脂肪萎缩性糖尿病相鉴别

脂肪萎缩性糖尿病分为两种类型。①先天型，又称 Seip 综合征；②获得型，又称 Lawrence 综合征。最特征的表现是全身性脂肪组织的萎缩，肝、脾、唾液腺和淋巴结均肿大，严重高脂血症，明显胰岛素抵抗和基础代谢率增高。

5. 与皮质醇增多症相鉴别

皮质醇增多症临床表现有向心性肥胖、皮肤变薄、多血质等，血浆皮质醇水平上升，小剂量地塞米松抑制试验不能抑制，X线、CT 等检查可发现有垂体瘤或肾上腺肿瘤或增生。

（二）中医学鉴别诊断

代谢综合征在中医学中没有与之直接相对应的病证。然而其比较多的接近于糖尿病亦即现代中医学中"消渴病"和"肥胖"的病证表现。其中，消渴病需与瘿病相鉴别。瘿病中气郁化火、阴虚火旺的类型，以情绪激动，多食易饥，形体日渐消瘦，心悸，眼突，颈部一侧或两侧肿大为特征。其中多食易饥、消瘦，类似消渴病中的中消，但眼球突出，颈前瘿肿有形则与消渴有别，且无消渴病的多饮、多尿、尿甜等症。肥胖常需与水肿相鉴别。水肿严重时，体重亦增加，也可出现肥胖的伴随症状，但水肿以颜面及四肢浮肿为主，严重者可见腹部胀满，全身皆肿，水肿经治疗病理性水湿排出体外后，体重可迅速减轻，与肥胖有别。

四、临床治疗

（一）提高临床疗效的要素

1. 明确目标，综合干预

目前代谢综合征防治的主要目标是预防临床心血管病以及 2 型糖尿病的发生，对已有心血管疾病者则要预防心血管事件再发。积极且持久的生活方式治疗是达到上述目标的重要措施。原则上应先启动生活方式治疗，然后是针对各种危险因素的药物治疗。

2. 中西结合，各取所长

中西医结合治疗具有其独特的优势：①中医药中的很多自然疗法，可以更好地与行为干预（饮食与运动）相结合，更易于患者接受；②代谢综合征需要长期干预，西药常有副反应，而中药从整体调节，患者不良反应相对较少；③西药价格昂贵，患者依从性较差，中药制剂相对价廉；④对于有症状的患者，中医药辨证施治，效果明显。

（二）辨病治疗

1. 基础治疗

主要是生活方式的干预和心理健康的维护，保持良好的身心状态。生活方式干预主要包括保持理想的体重、适当运动、改变饮食结构以减少热量的摄入，戒烟和不过量饮酒等，通过有效的生活方式干预，不仅能够减轻胰岛素抵抗和高胰岛素血症，也能改善糖耐量和其他心血管疾病危险因素。另外心理因素对疾病的影响亦不容忽视。

（1）饮食　饮食疗法是代谢综合征的基础。按照中医理论将食物分为寒凉、温热、平性三类，在代谢综合征的不同时期，可以根据患者的具体体质和表现出来的病理体征采用不同的饮食剂型如：药粥、药膳汤羹、药膳菜肴等，使食物的性味结合，可以显示出食品独特的口感味道和功用。

（2）运动　病变前期、早期可采用中医传统的太极拳、太极剑、五禽戏、八段锦等锻炼功法，活动量可以较大；到代谢综合征的中期，应适当活动，不要过于剧烈；到代谢综合征的后期，应该适量运动，以静养功为主。

（3）心理调适　根据患者的实际需要和特点，给予具体的指导，从小任务做起，逐步树立信心，最终达到自我检测、自我护理、自我治疗；要做好家属及周围人员的思想工作，要正确对待患者；保持患者情绪稳定，使患者精神调摄，心情舒畅，调整情绪，调畅气机，配合医生进行合理的治疗和监测。

2. 针对各种疾病组分的干预治疗

对基础治疗的效果不显著和处在心血管疾病高危状态的个体，则可能需要采用西药进行干预，针对代谢综合征的各个组分进行分别治疗，通过降低与它们每一个相关的危险来全面降低它们对心血管和糖尿病危险性总的影响，如应用：降压药物，调脂药物，抗高血糖药物，抗血小板聚集等药物。

（1）治疗的目标如下　①体重在一年内减轻 7%~10%，争取达到正常 BMI 和腰围；②血压：糖尿病患者 < 130/80mmHg，非糖尿病患者 < 140/90mmHg；③LDL-C < 2.6mmol/L，三酰甘油 < 1.70mmol/L，HDL-C > 1.04mmol/L（男）或 > 1.30mmol/L

（女）；④空腹血糖 < 6.1mmol/L，负荷后 2 小时血糖 < 7.8mmol/L 及 HbA$_{1c}$ < 7.0%。

（2）药物应用

①减轻体重

西布曲明：混合性去甲肾上腺素能及 5-羟色胺能神经能作用的药物，兼具抑制去甲肾上腺素及 5-羟色胺重摄取的作用，同时对多巴胺的重摄取有轻微抑制作用，每日剂量 10~15mg。

奥利司他：抑制胃肠肠道胰脂肪酶，减少脂肪吸收，120mg，每日 3 次，减轻体重同时，降低舒张压、空腹胰岛素水平、总胆固醇、LDL-C。不良反应为腹泻、便频、大便失禁，耐受性较差，并影响维生素 D 的吸收。

二甲双胍：降糖药物。能延缓 IGF 患者 T2DM 发生，提高胰岛素受体酪酸酶的活性等，减轻胰岛素抵抗，是 MS 肥胖、胰岛素抵抗者药物治疗的良好选择之一。

②减轻胰岛素抵抗：除上述二甲双胍外，过氧化酶增殖物激活受体激动剂，即噻唑烷二酮（TZD）是临床常用的增加胰岛素敏感的药物。TZD 还能改善粥样脂相、降低血脂及减少尿蛋白的排泄，减少肝脂肪沉着，降低促炎症因子的作用。

③改善血脂紊乱：首要目标降低 LDC-C 水平，用他汀类治疗，如辛伐他汀、普伐他汀（40mg/d）、阿托伐他汀（10mg/d）、氟伐他汀（40mg/d）、罗伐他汀（5~10mg/d）；次要目标：降低 TG，升高 HDL-C，用贝特类或辛伐他汀加烟酸，降低 Apo-B。

MS 高危患者无论其血脂水平如何，均可得益于他汀类治疗。贝特类能改善粥样脂相诸成分，并降低冠心病危险，两类药可优势互补。

胆固醇脂转移蛋白抑制剂。胆固醇脂转移蛋白（CETP）在 HDL 的代谢过程中起到重要作用，抑制 CETP 活性可以延迟 HDL 的分解代谢。目前已经开发了数个 CETP 抑制剂，包括 torcetrapib、JTT-705 以及 CETP 疫苗等，其临床试验均在进行中。研究发现 torcetrapib 对 CETP 的抑制呈剂量依赖性，120mg/d 的 torcetrapib 可以正常人血浆 HDL-C 升高 70%，LDL-C 下降 20% 左右。JTT-705（900mg/d）应用 4 周可以增加血浆 HDL-C 30% 以上，减低 LDL-C 约 8%。

④降压治疗：五大类降压药包括 ACEI、ARBs、β 受体阻滞剂、利尿剂、钙通道拮抗剂均能有效降压，ACEI 降低心血管方面优于 DCCBs、ARBs。ACEI、ARBs 对伴有微量或临床蛋白尿及肾功不全的患者有良好临床保护作用，延缓糖尿病肾病的发展，大剂量利尿剂及 β 受体阻滞剂可能恶化胰岛素抵抗及致粥样血脂相。

⑤降糖治疗：长期以来，糖尿病以降低血糖为主要目标，这无疑是十分重要和必要的，但大血管病的危险性与血糖值的关系并无确切阈值。大血管病可出现于糖尿病前期，血糖异常升高前很久，故糖尿病新策略应该是全面防止心血管病并发症危险因素，故 MS 血糖治疗主要以控制血脂异常、胰岛素抵抗、控制血压、减轻体重等，血糖高达到 T2DM，按照严格控制血糖标准，空腹 4.4~6.1mmol/L，餐后 4.4~8.0mmol/L，HbA$_{1c}$ < 6.5%，可予磺脲类、双胍类、α-葡萄糖苷酶抑制剂或 TZD 类。

⑥抗血小板药物——阿司匹林：MS 患者经常伴有高凝状态，已有超过 50000 的患者应用阿司匹林临床对照试验证明能减少心血管事件的发生。所用剂量为 80~300mg/d。

⑦减少微量蛋白尿：MS 患者的一个临床特征就是出现微量蛋白尿，大约每年有 90% 的微量蛋白尿患者出现严重蛋白尿，后者可于 7~10 年内发展为终末期肾病。应用雷米普利对 9297 例具有 CVD 危险因素

的 T2DM 患者平均治疗 5 年，可使脑卒中减少 32%，心肌梗死危险减少 20%，脑卒中死亡减少 26%，糖尿病性肾病发生率下降 20%，且这些作用与降压无关。

⑧其他药物：其他用于升高 HDL-C 的药物包括烟酸、α_2 阻滞剂、雌激素和酒精。

烟酸是一种可溶性维生素 B，对所有脂蛋白均有益处。具有广谱的调脂作用，能降低总胆固醇、LDL-C、VLDL 及 TG 水平，是唯一能降低 LP（a）的药物，也是升高 HDL 水平作用最强的药物。烟酸缓释剂（2000mg/d）能使 TG 水平降低 35%、LDL-C 水平降低 20% 及 LP（a）水平降低 24%，并能使 HDL-C 水平升高 25%。其机制为通过抑制脂肪酶活性来减少脂肪酸由脂肪组织向肝脏转移；抑制 TG 合成的限速酶甘油二酯酰转移酶来抑制肝脏 TG 的合成。由于前列腺素 D2 介导的皮肤血管反应可产生面色潮红的不良反应，而阿司匹林是环氧合酶及前列腺素合成的强有力抑制剂，故可与烟酸合用以减少面色潮红的发生。ADVEN 试验证实：中等剂量的烟酸缓释剂在治疗糖尿病患者血脂异常中是安全有效的，并没有引起血糖水平的恶化。与他汀类等药物联合使用可获得协同和增强的调脂效果，有助于全面改善血脂谱并可避免大剂量他汀的不良反应。更新的 ATP Ⅲ 与欧洲共识小组的意见书均指出，如果 LDL-C 与非 HDL-C 水平已达标，贝特类和烟酸对于伴有低 HDL-C 的高危患者仍有作用。

最近一项研究显示，过量的糖皮质激素可引发中心肥胖和糖尿病，在内脏脂肪中，11β-羟基类固醇脱氢酶 1 催化无活性的糖皮质激素转化为有活性的糖皮质激素，11β-羟基类固醇脱氢酶 1 活性升高可导致中心性肥胖综合征，包括糖尿病、脂代谢紊乱及高血压。11β-羟基类固醇脱氢酶 1 导致中心性肥胖的分子机制的发现使其成

为 MS 治疗的一个目标。未来的干预研究将包括开发一些制剂以阻断此酶活性并纠正 MS。

（三）辨证治疗

1. 辨证论治

（1）气滞湿阻证

治法；行气化湿。

方药：逍遥散加减。柴胡、白术、白芍、当归、茯苓、生地黄、黄芪、泽泻、薏苡仁、牡丹皮、山药、甘草。

加减：偏于胃热者加生石膏、黄连；肝热者加草决明、夏枯草；便秘者加生大黄；兼有瘀血者加丹参、郁金。

（2）痰瘀互结证

治法：祛痰化瘀。

方药：黄连温胆汤加味。山楂、茯苓、川芎、半夏、陈皮、黄连、枳实、竹茹、甘草、大枣。

加减：眩晕者加天麻、白术；胸闷、胸痛者加瓜蒌、薤白；大便黏滞者加槟榔；瘀滞重者加丹参、桃仁、红花。

（3）气阴两虚证

治法：益气养阴。

方药：生脉散合防己黄芪汤加减。太子参、麦冬、五味子、黄精、山萸肉、黄芪、汉防己、白术、茯苓。

加减：纳差者加陈皮、焦山楂、炒神曲；胃脘胀闷者加苍术、厚朴；口干多饮者加天花粉、知母；五心烦热、腰膝酸软、头晕耳鸣、口干口渴、大便干结者，加熟地黄、丹皮、知母、黄柏。

（4）脾肾气虚证

治法：补脾益肾。

方药：四君子汤合右归丸加减。党参、白术、茯苓、黄芪、山药、山萸肉、生地黄、菟丝子、枸杞子、肉桂。

加减：腰膝酸痛者加炒杜仲、补骨脂；下肢水肿者加茯苓皮、大腹皮；畏寒肢冷

者加桂枝、生姜。

2.外治疗法

针对代谢综合征，中医所采用的外治法多为针刺治疗，针刺疗法是中国传统医学中的一部分，其治疗代谢综合征的疗效持久，具有无不良反应、简便易操作、价格便宜等优点。各医家亦从肝、脾、肾辨证入手。具体方法如下。

（1）单纯针刺

①处方一

治则：健脾，化湿，祛痰。

主穴：肝俞、肺俞、胃俞、胰俞、三焦俞、脾俞、膈俞、肾俞。

配穴：足三里、内关、三阴交。

治疗方法：采用平补平泻法，留针30分钟，每天1次，10天为1个疗程，每个疗程休息2天，连续治疗12周。

②处方二

治则：健脾运脾，渗湿祛浊。

主穴：太冲、合谷、阴陵泉、阳陵泉、三阴交、内庭、丰隆、内关、气海、曲池。

治疗方法：太冲直刺0.5~0.8寸，采用提插捻转泻法；合谷、阴陵泉、阳陵泉、内庭直刺0.5~1.0寸，采用捻转提插结合泻法，施术1分钟；三阴交沿胫骨内侧缘与皮肤呈45°斜刺，进针1.0~1.5寸，用提插补法；丰隆直刺1.0~1.5寸，采用捻转提插结合泻法，施术1分钟；内关、气海直刺1.0~2.0寸，采用捻转提插结合补法，施术1分钟；曲池直刺0.8~1.5寸，采用提插捻转泻法。每日1次，每次留针40分钟。每14日为1个疗程。共2个疗程。

（2）针刺配合电针

治则：健脾和胃，化痰利湿。

主穴：背俞穴、足三里、中脘、三阴交、合谷等。

电针穴位：足三里、中脘、三阴交、合谷。

治疗方法：脾俞、胃俞、肝俞、肾俞用平补平泻法，使针感向下或沿肋骨向前放散，得气后捻转3~5分钟不留针；足三里、三阴交用捻转补法，使针感向小腿及足部放射；中脘用捻转补法，使针感向腹部放射；合谷用平补平泻法，使针感向双手明显放射；内庭、太冲、期门、丰隆、外关均采用捻转泻法，中极、血海、关元均采用捻转补法。足三里、中脘、三阴交、合谷针刺得气后，行针2分钟，然后接通电针仪，选择疏密波，强度为Ⅲ档。留针20分钟，每日1次，连续10次为1个疗程。停3~5天，再针刺下1个疗程，共治疗3个疗程。

（3）针刺联合穴位埋线

治则：健脾和胃祛湿。

优势：针刺联合穴位埋线治疗，对于穴位的刺激更为有效，持续时间更长，对于机体的代谢调节作用性更强，治疗效果更为深入。

主穴：中脘、双梁门、双天枢、双大横、双水道、气海、双上巨虚。

埋线穴位：中脘、双天枢、双大横、气海、双上巨虚为主。

主穴随症加减：脾虚湿盛者配三阴交穴、阴陵泉穴；胃肠实热者配曲池穴、内庭穴、支沟穴；肝郁气滞者配蠡沟穴、太冲穴；脾肾阳虚者配复溜穴、三阴交穴；阴虚内热者配太溪穴；月经失调者配三阴交穴、血海穴。实证者采用泻法，虚证者采用补法。

治疗方法：埋线后，每日餐前餐后让患者对埋线的穴位进行2~10分钟的按摩，每10天进行1次埋线，治疗3个疗程。

（4）热敏灸

治则：温经通络，健脾利湿，化痰祛浊。

穴位：中脘、天枢、气海、脾俞、胃俞、肾俞、命门、足三里、丰隆、百会。

治疗方法：在穴位区域点燃普通纯艾

条 2 根，施以温和灸，5 分钟以进行热敏感穴探寻，如穴位出现热敏现象时即在该穴依次进行温和、回旋、雀啄灸，并在该穴局部进行往返施灸操作，即先行温和灸 5 分钟以温热局部气血，继以回旋灸及雀啄灸 5 分钟强敏化，再局部循经往返灸，激发经气，启动感传并维持热敏现象，20~30 分钟后热敏感现象消失，即停灸。每次治疗以灸治 1 个热敏感穴为限，每星期治疗 3 次，24 次为 1 个疗程。

3. 成药应用

（1）淫羊藿冲剂　每次 15g，每日 3 次。功能补脾益肾。适用于代谢综合征或糖尿病证属脾肾气虚者。

（2）荷丹片　每次 2 片，每日 3 次。功能化痰降浊、活血化瘀。适用于高脂血症或代谢综合征属痰浊夹瘀证者。

（3）荷芪散　每次 1 剂，每日 2 次。功能益气祛湿，通便瘦身。适用于代谢综合征、肥胖症、糖尿病、高脂血症等症属气虚湿阻证者。

（4）红荷清降胶囊　每次 4 粒，每日 3 次。功能健脾消食，清泄郁热，消膏降浊。适用于代谢综合征、轻症高血压、2 型糖尿病、高脂血症、肥胖症患者或因肥胖所引起的"三高"患者。

（5）开降冲剂　每次 1 剂，每日 2 次。功能辛开苦降，化痰祛瘀。适用于代谢综合征证属痰湿瘀结，积滞化热者。

（6）益糖康颗粒　每次 10g，每日 2 次。适用于痰瘀互结型的代谢综合征或糖尿病患者。

（7）开郁清胃颗粒　每次 9g，每日 2 次。功能健脾益气，清胃热，调气机。适于糖尿病或代谢综合征证属肝胃郁热者。

（8）雷氏丹参片　每次 3~4 片，每日 3 次。功效活血化瘀，适用于代谢综合征证属痰瘀互结者。

（9）清肝降糖片　每次 3 片，每日 2 次。功能清肝泄心，滋阴润燥，平肝息风，适用于糖尿病、代谢综合征等疾病证属心肝郁热证者。

（10）升降通脉散　每次 1 剂，每日 2 次。功能升清降浊、清痰热、化瘀阻，适用于代谢综合征证属痰热瘀阻者。

（11）调谢胶囊　每次 4~5 粒，每日 2 次，功能益气健脾、疏肝解郁、行气逐瘀、化痰消脂、清热解毒，适用于脂肪肝、代谢综合征等疾病证属肝郁脾虚、痰瘀互结证者。

（12）调燮丸　每次 10g，每日 3 次。功能益气健脾、利湿降浊、燮理阴阳、消痰化瘀，适用于代谢综合征证属脾虚湿阻、痰瘀互结者。

（13）调脂颗粒　每次 6 粒，每日 3 次。功能健脾温肾、祛痰活血通络，适用于高脂血代谢综合征等疾病证属脾虚肾亏、痰瘀阻络者。

（14）降糖丸　每次 10g，每日 2~3 次。功能益气养阴、生津止渴，适用于代谢综合征或糖尿病证属气阴两虚者。

（15）搜风顺气丸　每次 1 丸，每日 2 次。功能祛风除湿、润肠通便，适用于代谢综合征症见肝胃郁热、胸闷脘痞、大便燥结者。

（16）脑心通胶囊　每次 2~4 粒，每日 3 次。功能益气活血，化瘀通络。适用于代谢综合征证属气虚血瘀，脉络瘀阻者。

（17）糖脂平胶囊　每次 5 粒，每日 3 次。功能祛痰活血化瘀。适于糖尿病、高脂血症、代谢综合征等疾病证属痰瘀互阻者。

（18）复方丹参滴丸　每次 10 丸，每日 3 次。功能活血化瘀，理气止痛。适用于代谢综合征证属气滞血瘀者。

（19）降糖三黄片　每次 10 片，每日 3 次。功能益气养阴，泄热祛瘀。适用于代谢综合征证属气阴两虚，热瘀互结者。

（20）糖脂消胶囊　每次 4 粒，每日 3 次。功能益气养阴，活血凉血。适用于糖尿病、高脂血症、代谢综合征等疾病证属气阴两虚，热瘀互结者。

（21）复方芪麻胶囊　每次 2 粒，每日 3 次。功能健脾化痰，补肾活血。适用于代谢综合征、高血压、高脂血症等疾病证属脾肾气虚，痰浊内阻者。

（22）活血降糖饮　每次 1 剂，每日 2 次。功能益气养阴，活血化瘀。适用于糖尿病、代谢综合征等疾病证属气阴两虚，痰瘀互结者。

（23）复方浙贝颗粒　每次 1 袋，每日 3 次。功能化痰散结，活血化瘀。适用于代谢综合征证属痰瘀互结者。

（24）清热祛浊胶囊　每次 5 粒，每日 3 次。功能清热祛湿，涤痰祛瘀。适用于代谢综合征证属痰湿瘀热者。

4. 单方验方

（1）盐酸小檗碱　每次 0.3g，每日 3 次，8 周为 1 个疗程。适用于代谢综合征湿热蕴结证。

（2）水飞蓟宾胶囊　每次 70mg，每日 3 次，12 周为 1 疗程。适用于代谢综合征肝功异常者。

（3）山楂精纯提取片　每次 3 片（2.4g），每日 3 次，饭后服用，疗程 2 个月。适用于代谢综合征、高脂血症等疾病证属痰瘀互结证者。

（4）代谢方　苍术 15g，白术 15g，茯苓 15g，柴胡 9g，乌药 9g，蒲黄 15g，黄连 3g，天南星 12g，水煎服，每日 1 剂，分早晚服用，疗程为 6 周。适用于代谢综合征浊毒阻滞证者。

（5）泻浊茶　生山楂、制首乌、泽泻、决明子、干荷叶、丹参各 10g，制大黄、郁金各 5g，薏苡仁、黄芪各 15g，每日 1 剂，加水 1000ml，煎 600ml，代茶饮，3 个月为 1 疗程。适用于代谢综合征痰浊阻滞证者。

（6）川丹消斑汤　川芎 10g，丹参 15g，当归 12g，水蛭（冲服）3g，山楂 30g，豨莶草 10g。水煎服，每日 1 剂，分早晚服用，连服 6 个月。适用于代谢综合征瘀血阻滞证。

（7）代谢调衡饮　葛根 30g，川芎 10g，丹参 30g，山楂 30g，玄参 15g，泽泻 30g，枸杞子 15g，茯苓 30g，银杏叶 10g。水煎服，每日 1 剂，分早晚服用。适用于代谢综合征、高血压、糖尿病、高脂血症等疾病痰、湿、瘀互结者。

（8）血管软化汤　桑寄生、罗布麻叶、当归、赤芍、川芎、天麻、黑杜仲、丹参、蔓荆子、菊花、水蛭、桑叶、黄连、葛根、川贝母等。水煎服，每日 1 剂，分早晚服用。适用于代谢综合征动脉硬化者。

（9）疏肝活血化瘀方　茵陈 30g，郁金 12g，赤芍 15g，柴胡 9g，半夏 9g，姜黄 9g，三七参 3g，生山楂 30g。水煎服，每日 1 剂，分早晚服用，8 周为 1 疗程。适用于代谢综合征肝郁血瘀者。

（10）消抵汤　黄芪 20g，山药 15g，生地黄 15g，女贞子 15g，知母 12g，黄连 10g，山楂 15g，当归 10g。每日 1 剂，水煎取汁 300ml，分早晚温服。适用于代谢综合征、糖尿病等疾病证属肾气虚证。

（11）益气活血降浊方　人参 10g，川芎 15g，僵蚕 15g，淫羊藿 15g，酒大黄 12g，葛根 30g。水煎服，每日 1 剂，分早晚服用。适用于代谢综合征气虚血瘀兼痰浊者。

（四）医家诊疗经验

1. 路志正

路志正路老认为代谢综合征要比肥胖病复杂得多，疾病涉及多个脏腑，与脾胃肝胆关系密切，且痰、湿、瘀、浊、虚互见，为本虚标实之证，属全身性代谢性疾病。治疗代谢综合征应重视调理脾胃，恢复其升清降浊之正常生理功能，标本兼顾。路老认为，代谢综合征之病机为肝郁脾虚，痰湿瘀浊虚互见，其在疾病发展过程中与消渴、眩晕、胸痹心痛、痹证，甚至中风、内伤虚劳等病症密切相关。其病因病机主要为现代饮食结构习惯改变，嗜酒肥甘，暴饮暴食，损肝伤脾，肝失疏泄，脾失运化，升降失常，水谷不化精微而异化为痰湿膏脂，壅滞储存体内；其次为现代工作生活节奏加快，竞争激烈，紧张抑郁，肝郁气滞，血运不畅，血液瘀滞，郁久化火，耗气伤阴，虚火内扰，气阴两伤，加之该病多为青年始病，中年病成，中气已虚，阴气为半，脏腑已虚。因先天禀赋或地理环境之异，其多为在肥胖病的基础上或以消渴为主，或以眩晕为主，或以胸痹心痛为主，或以痹证为主，或以中风为主，或几病并见，病因病机错综复杂，互为因果，与脾胃肝胆关系密切，涉及心肾肺等脏器，痰、湿、瘀、浊、虚等互见，为本虚标实之证，疾病涉及多个脏腑，属全身性代谢性疾病。在治疗上，路老重视调理脾胃，虚实兼顾治法如健脾和胃、疏肝理气、芳香化浊、祛痰化湿、活血化瘀、清热解毒、益气养阴等均为常用之法，临证时辨证论治，圆机活法，随症加减，同时要持之以恒，守法守方，注意配合适量运动，合理膳食，调节情志，才能扭转病势，病退向愈，恢复健康。

2. 陈湘君

陈湘君陈老认为现代人多喜食用膏粱厚味之品，日久必将损伤脾胃，脾胃乃后天之本，脾胃弱则痰湿盛，痰湿积存于体内则如油入面，难解难分，一方面可以进一步碍脾胃，影响运化功能，另一方面易生虚火，以致肝肾阴亏，或者肺胃阴虚，最终可以致使气血阴阳失衡而致该病的产生。陈老认为，膏方虽然侧重滋补，但并非单纯补剂，膏方还可以通过对不同体质

个体的辨证论治，调和阴阳，从而达到阴平阳秘的状态、防微杜渐、既病防变、病后防复等诸多作用。对于该病的治疗，陈老用药多注重健运脾胃、养阴生津，善用南沙参、北沙参、天冬、麦冬等滋养肺胃之阴，女贞子、墨旱莲等补益肝肾阴亏，生黄芪、生白术、鸡内金等健运脾胃，同时可酌加薏苡仁、茯苓等化水湿；另外，陈老适当运用理气活血类药物，有助于改善此类患者血脉凝涩、气机不畅的情况，如莪术、三七、山楂等活血养血之品。陈老用药不单纯拘泥于一方一法，而是善于临床辨证与辨病用药结合，虽然同为代谢综合征，但是也有虚实阴阳之分，同时在使用一元论分析主要矛盾的前提下，每每参以少量活血理气药，有画龙点睛之效，如每于病体赢弱患者大补阴血之调补方中，参以穿山甲、川芎等少量走窜之品，以助药力；于大补气血方中，参以调气之品，使补而不滞；于软坚化痰活血化瘀方中，参以行气通络之品，以加强其主方之作用。

3. 季光

季光季老认为，虽表现为一身多病的综合征，但有着共同的内在联系——三焦功能障碍。他强调，应根据中医的整体观念确定治疗代谢综合征的大法，方取鸡鸣散（出自《类编朱氏集验医方》）之意，该方证病机为下焦寒湿，阻塞经络，气血不畅，浊气上逆，治宜宣壅逐湿。制方特点：开上、疏中、导下合法，寓言"下病上治之理"；苦降辛开，寓"升于降，开结气而降湿浊"。而贯穿代谢综合征的主要证候群的中心病理因素是痰湿，其致病的病机特点：三焦气化失常，气机失调，水液输布失调，痰湿阻滞，治疗上根据三焦的生理特点，宜"治上焦如羽，非轻不举""治中焦如衡，非平不安""治下焦如权，非重不沉"。季老根据治疗三焦宜宣上、疏中、导下的特点和气血津液的关系，在多年的临

床实践中，积累了很多用药经验：治疗上焦为主者，选质轻宣散者：荷叶、桑叶、柴胡、防风、苏叶、青葙子等；治疗中焦为主者，宜燥湿化痰健脾：苍术、半夏、大贝母、怀山药、薏苡仁、茯苓、山楂、丹参等；治疗下焦者，用质重下达者：泽泻、车前子、决明子、川牛膝、大黄等。

4. 仝小林

仝小林院士采用整体调整辨证论治代谢综合征，以痰浊、瘀血、郁热互结立论，治疗以清解郁热、化痰湿、活瘀血为主，以小陷胸汤合抵当汤加减。仝院士临证强调病证结合及从病效、证效、药效、量效入手达到治疗目的。第一强调病效、证效，即辨清病证，对证遣方选药"必伏其所主，而先其所因"，本病初以邪实为主，痰热互结，故以黄连、黄芩、大黄、瓜蒌清其内热，开其郁结而稍佐以人参补益后天；第二强调药效、量效，特别体现在关键性药物的剂量，如重用黄连、黄芩以清上、中焦郁热，稍佐以干姜而达辛开苦降，大黄用生品取其清热泻下之功，且最初用量稍大，苦寒直折，待热象减退则逐渐调整剂量，而防苦寒败及中阳。

五、预后及转归

西医学认为，代谢综合征是一类以高血糖、肥胖、血脂异常和高血压等集簇存在为标志的临床综合征。其临床重要性在于与之相关的高危心脑血管疾病和糖尿病等。如代谢综合征的病情不能得到有效的控制，各种疾病组分进一步发展，会导致病情迅速恶化，出现冠心病心肌梗死、心力衰竭、脑卒中、肾衰竭等多系统、多器官终末期病变，严重威胁患者生命健康。

从中医学角度看，代谢综合征的发展演变有如下规律。

1. 前期

这阶段脾郁、肝郁，枢机不利是其本。表现可有气、血、痰、火、湿、食六郁。饮食过多，壅滞中焦之气，有碍脾胃升降，枢机不得斡旋，最终导致运化失职，脾气郁滞；饮食偏嗜，喜嗜膏粱厚味之品，肥者令人内热，甘者令人中满，多滞中焦之气，脾气郁结。中焦脾胃为气机升降之枢纽，主司运化，脾气郁滞，胃气不降，食积不化，运化不健，水湿不化，津液不布，湿痰浊邪内生，发为本病。

2. 早期

此阶段郁久化热，热证的表现最为突出，究其脏腑不外胃热、肠热、肝热、心火等。

3. 中期

病机较为复杂，表现为肺胃津伤，肺脾气虚，气阴两虚，肝肾阴虚，脾肾阳虚等多种证型，但多虚实夹杂，可夹热、夹痰、夹湿、夹瘀等。

4. 后期

或因虚极而脏腑受损，或因久病入络，络痹脉损而成。这一阶段的根本在于络损（微血管病变）、脉损（大血管病变），以此为基础导致脏腑器官的损伤，临床上最终可演变为严重的消渴、胸痹、心痛、中风、水肿、关格，甚至厥脱等危证。

六、预防调护

（一）预防

研究表明，不良的生活方式：摄入多，饮食结构不合理（脂肪摄入过多，纤维食物摄入过少）、活动少以及吸烟、饮酒等都能够降低胰岛素敏感性，增加代谢综合征的发生。生活方式是决定胰岛素抵抗和代谢综合征的重要因素，因此，重塑生活方式，培养健康的行为和习惯，是预防代谢综合征最基本有效的方法。

1. 平衡饮食

所谓平衡饮食是指在食物品种和数量

上搭配合理，既符合机体需要，又符合保健要求。饮食因素是引起代谢综合征主要的后天获得性因素，因此在日常生活中应根据自身的体重、血糖、血脂、健康状况等制定适宜的食物量，注意摄入食物中营养素成分的平衡，在饮食习惯上坚持少精多杂、少食多嚼、少肉多菜、少糖多果、少盐多醋，限制脂肪的摄入量，增加膳食纤维的摄入，因膳食纤维在胃肠道不被吸收而不产热，适量增加摄入不但能增加饱腹感，而且可以延缓及减少葡萄糖、脂肪的吸收，有利于减肥。

2. 坚持运动

运动锻炼可以减轻体重，消除向心性肥胖，降低血压，调节脂代谢，改善纤溶酶活性，增加胰岛素敏感性。而运动应根据性别、年龄、个人爱好、身体状况选择适宜的运动方式、时间、强度和量。运动方式应选择有节奏、不中断、持续时间较长的有氧运动，如快步行走、慢跑、骑车、登楼梯、跳舞等。运动时间，每周3~4次，每次30~60分钟，可获得有益的代谢改善。

3. 积极控烟

吸烟是高风险行为，吸烟可导致胰岛素抵抗，并加速血管疾病并发症的发生发展，是糖尿病患者早亡的主要原因之一。代谢综合征的预防和护理不可缺少的一项是禁烟。

4. 适量饮酒

适量饮酒对健康是有益的，可通过减少胰岛素抵抗、提高高密度脂蛋白胆固醇水平、改善高凝和炎症前状态，有助于代谢综合征的防治；美国2006年6月21日发布的饮食与生活方式建议的更新版规定：男性每天饮酒量不超过2份（1份酒等于葡萄酒150ml或啤酒350ml或白酒30ml），女性不超过1份。而且红酒优于白酒，因为红葡萄酒在一定程度上可以升高血中高密度脂蛋白水平，减轻动脉粥样硬化。不过酒中的乙醇热量较高，如饮酒应把酒精的热量计入全天摄取的热量，否则造成热量摄入过多引起肥胖。

5. 定期体检

对于"代谢综合征"，本来是可以及时预防的，但是比较困难的是，目前许多人并不知道自己已经患上了"代谢综合征"，而且"代谢综合征"的发病又是一个无声无息的过程，危害大又容易被忽略。因此，提醒人们要注意定期测量体重（体重指数超过24为超重、大于或等于28为肥胖）、腰围（男不超过90cm、女不超过80cm）、血糖（空腹血糖不大于5.6mmol/L或100mg/dl）和血脂、血压，如果已经在临界高限或已经增高，就要及时采取综合防治措施。

（二）调护

1. 食疗

（1）早中营养餐 红、黄、青、白（扁）、黑豆浸过夜，小米，玉米，糙米，薏苡仁，小麦，荞麦，燕麦，高粱，莲子，红枣各约20g，黑米60g，黑芝麻5g。南瓜约500g共18种；开水高压成糊；分数次吃。

（2）晚食疗餐 黄精、山药、茯苓各10g，天花粉、麦冬、桑椹、山楂、山萸肉、天麻各2g，燕麦片约20g，开水浸泡过夜；次日枸杞子10g，荞麦粉约50g，成糊；微波炉4分钟。

（3）食疗点心 上午约10时吃水果（芒果、苹果连皮吃；梨、西瓜、菠萝等）；下午约3时吃松花果蔬粉或再加水果；晚8时饮松花钙奶或另加食少量，分别当三餐点心；睡前服用松花梦宁助眠。

（4）药膳菜肴 洋葱、空心菜、蒜、冬瓜、黄瓜、丝瓜、苦瓜、韭菜、菠菜、芹菜、番茄、胡萝卜、香菇、银耳、竹笋、莴笋、海带、茭白、花菜等；蛋、鱼；鸭肉，猪胰；每日油＜25g，盐＜5g。

（5）据情况增减品种及量　血糖高减红枣，加苦瓜、荔枝；血糖血脂正常，减天花粉、山楂、桑椹。

2. 运动保健

有学者总结现有研究后，指出八段锦等身心疗法，可降低胰岛素抵抗和心血管疾病相关危险因素，改善情绪和睡眠，降低交感神经活性，增强心功能。

八段锦健身气功功法简介如下。

（1）预备势　两臂侧起时掌心向后，在体侧45°时转掌心向前；合抱于腹前时立项竖脊，舒胸实腹，松腰敛臀，放松命门，中正安舒，如坐高凳。

（2）第一式　两手托天理三焦：两掌向上至胸部时，翻掌上托，舒胸展体，抬头看手；抻拉时下颏微收，头向上顶，略有停顿，脊柱上下对拉拔长，力由夹脊发，上达两掌；两掌下落时要松腰沉髋，沉肩坠肘，松腕舒指，保持上体中正。

（3）第二式　左右开弓似射雕：两腕交搭时沉肩坠肘，掌不过肩；开弓时力由夹脊发，扩胸展肩，坐腕竖指，充分转头，侧拉之手五指要并拢屈紧，臂与胸平，八字掌侧撑需立腕、竖指、掌心涵空。略停两秒，保持抻拉，有开硬弓射苍鹰之势。

（4）第三式　调理脾胃须单举：单臂上举和下按时，腰力达掌根，舒胸展体，拔长腰脊，要有撑天拄地之势。

（5）第四式　五劳七伤往后瞧：两掌伏按时立项竖脊，两臂充分外旋，展肩挺胸，转头不转体。

（6）第五式　摇头摆尾去心火：马步扶按时要悬项竖脊、收髋敛臀、上体中正；侧倾俯身时，颈部与尾闾对拉拔长；摇头时，颈部尽量放松，动作要柔和缓慢，摆动尾闾力求圆活连贯。

（7）第六式　两手攀足固肾腰：双手反穿经腋下尽量旋腕，俯身摩运时脊柱节节放松，至足背时要充分沉肩；起身时两掌贴地面前伸拉长腰脊，手臂主动上举带动上体立起。

（8）第七式　攒拳怒目增气力：马步下蹲时要立身中正，马步的高低可根据自己腿部的力量灵活掌握；左右冲拳时怒目瞪眼，同时脚趾抓地，拧腰顺肩，力达拳面，旋腕要充分，五指用力抓握。

（9）第八式　背后七颠百病消：提踵时脊柱节节拉长，脚趾抓地，脚跟尽量抬起，两腿并拢，提肛收腹，头向上顶，略有停顿，保持平衡；下落时沉肩，颠足时身体放松，咬牙，轻震地面。

（10）收势：体态安详，周身放松，气沉丹田，心情愉悦。

七、专方选要

1. 二陈汤

陈皮10g，泽泻12g，制半夏12g，茯苓20g，甘草5g，生山楂30g，绞股蓝30g，决明子30g。每日1剂，水煎服，分2次服用，6周为1个疗程。血压控制欠佳、眩晕、舌红面赤者，加天麻、钩藤各15g，夏枯草20g；大便溏薄、气短乏力、舌胖苔滑者，加炒党参、炒白术各15g，生薏苡仁30g；腹胀便秘者，加生大黄10g、莱菔子15g。

2. 平调方

丹参15g，黄芪15g，黄精10g，葛根15g，生地黄15g，茯苓15g，怀山药15g，枸杞15g，薏苡仁20g，山楂10g，鸡内金15g。水煎服，1日1剂，分早晚服用。痰热郁结、形体肥胖者，去黄精加黄连6g；脾气亏虚、乏力纳差者，加陈皮、半夏、焦白术、党参各12g；肝阳上亢者，加石决明20g、钩藤15g。

3. 自拟中药方

茯苓15g，黄芪30g，半夏12g，苍术6g，白术15g，大黄10g，薏苡仁20g，泽泻12g，陈皮10g，水煎200ml，1日1剂，早晚各服 1 次。肝阳上亢者加天麻、钩藤、石决明；腹胀者加川朴、山楂、莱菔子；瘀血者加桃仁、川芎、红花。

参考文献

[1] 魏子孝, 夏城东, 李惠林, 等. 糖尿病合并代谢综合征中医诊疗标准 [J]. 世界中西医结合杂志, 2011, 6 (2): 177-179.

[2] 中华医学会糖尿病学分会. 中国 2 型糖尿病防治指南（2020 年版）[J]. 中华糖尿病杂志, 2021, 13 (4): 376-377.

[3] Saklayen MG.The Global Epidemic of the Metabolic Syndrome [J]. Curr Hypertens Rep, 2018, 20 (2): 12.

[4] Wat E, Wang Y, Chan K, et al. An in vitro and in vivo study of a 4-herb formula on the management of diet-induced metabolic syndrome, Phytomedicine (2018), 42: 112-125.

[5] Pan Y, Kong LD. High fructose diet-induced metabolic syndrome: Pathophysiological mechanism and treatment by traditional Chinese medicine. [J]. Pharmacol Res, 2018 130: 438-450.

[6] 刘淑娟. 代谢综合征的中西医治疗进展 [J]. 临床合理用药杂志, 2016, 9 (23): 178-179.

[7] 黄书晨, 汪一波. 肥胖发病机制的研究进展 [J]. 中国分子心脏病学杂志, 2019, 19 (5): 3105-3108.

第二节　高脂血症

高脂血症（hyperlipoidemia）是指各种原因导致的血浆中胆固醇、三酰甘油和（或）低密度脂蛋白过高和（或）高密度脂蛋白过低的一种全身脂代谢异常，目前文献多称之为"血脂异常"。其与多种疾病如冠心病、高血压、糖尿病等密切相关。血脂长期异常可导致动脉粥样硬化，增加心脑血管疾病的发病率和死亡率。据统计显示，中国成人血脂异常总体患病率已高达 40.4%，有效控制血脂异常，对我国动脉硬化性心血管疾病防控具有重要意义。

中医文献并无"高脂血症"的病名，但早在内经中，即有对血脂的初步认识。《灵枢·卫气失常》曰："脂者，其血清，气滑少。"《灵枢·五癃津液别》曰："五谷之津液合而为膏者，内渗于骨空，补益脑髓，而下流于阴股。"又有《灵枢·卫气失常》言："膏者其肉淖""膏人纵腹垂腴""脂人者，虽脂不能大也。""脂者，其血清，气滑少，故不能大。"这些与现代"血脂"概念相似。《内经》有云："凝者为膏，释者为脂。"五脏调和，津液输布运行正常，则膏脂能发挥其正常生理功能。五脏失调，津液运行障碍，则化生痰饮。根据其临床特点，可将其归于中医学之"痰饮""眩晕""肥胖""胸痹""血瘀"等范畴。

一、病因病机

（一）西医学认识

1. 脂蛋白产生过多或清除减少

脂蛋白产生过多或清除减少导致一种或多种脂蛋白在血浆中过度堆积，从而引起高脂血症。

（1）高胆固醇血症

①饮食：高饱和脂肪酸饮食，如猪油、肥猪肉、黄油等动物性脂肪摄入过多，或高热量、高胆固醇饮食，可促进胆固醇的吸收和肝脏胆固醇的合成，使血清胆固醇水平升高。低热量饮食、不饱和脂肪酸可影响胆固醇合成中酶的活性，使血胆固醇降低。高纤维饮食或存在于稻谷、小麦、玉米等植物的植物性固醇，亦有降低胆固醇的作用。

②肥胖：有研究指出肥胖能促进全身

胆固醇的合成和肝脏含 Apo B 脂蛋白的输出，从而抑制低密度脂蛋白受体的合成并增加低密度脂蛋白的合成。

③年龄：随着年龄的增长，胆固醇水平呈升高趋势，而低密度脂蛋白受体活性减退，从而低密度脂蛋白分解代谢减少。

（2）高三酰甘油血症　凡引起血浆中乳糜微粒和（或）极低密度脂蛋白升高的原因均可导致高三酰甘油血症。

①饮食因素：过食含糖量高的食物，可促进三酰甘油和极低密度脂蛋白水平的增加，并且诱发 Apo C Ⅲ 基因表达增加，使血浆 Apo C Ⅲ 浓度增高，进而造成低密度脂蛋白活性降低，影响乳糜微粒和极低密度脂蛋白中三酰甘油的水解，引起高三酰甘油血症。

②饮酒：酒精可增加体内脂质的合成率，减少氧化脂肪酸的比例，并增加酯化脂肪酸的比例。此外，酒精还可使低密度脂蛋白的活性降低，从而抑制三酰甘油分解。

③运动：运动可使脂蛋白脂肪酶活性增高，并升高高密度脂蛋白水平，使三酰甘油在血浆中清除率增加。

2. 脂蛋白与载脂蛋白

血浆脂蛋白是血液中脂质的运输形式，循环血液中的胆固醇和三酰甘油必须与特殊的蛋白质即载脂蛋白结合形成脂蛋白，才能被运输至组织进行代谢。血浆脂蛋白通常分为 5 种：乳糜微粒、极低密度脂蛋白、中间密度脂蛋白、低密度脂蛋白、高密度脂蛋白。另外还有一种独立的脂蛋白 Lp（a），其脂质成分与低密度脂蛋白相似。

3. 血脂的代谢

人体内脂类代谢可分为外源性代谢途径和内源性代谢途径。

（1）外源性代谢途径　是指从饮食摄入的胆固醇和三酰甘油在小肠中合成乳糜微粒及其代谢过程。

（2）内源性代谢途径　是指由肝脏合成极低密度脂蛋白，后者转变为中间密度脂蛋白和低密度脂蛋白，低密度脂蛋白被肝脏或其他器官代谢的过程。

4. 高脂血症的分类

（1）表型分类　目前国际通用世界卫生组织（WHO）制定的分类系统，主要是基于各种血浆蛋白升高的程度不同而进行分型，分为：①Ⅰ型：血浆中乳糜微粒增加，血脂测定示三酰甘油增加，而胆固醇正常或轻度增加。②Ⅱa型：血浆中低密度脂蛋白增加，血脂测定示胆固醇增加而三酰甘油正常。③Ⅱb型：血浆中的低密度脂蛋白和极低密度脂蛋白同时增加，血脂测定示胆固醇和三酰甘油均增加。④Ⅲ型：血浆中乳糜微粒残粒和极低密度脂蛋白残粒增加，血脂测定示胆固醇和三酰甘油均增加。⑤Ⅳ型：血浆中极低密度脂蛋白增加，血脂测定示三酰甘油升高，而胆固醇正常或偏高。⑥Ⅴ型：血浆中乳糜微粒和极低密度脂蛋白均增加，血脂测定示三酰甘油和胆固醇均增加，但以三酰甘油升高为主。

（2）病因分类　根据发病原因，高脂血症分为原发性和继发性两大类。继发性高脂血症是指由于全身性疾病或药物所引起的血浆胆固醇和（或）三酰甘油的增加，伴或不伴血浆高密度脂蛋白的下降，可引起继发性高脂血症的疾病主要有糖尿病、甲状腺功能减退症、慢性肾病、肾病综合征、阻塞性肝胆疾病、肝糖原储存疾病、胰腺炎、系统性红斑狼疮、多发性骨髓瘤、急性卟啉病、神经性厌食症、多囊卵巢综合征等。

（3）基因分型　基因缺陷所致的高脂血症多具有家族聚集性，有明显的遗传倾向，临床上通常称之为家族性高脂血症，包括较为常见的而病变基因尚不确定的家族性混合型高脂血症、家族性高三酰甘油血症和较少见的家族性多基因性高胆固醇血症、家族性胆固醇酯转运蛋白缺陷症、家族性脂蛋白（a）血症、家族性异常β脂蛋白血症等。原因不明的则称之为散发性或多基因性脂蛋白异常血症。

（二）中医学认识

在中医学中，根据其临床特点将其归于中医学之"痰饮""眩晕""肥胖""胸痹""血瘀"等范畴。中医学对高脂血症的病因、病机认识基本上是一致的，本病的发生或由于外源性脂质摄入过多，或由于体内脂质代谢紊乱所致，以正虚为本，痰浊血瘀为标。主要是由于脾肝肾三脏功能失调，致使气血不归正化而产生瘀、痰、滞并且相互夹杂为患，这反过来又可加重肝脾肾三脏功能失调，互为因果，恶性循环。本病病机虽错综复杂，但不外虚、痰、瘀、滞四者，可以虚实两端概括之。病位在肝、脾、肾，虚乃脾肝肾虚，实即痰瘀气滞。总之，脾、肝、肾不足是高脂血症发生的病理基础，痰浊血瘀是高脂血症发生、发展、转归和预后的基本病理，可致胸痹、眩晕、心悸、中风等变端发生。病因病机概括为以下几个方面：①饮食不节：长期过食肥甘、醇酒厚味，致使过多膏脂进入体内，超过运化转输之限，壅滞停留，变为膏浊；②脾虚湿困：嗜食肥甘、膏粱厚味腻脾碍胃，或因他病伤及脾气，运化不利，水谷难于随食而化，淫精于脉，膏脂聚而化浊，形成高脂血症；③劳伤心脾，心脾两虚：经久伏案或劳心思虑过度，宗气过耗，心脾受伤。因心主血脉，心气虚则血行迟缓，瘀血内生；脾气不足，运化失职，水谷不化精微，痰湿内生，病久入络，痰湿阻于脉络，瘀血内生。④情志所伤：忧思恼怒，伤及肝脾，肝失调达，疏泄不及，气机郁滞，气滞血瘀或横逆犯脾，脾失运化均可导致膏脂输布转化失常，变

生脂浊，引发高脂血症。⑤肾气虚衰：年老体弱，肾气虚衰或房劳过度，精气暗耗，皆可致精气不足，气化不及，津液代谢失调，膏脂输布转化迟缓，聚成脂浊而致血脂升高。⑥痰瘀阻络：膏脂化生于水谷精微，与津液同族，津液与血可以互生，膏脂与血亦可互荣，津液停聚生痰，血液阻滞为瘀，痰阻血瘀均可使膏脂输布失常，变生浊邪，引起高脂血症。

二、临床诊断

（一）辨病诊断

1.临床表现

多数高脂血症患者可无任何症状和异常体征发现，常常是在进行血液生化检验时被发现血脂异常。其临床表现可概括为以下几方面。

（1）黄色瘤、早发性角膜环和脂血症眼底改变　黄色瘤为脂质在真皮内沉积所致，是一种异常的局限性皮肤隆起，颜色可为黄色、橘黄色或棕红色，多呈结节、斑块或丘疹形状，质地一般柔软，最常见的是眼睑周围扁平黄色瘤。早发性角膜环出现于40岁以下，多伴有血脂异常。严重的高三酰甘油血症可产生脂血症眼底改变。

（2）动脉粥样硬化　动脉粥样硬化是动脉管壁胆固醇大量堆积成粥样硬化斑块，使血管壁纤维化增厚和狭窄的一种病理改变。由于血浆脂质水平升高促使大量脂质，尤其是胆固醇进入动脉壁，并在局部沉积聚集，引起局部巨噬细胞和平滑肌细胞集结，血管内膜增厚，导致动脉粥样硬化病变形成。

（3）其他脏器病变

①脂肪肝：肝脏是机体合成脂肪的主要场所之一，但肝脏本身不存储脂肪。脂肪在肝脏合成后被肝细胞以极低密度脂蛋白的形式分泌到血液中。在正常的生理条

件下，脂肪在肝脏的合成与分泌处于动态平衡，不会有脂肪在肝脏的蓄积。如果脂肪在肝脏的动态平衡被打乱，就会造成脂肪在肝脏的堆积引发脂肪肝。

②胰腺炎：高脂血症诱发的胰腺炎发病机制复杂，目前认为主要由三酰甘油分解产物对腺泡细胞的直接损伤、胰蛋白酶原激活加速、胰腺微循环障碍引起。胰腺及胰周高浓度的三酰甘油被胰脂肪酶水解，局部产生大量游离脂肪酸，诱发酸中毒，激活胰蛋白酶原，从而促发一系列的胰酶酶原活化，进而导致胰腺发生严重的自身消化。

③胆石症：正常情况下，胆汁中一定浓度的胆盐和卵磷脂可以和胆固醇、蛋白质组成混合胶粒，混悬于胆汁中而不析出。在某些肠疾病时，由于丧失了胆盐则导致胆固醇的析出，形成结石。

④脂肪栓塞：脂肪组织严重挫伤时，脂肪细胞破裂所释出的脂肪滴可侵入破裂的血管进入血流。脂肪肝时可由于上腹猛烈挤压、撞击，使肝细胞破裂，其所含脂肪也可进入血流，这都可形成脂肪栓塞，而出现症状。

⑤胆固醇肺炎：是胆固醇肺内沉积所致的炎症反应，为慢性间质性肺炎。以肺泡内含有大量胆固醇和胆固醇微粒的泡沫细胞，并继发肺纤维化为特征，偶见肺泡内含大量胆固醇结晶。

2. 现代仪器诊断

高脂血症的诊断和分型主要依靠实验室检查。

生化检查：临床常用的实验室检验方法是测定空腹状态下（禁食 12~14 小时）血浆或血清总胆固醇、三酰甘油、低密度脂蛋白胆固醇和高密度脂蛋白胆固醇，有少数医院有如载脂蛋白 A1、载脂蛋白 B、血清脂蛋白（a）等血脂检查项目。总胆固醇是指血液中多有脂蛋白所含胆固醇之总和，

主要存在于低密度脂蛋白、高密度脂蛋白及一部分极低密度脂蛋白中，年龄、性别、饮食习惯及遗传因素是影响其的主要因素。三酰甘油是血浆中所有脂蛋白所含三酰甘油的总和，年龄、性别、饮食习惯及遗传因素均对其有影响，而其受饮食和不同时间的影响较大，同一个体在多次测定时，其值有较大差异。高密度脂蛋白是血液中密度最高、颗粒最小的脂蛋白，其由多种物质组成，如胆固醇、三酰甘油、磷脂和蛋白质等，约 25% 的胆固醇存在于高密度脂蛋白胆固醇中，高密度脂蛋白能将外周组织包括血管内壁的胆固醇转运至肝脏进行分解代谢，因此具有抗动脉粥样硬化作用。低密度脂蛋白是一种密度较低的血浆脂蛋白，约含 25% 的蛋白质与 49% 的胆固醇及胆固醇酯。当低密度脂蛋白，尤其被氧化修饰的低密度脂蛋白过量时，它携带的胆固醇便积存在动脉壁上，久之易引起动脉粥样硬化。

（二）辨证诊断

根据高脂血症的临床表现，多将其归于中医"痰饮""眩晕""肥胖""胸痹""血瘀"等范畴，临床应四诊合参，辨证施治，并应结合现代实验室检查结果，明确诊断，以便于制定最佳治疗方案。目前众多中医学者认为，高脂血症的发生主责于肝、脾、肾三脏，其本为肝、脾、肾三脏虚弱，功能失调，其标为痰浊、水湿、瘀血、气滞内生，因此，治疗时当以肝、脾、肾三脏为主，以痰浊、瘀血为标，辨证施治，急则治其标，缓则治其本，甚或标本同治。

1. 痰浊阻遏证

临床证候：形体肥胖，头重如裹，肢麻沉重，胸闷气短，心悸、乏力、口黏，舌质红、苔腻、脉弦滑。

辨证要点：形体肥胖，头重如裹，胸闷气短，舌质红、苔腻，脉弦滑。

2. 脾肾阳虚证

临床证候：形寒怕冷，面色淡白，神疲乏力，腰膝酸软。头昏，纳少，便溏，脘腹作胀，面肢浮肿，舌质淡胖、苔白，脉沉细。

辨证要点：形寒怕冷，面色淡白，神疲乏力，腰膝酸软，舌质淡胖、苔白，脉沉细。

3. 肝肾阴虚证

临床证候：头晕耳鸣，手足心热，腰膝酸软，口干，健忘，少寐，舌红少苔，脉细数。

辨证要点：头晕耳鸣，手足心热，腰膝酸软，舌红少苔，脉细数。

4. 阴虚阳亢证

临床证候：头痛，头胀，头晕面赤，烦躁易怒，口干，肢麻，大便干结，舌质红，苔黄，脉弦。

辨证要点：头痛，头胀，烦躁易怒，舌质红、苔黄，脉弦。

5. 气滞血瘀证

临床证候：心前区刺痛，胸闷气短，胸胁胀痛，肢麻，舌质暗、边尖有瘀点或瘀斑，脉沉涩。

辨证要点：心前区刺痛，胸闷气短，舌质暗，边尖有瘀点或瘀斑，脉沉涩。

三、鉴别诊断

（一）西医学鉴别诊断

引起胆固醇升高的原发因素主要是家族性高胆固醇血症和家族性载脂蛋白 B100 缺陷症，而继发性因素主要有甲减与肾病综合征；引起三酰甘油升高的原发因素主要是家族性高三酰甘油血症、脂蛋白脂酶缺陷症、家族性载脂蛋白 C Ⅱ 缺陷症和特发性高三酰甘油血症，而继发性因素主要是糖尿病、酒精性高脂血症和雌激素治疗。常见的继发性血脂异常症包括糖尿病、甲

减、垂体性矮小症、肢端肥大症、神经性厌食症、脂肪营养不良、肾病综合征、尿毒症、胆道阻塞、系统性红斑狼疮和免疫蛋白病等。这些疾病的临床表现明显，鉴别一般无困难。

（二）中医学鉴别诊断

1. 胸痹与胃脘痛相鉴别

心在胃上，胃在心下，故有胃脘当心而痛的说法，胸痹不典型者疼痛部位可在胃脘部，但胸痹以闷痛为主，且疼痛持续时间短，虽与饮食有一定的关系，但休息、服药后可缓解。胃脘痛以胀痛为主，与饮食有关，持续时间较长，多局部有压痛，伴有反酸、呃逆、嗳气等脾胃证候。

2. 胸痹与真心痛相鉴别

胸痹指胸部闷痛，甚至胸痛彻背，短气、喘息不得卧为主的一种疾病，轻者仅感到胸闷如窒，呼吸欠畅，重者则胸痛，严重者心痛彻背，背痛彻心。真心痛乃胸痹的进一步发展，心痛剧烈，甚至持续不解，伴有汗出、肢冷、面白、唇紫、脉微细或结代等危重证候。

3. 胸痹与胁痛相鉴别

胸痹不典型者，疼痛部位可在胁部，但胁痛多以一侧或双侧胁胀痛为主，伴有口苦、目眩等症。

4. 眩晕与中风相鉴别

中风是以猝然昏仆、不省人事、半身不遂、口眼歪斜、言语不利为主的病症，轻者可无昏仆而仅见半身不遂及口眼歪斜等症状。眩晕重者也可有昏仆，但无半身不遂、口眼歪斜等症。部分中风患者以眩晕、头痛为先兆，故临证当予以鉴别。

5. 胸痹与厥证相鉴别

厥证以突然昏仆、不省人事、四肢厥冷为主症，发作后可在短时间内苏醒。严重者可致死亡。眩晕严重者可扑倒，但无昏迷、不省人事的表现。

6. 肥胖与水肿相鉴别

肥胖是由于多种原因导致的体内膏脂堆积过多，体重异常增加，并伴有头晕乏力、神疲懒言、少动气短等症状的一类病症。水肿严重时体重也可增加，也可出现肥胖的伴随症状，但水肿以颜面及四肢浮肿为主，严重者可见腹部胀满，全身皆肿，且水肿经治疗后，体重可迅速减轻，肥胖患者的体重减轻相对缓慢。

7. 心悸与奔豚相鉴别

心悸为心中悸动，惊惕不安，不能自主的一种病证；奔豚发作时也可觉心胸躁动不安，但其乃上下冲逆，发自少腹。

四、临床治疗

（一）提高临床疗效的要素

1. 辨病为先

根据患者的病史、症状、体征及实验室检查结果可确立诊断。血脂异常本身的临床表现不多，主要是脂质在真皮内、眼部等位置沉积可引起黄色瘤、高脂血症眼底改变、角膜环。这些可在体格检查时发现，但发生率不高。明显的高三酰甘油血症可引起急性胰腺炎。脂质在血管内皮沉积导致动脉粥样硬化，引起冠心病、脑血管病和外周血管病等。已有冠心病、高血压、糖尿病、脑血管病或周围动脉粥样硬化、肥胖、吸烟或有冠心病、动脉粥样硬化、家族性高脂血症家族史者需重视血脂检查。

2. 辨证施治，虚实兼顾

高脂血症的病理性质属本虚标实，以肝、脾、肾虚损为本，痰浊、水湿、瘀血、气滞为标。高脂血症的临床表现一般不是很明显，绝大多数的高脂血症患者自己没有感觉，大多是在体检时被发现的。高脂血症出现的主要表现是并发症，如高脂血症并发的动脉硬化、并发的心脏病、出现

脑供血的问题或者出现肝肾功能异常，这些都可能成为高脂血症的症状。高脂血症早期论治容易忽视，而以终期论治又效果欠佳，因此治疗上应辨证施治，围绕本病的病因病机，把握每一阶段的特征，抓住疾病发展过程中的主要矛盾，同时兼顾病情演变过程的种种变证，这样用药才能有的放矢。其论治法则可归纳为：调理脾胃，贯穿始终；填肾精温，培补先天；化痰祛瘀，调节五脏；谨守病机，有的放矢。

（二）辨病治疗

1. 治疗目标及治疗原则

降低低密度脂蛋白胆固醇是高脂血症治疗的首要目标，其最主要的目的在于防治缺血性心血管疾病。血脂异常治疗的宗旨是防控 ASCVD，降低心肌梗死、缺血性卒中或冠心病死亡等心血管病临床事件发生危险。由于遗传背景和生活环境不同，个体罹患 ASCVD 危险程度显著不同，调脂治疗能使 ASCVD 患者或高危人群获益。临床应根据个体 ASCVD 危险程度，决定是否启动药物调脂治疗。

《中国成人血脂异常防治指南（2016年）》《血脂异常基层诊疗指南（2019年）》建议：血脂异常危险分层诊断流程如下。

（1）符合下列任意条件者，可直接列为高危或极高危人群：①极高危：ASCVD 患者，包括急性冠脉综合征（ACS）、稳定性冠心病、血运重建术后、缺血性心肌病、缺血性脑卒中、短暂性脑缺血发作、外周动脉粥样硬化病等。②高危：①LDL-C ≥ 4.9mmol/L 或 TC ≥ 7.2mmol/L。②糖尿病患者 1.8mmol/L ≤ LDL-C < 4.9mmol/L 或 3.1mmol/L ≤ TC < 7.2mmol/L 且年龄 ≥ 40 岁。

（2）对不符合上述条件者，评估 10 年 ASCVD 的发病风险，评估方法见表 8-2。

（3）ASCVD 10 年发病危险为中危且

年龄＜55 岁者，评估余生危险，具有以下任意 2 项及以上危险因素者，定义为高危：①收缩压≥160mmHg（1mmHg=0.133kPa）或舒张压≥100mmHg；②非 –HDL–C ≥ 5.2mmol/L（200mg/L）；③ HDL–C ＜ 1.0mmol/L（40mg/dl）；④ BMI ≥ 28kg/m²；⑤吸烟。

表 8–2　10 年 ASCVD 发病风险评估方法

危险因素（个）		血清胆固醇水平分层（mmol/L）		
		3.1 ≤ TC ＜ 4.1 或 1.8 ≤ LDL–C ＜ 2.6	4.1 ≤ TC ＜ 5.2 或 2.6 ≤ LDL–C ＜ 3.4	5.2 ≤ TC ＜ 7.2 或 3.4 ≤ LDL–C ＜ 4.9
无高血压	0~1	低危（＜5%）	低危（＜5%）	低危（＜5%）
	2	低危（＜5%）	低危（＜5%）	中危（5%~9%）
	3	低危（＜5%）	中危（5%~9%）	中危（5%~9%）
有高血压	0	低危（＜5%）	低危（＜5%）	低危（＜5%）
	1	低危（＜5%）	中危（5%~9%）	中危（5%~9%）
	2	中危（5%~9%）	高危（≥10%）	高危（≥10%）
	3	高危（≥10%）	高危（≥10%）	高危（≥10%）

注：危险因素包括吸烟、低 HDL–C 及男性≥45 岁或女性≥55 岁；慢性肾脏疾病患者的危险评估及治疗请参见特殊人群血脂异常的治疗。

2. 降脂治疗目标值

血脂异常危险分层以及目标值如下：① LDL–C 目标值：极高危者 LDL–C ＜ 3.4mmol/L。②非—HDL–C 目标值：在 LDL–C 达标的情况下，对于高 TG 血症的 ASCVD 高危和极高危患者应积极控制 TG 水平，使非—HDL–C 达目标水平（LDL–C 目标值 +0.8mmol/L）。TG 水平以空腹（禁食 12 小时以上）2.3mmol/L 者患 ASCVD 风险增加。③对于 HDL–C ＜ 1.0mmol/L（40mg/dl）者，主张控制饮食和改善生活方式，目前尚无药物干预的足够证据。

继发性高脂血症应积极治疗原发病，如糖尿病、甲状腺功能减退症等，原发病得到控制后，血脂即有可能恢复正常。如原发性和继发性高脂血症同时存在，治疗原发病后，血脂仍可能异常，需考虑到原发性高脂血症可能，并给予相应治疗。治疗措施应是综合性的，生活方式的改变是首要的、基本的治疗措施，药物治疗需有严格的指征，必要时考虑血浆净化疗法或外科治疗，基因治疗尚在探索之中。

3. 西医学治疗

（1）饮食治疗和改善生活方式　针对已明确的可改变的危险因素如饮食、缺乏体力活动和肥胖，采取积极的生活方式进行改善，是血脂异常治疗的基础措施。

①饮食治疗：无论哪一型的高脂血症，饮食治疗是首要的治疗基本措施，应长期坚持。合理的膳食结构是维持脂质代谢平衡的重要措施，基本原则是食物多样、谷类为主。限制总热量，60 岁以上老年人、轻体力劳动者每天总热量应限制在 6699~8374kJ 为宜。脂肪占总热量 20% 为宜，并且以含多链不饱和脂肪酸的植物油为主，动物脂肪不应超过总脂量的 1/3。

②增加运动：规律的有氧运动能够增加能量消耗，降低血浆中胆固醇和三酰甘

油的水平，提高高密度脂蛋白的水平，防止和减缓胆固醇在动脉管壁的沉积。坚持日常身体活动，坚持规律的中等强度代谢运动，建议每周 5~7 天、每次 30 分钟。主动运动最好每天步行 6000 步。减少久坐时间，每小时起来动一动。

③戒烟、限酒：烟草中的多种化合物，主要是尼古丁和一氧化碳能影响脂类代谢，长期酗酒也可干扰血脂代谢，使胆固醇、三酰甘油上升，高密度脂蛋白下降。

④减轻体重：除了能使低密度脂蛋白水平降低和提高高密度脂蛋白水平外，还能降低高血压及糖尿病发生的机会，后两者也是冠心病的重要独立危险因素。

饮食与非调脂药物治疗 3~6 个月后，应复查血脂水平，若达标，可继续饮食和非药物治疗，每 6 个月至 1 年复查 1 次。如不达标，可根据血脂水平进行药物治疗。

（2）药物治疗 临床上供选用的调脂药物可分为他汀类、贝特类、烟酸类、树脂类、胆固醇吸收抑制剂和其他药物。

他汀类药物亦称 3 羟基 3 甲基戊二酰辅酶 A（HMG-CoA）还原酶抑制剂，能够抑制胆固醇合成限速酶 HMG-CoA 还原酶，减少胆固醇合成，继而上调细胞表面 LDL 受体，加速血清 LDL 分解代谢，此外还可抑制 VLDL 合成。因此他汀类能显著降低血清 TC、LDL-C 和 Apo B 水平，也能降低血清 TG 水平和轻度升高 HDL-C 水平。此外，他汀类还可能具有抗炎、保护血管内皮功能、减少平滑肌细胞增生和迁移、降低组织因子的释放、稳定斑块等作用，从而降低冠心病、脑血管疾病等危险事件的发生率，故是当前防治动脉粥样硬化性疾病非常重要的药物。对于低密度脂蛋白胆固醇水平增高的患者宜首选他汀类药物治疗。目前常用的有辛伐他汀、阿托伐他汀、洛伐他汀、普伐他汀、氟伐他汀、瑞舒伐他汀。大多数人对他汀类药物的耐受性良好。他汀类药物的不良反应主要有转氨酶升高和肌病，包括肌痛、肌炎和横纹肌溶解。治疗开始时应检测肝转氨酶和肌酸激酶，并在治疗期间定期监测，以求安全，不宜为片面追求提高疗效而过度增大剂量。

贝特类通过激活过氧化物酶体增殖物激活受体 α（PPARα）和激活脂蛋白脂酶（LPL）而降低血清 TG 水平和升高 HDL-C 水平。临床上可供选择的贝特类药物有：非诺贝特、苯扎贝特、吉非贝齐。此类药物的常见不良反应为消化不良、胆石症等，也可引起肝酶升高和肌病。

烟酸及其衍生物烟酸及其衍生物属 B 族维生素，当用量超过作为维生素作用的剂量时，可有明显的降脂作用。调脂作用与抑制脂肪组织中激素敏感脂酶活性、减少游离脂肪酸进入肝脏和降低 VLDL 分泌有关。此外，烟酸还具有促进脂蛋白脂酶的活性，加速脂蛋白中三酰甘油的水解，因而其降三酰甘油的作用明显。适用于高三酰甘油血症，低高密度脂蛋白胆固醇血症或以三酰甘油升高为主的混合型高脂血症。临床常用的如阿昔莫司。常见不良反应有颜面潮红、皮肤瘙痒和消化道症状。

酸螯合剂这类药物主要为碱性阴离子交换树脂，在肠道内能与胆酸呈不可逆结合，因而阻碍胆酸的肠肝循环，促进胆酸随大便排出体外，阻断胆汁酸中胆固醇的重吸收。同时伴有肝内胆酸合成增加，引起肝细胞内游离胆固醇含量减少，反馈性上调肝细胞表面低密度脂蛋白受体表达，加速血浆低密度脂蛋白分解代谢，使血浆胆固醇和低密度脂蛋白胆固醇浓度降低。本类药物可使血浆三酰甘油、低密度脂蛋白胆固醇水平降低，但对三酰甘油无降低作用，故仅适应于单纯高胆固醇血症，或与其他降脂药物合用治疗混合型高脂血症。

其他降脂药物有：①普罗布考：本品

吸收入体内后，可渗入到低密度脂蛋白颗粒核心中，因而有可能改变低密度脂蛋白的结构，使低密度脂蛋白易通过非受体途径被清除。此外，该药可能还具有使肝细胞低密度脂蛋白受体活性增加和抑制小肠吸收胆固醇的作用。主要适应于高胆固醇血症尤其是纯合子型家族性高胆固醇血症。常见不良反应包括恶心、腹泻、消化不良等，亦可引起嗜酸性粒细胞增多，血浆尿酸浓度增高，最严重的不良反应是引起 QT 间期延长。有室性心律失常或 QT 间期延长者禁用。②鱼油制剂：主要含二十碳戊烯酸和二十二碳乙烯酸。其降低血脂的作用机制尚不十分清楚，可能与抑制肝脏合成极低密度脂蛋白有关。鱼油制剂仅有轻度降低三酰甘油和稍升高高密度脂蛋白胆固醇的作用，对三酰甘油和低密度脂蛋白胆固醇无影响。主要用于高三酰甘油血症。

降脂药物的选择应根据其血脂异常的类型及其冠心病等危险因素的高低而选择合适的降脂药物。胆固醇升高为主可选用他汀类、普鲁布考、烟酸，其中以他汀类为最佳选择。以三酰甘油升高为主可选用贝特类、烟酸及其衍生物、鱼油制剂。对于家族性高胆固醇血症患者，能有效降低胆固醇的药物首推普罗布考。对于严重的高脂血症患者，单用一种调脂药，可能难以达到理想的调脂效果，这时可考虑采用联合用药，需注意不良反应增强的可能。

（三）辨证治疗

1. 辨证论治

（1）痰湿阻遏证

治法：健脾化湿。

方药：二陈汤加减。

（2）脾肾阳虚证

治法：温补脾肾，利水化饮。

方药：金匮肾气丸合苓桂术甘汤加减。

（3）肝肾阴虚证

治法：滋养肝肾。

方药：一贯煎合六味地黄汤加减。

（4）阴虚阳亢证

治法：滋阴潜阳。

方药：镇肝息风汤加减。

（5）气滞血瘀证

治法：行气活血。

方药：柴胡疏肝散合血府逐瘀汤加减.

2. 外治疗法

（1）毫针法

选穴：中脘、下脘、水分、气海、关元、滑肉门、外陵、大横、天枢、曲池、足三里、三阴交。

辨证加减：脾虚湿阻型加阴陵泉、公孙、丰隆；胃肠实热型加支沟、归来；气滞血瘀型加气海、太冲；脾肾阳虚型加脾俞、肾俞、太溪。

毫针刺入后行捻转、提插手法，实证泻法，虚证补法，留针后，每隔 10 分钟行针 1 次，留针 30 分钟。

（2）磁针法

选穴：双侧的丰隆、内关穴。

患者取平卧位，选取双侧内关穴、丰隆穴，常规穴位消毒，用毫针以指切法进针直刺 0.5~1 寸，提插捻转，得气后，在针柄上套上磁针器，用棉垫将磁针器固定，每日 1 次，留针 30 分钟。

（3）电针法

选穴：取双侧丰隆穴。选取双侧丰隆穴，常规穴位消毒，用毫针以 90° 快速刺入，进针 1.5 寸，接入 LH202 型韩氏穴位神经刺激仪，等幅疏密波，电流强度 12mA，频率 2/100Hz，留针 30 分钟，每日 1 次。

（4）艾灸法　巨阙、天枢、丰隆、心俞、肝俞、脾俞。采用隔药饼灸法，将丹参、山楂、泽泻、何首乌各等份碎成粉末，用醋调匀，制成直径 2~3cm、厚 1cm、重 2.5g 的圆形薄饼分别放置穴位上，将小艾炷放于药饼上点燃施灸，每穴灸4壮，约30~40分钟，每日1次。

（5）温针灸　温针灸是针刺和艾灸相结合应用的一种治疗方法。选穴：中脘、梁门、气海、天枢、足三里，在中脘、足三里采用温针灸。

（6）穴位注射　丰隆、足三里。取患者双侧丰隆穴或足三里穴，快速刺入，行提插法，得气后每穴分别注入复方丹参注射液2ml。

（7）穴位贴敷

主穴：内关、足三里、三阴交、丰隆，配穴：阴陵泉、脾俞、太冲、支沟、曲池、肾俞等。湿热郁结型，加阴陵泉以清热除湿；脾虚湿盛型，加脾俞以健脾化湿；胃热腑实型，加支沟、曲池以清胃通腑；肝郁化火型，加太冲以清肝泻火；脾肾两虚型，加脾俞、肾俞以健脾补肾。选定穴位后应用特定中药制成的穴位贴外敷，24小时更换。

3. 成药应用

（1）血脂康胶囊

主要成分：特制红曲。

药理研究：现代研究证实，红曲具有降血脂、降血压、降血糖、抗肿瘤、抗疲劳等多种功效。血脂康胶囊有调节异常血脂的作用，可降低血胆固醇、三酰甘油、低密度脂蛋白胆固醇和升高高密度脂蛋白胆固醇；抑制动脉粥样硬化斑块形成，保护血管内皮细胞；抑制脂质在肝脏沉积的作用。

功能主治：除湿祛痰，活血化瘀，健脾消食。用于脾虚痰瘀阻滞症的气短、乏力、头晕、头痛、胸闷、腹胀、食少纳呆等症状的高脂血症患者，也可用于由高脂血症、动脉粥样硬化引起的心脑血管疾病的辅助治疗。

用法用量：口服，每次2粒，每日2次，早晚饭后服用；轻、中度患者每日2

粒，晚饭后服用。或遵医嘱。

（2）绞股蓝总苷片（胶囊）

主要成分：绞股蓝总苷。

药理研究：经药理及临床研究证明，本品有显著降低血清脂质（包括总胆固醇、三酰甘油、低密度脂蛋白）和升高血清高密度脂蛋白的作用。此外，动物实验还证明，本品有防止脂质在血管壁的沉积、提高免疫功能、抑制糖皮质激素引起的不良反应等。

功能主治：养心健脾，益气和血，除痰化瘀，降血脂。用于高脂血症，见有心悸气短，胸闷肢麻，眩晕头痛，健忘耳鸣，自汗乏力或脘腹胀满等心脾气虚，痰阻血瘀者。

用法用量：口服，每次1片（粒），每日3次。

（3）降脂通脉胶囊

主要成分：决明子、姜黄、泽泻、三七、铁线草。

药理研究：姜黄中姜黄素、姜黄油可明显抑制血清低密度脂蛋白氧化，以减缓动脉粥样硬化的形成；决明子中的有关成分能明显降低血清内总胆固醇和三酰甘油，并有抗血管内皮细胞增生、抗血小板聚集作用；铁线草可在脂质过氧化物引起的血管内皮损伤时降低炎症反应，延缓动脉硬化进程；三七中总皂苷能清除过量的自由基，促进脂质的转运和排泄，减少内源性脂质合成，并有保护内源性抗氧化酶的活性、抗血小板聚集、抗血栓形成、减缓动脉粥样硬化、增加心脑血流量的作用；泽泻的提取物有降低总胆固醇、三酰甘油，升高高密度脂蛋白胆固醇的作用，且具有抗血小板聚集、抗血栓形成及增强纤溶酶活性，抑制主动脉内膜粥样斑块的生成等作用。

功能主治：化浊降脂，活血通脉。用于痰瘀阻滞所致的高脂血症、冠心病及缺血性脑血管等疾病所致的肥胖、眩晕、头痛、耳鸣、记忆力减退、胸闷、气短、心悸、肢体麻木、神疲乏力、腰膝酸软等症。

用法用量：口服，每次 2~4 粒，每日 3 次，或遵医嘱。

（4）脂脉康胶囊

主要成分：何首乌、刺五加、山楂、三七、葛根、黄芪、槐花、荷叶、大黄（酒制）、黄精、普洱茶、莱菔子、菊花、茺蔚子、杜仲、桑寄生。

药理研究：降低血清三酰甘油、低密度脂蛋白胆固醇水平，升高高密度脂蛋白胆固醇含量。通过降低血脂水平，抑制脂质氧化修饰，阻止内皮细胞分泌 ET，而使内皮细胞持续释放 NO，改善内皮功能，抑制动脉粥样硬化形成。

功能主治：消食降脂，通脉益气。用于动脉硬化症、高脂血症。

用法用量：口服，每次 5 粒，每日 3 次。

（5）降脂灵片

主要成分：制何首乌、枸杞子、黄精、山楂、决明子。

药理研究：降脂灵片显著降低总胆固醇、三酰甘油、低密度脂蛋白胆固醇，具有较好的降血脂及提高机体抗氧化能力的作用，可以较好地抑制动脉粥样硬化形成。

功能主治：补肝益肾，养血明目。用于肝肾阴虚、头晕、目昏、须发早白的高脂血症患者。

用法用量：口服，每次 5 片，每日 3 次。

（6）脂必妥

主要成分：山楂、白术、红曲等。

药理研究：脂必妥主要成分是从红曲霉菌中提取，为一种天然 HMG-CoA 还原酶抑制剂。其作用机制可能与该药抑制肝脏羟甲基戊二酸甲酰辅酶 A 还原酶催化的 HMG-CoA 向甲羟戊二酸转化，从而阻止内源性胆固醇的合成，使胆固醇浓度降低。其调脂机制与辛伐他汀大致相仿，此外脂必妥尚含有山楂、白术、泽泻等中药成分，能抑制肠道黏膜刷状缘上皮细胞对食物脂质的吸收，从而发挥有效调脂作用。

功能主治：健脾消食，除湿祛痰，活血化瘀。用于高脂血症患者症见气短、乏力、头晕、胸闷、腹胀、食少纳呆等；也可用于高脂血症及动脉粥样硬化引起的其他心脑血管疾病的辅助治疗。

用法用量：口服，每次 3 片，每日 2 次，早晚饭后服用或遵医嘱。

（7）通心络胶囊

主要成分：人参、水蛭、全蝎、土鳖虫、蜈蚣、蝉蜕、赤芍、檀香、降香、乳香、酸枣仁、冰片。

药理研究：通心络胶囊是根据中医络病理论研制的中药复方制剂，选用了多种草药和虫药，具有多种生物物质的活性，可以降低血清总胆固醇及低密度脂蛋白含量，能够降低斑块内脂质含量及炎性因子的局部表达，并可抑制血小板聚集和血栓形成，由此起到降脂、稳定粥样斑块的作用。

功能主治：益气活血，通络止痛。用于冠心病心绞痛证属心气虚乏、血瘀络阻者。症见胸部憋闷、刺痛、绞痛，气短乏力，心悸自汗，舌质紫暗或有瘀斑，脉细涩或结代。

用法用量：口服，每次 2~4 粒，每日 3 次，4 周为 1 个疗程。对轻度、中度心绞痛患者可每次 2 粒，每日 3 次；对较重度、重度患者可以每次 4 粒，每日 3 次。心绞痛等症状明显减轻或消失，心电图改善后，可改为每次 2 粒，每日 3 次。

（8）松龄血脉康胶囊

主要成分：松叶、葛根、珍珠层粉等。

药理研究：动物实验显示，本药对动脉血管环有内皮依赖性血管舒张作用，可增加组织血液灌注，减轻组织细胞耗氧，改善末梢循环，并能明显降低总胆固醇、三酰甘油，升高高密度脂蛋白，调节脂肪代谢，阻止血脂质在血管内壁沉积，增强免疫功能，起到降低血脂、血液黏度及血小板聚集的作用。

功能主治：平肝潜阳，镇心安神。适用于肝阳上亢所致的头痛，眩晕，急躁易怒，心悸，失眠，颈项强痛，口苦口干，耳鸣健忘；高血压、高脂血症等心脑血管疾病见上述证候者。

用法用量：口服，每次3粒，每日3次。或遵医嘱。

（9）脂康颗粒

主要成分：决明子、枸杞子、桑椹、红花、山楂。

药理研究：高脂血症大鼠预防给药试验表明本品有降低血清总胆固醇、三酰甘油、低密度脂蛋白的作用，并降低全血和血浆黏度。家兔脂质代谢紊乱的预防和治疗试验显示本品有降低总胆固醇、三酰甘油、低密度脂蛋白胆固醇，升高高密度脂蛋白胆固醇的作用。

功能主治：滋阴清肝，活血通络。用于肝肾阴虚夹瘀之高脂血症，症见头晕或胀或痛，耳鸣眼花，腰膝酸软，手足心热，胸闷，口干，大便干结。

用法用量：开水冲服，每次1袋，每日2次，8周为1个疗程。

注意：妇女妊娠期、月经过多忌用。禁烟酒及高脂饮食。

（10）保利尔胶囊

主要成分：广枣、丹参、肉豆蔻、栀子、川楝子、茜草、红花、麦冬、三七、土木香、木香、檀香、人工牛黄、木通等21味药。

药理研究：本品可使蛋黄和Triton所致的高脂血症小鼠血清总胆固醇含量降低，使高脂血症大鼠和家兔血清总胆固醇、三

酰甘油降低，高密度脂蛋白胆固醇升高；可使高脂血症大鼠全血黏度和红细胞压积降低，使ADP诱导的大鼠血小板聚集率降低，使大鼠动－静脉旁路法所致的血栓重量降低；可使小鼠凝血时间延长，小鼠常压耐缺氧存活时间延长。经现代药理及临床研究证实，方中药物具有纠正脂质代谢紊乱、降低血脂、软化血管的作用，并能降低血液黏度、加速脂质（浊质）的清除和排泄。

功能主治：行气活血，化瘀解滞，升清降浊。用于高脂血症气滞血瘀、痰浊内阻证，症见胸闷、气短、心胸刺痛、眩晕、头痛等。

用法用量：口服，每次5粒，每日3次。

4. 单方验方

（1）滋肝养肾降脂汤　首乌30g，枸杞15g，桑寄生15g，黄精15g，决明子15g，泽泻15g，丹参15g。每日1剂，分2次口服。适用于高脂血症之肝肾阴虚证。

（2）清脂汤　葛根40g，丹参30g，生山楂30g，何首乌20g，决明子20g，菟丝子30g，女贞子30g，枸杞子30g，柴胡15g，枳壳15g，茯苓25g，泽泻15g，白术25g，党参20g。加减：上腹痛者加白芍、甘草；腹胀加木香、佛手、厚朴；恶心者加半夏、陈皮。适用于高脂血症之脾肾阳虚证。

（3）柔肝和血汤　生地黄15g，白芍12g，桑寄生12g，杜仲10g，当归10g，川芎10g，丹参12g，钩藤15g，山楂15g，泽泻12g，炒酸枣仁15g。每日1剂，水煎2次，2次药液混合，分3次温服。适用于高脂血症之肝肾阴虚兼痰瘀阻络型。

（4）健脾调脂饮　黄芪20g，党参10g，白术10g，苍术6g，法半夏10g，丹参15g，三七5g，虎杖10g，甘草6g。水煎服，日1剂，分2次温服。适用于高脂血症之脾虚兼

痰瘀互阻型。

（5）化痰降浊汤　泽泻15g，山楂10g，陈皮20g。水煎服，日1剂，分2次温服。

（6）八味茶　金银花15g，菊花10g，红花5g，淡竹叶5g，枸杞子5g，山楂5g，绿萼梅5g，决明子5g。每日1剂，开水浸泡代茶饮用，适用于高脂血症之痰浊阻遏型。

（7）当归芍药散汤　当归10g，赤芍、白芍、川芎各24g，茯苓12g，泽泻24g，白术12g。水煎服，每日1剂，分2次温服，适于高脂血症之痰瘀互结型。

（8）桑钩温胆汤　法半夏、陈皮、竹茹、钩藤（后下）、枳实各10g，桑寄生20g，茯苓15g，甘草6g。痰热交阻、舌苔黄腻者加全瓜蒌、黄芩；风痰内阻、气机不畅者加制大黄、决明子，肝肾不足明显者加女贞子、墨旱莲平和之品，滋而不腻。水煎服，日1剂，分早晚2次温服，适于高脂血症之痰浊瘀血型。

（四）医家诊疗经验

1.高建东

高建东教授认为脾虚湿盛、痰湿内阻型高脂血症多表现为形体肥胖、头重如裹、胸闷、呕吐痰涎、肢麻沉重、亦可见心悸、失眠、口淡、食少，舌胖，苔滑腻，脉沉细。故高脂血症治疗宜标本兼顾，通补兼施。即在除湿泄浊、化痰行瘀的同时，配合健脾益气、补肾养肝等法。高教授根据多年临床经验，自拟温胆降脂汤：半夏10g，茯苓20g，白术20g，生山楂20g，荷叶10g，绞股蓝10g，陈皮15g，泽泻12g，枳实10g，乌药10g，地龙10g，丹参10g。本方具有益气健脾、燥湿化痰、活血化瘀之功，扶正与祛邪并施。

2.颜德馨

颜德馨颜老治疗高脂血症，强调调理患者血气，令其条达，气血平和，同时重视调补脾胃。颜老认为，高脂血症的病机在于机体气血失调，其气血失调的标实病机落实到"痰瘀交阻"四字，故取活血药与祛痰药同用，痰瘀同治。临证中，颜老常以水蛭、桃仁、蒲黄、姜黄、地龙等为基本活血化瘀药，配伍法半夏、海藻、苦杏仁、莱菔子、白芥子、胆南星、陈皮等为基本祛痰药。颜老选用水蛭降脂，炙用，初用量宜小，待有动静，则逐渐增加；研末口服，每天1~6g，以其"破瘀血而不伤新血，专入血分而不伤气分"。同时颜老还认为，高脂血症由于存在痰瘀交阻的气血失调"标实"证，必然存在气滞血瘀的病理机制，所以在活血化瘀的基础上，还佐以理气活血法。颜老常用的基本理气活血药对主要有：降香配川芎（行瘀定痛）、丹参配水蛭（化瘀通络）、郁金配青皮（理气活血化瘀）、蒲黄配炙水蛭（化瘀浊）等，其中颜老较推崇使用蒲黄降血脂，常配苍术、白术、姜黄、荷叶等。

3.谢春光

谢春光教授在临床上辨证高脂血症多以痰瘀互结为主，主张从中焦入手，补中祛邪。主要治则为化气利水，祛瘀消脂。临证中常以自拟调脂减肥汤为基础方加减，佐以活血化瘀、行气消滞之品。其基础方组成：泽泻、猪苓、茯苓、白术、桂枝、人参、黄芪，即春泽汤加黄芪。若患者食欲不振、疲乏无力、大便稀溏，加用党参，重用白术以补脾益气，若头晕，下肢水肿较甚，可加大茯苓、泽泻用量，若伴腰膝酸软、五心烦热等症，可加生地黄、山茱萸、黄精、枸杞以滋补肝肾。谢教授认为临证选药强调"病痰饮者，当以温药和之"，可尽量选用温药，温通消补并用，往往可取得较满意的效果。

4.郭维琴

郭维琴教授认为高脂血症属于中医学污血范畴，病位在脉。脉主血，脉中之血不洁谓之污血，指水谷不化之痰湿，过盛入脉之浊气及瘀滞之血在脉中结聚而成，并不单指瘀血。基于临床观察，郭教授发现高脂血症患者多有肥胖、心悸、乏力、自汗、舌体胖大、边有齿痕等表现，故总结出本病病位在血脉，基本病机为脾虚，痰瘀互阻，病性为本虚标实，本虚于脾，标实于痰湿血瘀。针对高脂血症脾虚、痰瘀互阻的基本病机，遵循虚者补之，实者泻之为原则。郭教授主要采用健脾消痰化瘀来治疗，重在整体调节，标本兼顾，扶正祛邪。自拟降脂通脉方（红参、山楂、泽泻等），红参为补气药，凡五脏脏气不足、体弱气虚时均可应用，为君药。山楂有消食化积、活血散瘀的作用，且尤善化肉脂之积，张锡纯谓"若以甘药佐之，化瘀血而不伤新血，开郁气而不伤正气"，因而与红参等甘药合用，助脾行气运化，消食化积，散瘀化痰，而为臣药。泽泻祛痰利湿，使气清血活，血脉流畅，助山楂祛痰利湿，使气清血活，血脉流畅。

5. 袁长津

袁长津教授根据多年临床经验，将高脂血症的病因病机概括为：痰浊内阻，脾虚失健；肝失疏泄；肾气虚衰。相应治则及方药：①健脾祛痰化浊。方药：二陈汤合五苓散加减：法半夏10g，陈皮10g，茯苓15g，泽泻25g，白术12g，炒山楂15g，炙甘草6g。②疏肝利胆化浊。方药：小柴胡汤加减：柴胡12g，黄芩10g，法半夏10g，白芍15g，炒枳实10g，炒山楂18g，虎杖15g，郁金10g，炙甘草6g，炒山栀10g，赤芍10g。③益肾利湿化浊。方药：杞菊地黄汤加减：北枸杞15g，熟地黄25g，茯苓15g，泽泻25g，怀山药15g，牡丹皮12g，山茱萸10g，菊花10g，麦冬15g，炙甘草6g。

五、预后及转归

单纯高脂血症而无并发症的患者，临床上表现一般不是很明显，常在体检实验室化验检查时才可发现单纯高脂血症。继发高脂血症应以预防和治疗原发病为主，其预后也与原发病密切相关。原发高脂血症患者多存在有先天性或遗传性缺陷，治疗效果较差。

六、预防调护

（一）预防

高脂血症的病因病机多责之与饮食失宜、情志不畅、劳逸失当等方面，故在日常生活中，饮食、劳逸要适宜，不要过食肥甘厚味，尤其对于肥胖、吸烟、饮酒、糖尿病、高血压、有高脂血症家族史者要更要注重饮食、运动方面，定期去医院做血脂检查。对人们进行关于高脂血症的健康教育宣传，指导人们科学饮食和健康生活方式。

（二）调护

进行低热量、低脂肪、低胆固醇、低糖和高纤维饮食，避免暴饮暴食，嘱戒烟、不过度饮酒，生活有规律，注意情绪调节，加强体育锻炼和控制体重等。具体饮食调控原则如下。

（1）限制油脂的摄入　通常油脂应不超过所摄总热量的30%，病情严重的力争控制在20%以下。

（2）增加不饱和脂肪酸摄入　油脂对血脂和动脉粥样硬化的作用，不仅决定于量，更决定于油脂的类型。不饱和脂肪酸则可能有降低胆固醇及抗动脉粥样硬化的作用，而饱和脂肪酸则相反。因而，在限制油脂摄入量的同时，应提高不饱和脂肪酸与饱和脂肪酸的比例，力争使比值达到1。

（3）限制胆固醇的摄入　一般患者胆固醇摄入量应低于30mg/d，重症患者应低于200mg/d。

（4）减肥、控制体重　高脂血症患者兼有肥胖者，控制饮食同时，应适度运动，力争接近或达到理想体重。

（5）戒烟、限酒　戒烟、限制饮酒也是饮食治疗应考虑的因素。

（6）控制热量的摄入　富含热量饮食的大量摄入，不但可抑制脂肪分解代谢，还可促进脂肪合成，因此对高脂血症患者应控制热量的摄入。

（7）保证维生素的摄入　保证富含烟酸、维生素 C 食物的摄入。因这两种维生素均有降脂作用。若不饱和脂肪酸较多时，应加大维生素 E 的摄入量。

（8）增加微量元素摄入　微量元素有参与和催化体内多种酶的作用，进而促进血脂代谢。大量研究表明，锌、铜、铬、锰和硒均有降血脂的作用。

（9）增加富含纤维食物　粗纤维中的木质素有降低胆固醇的作用。

（三）食疗

1. 山楂陈皮消脂饮

鲜山楂 30g，陈皮 15g，红糖 20g。先将鲜山楂拣杂，洗净，切碎，与洗净切碎的陈皮同放入纱布袋中，扎口，放入砂锅，加足量清水，中火煎煮 40 分钟，取出药袋，滤尽药汁，调入红糖，拌和均匀即成。早晚 2 次分服。本食疗方对中老年脾虚湿盛、气血瘀滞型高脂血症尤为适宜。

2. 香菇茶

香菇 5 个，先将香菇洗净，切成细丝，放入杯中，用刚煮沸的水冲泡，加盖，闷 15 分钟即可饮用。当茶，频频饮服，一般可连续冲泡 3~5 次。本食疗方对中老年阴虚阳亢、肝火炽盛型高脂血症尤为适宜。

3. 大蒜萝卜汁

大蒜头 60g，萝卜 120g。先将大蒜头剥去外包皮，洗净，切碎，捣成大蒜糜汁。将萝卜除去根、须洗净，切碎，捣烂取汁，用洁净纱布过滤，将萝卜汁与大蒜糜汁充分拌和均匀，或可加少许红糖调味，即成。早晚 2 次分服。本食疗方对中老年湿热内蕴、气滞血瘀型高脂血症尤为适宜。

4. 何首乌粉

制何首乌 1000g。将制何首乌拣去杂质，洗净，晒干或烘干，研成细粉，装瓶，备用。每日 2 次，每次 6g。用温开水冲服，连服 2 个月为 1 个疗程。本食疗方对中老年肝肾阴虚型高脂血症尤为适宜。

5. 黄豆汁

豆汁内含蛋白质比瘦猪肉和鸡肉还多，又含一种皂酸，可以清除血管中胆固醇，使其排出体外。豆汁益气养血、健脾宽中，适用于冠心病合并血脂偏高者。

6. 花生米茶

花生含较多的蛋白质，由于营养丰富，可促进脑细胞发育，增加记忆力，防止早衰，降低血清胆固醇。若将花生炒熟捣碎，当茶饮用，适用于冠心病合并血脂偏高者。

7. 芹菜粥

芹菜含有丰富的蛋白质、脂肪、碳水化合物、钙、磷，特别是含有甘露醇、芹菜碱，故能降脂降压又安神。若与粳米煮成稀粥做早餐食用，长期坚持，可平肝降压，清热凉血，适用于冠心病血脂偏高而有腹胀者。

8. 韭菜苦瓜汤

韭叶含有丰富的纤维素及挥发性精油、碳水化合物等，经常食用有明显的降压作用，此外，韭菜所含硫化物具有降低血脂的作用。将韭菜 100g，苦瓜 100g，皆切碎或切片，用玉米油在锅内炒，加水煮熟成汤，每天食用，可平肝凉血，清热利湿，适用于冠心病血压、血脂偏高者。

9. 胡萝卜汤

胡萝卜中含槲皮素，它能改善微血管的功能。将胡萝卜 100g，苦瓜 100g，洋葱 100g，大蒜 50g，一同切碎，用芝麻油

100ml 炒，加水、盐、味精煮熟，每天食用，可降压、降脂，适用于冠心病血脂偏高兼有纳差者。

10. 水果类

葡萄汁与葡萄酒都含有白藜芦醇，是降低胆固醇的天然物质，动物实验也证明，它能使胆固醇降低，抑制血小板聚集，所以葡萄是高脂血症患者最好的食品之一。

苹果因富含果胶、纤维素和维生素 C，有非常好的降脂作用。苹果可以降低人血液中的低密度胆固醇，而使对心血管有益的高密度胆固醇水平升高。

山楂是许多消脂茶的主要成分，所含黄酮类具有扩张冠状动脉血管、降低血压及胆固醇、增强心肌收缩力的作用。西医学研究证明，山楂是一种很好的具有降血压、降血脂和强心作用的食物。

11. 其他食物

燕麦含有极丰富的亚油酸，可防治动脉粥样硬化。

玉米含有丰富的钙、磷、硒和卵磷脂、维生素 E 等，均具有降低胆固醇的作用。印第安人几乎没有高血压、冠心病，这主要是得益于他们以玉米为主食。

牛奶含有丰富的乳清酸和钙质，它既能抑制胆固醇沉积于动脉血管壁，又能抑制人体内胆固醇合成酶的活性，减少胆固醇的产生。此外，牛奶中含有较多的钙，钙也可减少人体对胆固醇的吸收。

酸奶既含有牛奶中的营养成分，又含有助消化作用的乳酸菌，降脂减肥作用更胜一筹。

牡蛎富含微量元素锌及牛磺酸，牛磺酸可以促进胆固醇的分解，有助于降低血脂水平。

海带富含牛磺酸、食物纤维藻酸，可降低血脂及胆汁中的胆固醇。

紫菜富含碘，对于清除血液中的胆固醇有良好功效。

七、专方选要

1. 瓜蒌薤白半夏汤加味

瓜蒌 20g，半夏 15g，生山楂 30g，何首乌 30g，泽泻 30g，茯苓 10g，薤白 12g，党参 10g，川芎 10g，丹参 10g，炒白术 15g，陈皮 10g，甘草 10g，桃仁 10g，黄芪 30g。每日 1 剂，水煎饭后服。本方能明显改善高脂血症患者血液流变学指标，降低血脂水平。

2. 益气活血汤加减

黄芪 20g，当归 10g，川芎 10g，泽泻 10g，茯苓 20g，白术 10g，丹参 15g，甘草 6g。随症加减，每日 1 剂煎服。本方可防治因高黏滞综合征引起的多种心脑血管疾病。

3. 祛痰化瘀汤

半夏、薤白、枳实、川芎、姜黄各 9g，丹参、瓜蒌各 12g，西洋参 6g（另炖），鹿衔草 25g。本方能明显改善冠心病心绞痛患者的脂代谢。随症加减：血瘀甚者加桃仁、红花等；痰浊甚者加干姜、陈皮等；寒邪甚者加桂枝、附子等；心阴虚甚者加麦冬、五味子等；肾阴虚甚者加熟地黄、吴茱萸等；气虚甚者加人参、黄芪等。水煎服，每日 1 剂。

参考文献

[1] 吴嘉珍，童双，沈红艺，等. 血脂异常患者中医体质与钙镁锌的相关性研究 [J]. 世界科学技术 – 中医药现代化，2022，1-9.

[2] Stevens W，Peneva D，Li J Z，et al. Estimating the future burden of cardiovascular disease and the value of lipid and blood pressure control therapies in China [J]. BMC Health Serv Res，2016，16（1）：175.

[3] 诸骏仁，高润霖，赵水平，等. 中国成人血脂异常防治指南（2016 年修订版）[J]. 中华健康管理学杂志，2017，11（1）：7-28.

[4] 血脂异常基层诊疗指南（2019 年）[J]. 中华全科医师杂志，2019，18（5）：406-416.

第三节 脂肪肝

脂肪肝，即脂肪性肝病，是指由于各种原因引起的肝细胞内脂肪（主要是三酰甘油）堆积过多的临床病理综合征，其发生主要与肥胖、高脂血症、糖尿病、酗酒等因素相关。随着生活水平的改善和生活方式的改变，其已成为仅次于病毒性肝炎的第二大肝病，被公认为隐蔽性肝硬化的常见原因，发病年龄日趋提前。脂肪肝是一种常见的临床现象，而非一种独立的疾病，临床上轻度患者可无症状或仅有肝区胀闷感，中重度患者肝区胀闷甚或疼痛，乏力，消化不良，并出现肝脏肿大，腹部饱满，肝功能异常，一般而言，脂肪肝属可逆性疾病，早期诊断并及时治疗常可恢复正常。

脂肪肝是西医病名，并未见于中医古文献，中医学根据不同患者所具有的不同发病机制及临床表现特点将本病归属到不同的证候中，历代医家将其中医病名进行归纳总结如"肝癖""积证""积聚""痰湿""肥气""胁痛""鼓胀"等。

一、病因病机

（一）西医学认识

临床上脂肪性肝病有非酒精性脂肪性肝病（non-alcoholic fatty liver disease，NAFLD）和酒精性脂肪性肝病（alcoholic fatty liver disease，AFLD）之分。非酒精性脂肪性肝病随疾病病程进展表现不一，其疾病谱包括单纯性脂肪肝（NAFL），脂肪性肝炎（NASH）及 NASH 相关肝硬化。酒精性肝病是由于长期大量饮酒所导致的肝脏疾病，初期通常表现为脂肪肝，其临床分型包括轻症酒精性肝病、酒精性脂肪肝、酒精性肝炎、酒精性肝纤维化和酒精性肝硬化。

1. 流行病学

（1）非酒精性脂肪性肝病 近年来 NAFLD 患病率有逐渐增长并呈年轻化的趋势。普通成人 NAFLD 患病率在 6.3%～45%，其中 10%～30% 为 NASH。中东地区和南美洲 NAFLD 患病率最高，非洲最低，包括我国在内的亚洲多数国家 NAFLD 患病率处于中上水平（＞25%）。来自上海、北京等地区的流行病学调查结果显示，普通成人 B 型超声诊断的 NAFLD 患病率 10 年期间从 15% 增加到 31% 以上，50～55 岁以前男性患病率高于女性，其后女性的患病率增长迅速甚至高于男性。

中国 NAFLD 患病率变化与肥胖症、T2DM 和代谢综合征流行趋势相平行。目前我国成人总体肥胖、腹型肥胖、T2DM 患病率分别高达 7.5%、12.3% 和 11.6%。一方面，肥胖症、高脂血症、T2DM 患者 NAFLD 患病率分别高达 60%～90%、27%～92% 和 28%～70%；另一方面，NAFLD 患者通常合并肥胖症、高脂血症、高血压病、T2DM 以及代谢综合征。

（2）酒精性脂肪肝病 我国尚缺乏全国性的酒精性肝病流行病学资料，但地区性的流行病学调查结果显示，我国饮酒人群比例和酒精性肝病患病率均呈现上升趋势。华北地区流行病学调查结果显示，从 20 世纪 80 年代初到 90 年代初，嗜酒者在一般人群中的比例从 0.21% 升至 14.3%。21 世纪初，东北地区流行病学调查结果显示，嗜酒者比例高达 26.98%，部分地区甚至高达 42.76%；南方及中西部省份流行病学调查结果显示，饮酒人群增至 30.9%～43.4%。部分嗜酒者或饮酒过量者会出现乙醇（酒精）相关健康问题，其中酒精性肝病是乙醇（酒精）所致的最常见的脏器损害。21 世纪初，我国部分省份酒精性肝病流行病学调查资料显示，酒精性肝病患病率为 0.50%～8.55%；其中 40～49 岁人群的酒精性肝病患病率最高，达到 10% 以上。酒精性肝病占同期肝病住院患者的比例不断上升，从 2000 年的 2.4% 上升至 2004 年的 4.3%；酒精性肝硬化占肝硬化的病因构成比从 1999 年的 10.8% 上升到 2003 年的 24.0%。酒精性肝病已成为我国最主要的慢性肝病之一。

2. 病因

（1）非酒精性脂肪性肝病 非酒精性脂肪性肝病（NAFLD）分原发性和继发性两大类，前者与胰岛素抵抗和遗传易感性有关，而后者则由某些特殊原因的营养过剩所致体重增长过快和体重过重，肥胖、糖尿病、高脂血症等代谢综合征相关脂肪肝，以及隐源性脂肪肝均属于原发性非酒精性脂肪性肝病范畴；而营养不良、全胃肠外营养、减肥手术后体重急剧下降、药物／环境和工业毒物中毒等所致脂肪肝则属于继发性非酒精性脂肪性肝病范畴。

（2）酒精性脂肪肝病 饮酒是酒精性脂肪肝的主要病因，目前国内外研究已经发现的危险因素主要包括：饮酒量、饮酒年限、酒精饮料品种、饮酒方式、性别、种族、肥胖、肝炎病毒感染、遗传因素、营养状况等。

（二）中医学认识

1. 病因

中医学认为，脂肪肝的病因多责之于嗜食肥甘厚味，过度肥胖，少劳安逸，或饮酒过度，或情志失调，或久病体虚、他病转化等。

（1）饮食失调，过食肥甘 《素问·痹论》曰："饮食自倍，肠胃乃伤。"《医方论》曰："人非脾胃无以养生，饮食不节，病即随之，多食辛辣则火生，多食生冷则寒生，多食浓厚则痰湿俱生，于是为积累、为胀满、为泻痢，种种俱见。"这与《素问·通评虚实论》中指出的"肥贵人"乃"膏粱之疾"的病机一致。肥甘厚味食之太过或饮酒过度，必然损伤脾胃，中焦阻滞，水停湿聚，湿久则化热、痰生、厚味肥甘入胃肠，中阳不运，脂质浸淫脉道，血脉不利，气滞血瘀，阻于经络，终致痰湿浊瘀蕴结不散，而成脂肪肝。

（2）肝脾不调，气机失常 生活不规律或情志不舒、心理负担重、操劳过度、过度安逸等可致肝脾不调，气机失常。脾的运化，有赖于肝的疏泄。若失其疏泄，则气机不畅，水道不利，气津不化，气血津液输布代谢障碍，水停饮聚，凝而成痰成脂。"肝木疏土，脾土营木，土得木而达之，木赖土以培之"。若肝之疏泄功能失常，无以助脾之升散，从而引起"木不疏土"或称"肝脾不和"的病理变化，导致精微不布，聚湿生痰，日久渐积，终致脂肪肝。

（3）胃热滞脾，湿浊内生 《素问·奇病论》曰"肥者令人内热，甘者令人中满。"有"肥人多痰"之说，嗜食肥甘厚腻，损伤脾胃，湿热熏蒸，炼液为痰，痰浊膏脂瘀积胃热滞脾，食欲亢进，过多水谷瘀积体内，化为膏脂，损伤脾胃，运化失常，湿浊内生，"脾恶湿"，湿浊进而阻碍脾气，水谷运化失司，加重湿浊内生，并可溢于肌肤，阻滞经络，或脾病及肾，脾肾阳虚，水湿运化无权，加重体内湿浊，瘀脂泛溢肌肤，而发肥胖，遂致脂肪肝。

（4）痰瘀互结，痹阻血络 过食膏粱厚味，损伤脾胃，湿热熏蒸肝胆，致使肝胆疏泄失常，脾失健运，生湿酿痰，日久留而成瘀，痰瘀互结，痹阻血络，脂质沉积形成脂肪肝。

2. 病机

由于嗜食肥甘厚味，伤及脾胃；久卧久坐，体丰痰盛，或情志失常，长期忧思郁怒，以致肝失疏泄，脾失健运，水湿停聚，痰浊郁结，气滞血瘀，最终形成湿、痰、瘀互结，痹阻肝脏脉络而成，即痰、湿、瘀为病因病机之关键。本病的特点为本虚标实，本虚表现为脾气虚弱，肝肾亏损；标实表现为气滞、痰湿、血瘀。此外，机体气血虚，肝失调养及肾精亏耗，水不涵木也是脂肪肝的致病因素，其病位主要在肝，与脾、胃、肾、胆等脏腑密切相关。

二、临床诊断

（一）辨病诊断

1. 诊断要点

（1）临床表现

①非酒精性脂肪性肝病：NAFLD 起病隐匿，发病缓慢，常无症状。部分患者可有乏力，消化不良，右上腹轻度不适，肝区隐痛，上腹胀痛或肝脾肿大等非特异性症状及体征，严重脂肪性肝炎可出现黄疸、食欲不振、恶心、呕吐等症状。常规体检部分患者可发现肝脏肿大，发展至肝硬化失代偿期则临床表现与其他原因所致的肝硬化相似，可有体重超重和（或）内脏性肥胖、空腹血糖增高、血脂紊乱、高血压等代谢综合征相关症状。

②酒精性脂肪性肝病：酒精性脂肪肝的临床表现与肝脏脂肪浸润的程度成正比，在肝内过多的脂肪被移除后症状可消失，临床表现因饮酒方式，个体对酒精的敏感性以及肝组织损伤的严重程度不同而有明显的差异，症状一般与饮酒的量和酗酒的时间长短有关，患者可在长时间没有任何肝脏的症状和体征。

酒精性脂肪肝一般情况良好，常无症状或症状轻微，可有乏力、食欲不振，右上腹隐痛或不适，临床上以肝肿大为最常见体征，其次为肝区痛及压痛，少数患者可有轻度黄疸，实验室检查提示与胆道系统阻塞有关。

（2）诊断标准

1）非酒精性脂肪性肝病：根据中华医学会肝脏病学分会脂肪肝和酒精性肝病学组 2018 年制定的《非酒精性脂肪性肝病诊疗指南》，凡具备下列第 1~5 项和第 6 项或第 7 项中任何一项者，即可诊断为非酒精性脂肪性肝病：①无饮酒史或饮酒折合乙醇量男性每天＜40g，女性每天＜20g。②除外病毒性肝炎、药物性肝病、全胃肠外营养、肝豆状核变性等可导致脂肪肝的特定疾病。③除原发疾病临床表现外，可有乏力、消化不良、肝区隐痛、肝脾肿大等非特异性症状及体征。④可有体重超重和（或）内脏性肥胖、空腹血糖增高、血脂紊乱、高血压等代谢综合征相关组分。⑤血清转氨酶和 GGT 水平可有轻至中度增高（小于 5 倍正常值上限），通常以 ALT 增高为主。⑥肝脏影像学表现符合弥漫性脂肪肝的影像学诊断标准。⑦肝活体组织检查组织学改变符合脂肪性肝病的病理学诊断标准。

根据病程进展，非酒精性脂肪性肝病可分为 3 型。

非酒精性单纯性脂肪肝：凡具备下列第 1、2 项和第 3 项或第 4 项中任何一项者即可诊断。①具备临床诊断标准 1~3 项。②肝生物化学检查基本正常。③影像学表现符合脂肪肝诊断标准。④肝脏组织学表现符合单纯性脂肪肝诊断标准。

非酒精性脂肪性肝炎（NASH）：凡具备下列第 1~3 项或第 1 项和第 4 项者即可诊断。①具备临床诊断标准 1~3 项。②存在代谢综合征或不明原因性血清 ALT 水平升高持续 4 周以上。③影像学表现符合弥漫性脂肪肝诊断标准。④肝脏组织学表现符合脂肪性肝炎诊断标准。

NASH 相关肝硬化：凡具备下列第 1、2 项和第 3 项或第 4 项中任何一项者即可诊断。①具备临床诊断标准 1~3 项。②有多元代谢紊乱和（或）脂肪肝的病史。③影像学表现符合肝硬化诊断标准。④肝组织学表现符合肝硬化诊断标准，包括 NASH 合并肝硬化、脂肪性肝硬化以及隐源性肝硬化。

2）酒精性脂肪性肝病：根据中华医学会肝脏病学分会脂肪肝和酒精性肝病学组 2018 年制定的《酒精性肝病防治指南》：①有长期饮酒史，一般超过 5 年，折合乙醇量男性 ≥ 40g/d，女性 ≥ 20g/d；或 2 周内有大量饮酒史，折合乙醇量 > 80g/d。但应注意性别、遗传易感性等因素的影响。乙醇量（g）换算公式 = 饮酒量（ml）× 乙醇含量（%）× 0.8。乙醇（酒精）使用障碍筛查量表（AUDIT）、密西根乙醇（酒精）依赖筛查量表（MAST）、CAGE 问卷等量表可以用来筛选乙醇（酒精）滥用和乙醇（酒精）依赖。②临床症状为非特异性，可无症状，或有右上腹胀痛、食欲不振、乏力、体质量减轻、黄疸等；随着病情加重，可有神经精神症状、蜘蛛痣、肝掌等表现。③血清天冬氨酸氨基转移酶（AST）、丙氨酸氨基转移酶（ALT）、γ- 谷氨酰转移酶（GGT）、总胆红素（TBil）、凝血酶原时间（PT）、平均红细胞容积（MCV）和缺糖转铁蛋白（CDT）等指标升高。其中 AST/ALT > 2、GGT 升高、MCV 升高为酒精性肝病的特点，而 CDT 测定虽然较特异但临床未常规开展。禁酒后这些指标可明显下降，通常 4 周内基本恢复正常（但 GGT 恢复较慢），有助于诊断。④肝脏 B 超、X 线计算机断层摄影术（CT）、磁共振成像（MRI）或瞬时弹性成像检查有典型表现。⑤排除嗜肝病毒现症感染、药物和中毒性肝损伤、自身免疫性肝病等。

符合酒精性肝病临床诊断标准者，其临床分型诊断如下：①轻症酒精性肝病：肝脏生物化学指标、影像学和组织病理学检查结果基本正常或轻微异常。②酒精性脂肪肝：影像学诊断符合脂肪肝标准，血清 ALT、AST 或 GGT 可轻微异常。③酒精性肝炎：是短期内肝细胞大量坏死引起的一组临床病理综合征，可发生于有或无肝硬化的基础上，主要表现为血清 ALT、AST 或 GGT 升高，可有血清 TBil 增高，可伴有发热、外周血中性粒细胞升高。重症酒精性肝炎是指酒精性肝炎患者出现肝功能衰竭的表现，如黄疸、凝血机制障碍、肝性脑病、急性肾功能衰竭、上消化道出血等，常伴有内毒素血症。④酒精性肝纤维化：临床症状、体征、常规超声显像和 CT 检查常无特征性改变。未做肝活组织检查时，应结合饮酒史、瞬时弹性成像或 MRI、血清纤维化标志物（透明质酸、Ⅲ 型胶原、Ⅳ 型胶原、层粘连蛋白）、GGT、AST/ALT、AST/ 血小板比值、胆固醇、载脂蛋白 -A_1、TBil、α_2 巨球蛋白、铁蛋白、稳态模式胰岛素抵抗等改变，综合评估，做出诊断。⑤酒精性肝硬化：有肝硬化的临床表现和血清生物化学指标、瞬时弹性成像及影像学的改变。

2. 相关检查

（1）实验室检查

①肝功能检测：血清转氨酶上升 2~5 倍，65%~95% 的 NAFLD 患者 AST/ALT < 1，但是 NAFLD 进展期可表现为 AST/ALT > 1，但一般不会 > 2，ALT、AST 的水平与脂肪性肝炎和纤维化程度之间不存在相关性，一些严重的 NAFLD 患者甚至肝硬化患者 ALT、AST 也可以正常。此外，γ- 谷氨酰转移酶（γ-GT）也可升高，约 30% 的严重脂肪肝患者出现碱性磷酸酶（ALP）的升高，血清酶学检查对于了解肝功能状态，肝损害程度有一定帮助，约 30% 的患者的血清总胆红素超过正常值，少数患者有直接胆红素升高和尿胆红素阳性，慢性重症患者可出现血浆白蛋白总量改变和白蛋白/球蛋白比值倒置，凝血酶原时间延长。

②染料排泄试验：约 54% 脂肪肝患者出现排泄试验异常，溴碘肽钠的清除速度

与肝脂肪的浸润速度有一定的相关性，常表现为起始清除速度加快，而30~45分钟时有染料潴留。

③血脂检测：脂肪肝患者常表现有血脂肪的含量升高，表现为高三酰甘油血症、高胆固醇血症、载脂蛋白B（APO-B）和游离脂肪酸含量增高，约50%的高脂血症患者有肝脂肪浸润，尤以高三酰甘油血症脂肪肝发生率最高，因此有人提示血清AST水平增高和高三酰甘油血症，是预测脂肪肝较有价值的指标。

④空腹血糖和糖耐量试验：脂肪肝患者可出现糖耐量曲线高峰上升和下降延迟，有罕见的情况脂肪肝患者可出现低血糖反应，由于不同原因所致脂肪肝时出现的生化指标异常亦不一致，因而使生化检查的诊断意义受到影响，目前主要作为诊断时的辅助指标。

⑤肝穿刺活检：这是脂肪肝的确诊手段，目前大多在B超引导下进行肝穿刺，抽吸肝组织活检远较过去的盲目穿刺法准确安全，尤其对局限性脂肪肝和B超下肝癌鉴别有困难时具有独特的优越性，通过活检组织镜下观察可以明确脂肪肝的变性程度、类型、有无合并脂肪肝肝炎、脂肪坏死。

（2）影像学检查

1）超声显像诊断：具备以下3项腹部超声表现中的2项者为弥漫性脂肪肝：①肝脏近场回声弥漫性增强，回声强于肾脏。②肝脏远场回声逐渐衰减。③肝内管道结构显示不清。超声显像诊断不能区分单纯性脂肪肝与脂肪性肝炎，且难以检出<30%的肝细胞脂肪变，且易受设备和操作者水平的影响。

2）瞬时弹性成像诊断：能通过1次检测同时得到肝脏硬度和肝脏脂肪变程度2个指标。受控衰减参数（CAP）测定系统诊断肝脏脂肪变的灵敏度很高，可检出仅有5%的肝脏脂肪变性，特异性高、稳定性好，

且CAP诊断不同程度肝脏脂肪变的阈值不受慢性肝病病因的影响。瞬时弹性成像用于酒精性肝病进展期肝纤维化及肝硬化，肝脏硬度（LSM）临界值分别为12.96kPa及22.7kPa。定期瞬时弹性成像监测，有利于患者预后评估。

3）CT诊断：弥漫性肝脏密度降低，肝脏与脾脏的CT值之比≤1。弥漫性肝脏密度降低，肝/脾CT比值≤1.0但>0.5者为轻度，肝/脾CT比值≤0.7但>0.5者为中度，肝/脾CT比值≤0.5者为重度。

4）MRI诊断：磁共振波谱分析、双回波同相位和反相位肝脏MRI可以定量评估酒精性肝病肝脏脂肪变程度。磁共振弹性成像（MRE）用来诊断肝纤维化的界值为2.93kPa，预测的敏感度为98%、特异度为99%。MRE可完整评估肝脏实质的病变，且不受肥胖、腹水的影响。MRE对纤维化分期（F2~4）的受试者工作特征曲线下面积（AUROC）接近1。

（二）辨证诊断

中医辨证论治是通过望闻问切四诊合参，归纳、综合、分析为相应证型，并采用对应的用药处方，辨证论治是中医辨治脂肪肝最常用的方法。

肝郁脾虚型多因情志郁滞或思虑气结，以致气机不畅，脾失健运，湿浊不化，聚集成痰，临床以轻度脂肪肝多见，痰湿内阻型；湿热内蕴型多因长期过食肥甘，醇酒厚味，损伤脾胃，健运失职，痰湿内生，阻滞于肝而成，久则化热，湿热蕴结，临床以中度脂肪肝为多见；痰瘀互结型病程日久或久病失治，气滞痰凝，血行瘀涩，痰瘀互结，络脉阻滞遂成本病，临床以重度脂肪肝多见，本病后期痰、湿、瘀互结，久则伤津耗液，灼伤肝肾之络，而见肝肾阴虚型。

1. 肝郁脾虚证

临床证候：胁肋不适，肝区隐痛，乏力气短，肢体倦怠，脘腹痞闷，纳差，大便稀溏，舌质淡胖，舌苔薄或白，边有齿痕，脉细弦。

辨证要点：胁肋不适，肝区隐痛，乏力气短，肢体倦怠，脘腹痞闷，纳差，大便稀溏。

2. 痰湿内阻证

临床证候：胃脘痞满，胸膈满闷，纳呆，口淡不渴，或时有恶心呕吐，头晕目眩，头重如裹，小便清，大便溏软；舌淡红，舌体胖大，边有齿痕，苔白厚腻，脉沉滑。

辨证要点：胃脘痞满，胸膈满闷，纳呆，口淡不渴，或时有恶心呕吐，头晕目眩，头重如裹。

3. 湿热内蕴证

临床证候：脘腹胀满，头重身困，乏力肢倦，易汗，大便黏滞或腹泻，舌质红，舌苔厚黄腻，脉濡缓或滑数。

辨证要点：脘腹胀满，头重身困，乏力肢倦，易汗。

4. 痰瘀互结证

临床证候：胁肋刺痛，痛有定处，胸闷多痰，脘痞腹胀，面色晦暗，脾大，肝掌，蜘蛛痣，或皮肤有瘀斑、血尿等出血现象，舌质暗或有瘀点、瘀斑，或舌下青筋怒张，脉弦细涩。

辨证要点：胁肋刺痛，痛有定处，胸闷多痰，脘痞腹胀，面色晦暗，皮肤有瘀斑。

5. 肝肾不足证

临床证候：胁肋隐痛，腰膝酸软，阴虚者有口目干涩，手足心热，低热，舌红苔少，脉细数；阳虚者则有精神不振，腹胀便溏，畏冷，舌体淡胖，脉沉细无力。

辨证要点：胁肋隐痛，腰膝酸软，两目干涩，手足心热。

三、鉴别诊断

（一）西医学鉴别诊断

根据病因、病理、临床表现、实验室检查等不难鉴别非酒精性脂肪性肝病与酒精性脂肪性肝病，由于本病早期临床表现不典型，下列情况需要进行相互鉴别。

1. 与非酒精性脂肪性肝病相鉴别

对于疑有 NAFLD 的患者，结合临床表现、实验室检查、影像学检查，排除过度饮酒以及病毒性肝炎、药物性肝病、全胃肠外营养、肝豆状核变性、Wilson 病、糖原贮积病、自身免疫性肝病等可导致脂肪性肝病的特定疾病，即可诊断。

2. 与酒精性脂肪肝相鉴别

酒精性肝病的诊断思路为：①是否存在肝病；②肝病是否与饮酒有关；③是否合并其他肝病；④如何确定酒精性肝病，则其临床病理属哪一阶段；可根据饮酒史临床表现及有关实验室及其他检查进行分析，必要时肝穿刺活组织检查可确定诊断。

本病应与非酒精性脂肪性肝病、病毒性肝炎、药物性肝损害、自身免疫性肝病等其他肝病及其他原因引起的肝硬化进行鉴别，酒精性肝病和慢性病毒性肝炎关系密切，慢性肝炎、丙型肝炎患者对酒精敏感度增高，容易发生酒精性肝病；反之，酒精性肝病对病毒性肝炎易感性也增加。

3. 与其他类型的脂肪肝相鉴别

（1）肥胖性脂肪肝　肝内脂肪堆积的程度与体重成正比，30%~50% 的肥胖症合并脂肪肝，重度肥胖者脂肪肝病变率高达61%~94%，肥胖人体重得到控制后，其脂肪浸润亦减少或消失。

（2）快速减肥性脂肪肝　禁食、过分节食或其他快速减轻体重的措施可引起脂肪分解短期内大量增加，消耗肝内谷胱甘肽（GSH），使肝内丙二醛和脂质过氧化物

（3）营养不良性脂肪肝 营养不良导致蛋白质缺乏是引起脂肪肝的重要原因，多见于摄食不足或消化障碍，不能合成载脂蛋白，以致三酰甘油积存肝内，形成脂肪肝。

（4）糖尿病脂肪肝 糖尿病患者中约50%可发生脂肪肝，其中以成年患者为多，因为成年后患糖尿病的人有50%~80%是肥胖者，其血浆胰岛素水平与血浆脂肪酸增高，脂肪肝既与肥胖程度有关，又与进食脂肪或糖过多有关。

（5）药物性脂肪肝 某些药物或化学毒物通过抑制蛋白质的合成而致脂肪肝，如四环素、肾上腺皮质激素、嘌呤霉素、环己胺、依米丁以及砷、铅、银、汞等，降脂药也可通过干扰脂蛋白的代谢而形成脂肪肝。

（6）妊娠脂肪肝 多在第一胎妊娠34~40周时发病，病情严重，预后不佳，母婴死亡率分别达80%与70%。

（7）其他疾病引起的脂肪肝 结核、细菌性肺炎及败血症等感染时也可发生脂肪肝，病毒性肝炎患者若过分限制活动，加上摄入高糖、高热量饮食，肝细胞脂肪易堆积；接受皮质激素治疗后，脂肪肝更容易发生。控制感染后或去除病因后脂肪肝迅速改善，还有所谓胃肠外高营养性脂肪肝、中毒性脂肪肝、遗传性疾病引起的脂肪肝等。

（二）中医学鉴别诊断

根据不同患者所具有的不同发病机制及临床表现特点将本病归属到不同的证候中，其中医病名如"肝癖""积证""积聚""痰湿""肥气""胁痛""鼓胀"等，因此需要相互鉴别。

1. 与积聚相鉴别

积聚是腹内结块，或痛或胀的病证，积属有形，结块固定不移，痛有定处，病在血分，是为脏病；聚属无形，包块聚散无常，痛无定处，病在气分，是为腑病，因积与聚关系密切，故两者往往一并论述。积聚的病位主要在于肝脾，基本病机为气机阻滞，瘀血内结，聚证以气滞为主，积证以血瘀为主。

2. 与鼓胀相鉴别

鼓胀是指腹部胀大如鼓的一类病证，临床以腹大胀满，绷急如鼓，皮色苍黄，脉络显露为特征，故名鼓胀，其病位主要在于肝脾，久则及肾，基本病机为肝脾肾受损，气滞、血瘀、水停腹中，本病多属本虚标实之证。

3. 与胁痛相鉴别

胁痛是指以一侧或两侧胁肋部疼痛为主要表现的病证，是临床上比较多见的一种自觉症状。胁，指侧胸部，为腋以下至第十二肋骨部的总称。胁痛的病位在肝胆，又与脾胃及肾相关，基本病机为肝络失和，其病理变化可归结为"不通则痛"与"不荣则痛"两类。

4. 与痰湿相鉴别

痰湿指人的体质的一种症状，亦称为迟冷质，多由饮食不当或疾病困扰而导致，痰是指人体津液的异常积留，是病理性的产物；湿邪分为内湿和外湿，外湿指空气潮湿，环境潮湿，如淋雨、居处潮湿等，外在湿气会侵犯人体而致病；内湿是指脾胃运化失宜，水液运化失司，或因饮食水分过多，或因饮酒、乳酪、生冷饮料，而使体内津液聚停而形成内湿。

四、临床治疗

（一）提高临床疗效的要素

1. 辨病为先，治因有别

脂肪肝久病多以痰瘀互阻为主，选用大剂量黄芪、白术、党参、生山楂等益气活血化瘀之功的中药，脂肪性肝炎患者在辨证论治基础上，还可加用护肝抗炎药物，如生甘草、蒲公英、茵陈、黄芩、栀子、大青叶、虎杖等清热解毒的中药和丹参、赤芍、红花、川芎、鸡血藤、当归、三七粉等活血化瘀类的中药；脂肪性肝纤维化或肝硬化患者应同时采取抗纤维化治疗，加用桃仁、丹参、牡丹皮、积雪草等活血化瘀、软坚散结的中药；病毒性肝炎所致脂肪肝，则应坚持抗病毒治疗，调节免疫，加用消热解毒、利湿活血之品，如茵陈、六月雪、虎杖、黄柏等；酒精性脂肪肝则加用有解酒护肝作用的葛根、葛花、生甘草、黄芩等中药；糖尿病性脂肪肝则选加枸杞子、何首乌、黄芩等降糖降脂之品；肥胖者则选加决明子、山楂、麻仁、大黄、生地黄等缓泻祛脂药，如此标本兼顾，具有很高的疗效。

目前，使用专方论治或加减方治疗是脂肪肝临床治疗的主流，即以主症型的治法为主，兼顾其他，具体选药组方上应有所侧重，同时酌情选用具有明确治疗脂肪肝药理作用的中药，代表方主要有柴胡疏肝散、茵陈蒿汤、六味地黄丸、膈下逐瘀汤、龙胆泻肝汤、二陈汤、一贯煎、平胃散和逍遥散等加减。例如，早期脂肪肝多以食积、气积较为常见，治疗主要以化痰消食、疏肝健脾为主，可选用山楂、泽泻、郁金、姜黄、决明子、虎杖、桃仁、丹参等有保肝降脂作用的中药；脂肪肝中期以痰积、脂积为主，多用滑石、茵陈、黄芩、川贝母、连翘、白豆蔻等具有利水渗湿、清热解毒作用的中药。

2. 辨证施治，虚实兼顾

本病总为正虚为本，邪实为标，故辨证时，当明辨虚实。脂肪肝的病位在肝，涉及脾、肾，以肝、脾、肾三脏功能失调为本虚，痰、湿、瘀、积为标实。治疗以疏肝、健脾、补肾、化痰、清热、活血、

祛瘀为其基本大法。

3. 审证求因，分期论治

本病随着病程发展演变，初期在疏肝理气的同时，应兼以健脾益气，提高身体功能以防疾病进一步向前发展。本病因失治或误治而产生痰湿互结、湿热内蕴时，治疗应以清热化痰利湿为主，同时不忘疏肝健脾，加强病理产物排出体外。若病情迁延，日久不愈，则有导致肝纤维化及肝硬化的可能，此时患者多有气血不足、阴阳失调所呈现的气滞血瘀、痰瘀互阻之证。此阶段以活血化瘀通络为主，并与补益肝肾之法协同，以奏标本同治之功。

（二）辨病治疗

1. 非酒精性脂肪性肝病

（1）健康宣传教育，改变生活方式
通过健康宣教纠正不良生活方式和行为、制订合理的能量摄入以及饮食结构调整、中等量有氧运动。推荐中等程度的热量限制，肥胖成人每日热量摄入需减少 2092~4184kJ（500~1000kcal）。改变饮食组分，建议低糖低脂的平衡膳食，减少含蔗糖饮料以及饱和脂肪和反式脂肪的摄入并增加膳食纤维含量；中等量有氧运动，每周 4 次以上，累计锻炼时间至少 150 分钟。通常需要有一定程度的体质量下降才能有益于包括 NAFLD 在内的代谢综合征组分的康复。

（2）避免加重肝脏损害　防止体重急剧下降、滥用药物及其他可能诱发肝病恶化的因素。NAFLD 特别是 NASH 患者应避免体质量急剧下降，禁用极低热卡饮食和空 - 回肠短路手术减肥避免小肠细菌过度生长，避免接触肝毒物质，慎重使用可能有肝毒性的中西药物和保健品，严禁过量饮酒。

（3）控制体重，减少腰围　所有体重超重、内脏性肥胖以及短期内体重增长

迅速的非酒精性脂肪性肝病患者，都需通过改变生活方式控制体重、减少腰围。合并肥胖的 NAFLD 患者如果改变生活方式6~12 个月体质量未能降低 5% 以上，建议谨慎选用二甲双胍、西布曲明、奥利司他等药物进行二级干预。除非存在肝功能衰竭、中重度食管 - 胃静脉曲张，重度肥胖症患者在药物减肥治疗无效时可考虑上消化道减肥手术，NAFLD 患者的血清酶谱异常和肝组织学损伤通常伴随体质量下降而显著改善，但是最有效的减肥措施以及减肥药物的安全性和如何防止体质量反弹都有待进一步探讨。

（4）改善 IR，纠正代谢紊乱　合并 2型糖尿病、糖耐量损害、空腹血糖增高以及内脏性肥胖者，可考虑应用二甲双胍和噻唑烷二酮类药物，以期改善胰岛素抵抗和控制血糖。根据临床需要，可采用相关药物治疗代谢危险因素及其并发症。除非存在明显的肝损害（例如血清转氨酶＞ 3 倍正常值上限）、肝功能不全或失代偿期肝硬化等情况，NAFLD 患者可安全使用血管紧张素受体阻滞剂、胰岛素增敏剂（二甲双胍、吡格列酮、罗格列酮），以降低血压和防治糖脂代谢紊乱及动脉硬化。血脂紊乱经基础治疗和应用减肥降糖药物 3~6 个月以上，仍呈混合性高脂血症或高脂血症合并 2 个以上危险因素者，需考虑加用贝特类、他汀类或普罗布考等降血脂药物。

（5）针对肝病的药物　保肝抗感染药物在 NAFLD 防治中的作用和地位至今仍有争论，目前并无足够证据推荐 NAFLD/NASH 患者常规使用这类药物。在基础治疗的前提下，保肝抗感染药物作为辅助治疗主要用于以下情况：①肝组织学确诊的NASH 患者；②临床特征、实验室改变以及影像学检查等提示可能存在明显肝损伤和（或）进展性肝纤维化者，例如合并血清转氨酶增高、代谢综合征、2 型糖尿病

的 NAFLD 患者；③拟用其他药物因有可能诱发肝损伤而影响基础治疗方案实施者，或基础治疗过程中出现血清转氨酶增高者；④合并嗜肝病毒现症感染或其他肝病者。建议根据疾病活动度和病期以及药物效能和价格，合理选用多烯磷脂酰胆碱、水飞蓟素（宾）、甘草酸制剂、双环醇、维生素E、熊去氧胆酸、S- 腺苷蛋氨酸和还原型谷胱甘肽等 1~2 种中西药物，疗程通常需要6~12 个月以上。

（6）积极处理肝硬化的并发症　根据临床需要采取相关措施，防治肝硬化门静脉高压和肝功能衰竭的并发症。NASH 并肝功能衰竭、失代偿期肝硬化以及 NAFLD并发肝细胞癌患者可考虑肝移植手术治疗。肝移植术前应全面评估代谢危险因素及其并发症，术后仍需加强代谢综合征组分的治疗，以减少 NAFLD 复发和提高患者的生存率。

2. 酒精性脂肪性肝病

酒精性肝病的治疗原则是：戒酒和营养支持，减轻酒精性肝病的严重程度；改善已存在的继发性营养不良和对症治疗对酒精性肝硬化及其并发症。

（1）戒酒　戒酒是治疗酒精性肝病的最主要措施。戒酒过程中应注意戒断综合征。

（2）营养支持　酒精性肝病患者需良好的营养支持，应在戒酒的基础上提供高蛋白、低脂饮食，并注意补充维生素 B、C、K 及叶酸。

（3）药物治疗

①糖皮质类固醇可改善重症酒精性肝炎（有脑病者或 Maddrey 指数＞ 32）患者的生存率。

②美他多辛可加速酒精从血清中清除，有助于改善酒精中毒症状和行为异常。

③S- 腺苷蛋氨酸治疗可以改善酒精性肝病患者的临床症状和生物化学指标。多

烯磷脂酸胆碱对酒精性肝病患者有防止组织学恶化的趋势。甘草酸制剂、水飞蓟素类、多烯磷脂酰胆碱和还原性谷胱甘肽等药物有不同程度的抗氧化、抗炎、保护肝细胞膜及细胞器等作用,临床应用可改善肝脏生化学指标。但不宜同时应用多种抗炎保肝药物,以免加重肝脏负担及因药物间相互作用而引起不良反应。

④酒精性肝病患者肝脏常伴有肝纤维化的病理改变,故应重视抗肝纤维化治疗。对现有多个抗肝纤维化中成药或方剂,今后应根据循证医学原理,按照新药临床研究规范(GCP)进行大样本、随机、双盲临床试验,并重视肝组织学检查结果,以客观评估其疗效和安全性。

⑤积极处理酒精性肝硬化的并发症(如门脉高压、食管-胃底静脉曲张、自发性细菌性腹膜炎、肝性脑病和肝细胞肝癌等)。

⑥严重酒精性肝硬化患者可考虑肝移植,但要求患者肝移植前戒酒3~6个月,并且无其他脏器的严重酒精性损害。

（三）辨证治疗

1.辨证论治

（1）肝郁脾虚证

治法:疏肝解郁,理气健脾。

方药:逍遥散加味。柴胡、白芍、茯苓、郁金、炒决明、生山楂、枳壳、生白术、丹参、当归、炙甘草。

加减:脾虚者加党参、黄芪,胁痛加青皮、陈皮,纳差者加神曲、麦芽,肝损害者加垂盆草、虎杖。

（2）痰湿内阻证

治法:健脾化痰、祛湿。

方药:二陈汤合四君子汤加减。陈皮、丹参、茯苓、生姜、大贝母、半夏、炙甘草、荷叶、山楂、白术、人参。

加减:脾胃积热,痰浊偏盛者选加黄连、黄芩、藿香、佩兰、苍术、瓜蒌;肝郁气滞,血脉瘀阻,瘀滞症状偏重者选加川芎、三棱、木香、枳壳、厚朴,酌减或不用半夏。

（3）湿热内蕴证

治法:清热利湿。

方药:茵陈蒿汤加味。茵陈、大黄、栀子、柴胡、白芍、郁金、黄芩、木香、半夏、鸡内金、金钱草、虎杖。

加减:胁肋部隐痛者加延胡索、乌药;食欲不振者加生山楂;黄疸明显增高者加金钱草、泽泻;转氨酶明显增高者加决明子、垂盆草。

（4）痰瘀互结证

治法:健脾化痰,活血化瘀。

方药:桃红四物汤加味。当归、熟地黄、赤芍、柴胡、丹参、川芎、香附、郁金、陈皮、枳壳、地龙、鳖甲、僵蚕、桃仁、红花。

加减:湿热中阻者加黄芩、苍术、车前草、肝郁脾虚者加党参、山药、茯苓、陈皮;热毒壅盛者加黄连、知母、生地黄;血脂升高者酌加姜黄;尿酸升高者酌加萆薢、土茯苓等。

（5）肝肾不足证

治法:滋补肝肾。

方药:一贯煎合六味地黄丸。生地黄、北沙参、制首乌、麦冬、怀山药、山萸肉、女贞子、丹皮、枸杞、决明子、五味子。

加减:肝气郁结者加郁金、枳壳、佛手片;脾气虚者加炒白术、怀山药、黄芪;湿热重者加绵茵陈、焦山栀、制大黄;夹瘀者加川芎、赤芍、桃仁。

2.外治疗法

（1）"降脂膏"贴脐法 "降脂膏"的制备为取石菖蒲、茵陈、丹参、吴茱萸与枳实五味药的中药颗粒,白酒调匀,每贴贴8~10小时后取下。

（2）穴位埋线 取双侧太冲、肝俞、

丰隆、足三里、三阴交穴。

（3）电针疗法　选取中脘、天枢、大横、带脉、章门、丰隆、阴陵泉等穴，疏密波。

（4）耳穴疗法　取耳穴肝、胆、脾、胰、胃、内分泌。隔日治疗1次。

（5）穴位贴敷　取肝俞和腰阳关穴，将红花100g，丹参200g研末，另取凡士林200g文火熔化后，将上两味药末倒入凡士林中搅拌。选定穴位后应用特定中药制成的穴位贴外敷，24小时更换。

（6）针刺疗法　针刺内关、丰隆，泻法，适用于痰湿壅盛型脂肪肝。针刺天枢、气海、下巨虚、太冲，适用于肝肾虚衰夹有胃热的脂肪肝。

（7）艾灸疗法　关元、足三里、肺俞、脾俞、丰隆、肾俞。用于脾肾阳虚型的脂肪肝。

3. 成药应用

（1）清热祛浊胶囊　清热利湿，健脾化浊。用于脂肪肝湿热瘀阻证。

（2）三七脂肝丸　健脾化浊，祛痰软坚。用于脂肪肝、高脂血症属肝郁脾虚证。

（3）强肝胶囊　清热利湿，补脾养血、益气解郁。用于慢性肝炎、早期肝硬化病、脂肪肝等。

（4）壳脂胶囊　消化湿浊，活血散结，补益肝肾。用于治疗非酒精性脂肪肝湿浊内蕴，气滞血瘀或兼有肝肾不足郁热证。

（5）六味五灵片　滋肾养肝，活血解毒。用于治疗脂肪肝肝肾不足，邪毒瘀热互结证。

（6）化滞柔肝颗粒　清热利湿，化浊解毒，祛瘀柔肝。用于非酒精性单纯性脂肪肝湿热中阻证。

（7）柴胡舒肝丸　疏肝理气，消胀止痛。用于脂肪肝肝气不舒证。

（8）龙胆泻肝丸　清肝胆，利湿热。用于脂肪肝肝胆湿热证。

（9）血脂康　除湿祛痰，活血化瘀，健脾消食。用于脾虚痰瘀阻滞证。

（10）通脉降脂胶囊　化浊降脂，活血通脉。用于痰瘀阻滞证。

（11）绞股蓝总苷片　养心健脾，益气和血，除痰化瘀，降血脂。用于心脾气虚，痰阻血瘀证。

（12）脂脉康胶囊　消食降脂，通脉益气。用于治疗脂肪肝、高脂血症、动脉硬化症。

（13）通心络胶囊　益气活血，通络止痛。用于治疗脂肪肝血瘀络阻证。

4. 单方验方

（1）经验方　醋柴胡、香附、佛手、枳壳、丹参、枳实、姜黄、郁金、法半夏、陈皮、茯苓、厚朴各10g，泽泻、山楂、荷叶各15g。适用于脂肪肝肝胃不和型。

（2）经验方　法半夏、黄芩、大枣、泽泻、草决明、竹茹、枳壳、茯苓、陈皮、郁金、丹参、姜黄各10g，荷叶15g，黄连6g，生姜3片，甘草5g。适用于脂肪肝肝胆湿热型。

（3）经验方　木香、党参、茯苓、白术、陈皮、苍术、大枣、泽泻、山楂、扁豆各10g，甘草、砂仁、胆南星各5g，荷叶15g。适用于脂肪肝脾虚湿盛型。

（4）何氏新方金胆汤　龙胆草12g，茵陈30g，金钱草30g，穿山甲6g，生山楂30g，鸡内金30g，虎杖30g，制大黄9g。适用于肝胆湿热型脂肪肝的治疗。

（5）调脂汤　生黄芪15g，茵陈12g，生山楂15g，草决明9g，泽泻9g，生大黄3g。适用于湿热内蕴型脂肪肝治疗。

（6）益肝祛脂汤　葛根15g，枳椇子15g，茵陈15g，黄芩10g，赤芍15g，当归10g，泽泻30g，女贞子15g，决明子15g，莱菔子20g，苍术10g，生山楂20g，柴胡10g，垂盆草30g，生甘草4g。适用于浊毒蕴结型脂肪肝。

（7）消脂解酒方　枳椇子、柴胡、青皮、丹参、白芍、茶树根各10g，葛根花、葛根、荷叶、虎杖、白茅根各15g，蝉蜕0.5g，山楂30g，何首乌45g，决明子20g。适用于湿热内蕴型脂肪肝。

（8）山楂降脂方　茵陈30g，生山楂、茯苓各20g，泽泻10g，决明子20g，菊花10g，丹参、当归各20g，川芎、枸杞子各10g，大黄、何首乌各20g。适用于痰瘀互结型脂肪肝。

（9）消脂汤　柴胡15g，芍药15g，白术15g，枳壳30g，香附10g，生山楂30g，生何首乌15g，丹参15g，决明子15g，泽泻30g，红花15g。适用于痰浊郁结型脂肪肝。

（10）降脂益肝丸　丹参20g，大黄10g，陈皮12g，佛手12g，香橼12g，山楂15g，檀香9g，红花12g，炙甘草6g。适用于痰瘀互结型脂肪肝。

（11）清脂汤　姜半夏12g，茯苓15g，薏苡仁、猪苓、泽泻各12g，柴胡、厚朴各10g，陈皮6g，白芍、生山楂、决明子、丹参各12g。适用于痰湿蕴结型脂肪肝。

（12）柔肝泻脂饮汤　何首乌20g，枸杞子、生地黄各12g，虎杖、菝葜各30g，泽泻20g，丹参30g，莪术20g，白芥子10g，生山楂15g。适用于肝经湿阻瘀积、肝肾阴亏型脂肪肝。

（13）山楂贝母汤　山楂30g，贝母30g，泽泻20g，瓜蒌皮20g，茵陈10g，虎杖10g。适用于痰瘀互结型脂肪肝。

（14）化痰活血汤　炙鳖甲15g，生牡蛎30g，赤芍30g，丹参30g，半夏15g，川芎15g，枳壳15g，炒白术30g，川牛膝15g，怀牛膝15g，胆南星15g，泽泻15g，草决明30g，丝瓜络15g。适用于痰瘀阻滞型脂肪肝。

（15）经验方　淡海藻30g，淡昆布30g，白花蛇舌草30g，广郁金15g，象贝母15g，柴胡10g，炙鳖甲10g，穿山甲10g，泽泻30~60g，猫人参30~60g。适用于气滞血瘀型脂肪肝。

（16）经验方　荷叶10g，生蒲黄10g，青葙子15g，大黄5g，片姜黄10g，九节菖蒲10g，全瓜蒌10g，黄芪15g。适用于高脂血症脂肪肝。

（17）降脂Ⅰ号饮　法半夏5g，瓜蒌皮5g，生山楂5g，丹参5g，生麦芽5g。代茶饮。适用于痰湿阻滞型高脂血症。

（18）降脂Ⅱ号饮　制首乌5g，枸杞子5g，桑寄生5g，泽泻5g，决明子5g。代茶饮。适用于肝肾不足型高脂血症。

（19）复方何首乌片　何首乌6g，桑寄生18g，黄精10g。适用于老年虚证高脂血症脂肪肝。

（四）新疗法选粹

1. 中药内服、外治

（1）内服方护肝降脂散1号方　虎杖30g，大黄30g，赤芍30g，茵陈30g，生山楂30g，葛根20g，草决明20g，柴胡15g，郁金15g。早晚各1次。适用于肝气郁结、痰瘀互结阻滞型脂肪肝。

（2）外治方护肝降脂散2号方　生大黄10g，熟大黄10g，生栀子30g，吴茱萸30g，白芥子20g，乳香10g，没药10g，延胡索15g，猪牙皂15g。制成药膏，外敷肝区，红外线照射，1周2次。适用于痰热积滞型脂肪肝。

2. 中药结肠透析疗法

苍术、藿香、佩兰、制半夏各14g，香附、枳壳各12g，牡蛎30g，丹参、山楂各30g，生大黄12g。60ml透析液灌肠，保留1小时左右。适用于痰湿阻滞型脂肪肝。

（五）医家诊疗经验

1. 陈建杰

陈建杰教授认为本病的病位在肝，病

机为本虚标实，本虚以脾气虚为主，标实主要与湿热、痰浊、瘀血有关。早期健运脾气，条达肝气，中晚期在健脾的基础上，要适当地运用化痰、活血之品。临床自拟健脾消脂方，由生黄芪12g、炒白术9g、白茯苓9g、苍术6g、泽泻9g、莱菔子12g、荷叶6g、生山楂12g组成。方中生黄芪、炒白术健脾益气；苍术、茯苓健脾化湿；泽泻利小便、泄瘀浊，使邪从前后二阴分消。

2. 孙同郊

孙同郊教授认为湿痰瘀既是本病的主要致病因素，又是肝脾功能受损后的病理产物，病情多虚实夹杂。本病治疗以泄浊化痰，活血化瘀，运脾疏肝，恢复肝脾的功能为先，并根据肝脾肾受累及气血阴阳亏损的不同而随证施治。自拟祛痰活血汤：陈皮10g，茯苓15g，姜半夏10g，苍术15g，白术10g，薏苡仁15g，泽泻15g，郁金15g，丹参15g，山楂15g，香附10g，佛手10g，甘草6g。

3. 金实

金实教授认为脂肪肝病理关键在于痰湿，其非清气，亦非水谷精微，是机体代谢的病理产物。治疗上认为化痰祛浊以祛邪及调理脾胃以扶正是治疗脂肪肝的关键。以《金匮要略》泽泻汤合小柴胡汤加减，其中泽泻渗湿热、行痰饮，白术益气健脾，以助化痰行瘀。小柴胡汤和解少阳，疏肝理气，佐用白茯苓、茵陈清利湿浊，导湿下行，利湿化痰消浊；陈皮、姜半夏、荷叶、山楂燥湿化痰，消食理气和胃；丹参活血通络，祛肝经之瘀滞；制首乌补肝肾，益精血，使之燥湿化痰而不伤阴，活血通络而不耗血。诸药合用，共奏健脾养肝、气血并调、痰浊瘀并治之功。形体肥胖者可佐加海藻、昆布、决明子等祛痰散结之品，以降低三酰甘油，加速脂质运转与排泄，调整脂肪代谢，降低肝内脂肪。胃强脾弱者加滋胃阴抑胃火、健脾助运之品，如生薏苡仁、天麦冬、石斛、砂仁等。脾胃虚弱者应健脾益胃，和中化湿，如：炒党参、炒白术、茯苓、砂仁、陈皮、焦山楂、焦神曲等。湿象重，苔白厚腻者选加藿香、草豆蔻、苍术、厚朴、陈皮等。纳差者选加神曲、山楂、谷芽、麦芽、鸡内金等。胃脘胀闷者选加枳壳、陈皮、厚朴等。

4. 刘吉善

刘吉善教授结合临床，将非酒精性脂肪肝的病因病机归纳为"实（饮食）""郁（情志）""湿（痰热）""滞（气血）"分为四型：肝郁气滞型、胆胃湿热型、肝胃阴虚型、肝脾血瘀型。疏肝解郁、健脾化湿、清热化痰、活血通络是治疗脂肪肝的基本原则。具体辨证施治：①肝郁气滞型：丹栀逍遥散加延胡索、葶苈子、浙贝母、砂仁、莱菔子、蒲公英等。②胆胃湿热型：三仁汤加温胆汤加减。③肝胃阴虚型：一贯煎加减。④肝脾血瘀型：调营饮加减。临床上矛盾证型很多，以湿困与阴虚为例说明之，当湿困与阴虚并见于同一患者时，湿困治疗宜温化，阴虚理当滋阴，而温化可加重阴虚，滋阴又可加重湿困。重视人的体质因素在疾病发生中的作用。

5. 卢秉久

卢秉久教授认为脂肪肝病位在肝，其发病与脾肾两脏密切相关，尤其是肝与脾的乘侮关系应值得重视。大多初期以肝郁为主，后期大多是肝郁脾虚或肝肾亏虚。提出疏肝健脾、燥湿化痰、行气活血、消积除满为治疗脂肪肝的基本治疗大法。自拟脂消方，药用泽泻、黄芪、草决明、白术、山楂、大黄、丹参、枸杞子、制首乌为基础方进行辨证施治，屡获佳效。若兼有湿热者加栀子、黄芩等以清利湿热；兼有肝郁者，加柴胡、香附以疏肝理气；兼有肝肾不足者加菟丝子、黄精以补益肝肾。

临证时十分注重患者的精神调节，主张保持得失自调、忧乐自适和劳逸有度的心态。避免情绪过于激动，克服沮丧、焦急、烦躁、恐惧、忧郁、愤怒等各种消极情绪，保持乐观从容的心境；合理用脑，弛张有度。

6. 李振华

国医大师李振华教授认为其病位主要在肝，涉及脾胃。在临证时多以辨病与辨证相结合为原则，特别强调"脾胃为后天之本，气血生化之源"和"四季脾旺不受邪"的理论，提出了"脾宜健，胃宜和，肝宜疏"的理论。李老认为健脾需补脾运湿，和胃宜降胃消导，疏肝应理气舒肝；临证时应根据病在脾、肝、胃之不同，辨证用药。其经验方乃健脾豁痰汤，药物组成：白术、茯苓、泽泻、玉米须、桂枝、旱半夏、厚朴、砂仁、广木香、山楂、鸡内金、橘红、郁金、节菖蒲、桃仁、丹参、莪术、甘草。脾为生痰之源，所谓"病痰饮者，当以温药和之"，故李老指出治疗脂肪肝应从脾论治，一者脾主运化水湿，脾健则水湿不能形成痰饮；二者脾健，生化气血以养肝，肝藏血体阴而用阳，木气条达，气血冲和，肝病自愈。

7. 李军

李军教授认为其病位在肝、脾两脏，发病关键是痰浊与瘀血相互交结为患。病理关键为痰和瘀。从痰、瘀入手，在去除病因的基础上，辨证施治，灵活使用丹参、水蛭、半夏、草决明、山楂、神曲六味药。丹参专入血分，活血祛瘀生新，为活血祛瘀之要药，配水蛭搜剔络脉之瘀滞；半夏辛开通泄、燥湿化痰、消痞散结，为除痰要药，与丹参二者分领涤痰、祛瘀二歧；草决明归肝、肾、大肠经，清肝明目润肠通便；山楂消食化积，行气散瘀，为消化油腻肉食积滞之要药；神曲助山楂消食和胃，六味药配伍痰瘀同治，降脂消积。

8. 王新陆

王新陆教授认为病机虽与诸脏腑有涉，但主要责在脾之运化失职，血为浊污。治当重在补消化疏助，脂肪肝治疗的重点，主要是针对脾虚失健或运化不及以及由此所产生的浊邪污血的病理状况，分别采用补脾助运、消壅散滞、化浊行血等方法，以截断浊生之源，或清除已存在的浊邪，扭转已有的病理趋势。同时在用药上要适当辅之以疏利肝胆之气，调畅气机的配伍以扶脾助运，如制香附、佛手、郁金等。此外，在方中酌情配合援药则能增强效果。临床常用的治疗高脂血症的援药有泽泻、何首乌、荷叶、草决明、虎杖、山楂、鸡内金等，此类药物多含黄酮类、蒽醌类、皂苷类、酚类、萜类等成分，能够有效地起到降低 TG，升高 HDL-C 的作用。

9. 谢晶日

谢晶日教授认为本病病位在肝，与脾、肾关系密切。治肝之病当顺肝之性，助肝之用同时应运脾、调肝生血以助肝之用。在临床上选用以下对药，辨证用之：柴胡、白芍合用一宣散、一收一敛、有开有合，符合气机运动的特点，故可疏肝、畅达气机，可顺肝之性。炙何首乌、当归合用可养肝血、补肝体、助肝之用。焦槟榔、陈皮、生大黄合用可行气泄浊，助肝疏泄。何首乌（黑豆制）、菟丝子，二者一阴一阳，不燥不腻，可补肝肾生少火，运脾可用苍术配茯苓。湿邪偏盛者可选用砂仁；泄浊可用车前子、泽泻。在运用活血化瘀法治疗本病时，认为应该注意以下几个方面的问题：①活血化瘀药多辛香走窜，用量过大易伤阴耗血，可适当配伍地黄、当归、白芍等。②气虚血瘀、气滞血瘀宜分别对待。气虚血瘀时益气药量宜大，活血药量宜小，取气行血行之效。气滞血瘀时宜理气活血，活血药量常应大于理气药量，以调理气机于轻灵之中。③瘀血征象较明显，是有顽血阻隔经络，可适当加破血之品，如三棱、莪术之属，但应注意其破血耗气之不良反应。

10. 关幼波

关幼波教授提出脂肪肝的形成属于湿浊凝痰，痰阻血络，应从痰湿论治，确立祛湿化痰，疏肝利胆，活血化瘀，且以化痰为重点的基本立法，制定经验方：青黛10g，明矾3g，草决明15g，生山楂15g，醋柴胡12g，郁金12g，丹参10g，泽兰10g，六一散15g。临床常用药物：橘红、杏仁、旋覆花、生赭石、白术、茵陈、黄芩、白梅花、藿香、党参、白蔻仁。辨证以气血为核心，并强调通透脉络。

11. 仝小林

仝小林教授认为从脂肪肝的形成机制考虑，膏脂、酒浊内蕴为其根本病因，而表现为气机郁滞、血脉凝结，积聚形成。根据脂肪肝的发展过程，可分为三个阶段：气郁、气结、血瘀。以气郁为表现：多为血脂高或肥胖症日久，但还未形成脂肪肝或轻度脂肪肝。治宜行气开郁，消膏化浊为主。以大柴胡汤、四逆散、小陷胸汤、越鞠丸、茵陈蒿汤等为基本方，而生山楂、红曲、五谷虫、炒麦芽、化橘红、佛手、红花、土茯苓、萆薢、秦皮为消膏转浊的常用药。而痰热宜清热化痰，选用半夏、浙贝母、瓜蒌仁；痰湿宜燥湿化痰，选用陈皮、黄连、黄芩、黄柏、苦参；湿热宜清热化湿，选用茵陈、栀子、苍术、薏苡仁、川楝子、虎杖、香橼；寒湿宜温阳化湿，选用附子、干姜、肉桂；气虚痰阻者治宜益气健脾化痰，选用白术、茯苓、猪苓。以气结为表现：此阶段已经形成有形实邪，肝细胞出现脂肪变性，表现为轻中度脂肪肝。故此阶段当在第一阶段的基础上加强行气、消膏之力，并加强散结之功。行气化痰散结药如浙贝母、夏枯草、香橼、佛手；软坚散结药如生牡蛎、鳖甲、龟甲、

白芍；活血散结药如丹参、赤芍、丹皮、酒军、炮甲珠。以血瘀为表现：可选用大黄䗪虫丸、抵当汤、当归芍药散、桃核承气汤等。因气郁日久致气结而脂肪沉积，且沉积日久致肝细胞坏死，形成血瘀证候。血又因膏浊而血行缓慢、因气机阻滞而血行不畅，为血瘀之诱因又加重血瘀之证，以此恶性循环。治疗宜增强行气破血之功、又能生新为佳。行气破血可选用郁金、三棱、莪术、土鳖虫、王不留行、藏红花、水蛭、桃仁；活血生新宜选用丹参、三七。

五、预后转归

急性脂肪肝病病情凶险，病死率高。绝大多数慢性脂肪肝患者的预后良好，如能早期诊断可遏止病情发展甚至发生逆转。

绝大多数非酒精性脂肪性肝病预后良好，肝组织学进展缓慢甚至呈静止状态，预后相对良好。早期发现、积极治疗单纯性脂肪性肝病和脂肪性肝炎是预防脂肪性肝硬化的根本措施，少数脂肪性肝炎患者进展至肝硬化，一旦发生肝硬化则其预后不佳。对于大多数脂肪肝患者，有时通过节制饮食、坚持中等量的有氧运动等非药物治疗措施就可达到控制体重和血糖、降低血脂及促进肝组织学逆转的目的。

酒精性脂肪肝一般预后良好，戒酒后可完全恢复。酒精性肝炎如能及时戒酒和治疗，大多可恢复，主要的死亡原因是肝功能衰竭。若不戒酒，酒精性脂肪肝可直接或经酒精性肝炎阶段发展成酒精性肝硬化，预后不佳。

六、预防调护

（一）预防

（1）合理膳食 每日三餐膳食要调配合理，做到粗细搭配营养平衡，足量的蛋

白质能清除肝内脂肪。脂肪肝患者的饮食要从以下几方面加以注意。

①热量：要控制热量摄入，以便把肝细胞内的脂肪氧化消耗。肥胖者应逐步减肥，使体重降至标准体重范围内。以标准体重计算，每公斤体重可给热能84~105kJ（20~25kcal）。标准体重（kg）=身长（cm）-105（或100），男性165cm以上减105。

②蛋白质：适量摄入蛋白质抗脂肪肝的作用，可以避免脂肪沉积；摄入过多蛋白质会转化为脂肪。每天每千克体重可给1.2~1.5g。

③维生素：保持营养均衡，补充每日所需维生素，是抵抗脂肪肝不可或缺的。

④膳食纤维：要注意每餐减少脂肪摄入，利于脂肪肝治疗。

⑤脂肪和碳水化合物：限制脂肪和碳水化合物摄入，按标准体重计算每千克体重每天可给脂肪0.5~0.8g，宜选用植物油或含长链不饱和脂肪酸的食物，如鱼类等；碳水化合物每天每千克体重可给2~4g。

⑥限制食盐：食盐每天以5g以内为宜。

⑦适量饮水：以促进机体代谢及代谢废物的排泄。

⑧忌辛辣和刺激性食物。

（2）适当运动 从小运动量开始循序渐进逐步达到适当的运动量，以加强体内脂肪的消耗。

（3）慎用药物 谨防药物的毒不良反应，特别对肝脏有损害的药物绝对不能用，避免进一步加重对肝脏的损害。

（4）保持乐观心态。

（二）调护

（1）起居 《内经》曰："上古之人，其知道者，法于阴阳，和于术数，食饮有节，起居有常，不妄作劳，故能形与神俱，而尽终其天年，度百岁乃去。"按时作息，

劳逸结合，生活规律，戒除不良的生活方式如戒烟酒、避免熬夜、限制上网时间等。少食多餐，忌暴饮暴食。坚持锻炼，增强机体抗病能力。

（2）运动 建议脂肪肝患者进行的运动治疗方案。

①运动种类：应以低强度、长时间的有氧运动为主，如慢跑、中快速步行（115~125步/分）等。

②运动强度：运动时脉搏应维持在（170-年龄）次/分，最多不超过（200-年龄）次/分。或运动后疲劳感于10~20分内消失为宜。

③运动实施频率：每周3~5次。

（3）饮食原则同上。

（4）注意情绪调节。

七、专方选要

1. 降脂理肝汤

丹参24g，生薏苡仁18g，生山楂15g，苍术、陈皮、泽泻、郁金各10g，甘草6g。适用于痰瘀互结型脂肪肝患者。

2. 扶元调脂汤

黄芪30g，何首乌20g，山楂15g，泽泻15g，丹参15g，郁金15g，白术20g，鳖甲散（冲服）6g。其中鳖甲散系醋制鳖甲4份与茜草根1份，共研细面过筛而成。适用于脾肾两虚、湿瘀阻络型脂肪肝患者。加减：脾虚甚者，加党参，重用白术；湿热甚者，加茵陈、金钱草；气滞者，加香附、苏梗；谷丙转氨酶（ALT）升高者，加虎杖、垂盆草；便溏者，加山药。

3. 健脾活血软肝汤

人参10g，白术15g，茯苓10g，甘草10g，太子参10g，桃仁10g，丹参10g，柴胡12g，枳壳12g，白芍12g，溪黄草10g，鳖甲30g。适用于脾气虚弱、瘀血阻滞型脂肪肝患者。

4. 固本消浊汤

虎杖、黄芪各 30g，何首乌、山楂各 20g，银杏叶、泽泻各 10g，淫羊藿、枳实各 15g，三七 5g。若痰湿中阻则加薏苡仁、茯苓；若气虚重则加白术；若气滞重则加郁金、柴胡；若瘀滞重则加赤芍、丹参。适用于脾肾气虚型脂肪肝患者。

5. 健脾益气护肝汤

白芍、黄芪、葛根、柴胡、姜黄各 10g，川芎、枳壳、溪黄草、丹参、白花蛇舌草各 15g，山楂 20g，泽泻 12g，甘草 6g。适用于脾气虚型脂肪肝患者。

6. 宁肝汤

葛根、山药、泽泻各 20g，黄连 8g，三七 3g，丹参、黄芪各 12g，虎杖、柴胡各 10g，茵陈、黄芩各 6g，甘草 6g。适用于肝脾不调、痰瘀湿阻滞型脂肪肝患者。

7. 健脾化湿汤

太子参 20g，茯苓 15g，白术 15g，甘草 9g，半夏 9g，陈皮 12g。根据临床证型偏重进行加减，伴有脾虚、气虚的加人参、党参；伴湿重者的加瓜蒌、厚朴；伴饮食积滞的加焦三仙、鸡内金。适用于脾虚湿盛型脂肪肝患者。

8. 舒肝调脂汤

柴胡 10g，丹参 30g，山楂 20g，蒲公英 30g，枳壳 15g，首乌 15g，泽泻 15g，茵陈 20g，莲子肉 15g，海藻 10g。加减：痰湿较盛者加陈皮 10g、半夏 10g；兼有血瘀者加赤芍 15g、三七粉（冲）6g；兼肝肾阴虚者加杞果 30g、女贞子 15g；湿热较盛者加虎杖 15g、郁金 10g。适用于肝气郁积型脂肪肝患者。

9. 降脂利肝汤

丹参 15g，郁金 9g，草决明 30g，泽泻、海藻各 15g，荷叶 12g，柴胡、半夏各 9g，虎杖、生山楂各 15g，大黄 12g。肝功能 ALT 升高者加垂盆草、田基黄；胆红素增高加茵陈、龙胆草；痰浊内蕴加白芥子、

莱菔子；肝区胀痛者加青陈皮、莪术；刺痛者加三七粉。适用于肝气郁滞、痰瘀互结型脂肪肝患者。

10. 欣肝饮

柴胡、党参、焦白术、川连、茯苓、生薏苡仁各 10g，丹参 15g，泽泻、决明子、白及 30g。适用于肝脾不调型脂肪肝患者。

11. 降脂保肝汤

香附、白术、枸杞子各 9g，党参、赤芍、五味子各 12g，泽泻、山楂各 15g，丹参 18g，柴胡 6g。适用于轻度脂肪肝患者。

12. 降脂汤

生山楂 20g，草决明 30g，柴胡 15g，泽泻 15g，枸杞 20g，茵陈 30g，姜黄 15g。适用于脂肪肝血脂异常者。

八、研究进展

马晓燕通过实验研究，认为酒精性肝病是因脾虚痰湿血瘀酒毒结聚而成，治疗应从"痰湿毒瘀"着手，按期分型辨治。AFL 为其初期阶段，此期为酒食伤脾，聚湿生痰，脾病及肝，痰气湿热，酒毒互结。临证以肝郁脾虚证多见，创拟益气化痰解毒法用治临床。益气化痰解毒法治以温肾健脾疏肝祛邪为治则，"盖火能生土，而土自生气，气足而痰自消"。组方主要包括黄芪、泽泻、海藻、丹参、山楂、枳椇子等，临证加减。

陈利平认为其主要与肝、脾、胃相关，主要病理基础是郁、痰、湿、瘀、积，郁主要表现为肝气郁滞、失于疏泄，而积有食积与痰积之分，因此疏肝和胃消食或消食化痰是脂肪肝的基本治疗方法之一。拟方疏肝和胃调脂方：柴胡 10g，黄芩 10g，法夏 10g，党参 20g，决明子 10g，山楂 20g，鸡内金 20g，泽泻 15g，菖蒲 10g，郁金 15g，苏叶 10g。方中柴胡、黄芩、法半

夏、党参调肝理脾，山楂、鸡内金、郁金、苏叶则和胃消食，而菖蒲、泽泻、决明子则消痰，诸药合用起调肝理脾、和胃消食、化痰降脂之功。

参考文献

[1] Younossi ZM, Koenig AB, Abdelatif D, et al. Global epidemiology of nonalcoholic fatty liver disease-Meta-analytic assessment of prevalence, incidence, and outcomes [J]. Hepatology, 2016, 64 (1): 73–84.

[2] Zhu JZ, Zhou QY, Wang YM, et al. Prevalence of fatty liver disease and the economy in China: A systematic review [J]. World J Gastroenterol, 2015, 21 (18): 5695–5706.

[3] Wong VW, Wong GL, Yeung DK, et al. Incidence of non-alcoholic fatty liver disease in Hong Kong: a population study with paired proton-magnetic resonance spectroscopy [J]. J Hepatol, 2015, 62 (1): 182–189.

[4] Xu C, Yu C, Ma H, et al. Prevalence and risk factors for the development of nonalcoholic fatty liver disease in a nonobese Chinese population: the Zhejiang Zhenhai Study [J]. Am J Gastroenterol, 2013, 108 (8): 1299–1304.

[5] Kwok R, Choi KC, Wong GL, et al. Screening diabetic patients for non-alcoholic fatty liver disease with controlled attenuation parameter and liver stiffness measurements: a prospective cohort study [J]. Gut, 2016, 65 (8): 1359–1368.

[6] Wang FS, Fan JG, Zhang Z, et al. The global burden of liver disease: the major impact of China [J]. Hepatology, 2014, 60 (6): 2099–2108.

[7] Rehm J, Taylor B, Mohapatra S, et al. Alcohol as a risk factor for liver cirrhosis: a systematic review and meta-analysis [J]. Drug Alcohol Rev, 2010, 29 (4): 437–445.

[8] Shen Z, Li YM, Yu CH, et al. Risk factors for alcohol-related liver injury in the island population of China: a population-based case-control study [J]. World J Gastroenterol, 2008, 14 (14): 2255–2261.

[9] 中华医学会肝病学分会脂肪肝和酒精性肝病学组，中国医师协会脂肪性肝病专家委员会. 酒精性肝病防治指南（2018 年更新版）[J]. 实用肝脏病杂志，2018（2）.

[10] 中华医学会肝病学分会脂肪肝和酒精性肝病学组，中国医师协会脂肪性肝病专家委员会. 非酒精性脂肪性肝病防治指南（2018 年更新版）[J]. 实用肝脏病杂志，2018（2）.

[11] Barve A, Khan R, Marsano L, et al. Treatment of alcoholic liver disease [J]. Ann Hepatol, 2008, 7 (1): 5–15.

[12] European Association for the Study of Liver. EASL clinical practical guidelines: management of alcoholic liver disease [J]. J Hepatol, 2012, 57 (2): 399–420.

[13] Tilg H, Day CP. Management strategies in alcoholic liver disease [J]. Nat Clin Pract Gastroenterol Hepatol, 2007, 4 (1): 24–34.

[14] Newsome PN, Allison ME, Andrews PA, et al. Guidelines for liver transplantation for patients with non-alcoholic steatohepatitis [J]. Gut, 2012, 61 (4): 484–500.

[15] Pais R, Barritt AS 4th, Calmus Y, et al. NAFLD and liver transplantation: Current burden and expected challenges [J]. J Hepatol, 2016, 65 (6): 1245–1257.

第四节　肥胖症

肥胖症是指机体脂肪总含量过多和（或）局部含量增多及分布异常，是由遗传和环境等多种因素共同作用而导致的慢性代谢性疾病。肥胖主要包括 3 个特征：脂肪细胞的数量增多、体脂分布的失调以及局部脂肪沉积。因体脂增加使体重超过标准体重 20% 或体重指数 [BMI= 体重（kg）/身高²（m²）] 大于 24 者称为肥胖症。如无明显病因可寻者称单纯性肥胖症；具有明确病因者称为继发性肥胖症。

中医文献无肥胖的病名，根据其症状表现，多属于"痰证""水肿""虚劳"等范畴。本病是以形体发胖超乎常人，并伴困倦乏力等为主要表现的形体疾病。

一、病因病机

（一）西医学认识

1. 发病机制及分类

按发病机制及病因，肥胖症可分为单纯性和继发性两大类。单纯性肥胖症又称原发性肥胖，无明显内分泌、代谢病病因可寻；其根据发病年龄和脂肪组织病理又可分为体质性肥胖症（幼年起病性肥胖症）和获得性肥胖症（成年起病性肥胖症）。而继发性肥胖症是指继发于神经－内分泌－代谢紊乱基础上的肥胖症。继发于神经－内分泌－代谢紊乱基础上的多种疾病伴肥胖症有下列七组：下丘脑病；垂体病；胰岛疾病；甲状腺功能减退症；肾上腺皮质功能亢进症；性腺功能低下症；其他：水钠潴留性肥胖症等。

此外，依据脂肪积聚部位，肥胖可分为中心型肥胖（腹型肥胖）和周围型肥胖（皮下脂肪型肥胖）。中心型肥胖以脂肪主要蓄积于腹部为特征，内脏脂肪增加，腰部增粗，呈现"梨形"肥胖，此型肥胖患者更易患糖尿病等代谢性疾病。周围型肥胖以脂肪积聚于股部、臀部等处为特征，呈现"苹果形"肥胖。

2. 发病原因

能量代谢平衡失调，热量摄入多于消耗使脂肪合成增加是肥胖的基础。它是遗传、环境等多种因素相互作用的结果。

（1）遗传因素　肥胖具有明显的家族聚集性，提示遗传因素在肥胖的发生、发展中起重要作用，但肥胖的遗传机制目前尚未明确。极少数肥胖属于单基因突变肥胖病，包括瘦素基因、瘦素受体基因、阿片黑素皮质素原基因、激素原转酶基因、黑皮质素受体 4 基因、TrkB 基因等。大多数人类肥胖并非单基因病，而是多基因及环境因素共同参与的代谢性疾病。除多基因肥胖病外，还有一些存在肥胖表型的遗传综合征如 Prader-Willi 综合征等。

（2）环境因素　环境因素主要是饮食和体力活动。当进食能量超过消耗所需的能量时，除了以肝糖原、肌糖原的形式储存外，几乎全部转化为脂肪，储藏于全身脂库中。如经常性摄入过多的中性脂肪及糖类，则使脂肪合成加快。在活动过少的情况下，如停止体育锻炼、减轻体力劳动或疾病恢复期卧床休息、产后休养时等更易出现肥胖。

（3）神经精神因素　实验及临床中证实下丘脑在高级神经调节下有调节食欲的中枢，其中腹内侧核为饱食中枢（又称厌食中枢），兴奋时有饱感而食欲减退，抑制时食欲大增。腹外侧核为食饵中枢（又称嗜食中枢），兴奋时食欲旺盛，抑制时则厌食或拒食。正常情况下二者相互调节，相互制约，当二者功能紊乱时，饱食中枢抑制或食饵中枢兴奋均可提高食欲而致肥胖。此外，食饵中枢功能受制于精神状态，迷走神经兴奋而胰岛素分泌增多时，常出现食欲亢进；精神过度紧张而交感神经兴奋或肾上腺素能神经受刺激时，食欲受抑制。腹内侧核为交感神经中枢，腹外侧核为副交感神经中枢，二者在本症发病机制中起着重要作用。

（4）代谢因素　肥胖者合成代谢亢进，与正常人相比有着显著差别。特别是脂肪合成增加而分解减少，在休息和活动时能量消耗均较一般人为少。此外，体温升高，基础代谢要随之增高，而肥胖者对环境温度变化之应激反应低下，所以肥胖者用于产热的能量消耗减少，把多余的能量以脂肪形式贮藏起来，形成和维持肥胖。

（5）内分泌因素　肥胖者胰岛素分泌偏多，促进脂肪合成抑制脂肪分解，另一方面肥胖者又存在胰岛素抵抗，脂肪细胞膜上胰岛素受体较不敏感，脂肪细胞上单位面积的胰岛素受体密度减少，也促进脂肪合成。进食过多可通过对小肠的刺激产生过多的肠抑胃肽，肠抑胃肽刺激胰岛 β 细胞释放胰岛素，同样促进脂肪合成。随年龄增高甲状腺功能、性腺功能亦趋低下时，脂肪代谢发生紊乱，体内脂肪分解减慢而合成增多，使脂肪堆积。

肥胖病的病因和发病机制是复杂的，有若干因素需要考虑，如遗传因素、饮食生活习惯等，但进食热量多于人体消耗量而以脂肪形式储存体内为肥胖病的直接起因。

（二）中医学认识

中医学认为肥胖者为标实本虚之证。表面形体壮实、而实际为正气不足。肥胖多发于中年人，中年以后身体由盛转衰，活动减少，各脏腑功能渐弱，代谢功能降低故而发胖，如《素问·阴阳应象大论》说："年四十而阴气自半也，起居衰矣，年五十而体重……"此外因生活安逸，好坐好静，气血流行缓慢，脾胃消化功能减弱，水谷精微失于输布化为膏脂和水湿积于肌肤，导致肥胖。饮食不节，入多于出，导致肥胖。《素问·奇病论》说："夫五味入口，藏于胃，脾为之行其精气，津液在脾，故令人口甘也。此肥美之所发也。此人必数食甘美而多肥……"金元四大家之一李东垣也提出"脾胃旺"的人能食而胖。过食也可伤脾，水湿内停，郁而化热，湿热溢于肌肤，表现肥胖。七情变化超出人体生理调节范围，必定影响饮食起居，引起脾胃运化功能障碍，功能过弱过亢均能导致肥胖。本病形成多由过食肥甘、膏粱厚味之品，加之久卧、久坐、活动过少，致"形不动则精不流，精不流则气郁""久卧伤气"，气虚气郁必使运化无力，转输失调，膏脂痰湿内聚，使人肥胖。或七情所伤，常致肝气郁滞，而使肝胆疏泄失于调畅，不仅影响脾之健运，气机之升降转输，而且胆汁不能正常泌输精汁，净浊化脂，则浊脂内聚而肥胖。由于脾肾气虚，肝胆失调，不仅造成膏脂、痰浊、水湿停蓄，也使气机失畅，脉道不利，而造成气滞或血瘀。总而言之，肥胖病的发病机制实为本虚标实，本为气虚，标为湿、痰、痰脂，临床上当据证而辨。

二、临床诊断

（一）辨病诊断

1. 临床表现

（1）轻度肥胖症多无症状，仅表现为体重增加、腰围增加、体脂百分比增加超过诊断标准。

（2）较为严重的肥胖患者可以有胸闷、气急、胃纳亢进、便秘、腹胀、关节痛、肌肉酸痛、易疲劳、倦怠以及焦虑、抑郁等。

（3）肥胖症患者常合并血脂异常、脂肪肝、高血压、糖耐量异常或糖尿病等疾病。

（4）肥胖症还可伴随或并发阻塞性睡眠呼吸暂停、胆囊疾病、胃食管反流病、高尿酸血症和痛风、骨关节病、静脉血栓、生育功能受损（女性出现多囊卵巢综合征，男性多有阳痿不育、类无睾症）及社会和心理问题。

（5）肥胖症患者某些癌症（女性乳腺癌、子宫内膜癌，男性前列腺癌、结肠和直肠癌等）发病率增高，且麻醉或手术并发症增多。

2. 病史询问

仔细的病史询问和体格检查对肥胖症的诊断及鉴别诊断非常重要。

（1）肥胖起病年龄、进展速度等。

（2）既往史　是否有继发性肥胖相关疾病病史等。

（3）药物应用史　抗精神病类药物、激素类药物如皮质激素或避孕药、胰岛素和磺脲类降糖药物、某些 α 和 β 受体阻滞药等降压药物。

（4）生活方式　进食量、进食行为、体力活动、吸烟和饮酒等情况。

（5）家族史　一级亲属是否有肥胖史。

3. 诊断标准

（1）以体重指数（BMI）诊断肥胖：临床上采用 BMI 作为判断肥胖的常用简易指标。BMI（kg/m^2）= 体重 / 身高 ^{2}。肥胖的诊断标准如表 8-3。

表 8-3　BMI 值诊断肥胖的标准

分类	BMI 值（kg/m^2）
肥胖	≥ 28
超重	24~28
体重正常	18.5~24
体重过低	< 18.5

（2）以腰围诊断中心型肥胖　测量腰围可以诊断中心型肥胖和周围型肥胖。腰围测量方法为被测量者取立位，测量腋中线肋弓下缘和髂嵴连线中点的水平位置处体围的周径。中心型肥胖诊断标准如表 8-4。

表 8-4　腰围诊断中心型肥胖的标准（cm）

分类	男性腰围	女性腰围
中心型肥胖前期	85~90	80~85
中心型肥胖	≥ 90	≥ 85

中心型肥胖较为精确的诊断方法为采用 CT 或 MRI，选取第 4 腰椎与第 5 腰椎间层面图像，测量内脏脂肪面积含量，中国人群面积 ≥ $80cm^2$ 定义为中心型肥胖。

（3）以体脂率诊断肥胖　生物电阻抗法测量人体脂肪的含量（体脂率）可用于肥胖的判断。一般来说正常成年男性体内脂肪含量占体重的 10%~20%，女性为 15%~25%。男性体脂率 > 25%，女性 > 30%，可考虑为肥胖。但生物电阻抗法测量的精度不高，测定值仅作为参考。肥胖症诊断确定后需排除继发性肥胖症，同时需进一步评估肥胖症的相关并发症。

（二）辨证诊断

中医学认为，脏腑之中以脾、肾、肝、胆与肥胖的关系密切。临床表现多为本虚标实，本虚以气虚为主，标实以痰浊，膏脂为主，常兼水湿，亦兼有气滞，血瘀。

1. 脾虚湿阻证

临床证候：肥胖，浮肿，疲乏，无力，肢体困重，尿少，纳差，腹满，动则气短，舌质淡红，苔薄腻，脉沉细或细滑。

辨证要点：浮肿，肢体困重，腹满，舌质淡红，苔薄腻，脉沉细或细滑。

2. 胃热湿阻证

临床证候：肥胖，头胀，消谷善饥，肢重困楚，口渴喜饮，大便秘结，舌质红，苔腻微黄，脉滑或数。

辨证要点：消谷善饥，口渴喜饮，大便秘结，舌质红，苔腻微黄，脉滑或数。

3. 肝郁气滞证

临床证候：肥胖，胸胁胀满，胃脘痞

胀，月经不调，失眠多梦，精神抑郁或烦急易怒；亦可伴有大便不畅，舌淡红或偏红，苔白或薄腻，脉弦细。

辨证要点：胸胁胀满，月经不调，精神抑郁或烦急易怒，舌淡红或偏红，苔白或薄腻，脉弦细。

4. 气滞血瘀证

临床证候：肥胖，胸胁做痛，痛有定处，脘腹胀满，月经不调或闭经，经血色暗有块，舌质紫暗或有瘀斑瘀点，苔薄，脉弦或弦涩。

辨证要点：胸胁痛，痛有定处，舌质紫暗或有瘀斑瘀点，苔薄，脉弦或弦涩。

5. 痰浊中阻证

临床证候：肥胖，头晕头胀，头重如裹，昏昏欲睡，口黏或甜，胸膈满闷，脘腹痞胀，肢体困重，动则更著，大便不爽，舌淡苔白腻或黄腻，脉滑。

辨证要点：头重如裹，昏昏欲睡，口黏或甜，大便不爽，舌淡苔白腻或黄腻，脉滑。

6. 脾肾阳虚证

临床证候：肥胖，畏寒肢冷，疲乏无力，腰膝酸软，面目浮肿，腹胀便溏，舌淡苔薄或薄腻，脉沉细无力。

辨证要点：畏寒肢冷，疲乏无力，舌淡苔薄或薄腻，脉沉细无力。

7. 阴虚内热证

临床证候：肥胖，头昏眼花，头胀头痛，腰膝酸软，五心烦热，低热，舌红苔少或无苔，脉细数微弦。

辨证要点：腰膝酸软，五心烦热，低热，舌红苔少或无苔，脉细数微弦。

三、鉴别诊断

（一）西医学鉴别诊断

肥胖症诊断确定后需结合病史、体征及实验室检查等排除继发性肥胖症，如皮质醇增多症、甲状腺功能减退、下丘脑或垂体疾病、胰岛相关疾病、性腺功能减退等。

1. 皮质醇增多症

主要临床表现有向心性肥胖、满月脸、多血质、紫纹、痤疮、糖代谢异常、高血压、骨质疏松等。需要测定血尿皮质醇，根据血尿皮质醇水平、皮质醇节律及小剂量地塞米松抑制试验结果等加以鉴别。

2. 甲状腺功能减退症

可能由于代谢率低下，脂肪动员相对较少，且伴有黏液性水肿而导致肥胖。可表现为怕冷、水肿、乏力、嗜睡、记忆力下降、体重增加、大便秘结等症状，需测定甲状腺功能以助鉴别。

3. 下丘脑或垂体疾病

可出现一系列内分泌功能异常的临床表现，宜进行垂体及靶腺激素测定和必要的内分泌功能试验、检查视野、视力，必要时需作头颅（鞍区）MRI 检查。

4. 胰岛相关疾病

由于胰岛素分泌过多，脂肪合成过度。如 2 型糖尿病早期、胰岛 β 细胞瘤、功能性自发性低血糖症。临床表现为交感神经兴奋症状和（或）神经缺糖症状，交感神经兴奋症状包括饥饿感、心悸、出汗、头晕、乏力、手抖，神经缺糖症状包括精神行为异常、抽搐、意识改变。应进一步完善血糖、胰岛素、C 肽、延长口服葡萄糖耐量试验（OGTT），必要时行 72 小时饥饿试验、胰腺薄层 CT 扫描等检查。

5. 性腺功能减退症

可有性功能减退、月经稀发 / 闭经、不育、男性乳房发育等。部分肥胖女性合并有多囊卵巢综合征，表现为月经稀发 / 闭经、多发痤疮（尤其是下颌和胸背部痤疮）、多毛、卵巢多囊样改变等。建议检查垂体促性腺激素和性激素、妇科 B 超、睾丸 B 超等。

（二）中医学鉴别诊断

1. 与水肿相鉴别

水肿严重时，体重亦增加，也可出现肥胖的伴随症状，但水肿以颜面及四肢浮肿为主，严重者可见腹部胀满，全身皆肿，与本病症状有别。水肿经治疗病理性水湿排出体外后，体重可迅速减轻，降至正常，肥胖患者体重减轻则相对较缓。

2. 与黄胖相鉴别

黄胖由肠道寄生虫与食积所致，以面部黄胖肿大为特征，与肥胖迥然有别。

四、临床治疗

（一）治疗目标

通过减重预防和治疗肥胖相关性并发症改善患者的健康状况。肥胖症患者体重减轻 5%~15% 或更多可以显著改善高血压、血脂异常、非酒精性脂肪肝、2 型糖尿病患者的血糖控制，降低 2 型糖尿病和心血管并发症的发生率。

（二）生活及行为方式治疗

限制热量的摄入及增加热量的消耗是预防及治疗超重 / 肥胖的首选方案。

1. 饮食方式改善

原则为低能量、低脂、适量蛋白饮食，限制热量摄入、长期平衡膳食、个体化。

超重和肥胖者需要调整其膳食以达到减少热量摄入的目的。合理的饮食方案包括合理的膳食结构和摄入量。减重膳食构成的基本原则为低能量、低脂肪、适量蛋白质、含复杂糖类（如谷类），同时增加新鲜蔬菜和水果在膳食中的比重，避免进食油炸食物，尽量采用蒸、煮、炖的烹调方法，避免加餐、饮用含糖饮料。同时，建议患者控制食盐摄入，戒烟限酒。合理的减重膳食应在膳食营养素平衡的基础上减

少每日摄入的总热量，肥胖男性能量摄入建议为 1500~1800kcal/d，肥胖女性建议为 1200~1500kcal/d，或在目前能量摄入水平基础上减少 500~700kcal/d。蛋白质、碳水化合物和脂肪提供的能量比应分别占总能量的 15%~20%、50%~55% 和 30% 以下。

在有限的脂肪摄入中，尽量保证必需脂肪酸的摄入，同时要使多不饱和脂肪酸、单不饱和脂肪酸和饱和脂肪酸的比例维持在 1∶1∶1。保证丰富的维生素、矿物质和膳食纤维摄入，推荐每日膳食纤维摄入量达到 14g/1000kcal。

避免用极低能量膳食（即能量总摄入 < 600kcal/d 的膳食），如有需要，应在医护人员的严密观察下进行，仅适用于节食疗法不能奏效或顽固性肥胖患者，不适用于处于生长发育期的儿童、孕妇以及重要器官功能障碍的患者。

同时，建议患者纠正不良饮食习惯，控制食盐摄入，食盐摄入量限制在每日 6g 以内，钠摄入量每日不超过 2000mg，合并高血压患者更应严格限制摄入量。

建议患者戒烟并限酒，女性 1 天饮酒的酒精量 < 15g（15g 酒精相当于 350ml 啤酒、150ml 葡萄酒或 45ml 蒸馏酒），男性 < 25g，每周不超过 2 次。

2. 运动锻炼

运动是减重治疗中不可或缺的一部分。长期规律运动有利于减轻腹型肥胖，控制血压，进而降低心血管疾病风险。运动治疗应在医师指导下进行。运动前需进行必要的评估，尤其是心肺功能和运动功能的医学评估（如运动负荷试验等）。

运动项目的选择应结合患者的兴趣爱好，并与患者的年龄、存在的合并症和身体承受能力相适应。

运动量和强度应当逐渐递增，最终目标应为每周运动 150 分钟以上，每周运动 3~5 天。如无法做到一次 30 分钟的运动，

短时的体育运动（如 10 分钟），累计 30 分钟 / 天，也是有益的。建议中等强度的运动（50%~70% 最大心率，运动时有点用力，心跳和呼吸加快但不急促），包括快走、打太极拳、骑车、乒乓球、羽毛球和高尔夫球等。如无禁忌证，建议每周进行 2~3 次抗阻运动（两次锻炼间隔 ≥ 48 小时），锻炼肌肉力量和耐力。锻炼部位应包括上肢、下肢、躯干等主要肌肉群，训练强度为中等。抗阻运动和有氧运动联合进行可获得更大程度的代谢改善。

记录运动日记有助于提升运动依从性。同时要养成健康的生活习惯，培养活跃的生活方式，如增加日常身体活动，减少静坐时间，将有益的体育运动融入日常生活中。

3. 行为方式干预

行为方式干预旨在通过各种方式增加患者治疗的依从性，包括自我管理、目标设定、教育和解决问题的策略，心理评估、咨询和治疗，认知调整等。行为干预项目可以通过包含营养师、护士、教育者、体育运动训练员或教练、心理咨询师等在内的多学科团队有效地落实。心理咨询师和精神科医生应该参与进食障碍、抑郁症、焦虑症等精神疾病和其他会削弱生活方式干预项目有效性的心理问题的治疗。

（三）药物治疗

1. 药物治疗指征

（1）食欲旺盛，餐前饥饿难忍，每餐进食量较多。

（2）合并高血糖、高血压、血脂异常和脂肪肝。

（3）合并负重关节疼痛。

（4）肥胖引起呼吸困难或有阻塞性睡眠呼吸暂停综合征。

（5）BMI ≥ 24 kg/m^2 且有上述并发症情况。

（6）BMI ≥ 28 kg/m^2，不论是否有并发症，经过 3 个月的单纯饮食方式改善和增加活动量处理仍不能减重 5%，甚至体重仍有上升趋势者。

2. 常用药物

目前，美国 FDA 批准的治疗肥胖症的药物主要有环丙甲羟二羟吗啡酮（纳曲酮）/ 安非他酮、氯卡色林、芬特明 / 托吡酯、奥利司他、利拉鲁肽。但目前在我国，有肥胖症治疗适应证且获得国家药监局批准的药物只有奥利司他。奥利司他属于胃肠道脂肪酶抑制剂，可以抑制食物中脂肪分解和吸收，从而减轻体重。推荐剂量为每次 120mg、3 次 / 天，餐前服。奥利司他可用于年龄 ≥ 12 岁的青少年患者。孕妇和哺乳期妇女禁用。常见不良反应为排便次数增多、带便性胃肠排气、脂（油）便、脂肪泻、大便失禁等。奥利司他会减少脂溶性维生素与 β 胡萝卜素吸收，因此患者在服药期间应补充包含脂溶性维生素在内的复合维生素。罕见的不良反应包括转氨酶升高和重度肝炎、过敏反应等。

建议药物治疗 3 个月后对疗效进行评价。如果体重下降在非糖尿病患者 > 5%，在糖尿病患者 > 3%，可以被视为有效，继续药物治疗。而无效患者则停药，并对整体治疗方案重新评估。

（四）代谢手术治疗

经上述生活和行为方式治疗及药物治疗未能控制的程度严重的肥胖患者，可考虑代谢手术治疗。

对于 2 型糖尿病患者，《中国 2 型糖尿病防治指南（2017 年版）》提出，年龄在 18~60 岁，一般状况较好，手术风险较低，经生活方式干预和各种药物治疗难以控制的 2 型糖尿病（糖化血红蛋白 > 7.0%）或伴发疾病并符合以下条件的 2 型糖尿病患者，可考虑代谢手术治疗。

男性腰围 ≥ 90 cm、女性腰围 ≥ 85 cm，参考影像学检查提示中心型肥胖，经多学科综合会诊评估、广泛征询意见后可酌情提高手术推荐等级。

与强化生活方式干预和药物治疗相比，代谢手术能更有效地减轻体重，同时能有效改善血糖、血脂、血压等；代谢手术还能显著降低糖尿病大血管及微血管并发症的发生风险，明显改善肥胖相关疾病；此外，非糖尿病肥胖症患者在接受手术治疗后发生糖尿病的风险也显著下降。但也应注意术后贫血、骨质疏松等营养相关性并发症，需长期补充维生素、微量元素及钙剂，并关注精神-心理健康，长期随访。对考虑有手术指征的患者，基层医生应建议患者转诊到上级医院专科进一步评估决策。

目前，减重代谢外科被广泛接受的术式包括腹腔镜胃袖状切除术（laparoscopic sleeve gastrectomy，LSG）、腹腔镜 Roux-en-Y 胃旁路术（Oaparoscopic Roux-en-Y gastric bypass，LRYGB）、胆胰转流十二指肠转位术（biliopancreatic òiversion with duodenal switch，BPD-DS）。

1. LSG

LSG 是以缩小胃容积为主的手术方式，切除胃底和胃大弯，保持原胃肠道解剖结构，可改变部分胃肠激素水平，对肥胖患者的糖代谢及其他代谢指标改善程度较好。

绝大多数合并代谢综合征的单纯肥胖患者可以选择行 LSG。由于 LSG 术后最常见的并发症为胃食管反流病（GERD），而术前合并 GERD 的患者术后可能导致症状加重，故术前须进行充分评估。如合并食管裂孔疝，术中须同期修补食管裂孔疝。

2. LRYGB

LRYGB 是同时限制摄入与减少吸收的手术方式，除减重效果显著外，可改善糖代谢及其他代谢指标。LRYGB 对于 T2DM 缓解率较高。可能与其改变胃肠道激素分泌和十二指肠旷置对胰岛细胞功能的影响有关。对于合并中重度反流性食管炎或代谢综合征严重的肥胖患者，或超级肥胖病人，可考虑优先选择 LRYGB。由于 LRYGB 旷置的大胃囊与食管不相连，胃镜检查较难实施，因此，对于有胃癌前期病变的患者，或者有胃癌家族史的患者，须慎重选择。

3. BPD-DS

BPD-DS 是以减少营养物质吸收为主的术式，在减重和代谢指标控制方面优于其他术式，但操作相对复杂，且随着共同肠道长度缩短，发生营养缺乏的风险增加，并发症发生率及病死率均高于其他术式。其主要用于在能保证术后维生素和营养素补充前提下的超级肥胖患者（BMI > 50）、肥胖合并严重代谢综合征患者或病史较长的 T2DM 患者。

4. 修正手术（revision surgery）

随着减重代谢手术例数的快速增加，减重效果不佳以及复胖和术后发生并发症的患者也逐渐增多，因而修正手术应用越来越多。修正手术可分为恢复（reversal）手术（修正为正常解剖结构）、修改（conversion）手术（从一种术式修改为另一种术式）、修复（repair）手术（在原术式基础上进行修正，术式不变）。

修正手术的选择需要考虑原手术方式和患者术后情况（减重不足、复胖、代谢疾病未有效缓解）等因素。在修正手术前，须经 MDT 评估，并正确评价减重代谢手术失败原因，慎重选择修正手术方式。

5. 其他手术

近年来，减重代谢手术的探索主要集中在胃袖状切除术（SG）为基础的复合手术，例如，SG 加空肠旷置术（SG+JJB）、SG 加十二指肠和空肠旁路术（SG+DJB），而且根据旷置肠管和共同通道的长短不同又可延伸出不同的术式。此外，也有一些为减少手术并发症而改良的术式，如SG加胃底折叠术，其目的是减少术后反流的发生。目前，这些术式仍处于探索阶段，需要进行高质量的临床研究。

在胃旁路术的基础上简化的迷你胃旁路术（亦称为单吻合口的旁路术）已在临床上获得长期的随访数据，减重和降低血糖效果不差于胃旁路术，其手术难度相对降低，但有发生胆汁反流的潜在风险。

（五）辨证治疗

1. 辨证论治

（1）脾虚湿阻证

治法：健脾利湿。

方药：防己黄芪汤合苓桂术甘汤加减。防己、黄芪、白术、甘草、茯苓、桂枝。

加减：肥胖伴浮肿者加泽泻、车前草以渗水利湿；乏力明显者加党参补气；腹胀而满者加厚朴、枳壳以理气散结；纳差者加佛手、生山楂理气开胃；如伴有气虚推动无力而致血瘀者当选加桃仁、红花、川芎、益母草以活血化瘀。

（2）胃热湿阻证

治法：清热利湿。

方药：防风通圣散加减。防风、大黄、芒硝、荆芥、麻黄、栀子、芍药、连翘、甘草、桔梗、川芎、当归、石膏、滑石、薄荷、黄芩、白术。

加减：头胀明显者加野菊花；口渴者加荷叶；大便秘结者加芒硝。

（3）肝郁气滞证

治法：疏肝理气。

方药：大柴胡汤加减。柴胡、黄芩、大黄、枳实、半夏、白芍、大枣、生姜。

加减：气郁重者选加香附、郁金、川芎；腹胀重者加茯苓；月经后错或闭经者，选加桃仁、川芎、乳香、没药；失眠多梦突出者加白薇、夜交藤。

（4）气滞血瘀证

治法：理气活血。

方药：桃红四物汤加味。桃仁、红花、川芎、当归、地黄、芍药。

加减：气滞为主者如胸胁胀痛、脘腹胀满者选加香附、枳壳、柴胡、川楝子；月经后错或闭经者改白芍为赤芍，选加乳香、没药、益母草；痛经者可加延胡索理气活血止痛，加甘草配白芍以缓急。

（5）痰浊中阻证

治法：化痰祛湿。

方药：温胆汤加减。半夏、竹茹、枳实、陈皮、甘草、茯苓。

加减：头晕胀重如裹，昏昏欲睡较重者可加藿香、佩兰、菖蒲；食欲亢进者加黄芩；伴畏寒者加桂枝；伴乏力明显者加生黄芪。

（6）脾肾阳虚证

治法：温肾健脾。

方药：真武汤合防己黄芪汤加减。茯苓、芍药、生姜、附子、白术、防己、黄芪、甘草。

加减：腰膝酸软明显者可加牛膝；动则喘作者可重用黄芪，加泽泻；便溏腹胀突出者加佛手。

（7）阴虚内热证

治法：滋阴清热。

方药：一贯煎加减。北沙参、麦冬、当归、生地黄、枸杞子、川楝子。

加减：热象明显者可加黄柏、知母；气滞明显者可加枳壳、山楂。

2. 外治疗法

（1）体针　针灸减肥取梁丘、公孙。对腹部肥胖明显者采用天枢、大横、气海、关元穴。

（2）耳针　取耳穴胃、脾、心、肺、内分泌、神门、止饿等穴位。

（3）灸法　距百会穴约3cm处熏灸。

3. 成药应用

（1）防风通圣丸　用于胃热湿阻肥胖，症见口苦或胸闷、腹胀、便秘者。水丸：口服，一次6g，一日2次。浓缩丸：口服，一次8丸，一日2次。大蜜丸：口服，一次1丸，一日2次。

（2）金匮肾气丸　用于肾阳不足肥胖，症见腰酸腿软，四肢畏寒，或有下肢浮肿，小便不利者。大蜜丸：口服，一次1丸，一日2次。水蜜丸：口服，一次4~5g（20~25粒），一日2次。小蜜丸：口服，一次6g（30丸），一日2次。浓缩丸：一次8丸，口服，日2次。

（3）启脾丸　用于脾胃虚弱肥胖，症见疲倦乏力，胸闷气短或有便溏者。口服。小蜜丸一次3g（15丸），大蜜丸一次1丸，一日2~3次。

（4）新清宁片　用于内结实热肥胖，症见便秘者。口服，一次3~5片，一日3次。

（5）大黄䗪虫丸　用于干血内停者。大蜜丸，口服，一次1~2丸，一日1~2次。小蜜丸，口服，一次3~6g，一日1~2次。水蜜丸，口服，一次3g，一日1~2次。

（6）降脂减肥片　用于脾虚湿阻证和胃热湿阻证，单纯性肥胖伴有高脂血症。口服，一次4~6片，一日3次。

（7）三花减肥茶　用于痰湿肥胖者。餐后30分钟，每次1~2包，日1次。

（8）精黄片　用于血瘀浊蕴者，肥胖合并高脂血症。口服，一次3片，一日3次。

（9）轻身消胖丸　用于脾虚痰湿肥胖者，症见：形体肥胖，精神乏力，胃纳不佳，时感胸脘胀满、痰多、肢体沉重、舌淡白苔腻，脉濡细。口服，每次30粒，日2次。

（10）天雁减肥茶　用于治疗脾虚胃热证，单纯性肥胖症伴习惯性便秘者。用200ml开水浸泡5分钟后口服，每次1袋，日3次。

（11）降脂灵片　用于肝肾阴虚，头晕目眩，高脂血症。口服，一次5片，一日3次。

（12）轻身降脂乐　用于胃火偏盛者。口服，每次2.5g，每日2次，早饭前及晚上临睡前各服1次，30天为1个疗程。

（13）减肥通圣片　用于湿热痰浊内阻肥胖者。口服，一次6片，一日3次，30天为1个疗程。

（14）滚痰丸　用于实热老痰肥胖者，症见咳喘痰稠，胸脘痞闷，大便秘结，舌苔黄厚腻，脉滑数。水泛小丸，每服8~10g，日1~2次，温开水送下。

4. 单方验方

（1）黑丑、白丑各15g，炒决明子、泽泻、生白术、地肤子各10g，生山楂20g，丹参30g，薏苡仁15g，桑椹15g，混合碎末为丸，主治痰湿肥胖者。

（2）桃仁、红花、川芎、当归、泽兰、炒白术、苍术、泽漆、浮萍各10g，益母草15g，茯苓30g，车前子12g，主治血瘀湿阻肥胖者。

（3）番泻叶12g，半夏、荷叶各10g，茯苓、泽泻各15g，焦三仙各9g，大腹皮6g。大黄15g水煎取汁调成软膏状，敷于脐部，主治饮食积滞、痰湿内蕴肥胖者。

（4）杏仁12g，防己15g，泽泻20g，白芥子10g，冬瓜皮20g，荷叶20g，人参6g，苍术10g，黄芪20g，陈皮10g，生蒲黄15g，川楝子12g，白豆蔻6g，主治脾虚湿蕴肥胖者。

（5）桂枝、茯苓、猪苓、泽泻、甘草各等份为末，每次5g，每日2次，开水冲服，主治水湿内蕴肥胖者。

（6）荷叶、郁金、草决明、瓜蒌、昆布、海藻、枳实、莱菔子、柴胡、泽泻、茵陈、丹参、甘草。主治肝胆疏泄失常痰浊（兼瘀血）壅滞肥胖者，对全身肥胖伴血压高者较好。

5. 食疗法

（1）白茯苓 30g，薏苡仁 30g，山楂 15g，粳米 50g，煮粥常食。适用于脾虚痰盛肥胖者。

（2）芹菜 250g，香菇 50g，加调料炒食。适用于肥胖伴高血压、高血脂者。

（3）荷叶茶　干鲜荷叶 25g，煎汤代茶，不拘时频频饮之，3 个月为 1 个疗程，用于湿热内蕴肥胖者。

（4）山楂、泽泻、莱菔子、麦芽、六神曲、夏枯草、陈皮、炒二丑、草决明、云茯苓、赤小豆、藿香、茶叶各 7g，水煎服，代茶。用于饮食积滞、痰湿内蕴肥胖者。

（5）生首乌 10g，夏枯草 10g，山楂 10g，泽泻 10g，莱菔子 10g，茶叶 10g，水煎服，代茶。用于肝阳上亢，性情易急躁肥胖者。

（6）白术 10g，泽泻 10g，云茯苓 10g，车前子 10g，猪苓 10g，防己 10g，茶叶 10g，水煎服，代茶。用于脾虚水湿内停肥胖者。

（7）大黄 6g，枳实 20g，白术 10g，甘草 20g，茶叶 50g，水煎服，代茶。用于腑实气滞肥胖者。

（8）荷叶、苏叶各 6g，山楂 10g，绿茶 3g，每日 1 剂，开水多次冲饮。适用于各型肥胖者。

（六）新疗法选粹

轻断食是近年来在欧美等国家很流行的一种饮食方式，也称"5/2 断食法"，这种饮食方式是由英国医学博士麦克尔·莫斯利发起的，是一种新的减肥方法，后经英国广播公司（BBC）科学栏目制作人 Michael Mosley 推广，成为改良后的"间歇性断食"，即每周中不连续的 2 天每天只摄取 500kcal（女生）或 600kcal（男生）能量的食物，其余 5 天自由饮食。间歇性断食是通过减少膳食热量的摄入来实现的，近年来许多研究者进行临床试验以验证间歇性断食的效果，并设计试验不同的饮食方式，如每周连续 2 天进行 55%~70% 的热量限制。每周随机 4 天进行 50% 的热量限制每天交替进行 70%、60%、45% 和 10% 的热量限制。每周进行 70% 的热量限制和随意饮食交替的模式等。

经西医学和营养学专家研究表明，轻断食饮食方式可能对人体健康具有积极的影响，主要体现在减肥减重、调节血糖血脂、改善胰岛素敏感性、延缓衰老、改善肠道微生物群环境、减少患癌风险等。

（七）医家诊疗经验

1. 江幼李

江幼李教授提出治疗肥胖症八原则：①化湿，用于脾虚湿聚之证，代表方为二术四苓汤、泽泻汤、防己黄芪汤；②祛痰，用于痰浊内停证，轻者用二陈汤、平陈汤、三子养亲汤，重者用控涎汤；③利水，微利用五皮饮，导水用茯苓汤、小分饮，逐水用舟车丸。十枣汤；④通腑，用小承气汤、调胃承气汤或单味大黄长期服用；⑤消导，用三消饮、保和丸；⑥疏肝利胆，用温胆汤、疏肝饮、消胀散；⑦健脾，用五味异功散、枳术丸、五苓散、参苓白术散；⑧温阳，用济生肾气丸、甘草附子汤、苓桂术甘汤。

2. 李振华

国医大师李振华教授认为肥胖病的辨证首重虚实和脏腑。肥人多气虚，易倦怠气短乏力；肥人亦多痰湿，腹大胀满，头重，四肢沉困甚至肢肿，呕吐痰涎，易便溏；痰热盛者，口苦心烦，便秘；气机不畅久而血瘀者，肌肤坚实，面色紫暗，胸胁时痛，太息嗳气，腹胀便干；阳虚证多肌肤肿满，面白无华，自汗乏力，倦怠嗜睡，肤质虚浮，畏寒肢冷，腰膝酸软，便溏尿少；阴虚证多面色晦暗，头晕目眩，耳鸣健忘，动则气短，畏热烦躁，腰腿酸痛，食旺便秘，失眠盗汗。从脏腑辨证而言，肥胖多责之于脾，患者可见头沉胸闷，恶心，痰多，腹部胀满，四肢沉困；久病可累及于肾，表现为腰膝酸软，夜尿频多，动则气喘，下肢浮肿；病及肝胆，可见胁肋胀痛，烦躁眩晕，口苦便秘；病及心肺，则症见心悸气短，神疲自汗。另外，李教授十分注意结合舌象辨证。舌淡胖边有齿痕，苔白，脉弦滑或濡缓者，为脾气虚；舌偏红苔黄腻者，多为痰湿化热；舌质暗，或者有瘀点、瘀斑，或者舌下静脉粗胀、青紫、曲张，多为血瘀。

3. 秦亮甫

秦亮甫教授认为肥胖与脾功能失常有关。若脾运化功能减退，则机体消化吸收失常，导致水谷在体内的停滞，不能化生为人体所需的精微物质，而产生湿、痰、饮等病理产物蓄积于体内，出现肥胖等病症。秦教授认为本病治疗以健脾助运为主，佐以利水渗湿，理气通便为基本原则。自拟减肥方，方中茯苓、山楂、莱菔子健脾助运；生薏苡仁、荷叶清热化湿；葫芦壳、茯苓皮、赤小豆、决明子、泽泻、大黄利水通便；诸药合用可平衡精微物质的转化和贮存，从而预防和治疗单纯性肥胖症。另外可配合服用赤豆羹（赤小豆 30g、枸杞子 5g，红枣 5g），方中赤小豆又名赤豆、小豆、红豆，药性甘、酸、微寒，归心、小肠、脾经。

4. 徐云生

徐云生教授对不同年龄肥胖证治不同。①儿童肥胖患者多由于先天禀赋不足，致肾阳无以温煦脾阳；或后天饮食不节，致脾虚无以运化水谷。小儿脏腑娇嫩，形气未充，脾常不足，肾常虚，若多食肥甘、少动，致使精微不归常化，水湿内停，聚湿生痰，痰从脂化，则膏脂积于体内发为肥胖。故徐教授临证期间对于儿童肥胖多以滋补脾肾之法，重视先天，培补后天。②现代社会节奏增快，造成青中年人群生活压力的增大，易致肝气疏泄不畅，而气行则津行，气滞则湿阻，久之则聚湿生痰。且肝对脾胃运化亦有促进作用，如肝疏泄不畅，则影响脾之健运，更加重脾虚，使水湿不化，郁结为痰饮，痰湿内生则发为肥胖。故徐教授临证之时，对于青中年肥胖患者，在健脾的同时亦注重调肝，健脾益气以治本虚，调畅气机以解肝郁，辅以化痰散瘀之品，以期标本同治，内生和谐。③老年肥胖多由青中年肥胖发展而来，责之于先天禀赋不足，素体多虚，除脾虚贯穿始终以外，随年龄增长，脏腑亏虚，精、气、血亏耗，肾精不足，阴液亏虚，不能濡养肝阴，肝阴不足又下劫肾阴，终致肝肾阴虚。老年气血衰减，加之运行日趋滞涩，而阴虚内热消烁津液，致瘀血痰浊内生，脏腑功能失调，水谷精微不归正化，形成膏脂。故治疗老年肥胖多在健运脾胃基础上佐以培补气血、滋养肝肾、化痰祛瘀之品，以得标本兼治，脂除病瘥之功。

五、预后转归

肥胖者如若长期持续肥胖状态，则会出现各种并发症而影响寿命。有人对 26.3 万人调查发现超过正常体重 4.5kg 的人，死亡率增加 8%；超过正常体重 9kg 的人，死亡率增加 18%，因而积极采取预防和治疗肥胖病，对预后有着非常重要的意义。

六、预防调护

（一）预防

预防本症常较治疗更易奏效而重要。必须强调适当控制进食量，特别是自觉避免高糖、高脂肪及高热量饮食；经常进行体力劳动和锻炼。

（1）积极开展卫生宣传教育，根据不同年龄、工作条件制定饮食结构标准、食量标准及活动量。

（2）提倡从新生儿开始就施行科学饮食，合理喂养与营养，并加以行为矫正、心理修复、运动锻炼，保持良好习惯，限制饮食，增加运动，限制长时间看电视。

（3）对单纯性肥胖无合并症者，积极进行饮食控制，加强运动，配合中、西药物及针灸、耳针、按摩、气功等措施，使体重逐渐降低，以每月减少1kg为合适。

（4）对肥胖已出现合并症者，在治疗肥胖病的基础上还应积极运用中西医结合用药治疗合并症，以免合并症的发展、恶化。

凡儿童青春发育期、妇女产后及绝经期、男性中年以后或病后恢复期，特别有肥胖家史者尤应注意，应自觉地长期坚持节食与运动的防治原则，避免依赖药物和滥用药物。

（二）调护

肥胖是由于每日摄入热能总量超过了机体消耗能量的总量，剩余的热能则以脂肪的形式贮存于体内，从而引起肥胖。据此，肥胖的调护主要包括两个方面：即减少摄入，增加消耗。具体措施包括饮食控制、运动锻炼、行为方式干预（具体内容见临床治疗部分）。

七、研究进展

单味药的研究临床实践证明，中药祛痰化浊、活血化瘀、滋阴养血、补益肝肾法治疗肥胖运用最广也最有效。现代药理证实，上述4类中药中有很大一部分有减肥祛脂的作用。其中祛痰化浊、利湿降脂的有：生大黄、虎杖、苍术、泽泻、茵陈、草决明、半夏、番泻叶、洋葱、大蒜、蚕蛹、槐米、柴胡、金银花、姜黄、茅根、荷叶、薏苡仁等；活血化瘀、减肥祛脂的有：茺蔚子、丹参、赤芍、益母草、三七、生山楂、五灵脂、香附、三棱、莪术、鸡血藤、牛膝、当归、川芎等；滋阴养血、减肥降脂的有：墨旱莲、女贞子、首乌、生地黄、山茱萸、枸杞子、菊花、桑寄生、灵芝等，可根据不同证型及药物性味作用特点灵活选择配用。

（1）桔梗 具有宣肺，利咽，祛痰，排脓的功效。研究结果表明5%桔梗水提取物可降低小鼠体重和子宫周围脂肪质量及肝脏中三酰基甘油的水平。桔梗抗肥胖作用可能是由于桔梗皂苷类成分抑制胰脂肪酶活性，从而抑制脂肪的吸收。

（2）何首乌 性味：苦甘涩，微温。入肝、肾经。具有养血滋阴，润肠通便，截疟，祛风，解毒的功效。何首乌提取物可明显降低大鼠摄食量和降低大鼠体重，对脂肪酸合酶有很强的抑制作用。

（3）枸杞子 性甘，平。归肝、肾经。具有滋补肝肾，益精明目的功效。枸杞子提取物LBP-4可降低脂肪指数，并降低了TG、TC水平，提高了HDL-C的水平。

参考文献

［1］中华医学会，中华医学会杂志社，中华医学会全科医学分会，等. 肥胖症基层诊疗指南（实践版·2019）［J］. 中华全科医师杂志，2020，19（2）：95-100.

［2］国家卫生计生委疾病预防控制局. 中国居民营养与慢性病状况报告（2015年）［M］. 北京：人民卫生出版社，2015.

［3］中华人民共和国卫生和计划生育委员会. WS/T 428-2013 中华人民共和国卫生行业标准《成人体重判定》［S］. 北京：中国标准出版社，2013.

［4］Bao Y，Lu J，Wang C，et al. Optimal waist circumference cutoffs for abdominal obesity

in Chinese［J］. Atherosclerosis, 2008, 201
（2）: 378-384

［5］中华医学会内分泌学分会. 中国 2 型糖尿病
合并肥胖综合管理专家共识［J］. 中华内分
泌代谢杂志, 2016, 32（8）: 623-627.

［6］Jensen MD, Ryan DH, Apovian CM, et
al. 2013 AHA/ACC/TOS guideline for the
management of overweight and obesity in
adults: a report of the American College of
Cardiology /American Heart Association Task
Force on practice guidelines and the obesity
society［J］. J Am Coll Cardiol, 2014, 63
（25 Pt B）: 2985-3023.

［7］Garvey WT, Mechanick JI, Brett EM,
et al. American Association of Clinical
Endocrinologists and American College
of Endocrinology Comprehensive Clinical
Practice Guidelines for medical care of patients
with obesity［J］. Endocr Pract, 2016, 22
Suppl 3: 1-203.

［8］Apovian CM, Aronne LJ, Bessesen DH, et
al. Pharmacological management of obesity:
an endocrine Society clinical practice guideline
［J］. J Clin Endocrinol Metab, 2015, 100
（2）: 342-362

［9］中华医学会外科学分会甲状腺及代谢外科
学组, 中国医师协会外科医师分会肥胖和
糖尿病外科医师委员会. 中国肥胖及 2 型糖
尿病外科治疗指南（2019 版）［J］. 中国实
用外科杂志, 2019, 39（4）: 301-306.

［10］Rubino F, Nathan DM, Eckel RH, et al.
Metabolic Surgery in the Treatment Algorithm
for Type 2 Diabetes: A Joint Statement by
International Diabetes Organizations［J］.
Surg Obes Relat Dis, 2016, 12（6）: 1144-
1162.

［11］封铧, 王璇, 李德文, 等. 轻断食对人体
健康的影响研究进展［J］. 食品工业科技,
2020, 41（20）: 351-360.

第五节 高尿酸血症与痛风

高尿酸血症是由嘌呤代谢紊乱引起的代谢异常综合征。无论男性还是女性非同日 2 次血尿酸水平超过 420μmol/L 称之为高尿酸血症。血尿酸超过其在血液或组织液中的饱和度可在关节局部形成尿酸钠晶体并沉积，诱发局部炎症反应和组织破坏，即痛风。可在肾脏沉积引发急性肾病、慢性间质性肾炎或肾结石，称之为尿酸性肾病。许多证据表明，高尿酸血症和痛风是慢性肾病、高血压、心脑血管疾病及糖尿病等疾病的独立危险因素，是过早死亡的独立预测因子。

高尿酸血症与痛风是一个连续、慢性的病理生理过程。其临床表型具有显著的异质性，随着新的更敏感、更特异的影像学检查方法的广泛应用，无症状高尿酸血症与痛风的界限渐趋模糊。因此，对其管理也应是一个连续的过程，需要长期、甚至是终生的病情监测与管理。

中医对本病的认识，根据其主症的不同，分别归属于"热痹""着痹""痛风""历节"范畴。中医和西医关于"痛风"概念是不同的。中医"痛风"包括西医痛风性关节炎、类风湿关节炎等疾病。随着西医学的研究进展，中医痛风概念的内涵与外延已经缩小，以趾、指关节红肿疼痛，或伴有发热等为主要表现。

一、病因病机

（一）西医学认识

无论在欧美国家还是在亚洲各国，高尿酸血症的患病率均呈逐年上升趋势。高尿酸血症患病率的高低受经济发展程度、环境、饮食习惯、种族、遗传等多种因素的影响，呈现一定特征。

痛风分为原发性和继发性两大类。除1%左右的原发性痛风由先天性酶缺陷引起外，绝大多数发病原因不明。继发性痛风由其他疾病如肾脏病、血液病所致，或由于服用某些药物、肿瘤放化疗等多种原因引起。

痛风的早期即为无症状高尿酸血症期，研究认为当血尿酸浓度大于 $420\mu mol/L$ 即可导致局部结晶析出，沉积于相应的无血管软骨内及表面、滑膜中和关节周围软组织。尿酸盐结晶作为调理素诱发一系列的吞噬反应、溶酶体溶解和炎性介质释放，或诱导单核细胞白细胞介素的表达，中性粒细胞进入关节。使内皮细胞渗透性增加、局部血管扩张，血浆渗出、水肿，组织被溶解侵蚀，关节及周围组织红、肿、热、痛，引发急性痛风性关节炎。可见高尿酸血症是急性痛风性关节炎的生化前提，炎性因子则在急性痛风性关节炎机制中起着重要的介导作用。西医学治疗急性痛风性关节炎则以减轻或抑制炎症反应为要。

1. 性别与年龄

从性别上看，高尿酸血症和痛风重男轻女，高尿酸血症发生的男女比例为 2:1，而痛风发病的男女比例为 20:1，即95%的痛风患者是男性。这是因为男性喜饮酒、喜食肥甘厚味，喜食富含嘌呤、蛋白质的食物，使体内尿酸增加，排出减少。

从年龄上看，痛风发病大部分在30~70岁，目前发病在男性有逐渐年轻化的倾向。不同年龄组高尿酸血症的患病率有显著差异，如老年人高尿酸血症患病率达24%以上。血尿酸过高的患者如果不注意饮食控制和治疗，5%~12% 最终会发展成为痛风，其余可始终没有任何症状。

女性患高尿酸血症的年龄多在绝经期后。这是因为女性体内雄激素可使细胞器的磷脂膜对尿酸盐结晶有易感性而引起细胞反应，女性体内雌激素可使磷脂膜抵抗此种结晶沉淀，雌激素对肾脏排泄尿酸有促进作用，并可抑制关节炎发作，绝经期后体内雌激素水平急剧下降，易发生高尿酸血症与痛风。

2. 遗传

痛风有家族性发病倾向。一般认为，10%~35% 痛风患者有痛风家族史，直系亲属中 15%~25% 有高尿酸血症。原发性痛风是常染色体显性遗传，但外显性不完全。很多因素可影响痛风遗传的表现形式，如年龄、性别、饮食及肾功能等。现已明确，使尿酸生成过多引起痛风的先天性酶缺陷主要有几种嘌呤代谢催化酶。有两种先天性嘌呤代谢异常症属于连锁的遗传。继发性痛风中糖原累积病1型是常染色体隐性遗传。

3. 饮食

高尿酸血症与饮食习惯密切相关。高嘌呤饮食可使尿酸的合成增加，血尿酸浓度升高，反之低嘌呤饮食可使血尿酸浓度降低。含嘌呤量较高的食物有海产品、动物内脏等。

4. 酒

血尿酸值与饮酒量有密切关系。酒精饮料中嘌呤含量各有不同：陈年黄酒＞啤酒＞普通黄酒＞白酒。酒精引起血尿酸升高的机制包括：在乙醇代谢过程中，因快速消耗 ATP，使尿酸产生增加；乙醇代谢产生的乳酸，可抑制肾脏排泄尿酸；酒精性饮料中含有嘌呤，导致体内产生尿酸增加等。流行病学研究显示，饮酒是高尿酸血症的危险因素之一，并且饮酒量与血尿酸水平相关。其次有人认为饮用如威士忌类含铅的酒，可使痛风发病的危险性增加3倍。

5. 体重

体重与高尿酸血症呈明显相关，肥胖的人易发生高尿酸血症和痛风。肥胖引起高尿酸血症可能与体内内分泌紊乱如雄激素和促肾上腺皮质激素水平下降或酮生成过多抑制尿酸排泄有关，而并非是肥胖本身直接造成的。

6. 职业

从职业上看，痛风多见于脑力劳动者。痛风常被认为是较高社会阶层和经济富裕阶层的疾病。

7. 地区与环境

不同国家和不同地区的痛风患病率不同。造成地区差异的主要原因可能与膳食结构和生活方式不同有关。高原地区缺氧可引起痛风性关节炎，是因为高山缺氧红细胞增多，红细胞内 HGPRT、PRPP 合成酶及腺苷酸磷酸核苷酸转移酶（APRT）等功能紊乱，导致内源性嘌呤产生过多，引起血尿酸水平升高。此外，缺氧环境下血中乳酸增多，使血液偏酸性，亦能促使尿酸在组织中的沉积。

8. 继发性痛风的病因

（1）血液系统疾病　如急慢性白血病、红细胞增多症、多发性骨髓瘤、溶血性贫血、淋巴瘤及多种实体肿瘤化疗时，由于细胞内核酸大量分解而致尿酸产生过多。

（2）各类肾脏疾病　由于肾功能不全、肾小管疾病造成尿酸排泄减少而使血尿酸增高。

（3）服用某些药物　常见为利尿剂（如氢氯噻嗪、呋塞米等）、复方降压片、吡嗪酰胺等抗结核药、抗帕金森病药物、小剂量阿司匹林（75~300mg/d）、维生素 B、烟草酸、细胞毒性化疗药物、免疫抑制剂（他克莫司环孢素 A、硫唑嘌呤）等。

（4）有机酸产生过多，抑制尿酸排泄：如乳酸酸中毒，糖尿病酮症酸中毒，过度运动、饥饿、摄入酒精等。

（二）中医学认识

中医将痛风归为"热痹""着痹""历节""痛风"等病证范畴。《金匮要略》中

记载："诸肢节疼痛，身体尪羸，脚肿如脱，头眩短气，温温欲吐者，治用桂枝芍药知母汤。"朱丹溪著《格致余论》，曾列痛风专篇，云"痛风者，大率因血受热已自沸腾，其后或涉水或立湿地……寒凉外搏，热血得寒，汗浊凝滞，所以作痛，夜则痛甚，行于阳也"。说明痛风之病因是血分受热，污浊凝涩，郁于阴分。《丹溪心法》曰："肥人肢节痛，多湿与痰饮流注经络而痛，瘦人肢节痛，是血虚。"说明胖人多痰湿互结，阻滞经络。张景岳在《景岳全书·脚气》中认为外是阴寒水湿，今湿邪袭人皮肉筋脉；内由平素肥甘过度，湿壅下焦；寒与湿邪相结郁而化热，停留肌肤，病变部位红肿灼热，久则骨蚀。综上所述，痛风多为湿浊、痰瘀、血虚等病理因素引起。结合其好发人群及发病诱因来看，其基本病机为素肝肾阴虚，筋脉失养，复加思虑伤脾，伤食伤胃，运化失职，滋生湿浊，内蕴化热，煎津成痰，久则入络为瘀。在此基础上，兼以感受外邪或过度疲劳，浊邪凝聚，气机逆乱，痰瘀相并，气滞血瘀而发病。

二、临床诊断

（一）辨病诊断

1. 诊断及分类标准

2015 年由美国风湿病学会（ACR）和 EULAR 制订的痛风分类标准，将关节穿刺液镜检发现单钠尿酸盐（MSU）作为诊断金标准。2018 年 EULAR 的推荐，再次强调了这一点，同时推荐在没有关节镜检穿刺的情况下，基层医院和非风湿科医生可以依赖分类标准进行痛风的临床诊断（临床表现评分累计≥ 8 分）。

对于有或曾有急性关节炎，同时存在心血管疾病和高尿酸血症的男性成人患者，若具有经典"痛风足（podagra）"组征，应

考虑痛风的临床诊断。传统的"痛风足"典型临床征象包括：①足或踝关节的单关节炎（尤其是第一跖趾关节）；②既往曾有类似急性关节炎发作；③关节肿痛症状出现急剧；④关节局部红斑。

由于痛风已成为炎性关节病中的最常见病因，而不少患者症状不典型、血尿酸不高，建议如果考虑炎性关节病，但临床难以确诊具体病因时，应积极通过关节滑液穿刺、晶体镜检进行诊断及鉴别诊断。

2. 相关检查

（1）血尿酸测定　一般多采用尿酸酶法测定。非同日2次血尿酸高于420μmol/L为高尿酸血症。未经治疗的患者急性发作期多数血清尿酸含量升高。

（2）急性发作期关节液检查　急性痛风性关节炎发作时，肿胀关节腔内可有积液，以注射针抽取滑液检查，具有极其重要的诊断意义。即使在无症状期，亦可在许多关节找到尿酸钠结晶。约95%以上的急性痛风性关节炎患者的关节滑液中可发现尿酸盐结晶。在光学及偏振光显微镜下滑液或白细胞内可见针状双折光尿酸盐结晶。急性痛风性关节炎滑液的白细胞数增高达到20000~100000个/mm³，以中性白细胞为主，外观浑浊。

（3）痛风结石的活检　痛风结节是围绕尿酸钠结晶的慢性异物肉芽肿，必须注意用无水乙醇固定，以免尿酸钠溶解。穿刺或活检痛风石内容物，对其含有的尿酸盐予以鉴定，对本病的确诊有意义，可视为诊断的"金标准"。

（4）X线摄片检查　早期急性痛风关节炎期仅关节周围软组织肿胀，反复发作可见关节面或骨端皮质有透光性缺损阴影，呈穿凿样、虫蚀样、蜂窝状或囊状，病变周边骨质密度正常或增生，界限清晰，有利于与其他关节病变鉴别。严重者出现脱位、骨折。

（二）辨证诊断

1. 湿热蕴结证

临床证候：局部关节红肿热痛，发病急骤，病及一个或多个关节，多兼有发热、恶风、口渴、烦闷不安或头痛汗出，小便短黄，舌红苔黄，或黄腻，脉弦滑数。

辨证要点：局部关节红肿热痛，发病急骤，小便短黄，舌红苔黄，或黄腻，脉弦滑数。

2. 脾虚湿阻证

临床证候：无症状期，或仅有稍微的关节症状，或高尿酸血症，或见身困乏怠，头昏头晕，腰膝酸痛，纳食减少，脘腹胀闷，舌质淡胖或舌尖红，苔白或黄厚腻，脉细或弦滑等。

辨证要点：无症状期，或高尿酸血症，或见身困乏怠，头昏头晕，舌质淡胖或舌尖红，苔白或黄厚腻，脉细或弦滑等。

3. 寒湿痹阻证

临床证候：关节疼痛，肿胀不甚，局部不热，痛有定处，屈伸不利，或见皮下结节或痛风石，肌肤麻痹不仁，舌苔薄白或白腻，脉弦或濡缓。

辨证要点：关节疼痛，痛有定处，屈伸不利，舌苔薄白或白腻，脉弦或濡缓。

4. 痰瘀痹阻证

临床证候：关节疼痛反复发作，日久不愈，时轻时重，或呈刺痛，固定不移，关节肿大，甚至强直畸形，屈伸不利，皮下结节，或皮色紫暗，脉弦或沉涩。

辨证要点：关节疼痛反复发作，日久不愈，屈伸不利，皮下结节，或皮色紫暗，脉弦或沉涩。

5. 肝肾阴虚证

临床证候：病久屡发，关节痛如虎咬，局部关节变形，昼轻夜甚，肌肤麻木不仁，步履艰难，筋脉拘急，屈伸不利，头晕耳鸣，颧红口干。舌质红，少苔，脉弦细或细数。

辨证要点：病久屡发，关节痛如虎咬，局部关节变形，昼轻夜甚，肌肤麻木不仁，舌质红，少苔，脉弦细或细数。

三、鉴别诊断

（一）西医学鉴别诊断

痛风需和多种疾病相鉴别，如风湿性关节炎、类风湿关节炎、化脓性关节炎、丹毒、蜂窝织炎、足踇趾滑囊炎、骨性关节炎、肾小球肾炎、假性痛风等。

1. 急性关节炎应与下列疾病鉴别

（1）蜂窝织炎及丹毒　二者血尿酸不高，发热畏寒、局部淋巴结肿大、白细胞增高等感染症状较突出，局部皮下组织明显肿胀或沿毛细淋巴管分布，而疼痛不明显。

（2）化脓性关节炎及创伤性关节炎　前者全身中毒症状重，血尿酸水平不高，滑液中大量白细胞而无尿酸盐结晶；后者有较重的创伤史，X线检查可发现有骨关节损伤，而血尿酸水平不高。

（3）假性痛风　多见于老年膝关节部位，可有类似发作，X线检查可见软骨钙化，偏振光显微镜下可发现滑液中特征性的二水焦磷酸钙结晶，无高尿酸血症。

2. 慢性关节炎应与下列疾病鉴别

（1）类风湿性关节炎　多见于中年女性，呈慢性对称性多关节炎，病情持续进展，类风湿因子有较高的阳性率，而血尿酸不高，类风湿结节不同于痛风石，无沙粒感及破溃。

（2）骨肿瘤　除骨关节肿痛外，X射线下骨关节破坏明显，但无急性关节炎及高尿酸血症病史，必要时行活组织检查可明确。

（二）中医学鉴别诊断

与痿证相鉴别

痛风是由风寒湿热之邪流注肌腠经络，痹阻经脉关节而致，而痿证是肺胃肝肾等脏腑精气受损，肢体筋脉失养所致；痛风以关节疼痛为主，而痿证则为肢体力弱，无疼痛症状；痿证是无力运动，痛风是因痛而影响活动；部分痿证病初有肌肉萎缩，而痹证是由于疼痛甚或关节僵直不能活动，日久废而不用导致肌肉萎缩。

四、临床治疗

（一）提高临床疗效的要素

1. 辨病为先，治因有别

临床上可将痛风和高尿酸血症分为原发性和继发性两大类。原发性者病因大多未阐明，属多基因遗传，少数是由于酶缺陷引起，常伴高脂血症、肥胖、糖尿病、高血压、动脉硬化和冠心病等。继发性者是由组织细胞核内核酸大量分解，如白血病和肿瘤化疗引起的或因肾衰竭使尿酸排泄减少，或由于各种药物如双氢克尿噻抑制肾小管排泄尿酸，或由于体内有多量酮酸生成而抑制尿酸从尿中排泄所造成。其中除核酸分解加快使尿酸增高外，大多是由于尿酸排泄减少所致。继发性高尿酸血症和痛风在治疗上则需治疗原发疾病。

2. 辨证施治，虚实兼顾

本病的性质是本虚标实，以肝肾亏虚、脾运失调为本，后及他脏；以风寒湿热痰浊、瘀血闭阻经脉为标。如肢体、关节疼痛或呈游走性痛，或呈关节剧痛，痛处不移，或肢体关节重着肿痛，肌肤麻木于阴雨天加重，舌苔薄白，脉弦紧或濡缓，则属风寒湿痹；如关节红肿热痛，痛不可触，得冷则舒病势较急，伴发热，口渴，烦躁不安，汗出不解，舌红，舌苔黄，脉滑数，则属风湿热痹。若痹证日久不愈，反复发作，关节疼痛时轻时重，关节肿大，甚至强直畸形、屈伸不利，皮下结节，舌淡体胖或舌有瘀斑舌苔白腻，脉细涩，则为痰瘀痹阻。若病久屡发，关节痛如虎咬，局部关节变形，昼轻夜甚，肌肤麻木不仁，步履艰难，筋脉拘急，屈伸不利，头晕耳鸣，颧红口干。舌质红，少苔，脉弦细或细数，则属肝肾阴虚。

3. 中西结合，分期用法

中西医结合是治疗本病的最佳方案。急性期以秋水仙碱为主，配合清热通络的中药治疗，常用方为白虎加桂枝汤化裁。慢性期应根据患者肾功能情况选用丙磺舒或别嘌呤醇的同时，结合辨证选方遣药，既可减少西药的用量，又可减少其不良反应，临床研究证实中西医结合治疗比单纯用西药及单纯用中药者有效率明显提高。在慢性期和无症状期以辨证用药为主，配合现代药理研究证实的具有促进尿酸排泄的药物，如黄柏、生牡蛎、茯苓、泽泻、车前子、地龙、秦艽、山慈菇等。故临床上治疗本病应辨证和辨病相结合方可收到较好的效果。

（二）辨病治疗

治疗的总体目标是促进晶体溶解和防止晶体形成、控制症状，合理的综合治疗能提高其生命质量，减少并发症的发生，改善预后。

改善生活方式是治疗痛风及高尿酸血症的核心，应对所有痛风及高尿酸血症患者进行宣教。对于部分早期发现的患者，可尝试单纯的生活方式干预。

1. 非药物治疗

（1）痛风相关健康常识、健康行为的宣传强调以下几点。

①避免发作诱因并保持生活规律、平稳：如应避免高嘌呤饮食、酒精、外伤、劳累、寒冷、应激、腹泻、脱水等。

②尽量避免使用升高尿酸的药物。

③定期督促监测血尿酸水平。

④坚持服药监督（用药依从性）/药物不良反应监测。

⑤监控血压、血糖、血脂等危险因素，并按照慢性病管理规范严格管理。

⑥心理支持、树立治疗疾病的信心。

⑦定期随访，保持良好的沟通。

（2）饮食结构调整　对所有痛风及高尿酸血症患者均应进行饮食管理。

①更新和树立正确的饮食观念：饮食管理不能代替药物治疗，但可能减少药物剂量。传统的低嘌呤饮食观念需要更新，不能单纯以嘌呤含量来界定食物的选择，目前强调每日饮食嘌呤含量控制在200mg以下。

②饮食建议需明确告知患者避免、限制和鼓励的食物种类。

③建议每日饮水量维持在2L以上，应避免饮用含果糖饮料或含糖软饮料、果汁和浓汤，可以饮用水、茶或不加糖的咖啡。

④强调饮食控制需要个体化，需从个人、家庭、社会、心理等各方面关注患者具体情况。

（3）严格控酒　2012年ACR痛风诊疗指南推荐，痛风急性发作期和慢性痛风石性关节炎的患者应避免饮酒。痛风间歇期血尿酸水平达标后仍应控制酒精的摄入：男性不宜超过2个酒精单位/天，女性不宜超过1个酒精单位/天（1个酒精单位≈14g纯酒精）。可按照戒酒流程图帮助有过量饮酒习惯的患者戒酒，并随访戒酒效果。

（4）体重管理　应对所有痛风及高尿酸血症的患者评估体重情况，并指导居民合理控制体重。

（5）痛风性关节炎的运动指导

①痛风性关节炎急性发作期：指导患者合理休息与关节周围肌肉等长收缩锻炼。

②痛风性关节炎非急性发作期：指导患者进行运动锻炼及关节功能康复训练。

③对于关节功能受限严重的患者，建议康复科就诊，指导关节周围肌肉训练和关节活动度训练。

2. 药物治疗

在治疗过程中，应避免滥用抗菌药物、长效糖皮质激素；规范使用降尿酸治疗药物，长期有效控制血尿酸水平，减少痛风的反复发作；痛风急性发作积极抗炎，降尿酸过程中必要时联合预防发作药物。

（1）急性痛风性关节炎的药物治疗

1）总体原则：急性发作期患者可卧床休息，患肢制动，局部冷敷，并尽早（越早使用镇痛效果越好）给予药物控制炎症。对于反复发作的慢性痛风性关节炎，梳理除关节炎之外其他的合并症或并发症，严格掌握常规抗炎症药物的使用方法以及可能的不良反应中。若筛查梳理后仍不能确定，可嘱患者关节制动，局部冷敷，并尽快转诊。2012 版 ACR 痛风诊疗指南推荐，秋水仙碱或非甾体抗炎药（NSAIDs）是痛风急性发作的一线治疗药物，需要尽早使用，若秋水仙碱和 NSAIDs 有禁忌证可考虑选择糖皮质激素。

2）常用药物

①秋水仙碱：起始负荷剂量为 1.0mg 口服，1 小时后追加 0.5mg，12 小时后按照 0.5mg、1~2 次 / 天。不良反应随剂量增加而增加，胃肠道反应如恶心、腹泻常见，白细胞计数减少、肝功能异常、肾脏损害较少见。肾功能不全者须减量或延长间隔，估算的肾小球滤过率（eGFR）35~49ml/min 时最大剂量 0.5mg/d，eGFR 10~34ml/min 时最大剂量 0.5mg，隔日 1 次，eGFR < 10ml/min 或透析患者禁用。

②NSAIDs：若无禁忌推荐早期足量使用 NSAIDs 速效制剂。使用禁忌为有活动性消化道溃疡 / 出血，或既往有复发性消化性溃疡 / 出血病史。合并心肌梗死、心功能不全者、慢性肾脏病患者尽量避免使用。主要不良反应：肝功能异常，消化性溃疡 / 出血，肾间质损害。

③糖皮质激素：主要用于严重急性痛风发作伴有明显全身症状，肾功能不全，秋水仙碱、NSAIDs 治疗无效或使用受限者。口服剂量泼尼松 0.5mg/（kg·d），连续用药 5~10 天停药；或者 0.5mg/（kg·d）开始，用药 2~5 天症状好转后逐渐减量，7~10 天内停药，尽量避免使用长效制剂如地塞米松等。使用后注意预防和治疗高血压、糖尿病、水钠潴留、感染、消化性溃疡 / 出血等不良反应。老年人及有以上病史者慎用。

（2）间歇期和慢性期的降尿酸治疗　痛风患者在间歇期和慢性期应强调坚持降尿酸药物治疗，使用降尿酸药物治疗高尿酸血症可以有效清除机体内尿酸结晶，预防及逆转尿酸盐沉积。大多数专家认为，患者应在第二次痛风性关节炎发作后开始降尿酸治疗。并且一旦开始，降尿酸药物治疗应长期坚持，理想目标是使血尿酸水平维持在 300~360μmol/L 之间。但是应该指出血尿酸水平下降这种变化不会逆转病程，它仅减慢晶体持续沉积的速度。

对于符合以下情况的痛风患者建议起始降尿酸治疗：①痛风性关节炎发作 ≥ 2次 / 年。②痛风性关节炎发作 1 次且同时合并以下任何一项：有痛风石、泌尿系结石、慢性肾脏病 3 期以上。

以下患者建议结合专科医生意见决定降尿酸治疗：痛风性关节炎发作 1 次合并以下任何一项：①年龄 < 40 岁。②血尿酸 > 480μmol/L。③合并高血压、糖耐量异常或糖尿病、血脂紊乱、肥胖、冠心病、脑卒中、心功能不全患者。

对于无症状高尿酸血症患者（无关节炎发作、无引起高尿酸血症明确病因），建议进行非药物治疗观察随诊，6~12个月效果不佳，可考虑转诊。不建议基层医生加用降尿酸药物治疗。

降尿酸治疗原则：①滴定：所有降尿酸药物应从小剂量起始，每4周左右检测血尿酸，并酌情缓慢递增剂量直到血尿酸达标。②达标：血尿酸目标水平为血尿酸水平 < 360μmol/L。对于痛风石、慢性关节病等痛风患者，血尿酸水平应 < 300μmol/L。长期治疗的过程中，不建议血尿酸 < 180μmol/L。③长程：长期服药，规律随访。定期（3~6个月）检测血尿酸水平，血尿酸稳定在正常水平时可逐渐减量。④急性发作不调整已用降尿酸药物剂量，必要时可联合小剂量抗炎药物预防发作。

降尿酸药物包括抑制尿酸生成的药物（黄嘌呤氧化酶抑制剂）、促进尿酸排泄的药物和促进尿酸分解的药物。

抑制尿酸生成的药物：别嘌呤醇使用剂量应是能把血清尿酸盐水平降至300~360μmol/L 的最低剂量。国内一般推荐初次剂量为50mg，每日1~2次，每周可增50~100mg，至每日200~300mg，分2~3次口服。国内每日最大剂量不宜超过300mg。值得注意的是开始别嘌呤醇治疗时，可因血尿酸浓度突然降低而诱发急性痛风性关节炎发作。此风险可通过预防性使用秋水仙碱或 NSAID 而减至最低。或者，临床医生可从50~100mg/d 开始使用别嘌呤醇，然后每周增加50~100mg，直至达到预期目标。适应证：与尿酸产生增多有关的高尿酸血症；24小时尿尿酸排泄量 ≥ 1000mg；与 HRPT 缺乏或 PRPP 合成酶活性过强所致高尿酸血症；尿酸性肾病；肾结石；细胞溶解治疗前预防；不耐受或促尿酸排泄药疗效下降；痛风伴肾功能不全（GFR < 60ml/min）。不良反应：约20%使用别嘌呤醇的患者出现不良反应，5%停药。常见的不良反应包括胃肠道反应和皮疹。常见

皮疹包括荨麻疹、丘疹、红斑样皮疹及瘙痒等，停药后很快消失，剥脱性皮炎罕见。胃肠道反应包括腹泻、恶心、呕吐及腹痛等，多为一过性，停药后消失。其他不良反应包括发热、中毒性表皮坏死松解、脱发、骨髓抑制伴白细胞减少或血小板减少、粒细胞缺乏症、再生障碍性贫血、肝损伤、黄疸、结节病样反应和脉管炎。最严重的反应是别嘌呤醇超敏综合征，可能包括发热、皮疹、嗜酸性粒细胞增多、肝炎、进行性肾功能不全和死亡。

促尿酸排泄药：适应人群是年龄小于60岁、肾功能正常（肌酐清除率大于80ml/min）、普通饮食下24小时尿酸排泄小于800mg，无肾结石的痛风患者。a.苯溴马隆：是最常用的促进尿酸排泄的药物，有很强的降尿酸作用，不仅能缓解疼痛，减轻红肿，而且能使痛风结节消散。口服，开始每次25mg，每日1次，以后逐渐增加至每次50~100mg，每日1次。其不良反应轻微，可出现轻度胃肠道不适、粒细胞减少等，该药禁用于严重肾功能不全或多发肾结石患者。b.丙磺舒：口服，开始每次0.25g，每日2次，1周后可加到每次0.5g，每日2次，最大剂量为每日2g。长期使用该药，18%的患者出现胃肠道不适，5%出现过敏和皮疹。c.磺吡酮：是保泰松的衍生物，抑制肾小管对尿酸的再吸收，排尿酸作用较丙磺舒作用强。从小剂量开始，100mg/d，分2次口服，以后于10天内逐渐增量至300~400g/d，分3~4次口服，每天最大剂量为600mg。其有胃黏膜刺激作用，消化道溃疡者慎用。

新型的降尿酸药物：a.非布索坦：是一种不同于别嘌呤醇的有效的黄嘌呤氧化酶抑制剂，作用强于别嘌呤醇，主要通过肝脏代谢，不依赖肾脏排出，对轻中度肾功能不全者安全有效。常见的不良反应包括恶心、关节痛、皮疹和肝损害等。b.尿酸

酶：可以将尿酸降解为可溶性尿囊素，易于排泄。c.聚乙二醇尿酸酶：可能减少慢性或痛风石痛风患者的组织中尿酸盐的沉积。

3.几种特殊情况的处理

（1）高尿酸血症合并高血压的处理

①噻嗪类利尿剂可引起血尿酸增加，即使小剂量也可通过近端肾小管增加尿酸吸收，导致血尿酸水平升高。因此，多家指南建议对于合并高尿酸血症的高血压患者尽量不使用利尿剂。

②研究发现替米沙坦及厄贝沙坦不会影响血尿酸水平，氯沙坦可以降低血尿酸水平。

③其他常用的降压药如钙离子拮抗剂和β受体阻滞剂对血尿酸影响不大。

④研究发现，阿托伐他汀及非诺贝特有较好的降尿酸作用。

（2）高尿酸血症合并肾脏病变

①慢性尿酸性肾病：对于轻或中度肾功能不全患者可选用促进尿酸排泄的药物；而对于中度以上肾功能不全患者，用促进尿酸排泄药物可增加尿酸盐从肾脏排出，加重肾损害，故不宜使用，而别嘌呤醇可使用。对于这些患者，ACEI类药物有助于增加肾脏血流量，既可降低血压，又可以促进肾小管排尿酸。

②急性高尿酸性肾病：处理原则包括大剂量使用别嘌呤醇，从而在短时间内降低血尿酸水平。给予低嘌呤饮食，大量饮水并碱化尿液，尽可能将尿pH维持在6.5~6.8之间，必要时可行透析疗法。

③尿酸结石：为防止结石形成，给予碱化尿液十分必要，同时患者每日尿量应维持在2000ml以上。对于多发或体积较大的结石，为避免肾功能恶化，必要时可行外科手术治疗。

④肾功能不全：所有NSAIDs类药物均加重肾功能不全，在合并肾功能不全的急性痛风发作患者应尽量避免使用。秋水仙碱由于其潜在的肾毒性，应慎重应用，必要时应减量，同时注意秋水仙碱造成的腹泻。对于合并肾功能不全的高尿酸血症患者，应该首选别嘌呤醇治疗。

⑤器官移植后痛风的处理：对于需要长期维持免疫抑制剂治疗的移植患者，若有可能，应减少环孢素的用量及停用利尿药。肾功能正常的患者可用促尿酸排泄药，别嘌呤醇可用于肾功能异常的患者，但剂量可能需要减少。

（3）血尿酸正常的痛风　对于血尿酸正常的患者应首先印证诊断是否正确，同时应注意慢性高尿酸血症患者在急性发作期血尿酸正常的情况。对于血尿酸正常的单关节炎或少关节炎患者应考虑有无假痛风、磷灰石沉积、局部感染、创伤及骨肉瘤等。当排除了上述情况，临床怀疑痛风性关节炎时应进行关节液检查。值得注意的是除别嘌呤醇及苯溴马隆外，大剂量水杨酸、血管紧张素Ⅱ受体拮抗剂、糖皮质激素、华法林等具有降低血尿酸作用。少数患者在停用别嘌呤醇及苯溴马隆等降尿酸药物后可在数月内维持血尿酸在正常范围。对于这类患者，在关节炎急性发作时仍应按急性痛风性关节炎的治疗原则给予常规消炎止痛等治疗，待症状缓解后复查血尿酸。

（4）青年发病的痛风　痛风患者中3%~6%发病年龄低于25岁，又称为早发痛风，这组人群多具有明显遗传倾向或合并存在骨髓增殖性疾病，本组患者临床症状进展快，需给予积极药物治疗，但需注意药物毒性及加重肾功能不全。

（5）妊娠合并痛风　痛风很少出现在育龄期妇女。妊娠期妇女常因血容量增加导致血尿酸下降。别嘌呤醇及苯溴马隆应尽量避免在妊娠期使用。丙磺舒未发现对胎儿有任何不良影响。对妊娠期秋水仙碱的使用意见并不一致，有报道该药物可引起染色体损伤。

4. 手术疗法

手术剔除痛风石，对毁损关节进行矫形手术，以提高生活质量。

5. 无症状高尿酸血症的治疗建议

（1）改善生活方式

①健康饮食：已有痛风、高尿酸血症（HUA）、有代谢性心血管危险因素及中老年人群，饮食应以低嘌呤食物为主，严格控制肉类、海鲜和动物内脏等食物的摄入。

②多饮水，戒烟酒：每日饮水量保证在 1500ml 以上，戒烟，禁啤酒和白酒，红酒适量。

③坚持运动，控制体重：每日中等强度运动 30 分钟以上。肥胖者应减体重，使体重控制在正常范围。

（2）适当碱化尿液　当尿 pH < 6.0 以下时，需碱化尿液。尿 pH 在 6.2~6.9 之间有利于尿酸盐结晶溶解和从尿液排出，但尿 pH > 7.0 易形成草酸钙及其他类结石。因此碱化尿液过程中要检测尿 pH。

常用药物：碳酸氢钠或枸橼酸氢钾钠。

口服碳酸氢钠（小苏打）：每次 1g，每日 3 次。由于本品在胃中产生二氧化碳，可增加胃内压，并可引起嗳气和继发性胃酸分泌增加，长期大量服用可引起碱血症，并因钠负荷增加诱发充血性心力衰竭和水肿。晨尿酸性时，晚上加服乙酰唑胺 250mg，以增加尿酸溶解度，避免结石形成。

枸橼酸钾钠合剂（Shohl 溶液）：枸橼酸钾 140g，枸橼酸钠 98g，加蒸馏水至 1000ml，每次 10~30ml，每日 3 次。使用时应监测血钾浓度，避免发生高钾血症。

枸橼酸氢钾钠颗粒：该药不能用于急性或慢性肾衰竭患者，或当绝对禁用氯化钠时不能使用。枸橼酸氢钾钠也禁用于严重的酸碱平衡失调（碱代谢）或慢性泌尿道尿素分解菌感染。

（3）积极治疗与血尿酸升高相关的代谢性危险因素　目前美国心脏病协会把高尿酸血症列为动脉粥样硬化性心血管疾病（ASCVD）的危险因素及动脉硬化的促进因子。应对所有痛风及高尿酸血症患者进行 ASCVD 危险因素的筛查，包括年龄和性别（男性 > 45 岁，绝经后女性）、家族史、吸烟、超重或肥胖、高血压、血脂异常、糖尿病或糖耐量异常，并对危险因素进行干预。

（4）HUA 患者避免应用使血尿酸升高的药物　如利尿剂（尤其是噻嗪类）、胰岛素、环孢素、他克莫司、尼古丁、吡嗪酰胺、烟酸等。

（5）应用降低血尿酸的药物。

（三）辨证治疗

1. 辨证论治

以中医辨证辨病施治为原则，采用中药内服和外治法相结合的综合治疗方法。中药内服以"治痹当从脾、肾、血论治"的学术理论为指导，以"健脾补肾通络活血法"为基本大法。痛风急性期，多属风湿热痹和湿热痹范畴。应从清热通络、祛风除湿着眼，以阻止病情发展。若发展到慢性期阶段，又需针对兼夹痰浊、血瘀者，随证参用化痰泄浊、祛瘀通络之法。同时根据阴阳气血的虚衰，注意培本，补养气血，调补脾肾。外治法以"以疏治痛，祛痛致疏"为理论指导，以电针、艾灸、中药塌渍、中药封包、中药熏洗等为基本外治法。

（1）湿热蕴结证

治法：清热祛湿，通络止痛。

方药：四妙散合当归拈痛汤加减。苍术、黄柏、牛膝、薏苡仁、羌活、甘草、茵陈、防风、当归、知母、猪苓、泽泻、升麻、白术、黄芩、葛根、人参、苦参。

加减：可选加利尿除湿之品，如猪苓、

泽泻、车前子、防己、滑石之类；选加健脾化浊之品，如薏苡仁、土茯苓、金钱草之类；热盛者，选加忍冬藤、连翘、黄柏之类；阴津耗伤者，选加生地黄、玄参、麦冬之类；肿痛较甚者，选加乳香、没药、秦艽、络石藤、海桐皮、桑枝、地龙、全蝎之类；关节周围有红斑者，选加生地黄、丹皮、赤芍之类；下肢痛甚者，可选加牛膝、木瓜、独活之类；上肢痛甚者，可选加羌活、威灵仙、姜黄之类。

（2）脾虚湿阻证

治法：健脾祛湿，益气通络。

方药：防己黄芪汤加减。防己、黄芪、甘草、白术。

加减：气血亏虚者，加党参、黄精、山药；肢体活动不利者，加桂枝、桑枝、鸡血藤；关节疼痛者，加鸡血藤、络石藤、乳香、没药等。

（3）寒湿痹阻证

治法：温经散寒，祛湿通络。

方药：乌头汤加减。麻黄、芍药、黄芪、甘草、乌头。

加减：可参用风湿热痹证型加利尿除湿之品和健脾化浊之品以及上、下肢引经药。风邪偏胜者，可加重羌活、独活、防风，或选加祛风通络之品如海风藤、秦艽之类；寒邪偏胜者，可加大温经散寒之品，如制草乌、制附子、细辛之类；湿邪偏胜者，可选加胜湿通络之品，如防己、萆薢、川木瓜之类。对皮下结节或痛风石可选加祛痰、化石通络之品，如天南星、金钱草、炮山甲之类。

（4）痰瘀痹阻证

治法：活血化瘀，化痰散结。

方药：桃红四物汤合当归拈痛汤加减。桃仁、红花、川芎、当归、熟地黄、白芍、羌活、甘草、茵陈、防风、苍术、知母、猪苓、泽泻、升麻、白术、黄芩、葛根、人参、苦参。

加减：皮下结节，可选用天南星、白芥子之类；关节疼痛甚者，可选加乳香、没药、延胡索；关节肿甚者，适当选加防己、土茯苓、滑石；关节久痛不已者，可加全蝎、乌梢蛇、炮山甲；久病体虚，面色不华，神疲乏力者，加党参、黄芪。

（5）肝肾阴虚型

治法：补益肝肾，活血化瘀。

方药：独活寄生汤合六味地黄丸加减。独活、桑寄生、杜仲、牛膝、细辛、秦艽、茯苓、肉桂、防风、川芎、人参、甘草、当归、芍药、干地黄、山药、山茱萸、泽泻、牡丹皮。

加减：关节疼痛者，加全蝎、地龙、乌蛇；关节屈伸不利者，加乳香、没药、姜黄、桂枝、桑枝等；久病体虚者，加黄芪、黄精等；阴虚有热者，加知母、黄柏、丹皮、秦艽等。

2.外治疗法

（1）电针疗法

主穴：足三里、阳陵泉、三阴交。配穴：寒凝重者加肾俞、关元；肝脾亏虚者加足三里、商丘；血瘀重者加膈俞、血海。

（2）灸法

治则：温通气血，舒经通络。

处方：阿是穴。

（3）刺络放血

治则：活血祛瘀、通络止痛。

处方：阿是穴。

（4）拔罐法　是利用罐内的负压，使罐吸着于皮肤而达到治疗作用的疗法。拔罐法具有祛风散寒、温经通络、活血散瘀等作用。治疗时可通过其温热和负压的机械刺激而达到促进局部循环、散寒的效果。适用于痛风风寒痹证，对于湿热证等则不适用。

（5）针刀疗法　常规皮肤消毒后于受累关节最肿胀处及敏感痛点刺入，先行纵行切割，然后左右摇摆针尾，使局部尽可能分开，拔出针刀后立即应用真空拔罐抽吸，多可抽出暗红色瘀血，部分患者可拔出黄色油状物质，每7天为1个疗程，同时根据病情口服吲哚美辛及秋水仙碱。

（6）外用药膏

①痛风膏：黄柏90g，生大黄、姜黄、白芷、天花粉、厚朴、陈皮各60g，甘草、生半夏、生南星各30g，冰片20g。将上述药物研成细末熬成膏状，敷于患处。

②四黄膏：由大黄、黄芩、黄柏、黄连。研末外敷患处。

③风火软膏：防风、大葱、白芷、川乌各60g，共捣为膏。用热黄酒调匀后冷敷痛处。

（7）外用散剂

①金黄散：黄柏、姜黄、白芷、制大黄各250g，天花粉500g，制南星、炒苍术、姜厚朴、陈皮、甘草各100g，共研细末混匀外敷。

②四色散：黄柏、白芷、红花、青黛加入蜂蜜调敷患处。

③六神散：六神丸6~10粒，碾成粉末，倒入少量食醋调和，外涂于红、肿、热、痛关节处。

④清痹止痛散：生石膏与黄柏1∶1组成，制成粉剂，用凉开水调成糊状外敷于患处。

3.成药应用

（1）湿热痹片 用于湿热痹阻证。症见肌肉或关节红肿热痛，有沉重感，步履艰难，发热，口渴不欲饮，小便黄淡。口服，每次6片，日3次。

（2）痛风定胶囊 用于湿热瘀阻所致的痹证。症见关节红肿热痛，伴有发热，汗出不解，口渴心烦，小便黄，舌红苔黄腻，脉滑数，痛风见上述证候者。口服，每次4粒，日3次。

（3）四妙丸 用于湿热下注所致的痹证，症见足膝红肿，筋骨疼痛。口服，每

次6g，日2次。

（4）新癀片 用于热毒瘀血所致之痛风性关节炎者。口服，每次2~4片，一日3次。

（5）参苓白术丸 用于脾虚湿阻证。症见体倦乏力，食少便溏。口服，每次6g，一日3次。

（6）益肾蠲痹丸 用于肾阳亏虚，风邪痹阻证。症见发热，关节疼痛、肿大、红肿热痛、屈伸不利、肌肉疼痛、瘦削或僵硬、畸形。口服，一次8~12g，一日3次。

（7）寒湿痹片 用于寒湿痹阻证。症见肢体关节疼痛，疲困或肿胀，局部畏寒，风湿性关节炎。口服，一次4片，一日3次。

（8）三七活血片 用于瘀血阻络证。症见关节疼痛。口服，每次1丸，日2次。

（9）大活络丸 用于寒湿瘀阻之痹病、筋脉拘急、腰腿疼痛。口服，大蜜丸，一次1丸，日1~2次；小蜜丸，一次1袋，日1~2次；水蜜丸，一次10丸，日1~2次。

4.单方验方

虎杖300g，樟脑10g，用500ml白酒浸泡1周，使用时把纱布用药酒浸湿后，贴敷于疼痛处包扎。

（四）医家诊疗经验

1.倪青

倪青教授认为高尿酸血症与痛风的病机以肾虚为本，涉及肝脾，湿热毒瘀互结为标，主要病位在肾，与肝、脾等脏密切相关，治疗以治本补虚为主，兼以祛邪，注重滋肾阴以补先天之精，健脾胃以充后天之精，先后天相互资生，脾肾功能正常，才能使水津代谢敷布正常，一方面截断了浊邪之生成本源，另一方面使体内瘀滞之邪气能从小便而解，使邪有出路。湿热毒瘀是病情发展演变的重要病理因素，除了截断其来源，还应促进其排出以减少浊液

沉积，瘀滞一除，气血津液畅达，则痛止肿消。倪青教授在继承先师时振声教授治验基础上，结合临床经验以滋肾健脾、清热利湿、活血解毒为法，自拟滋肾健脾利湿方：女贞子15g，墨旱莲15g，黄柏15g，牛膝15g，薏苡仁30g，知母10g，土茯苓30g，蚕沙30g，焦山楂30g，石韦15g，秦皮15g，延胡索15g。本病病程较长，多虚实夹杂，治疗上必须标本同治，可根据痛风病程及兼证情况，辨证施治，随症加减。①急性发作期：对湿浊化热而见关节红肿热甚者，常在滋肾健脾利湿方中酌加大黄、防己、茵陈、金钱草、萆薢等或增加黄柏、牛膝、蚕沙适量；湿浊寒化而表现为关节剧痛，红肿不甚者可加桂枝、麻黄、附片、细辛、炮姜等；夹水湿者，可酌加牛膝、车前子、冬瓜皮、冬瓜仁、赤小豆、防己等；有肢体麻木疼痛，关节屈伸不利或关节变形，唇暗、舌质暗或有瘀斑等瘀血阻滞者，加桃仁、泽兰、丹参、川芎、鸡血藤。②发作间歇期：关节疼痛症状基本消失，以血尿酸增高为主要特点，故治疗重在治本，以调补脾肾为主，使血尿酸生成减少，并促进其排泄。③慢性期：伴尿路结石者加金钱草、海金沙、鸡内金、瞿麦、滑石等以祛湿排石；伴高脂血症者加山楂、炒麦芽等。服药期间应禁食海产品、动物内脏、豆制品、坚果、辛辣刺激物、十字花科蔬菜、咸菜等以减少嘌呤摄入；饮食宜清淡，可适量食用瘦肉或淡水鱼；禁饮酒；每日饮温水2000ml以上。

2. 叶景华

叶景华教授认为本病为正虚邪实、虚实夹杂之证。初期及急性期多为湿热蕴结，夹有血瘀，以邪实为主，后期为脾肾亏虚，湿浊内盛，以正虚邪实为主。故健脾益肾、清热利湿、泄浊化瘀是本病的基本治则。在初期和急性发作期，治疗上常用络石藤、忍冬藤、鸡血藤，祛风清热，活血通络、消肿止痛；虎杖、土茯苓、川萆薢清热利湿降浊。后期治宜健脾补肾化湿。同时，不管初期还是后期，泄浊活血当贯穿治疗始终，以清除病理产物，通畅经脉，湿浊、瘀血之邪不能滞留为害。其经验方肾衰甲方泄浊活血通络，同时合扶正药物健脾益气补肾。肾衰甲方由制大黄、土茯苓、徐长卿、王不留行籽、皂角刺组成，方中制大黄深入血分，解毒泄浊祛瘀，荡涤积垢，推陈致新。纳呆恶心者，加黄连清热泄浊和胃；夜尿多者，加益智仁、菟丝子补肾固涩；浮肿者，加泽泻、泽兰活血利尿。此外，可予以灌肠方（生大黄、牡蛎、土茯苓、王不留行等）肠道给药以通腑泄浊，使邪有出路；或可加用肾衰膏（丁香、肉桂、生大黄、水蛭、王不留行籽等）外敷神阙穴以活血破瘀，理气泄浊。

3. 陈湘君

陈湘君教授认为痛风性关节炎的基本病机是脾虚为本，湿热瘀毒为标。从治病求本出发，在清热利湿、解毒泄浊的同时健运脾胃乃标本兼顾之治。本病发作期须在化湿解毒的同时，配以益气健脾之法以标本兼顾；而在缓解期，根据缓则治其本的原则，则着重健脾为主，化湿为辅，从而更能突出中医辨证论治、治病求本的特色。

4. 崔公让

崔公让教授认为痛风性关节炎的病机以虚为本，痰、瘀、湿、热并见。痛风发病应分为主因和副因，主因是肾阳虚、脾气虚，五谷精微不得气化；副因为湿邪内蕴，郁而化热，血脉瘀阻，经络凝闭。崔教授审证求因，将本病分为湿热血瘀型、血瘀型、脾虚血瘀型，自拟祛痹痛风饮（组成：葛根30g，柴胡9g，黄芩、山慈菇、金果榄、两头尖各12g，木贼15g，大黄6g，甘草10g），随症加减治疗。①湿热血瘀型：痛风性关节炎发作期，关节红肿疼痛，皮肤发红发热、组织肿胀，全身发热，小便黄赤，大便干结，舌质红、苔黄厚，脉数而有力。治疗以清热祛湿泄浊为主，化瘀通络为辅。方选祛痹痛风饮加生石膏，重用大黄以"开鬼门，洁净府"。②血瘀型：痛风性关节炎慢性迁延期，关节发紫发暗，疼痛肿胀减轻，组织发硬加重，舌紫暗，脉弦数。治疗以化瘀通络为主。方选祛痹痛风饮去金果榄、黄芩，加茜草、泽兰、桃仁。若出现痛风结石应着重化痰软坚散结，常用陈皮、蛤蜊、浙贝母等。③脾虚血瘀型：痛风性关节炎间歇期，多见于久病反复发作患者，面色黄白，体质虚弱，关节疼痛较轻，肌肉僵硬较重，舌淡、苔薄白，脉多细数。治疗以温肾健脾、化瘀通络固其本为主，祛湿通络治标为辅，以达标本兼顾之目的。方选祛痹痛风饮合八珍汤加减。

5. 姜德友

姜德友教授衷中参西，认为肾虚是本病发生的始动因素，而肾中精气的蒸腾气化对水液代谢的影响以及肾精（气）对骨代谢的影响是致病的关键。不管是先天因素还是后天因素引起的肾虚，均可对机体尿液代谢及骨代谢产生影响而引起痛风，并加重反应性关节炎等病变。在治疗上，病证结合，提出从肾论治痛风的学术观点，并结合多年的临床经验总结出用于治疗痛风的经验方痛风宁，临证用之，颇多效验。痛风宁由熟地黄、山茱萸、山药、泽泻、茯苓、牡丹皮、车前子、怀牛膝等药物组成。临床若症见手足心热，属阴虚火旺者，加知母15g、黄柏15g；若现口干、舌燥、两目干涩，属肝肾阴虚者，加枸杞子20g、女贞子20g；若现乏力、脉弱，属气虚者，加太子参30g、黄芪50g；若头晕、头胀，属肝阳上亢者，加石决明20g、罗布麻20g。

五、预后转归

高尿酸血症和痛风如能及早诊断，遵循医嘱，大多数患者如同正常人一样饮食起居、工作生活。慢性期患者经过治疗，痛风石可能缩小或溶解，关节功能可以改善，轻度肾功能损害也可以纠正。30岁以前出现初发症状的患者，预示病情严重。发生尿酸性或混合性尿路结石者可并发尿路梗阻和感染。尿酸盐肾病主要表现为肾小管间质病变，也可影响肾功能。

有的患者仅仅停留在高尿酸血症期，终生都无痛风性关节炎症状；有的患者有几次急性痛风性关节炎发作后再没有复发；有的患者进入痛风中期，但经过长期治疗，病情稳定而不再发展；有的患者进入痛风晚期，最终出现肾衰竭或其他严重并发症；也有的患者只出现关节炎症状而无肾脏损害；或以肾脏损害为主，而无明显的关节病变和痛风石。伴发高血压、糖尿病或其他肾病者，如未经治疗可进一步导致尿酸排泄障碍，这不仅可加速关节内的病理进程，同时也使肾功能进一步恶化而危及生命。

六、预防调护

（一）预防

（1）节制饮食，控制高嘌呤食物，不食或少食。多饮水，避免暴饮暴食。节制烟酒、不宜喝大量浓茶或咖啡。

（2）积极减肥，减轻体重。避免饥饿疗法，坚持适当的运动量。

（3）生活有规律，按时起居。注意劳逸结合，避免过度劳累、紧张与激动，保持心情舒畅，情绪平和。注意保暖和避寒，鞋袜宽松。

（4）在医师指导下坚持服药，以控制痛风急性及反复发作，维持血尿酸在正常范围。不宜使用抑制尿酸排出的药物：双氢克尿噻、呋塞米。

（5）定期检测血尿酸值，1~3个月检测1次，以便调整用药和防治心、肾尿酸性结石。

（6）继发性痛风的预防主要是积极治疗多发性骨髓瘤、慢性肾病等原发病。

（二）调护

（1）对湿热蕴结型痛风患者，应力戒烟酒，避免进食辛辣刺激食物，局部配合如意金黄散、芙黄膏等外敷。

（2）对寒湿痹阻型患者，在季节变化时注意调节饮食起居，避免风寒湿邪外侵，发作时可局部热敷或中药熏蒸。

（3）急性发作期，须严格卧床休息，并适当抬高患肢，以利血液回流，避免受累关节负重。直至疼痛缓解72小时后开始适当轻微活动，促进新陈代谢和改善血液循环。

（4）间歇期，患者应注意鞋子的选择，尽量穿柔软舒适的鞋子，避免足部磨损造成感染。冬天避免受凉，室温保持在20~22℃，年老体弱者应注意保暖。

七、专方选要

1. 滋肾泄浊汤

熟地黄10g，杜仲10g，牛膝15g，桑寄生10g，白术10g，茯苓10g，薏苡仁20g，土茯苓20g，萆薢15g，车前子10g，丹参15g。适用于脾肾两虚、湿浊痹阻证。

2. 清血汤

生黄芪40g，丹参20g，醋五灵脂10g，蒲黄炭10g，茵陈20g，大黄10g，白花蛇舌草15g，败酱草15g等。适用于脾肾气虚、瘀浊内蕴证。

3. 风湿Ⅱ号合剂

每瓶250ml，主要成分为茵陈250g，生地黄、丹皮各85g，茯苓、薏苡仁各250g，独活85g，黄柏、滑石各170g，防己、苍术、白术各85g，苯甲酸钠2.5g。适用于类风湿关节炎、原发性痛风属湿热痹阻证。

八、研究进展

1. 非药物治疗日益引起共鸣

研究表明，高胰岛素血症可刺激肾小管 Na^+-H^+ 交换，在增加 H^+ 排泌的同时，使尿酸重吸收增加，从而出现高尿酸血症，故提高机体对胰岛素的敏感性有利于尿酸的排泄。而减轻体重和低蛋白饮食有助于增加机体对胰岛素的敏感性。长期以来提倡痛风患者低嘌呤、低蛋白饮食，但低嘌呤饮食往往为高碳水化合物和饱和脂肪酸，能降低机体对胰岛素敏感性，不利于尿酸的排泄。故有学者提出应重新评价痛风患者的饮食结构，他们建议应限制碳水化合物摄入，按比例增加蛋白质及不饱和脂肪酸的摄入，提高机体对胰岛素的敏感性，从而促使血尿酸排出。经过4个月的饮食结构调整的临床验证，胰岛素敏感性增加，痛风患者的血尿酸水平平均下降18%，痛风的发作频率平均每月减少67%。

2. 单药研究

（1）葛根　葛根素可以通过抑制黄嘌呤氧化酶活性抑制尿酸生成，并增加尿酸在尿液中的溶解度，保持一定的排泄量，从而抑制机体的血尿酸水平升高，有益于改善高尿酸血症患者健康状况。然而，实验中也发现葛根的过量摄入，可能对肾脏造成负担，因而在相关产品的开发过程中应充分考虑量效关系，与其他活性物质进行合理复配是较好的原则。

（2）益母草提取物　实验表明，益母草提取物可以显著性降低高尿酸血症大鼠血清尿酸、肌酐的水平，升高尿酸水平；同时，益母草提取物可以显著性下调肾脏尿酸盐转运体、葡萄糖转运蛋白9mRNA的表达，上调有机阳离子转运体、肉毒碱转运体 mRNA 的表达, 具有促进肾脏尿酸排泄的作用。

（3）车前子　车前子含腺嘌呤、琥珀酸, 能抑制嘌呤酶, 使次黄嘌呤及黄嘌呤不能转化为尿酸, 因而能迅速降低血尿酸浓度, 降低尿中尿酸排泄量, 抑制痛风石及肾结石形成, 并促使痛风石溶化。

（4）穿心莲　研究表明其所含 APNFO134 可清除或降低嘌呤核苷酸的氧化分解。

（5）大黄　大黄中所含的大黄素可抑制黄嘌呤氧化酶活力, 黄嘌呤氧化酶在尿酸形成过程中起重要作用, 因而可影响尿酸形成, 同时大黄具有泻下作用, 可促进尿酸经肠道排出。

参考文献

[1] 中华医学会, 中华医学会杂志社, 中华医学会全科医学分会, 等. 痛风及高尿酸血症基层诊疗指南（2019 年）[J]. 中华全科医师杂志, 2020, 19（6）: 486-494.

[2] Richette P, Doherty M, Pascual E, et al. 2018 updated European League Against Rheumatism evidence-based recommendations for the diagnosis of gout [J]. Ann Rheum Dis, 2020, 79（1）: 31-38.

[3] 高尿酸血症相关疾病诊疗多学科共识专家组. 中国高尿酸血症相关疾病诊疗多学科专家共识 [J]. 中华内科杂志, 2017, 56（3）: 235-248.

[4] Neogi T, Jansen TL, Dalbeth N, et al. 2015gout classification criteria: an American College of Rheumatology / European League Against Rheumatism collaborative initiative [J]. Ann Rheum Dis, 2015, 74（10）: 1789-1798.

[5] 曾学军, 张昀. 《2018 版欧洲抗风湿病联盟痛风诊断循证专家建议更新》解读 [J]. 中华内科杂志, 2019, 58（10）: 745-750.

[6] 张昀, 曾学军, 徐娜, 等. 高尿酸血症社区管理流程的专家建议 [J]. 中华全科医师杂志, 2018, 17（11）: 878-883.

[7] 中国营养学会. 中国居民膳食指南 [M]. 北京: 人民卫生出版社, 2016.

[8] 中华医学会内分泌学分会. 中国高尿酸血症与痛风诊疗指南（2019）[J]. 中华内分泌代谢杂志, 2020, 36（1）: 1-13.

[9] Daniele ND, Noce A. Vidiri MF. et a1.Impact of Mediterranean diet on metabolic syndrome, cancer and longevity [J]. Oncotarget, 2017, 8（5）: 8947.

[10] Murray CJ, Atkinson C, Bhalla K, et a1. The state of US health, 1990-2010: burden of diseases, injuries, and risk factors [J]. JAMA, 2013, 310（6）: 591-608.

第六节　骨质疏松症

骨质疏松症（osteoporosis, OP）是一种以骨量低下、骨微结构损坏, 导致骨脆性增加、易发生骨折为特征的全身性骨病。其主要特点为单位体积内骨组织减少, 骨皮质变薄, 松质骨骨小梁数目及大小均减少, 骨髓腔增宽, 骨骼荷载能力减弱。骨质疏松症可发生于不同性别和年龄, 但多见于绝经后女性和老年男性。临床上主要表现为腰背、四肢疼痛, 脊柱畸形甚至骨折。骨质疏松症分为原发性和继发性两大类。原发性骨质疏松症分为绝经后骨质疏松症（Ⅰ型）、老年性骨质疏松症（Ⅱ型）和特发性骨质疏松 3 类。一项 Meta 分析指出中国老年人 OP 的患病率为 37.7%, 且患病率随着年龄的增长逐渐上升。女性的患病率比男性高, 南方的患病率比北方高, 近 10 年来患病率有下降的趋势。有研究报道, 2015 年我国主要用于骨质疏松性骨折的医疗费用为 720 亿元, 预计到 2035 年将达到 1320 亿元, 给患者家庭和社会造成沉重的经济负担。OP 及其引起的骨折已成为我国重大的公共卫生问题，防治OP刻不容缓。

"骨质疏松症"一词由Pommer于1985年首次提出，属于中医学"骨枯""骨痿""骨蚀""骨极""骨痹"等范畴。骨质疏松症与中医学"骨痿"发病机制最为相似。

一、病因病机

（一）西医学认识

骨的形成和吸收是一个动态平衡的过程。在儿童及青少年期，骨骼从大小、强度和矿物质含量三方面增长，骨形成超过骨吸收；至35岁骨容量达到峰值。女性自40岁，男性自50岁起，成骨细胞功能逐渐下降，破骨细胞的骨吸收功能相对加强，使骨吸收大于骨形成，骨的矿物质和有机基质成等比例减少，骨量趋于下降，使骨的机械强度降低，易于发生骨质疏松。原发性骨质疏松的病因与发病机制未明，可能与以下因素相关。

1. 遗传因素

既往研究通过GWAS已鉴定了数百个与骨质疏松性骨折或骨密度相关的基因和位点。首例骨质疏松症相关表型GWAS研究发表于2007年，基于241个家系的1141例样本的全基因组芯片分型数据，发现14个遗传位点与骨量相关，且LRP5、VDR、MTHFR、ESR1、COL1A1和CYP19基因与骨质疏松症风险相关。GWAS分析为了尽量多地检出与表型显著相关的位点，需要大规模的样本量来提高统计能效，因此多中心合作的大规模meta分析是经常用于提高样本量的方法。多项大规模的骨质疏松症GWAS均发现及验证了一系列在骨代谢中发挥重要作用的基因与骨质疏松症或骨密度相关。目前，大规模的国际骨质疏松症队列骨质疏松症遗传因素联会（genetic factors for osteoporosis consortium，GEFOS）收集了骨质疏松症及相关表型和全基因组数据。GEFOS分别在2009年和2012年发表了骨质疏松症GWAS的meta分析。其中，第一阶段基于近两万例欧洲样本，共鉴定出20个与骨密度相关联的位点；第二阶段基于总计8万例样本发现56个骨密度相关位点和14个与骨质疏松性骨折相关联的位点。

2017年发表的一项研究使用了来自英国生物样本库（UK bio bank，UKBB）的14万例样本的足跟超声扫描骨密度表型进行了GWAS分析，鉴定了153个遗传位点与骨密度流失相关，其中12个位点在此前报道的8540个因跌倒骨折的样本中与骨折风险相关。2019年，Morris等基于UKBB的42万例样本数据再次进行了骨质疏松症GWAS研究，鉴定了518个骨密度相关的基因位点，并在多达120万例样本（包含UKBB和23andme两个队列）中发现了13个骨折相关的遗传位点。两次研究均在小鼠中进行了基因敲除实验，检测敲除小鼠的骨骼代谢情况及骨折发生率的改变，以验证鉴定的基因位点的功能。与骨密度关联性较强的GPC6基因编码了一种在细胞表面存在的编码糖基磷脂酰肌醇锚定蛋白，且与罕见的常染色体隐性骨骼发育不良相关。在动物模型中移除该基因或许就能够增加机体的骨质厚度。DAAM2基因为骨细胞特征基因，在小鼠颅骨成骨细胞和骨髓来源的破骨细胞中高表达。DAAM2敲除能造成小鼠的骨骼异形，并和人类成骨细胞的矿化能力相关。由于GPC6和DAAM2功能与骨骼发育相关，或许可以作为新型药物的潜在靶点。

2. 内分泌因素

绝经后骨质疏松症主要是由于女性绝经后雌激素水平降低，雌激素对破骨细胞的抑制作用减弱，破骨细胞的数量增加、凋亡减少、寿命延长，导致其骨吸收功能增强。尽管成骨细胞介导的骨形成亦有增加，但不足以代偿过度骨吸收，骨重建活跃和失衡致使小梁骨变细或断裂，皮质骨孔隙度增加，导致骨强度下降。雌激素减少降低骨骼对力学刺激的敏感性，使骨骼呈现类似于废用性骨丢失的病理变化。老年性骨质疏松症一方面由于增龄造成骨重建失衡，骨吸收 / 骨形成比值升高，导致进行性骨丢失；另一方面，增龄和雌激素缺乏使免疫系统持续低度活化，处于促炎性反应状态。炎性反应介质肿瘤坏死因子 α（tumor necrosis factor-α，TNF-α）、白介素（interleukin，IL）-1、IL-6、IL-7、IL-17及前列腺素 E2（prostaglandin E2，PGE2）均诱导 M-CSF 和 RANKL 的表达，刺激破骨细胞，并抑制成骨细胞，造成骨量减少。雌激素和雄激素在体内均具有对抗氧化应激的作用，老年人性激素结合球蛋白持续增加，使睾酮和雌二醇的生物利用度下降，体内的活性氧类（reactive oxidative species，ROS）堆积，促使间充质干细胞、成骨细胞和骨细胞凋亡，使骨形成减少。老年人常见维生素 D 缺乏及慢性负钙平衡，导致继发性甲状旁腺功能亢进。年龄相关的肾上腺源性雄激素

生成减少、生长激素 - 胰岛素样生长因子轴功能下降、肌少症和体力活动减少造成骨骼负荷减少，也会使骨吸收增加。此外，随增龄和生活方式相关疾病引起的氧化应激及糖基化增加，使骨基质中的胶原分子发生非酶促交联，也会导致骨强度降低。

3. 营养因素

维持人体骨骼的正常代谢需要多种微量元素的参与，膳食中微量元素的缺少同样容易对骨质的形成造成影响。首先，我国饮食习惯属于低钙饮食，而钙元素又主要存在于骨骼中，如果长期钙摄入不足，

则容易影响骨的矿化。磷作为骨与牙齿的重要原料，一般不会摄入不足。但须防止磷的摄入过多，因为高磷会反馈性影响钙的吸收，其他元素如锌是碱性磷酸酶的合成元素、铜是合成胶原蛋白所需、氟在骨骼的形成中也有重要作用，稳定的蛋白质摄入亦是保持骨质正常代谢的基础。

4. 生活方式及生活环境

骨骼需有足够的刚度和韧性维持骨强度，以承载外力，避免骨折。为此，要求骨骼具备完整的层级结构，包括 I 型胶原的三股螺旋结构、非胶原蛋白及沉积于其中的羟基磷灰石。骨骼的完整性由不断重复、时空偶联的骨吸收和骨形成过程维持，此过程称为"骨重建"。骨重建由成骨细胞、破骨细胞和骨细胞等组成的骨骼基本多细胞单位（basic multicell ularunit，BMU）实施。成年前骨骼不断构建、塑形和重建，骨形成和骨吸收的正平衡使骨量增加，并达到骨峰值；成年期骨重建平衡，维持骨量；此后随年龄增加，骨形成与骨吸收呈负平衡，骨重建失衡造成骨丢失。适当的力学刺激和负重有利于维持骨重建，修复骨骼微损伤，避免微损伤累积和骨折。分布于哈佛管周围的骨细胞（占骨骼细胞的 90%~95%）可感受骨骼的微损伤和力学刺激，并直接与邻近骨细胞，或通过内分泌、自分泌和旁分泌的方式与其他骨细胞联系。力学刺激变化或微损伤贯通板层骨或微管系统，通过影响骨细胞的信号转导，诱导破骨细胞前体的迁移和分化。破骨细胞占骨骼细胞的 1%~2%，由单核巨噬细胞前体分化形成，主司骨吸收。破骨细胞生成的关键调节步骤包括成骨细胞产生的核因子 -κB 受体活化体配体 [receptor activator of nuclear factor-κB（NF-κB）ligand，RANKL] 与破骨细胞前体细胞上的 RANK 结合，从而激活 NF-κB，促进破骨细胞分化。破骨细胞的增生和生存有

赖于成骨细胞源性的巨噬细胞集落刺激因子（macro-phagecolony-stimulating factor, M-CSF）与破骨细胞的受体 c-fms 相结合。成骨细胞分泌的护骨素（osteo protegerin, OPG），也作为可溶性 RANKL 的受体，与 RANK 竞争性结合 RANKL，从而抑制破骨细胞的生成。RANKL/OPG 的比值决定了骨吸收的程度，该比值受甲状旁腺素（parathyroid hormone, PTH）、1,25 双羟维生素 D［1,25-dihydroxy vitamin D］、前列腺素和细胞因子等的影响。骨吸收后，成骨细胞的前体细胞能感知转化生长因子 $-\beta_1$（transforming growth factor-β_1, TGF-β_1）的梯度变化而被募集。成骨细胞由间充质干细胞分化而成，主司骨形成，并可随骨基质的矿化而成为包埋于骨组织中的骨细胞或停留在骨表面的骨衬细胞。成骨细胞分泌富含蛋白质的骨基质，包括 I 型胶原和一些非胶原的蛋白质（如骨钙素）等；再经过数周至数月，羟基磷灰石沉积于骨基质上完成矿化。

骨质疏松症及其骨折的发生是遗传因素和非遗传因素交互作用的结果。遗传因素主要影响骨骼大小、骨量、结构、微结构和内部特性。峰值骨量的 60% 至 80% 由遗传因素决定，多种基因的遗传变异被证实与骨量调节相关。非遗传因素主要包括环境因素、生活方式、疾病、药物、跌倒相关因素等。骨质疏松症是由多种基因—环境因素等微小作用积累的共同结果。

（二）中医学认识

骨质疏松症与中医学"骨痿"发病机制最为相似。如《素问·痿论》中记载："肾气热，则腰脊不举，骨枯而髓减，发为骨痿。"《儒门事亲·指风痹痿厥近世差玄说》曰："痿之为状……由肾水不能胜心火……肾主两足，故骨髓衰竭，由使内太过而致然也。"《内经》提出："肾藏精，主骨生髓，

为先天之本。脾为后天之本，气血生化之源。"可见本病的基本病机为肾的亏耗，也与肝、脾等脏腑功能密切相关。现阶段的中医医家普遍认为肾阳虚、脾肾阳虚、肝肾阴虚、肾虚血瘀、脾胃虚弱、血瘀气滞均可导致骨质疏松症。

病因病机方面，肾主阳气，肾阳衰，则阳气虚，故又称"元阳"，是命门火的化身。全身虚弱，称为肾阳虚，是由命火不足引起的，主要症状为体寒、畏寒、腰酸、夜尿频多等。除上述症状加重外的主要表现，还常见精神萎靡、腰痛、脊寒、五更泻或浮肿等。随着年龄的增长，命门火衰，元阳无法温养骨骼肌肤，精气亏虚造成疾病发生。

脾肾相辅相成，一为先天之本，一为后天之本。肾阳虚衰不能温养脾阳，或脾阳久虚不能充养肾阳，终则脾肾阳气俱伤。脾主运化水谷精微，须借助肾阳的温煦，肾脏精气亦有赖于水谷精微的不断补充与化生。脾与肾，后天与先天相互资生、相互影响。《医宗必读·虚劳》曰："脾肾者，水为万物之元，土为万物之母，两脏安和，一身皆治，百疾不生。夫脾具土德，脾安则肾愈安也。肾兼水火，肾安则水不挟肝上泛而凌土湿，火能益土运行而化精微，故肾安则脾愈安也。"故一损俱损，年老体虚或肾病、脾病日久均能导致本病出现。

肝肾阴液相互资生，肝阴充足，则下藏于肾，肾阴旺盛，则上滋肝木，故有"肝肾同源"之说。在病理上，肝阴虚可下及肾阴，使肾阴不足，肾阴虚不能上滋肝木，致肝阴亦虚，故两脏阴液的盈亏，往往表现盛则同盛，衰则同衰的病理特点。秦天一于"调经"病案总结时说："今观叶先生案，奇经八脉，固属扼要，其次最重调肝，因女子以肝为先天。阴性凝结，易于怫郁，郁则气滞血亦滞。木病必妨土，故次重脾胃。"在骨质疏松症病证表现上也

以女子肝肾阴虚证为多。

《素问·六节藏象论》曰："肾者，主蛰，封藏之本，精之处也。"肾藏一身精气，若年老体弱或各类疾病导致精气耗尽，则可导致肾之气虚。而气血运行失常，会影响脏腑筋骨之协调平衡，导致一系列病理变化的产生。《医林改错·论抽风不是风》所言"元气既虚，必不能达于血管，血虚无气，必停留而瘀"，将肾气亏虚血行不畅的病理变化归结为气血的正虚亏瘀。肾气亏虚运行不畅，血液瘀滞，肾精不充，骨骼无法得到滋养，最终导致骨质疏松。

肾精充足，骨得滋养才能坚强有力。肾中精气需赖脾胃化生水谷不断滋养才能充盛。因此，骨骼薄弱健脾，顾护脾土，并不悖于从肾论治。《灵枢·本神》说："脾气虚则四肢不用。"强调了脾胃主四肢肌肉运动。李东垣在《脾胃论·脾胃胜衰论》中说："形体劳疫则脾病……脾病则下流乘肾……则骨乏无力，是以骨痿。"其认为脾虚及肾是骨痿发生的根本，并提出了脾胃并重、培元固肾的伤科治疗大法。

气、血是构成和维持人体基本活动最重要的物质，《素问·调经论》曰："血气不和，百病乃变化而生。"血为气的载体，并给气以充分的营养；气必须依附血，而存在于体内。《医论三十篇》云："气阳而血阴，血不独生，赖气以生之；气无所附，赖血以附之。"气血的病理状态中气滞和血瘀常常是导致疾病加重的重要因素，气滞则无法推动血液循经运行而导致血瘀；而血瘀则进一步增加了气滞的程度，气血正常活动受到影响，骨失养而导致骨质疏松症的发生。

二、临床诊断

（一）辨病诊断

骨质疏松症初期通常没有明显的临床表现，因而被称为"寂静的疾病"或"静悄悄的流行病"。但随着病情进展，骨量不断丢失，骨微结构破坏，患者会出现骨痛、脊柱变形，甚至发生骨质疏松性骨折等后果。部分患者可没有临床症状，仅在发生骨质疏松性骨折等严重并发症后才被诊断为骨质疏松症。

1. 诊断标准

骨质疏松症诊断标准根据中华医学会骨质疏松和骨矿盐疾病分会制定的《原发性骨质疏松症诊治指南（2011年）》进行诊断。

（1）在没有外伤或轻微外伤情况发生了脆性骨折，即可诊断为骨质疏松症。

（2）基于骨密度测量的诊断标准　目前通行可靠的方法是双能X线吸收法（DXA），检测结果与同性别、同种族峰值骨量比较，其标准偏差（T值）≥ -1.0SD为正常；-2.5SD < T值 < -1.0SD为骨量低下；T值 ≤ -2.5SD为骨质疏松；T值 ≤ -2.5SD，同时伴有骨折者为严重骨质疏松。以上标准适用于绝经后女性和50岁以上的男性。

2. 相关检查

（1）DXA检测骨密度　DXA骨密度测量是临床和科研中最常用的骨密度测量方法，可用于骨质疏松症的诊断、骨折风险性预测和药物疗效评估，也是流行病学研究常用的骨骼评估方法。其主要测量部位是中轴骨，包括：腰椎和股骨近端，如腰椎和股骨近端测量受限，可选择非优势侧桡骨远端1/3（33%）。DXA正位腰椎测量感兴趣区包括椎体及其后方的附件结构，故其测量结果受腰椎的退行性改变（如椎体和椎小关节的骨质增生硬化等）和腹主动脉钙化影响。DXA股骨近端测量感兴趣区分别为股骨颈、大粗隆、全髋和Wards三角区的骨密度，其中用于骨质疏松症诊断感兴趣区是股骨颈和全髋。另外，不同 DXA 机器的测量结果如未行横向质控，不能相互比较。新型 DXA 测量仪所采集的胸腰椎椎体侧位影像，可用于椎体形态评估及其骨折判定（vertebral fracture assessment，VFA）。

（2）定量 CT（QCT） QCT 是在 CT 设备上，应用已知密度的体模（phantom）和相应的测量分析软件测量骨密度的方法。该方法可分别测量松质骨和皮质骨的体积密度，可较早地反映骨质疏松早期松质骨的丢失状况。QCT 通常测量的是腰椎和（或）股骨近端的松质骨骨密度。QCT 腰椎测量结果预测绝经后妇女椎体骨折风险的能力类似于 DXA 腰椎测量的评估。QCT 测量也可用于骨质疏松药物疗效观察。

（3）外周骨定量 CT（pQCT） pQCT 测量部位多为桡骨远端和胫骨。该部位测量结果主要反映的是皮质骨骨密度，可用于评估绝经后妇女髋部骨折的风险。因目前无诊断标准，尚不能用于骨质疏松的诊断及临床药物疗效判断。另外，高分辨 pQCT 除测量骨密度外，还可显示骨微结构及计算骨力学性能参数。

（4）定量超声（QUS） QUS 定量超声测量的主要是感兴趣区（包括软组织、骨组织、骨髓组织）结构对声波的反射和吸收所造成超声信号的衰减结果，通常测量部位为跟骨。QUS 测量结果不仅与骨密度有不同程度的相关，还可提供有关骨应力、结构等方面的信息。目前主要用于骨质疏松风险人群的筛查和骨质疏松性骨折的风险评估，但还不能用于骨质疏松症的诊断和药物疗效判断。目前国内外尚无统一的 QUS 筛查判定标准，可参考 QUS 设备厂家提供的信息，如结果怀疑骨质疏松，应进一步行 DXA 测量。

（二）辨证诊断

1. 肾阳虚证

临床证候：腰背冷痛，酸软乏力，甚则驼背弯腰，活动受限，畏寒喜暖，遇冷加重，尤以下肢为甚，小便频多，舌淡，苔白，脉沉细或沉弦。

2. 肝肾阴虚证

临床证候：腰膝酸痛，膝软无力，下肢抽筋，驼背弯腰，患部痿软微热，形体消瘦，眩晕耳鸣，或五心烦热，失眠多梦，男子遗精，女子经少或经绝，舌红少津，少苔，脉沉细数。

3. 脾肾阳虚证

临床证候：腰髋冷痛，腰膝酸软，甚则弯腰驼背，双膝行走无力，畏寒喜暖，纳少腹胀，面色萎黄，舌淡胖，苔白滑，脉沉弱。

4. 血瘀气滞证

临床证候：骨节疼痛，痛有定处，痛处拒按，筋肉挛缩，骨折，多有外伤或久病史，舌质紫暗，有瘀点或瘀斑，脉涩或弦。

三、鉴别诊断

（一）西医学鉴别诊断

骨质疏松可由多种病因所致。在诊断原发性骨质疏松症之前，一定要重视和排除其他影响骨代谢的疾病，以免发生漏诊或误诊。需详细了解病史，评价可能导致骨质疏松症的各种病因、危险因素及药物，特别强调部分导致继发性骨质疏松症的疾病可能缺少特异的症状和体征，有赖于进一步辅助检查。需要鉴别的病因主要包括：影响骨代谢的内分泌疾病（甲状旁腺疾病、性腺疾病、肾上腺疾病和甲状腺疾病等），类风湿关节炎等免疫性疾病，影响钙和维生素 D 吸收和代谢的消化系统和肾脏疾病，神经肌肉疾病，多发性骨髓瘤等恶性疾病，多种先天和获得性骨代谢异常疾病，长期服用糖皮质激素或其他影响骨代谢药物等。

1. 与骨软化症相鉴别

骨软化症的特点为骨质钙化不良，骨样组织增加，骨质软化，因而脊柱、骨盆及下肢长骨可能产生各种压力畸形和不全骨折，骨骼的自发性疼痛、压痛出现较早并且广泛，以腰痛和下肢疼痛为甚。全身肌肉多无力，少数患者可发生手足抽搐。X线片可见骨质广泛疏松；压力畸形如驼背、脊柱侧弯、髋内翻、膝内翻、膝外翻、长骨弯曲；假骨折线（称 Milkman 线或 Looser 线）；横骨小梁消失，纵骨小梁纤细，骨皮质变薄；不发生骨膜下骨皮质吸收。实验室检查：血钙、磷较低而碱性磷酸酶则升高。

2. 与多发性骨髓瘤相鉴别

多发性骨髓瘤临床表现主要为贫血、骨痛、肾功能不全、出血、关节痛。由于骨髓瘤细胞在骨髓腔内无限增生，分泌破骨细胞活动因子，促使骨质吸收，引起弥漫性骨质疏松或局限性骨质破坏，因此骨骼疼痛是早期主要症状，开始时骨痛轻微，随病情发展而逐渐加重。骨骼病变多见于脊柱、颅骨、锁骨、肋骨、骨盆、肱骨及股骨近端，常见的疼痛部位在腰背部，其次是胸廓和肢体。骨质破坏处可引起病理性骨折，多发生于肋骨、下胸椎和上腰椎，如多处肋骨及脊柱骨折可引起胸廓和脊柱畸形。X线片可见脊柱、肋骨和骨盆等处弥漫性骨质疏松；溶骨病变常见于颅骨、骨盆、脊柱、股骨、肱骨头、肋骨。可出现单发，也可出现多发，呈圆形、边缘清楚如钻凿状的骨质缺损阴影；病理性骨折，以肋骨和脊柱最为常见，脊柱可呈压缩性骨折。实验室检查：骨髓象呈增生性反应，骨髓中出现大量骨髓瘤细胞，此为最主要的诊断依据，一般应超过10%，且其形态

异常。高球蛋白血症，主要为"M"成分球蛋白血症或凝溶蛋白尿的表现。

3. 与原发性甲状旁腺功能亢进症相鉴别

原发性甲状旁腺功能亢进症是由于甲状旁腺腺瘤、增生肥大或腺癌所引起的甲状旁腺激素分泌过多，发病年龄以 20~50 岁较多见，女性多于男性。临床表现为高血钙、低血磷症。如消化系统症状可见胃纳不佳、腹胀、恶心、呕吐、便秘等；肌肉可出现四肢肌肉松弛，张力减退；泌尿系统可出现尿中钙、磷排泄增多，尿结石发生率高，患者多尿、口渴、多饮；骨骼系统症状有骨痛，背部、脊柱、胸肋骨、髋部、四肢伴有压痛，逐渐出现下肢不能支持重量，行走困难，病久后出现骨骼畸形，身长缩短，可有病理性骨折。X线片可见骨膜下皮质吸收、脱钙，弥漫性骨质疏松，骨囊性变；全身性骨骼如骨盆、颅骨、脊柱或长、短骨等处的脱钙、骨折、畸形等改变；指骨内侧骨膜下皮质吸收，颅骨斑点状脱钙，牙槽骨板吸收和骨囊肿形成均为本病的好发病变。实验室检查：本病患者早期血钙大多增高，平均在 2.2~2.7mmol/L 以上，对诊断很有意义；血磷多数低于 1.0mmol/L；90% 患者的血清免疫活性甲状旁腺激素（IPTH）明显高于正常值；尿钙增多。

4. 与成骨不全症相鉴别

成骨不全症有家族遗传史，高达 50% 左右。由于周身骨胶原组织缺乏，成骨细胞数量不足，软骨成骨过程正常，钙化正常，致使钙化软骨不能形成骨质，因此骨皮质菲薄，骨质脆弱。由于该病患者的巩膜变薄，透明度增加，使脉络膜色素外露而出现蓝巩膜；因听骨硬化，不能传达音波，而出现耳聋。

（二）中医学鉴别诊断

与历节相鉴别

历节又称为"白虎历节"，见于《金匮要略·中风历节病脉证并治》。《圣济总录》卷十曰："历节风者，由血气衰弱，为风寒所侵，血气凝涩，不得流通关节，诸筋无以滋养，真邪相搏，所历之节，悉皆疼痛，故为历节风也。痛甚则使人短气汗出，肢节不可屈伸。"简称"历节"，以关节红肿、剧烈疼痛、不能屈伸为特点。而骨质疏松在早期无明显临床症状，进展较慢，以腰背痛、关节痛为主要症状，但无红肿。

四、临床治疗

（一）提高临床疗效的要素

目前，双磷酸盐、降钙素、雌激素、雷诺昔芬、血甲状旁腺素（parathyroid hormone，PTH）等药物虽为临床防治骨质疏松症的常用有效药物，但因其不良反应，而在临床应用上受到限制。中医药预防原发性骨质疏松症强调整体调节，采取中药防治与一般性预防措施相结合；治疗原发性骨质疏松症强调根据原发性骨质疏松症的中医证候遣方用药。总的治疗原则是补肾壮骨、健脾益气、活血通络，治疗方法有中药、针灸、推拿，根据患者的不同临床特点和病情而选择具体的治疗方法，临床以综合治疗方案为宜，可促进患者全身症状的改善，减轻骨痛，提高患者生活质量，升高骨密度。

（二）辨病治疗

1. 基础措施

基础措施包括调整生活方式和骨健康基本补充剂。

（1）调整生活方式

①加强营养，均衡膳食：建议摄入富含钙、低盐和适量蛋白质的均衡膳食，推荐每日蛋白质摄入量为0.8~1.0g/kg体质量，并每天摄入牛奶300ml或相当量的奶制品。

②充足日照：建议上午11:00到下午3:00间，尽可能多地将皮肤暴露于阳光下晒15~30分钟（取决于日照时间、纬度、季节等因素），每周两次，以促进体内维生素D的合成，尽量不涂抹防晒霜，以免影响日照效果。但需注意避免强烈阳光照射，以防灼伤皮肤。

③规律运动：建议进行有助于骨健康的体育锻炼和康复治疗。运动可改善机体敏捷性、力量、姿势及平衡等，减少跌倒风险。运动还有助于增加骨密度。适合于骨质疏松症患者的运动包括负重运动及抗阻运动，推荐规律的负重及肌肉力量练习，以减少跌倒和骨折风险。肌肉力量练习包括重量训练，其他抗阻运动及行走、慢跑、太极拳、瑜伽、舞蹈和乒乓球等。运动应循序渐进、持之以恒。骨质疏松症患者开始新的运动训练前应咨询临床医生，进行相关评估。

④戒烟。

⑤限酒。

⑥避免过量饮用咖啡。

⑦避免过量饮用碳酸饮料。

⑧尽量避免或少用影响骨代谢的药物。

（2）骨健康基本补充剂

①钙剂：充足的钙摄入对获得理想骨峰值、减缓骨丢失、改善骨矿化和维护骨骼健康有益。2023版中国居民膳食营养素参考摄入量建议，成人每日钙推荐摄入量为800mg（元素钙），50岁及以上人群每日钙推荐摄入量为1000~1200mg。尽可能通过饮食摄入充足的钙，饮食中钙摄入不足时，可给予钙剂补充。营养调查显示我国居民每日膳食约摄入元素钙400mg，故尚需补充元素钙约500~600mg/d。钙剂选择需考虑其钙元素含量、安全性和有效性。

碳酸钙含钙量高，吸收率高，易溶于胃酸，常见不良反应为上腹不适和便秘等。枸橼酸钙含钙量较低，但水溶性较好，胃肠道不良反应小，且枸橼酸有可能减少肾结石的发生，适用于胃酸缺乏和有肾结石风险的患者。高钙血症和高钙尿症时应避免使用钙剂。补充钙剂需适量，超大剂量补充钙剂可能增加肾结石和心血管疾病的风险。在骨质疏松症的防治中，钙剂应与其他药物联合使用，目前尚无充分证据表明单纯补钙可以替代其他抗骨质疏松药物治疗。

②维生素 D：充足的维生素 D 可增加肠钙吸收、促进骨骼矿化、保持肌力、改善平衡能力和降低跌倒风险。维生素 D 不足可导致继发性甲状旁腺功能亢进症，增加骨吸收，从而引起或加重骨质疏松症。同时补充钙剂和维生素 D 可降低骨质疏松性骨折风险。维生素 D 不足还会影响其他抗骨质疏松药物的疗效。在我国维生素 D 不足状况普遍存在，7 个省份的调查报告显示：55 岁以上女性血清 25OHD 平均浓度为 18μg/L，61.0% 绝经后女性存在维生素 D 缺乏。2023 版中国居民膳食营养素参考摄入量建议，成人推荐维生素 D 摄入量为 400IU（10μg）/d；65 岁及以上老年人因缺乏日照以及摄入和吸收障碍常有维生素 D 缺乏，

推荐摄入量为 600IU/d（15μg/d）；可耐受最高摄入量为 2000IU/d（50μg/d）；维生素 D 用于骨质疏松症防治时，剂量可为 800~1200IU/d。对于日光暴露不足和老年人等维生素 D 缺乏的高危人群，建议酌情检测血清 25OHD 水平，以了解患者维生素 D 的营养状态，指导维生素 D 的补充。有研究建议老年人血清 25OHD 水平应达到或高于 75nmol/L（30μg/L），以降低跌倒和骨折风险。临床应用维生素 D 制剂时应注意个体差异和安全性，定期监测血钙和尿钙浓度。不推荐使用活性维生素 D 纠正维生素 D 缺乏，不建议 1 年单次较大剂量普通维生

素 D 的补充。

2. 抗骨质疏松症药物

有效的抗骨质疏松症药物可以增加骨密度，改善骨质量，显著降低骨折的发生风险，抗骨质疏松症药物治疗的适应证主要包括经骨密度检查确诊为骨质疏松症的患者；已经发生过椎体和髋部等部位脆性骨折者；骨量减少但具有高骨折风险的患者。

抗骨质疏松症药物按作用机制可分为骨吸收抑制剂、骨形成促进剂、其他机制类药物及传统中药。通常首选使用具有较广抗骨折谱的药物（如阿仑膦酸钠、唑来膦酸、利塞膦酸钠和迪诺塞麦等）。对低、中度骨折风险者（如年轻的绝经后妇女，骨密度水平较低但无骨折史）首选口服药物治疗。对口服不能耐受、禁忌、依从性欠佳及高骨折风险者（如多发椎体骨折或髋部骨折的老年患者、骨密度极低的患者）可考虑使用注射制剂（如唑来膦酸、特立帕肽或迪诺塞麦等）。如仅椎体骨折高风险，而髋部和非椎体骨折风险不高的患者，可考虑选用雌激素或选择性雌激素受体调节剂（selecte destrogen receptor modulators, SERMs）。新发骨折伴疼痛的患者可考虑短期使用降钙素。迪诺塞麦（denosumab）是 RANKL 的抑制剂，为单克隆抗体，国外已经广泛使用，在国内已经完成三期临床试验。

（1）双膦酸盐类 双膦酸盐（bisphosphonates）是焦磷酸盐的稳定类似物，其特征为含有 P–C–P 基团，是目前临床上应用最为广泛的抗骨质疏松症药物。双膦酸盐与骨骼羟磷灰石的亲和力高，能够特异性结合到骨重建活跃的骨表面，抑制破骨细胞功能，从而抑制骨吸收。不同双膦酸盐抑制骨吸收的效力差别很大，因此临床上不同双膦酸盐药物使用剂量及用法也有所差异。目前用于防治骨质疏松症的双膦酸

盐主要包括阿仑膦酸钠、唑来膦酸、利塞膦酸钠、伊班膦酸钠、依替膦酸二钠和氯膦酸二钠等。双膦酸盐类药物总体安全性较好，但以下几点值得关注：①胃肠道不良反应：口服双膦酸盐后少数患者可能发生轻度胃肠道反应，包括上腹疼痛、反酸等症状。故除严格按说明书提示的方法服用外，有活动性胃及十二指肠溃疡、反流性食管炎者、功能性食管活动障碍者慎用。若存在肠吸收不良，可能影响双膦酸盐的吸收。②一过性"流感样"症状：首次口服或静脉输注含氮双膦酸盐可出现一过性发热、骨痛和肌痛等类流感样不良反应，多在用药3天内明显缓解，症状明显者可用非甾体抗炎药或其他解热镇痛药对症治疗。③肾脏毒性：进入血液的双膦酸盐类药物约60%以原形从肾脏排泄，对于肾功能异常的患者，应慎用此类药物或酌情减少药物剂量。特别是静脉输注的双膦酸盐类药物，每次给药前应检测肾功能，肌酐清除率 < 35ml/min 患者禁用。尽可能使患者水化，静脉输注唑来膦酸的时间应不少于15分钟，伊班膦酸钠静脉输注时间不少于2小时。④下颌骨坏死（osteo necrosis of the jaw，ONJ）：双膦酸盐相关的 ONJ 罕见。绝大多数（超过90%）发生于恶性肿瘤患者应用大剂量注射双膦酸盐以后，以及存在严重口腔疾病的患者，如严重牙周病或多次牙科手术等。ONJ 主要见于使用静脉注射双膦酸盐的肿瘤患者，发生率不等，1%~15%。而在骨质疏松症患者中，ONJ 发病率仅为 0.001%~0.01%，略高于正常人群（ < 0.001%）。对患有严重口腔疾病或需要接受牙科手术的患者，不建议使用该类药物。降低 ONJ 发生风险的措施：在开始抗骨吸收治疗前完成必要的口腔手术，在口腔手术前后使用抗生素，采用抗菌漱口液，拔牙后正确闭合创面，保持良好的口腔卫生。对存在 ONJ 高风险患者（伴有糖尿

病、牙周病、使用糖皮质激素、免疫缺陷、吸烟等）需要复杂侵入性口腔手术时，建议暂停双膦酸盐治疗3~6个月后，再实施口腔手术，术后3个月如无口腔特殊情况，可恢复使用双膦酸盐。⑤非典型股骨骨折（atypical femur fracture，AFF）：即在低暴力下发生在股骨小转子以下到股骨髁上之间的骨折，AFF 可能与长期应用双膦酸盐类药物有关。对于长期使用双膦酸盐患者（3年以上），一旦出现大腿或者腹股沟部位疼痛，应进行双股骨 X 线摄片检查，明确是否存在 AFF，MRI 或核素骨扫描均有助于 AFF 的确诊。长期使用双膦酸盐的患者中（通常3年以上，中位治疗时间7年），AFF 风险轻微增加，停用双膦酸盐以后，风险随之下降。AFF 在使用双膦酸盐患者中绝对风险非常低（3.2~50例/10万人），一旦发生 AFF，应立即停止使用双膦酸盐等抗骨吸收药物。

（2）降钙素类　降钙素（calcitonin）是一种钙调节激素，能抑制破骨细胞的生物活性、减少破骨细胞数量，减少骨量丢失并增加骨量。降钙素类药物的另一突出特点是能明显缓解骨痛，对骨质疏松症及其骨折引起的骨痛有效。目前应用于临床的降钙素类制剂有两种：鳗鱼降钙素类似物和鲑降钙素。

降钙素总体安全性良好，少数患者使用后出现面部潮红、恶心等不良反应，偶有过敏现象，可按照药品说明书的要求，确定是否做过敏试验。降钙素类制剂应用疗程要视病情及患者的其他条件而定。2012年欧洲药品管理局人用药机构委员会通过 Meta 分析发现，长期使用（6个月或更长时间）鲑降钙素口服或鼻喷剂型与恶性肿瘤风险轻微增加相关，但无法肯定该药物与恶性肿瘤之间的确切关系；鉴于鼻喷剂型鲑降钙素具有潜在增加肿瘤风险的可能，鲑降钙素连续使用时间一般不超过3

个月。

（3）绝经激素治疗　绝经激素治疗（menopausal hormone therapy，MHT）类药物能抑制骨转换，减少骨丢失。临床研究已证明 MHT 包括雌激素补充疗法（estrogen therapy，ET）和雌、孕激素补充疗法（estrogen plus progestogen therapy，EPT），能减少骨丢失，降低骨质疏松性椎体、非椎体及髋部骨折的风险，是防治绝经后骨质疏松症的有效措施。绝经妇女正确使用绝经激素治疗，总体是安全的，以下几点为人们特别关注的问题。①子宫内膜癌：对有子宫的妇女长期只补充雌激素，证实可能增加子宫内膜癌的风险。自 20 世纪 70 年代以来，研究表明对有子宫妇女补充雌激素的同时适当补充孕激素，子宫内膜癌的风险不再增加。所以，有子宫的妇女应用雌激素治疗时必须联合应用孕激素。②乳腺癌：国际绝经学会最新推荐：乳腺癌的相关因素很多，与绝经激素治疗相关的乳腺癌风险很低，小于每年 1/1000，且应用 5 年内没有发现乳腺癌风险增加。美国妇女健康倡议（Women's Health Initiative，WHI）研究中，单用雌激素超过 7 年，乳腺癌风险也没有增加，但雌激素加孕激素组 5 年后乳腺癌风险有所增加。关于绝经激素治疗的全球共识指出，激素治疗与乳腺癌的关系主要取决于孕激素及其应用时间长短。与合成的孕激素相比，微粒化黄体酮和地屈孕酮与雌二醇联用，乳腺癌的风险更低。乳腺癌是绝经激素治疗的禁忌证。③心血管病疾病：绝经激素治疗不用于心血管疾病的预防。无心血管病危险因素的女性，60 岁以前或绝经不到 10 年开始激素治疗，可能对其心血管有一定的保护作用；已有心血管损害，或 60 岁后再开始激素治疗，则没有此保护作用。④血栓：绝经激素治疗轻度增加血栓风险。血栓是激素治疗的禁忌证。非口服雌激素因没有肝脏首

过效应，其血栓风险更低。⑤体质量增加：雌激素为非同化激素，常规剂量没有增加体质量的作用。只有当大剂量使用时才会引起水钠潴留、体质量增加。绝经后激素治疗使用的低剂量一般不会引起水钠潴留。雌激素对血脂代谢和脂肪分布都有一定的有利影响。

鉴于对上述问题的考虑，建议激素补充治疗遵循以下原则：①明确治疗的利与弊；②绝经早期开始用（< 60 岁或绝经 10 年之内），收益更大，风险更小；③应用最低有效剂量；④治疗方案个体化；⑤局部问题局部治疗；⑥坚持定期随访和安全性监测（尤其是乳腺和子宫）。⑦是否继续用药，应根据每位妇女的特点，每年进行利弊评估。

（4）选择性雌激素受体调节剂类　选择性雌激素受体调节剂类（selective estrogen receptor modulators，SERMs）不是雌激素，而是与雌激素受体结合后，在不同靶组织导致受体空间构象发生不同改变，从而在不同组织发挥类似或拮抗雌激素的不同生物效应。如 SERMs 制剂雷洛昔芬在骨骼与雌激素受体结合，发挥类雌激素的作用，抑制骨吸收，增加骨密度，降低椎体骨折发生的风险；而在乳腺和子宫则发挥拮抗雌激素的作用，因而不刺激乳腺和子宫，有研究表明其能够降低雌激素受体阳性浸润性乳癌的发生率。雷洛昔芬药物总体安全性良好。国外研究报告该药轻度增加静脉栓塞的危险性，国内尚未见类似报道。故有静脉栓塞病史及有血栓倾向者，如长期卧床和久坐者禁用。对心血管疾病高风险的绝经后女性的研究显示，雷洛昔芬并不增加冠状动脉疾病和卒中风险。雷洛昔芬不适用于男性骨质疏松症患者。

（5）甲状旁腺素类似物　甲状旁腺素类似物（parathyroid hormone analogue，PTHa）是当前促骨形成的代表性药物，国内已上

市的特立帕肽是重组人甲状旁腺素氨基端 1-34 活性片段（recombinant human parathyroid hormone1-34，rhPTH1-34）。间断使用小剂量 PTHa 能刺激成骨细胞活性，促进骨形成，增加骨密度，改善骨质量，降低椎体和非椎体骨折的发生风险。患者对 rhPTH1-34 的总体耐受性良好。临床常见的不良反应为恶心、肢体疼痛、头痛和眩晕。在动物实验中，大剂量、长时间使用特立帕肽增加大鼠骨肉瘤的发生率。但该药在美国上市后 7 年骨肉瘤监测研究中，未发现特立帕肽和人骨肉瘤存在因果关系。特立帕肽治疗时间不宜超过 24 个月，停药后应序贯使用抗骨吸收药物治疗，以维持或增加骨密度，持续降低骨折风险。

（6）锶盐　锶（strontium）是人体必需的微量元素之一，参与人体多种生理功能和生化效应。锶的化学结构与钙和镁相似，在正常人体软组织、血液、骨骼和牙齿中存在少量的锶。雷奈酸锶是合成锶盐，体外实验和临床研究均证实雷奈酸锶可同时作用于成骨细胞和破骨细胞，具有抑制骨吸收和促进骨形成的双重作用，可降低椎体和非椎体骨折的发生风险。雷奈酸锶药物总体安全性良好。常见的不良反应包括恶心、腹泻、头痛、皮炎和湿疹，一般在治疗初始时发生，程度较轻，多为暂时性，可耐受。罕见的不良反应为药物疹伴嗜酸性粒细胞增多和系统症状（drug rash with eosinophilia and systemic symptoms，DRESS）。具有高静脉血栓风险的患者，包括既往有静脉血栓病史的患者，以及有药物过敏史者，应慎用雷奈酸锶。同时，需要关注该药物可能引起心脑血管严重不良反应，2014 年欧洲药品管理局发布了对雷奈酸锶的评估公告：在保持雷奈酸锶上市许可的情况下限制该药物的使用，雷奈酸锶仅用于无法使用其他获批药物以治疗严重骨质疏松症患者。用药期间应对这些患者进行定期评估，如果患者出现了心脏或循环系统问题，例如发生了缺血性心脏病、外周血管病或脑血管疾病，或高血压未得到控制，应停用雷奈酸锶。存在某些心脏或循环系统问题，例如卒中和心脏病发作史的患者不得使用本药物。

（7）活性维生素 D 及其类似物　目前国内上市用于治疗骨质疏松症的活性维生素 D 及其类似物（vitamin D analogue）有 1α 羟维生素 D_3（α- 骨化醇）和 1,25 双羟维生素 D_3（骨化三醇）两种，国外上市的尚有艾迪骨化醇。因不需要肾脏 1α 羟化酶羟化就有活性，故得名为活性维生素 D 及其类似物。活性维生素 D 及其类似物更适用于老年人、肾功能减退以及 1α 羟化酶缺乏或减少的患者，具有提高骨密度，减少跌倒，降低骨折风险的作用。治疗骨质疏松症时，应用上述剂量的活性维生素 D 总体是安全的。长期使用时，应在医师指导下使用，不宜同时补充较大剂量的钙剂，并建议定期监测患者血钙和尿钙水平。在治疗骨质疏松症时，可与其他抗骨质疏松药物联合应用。

（8）维生素 K 类（四烯甲萘醌）　四烯甲萘醌（menatetrenone）是维生素 K_2 的一种同型物，是 γ- 羧化酶的辅酶，在 γ- 羧基谷氨酸的形成过程中起着重要作用。γ- 羧基谷氨酸是骨钙素发挥正常生理功能所必需的，具有提高骨量的作用。

（9）RANKL 抑制剂　迪诺塞麦（denosumab）是一种核因子 kappa-B 受体活化因子配体（RANKL）抑制剂，为特异性 RANKL 的完全人源化单克隆抗体，能够抑制 RANKL 与其受体 RANK 的结合，减少破骨细胞形成、功能和存活，从而降低骨吸收、增加骨量、改善皮质骨或松质骨的强度。现已被美国 FDA 批准治疗有较高骨折风险的绝经后骨质疏松症。

（三）辨证治疗

1. 辨证论治

（1）肾阳虚证

治法：补肾壮阳，强筋健骨。

方药：右归丸。熟地黄、附子、肉桂、山药、山茱萸、菟丝子、鹿角胶、枸杞子、当归、杜仲。加减：虚寒证候明显者，可加用仙茅、肉苁蓉、淫羊藿、干姜等以温阳散寒。

（2）肝肾阴虚证

治法：滋补肝肾，填精壮骨。

方药：六味地黄汤。熟地黄、山药、山茱萸、茯苓、牡丹皮、泽泻。加减：阴虚火旺证明显者，可加知母、黄柏；疼痛明显者，可加桑寄生补肾壮骨。

（3）脾肾阳虚证

治法：补益脾肾，强筋壮骨。

方药：金匮肾气丸。地黄、山药、山茱萸、茯苓、牡丹皮、泽泻、桂枝、附子。

（4）血瘀气滞证

治法：理气活血，化瘀止痛。

方药：身痛逐瘀汤加减。秦艽、川芎、桃仁、红花、甘草、羌活、没药、当归、灵脂、香附、牛膝、地龙。加减：骨痛以上肢为主者，加桑枝、姜黄；下肢为甚者，加独活、防己以通络止痛；久病关节变形、痛剧者，加全蝎、蜈蚣以通络活血。

2. 外治疗法

（1）针刺　主穴：足三里、肾俞、脾俞、关元、太溪、三阴交、大椎、太白。配穴：为痛处所属经脉络穴。

操作方法：根据病证虚实采用强弱不同的刺激手法，一日针刺1次，留针20分钟，10日为1个疗程。

（2）灸法　取穴：①大椎、大杼、肝俞；②中脘、膻中、足三里；③脾俞、肾俞、命门；④神阙、关元。配穴：为痛处所属经脉络穴。采用补肾填精、温阳壮骨、疏通经络等中药，如补骨脂、当归、熟地黄、仙茅、淫羊藿、丁香、肉桂等，压制成药饼。

操作方法：用直接灸或隔药灸法。每日灸1组穴，每穴灸5壮，15日为1个疗程。

（3）穴位贴敷　红花30g，透骨草30g，制川草乌（各）15g，川芎15g，细辛12g。上方药物研末，每次取适量，以白醋调成糊状，选取脾俞、肾俞、腰阳关、命门及阿是穴贴敷，每部位取药糊约4g，纱布覆盖，医用胶带固定。每日贴敷1次，保留12小时，2周为1个疗程。

（4）耳穴贴压　选穴神门、枕、肾、脾、肝、内分泌、肾上腺、内生殖器，腰痛取腰骶椎，髋部疼痛取髋关节，膝部疼痛取膝关节。以胶布贴压王不留行籽固定于穴位上。医者以指尖按压耳穴贴压部位，至有疼痛或酸胀感，每次3分钟，每日3~5次，每周更换2次。

（5）推拿　①手法放松：患者取俯卧位，医者立于患侧，用㨰、按、揉等手法放松患侧背腰部肌肉，手法操作约5分钟。②局部疼痛治疗：患者俯卧，医者以点按、弹拨等手法治疗肾俞，大肠俞，脾俞，胸腰椎棘突内侧阿是穴等处，手法操作约10分钟。③点按穴位：点按三阴交、血海、阴陵泉、足三里、涌泉，注意轻重结合，手法操作5分钟。④结束手法：患者俯卧，在背腰部区域涂按摩膏等介质，医者用小鱼际来回施以擦法，以透热为佳。共耗时约30分钟，隔日1次，10次为1个疗程。

（6）穴位埋线　肾俞、脾俞、足三里。埋线前，医者先用肥皂水将手洗刷干净，再用75%的酒精棉球擦拭后，常规消毒局部皮肤，镊取一段1~3cm长已消毒的羊肠线，放置在针管的前端，后接针芯，左手拇、食指绷紧或提起进针部位皮肤，右手持针，刺入到所需深度，当出现针感后，边推针芯，边退针管，将羊肠线埋填在穴位的皮下组织或肌层内，针孔处敷盖消毒纱布。每周埋线1次，连续埋线3个月为1个疗程，共治疗1个疗程。

3. 成药应用

（1）强骨胶囊　用法：口服，一次0.25g，一日3次。适用于原发性骨质疏松症、骨量减少之肾阳虚证。

（2）补肾健骨胶囊　用法：口服，一次2g，一日3次。适用于原发性骨质疏松症之肝肾不足证。

（3）骨松康合剂　用法：口服，一次30mL，一日3次。适用于肝肾不足所致的骨质疏松症。

（4）金天格胶囊　用法：口服，一次1.2g，一日3次。适用于腰背疼痛，腿膝瘫软，下肢痿弱，步履艰难等症状的改善。

（5）骨松宝胶囊　用法：口服，一次2粒，一日3次。适用于骨痿（骨质疏松症）引起的骨折、骨痛及预防更年期骨质疏松。

（6）六味壮骨颗粒　用法：口服，日服20g，分3次服用。适应于骨质疏松症之肝肾不足证。

（7）骨疏康颗粒　用法：口服，一次10g，一日2次。适用于肾虚，气血不足所致的中老年骨质疏松症，伴有腰脊酸痛、足膝酸软、神疲乏力。

4. 单方验方

（1）加味左归丸　大熟地、山药、枸杞、山茱萸、川牛膝、菟丝子、鹿角胶、龟甲胶、茯苓、黄芪、白术、淫羊藿，每次1丸（4.5g），每天3次，疗程为5个月。适用于肝肾不足证。

（2）苁蓉健肾丸　肉苁蓉、锁阳、莲须、熟地黄、茯苓、菟丝子、首乌、淫羊藿、白术、枣仁、羊睾丸、羊鞭、猪脊髓等组成，每20粒重1克。口服，每次6g，每天2次。适用于肾阳虚型老年性骨质疏松症。

（3）温肾坚骨方　药物组成：骨碎补

15g、杜仲15g、巴戟天15g、肉苁蓉15g、肉桂15g、仙茅10g、怀牛膝15g、熟地黄12g、山茱萸12g、党参12g、茯苓10g、甘草3g，水煎内服，日1剂，早晚各服1次。适用于肾阳虚型老年性骨质疏松症。

（4）益肾强骨方　熟地黄15g，杜仲30g，赤芍15g，白芍10g，当归12g，牛膝15g，淫羊藿15g，川芎15g，山药15g，山茱萸15g，桑寄生15g，甘草10g。水煎内服，日1剂，早晚各服1次。适用于肾虚血瘀型老年骨质疏松症。

五、预后及转归

骨质疏松症患者一旦发生骨质疏松性骨折，生活质量下降，出现各种并发症，甚至可能致残或致死。其决定因素有：①导致骨质疏松的原发病是否得到治愈或控制；②患者具有骨质疏松症的危险因素是否能减到最小；③是否能预防初次和再发骨折。临床上根据患者的不同临床特点和病情而选择具体的治疗方法，以综合治疗方案为宜，可促进患者全身症状的改善，减轻骨痛，提高患者生活质量，升高骨密度。

六、预防调护

（一）预防

骨骼强壮是维持人体健康的关键，骨质疏松症的防治应贯穿于生命全过程，骨质疏松性骨折会增加致残率或致死率，因此骨质疏松症的预防与治疗同等重要。骨质疏松症的主要防治目标包括改善骨骼生长发育，促进成年期达到理想的峰值骨量；维持骨量和骨质量，预防增龄性骨丢失；避免跌倒和骨折。骨质疏松症初级预防：指尚无骨质疏松但具有骨质疏松症危险因素者，应防止或延缓其发展为骨质疏松症并避免发生第一次骨折；骨质疏松症二级预防和治疗：指已有骨质疏松症或已经发生过脆性骨折，防治目的是避免发生骨折或再次骨折。

（二）调护

1. 健康教育

加强有关骨质疏松症知识的宣教。需根据患者的具体病情、文化程度、年龄层次，按实际情况采取海报宣传、口头教育、集中授课等方式进行。使患者及家人对骨质疏松症有一个全面的了解，以促使患者注意调整不当的生活习惯、加强服药依从性，树立积极配合治疗的态度。

2. 用药指导

骨质疏松症的常用药有钙剂、维生素D、雌激素、二磷酸盐等，护理人员需对患者进行仔细的用药指导，包括用药时间、剂量、用法、适应证、不良反应等，以保证患者按时正确的服药。如口服钙剂时，需注意增加饮水量，且最好是空腹服用。服用维生素D时，需注意不要与绿叶蔬菜同服。

3. 心理支持

由于骨质疏松症具有病程长、医药花费大、患者活动受限等困难，因此对患者的身心造成很大的压力。患者常出现焦虑、抑郁、孤独、悲观的消极情绪。护理人员需积极与患者交流、了解患者的心理，并耐心疏导宽慰。同时，叮嘱患者家属加强对老人的关怀照顾。从而缓解患者心理压力，使其乐观积极地配合治疗。

4. 运动锻炼

根据患者的具体情况，在身体适应范围内，给予适当的运动锻炼方案，如太极拳、慢跑、散步等。活动量需由小到大，时间不宜过长。对于长期卧床的患者可进行踝关节、股四头肌的锻炼，200下/次，3~4次/天。

5. 疼痛护理

对患者的疼痛部位进行湿热敷，以促进血液循环、缓解肌肉痉挛，从而达到去痛的作用。也可给予适当的局部肌肉按摩，从而缓解由于肌肉僵直而导致的疼痛。医护人员需正确地评估疼痛的程度，给予止痛剂、抗炎药物、肌肉松弛剂等，并指导患者正确服药。

6. 食疗

（1）肝肾阴虚型　中医调护以补养肝肾，滋阴清热为原则。患者的饮食应以滋补肝肾的高营养食材为主，如牛奶、鸡蛋、骨头汤、紫河车、甲鱼、银耳、芝麻、栗子等，应注意饮食忌辛、辣等刺激性食物。也可选择滋补肝肾的药膳粥品，如枸杞羊肉粥、首乌鸡蛋汤、羊肾黑豆杜仲汤、河车龟地汤等。

（2）脾肾阳虚型　中医调护以温补脾肾，强壮筋骨为原则。饮食应以补肾阳、益精髓的食物为主，如枸杞子、核桃仁、栗子、豇豆、刀豆、韭菜、羊乳、羊肉、鹿肉、狗肉、鳝鱼、鳗鱼、海参、海虾、淡菜等。可采用羊脚杜仲汤、磁石肾羹、狗肉羹、羊脊骨羹、羊肾苁蓉羹、鹿肾粥、地黄虫草炖老鸭等药膳。

（3）肾气不固型　中医调护当以固肾气为原则。饮食应以补肾固精的食物为主如黑芝麻、胡桃仁、山药、鹌鹑、羊肉、牛肉、狗肉、兔肉、鸡肉、大枣、香菇、黑米等。药膳以补肾壮阳、强筋健骨为主，可采用肉苁蓉羊肉粥、胡桃仁粥、山药茯苓粥、荜茇头蹄、枸杞头炒鸡蛋、白果莲子炖乌鸡、当归生姜羊肉汤、五味龙眼洋参茶等。

（4）气血亏虚型　中医调护当以补益气血为原则。饮食应以补气血、养精髓的食物为主，如猪肉、牛肉、鸡肉、羊肝、大枣、甲鱼、海参、竹笋、菠菜、芥菜、山药、红枣、桂圆、阿胶等。可选择补肾填精、益气养血的药膳，如归参鸡汤、参归山药猪腰、火腿烧海参、参芪龙眼粥、五子羊肉汤、山丹桃仁粥等。

七、专方选要

（1）龟鹿羊骨汤　鹿角胶 15g，龟甲胶 15g，枸杞子 18g，人参 3g，煅牡蛎 18g，川断 18g，煅龙骨 18g，骨碎补 18g，黄芪 18g，山茱萸 18g，茯苓 18g，泽泻 18g，牡丹皮 18g，山药 18g。水煎服，日 1 剂，早晚各温服 1 次。适用于肾阳虚型绝经后骨质疏松症。

（2）健脾益肾方　太子参 30g，熟地黄、制首乌各 20g，女贞子、墨旱莲、淫羊藿、茯苓、续断各 15g，骨碎补、山茱萸、土鳖虫各 10g。水煎服，日 1 剂，早晚各温服 1 次。适用于脾肾阳虚型骨质疏松症。

（3）独活寄生汤　独活、当归、牛膝各 15g，川芎、防风各 12g，茯苓、甘草、杜仲、桂心各 10g，人参、秦艽、桑寄生各 8g，细辛、干地黄各 4g。水煎服，日 1 剂，早晚各温服 1 次。适用于痹证日久，肝肾两虚，气血不足证。

（4）益肾强骨方　熟地黄 15g，杜仲 30g，赤芍 15g，白芍 10g，当归 12g，牛膝 15g，淫羊藿 15g，川芎 15g，山药 15g，山茱萸 15g，桑寄生 15g，甘草 10g。水煎服，日 1 剂，早晚各温服 1 次。适用于肾虚瘀浊型骨质疏松症。

（5）抗疏强骨方　黄芪 30g，当归、肉苁蓉、醋延胡索、怀牛膝、骨碎补各 12g，熟地、丹参、白芍、淫羊藿、菟丝子各 15g，三七粉（冲服）、炙甘草各 6g。水煎服，日 1 剂，早晚各温服 1 次。适用于肝肾亏虚型原发性骨质疏松症。

参考文献

[1] 朱洁云，高敏，宋秋韵，等. 中国老年人骨质疏松症患病率的 Meta 分析 [J]. 中国全科医学，2022，25（3）：346-353.

[2] 中华医学会骨质疏松和骨矿盐疾病分会. 原发性骨质疏松症诊疗指南（2017）[J]. 中国骨质疏松杂志，2019，25（3）：281-309.

[3] 刘天资，郑启文，杨鹏，等. 骨质疏松症的遗传及表观遗传因素 [J]. 中华骨与关节外科杂志，2021，14（10）：856-860.

[4] 陈丽华. 骨质疏松患者的中医饮食调护 [J]. 内蒙古中医药，2013，20：124-125.

[5] 王国柱，张平安，孙超. 抗疏强骨方治疗肝肾亏虚型原发性骨质疏松症临床观察 [J]. 陕西中医，2016，37（10）：1362-1363.

[6] 张海英，徐林. 苁蓉健肾丸配合阿仑膦酸钠治疗肾阳虚型老年性骨质疏松症疗效观察 [J]. 现代中西医结合杂志，2016，25（34）：3782-3784，3873.

[7] 温经渊，曾晗冰，吴连国. 骨质疏松症中医辨证分型研究进展 [J]. 安徽中医药大学学报，2021，40（5）：101-104.

第九章 下丘脑－垂体疾病

第一节 男性更年期综合征

男性更年期综合征是指男性由中年期过渡到老年期的一个特定的年龄阶段，一般发生于 40 岁~55 岁年龄段，也可以早至 35 岁或延迟到 65 岁，国外研究报道约 40% 的中老年男性可能会出现不同程度的更年期症状，是以男性体内的激素水平和心理状态由盛而衰的转变为基础的过渡时期，如果这个变化过程比较缓和平坦，可以没有任何明显的临床异常；如果表现得过于激烈，并表现出一定程度的身心异常的症状和（或）体征时，则称之为男性更年期综合征。其特征表现是一种临床症候群，主要特征是：①性欲和勃起功能减退，尤其是夜间勃起；②情绪改变并伴有脑力和空间定向能力下降，容易疲乏、易怒和抑郁；③肌肉组织含量减少，伴有肌肉体积和肌力下降；④体毛减少和皮肤改变；⑤骨矿物质密度（bone mineral density，BMD）下降，可引起骨量减少和骨质疏松；⑥内脏脂肪沉积。上述症状不一定全部出现，其中可能以某一种或某几种症状更为明显，可伴有或无血清睾酮水平减低。

一、病因病机

（一）西医学认识

西医学认为，男性更年期综合征是多病因、多因素性疾病，是由于老龄化以及同时伴发的多种疾病等因素共同作用的结果，老龄化与疾病既有相互联系，又各自具有独特的作用。他们分别或共同引起体内多种内分泌激素水平的改变，主要是迟发性的性腺功能低下（late onset hypogonadism，LOH），一种出现在生命后期的获得性的性腺功能低下的表现形式。雄激素（T）水平下降与雄激素受体异常是产生中老年男性雄激素作用部分缺乏的基础因素，也是最重要的因素之一。尽管雄激素部分缺乏是男性更年期综合征的重要原因之一，但它绝对不是唯一的原因。其他许多病因或因素（主要包括慢性疾病和滥用药物、众多的激素水平改变、肥胖、不良生活方式、精神心理、环境等）可能通过直接或间接作用来影响雄激素水平，或者通过其他机制产生更年期综合征的临床症状。许多学者正试图通过了解这些因素的作用，揭示男性更年期综合征的发生机制。曾广翅等收集资料发现男性 T 水平可影响神经行为功能如性唤醒、攻击、情感和认知水平低可引起情绪抑郁，而超氧化物歧化酶（SOD）降低、丙二醛（MDA）升高，使生理的动态平衡被破坏，机体内分泌亦将失衡而易于衰老。李一奎等认为，T 水平与男性更年期症状无相关性，可能与体内激素失衡即雄激素降低，雌激素陡然升高导致的内分泌紊乱有关。因雌二醇（E_2）参与促性腺激素和 T 水平的调节，E_2 过高会引起 T 水平下降。加之部分男性由于体质、疾病、劳逸、生活、社会环境、精神等因素的影响，不能自身调节而出现一系列功能紊乱症状，即更年期综合征。

（二）中医学认识

虽然中医学中没有更年期综合征的病名，对其认识却散见于大量古籍中。《素问·上古天真论》说男子"五八，肾气衰，发堕齿槁，……七八，肝气衰，筋不能动，八八，天癸竭，精少，肾脏衰，形体皆极，则齿发去"，提出肝肾之气的衰弱导致男性出现衰老；《素问·阴阳应象大论》曰："年四十，而阴气自半也，起居衰矣；年五十，体重，耳目中聪明矣；年六十，阳痿，气大衰，九窍不利，下虚上实，涕泣俱出矣。"男性40~70岁这一年龄段，阳气衰，肝气衰，肾脏亦衰，肾气逐渐衰少，精血日趋不足，出现肝阴血亏，肾之阴阳失调，形成男性更年期的生理基础。"肾虚肝郁"是其病机特点。尽管患者表现症状各不相同，各系统的症状也各不一致，但在脏腑方面重点仍考虑以肝肾两脏入手，兼顾心脾。同时，也可以从气血阴阳失调入手。肾藏精，为先天之本，张立峰认为肾气衰退是男性更年期生理转变的趋势，是引发天癸虚惫的基本原因，亦是造成男性更年期的基本病理因素。肝木主少阳生发之气，性喜条达，主疏泄，具有疏通气血，调畅情志的作用。情志失调，肝郁不疏，或因脏腑功能紊乱，肝气郁滞，精关疏泄失职，宗筋失养，或结于阴器，则会导致焦虑、眩晕、失眠、阳痿等。故肝气郁滞是本病的病理机转、致病之枢。久病必虚，久病必瘀，肝郁气结，瘀浊内阻又是本病的病理产物。气滞血瘀又可反过来加重更年期症状，故血瘀也是本病发病的一个重要因素。总之，肾虚是其根源，并与心、肝、脾诸脏的功能关系密切。

二、临床诊断

（一）辨病诊断

男性更年期综合征的诊断方法主要包括：详细询问既往疾病史、心理和社会因素、生活方式；客观评估临床症状（ADAM量表、伊斯坦布尔心理系的自我评分量表和AMS量表），并进行全面的体格检查；诊断的重点放在实验室检查方面，

进行血清雄激素测定和其他实验室检查；同时排除器质性疾病；补充雄激素的诊断性治疗有助于进一步确定诊断。

1. 诊断要点

（1）年龄为55~65岁之间的男性。

（2）应有数个症状同时或交替出现，具备"诸症"的特点。

（3）病变以功能衰退与失调为特征，并充分排除其他器质性病变。

（4）起病缓慢，多为渐进性发病。

具备一般症状：周身不适，倦怠乏力，肌肉、关节酸痛，精神不振，腰膝酸软，不耐疲劳，工作效率降低，缺乏信心。

另具下列各类症状之一或以上：①泌尿、生殖症状：性功能不全，性欲减退、淡漠、阳痿、遗精、早泄、尿频、遗尿、小便清长、夜尿多、下体发凉，阴部汗多。②精神方面症状：精神恍惚，情绪低落，头昏头痛，失眠多梦，注意力不集中，记忆力减退，反应迟钝。或忧郁烦闷，沉默寡言，悲观失望，悲伤欲哭，对生活失去信心；或焦虑不安，烦躁易怒，精神紧张；或神经过敏，嫉妒猜疑，多虑；或精神空虚，自卑胆怯，惊恐不安，稍有惊动即不知所措。③神经症状：潮热盗汗，五心烦热，口燥咽干，耳鸣耳聋，虚烦不寐；或形寒肢冷，昏昏欲寐，肌肤麻木、瘙痒，皮肤有蚁行感。④心脏、血管症状：心悸怔忡，心胸憋闷，动则汗出，发作性面部及四肢潮红。⑤胃肠道症状：食欲减退，食后腹胀，口苦泛酸，失气频做，便秘或溏泻。

症状评估可应用伊斯坦布尔Bosphorus心理学系使用的"男性更年期自我评定量表"对症状进行评估。筛查诊断男性更年期综合征的主要症状有血管舒缩（潮热、阵汗、心悸等），精神心理异常（焦虑、抑郁、健忘、失眠、烦躁易怒、记忆力减退、注意力不集中等）、体能下降［体力下

降、肌肉萎缩、腹部脂肪增加（腹型肥胖）等]，性功能减退（性欲减退、性生活减少、勃起功能障碍、精液量减少、睾丸萎缩等）。如总分达到界定值或问卷中的多数问题得以肯定回答，受试者即被认为可能存在 PADAM。

2. 相关检查

内分泌激素检查包括 TT、FT、SHBG，尤其是 Bio-T 检查。如果 Bio-T 水平降低，即可拟诊 PADAM。中华男科学会制定的 Bio-T 参考界线值为小于或等于 315nmol/PL（100ng/PL）。

（二）辨证诊断

男性更年期综合征的临床表现繁杂多变，常涉及多个系统及多个脏腑功能的改变，故分型、治疗用药亦较复杂。但肾气虚衰为本病发生的根本，故补益肾气、调和阴阳、疏畅气血当为治疗本病的基本法则。在分型上，各家观点不一，各抒己见。如皮氏在《老年医学知识》中，将此证分为甘麦大枣汤证及百合地黄汤证两型；蔡氏《实用老年病手册》提出四型辨证论治；冷氏《中医男科临床治疗学》又分为八型；李、庞二氏《中医男科证治》，将之分为肝肾阴虚、脾肾阳虚、心肾不交、肝郁胆热四种类型进行辨证论治等。根据临床经验，总结如下。

1. 肾阴虚证

临床证候：形体消瘦，面红颧赤，潮热盗汗，五心烦热，头晕耳鸣，失眠多梦，腰膝酸软，遗精早泄，口干便燥，夜尿溲黄，舌红少苔，脉象细数。

辨证要点：以腰膝酸软，眩晕耳鸣，遗精并伴见虚热象为主。

2. 肾阳虚证

临床证候：面色苍白，精神萎靡，畏寒嗜卧，腰酸腿软，性欲减退，阳痿早泄，阴冷囊缩，尿频遗尿，小便清长，大便稀溏，舌淡苔白，脉象沉迟。

辨证要点：以腰膝酸软、畏寒怕冷、精神不振、舌淡胖苔白、脉沉弱无力为主。

3. 心脾两虚证

临床证候：面色萎黄，神疲乏力，心悸怔忡，失眠多梦，惊恐不安，多疑善虑，健忘眩晕，食欲不振，腹胀便溏，舌淡苔白，脉象细弱。

辨证要点：以心悸失眠，面色萎黄，神疲食少，腹胀便溏为主。

4. 心肾不交证

临床证候：心烦不寐，心悸怔忡，健忘多梦，五心烦热，腰膝酸软，遗精早泄，自汗盗汗，头晕耳鸣，口干舌燥，舌红尖赤，舌苔薄黄，脉象细数。

辨证要点：以心烦心悸、失眠多梦、遗精、腰膝酸软伴见阴虚证为主。

5. 肝肾不足证

临床证候：腰酸膝软，须发早白，头晕眼花，烦躁易怒，耳鸣耳聋，发脱齿摇，性欲减退，阳痿精少，周身酸痛，不耐疲劳，舌红少苔，脉弦细数。

辨证要点：以眩晕、头晕、失眠多梦、舌红少津、脉弦细或弦数为主。

三、鉴别诊断

男性更年期综合征的诊断方法主要包括：详细询问既往疾病史、心理和社会因素、生活方式；客观评估临床症状（ADAM 量表、伊斯坦布尔心理系的自我评分量表和 AMS 量表），并进行全面的体格检查；诊断的重点放在实验室检查方面，进行血清雄激素测定和其他实验室检查；同时排除器质性疾病；补充雄激素的诊断性治疗有助于进一步确定诊断。在诊断男性更年期综合征时，特别注意依靠病史和体格检查发现性腺功能低下的重要性；由于存在许多潜在的影响因素，例如肥胖、年龄、血清白蛋白和性激素结合球蛋白

（SHBG）水平的差异等，实验室检查有时可能造成错误判断；目前还没有实验室激素检查的"金标准"，但是对于老年男性来说，生物可利用睾酮水平可能是最准确的；一些疾病，例如临床型抑郁、人格障碍、轻度的认知功能损害、甲状腺功能低下等，均可以使诊断混淆，需要加以鉴别。由于男性更年期阶段也是许多年龄相关疾病的高发阶段，许多疾病的临床症状可能与男性更年期综合征的症状相互重叠、彼此影响，极其容易造成误诊而延误治疗，因此，在对更年期男性诊断为男性更年期综合征之前，必须除外垂体和（或）睾丸器质性疾病，并与癫病、狂病相鉴别。

四、临床治疗

（一）提高临床疗效的要素

1. 注意年龄特点

本病的患者年龄多为 55~65 岁，部分患者年龄有所提高，有报道近年来有提前的趋势，在 50 岁左右开始出现症状。

2. 注意抓住本病的主要病机特点

本病的病机以虚为主，如肾虚（肾精、肾气、阴阳诸虚）、肝虚（肝血虚、肝阴虚）或气虚不足，阴阳失调。

3. 分清虚实夹杂之象

本病虽然在病理上以虚证为主，但在辨证上仍有实证，也即是虚实夹杂之证。其病位在肝，表现为肝气郁滞。在其寒热辨证上，多为阴虚、阳虚之虚热、虚寒。

（二）辨病治疗

男性更年期综合征病因复杂，可能为多种病因同时发挥作用，任何单一疗法都很难取得满意疗效，因此，目前主张采用综合治疗方法。2002 年我国制定了《中国中、老年男子部分性雄激素缺乏综合征诊断、治疗和监测的基本原则》，采用睾酮补充治疗（TST）是目前治疗男性更年期综合征的有效手段之一，可通过把患者睾酮的低水平状态逐步纠正至正常生理水平或接近正常生理水平而改善其临床症状和体征。但由于 TST 可引起诸如红细胞增多症等不良反应，并可对前列腺造成潜在危害，所以治疗前必须综合评价和分析治疗的效益和风险，这在一定程度上限制了 TST 疗法的临床使用。

（三）辨证治疗

1. 辨证论治

（1）肾阴虚证

治法：滋阴降火，清退虚热。

方药：知柏地黄汤加减。知母、熟地黄、黄柏、山茱萸、山药、牡丹皮、茯苓、泽泻。烦热者加麦冬、莲子心；盗汗者加地骨皮、五味子；失眠者加酸枣仁，柏子仁；腰痛者加杜仲、续断；遗精者加金樱子、芡实。

（2）肾阳虚证

治法：温补肾阳。

方药：右归丸加减。熟地黄、附子、肉桂、山药、山茱萸、菟丝子、鹿角胶、枸杞子、当归、杜仲。阳痿者加淫羊藿、巴戟天、仙茅；早泄者加金樱子、五味子、芡实、煅龙骨；尿频、遗尿者加桑螵蛸、益智仁、芡实；阴冷腹痛者加乌药、小茴香；便溏者加肉豆蔻、补骨脂。

（3）心脾两虚证

治法：补气健脾，养心安神。

方药：归脾汤加减。白术、人参、黄芪、当归、甘草、茯苓、远志、酸枣仁、木香、龙眼肉、生姜、大枣。心悸惊恐不安者，加磁石、龙骨；失眠多梦者加柏子仁、夜交藤；食少便溏者加山药、砂仁。

（4）心肾不交证

治法：滋肾养心，交通心肾。

方药：天王补心丹合交泰丸。生地黄、

人参、丹参、玄参、茯苓、五味子、远志、桔梗、当归、天冬、麦冬、柏子仁、酸枣仁、朱砂、黄连、肉桂。遗精早泄者加金樱子、芡实、益智仁；自汗、盗汗者加煅龙骨、煅牡蛎、麻黄根；心悸怔忡者加磁石、珍珠母。

（5）肝肾不足证

治法：补益肝肾，填精养血。

方药：七宝美髯丹。赤何首乌、白何首乌、赤茯苓、白茯苓、牛膝、当归、枸杞子、菟丝子、补骨脂。腰酸痛者加杜仲、续断；头晕眼花者加天麻、菊花；烦躁易怒者加郁金、麦冬、生地黄；阳痿精少者加肉苁蓉、锁阳、巴戟天。

2.外治疗法

（1）针灸治疗

①肝肾不足型治以滋养肝肾。取穴：太溪、三阴交、肝俞、肾俞（补），行间、神门、内关（泻）。

②肾阳虚型治以温补脾肾。取穴：关元、中极、肾俞、脾俞、足三里、三阴交，纳呆便溏者酌配中脘、天枢，治以补法，或针后加灸关元、肾俞、足三里。

③心肾不交型治以交通心肾。取穴：神门、内关、百会、足三里、三阴交、肾俞、太溪，治以平补平泻法。针刺各组穴位留针20~30分钟，隔日治疗1次，10次为1个疗程。

（2）耳穴压豆治疗。

取穴：神门、交感、心、肝、脾、肾、睾丸（卵巢）、内分泌穴。方法：在进行针刺的同时配合耳穴压丸。①肝肾不足型：取肝、肾，酌配神门、交感、睾丸、内分泌穴。②肾阳虚型：取脾、肾，酌配神门、交感、睾丸、内分泌穴。③心肾不交型：取心、肾，酌配神门、交感穴。每日只配一侧耳穴，以急性子贴压．双耳轮用，隔日换贴1次。每日捻按新贴耳穴5~6次，每次3分钟，以耳廓有微胀痛或灼热感为度。

10次为1个疗程。

（3）推拿疗法　患者取俯卧位，医者用单手多指或双手多指拿揉颈项部，用双手多指揉枕骨下缘，然后双手食指或中指端自风府穴向两侧分别按压枕骨下缘，中指按揉风池、安眠等穴，操作3~6分钟；双手掌自上而下推抚背腰及下肢部，对揉背腰部，双手拇指交替按揉华佗夹脊穴胸腰段，重点刺激背腰部腧穴，握拿擦叩背腰部，单掌搓擦肾俞、八髎等，操作8~10分钟；拿揉擦叩下肢，重点按揉环跳、委中、承山、昆仑、太溪及跟腱、掌跟或鱼际，搓擦、按揉、擦叩涌泉及足底，操作3~5分钟。患者仰卧位，医者用双手掌推抚胸部，对揉对挤，搓擦胁肋部，拇指按揉膻中、期门、章门、云门等，操作3~5分钟；双手掌推摩、滚揉脘腹，拇指按揉中脘、关元、中极、曲骨等，操作4~6分钟；双手掌推、拿揉、擦叩四肢，双手拇指同取内关、神门、劳宫、足三里、三阴交、太冲等，操作4~6分钟。患者取坐位，医者双手多指拿揉、推抖、敲击、抓打头部，拇指按揉印堂、头维、太阳、百会、四神聪，操作6~8分钟。

（4）心理治疗　一般施以劝说开导法，调和患者情志；或施以暗示解惑法，消除患者疑虑；或施以移情易性法，解除消极思想情绪；或施以情胜情法，调畅气机。

（5）穴位封闭疗法　主穴：足三里、三阴交（双侧）。配穴：①肝肾亏虚型：太溪、肝俞、肾俞、行间、神门、内关。②脾肾阳虚型；加关元、中极、肾俞、脾俞。③心肾不交型加用神门、内关、百会、肾俞、太溪。方法：每次取4个主穴加用配穴2~3个。隔日1次，每次抽取药物维生素 B_1 100mg，维生素 B_{12} 1000μg，共计4ml，用6~6½针头刺入穴位，注入液体（主穴每次注入0.8ml左右，配穴每次注入0.5ml左右）。一个月为1个疗程，休息7天进入第

2个疗程。

（6）隔姜灸　取穴：命门、腰阳关、心俞、肝俞、脾俞、肾俞、足三里。具体方法：将艾炷置于厚度 0.2~0.3cm，面积大于艾炷的姜片底面，灸 5 壮，若姜片烤干皱缩或感觉灼热时，更换姜片，务必使其温热透入肌肤，以局部皮肤潮红为度，适用于肾阳虚型和心脾两虚型患者。

3. 单方验方

可博利 2 号，由冬虫夏草、黄芪、丹参、麦冬、何首乌、枸杞子组成，临床研究证实该方可使男性更年期综合征患者血 TNO 水平均升高。

（四）医家诊疗经验

1. 崔云

崔云教授重视体质学说在男性更年期综合征诊疗中的应用，他认为明晰患者体质，便把握住了疾病发生的物质基础，对辨证和处方遣药有很大的帮助，如阴虚质多合用二至丸，阳虚质多添附子、干姜、肉桂，痰湿质每加苍术、陈皮、半夏，湿热质可用黄连、黄柏，气虚质多选生黄芪、党参，瘀血质则选牡丹皮、丹参等，临证每获奇效。崔教授认为，男性更年期综合征的发病，与肝肾两脏的功能状态关系密切，"肾精不足""肾阴亏虚""肝气瘀滞""肝失疏泄"是其主要病机，确立了疏肝补肾的治疗大法，方选归芍六味地黄丸合柴胡疏肝散，以滋肾疏肝、固护根本。药用：当归、赤白芍、山茱萸、茯苓、泽泻、生地黄、柴胡、炒枳实、生甘草等。对于心脾两虚的患者，方以生脉饮合归脾汤加减，以安神定志，补益脾气，赞育后天，使气血化生有源。药用：生黄芪、麦冬、五味子、炒白术、党参、当归、炒白芍、牡丹皮、炒酸枣仁、生甘草、红枣、珍珠母等。久病形成的本虚标实证，治疗当参以泄浊化瘀之药，方选血府逐瘀汤合四妙散，药用：当归、生地黄、桃仁、红花、枳实、赤芍、柴胡、川芎、桔梗、牛膝、苍术、黄柏、薏苡仁、生甘草等以推陈致新，使气血运行调达通畅，使机体功能得以恢复。

2. 刘德喜

刘德喜教授认为男性更年期综合征从肝气衰始发，故宜从肝论治。治疗采用疏肝解郁之法，选用逍遥散加远志、石菖蒲、香附、龙胆草、生龙骨、生牡蛎。潮热盗汗者加地骨皮、银柴胡；眩晕者加天麻、白蒺藜、半夏；心悸气短、乏力者加黄芪、党参；大便不爽者加槟榔、大黄、枳壳；失眠多梦者加合欢皮、柏子仁、百合。肝脾不和者选用当归芍药散加山药、陈皮、青皮、郁金、淫羊藿、菟丝子。气短乏力者加党参、黄芪；急躁易怒者加炒栀子、龙胆草、川楝子；阳痿加巴戟天、蛇床子、狗脊；大便不爽者加枳壳、槟榔、白术。肝肾亏虚者选用知柏地黄丸、左归饮、一贯煎加减，以滋肾柔肝，药用知母、黄柏、山茱萸、茯苓、泽泻、生地黄、熟地黄、麦冬、白芍、天冬、桑寄生、枸杞子、北沙参、香附、钩藤、胆南星。口渴喜饮者加玄参、石斛、天花粉；腰膝酸软者加杜仲、狗脊、怀牛膝；遗精滑泄者加金樱子、五味子、莲须、煅龙骨、煅牡蛎；性欲减退或阳痿者加蜈蚣、仙茅、巴戟天、蛇床子；五心烦热、口燥咽干者加赤芍、牡丹皮、黄芩；视物昏花者加白蒺藜、石决明、菊花、木贼、青葙子。脾肾阳虚者方选吴茱萸汤、四逆汤加减，药用吴茱萸、干姜、党参、制附子、白术、茯苓、细辛、桂枝、白芍、甘草。并酌加具流动性的药味流通气血，鼓舞肾中阳气，是暖肝益脾之关键。常选丹参、牡丹皮、枳壳、砂仁、郁金等。猜疑心悸者，加石菖蒲、远志、柏子仁；自汗身重者加黄芪、防风；腹满下利者加肉豆蔻、山药、诃子；四肢浮肿者加泽泻、冬瓜皮、补骨脂；肝胃虚寒，头顶痛，干呕吐涎沫者，加川芎、当归；夜尿频者加益智仁、桑螵蛸、生龙骨、生牡蛎；阳痿或性欲减退者加僵蚕、巴戟天、生龙骨、生牡蛎、淫羊藿。心肾不交者常选桂枝加龙骨牡蛎汤或甘麦大枣汤，酌加柏子仁、合欢皮、栀子、黄柏、赤芍、山楂、柴胡。

3. 赵和平

赵和平教授认为本病的病本在肾，标在心、肝、脾，临床注重体质辨证，常采用滋水涵木、疏肝化痰法等法治疗本病，取得了较好的疗效。肝肾阴虚证常用自拟滋肾养肝汤（熟地黄 30g，龟甲 15g，女贞子 30g，墨旱莲 20g，石斛 15g，枸杞子 15g，白芍 30g，当归 10g，川楝子 6g，合欢皮 15g，佛手 10g，首乌藤 30g，生龙骨 30g，生牡蛎 30g）加减。肝郁气滞，痰浊内阻证治宜疏肝解郁，化痰安神。常采用丹栀温胆汤（杭白芍 30g，当归 15g，柴胡 10g，茯苓 15g，白术 10g，薄荷 6g，甘草 6g，牡丹皮 10g，炒栀子 10g，枳壳 12g，竹茹 15g，陈皮 10g，法半夏 15g）加减。痰瘀互结证治宜清热化痰，活血逐瘀。常采用自拟桃红温胆汤（桃仁 10g，红花 10g，陈皮 10g，法半夏 15g，茯苓 10g，甘草 6g，枳壳 12g，竹茹 15g，瓜蒌 30g，天竺黄 20g，黄连 10g）加减。肾阳虚衰证治宜温肾壮阳，常用自拟仙鹿汤（由淫羊藿 30g，鹿衔草 30g，山茱萸 15g，枸杞子 15g，杜仲 15g，炮附子 6g，菟丝子 15g，紫河车 10g 组成）加减。

4. 王琦

王琦教授从中医男科学学术思想出发，认知本病，通过加强锻炼，增强身体素质，提高机体适应能力，用中、西医综合治疗的方法将使男性度过男性更年期。《王琦男科学》中还指出，由于肾阴肾阳的失衡进而导致的各脏器功能紊乱也会出现心阴不足、心阳虚、肝肾阴亏、脾肾两虚、心肾不交之候。本病以肾气虚衰为主，治疗时要根据证候表现特点，肾阴虚者，治以滋补肾阴；肾阳虚者，治以温肾壮阳；肾阴阳两虚者，治以调补阴阳。其他如肝肾阴虚者，则治以滋补肝肾，育阴潜阳；肝郁脾虚者，则治以疏肝解郁，养血健脾。总之，调补阴阳，疏畅气血，是本病的基本治则。肾阴虚证方选知柏地黄丸加味。方中六味地黄丸滋补肾阴；知母、黄柏坚阴泻火。可酌加麦冬、五味子、沙参以滋养肺阴，借金能生水，虚则补其母之义。盗汗者，可加地骨皮、黄精。肾阳虚证者方选金匮肾气丸加味。方中六味地黄丸滋阴补肾，与阴中求阳，加桂附于滋阴剂中，旨在微升肾火，使阳气复盛。肾阴阳两虚证方选二仙汤加减。方中仙茅、淫羊藿、巴戟天温补肾阳；当归补血养血；知母、黄柏滋阴泻火，共成阴阳双补之剂。

5. 闫凤杰

闫凤杰教授认为阴阳失调是更年期综合征发病的重要因素，故以调节阴阳平衡，益肾疏肝安神为法治疗本病，常获得满意疗效。更年方为闫凤杰教授 30 余年临床应用的效验方，本方以酸枣仁汤为基础进行辨证加减，并结合当前社会环境，如工作压力大等因素，治法以调节阴阳平衡，益肾疏肝安神为主。药物组成：酸枣仁、茯苓各 30g，川芎、知母、柴胡、白术、苍术、栀子、牡丹皮、柏子仁、合欢花、女贞子各 20g，枸杞子 15g，甘草、熟地黄、木香、肉苁蓉各 10g。上方水煎取汁 150ml，早晚各 1 次口服。随症加减：气阴不足者加麦冬、石斛、沙参、黄芪各 15g；潮热盗汗加白薇 20g；腰腿酸软加杜仲、牛膝、桑寄生各 20g；头痛头晕加葛根、天麻、钩藤各 15g；视物不明加枸杞子、菊花各 15g；抑郁烦躁加香附、郁金各 20g；腹胀胃痛加山楂、麦芽、神曲各 20g，丁香 10g；大便溏薄加白扁豆 15g。

五、预后转归

男性更年期综合征的主要病机虽然以肾精亏虚为主，然而往往又涉及多个脏腑功能的失调。由于患者的体质不同、宿患疾病等因素的干扰，亦导致了本病的临床表现极其复杂，证型难于分辨；往往虚实兼杂，新疾旧患并陈。特别是本病为慢性发病，病程迁延。

六、预防调护

（一）预防

（1）加强锻炼，适当运动，增强体质。

（2）饮食有节，固护脾胃，忌烟少酒。

（3）起居有常，节制房事，保肾养精。

（4）热爱生活，减少烦恼，和顺气血。

（二）调护

精神上患者应保持情绪乐观及平和的心态，克服心理紧张因素，树立坚定的信念。饮食上宜清淡，易消化，选用具有滋补肾精的食品；少食肥甘油腻的饮食，避免辛辣刺激的食物。另可选用下列食疗药方。

1. 肾阳虚证

猪腰子 1 对，去除筋膜臊腺，切划细花，与补骨脂 10g 加水适量煎煮 1 小时，调味，分 2~3 次食用。隔日 1 次，连吃数天。

2. 肾阴虚证

黄精 15~30g，山药 100g，枸杞子 20g，鸡半只。将鸡洗净切块，与上药放入大碗中，隔水炖熟，调味，分 2 次食用。隔日 1 次，连服数剂。

3. 心阳虚证

人参 3g（或党参 10g），肉桂 10g，粳米 60g，冰糖适量。人参、肉桂为末，与粳米、冰糖同入砂锅煮成粥，每日早餐食用。

4. 心阴虚证

猪瘦肉 250g，莲子 30g，麦冬 20g，百合 30g。共放砂锅内加水煮汤，调味服食。每天 1 次，连服数天。

5. 心脾两虚证

人参 15g，山药 30g，茯苓 20g，扁豆 30g，粳米 60g。将人参、山药、茯苓、扁豆用纱布包好，同粳米煮粥食。每日 1 次，连服数天。

6. 心肾不交证

麦冬 15g，龙眼肉 15g，柏子仁 15g，怀山药 20g，大米（或小米）50g。加水煮粥服食，每日 1 次，连服数日。沙参 15g，玉竹 15g，粳米 60g。将沙参、玉竹用布包好，同粳米煮粥食，1 天 1 次，连服数日，适用于心肾不交者。

7. 肝肾不足证

制何首乌 15g，黑芝麻 15g，枸杞子 15g，猪脊骨 250g。猪脊骨剁成小块，加水，与上药同煮，调味喝汤。隔日 1 剂，分 2 次服用，连用 1 个月。何首乌 20g，枸杞子 20g，大枣 10 枚，鸡蛋 2 个。加水适量同煮，蛋熟后去壳再煮，将水煮至 1 碗，去药渣调味，饮汤食蛋。1 天 1 次，连服 15 天~30 天，适用于肝肾阴虚者。

8. 肾精不足证

核桃肉 20g，黑芝麻 20g，鲜山药 20g，芡实 20g，粳米 60g。以上诸味煮粥，常食用。

9. 脾肾阴虚证

干荔枝肉 50g，山药、莲子各 10g，大米 50g。将前 3 味捣碎加水适量煎至烂熟时，加大米煮粥。每晚服食，经常食用。

七、专方选要

1. 疏肝固肾汤

柴胡 10g，白芍 10g，仙茅 10g，巴戟天 15g，熟地黄 20g，淫羊藿 15g，甘草 5g，枸杞子 15g，山萸肉 15g，为基本方辨证加减治疗，脾虚者加用党参 12g，陈皮 10g，茯苓 15g；心肾不交者加用何首乌 10g，首乌藤 20g，五味子 6g；心阴虚者加用丹参 12g，麦冬 10g，五味子 6g；心阳虚者加用桂枝 15g，龙骨 10g，牡蛎 10g。每日 1 剂，水煎至 150~200ml，分 2 次服。3 个月为 1 个疗程。适用于肝郁肾虚，阴阳失衡证。

2. 男更宁汤

制何首乌、煅牡蛎、牛大力、巴戟天各 30g，淫羊藿、枸杞子、黄柏、郁金、熟地黄、王不留行各 15g，柴胡、当归各 10g，甘草 6g。加减：乏力、纳差者，去熟地黄，加黄芪、党参、白术各 15g；心悸、失眠者，加夜交藤、酸枣仁、合欢花各 15g；潮热盗汗者，去淫羊藿，改熟地黄为生地黄，加麦冬、五味子各 15g；性欲低下、勃起功能障碍者，去煅牡蛎，加丹参、蛇床子各 15g，蜈蚣 2 条。每天 1 剂，水煎 300ml，复煎，早晚温服，3 个月为 1 个疗程。适用于肾虚肝郁型男性更年期综合征。

3. 六味地黄汤

熟地黄 40g，山茱萸、山药各 20g，牡丹皮、泽泻、茯苓各 15g。加减：阳虚者加附子、桂枝各 15g；阴虚火旺明显者加墨旱莲、女贞子各 15g，知母、黄柏各 10g；气虚者加党参、黄芪、白术各 10g；血虚者加当归、黄精何首乌各 15g；头晕头痛者加菊花、枸杞子、牛膝各 10g；心悸失眠者加麦冬、五味子、酸枣仁首乌藤各 10g，龙齿 20g；记忆力下降者加益智仁、五味子、远志各 10g；性欲减退、阳痿者加淫羊藿、巴戟天、菟丝子各 10g；猜疑、忧虑者加郁金、石菖蒲各 10g；易怒者加柴胡、白芍、淡竹叶各 10g。用法：每日 1 剂，水煎服，30 天为 1 个疗程，治疗过程中适时给予心理辅导，以排除心理障碍。适用于更年期肝肾阴虚证。

4. 天蚕壮阳散

将雄天蚕、熟地黄、枸杞三药按 10：8：7 比例烘干打粉制成散剂，每次 8g，2 次 / 天；8 周为 1 个疗程。适用于肾阳虚型男性更年期综合征。

八、研究进展

在治疗男性更年期综合征的现代药理研究中以补肾药研究较为广泛：研究发现，中医"肾主生殖"的功能涉及下丘脑促性腺激素释放激素神经元及其调控性腺轴的功能；并且补肾中药相对于单纯的补充外源性睾酮治疗中老年男性雄激素部分缺乏综合征（PADAM）是不同层面的问题。中药治疗这个复杂的生殖内分泌系统紊乱所引起的问题，无论是减少补充睾酮可能诱发的不良事件，还是探讨 PADAM 与补肾的关系都有着积极的意义。补肾药对下丘脑-垂体-性腺轴存在多元性和双向性的调节作用，其作用机制主要是能很好地延缓性腺轴功能的衰退；在基础研究方面，复方研究以二仙汤开展最多，单味中药研究以淫羊藿、仙茅等为多：二仙汤主要作用靶点在于促性腺激素释放激素，具有促进性腺分泌雄性激素等作用；淫羊藿总黄酮能明显地增加未成年雄性大鼠腺垂体、附睾和精囊腺的重量，淫羊藿提取物不仅仅表现为雄激素样作用，同时还有镇静、抗疲劳、增强免疫、调节内分泌及自主神经功能的作用；生熟地黄、黄精、甘草能直接作用于内分泌腺，具有增强机体免疫功能，类似盐皮质激素去氧皮质酮的作用；枸杞子、酸枣仁、丹参有增强和调节免疫功能的作用；生牡蛎富含钙、锌，具有调节神经兴奋性的作用；枸杞子、淫羊藿有明显抗衰老作用等。

参考文献

[1] 孙颖浩. 男性迟发性性腺功能减退专家共识 [M]. 上海：第二军医大学出版社，2014.

［2］周兴，何清湖，周青，等. 中医药治疗男性更年期综合征随机对照试验的系统评价［J］. 中华中医药杂志，2013，9：2771-2775.

［3］袁淑艳，熊焰. 从肝论治男性更年期综合征［J］. 中医药临床杂志，2020，3：453-455.

［4］唐文佩，吴苗. 男性更年期综合征：概念及其演变［J］. 中国性科学，2018，27（3）：157-160.

［5］吕双喜，曾凡雄，邵魁卿，等. 男性更年期综合征的中医用药规律及治疗思路探究［J］. 山东中医杂志，2017，36（2）：136-139.

［6］张祯雪，周青松，孙中义. 男性更年期综合征的治疗进展［J］. 中国男科学杂志，2016，30（4）：69-72.

第二节　围绝经期综合征

围绝经期综合征是指女性在绝经期或其后，因卵巢功能逐渐衰退或丧失，以致雌激素水平下降所引起的以自主神经功能紊乱代谢障碍为主的一系列症候群。围绝经期综合征多发生于45~55岁之间，一般在绝经过渡期月经紊乱时，这些症状已经开始出现，可持续至绝经后2~3年，仅少数人到绝经5~10年后症状才能减轻或消失。更年期是每个女性必然要经历的阶段，但每个人所表现的症状轻重不等，时间久暂不一，轻的可以安然无恙，重的可以影响工作和生活，甚至会发展成为更年期疾病。短的几个月，长的可延续几年。更年期综合征虽然表现为许多症状，但它的本质却是女性在一生中必然要经历的一个内分泌变化的过程。

根据临床表现，本病属于中医学的"绝经前后诸证"的范畴。本病的发生是妇女在绝经前后，肾气逐渐衰竭，冲任亏虚，精血不足，天癸渐绝，月经将断而至绝经所出现的生理变化，但有些女性由于体质或精神因素以及其他因素的影响，一时不能适应这些生理变化，使阴阳失去平衡，脏腑气血功能失调而出现的一系列脏腑功能紊乱的证候。

一、病因病机

（一）西医学认识

围绝经期综合征出现的根本原因是生理性或病理性或手术而引起的卵巢功能衰竭。卵巢功能一旦衰竭或被切除和破坏，卵巢分泌的雌激素就会减少。女性全身有400多种雌激素受体，分布在几乎女性全身所有的组织和器官，接受雌激素的控制和支配，一旦雌激素减少，就会引发器官和组织的退行性变化，出现一系列的症状。

1. 机体衰老

机体衰老的变化，卵巢功能减退，体内雌激素水平下降直接对机体产生的影响。生理上的变化有卵巢功能的衰退，分泌雌激素和排卵逐渐减少并失去周期性，直至停止排卵；垂体分泌促卵泡激素和促黄体素过多，雌激素的靶器官如阴道、子宫、乳房、尿道等的结构和功能改变，从而在围绝经期出现月经不规则、潮热、多汗、心悸、尿频、尿失禁、阴道干燥、性欲减退、睡眠差、骨质疏松及身体发胖等一系列生理现象，随着生理的改变女性还可出现一些心理上不适反应如情绪不稳定、记忆力下降、多疑、多虑和抑郁等，虽然绝经期通常自然发生，但是它可能因卵巢外科切除手术引起（外科手术性更年期），由癌症治疗造成的卵巢功能衰退也能引起更年期，例如化学疗法或者放射治疗。

2. 神经递质

激素调节功能退化而导致患者多有情绪不稳、易激动、易紧张、失眠、多梦、记忆力衰退等症状。下丘脑神经递质阿片肽（EOP）、肾上腺素（NE）、多巴胺（DA）等与潮热的发生有明显的相关性。5-羟色胺（5-HT）对内分泌、心血管、情感和性生活等均有调节功能。围绝经期综合征患者的自主神经功能障碍与血中5-HT明显降低有关。β-EP抗体的下降表示免疫系统调节神经内分泌的功能发生紊乱而出现各种神经精神症状。

3.遗传因素

孪生姐妹围绝经期综合征开始时间完全相同，症状和持续时间也极相近。个体人格特征、神经类型、文化水平、职业、社会人际、家庭背景等与围绝经期综合征发病及症状严重程度有关。提示本病的发生可能与高级神经活动有关。

4.钙流失

由于钙质流失引发骨质疏松，也是造成围绝经期综合征的常见病因。

（二）中医学认识

本病属中医学"绝经前后诸证"范畴。在历代医籍中虽未有专题论述，但根据临床症状，中医认为本病的发生与绝经前后的生理特点有密切关系。女性49岁前后，肾气由盛渐衰，天癸由少渐至衰竭，冲任二脉气血也随之而衰少，在此生理转折时期，受内外环境的影响，如素体阴阳有所偏胜偏衰，素性抑郁，宿有痼疾，或家庭、社会等环境改变，易导致肾阴阳失调而发病。本病发生的根本原因是肾气渐衰，天癸将竭，冲任虚损，精血不足，阴阳失调所致。如《素问·上古天真论》曰："七七任脉虚，太冲脉衰，天癸竭，地道不通，故形坏而无子也。"这里虽未直接提到本病，但指出妇女更年期的生理变化，已是肾气渐衰，而有任冲二脉失调的病理。

"肾为先天之本"，又"五脏相移，穷必及肾"，故肾阴阳失调，每易波及其他脏腑，而其他脏腑病变，久则必然累及于肾，故本病之本在肾，常累及心、肝、脾等多脏、多经，致使本病证候复杂。常见的分型有肾阴虚和肾阳虚。素体阴虚血少，经断前后，天癸渐竭，精血衰少，复加忧思失眠，营阴暗损，或房事不节，精血耗伤，或失血大病，阴血耗伤，肾阴更虚，脏腑失养，遂致经断前后诸证发生。素体虚弱，肾阳虚衰，经断前后，肾气更虚，复加大惊卒恐，或房事不节，损伤肾气，命门火衰，脏腑失煦，遂致绝经前后诸证发生。

二、临床诊断

（一）辨病诊断

1.诊断要点

（1）年龄在45~55岁的女性。

（2）临床表现　除月经失调外，烘热汗出是典型的特异性症状，可伴有烦躁易怒、心悸失眠、胸闷头痛、情志异常、记忆力减退、血压波动、腰腿酸痛等多种症状。

（3）需除外症状相关的器质性病变及精神疾病，同时结合卵巢功能评价等实验室检查，如血清雌二醇（E_2）降低，卵泡刺激素（FSH）、黄体生成素（LH）增高。

2.相关检查

（1）一般检查

①注意有无心血管、肝肾疾病、肥胖、水肿、营养不良疾病及精神-神经系统功能状态。

②妇科查体：应常规做宫颈细胞学检查，并注意有无性器官炎症、肿瘤。有绝经后流血者，应做分段诊刮和内膜病理检查。细胞学异常者，应做宫颈多点活检和宫颈管搔刮。卵巢增大者，应注意排除肿瘤。

③乳房常规检查。

（2）特殊检查

①激素测定：包括HPO轴、肾上腺轴、

甲状腺轴、胰腺功能的激素测定。

②血化学：包括血钙、磷、血糖、血脂、肝肾功能。尿糖、尿蛋白。Ca^{2+}/C，羟脯氨酸/C 比值。

③医学影像学检查：重点是确诊骨质疏松症。包括骨密度、骨皮质厚度单/多束光吸收测量、中子活性测定、CT 和 MRI 检查。

（二）辨证诊断

中医认为女性在绝经前后，肾气渐弱，冲任二脉虚衰，天癸渐竭，月经将断，生殖能力低下，在此转折时期。如阴阳平衡失调，脏腑气血不相协调，则会出现一系列症状。有医家认为该病主要病因为天癸将绝。肾气渐衰，冲任亏虚，经血不足，肝失濡养，肝阴不足，肝阳偏盛，疏泄过度而致月经紊乱，或因劳思过度，损伤心脾而致心气虚，脾阳不振。

1. 肝肾阴虚型

临床证候：头晕耳鸣，心烦易怒，阵阵烘热，汗出，兼有心悸少寐，健忘，五心烦热，腰膝酸软，月经周期紊乱，经量或多或少或淋漓不断，色鲜红。舌红苔少，脉弦细数。

辨证要点：腰膝酸软，胁痛，耳鸣遗精，眩晕，伴见虚热之象。

2. 心肾不交型

临床证候：心悸，怔忡，虚烦不寐，健忘多梦，恐怖易惊，咽干，潮热盗汗，腰酸腿软，小便短赤。舌红苔少，脉细数而弱。

辨证要点：心火偏亢，上扰心神的症状，同时伴有肾阴亏虚之证症状。

3. 肝气郁结型

临床证候：情志抑郁，胁痛，乳房胀痛或周身刺痛，口干口苦，喜叹息，月经或前或后，经行不畅，小腹胀痛，悲伤欲哭，多疑多虑，尿短色赤，大便干结。舌质红，苔黄腻，或舌质青紫或瘀斑，脉弦或涩。

辨证要点：本证多因情志不遂，或突然受到精神刺激，或因病邪侵扰，阻遏肝脉。

4. 脾肾阳虚型

临床证候：月经紊乱，量多色淡，形寒肢冷，倦怠乏力，面色晦暗，面浮肤肿，腰酸膝冷，腹满纳差，大便溏薄。舌质嫩，苔薄白，脉沉弱。

辨证要点：以脾肾阳虚、阴寒内盛证的症状为特征。

5. 肾阴阳俱虚型

临床证候：颧红唇赤，虚烦少寐，潮热盗汗，头昏目眩，耳鸣心悸，敏感易怒，形寒肢冷，腰膝酸软，月经闭止，性欲减退。舌质淡，脉沉无力。

辨证要点：同时具有肾阴虚和肾阳虚的症状。

三、鉴别诊断

（一）西医学鉴别诊断

1. 与冠心病相鉴别

围绝经期综合征由于自主神经功能紊乱，使血管舒缩功能失调也会出现心前区疼痛、心悸等酷似冠心病心绞痛的症状，但根据以下方面不难鉴别。

（1）心绞痛的特点是胸前下段或心前区突发的压榨性或窒息性疼痛，且向左臂放射，持续时间很少超过 10~15 分钟，口服硝酸甘油后 1~2 分钟内疼痛可缓解或消失，围绝经期综合征心前区疼痛是持续性钝痛，口服硝酸甘油后疼痛不能缓解。

（2）心绞痛与体力活动和情绪激动有关，而围绝经期综合征与体力活动无关，仅与情绪，精神有关。

（3）心电图检查，冠心病多有改变，围绝经期综合征无变化。

2. 与高血压相鉴别

围绝经期综合征出现血压升高者为数不少，但与高血压病不同，其主要鉴别点在于以下几点。

（1）高血压血压升高呈持续性，收缩压，舒张压都超过正常水平；围绝经期综合征仅收缩压升高，舒张压正常，一天中波动较大，睡眠后血压往往降至正常范围。

（2）高血压病常伴有头晕，头痛，心悸等心血管症状；而围绝经期综合征则伴有阵热潮红、多汗等自主神经功能紊乱的症状。

（3）高血压常有胆固醇升高，眼底或心电图改变；围绝经期综合征则有雌激素（或睾酮）水平下降，眼底血管及心电图多无变化。

3. 与食管癌相鉴别

有些围绝经期综合征的患者常常感到咽喉部有异物感，吞之不下，吐之不出，但不影响吞咽，虽经各种检查也找不到器质性病变，这种现象是由于内分泌功能紊乱，使中枢神经系统控制失调，造成自主神经功能紊乱而引起的咽部或食管上段肌肉异常收缩，此时应与食管癌相鉴别，食管癌的症状是进行性吞咽困难，患者多有进行性消瘦，食管钡餐X线检查、纤维食管镜或食管拉网检查等可发现病理改变。

4. 与宫颈及子宫肿瘤相鉴别

围绝经期综合征多发生于绝经前期，此时又是宫颈癌和子宫肌瘤的好发年龄，因此也应注意鉴别，只要定期做妇科检查，必要时做宫颈刮片活检和子宫内膜活检不难排除。

5. 与围绝经期精神病相鉴别

围绝经期精神病特点是在围绝经期首次发病，伴有性功能衰退。主要症状有忧郁、焦虑、多疑，发病缓慢，病程较长，共分为3型。

（1）围绝经期忧郁症　忧郁，焦虑，疑病，自责，自罪，自卑，严重时可能自伤自毁。

（2）围绝经期妄想症　主要是妄想观念，如嫉妒妄想、被害妄想、疑病妄想等，伴有幻觉、幻听，自知力缺乏，定向力完整。

（3）围绝经期神经官能症　见于围绝经期早期，症状类似癔病发作，精神受刺激后容易激动，爱发脾气，爱哭，睡眠障碍，记忆力减退，容易疲乏，肢体无力。

6. 与尿道膀胱炎相鉴别

尿道膀胱炎有尿频、尿急、尿痛、血尿，甚至尿失禁。尿常规化验有白细胞，尿培养可发现致病菌，抗感染治疗有效。

7. 与增生性关节炎（又称退行性关节炎）相鉴别

绝经后肥胖、活动量大的女性易发生。常见于负荷重的关节，如脊柱、髋、膝等关节。有病的关节轻微酸痛和发僵，活动后好转，活动时有摩擦音。蹲下后站起时疼痛加重，随年龄增长而重，可出现关节活动受限，但不致完全强直。X线检查见关节有骨质增生，可有骨刺、关节间隙变窄。

（二）中医学鉴别诊断

1. 与脏躁相鉴别

情志的异常不独见于绝经前后妇女。

2. 与百合病相鉴别

神志恍惚，行、卧、饮食等皆觉不适，不独见于绝经前后，而多继发于急性热病，或中毒、脑部疾患之后。

3. 与瘿气相鉴别

瘿气有多食易饥，眼突手颤等症，甲状腺摄碘131试验、PBI及T_3、T_4、甲状腺同位素扫描检查有特异性改变。

4. 与风眩、虚眩相鉴别

风眩、虚眩多有血压改变，不一定在围绝经期发病。

四、临床治疗

（一）提高临床疗效的要素

目前，性激素治疗被认为是临床治疗围绝经期综合征最有效的方法，但其不良影响有待进一步研究，且其在预防冠心病和认知功能障碍中的作用尚存在争议。此外，通过身体锻炼、心理调节、饮食调理、非性激素治疗（黑升麻、镇静药、抗抑郁药等）及中医药辨证论治也可起到一定效果。所以，针对围绝经期综合征的治疗，随着西医学模式的改变，需要综合生理—心理—社会因素多种因素考虑，制定综合性的治疗方案，减少不良反应的发生，以达到最佳疗效。

1.精神心理干预

心理治疗是围绝经期综合征治疗的重要组成部分，可辅助使用自主神经功能调节药物，如谷维素、地西泮（安定）有助于调节自主神经功能。还可以服用维生素B_6、复合维生素B、维生素E及维生素A等。给患者精神鼓励，解除疑虑，建立信心，促使健康的恢复，建议患者采取以下措施延缓心理衰老。

（1）科学地安排生活，保持生活规律化，坚持力所能及的体育锻炼，少食动物脂肪，多吃蔬菜水果，避免饮食无节，忌烟酒。为预防骨质疏松，围绝经期和绝经后女性应坚持体育锻炼，增加日晒时间，摄入足量蛋白质和含钙食物。

（2）坚持力所能及的体力劳动和脑力劳动，坚持劳动可以防止肌肉、组织、关节发生"废用性萎缩"现象。不间断地学习和思考，学习科学文化新知识，使心胸开阔，防止大脑发生"废用性萎缩"。

（3）充实生活内容，如旅游、烹饪、种花、编织、跳舞等，以获得集体生活的友爱，精神上有所寄托。

（4）注意性情的陶冶，围绝经期易出现急躁、焦虑、抑郁、好激动等情绪，要善于克制，并培养开朗、乐观的性格，善用宽容和忍耐对待不称心的人和事，以保持心情舒畅及心理、精神上的平静状态，有利于顺利渡过围绝经期。

2.注重疾病预防

（1）调整心态，舒缓压力　围绝经期是人生长发育成熟向衰退转折的时期是生命的必然过程，是不以人的意志为转移的自然规律，虽然每个人在围绝经期的反应及征象有程度轻重、时间长短的差别，但却不可能不经历围绝经期。女性在围绝经期易出现烘热面赤，多汗烦躁易怒，头晕目眩，失眠健忘，腰背酸痛，手足心热，或伴有月经紊乱等不适症状。提前认识围绝经期综合征的发病原因及其转归，了解其临床表现对围绝经期的不适做好心理准备，切忌盲目疑虑，并无休止地寻找自己身上出现的任何一点不适。

（2）倡导健康的生活方式

①起居有常，合理的膳食：围绝经期女性生理和代谢等方面发生一定变化，胃肠功能吸收减退，膳食食谱应采取四舍五入法，即脂肪、胆固醇、盐和酒等四种物质应尽量减少，同时增加摄取富含纤维素的饮食，增加植物性蛋白质的摄取，选择富含β–胡萝卜素、维生素C、维生素E的食物，多摄取富含钙质的食物，每天饮6~8杯的清水。

②合理适度地安排性生活：有益于心身健康和家庭和睦，女性可以从适度的性生活中得到更大的满足和欣慰，增强对生活的信心和安全感，还可获得身心和谐的幸福感。

③善于诊查，其微易救：进入围绝经期的女性应及时关注自身变化，定期进行全面的体检，包括血脂、血压、血糖、妇检、宫颈防癌涂片、骨量测定等，尽可能

早期发现或延缓各种疾病的发生。如果发现器质性疾病应积极尽早治疗。

3. 中西医理论的有机结合

西医学将卵巢发育分为青春前期、青春期、性周期、围绝经期及绝经期，与《素问·上古天真论》"女子七岁肾气盛，齿更发长；二七而天癸至，任脉通，太冲脉盛，月事以时下，故有子，七七任脉虚，太冲脉衰少，天癸竭，地道不通，故形坏而无子也"的论述相似。一般认为绝经期雌二醇浓度低于生育年龄月经周期的任何阶段。中医认为七七任脉虚，天癸竭，故推测雌二醇与中医所说的"天癸"物质关系密切，即当围绝经期、绝经期，这种"天癸"物质日趋减少而不断耗竭时，血浆雌二醇浓度也随之下降，这也是围绝经期妇女免疫功能紊乱的原因。围绝经期综合征患者存在高黏血症及微循环障碍，从而直接影响中枢和心血管系统，这也正是中医学中痰瘀阻络的表现。本病阴虚火旺的患者病理生理基础可能为自由基反应的增强。此外，雌二醇与促卵泡激素间的关系，可能是一种阴与阳之间的关系，根据上述论述，推测血浆雌二醇属于"肾精""肾阴"的范畴。当围绝经期卵巢功能不全时，通过反馈，影响下丘脑的神经传导物质的分泌，致使自主神经不稳定，而呈现肝阳上亢或阴虚阳亢的证候，临床通过调节这两种女性激素水平并使之处于动态平衡，对维持更年期妇女的机体内环境的稳定和提高这一时期的生活质量起到重要作用。

（二）辨病治疗

1. 一般治疗

对于烦躁、失眠、头痛、忧虑等症状明显者，可适当选用一些镇静剂或调节自主神经功能的药物。地西泮 2.5~5mg，每日 2~3 次，口服；眠尔通 100~400mg，每日 2~3 次，口服；谷维素 10~20mg，每日 3 次，口服。此外还可配合服用维生素 B_6、复合维生素 B、维生素 E 及维生素 A 等。

2. 激素治疗

（1）雌激素　①雌三醇：1~4mg，每日 1 次，口服；②乙炔雌三醇：0.01~0.05mg，每日 1 次，口服；③己烯雌酚：0.25~0.5mg，每日 1 次，口服。以上药物均可使用 3 周，停药 5~7 天，为 1 个周期。④乙炔雌三醚：4~5mg，每月 1 次；或每半个月 2mg，口服。

（2）孕激素　适用于对雌激素禁用的患者。常用药：①长效甲孕酮：100~150mg，3 个月 1 次，肌内注射；②18-甲基炔诺酮：250mg，每日 1 次，口服；③安宫黄体酮片：10mg，每日 1 次，口服；连用 3 个月。

（3）雄激素　①丙酸睾酮：25mg，每日 1 次，肌内注射，共 6 次。适用于本病子宫出血期间；②甲基睾丸素：5mg，每日 2 次，舌下含服。每月剂量一般不超过 200mg，以免出现男性化。

（4）雌-孕激素联合周期疗法：每月应用雌激素 21 天，在最后的 10 天中同时加用孕激素，每日 1 次，共用 10 天（如醋酸甲羟孕酮 10mg，或醋酸炔诺酮 5mg，每日 1 次），然后同时停药、等待撤药性出血停止或第 5 天后再进行第二次周期治疗。

（5）雌雄激素联合周期疗法　乙蓖酚 0.25mg，甲基睾丸素 5mg，每日口服 1~2 次，1 周后调整剂量，服用 3 周，停药 5~7 天，为 1 个疗程。

（6）雌激素合并克罗米芬疗法　用结合雌激素 1.25mg，每日 1 次，共 7 天，继而用克罗米酚 50mg，每日 1 次，口服，共 10 天，治疗 3 个疗程。

（7）性激素类药物皮下埋植　国外目前应用的皮下埋植药物是：雌二醇 50mg，睾丸酮 100mg，每 4~12 个月埋植 1 次，能解决潮热，抑郁，情绪不稳定，头痛，失眠等症状。对有子宫者每月加服炔诺酮 5~7 天，每天 2.5~5mg。

3. 防治骨质疏松药物

（1）钙剂　作为各种药物治疗的辅助或基础用药。绝经后妇女的适当钙摄入量为 1000~1500mg/d，65 岁以后应为 1500mg/d。补钙方法首先是饮食补充，不能补足的部分以钙剂补充，临床应用的钙剂有碳酸钙、磷酸钙、氯酸钙、枸橼酸钙等制剂。

（2）维生素 D 适用于围绝经期女性缺少户外活动者，每天口服 400~500U，与钙剂合用有利于钙的完全吸收。

（3）降钙素　是作用很强的骨吸收抑制剂，用于骨质疏松症。有效制剂为鲑降钙素。

（4）双膦酸盐类　可抑制破骨细胞，有较强的抗骨吸收作用，用于骨质疏松症。常用氨基双膦酸盐。

4. 激素替代疗法应用方法

围绝经期综合征主要是卵巢功能衰退，雌激素减少引起，激素替代疗法（HRT）是为解决这一问题而采取的临床医疗措施，科学、合理、规范的用药并定期监测，HRT 的有益作用将超过其潜在的害处。

（1）HRT 临床应用指南　根据 2003 年中华医学会妇产科分会绝经学组对围绝经期和绝经后妇女治疗原则执行。

（2）药物种类和制剂　①雌激素：天然甾体类雌激素制剂，如雌二醇、戊酸雌二醇、结合雌激素、雌三醇、雌酮；部分合成雌激素如炔雌醇、炔雌醇三甲醚；合成雌激素如尼尔雌醇。②孕激素：对抗雌激素促进子宫内膜生长的作用。有 3 类：19- 去甲基睾酮衍生物（如炔诺酮）、17- 羟孕酮衍生物（如甲羟孕酮）、天然黄体酮（如微粉化黄体酮）。③雌、孕、雄激素复方选用：替勃龙进入体内的分解产物具有孕激素、雄激素和弱的雌激素活性，不刺激子宫内膜增生。

（3）用药途径　有口服给药、阴道给药、皮肤给药，可依据病情及患者意愿选用。

（4）常用方案　①连续序贯法：以 28 天为 1 个疗程周期，雌激素不间断应用，孕激素于周期第 15~28 天应用。周期之间不间断。本方案适用于绝经 3~5 年内的妇女。②周期序贯法：以 28 天为 1 个治疗周期，第 1~21 天每天给予雌激素，第 11~21 天内给予孕激素，第 22~28 天停药。孕激素用药结束后，可发生撤药性出血。本方案适用于围绝经期及卵巢早衰的女性。③连续联合治疗：雌激素和孕激素均每天给予，发生撤药性出血的概率低。适用于绝经多年的女性。④单一雌激素治疗：适用于子宫切除术后或先天性无子宫的卵巢功能低下女性。⑤单一孕激素治疗：适用于绝经过渡期或绝经后围绝经期症状严重且有雌激素禁忌证的女性。⑥加用雄激素治疗：HRT 中加入少量雄激素，可以起到改善情绪和性欲的作用。

（5）HRT 的最佳剂量　为临床效应的最低有效量，能达到治疗目的，阻止子宫内膜增生，血中 E_2 含量为绝经前卵泡早期水平。

（6）用药时间　①短期用药：持续 HRT_5 年以内，称为短期用药。主要目的是缓解围绝经期症状，通常 1 个月内起效，4 个月达到稳定缓解。②长期用药：用于防治骨质疏松，至少持续 3 年以上。

（7）不良反应及危险性　子宫出血、性激素的不良反应、孕激素的不良反应、子宫内膜癌、乳腺癌。

（三）辨证治疗

1. 辨证论治

（1）肝肾阴虚型

治法：滋补肝肾，育阴潜阳。

方药：一贯煎、六味地黄汤加味。北

沙参、麦冬、当归、枸杞子、川楝子、生地黄、山药、山萸肉、牡丹皮、茯苓、泽泻。血压高者加珍珠母；腰痛者加川断、桑寄生；失眠者加夜交藤、合欢皮。

（2）心肾不交型

治法：滋阴降火，交通心肾。

方药：黄连阿胶汤或天王补心丹加减。黄连、黄芩、甘草、白芍、酸枣仁、阿胶（烊冲）、鸡子黄、柏子仁、天冬、麦冬、生地黄、当归、玄参、苦参、丹参、桔梗、朱砂、五味子、远志、茯苓。烦躁不安、易惊醒者加龙骨、牡蛎、磁石；健忘多梦者加琥珀、莲子心。

（3）肝气郁结型

治法：疏肝理气，滋水涵木。

方药：逍遥散加减。当归、白芍、柴胡、茯苓、白术、炙甘草、生姜、薄荷。口苦烦躁、易怒者加黄芩、栀子、龙胆草；舌青紫有瘀斑者加桃仁、红花。

（4）脾肾阳虚型

治法：温补脾肾。

方药：二仙汤和右归丸加减。仙茅、淫羊藿、当归、巴戟天、黄柏、知母、熟地黄、附子、肉桂、山药、山茱萸、菟丝子、鹿角胶、枸杞子、当归、杜仲。便溏加山药、扁豆；偏肾阳虚者加熟地黄、山萸肉、肉桂。

（5）肾阴阳俱虚型

治法：滋阴温阳。

方药：二仙汤加减。仙茅、淫羊藿、知母、黄柏、当归、巴戟天。

2.外治疗法

（1）体针　取双合谷，双太冲，双三阴交，每日1次，10次为1个疗程。适用于肾虚、阴阳平衡失调者。

（2）耳针　取内分泌，神门，交感，皮质下，心，肝，脾，肾。每次选3~4个穴，隔日针刺1次；或耳穴埋针或耳穴埋王不留行籽。适用于阴阳平衡失调者。

3.成药应用

（1）妇宁胶囊　每次4粒，每日3次，口服。具有镇惊安神，宽胸宁心之功效。主治围绝经期综合征，适用于阴虚肝旺，心血不足之证。

（2）更年女宝片　每次4片，日2~3次，口服。具有补益肝肾祛瘀之功效。主治围绝经期综合征，适用于肝肾亏损兼有血瘀之证。

（3）琥珀安神丸　每次1丸，日2次，口服。具有滋肾清心，镇惊安神之功效。主治围绝经期综合征，适用于心肾不交之证。

（4）龙凤宝胶囊　有补肾壮阳，益气强心之功效。主治围绝经期综合征，适用于肾阳虚，脾气弱之证。

（5）知柏地黄丸　每日2次，每次4.5g，吞服。用于肾阴虚，虚火旺者。

（6）生脉饮　每日2次，每次2支，口服。用于气阴两虚者。

（7）左归丸　每日2次，每次4.5g，吞服。用于肾阴者。

（8）右归丸　每日2次，每次4.5g，吞服。用于肾阳虚者。

（9）大补阴丸　每日2次，每次4.5g，吞服。用于阴虚者。

（10）全鹿丸　每日2次，每次4.5g，吞服。用于肾阳衰弱者。

（11）逍遥丸　每日2次，每次3g，与左归丸或右归丸同服。用于肾虚肝郁者。

（12）杞菊地黄丸　每服6g，日3次。适用于肝肾阴虚者。

（13）人参鹿茸丸　每服6g，日3次。适用于脾肾阳虚者。

（14）金匮肾气丸　每服6g，日3次。适用于肾气不固者。

（15）五子衍宗丸　每服9g，日2次。适用于肾气不足者。

（16）人参归脾丸　每服9g，日2次。

适用于心脾两虚者。

（17）交泰丸　每服3g，日服2次。适用于心肾不交者。

（18）礞石滚痰丸　每服6g，日服2次。适用于痰气郁结者。

（19）五苓散　每服9g，日服3次。适用于脾阳不足而水肿者。

（20）养血安神片　每服4片，日服3次。适用于阴血不足者。

（21）舒神灵　每服4片，日服3次。适用于心神抑郁不舒者。

（22）更年安　每服4片，日服3次。适用于阴虚阳亢者。

（23）更年康　每服3片，日服3次。适用于气血不足之脏躁证者。

（24）固经丸　每服6g，日服3次。适用于冲任不固者。

4. 单方验方

（1）炙甘草6g，浮小麦60g，大红枣50g，煎服。用于烘热出汗，心悸怔忡者。

（2）野百合30g，肥知母10g，熟地黄12g，煎服。用于烘热出汗，口干咽燥，情绪不宁者。

（3）淫羊藿10g，知母9g，煅牡蛎30g，浮小麦30g，黄芪12g，巴戟10g，煎服。用于肾虚烘热出汗者。

（4）生地黄15g，紫石英、制首乌各20g，白蒺藜、无花果、绿萼梅各6g，淫羊藿、枸杞子、山萸肉、当归、白芍各10g。适用于围绝经期多汗者。加减：肝肾阴虚者加女贞子、墨旱莲、决明子；脾肾两虚者加仙茅、菟丝子、山药、党参、白术；肝气郁结者加柴胡、川楝子；心神不交加酸枣仁、茯神、五味子；气滞血瘀者加桃仁、红花。每日1剂，水煎，分2次服。

（5）菟丝子30g，白芍30g，当归30g，熟地黄15g，山药15g，茯苓10g，荆芥穗6g，柴胡10g。加减：头晕腰酸、经量多者加女贞子、旱莲子；失眠多梦者加酸枣仁、

柏子仁；心烦易怒、舌红者加栀子、珍珠母；面部潮红者加生地、知母、黄柏。每日1剂，水煎，分2次服。

（6）莲子10g，百合10g，丹皮15g。共研末，每次2~3g，每日2次，黄酒送服。适用于心烦失眠等症。

（7）生地黄12g，熟地黄12g，茯苓12g，泽泻9g，丹皮6g，山药12g，山萸肉9g，何首乌12g，仙茅12g。水煎服，每日1剂。适用于心肾不交之证。

（8）柴胡9g，党参15g，姜半夏9g，炙甘草6g，黄芩9g，浮小麦30g，大枣6g，黑山栀9g，珍珠母30g，淫羊藿12g，水煎服，每日1剂。适用于肝肾不足之潮热汗出。

（五）医家诊疗经验

1. 刘华一

刘华一教授从脾胃论治围绝经期综合征，指出围绝经期综合征以"气血失调、阴常不足、阳常有余"的病理变化为要，临证处方应时刻注重平调气血阴阳。脾胃执中央行运化之能，化气生血，调畅气机，涵养脏腑，故而健脾益胃可使机体阴阳、气血建立新的动态平衡。另外，女子以血为本，肝藏血而为血海，体阴而用阳，常易升发太过而侮土，临床多表现为情志失调、经期紊乱、脘腹胁肋不适，形成肝脾不调证，因此调补中土不忘疏肝是为治疗围绝经期综合征一大要点。本病多呈虚实夹杂之候，以"郁"和"瘀"为常见，用药上，刘教授认为应多用甘辛平和之品，甘能补脾填虚，使中土健旺，辛能行散，令气血顺和，配以滋阴之品，调和阴阳，缓慢图之，使肾精得充，冲任得调，从而达到治疗目的。

2. 王庆国

王庆国教授认为围绝经期综合征是女性年近五旬，肾气渐衰，冲任虚少，天癸

渐竭，月经向断绝阶段过渡，机体一时不能适应，阴阳二气失于和调而产生的一系列证候群。盖营属阴，卫属阳，阴阳平衡，营卫调和，则周身舒适。围绝经期患者肾气不足，可直接影响着营卫化生和输布，使阴阳失去平衡，阳不守外，阴不守内，则出现阴阳失调，营卫不和的证候。王教授治疗此类证型，立足于燮理阴阳，调和营卫，并强调药须柔润，不宜刚燥，应顾及脏腑阴阳的协调。临床上，王教授主以柴胡桂枝汤合龙琥甘麦大枣汤加减。小柴胡汤具有和解少阳、疏肝理气、解热功效，桂枝汤除具有调和营卫、解肌祛风之功外，还有调和气血、调理阴阳之功。桂枝汤外调营卫，内和脾胃；小柴胡汤外转枢机，内和肝脾，二方合用，于外感热病则为太少二阳双解之轻剂，于内伤杂病则是调和肝胆脾胃，气血营卫之良方。柴胡桂枝汤能起到调和脏腑气血、阴阳之作用，故可用于治疗围绝经期综合征等妇科诸病，收效颇佳。

3. 肖承悰

肖承悰教授认为围绝经期综合征的主要病机是肝肾阴虚、心肾不交，该病与肾、心、肝密切相关。在治疗方面应抓住围绝经期女性的生理病理特点，从心、肝、肾三脏着手，着重交通心肾，使水火相济，而诸症得愈。具体治疗以一方为主，随症加减变化，以达到交通心肾兼养肝血的目的。肖教授经验方主要组成：女贞子、生地黄、制首乌、百合、丹参、墨旱莲、生龙骨、生牡蛎、合欢皮、茯苓、莲子心、知母。

4. 庞泮池

庞泮池教授对妇科子宫并附件全切除手术后出现的围绝经期综合征的调治颇具特色，疗效显著。治疗方面的特色有：①扶正固本，补后天以养先天：庞教授认为，女性围绝经期综合征，其病在肾。故

治疗宜在六味地黄丸的基础上加用黄芪、党参、白术、白芍、当归等健脾益气养血之品，所谓"补后天以养先天"。若偏肾阴虚而火旺者，加用知母、黄柏；偏肾阳虚者，加二仙汤，甚或加熟附片、肉桂、益智仁。中州失运者，加制半夏、陈皮、茯苓、砂仁等健脾和胃之品。对于使用龟甲、鳖甲之类，药量宜轻，徐徐进补，缓图其功。②治肝为要，健运脾胃相辅佐清：子宫并附件全切除手术后所致围绝经期综合征常表现为情绪抑郁，悲观失望，或焦躁易怒，或多猜多疑，焦虑恐惧，甚至欲寻短见。庞教授认为此类病治肝尤为重要，若心气不足，肝气偏亢，可用《金匮》甘麦大枣汤以养心气、缓肝急。若咽中如有物阻，吐之不出，咽之不下，白腻者，可加《金匮》半夏厚朴汤；苔薄者，可加绿萼梅、郁金、陈皮理气化痰对心肝火旺者，可用百合地黄汤合甘麦大枣汤，加枸杞子、麦冬、白芍、枣仁柔肝缓急，养心安神。对肾阴亏虚、水不涵木，出现头晕头痛、烦躁、烘热汗多、夜寐不实者，可在知柏地黄丸基础上加平肝清心之品，如白蒺藜、珍珠母、莲子心、天麻等。对肝火亢旺，头痛眼痛，脉弦数者，加龙胆草、炒山栀、生地等清肝泻火。③内外相应，心理治疗不可少：庞教授对患者的精神心理治疗极为重视。首先强调对患者要具有高度的同情心，视患者为亲人，使患者一见如故，放松紧张心理，倾诉病痛及苦恼。再加以细心观察，耐心疏导，配合药物辨证施治，常能达到事半功倍的效果。

5. 哈荔田

哈荔田教授认为女性到围绝经期由于肾气渐衰，天癸竭绝，从而在生理上引起月经紊乱或断绝，生殖功能减退或丧失的变化，乃是一种自然的生理变化，不能视作病态，也不是发生围绝经期综合征的必然结果。而本病的发生，主要由于患者禀

赋不充，或久病失养，兼之七情所伤，饮食失节，劳倦失度。或外邪侵扰等因素，从而导致脏腑功能失和，进一步损伤冲任二脉的结果。对于更年期综合征的治疗要以调冲任为本，而调冲任又当调脏腑、和气血，其中尤须注重肝、脾、肾三脏。肝血不足，血海失盈，或肝失疏泄，气滞血瘀：则可致冲任不足或失调；肾精亏损，阳失潜藏，或肾阳虚衰，经脉失于温养，则对冲任二脉的影响尤为突出；脾失健运，化源不足，血海空虚，无血可下，也可致冲任虚衰，功能减退，从而产生月经紊乱，脏腑功能失常的一系列症状。治疗上当根据冲任损伤虚实的不同情况和不同脏腑，或先泻后补，或亦补亦疏，或补肝肾为主，或补脾肾为先，或两和肝脾，或心脾兼顾。后期总以补肝肾，理脾胃为善后之计。其间，变化不离准绳，灵活而有规矩，不能拘于分型定法，而应无穷之变。临床体会，用药不宜过于辛燥，甚至诛伐无过。如清热不宜过于苦寒，祛寒不宜过于辛热，活血不宜过于峻逐，理气不宜过于攻破。

6. 蔡小荪

蔡小荪教授对围绝经期综合征的病机认识和治疗特点：①本虚在肾气，补肾同时注重调脾：蔡教授认为肾气衰退引起诸脏乃至全身功能失调是造成围绝经期综合征的根本原因。病因虽然单一，但治本之法不能仅仅着眼于肾气精血的衰退，因为肾气衰退乃生理性转变的大趋势，任何治法方选终不能截断这种衰变。补益肾气固然重要，但调理脾胃也至为关键。肾气衰退最终必使其他脏腑因失天之培育而功能失常。脾胃乃后天之本，为医者若能在疾病尚未累及脾胃之前，先安未病之地，即在发病之初就注重脾胃的调护，不仅脾胃可免肾衰之累，且脾胃健运，则谷安精生，化源不竭，气血充盈，其他脏腑灌溉不乏，可代偿其先天不足。同时也能使已衰之肾

气，得后天精微的充分滋养，有望可减慢衰势，缓冲脏腑阴阳之失调，使机体在短时间内建立新的动态平衡。对一些兼围绝经期功能失调性子宫出血的患者，由于肾气衰变与大量失血形成恶性循环，致使气血阴阳极度匮乏，治疗颇为棘手。蔡教授在家传"养营固摄汤"基础上，适当加重补脾药物，往往2~3剂药后即能使经血干净。②标实在心肝，泻火勿忘理气化痰：肝为刚脏，体阴而用阳，主乎动，主乎升，乙癸同源，精血同源。因肾气衰退，肝失肾水之滋养，则刚强之性暴现，通常出现两种结局：一是因水不涵木，直接导致肝火亢盛、肝阳上亢；一是因肝失柔和条达疏泄之职，引起气机不畅，升降出入违常，致使体内水湿代谢障碍，湿聚成痰，产生气滞痰阻的病变。同时由于心失肾水上济，呈现心火偏亢，心神不宁的证候。临床上诸火（肝火、心火、痰火、郁火）、诸痰（气郁生痰、火盛炼痰）、气滞、阳亢多种病理变化互相影响、互为因果，引起一系列复杂多变的综合征，故本病属本虚标实之证，法当扶正祛邪并举。蔡教授认为此类患者就诊之初往往标实诸症颇重颇急，而患者又易多思多虑，若一诊之后症状显减，则治病信心大增；若一诊之后疗效不显，治疗往往难以奏功。故首诊疗效至为关键，初诊治疗之肯綮，在于抓住火、痰、滞三端，明审其中轻重缓急，用先治其标，后治其本之法，单刀直入，迅速有效地折其标实之势，一旦症状缓解，再增治本之品。③临证遣方选药，精简轻灵恒变有度：蔡教授治疗用药，泻火多取黄柏、知母、丹皮、地骨皮诸药；平肝频用生石决明、菊花、钩藤、白蒺藜之类；理气用柴胡、青皮、郁金、木香种种；化痰用陈皮、半夏、菖蒲、胆南星、姜竹茹等；养心安神用丹参、柏子仁、远志、朱灯心、磁石；缓急用远志、淮小麦、甘草、白芍、菖蒲；

健脾益气用党参、黄芪、云茯苓、白术；补益肾气用生熟地、巴戟肉、淫羊藿、甘杞子。皆普通平常药物，随证选用 10~12 味为方，剂量轻者 4.5g，重者 12~15g，然取效多捷。蔡教授言：治病贵在深悟病之特性，辨证正确，用药精当切病，自能取得疗效。其中深谙药性功用十分重要，如本病泻火药的选用，虽病属心肝火旺，但终是肾水不足之虚火，故忌用大寒大苦之龙胆、山栀、黄柏，知母既能滋阴，又能泻火，当推首选药物；次为丹皮、地骨皮。若火旺甚者，也可暂用川连、黄芩，但需中病即止，免犯虚虚之诫。凡急躁易怒，悲伤欲哭，喜怒无常，多思多虑者，每以甘麦大枣汤配石菖蒲、白芍用之。甘麦大枣配白芍柔肝养血，与甘草伍，助缓急之功，菖蒲既能豁痰开窍，又能理气活血，治心气不宁，《重庆堂随笔》言其是"舒心气，畅心神，怡心情，益心志"之妙药也。五药相得益彰，用之颇验。疏肝解郁之品，蔡教授最喜郁金，认为其性轻扬，能散郁滞，顺逆气，上行而下达，对心肺肝肾火痰郁遏不行用之最佳。夜寐难安，甚则彻夜不眠者，增西珀末 1.2g，于临睡前 1~2 小时吞服，有显效。

7. 夏桂成

夏桂成教授临证中总结出来以下 3 条经验：①推导 7、5、3 奇数律，防治围绝经期综合征，在长期对女性生殖机制的研究中，发现 7、5、3 奇数律与女性生殖生理功能的活动有着重要的内在联系。夏教授认为，月经周期节律的衰退，实际上是女性周期阴阳消长转化运动的衰退和终止，而阴阳运动的衰退与终止，与个体的体质、遗传、地区、气候等不同有关，归纳起来，是受内在的 7、5、3 奇数律所支配。这是夏教授近年来防治月经病、推导阴阳运动规律的要求论治未病的最大特色。②抓住心－肾－子宫生殖轴，重在治心，结合滋

肾调子宫，指出围绝经期综合征的发生是心－肾－子宫轴紊乱所致，创造性地称其为心－肾－子宫综合征。由于本病为心－肾－子宫轴紊乱的病机特点，因此临床上可见单治气火疗效欠佳的现象。由此创制了滋肾清心汤，为滋阴降火、交济心肾，兼调子宫的验方。药用钩藤、牡丹皮、莲子芯、黄连、紫贝齿、牡蛎、合欢皮、太子参、浮小麦、丹参、川牛膝、茯苓等。发作时治心，以心血（脉）心神为主论治，但要兼顾其肾，平时以调治肝肾为主，兼以调心。③深入辨析寒热错杂，论治更需圆机活法，将围绝经期综合征病证反应分为如下 3 种：热多寒少，重在心肝气火偏旺；热少寒多，重在脾肾阳虚；寒热参半，阴阳紊乱。就本病证而言，在具体选方上尽可能避免相互间矛盾性，而且要注意到寒热间的脏腑归经学说，使滋阴清热不影响到祛寒，祛寒温阳不影响到清热的一面。

五、预后转归

女性围绝经期又可分为绝经前期（临床表现月经周期不规则）、绝经期（月经完全停止连续 6 个月以上）和绝经后期。全过程经历 2~5 年或更长的时期。中国城市女性绝经年龄平均 49.5 岁，农村妇女年龄平均为 47.5 岁。绝经期这段时间内，女性身体及精神上发生了巨大变化。多数女性能平稳度过这个阶段，但也有少数女性由于围绝经期生理与心理变化较大，被一系列症状所困扰，影响身心健康。女性生命的三分之一时间将在绝经（围绝经期最突出的表现）后度过。因此，必须重视和做好围绝经期不同时期的预防和保健措施，以期获得更好的预后。

（1）血管功能失调 阵发症潮红及潮热，即突然感到胸部、颈部及面部发热，出汗、畏寒，有时伴心悸、胸闷、气短、眩晕等症状。

（2）月经失调 绝经前月经周期开始紊乱，经期延长、经血量增多甚至血崩，有些妇女可有周期延长、经血量渐减少，以后月经停止，性器官和第二性征由于雌激素的减少而逐渐萎缩。

（3）精神、神经症状：围绝经期妇女往往有忧虑、抑郁、易激动、失眠、好哭、记忆力减退、思想不集中等，有时喜怒无常，类似精神病发作。

（4）性欲减退 阴毛及腋毛脱落，性欲衰退，阴道分泌物减少，性交时出现疼痛感，继而导致了性生活次数的减少或厌恶性生活的情绪的发生。

（5）肿瘤易发 围绝经期为常见肿瘤的高发年龄，常见的有子宫肌瘤、子宫颈癌、卵巢肿瘤等。如能早发现、早治疗，可提高治疗效果及患者生存率。

六、预防调护

（一）预防

（1）创造丰富多彩的生活 不仅仅要把生活安排得有节奏，适当增加业余爱好。如养鱼、养花、绘画、下棋、听音乐等，同时可以增加生活的情趣，还能保持良好的大脑功能，增进身心健康，对预防本症大有裨益。

（2）在生活上有规律地安排起居生活，坚持适当的体育锻炼和劳动，以改善机体血液循环，维持神经系统的稳定性。

（3）提前认识本病，做好心理准备 正确认识本病的发病原因及其转归，了解其临床表现，对预防本病的发生打下良好基础，即使提前出现早期临床症状，也不会因此而紧张不安。反之则不然。

（4）正视"负性生活事件" 正确对待突发事件如丧偶、亲人离别、患病等，对闭经妇女来说甚为重要，遇事要注意保持镇静，以自身健康为重，切不可忧心如焚、

不思后果，从而诱发或加重本症。

（5）处理好家庭、社会关系 有些女性情绪易于激动，容易与家人发生矛盾。这就要求大家相互体谅，遇事要镇静，不要为一点小事，一句不顺耳的话而大动肝火。家庭和睦是全家人的幸福，也是预防本病的重要因素。女性不但要适应家庭，更要适应社会，对当今社会上的一些现象要有一个正确认识，不理解的要多与他人交流看法，不要闷在心里，自寻烦恼，要以乐观态度对待生活、对待社会，这对预防抑郁症十分有利。

（二）调护

1.女性围绝经期保健之身体保健

（1）要定期进行妇科检查，注意外阴部清洁，经常进行体育锻炼，以增强体质。

（2）服用钙片或食用含钙丰富的食物。如：奶制品、鱼类、肉类、豆类、蔬菜、水果类等含钙较多的食品。

（3）适当控制饮食，多吃蔬菜、水果和瘦猪肉、排骨、鱼虾、豆制品、海带等，少吃动物内脏和猪大肠、猪肝等。当然最大的保养重点仍以平衡女性荷尔蒙为主。

（4）戒掉烟酒、咖啡及含咖啡因的食品；要在医生指导下，适当地服用激素和钙以防治神经失调、骨质疏松、生殖器老年萎缩等。

（5）进食营养丰富的食品，同时少吃含脂肪量高的食品。

2.女性围绝经期保健之心理保健

（1）了解有关知识，保持心情舒畅，积极参加文娱活动，这个是女性围绝经期保健中最重要的。

（2）注意控制情绪，生活要有规律，遇事不要着急、紧张、强迫自己不要胡思乱想。

（3）要每天抽些时间放松神经，有效地舒缓身心。多呼吸呼吸新鲜的空气。

（4）不妨替自己找些新事情来做，如参加义务工作等，使生活更加充实。

（5）对人生要抱着积极态度，不沮丧、不消极。

参考文献

[1] 孙艳格，张李松. 更年期妇女健康管理专家共识（基层版）[J]. 中国全科医学，2021，11：1317-1324.

[2] 谢幸，苟文丽. 妇产科学 [M]. 北京：人民卫生出版社，2013.

[3] 唐荣，刘渊. 从"三本二统"论治围绝经期综合征 [J]. 成都中医药大学学报，2021，44（4）：70-73.

[4] 张冰铭，陆启滨. 中医脏腑辨治围绝经期综合征的临床研究进展 [J]. 中医研究，2021，34（11）：68-72.

[5] 单红，王轶蓉. 中医治疗围绝经期综合征相关症状研究概况 [J]. 河南中医，2021，41（11）：1773-1777.

第三节　闭经

闭经为生理性或病理性现象。性发育成熟后，在遗传、解剖及生理功能正常的妇女都会有规律周期性月经来潮。闭经为妇科内分泌系统的常见疾病，表现为无月经或月经停止，闭经本身并不能成为一个诊断，而是一种病理生理的症状。西医学将闭经分为生理性闭经和病理性闭经。生理性闭经指女性因某种生理原因而出现一定时期的月经不来潮，如青春期前、妊娠期、哺乳期和绝经后期等。病理性闭经指因某些全身性或局部的病变而使月经不来潮，临床上分为原发性闭经和继发性闭经。原发性闭经指年龄＞14岁，第二性征未发育；或者年龄＞16岁，第二性征已发育，月经还未来潮；继发性闭经是指正常月经周期建立后，月经停止6个月以上，或按自身原有月经周期停止3个周期以上。

闭经古称"女子不月""月事不来""经水不通"等。女子年逾16周岁，月经尚未来潮，或月经来潮后又中断6个月以上者，称为"闭经"，中医亦称"经闭"。前者称原发性闭经，后者称继发性闭经。本病首现于《内经》，《素问·阴阳别论》云："二阳之病发心脾，有不得隐曲，女子不月。"其后各医家对本病的病因、病机以及证治多有论述，至今已形成了较为系统而完整的理论体系。在治疗方面，中医学通过天然药物内服、外用，并配合针灸、推拿、气功、药膳等综合措施治疗闭经，对于改善全身症状、恢复自主性月经、调整卵巢功能和防止卵巢早衰等具有较大的优势，并具有疗效稳定、无不良反应等优点。

一、病因病机

（一）西医学认识

原发性闭经多为遗传因素及生殖器官解剖异常，由于先天性发育不良或后天损伤，引起生殖道闭紧或粘连造成阻碍。月经虽来潮但不能排出，则称之为假性闭经或隐经。正常月经周期的建立和维持有赖于下丘脑－垂体－卵巢轴功能的正常调节及子宫内膜对性激素的周期性反应。下丘脑分泌促性腺激素释放激素（GNRH），作用于垂体，使其分泌雌、孕激素，并周期性排卵，使子宫内膜出现周期性改变而有正常的月经周期。病理性闭经的原因复杂，如中枢神经异常，下丘脑－垂体－卵巢轴、卵巢及其靶器官中的任何一个环节发生功能或器质性改变都可致闭经。根据诸药病因的解剖部位不同，将闭经分为四大类，即子宫性闭经、卵巢性闭经、垂体性闭经及下丘脑性（中枢性）闭经。由于闭经的原因不同，其治疗和预后也有所不同。

1. 子宫性闭经

病变在子宫，闭经的原因在于子宫内膜不能对性激素发生反应，故称子宫性闭经。此类患者月经调节功能正常，卵巢有功能，常见疾病为子宫内膜损伤或粘连、子宫内膜炎、子宫发育不全或子宫缺如、子宫切除术后或子宫腔内放射治疗后。对于原发性闭经，先天性子宫缺如患者无法治疗，但对于先天性宫颈发育异常患者可行手术治疗；对继发性闭经患者，可根据病因学诊断结果选择相应的治疗方法。

2. 卵巢性闭经

闭经的原因在于卵巢，因卵巢缺如或其他疾病原因不能合成性激素而致血中性激素水平低，子宫内膜不发生周期性变化而发生的闭经。先天性卵巢发育不全或缺如的患者卵巢未发育或仅呈条索状，无功能，导致原发性闭经，如性染色体异常的特纳综合征、性染色体正常的单纯卵巢发育不全等。

（1）卵巢功能早衰　女性40岁以前绝经者，称为卵巢功能早衰，生殖器官及第二性征逐渐萎缩、功能退化，出现继发性闭经，并伴更年期综合征的有关症状。

（2）卵巢切除或组织被破坏　手术切除双侧卵巢或双侧卵巢经放射治疗或严重炎症，卵巢组织被破坏以致功能丧失，可出现原发性或继发性闭经。

（3）卵巢肿瘤　产生雄激素的卵巢肿瘤过量分泌雄激素，抑制了下丘脑—垂体—卵巢轴的功能而导致闭经。分泌雌激素的颗粒细胞肿瘤可持续分泌雌激素，抑制排卵并出现子宫内膜增长过长而导致闭经。

（4）卵巢抵抗综合征　卵巢内有始基卵泡，临床上表现为原发性闭经，第二性征发育差，激素测定雌激素低，促性腺激素水平升高。

（5）多囊卵巢综合征（PCOS）　下丘脑—垂体—卵巢轴功能障碍引起的以慢性无排卵、月经稀少或闭经、高雄激素血症（多毛、痤疮）、不孕、多囊卵巢等为特征的综合征。原发性闭经者占5%，51%~77%患者呈现为继发性闭经，初潮年龄正常或延迟，继而月经稀发、月经过少或闭经，22%~29%出现功血。

3. 垂体性闭经

垂体性闭经是指腺垂体器质性病变或功能障碍，影响促性腺激素（FSH、LH）的合成和分泌，使卵巢功能异常而引起闭经。除少数青春期前生长的垂体瘤可造成原发性闭经外，大部分为继发性闭经。

（1）垂体前叶功能减退　包括垂体损伤和原发性垂体促性腺功能低下。由于垂体缺血、炎症、放射及手术等破坏了腺垂体的功能，表现为部分或全部功能丧失而致闭经。席汉综合征是由于产后大出血、休克等引起腺垂体缺血坏死，垂体功能减退出现产后无乳汁、性欲减退、闭经、第二性征及内外生殖器逐渐萎缩，并伴有消瘦、面色苍白、怕冷、脱发、低血糖、低血压、低基础代谢症状，其与妊娠相关。与妊娠无关的则为西蒙兹病；原发性垂体促性腺功能低下皆表现为原发性闭经。

（2）垂体肿瘤　腺垂体肿瘤包括生长激素腺瘤、催乳素腺瘤、促甲状腺激素腺瘤、促性腺激素腺瘤的混合瘤、无功能垂体腺瘤等，虽然表现各异，但多共同表现为闭经。发病年龄不同，闭经种类也不同。如青春期前发病常表现为原发性闭经，青春期后发病则为继发性闭经的表现。

（3）空蝶鞍综合征　因蝶鞍膈受损致脑脊液沿蛛网膜下隙突向垂体窝并压迫垂体，最终整个蝶鞍被脑脊液充满形成空蝶鞍。由于垂体柄受压，GNRH和多巴胺不能经垂体的门脉系统到达垂体，临床上出现闭经、泌乳等症状。

4. 下丘脑性（中枢性）闭经

下丘脑性闭经是最常见的一类闭经，下丘脑功能失调或器质性疾病使促性腺激素释放激素合成异常，从而影响垂体及卵巢功能而引起闭经。病因较为复杂，包括全身性疾病，神经下丘脑性因素、药物、颅咽管瘤等。

（1）精神因素　环境改变、精神创伤等外界刺激，如寒冷可导致中枢神经与下丘脑之间功能失调，并通过下丘脑—垂体—卵巢轴，使排卵功能障碍，影响卵泡成熟而致闭经。

（2）神经性厌食症　由于精神因素引起患者厌食、严重消瘦、闭经等下丘脑功能紊乱疾病。

（3）营养不良症　由于营养失调或某些消耗性疾病如肠胃功能紊乱、严重肺结核、严重贫血、血吸虫病、疟疾等，引起全身营养不良，以致影响下丘脑下部的促性腺急速释放激素与生长激素的合成与分泌，从而抑制促性腺激素、性腺功能减退而导致原发或继发性闭经。

（4）药物抑制综合征　有些妇女注射或口服避孕药后导致继发性闭经，是由于药物抑制了下丘脑和垂体的功能，常为可逆，一般停药 3~6 个月即可自然恢复。

（二）中医学认识

月经也称月信、月事、月水、信水、经水、经候等。月经初潮是性成熟的临床标志，而月经期量的规律、恒定，在一定程度上反映了女性的健康状况。

月经的产生机制与"肾—天癸—冲任—胞宫"之间功能的建立与平衡有关。《素问·上古天真论》指出："女子七岁肾气盛……二七而天癸至，任脉通，太冲脉盛，月事以时下……七七任脉虚，太冲脉衰少，天癸竭，地道不通……"说明肾气的盛衰导致天癸的至竭，冲任的通盛、虚衰与月经的潮止有极为密切的关系。而月经是由胞宫蓄藏和排出的，提示了月经的产生与肾、天癸、冲任、胞宫间的密切关系，且月经是由脏腑所化生，故又与全身脏腑及气血活动的影响有关。以上是月经产生机制的初步探讨，强调了肾、天癸、冲任、胞宫在其中的重要作用，证之临床确有指导意义。如原发闭经中医释理多认为系先天肾气不足，冲任未充盛，故月经迟迟不至，治疗采用补肾气、益冲任之法常可获效。

肾藏先后天之精，天癸是来于先天、靠后天之精不断补充濡养的一种阴精，藏之于肾，所以肾精是天癸的物质基础。"天癸既至，精之将盛也，天癸未至精之未盛也"。肾气是月经产生的原动力，肾精是月经产生的物质基础。故说"经水出诸肾"。上面重点讨论了肾在月经产生中的重要作用，强调了肾、天癸、冲任、胞宫是月经产生的重要环节，但并不否认其他脏腑、气血、经络在月经产生中的作用。月经的主要成分是血，血由脏腑所化生，赖气以运行。心主血，肝藏血，脾生血统血；肺主气、气帅血，共同为月经的产生准备条件、生精化气生血，同时又参与气血的贮藏、统摄、运行与调节，经络是运行气血到达胞宫的通路，也直接参与月经的生理活动，三者共同作用，当脏腑功能正常，气血充盛，经络通畅时才为月经的产生奠定了基础，在肾气充盛，天癸至，任通冲盛的情况下，脏腑气血经络作用于胞宫，月经即可产生。因此我们有理由认为，月经的产生机制是肾—天癸—冲任—胞宫轴心，肾气充盛是月经产生最根本的原动力。而其他各脏在月经产生的环节上只是间接因素，它们对月经的影响在月经初潮时为之生化精血，在月经初潮以后对月经期量的调节起关键作用，或影响气血的生化运行，或影响血海的蓄溢，或造成冲任的亏滞、损伤、不固而影响月经。但机体的活动是复杂的，在某些情况下，脏腑气血经络任何一个环节失常也反过来影响月经的产生。可以看出，肾、天癸、冲任、胞宫是月经产生的主轴，脏腑、气血、经络的活动是月经产生的基础。

本病原因多端，机制复杂，按"辨证求因"原则，可分虚实两端，虚者，肝肾不足或气血虚弱，以致血虚精少，血海无余可下，也有因阴虚血燥以致闭经的；实者，气滞血瘀或痰湿阻滞，经髓不通，经血不得下行。

历代医家对闭经的病因病机均有探讨，如《金匮要略·妇人杂病篇》中曰："妇人之病，因虚、极冷、结气为诸经水断绝。"闭经有虚实之分，虚者责之肝肾不足、精血两亏；或脾胃虚弱，气血不足；实者则多由气滞血瘀，痰湿阻滞；冲任不通，经水不行。中医学认为经水出诸肾，故肾阴虚衰、精血不足为本，气滞血瘀、痰瘀互结为标。

1. 肝肾不足

先天禀赋不足，肾气虚衰，天癸未充，或多产生肾伤，或房劳过极，或惊恐伤肾，怒郁伤肝，肝肾不足，冲任失养，血海空虚，经水无源。

2. 气血亏虚

饮食不足，营养失调，或忧思伤脾，气血生化乏源，或因大病久候伤及气血，或产后失血等造成血海空虚，元气大伤，发为闭经。

3. 阴虚血燥

素体阴虚，或失血阴亏，或久病、劳瘵，过食辛燥伤阴，阴虚生热灼伤营阴，血海枯涸而发为闭经。

4. 气滞血瘀

七情内伤，气结血滞，或经期产时，血室正开，外伤风寒或内伤生冷，血遇寒而瘀滞；或邪热灼阴，阴伤于涩。气滞血瘀相因为患，冲任瘀滞，胞脉阻隔，而致经水不行。或因流产内伤，瘀阻胞宫，血脉痹阻，冲任受伤而成闭经。

5. 痰湿内阻

素体肥胖，多痰多湿，或脾阳失运，聚湿成痰，或外感寒湿，阻滞冲任而成闭经。

除上述原因之外，一些先天性生殖器官发育异常或后天器质性损伤也会导致闭经，如先天性无子宫、无卵巢，或卵巢后天损坏，或垂体肿瘤，或子宫颈、阴道、处女膜、阴唇等处先天性缺陷，或后天性损伤造成粘连闭锁，经血不能外溢等，产后大出血致垂体梗死（即席汉综合征），长期服用避孕药物等也会引起闭经。

二、临床诊断

（一）辨病诊断

1. 诊断要点

在临床诊断过程中需要询问其病史，包括月经史、婚育史、服药史、子宫手术史、家族史以及发病的可能起因和伴随症状，如环境变化、精神心理创伤、情感应激、运动性职业或过强运动、营养状况及有无头痛、溢乳；对原发性闭经者应了解青春期生长和发育进程。然后进行体格检查，包括智力、身高、体重、第二性征发育情况、有无发育畸形，有无甲状腺肿大，有无乳房溢乳，皮肤色泽及毛发分布。对原发性闭经、性征幼稚者还应检查嗅觉有无缺少。

在排除妊娠的基础上，首先区分是原发性闭经还是继发性闭经。若为原发性闭经，首先检查乳房及第二性征、子宫的发育情况，按图9-1的诊断步骤进行；若为继发性闭经按图9-2的诊断步骤进行。

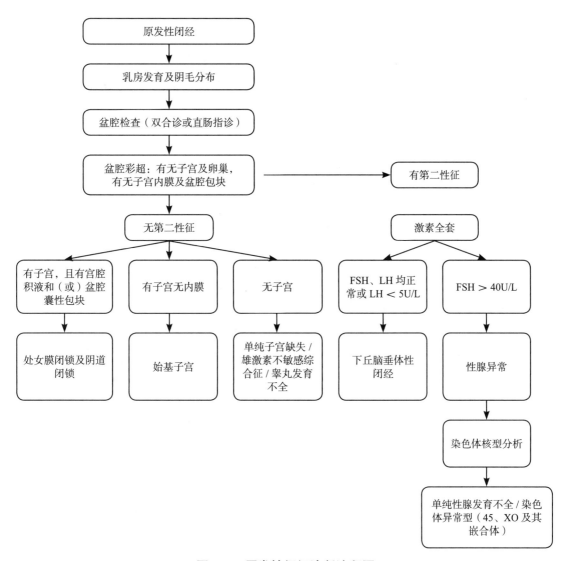

图 9-1　原发性闭经诊断流程图

2. 相关检查

（1）内分泌测定

1）基础体温（BBT）：卵泡期 BBT 较低平，在 36.5℃上下，排卵后黄体酮对下丘脑有升温作用，体温可上升 0.3~0.5℃。一般来说单相体温无排卵。

2）阴道脱落细胞检查：阴道的上皮细胞在月经周期中受激素的波动出现周期性变化，雌激素水平高，细胞以表层为主，雌激素不足则以中层细胞为主或出现底层细胞，当有孕激素作用是，细胞成堆，有皱褶与卷边的特点。

3）宫颈黏液检查与宫颈评分：雌激素作用于宫颈管内，黏液分泌量增多，透明状，拉力大，可拉丝 4cm 以上，放置在玻片干燥后，可见羊齿状结晶。排卵后，因孕激素的作用，羊齿状结晶消失，出现椭圆体。宫颈评分法是根据宫颈年夜量，拉丝长度，羊齿状结晶、子宫颈及颈口的变化记分。

4）常用的激素测定：① 促性腺激素（FSH、LH）；② 催乳素（PRL）；③ 雌激素（E_1、E_2、E_3）；④ 孕激素（P、孕二醇）；⑤ 雄激素（雄烯二酮、睾酮、脱氢表雄

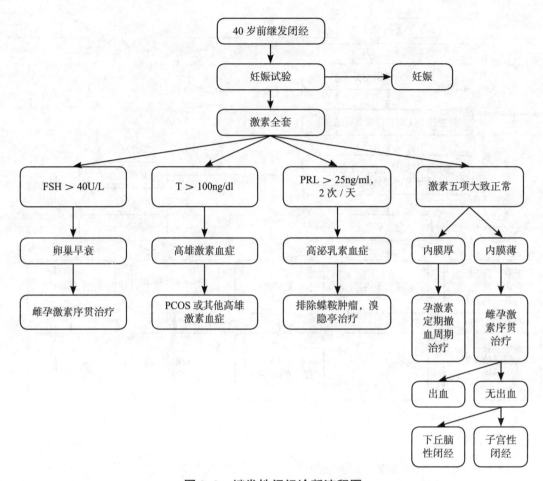

图 9-2　继发性闭经诊断流程图

酮）；⑥17- 羟，17- 酮；⑦T_3、T_4、TSH。

（2）卵巢功能测定

1）黄体酮试验：子宫内膜在适当刺激后产生增殖反应。在此基础上加以孕激素可造成分泌反应，当黄体酮下降后，子宫内膜发生剥脱，类似月经，成为撤药性出血。用法：黄体酮 10~20mg，每日肌内注射 1 次，连用 3~5 天后撤药性出血者成为Ⅰ度闭经，如无撤药性出血，则可能存在以下 3 种情况：①卵巢功能低下，雌激素不足；②子宫内膜缺如或遭破坏；③可能已妊娠。

2）雌孕激素序贯试验：适用于黄体酮试验阴性者，当患者子宫内膜正常，因体内缺乏雌激素而发生闭经时，补充雌激素后，子宫内膜增生，停药后发生撤药

性出血。我国多用己烯雌酚口服，每日0.5~1.0mg，连用 20~22 天，后 5 天加用孕激素，每日口服 10mg，停药后 3~7 天发生撤药性出血为阳性。停药后无出血则提示病变在子宫。

3）血液激素放射免疫测定：测定血液中促性腺激素 FSH、LH、PRL。若 FSH ＞ 40U/L 提示卵巢功能衰竭，LH ＞ 25U/L，高度怀疑多囊卵巢，若 FSH、LH 均＜ 5U/L 则表示垂体功能减退，病变可能在下丘脑或垂体，必要时测定促甲状腺激素、促肾上腺皮质激素水平。

（3）垂体功能测定　垂体兴奋试验应用人工合成的 GNRH 注入患者体内，比较用药前后血 LH 及 FSH 值的变化，用药后升高，表明体内缺乏 GNRH，为丘

脑性闭经，反之为垂体性闭经。方法：GNRH 25μg+ 生理盐水 5ml 于 30 秒钟内注入静脉。于注射前和注射后 30、60、90、180 分钟各采血 2ml，测定 LH 或 FSH 的值；①正常反应：注药后 30 分钟内 LH 或 FSH 值较注药前增高 3 倍以上，或绝对值增高 7mU/ml 以上。②低弱反应：LH 或 FSH 值上升未达上述标准者。③延迟反应：30 分钟以后出现上述反应者。④无反应。

（4）辅助检查 ①染色体核型分析；②子宫内膜活组织检查；③子宫输卵管碘油造影术；④宫腔镜；⑤B 超；⑥腹腔镜检查；⑦蝶鞍摄片、CT、MRI。

（二）辨证诊断

对育龄期停经者，首先应排除妊娠。对闭经的诊断，首先要辨清虚实。月经闭止虽是虚、实两种证型闭经的共同主症，但其发病过程、临床表现及妇科检查均有显著的差异。渐而发展成闭经。患者多表现为形体衰弱，面黄或苍白，伴头晕耳鸣，腰酸腿软，心悸气短、失眠纳差，严重者可见两颧潮红、五心烦热、出汗等一派虚证。妇科内诊检查，子宫小于正常，或者已萎缩，诊断性刮宫子宫内膜少或刮不出内膜。测基础体温单相 BBT 低，阴道涂片激素水平低下。发病史中有分娩或流产的出血史。实性闭经：月经周期基本正常，而突然月经闭止（除外生理性闭经前的前提下）。患者形体不衰，精神正常，可伴有胸胁胀满，乳房胀痛，小腹胀痛，以及烦躁等症。发病史中常有突然暴怒生气，或感受寒湿等，妇科检查一般无异常。即使发病初期为实证，如不及时治疗，也很快会发展为虚证，或虚实夹杂证。从临床上来看，闭经虚证多，实证少。

1. 肝肾不足型

临床证候：年逾 18 岁尚未行经，月经初潮偏迟，或后期量少、色淡、质稀薄，渐至经闭不行，症见腰膝酸软、头晕耳鸣、夜尿频多、阴部干涩、带下量少、面色晦暗，舌质淡、苔少，脉沉弱或细涩。

辨证要点：面色晦暗，腰膝酸软，闭经兼见肝肾亏损证候。

2. 气血虚弱型

临床证候：月经逐渐后延，量少，经色淡而质薄，继而停经不行，症见气短少神、头昏眼花、面色萎黄纳差，舌淡少苔，脉沉涩。

辨证要点：久病体弱或因失血而致气血两亏，出现闭经兼见气血虚弱证候。

3. 阴虚血燥型

临床证候：经血腥臭，由少而渐至停经，咳吐脓痰。症见五心烦热、两颧潮红、盗汗，舌红苔少，脉细数。若症见咳嗽、潮热、盗汗，应进一步检查，发现结核病灶则应同时给以抗痨治疗。

辨证要点：闭经兼见阴虚血燥证候。

4. 气滞血瘀型

临床证候：月经数月不行，伴精神抑郁，口出浊气，闻之浊秽。症见烦躁易怒、小腹胀痛或拒按，舌边紫暗，或有瘀点，脉沉弦或沉涩。

辨证要点：小腹胀满，闭经兼见气滞血瘀等全身证候。

5. 痰湿内阻型

临床证候：月经停止，伴带下量多色白，闻之浊腥，形体肥胖伴胸闷呕恶。症见神疲倦怠，或面浮足肿。舌苔白腻，脉滑。

辨证要点：素体痰湿盛，形体肥胖兼见闭经。

三、鉴别诊断

（一）西医学鉴别诊断

对逾期尚未初潮的患者应首先了解发育情况、营养状况、生活条件、疾病史，针对不同情况判断是因他病或是因经病而月经停闭。对生育期停经的患者，应首先排除妊娠［见闭经与早孕鉴别诊断，同时了解有无手术史、产后出血史、有无长期服用的药物史（如激素类药物）、有无不良的饮食嗜好或其他疾病史（如结核病、寄生虫病等），查明停经的原因才能鉴别。由于闭经的原因和机制很复杂，必要时根据西医学对闭经的分类视闭经分类表］做有关检查。35 岁以上的女性非孕而经不潮，及无明显症状或检查未能发现任何异常者，应考虑是否为早发绝经。表 9-1 所示，虽属西医学的分类，但有助于了解闭经原因，以便更有目的地进行辨证论治的疗效观察。

表 9-1　闭经分类表

闭经名称	闭经原因
子宫性闭经	先天性无子宫或发育不良，子宫内膜损坏或子宫切除，子宫内膜反应不良
卵巢性闭经	先天性无卵巢或发育不良，卵巢损坏或切除，卵巢肿瘤，卵巢功能早衰或不良
丘脑下部性闭经	精神神经因素，消耗性疾病，肥胖生殖无能性营养不良症，药物抑制综合征，闭经泌乳综合征，多囊卵巢综合征，其他内分泌影响
脑垂体性闭经	脑垂体损坏，脑垂体肿瘤，原发性脑垂体促性腺功能低下

1. 与早孕相鉴别

早孕除闭经外，有妊娠反应，且子宫增大、软、饱满，子宫增大与停经月份相符，乳房增大、乳晕暗黑加宽，尿妊娠试验阳性，B 超检查和多普勒检查均可证实妊娠。

2. 与哺乳期闭经相鉴别

哺乳期闭经有哺乳史，因垂体分泌过多 PRL，抑制促性腺激素分泌而停经，阴道黏膜萎缩，子宫缩小，卵巢处于静止状态。检查雌激素水平可极度低落，FSH 的排出量减少但一旦停止哺乳后，卵巢功能恢复正常，月经能自动来潮。

3. 与暗经相鉴别

暗经罕见，属原发性闭经，即使给予周期性性激素治疗亦不可能引起子宫出血，暗经患者卵巢功能正常，即有排卵周期，子宫内膜亦有周期性变化，但到周期结束，内膜自行消退，而不出现月经，此种情况可能与哺乳动物一样，由于子宫内膜血管系统缺分化所导致属于"返祖"现象，因此并不一定影响生育功能，而仍可怀孕。通过性激素检查可以鉴别。

4. 与隐经相鉴别

隐经又称假性闭经。先天性无孔处女膜、阴道横隔或阴道发育不全伴宫颈闭锁时，月经血不能外流，致阴道积血、子宫积血、输卵管积血，甚至经血倒流入盆腔，引起周期性会阴部、下腹部胀痛，并逐渐加重。阴道口可见紫蓝色的膨隆，肛查阴道呈囊性膨胀，双合诊盆腔有触痛性肿块。患者性腺轴内分泌正常。

5. 与假孕相鉴别

假孕虽亦有闭经，但无其他症状及体征。往往出现在盼子心切或惧怕妊娠的女性，伴精神症状，通过辅助检查和 B 超等容易鉴别。

（二）中医学鉴别诊断

与早孕相鉴别

闭经在停经前多有月经失调继而闭经，也有突然停闭。常伴有小腹胀痛等症，或兼有其他病证，也有可能无其他症状。脉象多沉涩或虚数，也可见滑脉。妇科检查无妊娠体征，妊娠试验为阴性。而后者月经多由正常而突然停经，常伴有厌食、择食、恶心呕吐、倦怠乏力等早孕反应，但也有不出现任何早孕反应的情况。脉滑，来势流利应指。妇科检查可见宫颈着色，子宫体增大符合孕月，质软。乳房增大，乳晕黯黑加宽。妊娠试验为阳性。

四、临床治疗

（一）提高临床疗效的要素

除却生理原因引起的月经未至，闭经可分为原发性闭经和继发性闭经。闭经并不是一个独立的疾病，而是多种疾病的临床表现，可由各种原因引起。原发性闭经多为遗传因素及生殖器官解剖异常所致，而继发性闭经则与下丘脑－垂体－性腺－子宫轴的异常相关，可因多种内分泌疾病所诱发。提高临床疗效的要点在于针对病因、症状的治疗以及诱发排卵和辅助生殖，根据个人情况选择合适的方案，有针对性地进行治疗。中医治疗的精髓在于收集有价值的四诊资料进行辨证论治，对证处方，及时加减调整。

（二）辨病治疗

1. 子宫性闭经

先天性无子宫或子宫发育不良，子宫内膜损坏或子宫切除的病例中，即使卵巢功能健全，性激素分泌正常，也无月经来潮，这种闭经的原因在于子宫，故又称子宫性闭经，属于真性闭经的一种。对于原发性闭经，先天性子宫缺如患者无法治疗，但对于先天性宫颈发育异常患者可行手术治疗；对继发性闭经患者，可根据病因学诊断结果选择相应的治疗方法。

2. 卵巢性闭经

（1）卵巢早衰（premature ovarian failure，POF）与闭经

①激素替代治疗：激素替代周期疗法是目前针对POF性闭经患者广泛应用的治疗方法，应用时间一般从确诊开始至自然绝经年龄（50岁左右）。存在原发性闭经的POF患者，应尽早诱导青春期发生以促使乳房和子宫发育。有报道称每周期在使用黄体酮之前延长雌激素的用药时间有利于乳腺及子宫发育。对于继发性闭经患者，激素替代治疗可缓解或消除围绝经期症状，改善性功能及因雌激素缺乏引起的代谢异常，降低冠心病、骨质疏松及骨折的发生率。服药期间有规律的月经样出血，可使患者获得心理上的安慰。对于性功能的恢复，根据需要可阴道加用雌激素和雄激素。对有生育要求者，采用较大剂量雌激素以维持子宫发育及在短时间内使FSH抑制到正常水平，并定期停药以期待排卵的恢复。POF患者在确诊后仍有5%~10%的机会妊娠，但目前任何治疗措施均不能使妊娠率增加。

②对于要求生育的POF性闭经患者的助孕治疗：目前赠卵仍是唯一提高POF妇女不孕治疗成功率的方法。近年来卵巢移植技术发展迅速，其研究包括卵巢异种移植、卵巢异体移植和卵巢自体移植。但在技术上还有待突破，如目前的冻存技术尚无可遵循的统一标准、如何延长移植后的卵巢功能维持时间等。随着免疫移植学、卵巢组织冻存技术的发展，卵巢移植技术将成为解决女性内分泌和生殖障碍的可行方法。

③免疫治疗：30%POF属于免疫性疾病，免疫抑制治疗能够恢复卵巢的功能。有报道临床应用免疫抑制剂如糖皮质激素治疗恢复月经和妊娠，但长期应用不良反应大，疗效不确切，故目前不提倡广泛应用免疫抑制剂治疗。对自身免疫抗体阳性者，给予肾上腺皮质激素治疗，常用药物为可的松5mg/d或地塞米松0.75mg/d。抗心磷脂抗体阳性者，可应用阿司匹林100~400mg/d。对合并有其他自身免疫性疾病的POF，应注意积极治疗原发病。

④心理治疗：POF性闭经是一类对于生存质量存在较重影响的身心疾病。POF性闭经患者不同程度存在焦虑、抑郁、愤

怒、自尊心降低与性欲低下等诸多的心理卫生问题，因此，应尽早积极采取有效的治疗措施。临床医师应告知 POF 患者闭经的原因及治疗的方法，定期随访，使 POF 患者获得准确地治疗信息，给予必要的心理支持，同时采纳心理学家的建议，并定期进行心理评估。

（2）多囊卵巢综合征性闭经　多囊卵巢综合征（PCOS）是育龄期妇女最常见的内分泌疾病，发病率占育龄妇女的5%~10%，占无排卵性不孕的70%~80%。针对 PCOS 性闭经或月经稀发的治疗主要根据其年龄和对生育的不同需求。对于有生育要求者采取调整月经周期，诱导排卵，必要时应用辅助生育技术。对于无生育要求者可调整周期，注意对子宫内膜的保护。生活方式的调整是 PCOS 性闭经妇女的首选治疗方法，尤其是肥胖 PCOS 患者，合并胰岛素抵抗的高胰岛素血症患者首选二甲双胍。二甲双胍为双胍类口服降糖药，但应注意其胃肠道反应，有乳酸酸中毒发生的可能，对于合并高雄激素血症的 PCOS 性闭经患者，治疗前首先要确定高雄激素的病因及排除恶性肿瘤。

3. 垂体性闭经

对席汉综合征的治疗原则应根据垂体功能受损的程度补充靶腺激素，行性激素替代治疗，防止性器官萎缩和骨质疏松，对 ACTH 腺瘤的治疗，有蝶鞍扩大和垂体压迫症状者首选手术治疗，切除肿瘤可缓解或消除症状，对于有严重合并症不能耐受手术的患者，选择放射治疗，轻症患者可选择药物治疗；单一促性腺激素缺乏症，病因不明，对有生育要求者可用外源性促性腺激素促使卵泡发育和排卵，无生育要求者，可行性激素替代治疗。

4. 下丘脑性闭经

（1）功能性下丘脑性闭经（functional hypothalamic amenorrhea，FHA）是以促性腺激素释放激素（GNRH）脉冲释放受损为特征的非器质性的、可逆性的闭经，是继发性闭经的最主要类型，占 15%~55%。按照诱因，FHA 分为 3 种类型：精神压力相关的闭经、体重减轻相关的闭经和运动相关的闭经。按照促性腺激素水平，FHA 分为促性腺激素正常型和促性腺激素低下型。应针对诱因进行治疗。

（2）器质性下丘脑性闭经（Organic hypothalamic amenorrhea）　罕见的下丘脑占位性病变可导致闭经。头颅 CT 或核磁检查可发现钙化或囊性变而需要神经外科治疗。罕见的 Kallman 综合征发病率为 1/5 万。该疾病为下丘脑—垂体神经元连接的先天缺如，FSH、LH 注射的替代治疗或脉冲注射 GNRH，可恢复卵巢功能并可能妊娠。

（三）辨证治疗

1. 辨证论治

（1）肝肾不足型

治法：补肾养肝通经。

方药：归肾丸加减。熟地黄、怀山药、山茱萸、茯苓、当归、枸杞子、杜仲、菟丝子、香附、怀牛膝。经期者，加赤芍、路路通、红花、鸡血藤。若在中药治疗过程中，发现乳胀、下腹隐痛者，此是月经将行之先兆，可加柴胡、郁金、路路通、穿山甲、苏梗。

（2）气血虚弱型

治法：补气养血通经。

方药：十全大补汤加减。党参、黄芪、白术、茯苓、当归、川芎、五味子、熟地黄、阿胶、木香、赤芍、陈皮、酸枣仁。闭经者如服药后有行经先兆症状，如乳胀、下腹胀、腰膝酸软、带下增多，提示药物起效，此时应加柴胡、益母草、香附、路路通、怀牛膝、菟丝子；如行经量少者，加莪术、淫羊藿、鸡血藤，去阿胶、五味子。

（3）阴虚血燥型

治法：养阴清热通经。

方药：秦艽鳖甲散加减。秦艽、炙鳖甲、地骨皮、青蒿、知母、银柴胡、当归、丹参、黄芩、桃仁。有结核可疑者，加百部、白薇、赤芍、生地黄；有低热者，加金银花。

（4）气滞血瘀型

治法：理气活血通经。

方药：膈下逐瘀汤加减。当归、川芎、赤芍、桃仁、红花、枳壳、延胡索、丹皮、乌药、制香附、炙甘草。经净后宜加淫羊藿、巴戟天、山茱萸，以补肾调冲任；腹胀坠者，加木香、小茴香。

（5）痰湿内阻型

治法：豁痰除湿通经。

方药：启宫丸加减。制半夏、香附、苍术、陈皮、茯苓、川芎、丹参、红花、皂角刺、石菖蒲。基础体温单相者，加锁阳、肉桂（后下）、淫羊藿、蛇床子；肥胖浮肿者，加猪苓、泽泻、薏苡仁；夹瘀者，加三棱、莪术、炮山甲。

2.外治疗法

（1）中药外治法

①坐药方法：取大黄 15g，茜草 10g，二药一起捣烂，调匀，用干净纱布缝制一小包系一线在外，塞入阴道中，每日 1 次，连用 10 次，并且每晚用热水袋热敷下腹部 15~30 分钟。

②敷脐法：取肉桂、延胡索、细辛、小茴香、乳香、没药各 20g，共研细末，装瓶密封备用。用时每次取药末 5~10g，用黄酒调成糊状，敷于脐部，每日 1 次，治愈为止。

③热熨疗法：取茺蔚子、晚蚕沙各 300g，大曲酒 100ml，先将茺蔚子、晚蚕沙各 150g 放入砂锅中炒热，旋以大曲酒 100ml 撒入拌炒片刻，将炒熟的药末装入白布袋中，扎紧袋口部待触之不烫手时，热熨小腹部，药包冷后，再取另一半茺蔚子和晚蚕沙炒大曲酒再熨腹部，交替熨两次后，覆被静卧半天，月经即可通下。

④热敷疗法：取益母草 120g，月季花 60g，将两味药放在砂锅中，加清水 2500ml，煎浓汁、捞去药渣，仍放在文火上炖之，保持药汁湿热备用。嘱患者仰卧床上，以厚毛巾两条泡在药汁内轮流取起，拧去药汁，热敷脐眼及下腹部，以小腹内有温热舒适感为佳，通常每日 1 次，经过 7~10 天月经即通。

⑤隔药灸法：取市售艾条适量。取下腹部正中的关元穴（脐下三寸处）。于关元穴上放置胡椒饼加丁香粉、肉桂粉，然后点燃艾条隔药灸之，每日 1 次，每次 30 分钟，10 次为 1 个疗程。亦可隔姜片灸脐下 1.5 寸上气海穴。

⑥淋洗疗法：取生地黄、当归、赤芍、桃仁、红花、五灵脂、大黄、丹皮、茜草、木通各 15g。将上药加水 1500ml，共煎取药液，置入盆中，坐盆上先熏蒸，水温稍降以后，以毛巾浸药液淋洗脐下小腹会阴部，至水凉为止，每日 1 剂，每次 30 分钟，10 天为 1 个疗程。

（2）针灸疗法

1）辨证分型治疗

①气血亏虚型

治法：补气养血。取背俞及任脉穴为主，针刺补法，并加灸。

处方：主穴选脾俞、肾俞、肝俞或中脘、气海、合谷、三阴交。

配穴：心悸失眠配神门、内关穴；纳差配足三里；便秘配支沟、照海；腰背酸痛配命门、腰眼；头晕耳鸣配百会、耳门、行间。

②肝郁气滞型

治法：疏肝理气，活血通经，取任脉、足厥阴肝经、足太阴经穴为主，针泻加灸。

处方：主穴选中极、期门、太冲、阳

陵泉。

配穴：胸腹胀满配中脘、足三里、行间；口苦咽干配列缺、照海；小腹胀痛配气海、四满。

③寒凝血瘀型

治法：温经散寒，行气活血。取任脉穴为主，可加灸。

处方：主穴选气海（关元）、三阴交、地机、丰隆、合谷。

配穴：腹冷胀痛者配中脘、中极、足三里并加重灸；白带多者加次髎。

2）经验穴

①针刺承浆穴，能使机体抑制、降低大脑皮层兴奋性，使某些继发的垂体功能减弱；具有补阴及滋润作用，故治疗经闭疗效可靠。

②针刺命门肾俞、大肠俞、长强、三阴交、地机、血海、四满、大赫、关元、中极、曲骨、归来、昆仑。

③采用异穴分次治疗法，第一次针刺关元、归来、三阴交穴；第二次针刺中极、气海足三里穴；第三次针刺命门、承浆、血海穴。

④针刺合谷：三阴交为主，配合关元（气海）、中脘、天枢、足三里。

（3）耳针疗法

主穴：内分泌、皮质下、卵巢穴。

配穴：肾、肝、心、三焦、胃。

操作：先用毫针治1个疗程，后改为压籽法（一般用王不留行），惧痛者亦可直接采用压籽法。每次选用3~4穴，10次为1个疗程。

（4）梅花针疗法

选穴：夹脊穴胸腰段，气海至中极穴。

方法：用梅花针中强刺激叩打，每日或隔日1次，10次为1个疗程。

（5）皮内针疗法

选穴：肾俞、肝俞、气海、足三里、三阴交。

方法：先在选穴处做常规消毒，然后将皮针埋入穴位，用胶布固定，避免进水，可保留一周左右，天热时隔日更换1次。

（6）穴位封闭法

①耳穴封闭

选穴：脑点、卵巢、内分泌。

方法及药物：用维生素B，或3%~5%当归注射液、红花注射液，每穴每次注射0.2ml，隔日1次，10~15次为1个疗程。

②体穴封闭

选穴：中极、气海、三阴交或足三里、肾俞、脾俞。

方法及用药：当归注射液或丹参注射液加适量生理盐水，每穴每次注射2~3ml，每日或隔日1次，7~8次为1个疗程；或用女性激素与黄体酮混合液，每次选1~2穴，每穴每次注射0.1~0.2ml，隔天1次，3~5次为1个疗程。三阴交穴位注射配合口服中药封闭方法及用药，采用当归注射液，在单侧三阴交处每次注射4ml，双侧穴位交替使用，2日注射一次，10次为1个疗程。

（7）推拿按摩法

手法：取仰卧位，以按、揉、点、抓为主。患者取俯卧位，医者以两拇指按揉膈俞、肝俞、脾俞、肾俞及八髎穴各2~3分钟；然后取仰卧位，医者用手掌跟部在患者小腹按逆时针方向轻轻按摩，点按关元、气海穴4~6分钟。按摩时手法应深沉缓慢而有节律，每日或隔日1次，6次为1个疗程。

功效主治：补益肝肾，活血理气，适用于各型闭经。

3. 成药应用

（1）肝肾不足型　该型闭经患者常表现为月经延后，经量稀少，然后逐渐转为闭经。该病患者还可伴有形体虚弱、腰酸腿软、头晕耳鸣、舌淡红、苔少、脉沉弱或细涩等症状。该病患者可合用龟鹿二仙膏和阿胶补血膏进行治疗。龟鹿二仙膏由龟甲、鹿角、党参、枸杞子共四味中药组成，其用法为：每日服 2 次，每次服 10g，可用开水冲服。阿胶补血膏由阿胶、熟地黄、党参、黄芪、枸杞子、白术 6 味中药组成，其用法为：每日服 2 次，每次服 10g，可用开水冲服。这两种药物都具有滋补肝肾、养血调经的功效。另外，肝肾虚亏型闭经患者还可选用乌鸡白凤丸、阿归养血颗粒和六味地黄丸等药物进行治疗。

（2）气血亏虚型　如果月经逐渐后延，量少，血色淡而质薄，继而停闭不行，面色萎黄或苍白，头目眩晕，神疲肢倦，间有头痛、心悸失眠、舌淡、脉弱等临床表现，则应选用以益气补血调经为主的药物组成的中成药，如八珍益母丸、补血宁神片、血速升冲剂、当归红枣冲剂、人参养荣丸、十全大补丸、妇科再造丸、八宝坤顺丸等。其中八珍益母丸药性平和，补而不腻，可以常服。八宝坤顺丸具有补养气血又兼舒肝调经之效，对血虚气滞所致闭经更为适宜。口服，每次 1 丸（9g），每日 2 次。血速升冲剂由黄芪、当归、淫羊藿、阿胶组成，具有养血活血、益气扶正之功效，用于治疗气血亏损所致闭经。口服：每次 1 包，每日 3 次。

（3）阴虚血燥型　若卵巢早衰，除闭经外，尚见烘热汗出、烦躁失眠、阴道干涩、生殖器官萎缩等围绝经期综合征的表现，中医治疗除补肾调冲之外，应辨证施以滋阴降火、调和营卫、补益心脾、甘润滋补之法，选用知柏地黄丸、归脾丸等。

（4）气滞血瘀型　如月经数月不来，精神抑郁不乐，烦躁易怒，两胁胀闷，少腹胀痛或拒按，脉沉弦而涩，宜选用理气活血化瘀的中成药。活血调经丸、妇女痛经丸、失笑散、血府逐瘀丸活血理气，化瘀调经，药物相对平和，可常服。而调经姊妹丸、通经甘露丸、调经化瘀丸、妇科通经丸偏于破血行气通经；调经至宝丸、

妇科回生丹破气攻瘀兼以消腹痛，不可多服、久服。血瘀兼气血虚弱者可用妇女通经丸、妇珍片、慈航丸；而舒肝保坤丸、调经活血片对血瘀兼肝郁血虚者尤为适宜。

（5）痰湿内阻型　若月经渐少，数月不行，形体肥胖，胸闷脘胀，或头晕嗜睡，或面浮足肿，或带下量多色白，舌质胖，苔白腻，脉滑，则可选用平胃散（丸）或五积丸等中成药。

4. 单方验方

（1）益母草 50g，红糖适量，水煎服去渣饮服。

（2）晚蚕沙 200g，黄酒 1000g，浸泡 1 周后服用，每次 15~50g，一天 2 次。

（五）医家诊疗经验

1. 孔光一

孔光一教授治疗闭经，重视调肝健脾，常以逍遥散加减、疏肝解郁、理气调经、健脾和营。逍遥散中柴胡、白芍、当归、茯苓和白术等为必用品，并且每方都加赤芍、川芎等药活血化瘀，加青皮、陈皮、枳壳、砂仁、苏梗等药疏肝健脾理气。若瘀血重者加桃仁、益母草以破血化瘀。

另外，孔教授在诊治闭经时，亦常用燥湿化痰、清肝温肾法，多用二陈汤中的半夏、陈皮、茯苓健脾燥湿、化痰通经。痰湿去，血自行。其中半夏有消肿散结化痰、健脾和胃降逆之功，无论外感、内伤杂病，几乎每方必用之。闭经多与肝郁有关，肝郁易于化火，常用柴胡、栀子清肝宣郁；黄芩、龙胆草苦寒直折，清热化湿。若闭经日久，下元虚寒，常加肉桂温暖下焦；加续断、制何首乌、菟丝子、小茴香等温润药以温肾益气，或用疏肝解郁、健脾和营的逍遥散与补益肝肾的乌鸡白凤丸合用。

2. 蔡小荪

蔡小荪教授认为，对于闭经的治疗，

不能急切图功、妄事攻伐。虚证中之肾毛不足、冲任欠盈者。都以育肾为主、随病情变化而进退、先滋养、后通调。一般以调为主、养血为先、理气为要。尤其对年轻女性原发闭经、大致以育肾养血为主、参血肉有情之品、以冀肾气旺盛、冲任充盈、月事得以时下。另有因情志抑郁或环境改变、不能适应以致肝气郁结、影响冲任而致闭经者、自当疏肝解郁、理气调经。至于痰湿瘀滞、络道受阻而闭经者、大多形躯肥胖、体重日增。而且愈胖愈闭、愈闭则愈胖、形成恶性循环、临床上不为鲜见。对于此类闭经、用二陈汤、苍附导痰汤、启宫丸等有一定疗效、但是某些病例相当复杂、常虚实相间、变化丛生。在治疗上也须阴阳并顾、寒热并用、气血双疗、攻补并施。至于因环境改变、不能适应、因而影响情绪以致经闭者、用疏肝理气之剂有一定疗效。往往在回归原地、恢复原来生活习惯者、则效果更显、个别患者甚至勿药自愈。这类病例、在闭经中、相对来说、比较易治。

3. 褚玉霞

褚玉霞教授认为闭经当重在治肾，兼调肝脾，佐以化瘀；循经各期，遣方选药，定时而攻；同时也重视中西结合，病证相参。"经水者出诸肾"，肾虚乃致病之本，故治疗闭经当重在补肾，临证处方中常以生地黄、熟地黄、何首乌、枸杞子、山茱萸、桑椹子、龟甲胶以及菟丝子、巴戟天、川续断、杜仲、淫羊藿、覆盆子、紫石英为主药。肝藏血，主疏泄，调气机，且冲脉附于肝，与女子月经密切相关；月经的主要成分是血。脾为气血生化之源，主统血，月经赖后天水谷精微以生，脾之中气以统。又因在闭经过程中随时可出现瘀滞，所以在治疗闭经时，除重在治肾之外，尚须调理肝脾，佐以化瘀。在临诊中常以香附、柴胡、枳壳、木香、陈皮、砂仁、焦

山楂以及牡丹皮、丹参、川芎、川牛膝之属，伍于补肾之剂中，以使肝气畅达，脾气健运，瘀滞得除，冲任通畅，月事依时。闭经在治疗时尚须根据月经周期中阴阳消长的规律，掌握周期中各阶段的特点，循时用药，定时而攻。拟定了"补肾（补肾阴为主）－补肾活血－补肾（补肾阳为主）－活血行气"的周期治疗模式。为指导治疗，要对病人进行必要而系统的西医检查，如妇科常规检查（内诊）、B超、诊断性刮宫及子宫内膜活检、子宫输卵管碘油造影、腹腔镜、宫腔镜检查，基础体温（BBT）测定，阴道脱落细胞及宫颈黏液结晶检查，内分泌功能测定，蝶鞍摄片或CT检查等。若卵巢早衰，除闭经外，尚见烘热汗出、烦躁失眠、阴道干涩、生殖器官萎缩等更年期综合征的表现，中医治疗除补肾调冲之外，应辨证施以滋阴降火，调和营卫，补益心脾，甘润滋补之法，方选知柏地黄汤、百合地黄汤、桂枝汤、归脾汤、甘麦大枣汤等；西药治疗有时虽立竿见影，但有一定不良反应。所以应用性激素治疗不宜超过3个月，以免出现卵巢功能废用性退化。

4. 韩百灵

韩百灵教授治疗闭经采取虚补、实泻、寒温、热清的原则。把闭经分为八型：气滞血瘀型闭经应疏肝理气、活血调经，自理方百灵调肝汤加减；寒湿凝滞型闭经应温经散寒、活血通经，方选为温经汤或少腹逐瘀汤；肾阳虚型闭经应扶阳益气、温中调经，方选为固阴煎加减；肾阴虚型闭经应滋阴补肾、养血调经，方选为补肾地黄丸加减；血虚型闭经应养阴补血、活血调经，方选为自理方百灵补血汤加减；肺阴虚型闭经应滋阴润肺、养血调经，方选为百合固金汤加减；心脾两虚型闭经应补养心脾、养血调经，方选归脾汤加减；痰湿壅盛型闭经应豁痰除湿、活血调经，方

选苍附导痰汤加减。

5. 尤昭玲

尤昭玲教授在治疗闭经时，善用鸡内金。他认为鸡内金可以改善和增强脾胃功能，使气血逐渐充盛，血海满盈，同时鸡内金善化瘀血，能催月信速下行，使血海"瘀血坚结者自然融化"。对西学中多囊卵巢综合征表现的闭经，他认为应属肾、肝、脾三脏功能失调，气、血、水三者每互牵连为患，痰瘀互结所致。生鸡内金既为消化瘀积之药，同时又为健补脾之妙品，能有效治疗闭经。

五、预后转归

闭经的预后与转归取决于病因、病位、病性、体质、环境、精神状态、饮食等诸多环节。若病因简单，病损脏腑单一，病程短者，一般预后稍好，月经可恢复，但对建立和恢复排卵有一定难度。若病因复杂，或多脏腑损伤则难于治疗，疗效难尽如人意。

六、预防调护

（一）预防

自月经初潮起，女性就应学习、了解一些卫生常识，对月经来潮这一生理现象有一个正确的认识，消除恐惧及紧张心理。平时注意自己的饮食结构，多食用一些有减压作用的菜肴，保持心情舒畅，加强锻炼，提高身体素质。月经不调时，遵医嘱及早针对性治疗。

（二）调护

1. 月经不调注意事项

（1）对于月经不规律的人来说，需预防炎症，避免月经期性生活，注意卫生，预防感染。保证外生殖器的卫生清洁，勤洗勤换内裤。

（2）月经不调经期应注意保暖，避免寒冷刺激，防止寒邪侵袭，注意休息、减少疲劳，加强营养，尽量控制剧烈的情绪波动，避免强烈的精神刺激。

（3）经期要注意饮食调理，经前和经期忌食生冷，酸辣等刺激性食物，以免寒凝血瘀而痛经加重。月经量多者，宜多饮开水，保持大便通畅。注意自己的饮食结构，多食用瘦肉，谷类，深绿叶蔬菜及含钙丰富的食物。

2. 月经不调的饮食

（1）饮食应以清淡且富有营养易消化。多吃豆类，鱼类等高蛋白食物。忌食油腻食物，忌姜、酒、辣椒等辛燥食物、寒凉食物，忌伤胃之物。女性在月经来潮前应忌食咸食。因为咸食会使体内的盐分和水分贮量增多，在月经来潮之前，孕激素增多，易于出现水肿、头痛等现象。月经来潮前 10 天开始吃低盐食物。

（2）注意补铁补充足够的铁质，以免发生缺铁性贫血。多吃乌骨鸡、羊肉、鱼子、青虾、对虾等滋补性的食物。少喝碳酸饮料，磷酸盐使铁质难以吸收。碳酸氢钠和胃液中和，降低胃酸的消化能力和杀菌作用，并且影响食欲。

（3）补充维生素 C：维生素 C 的重要作用是促进生血功能，用以辅助治疗缺铁性贫血。

（4）经期会损失一部分血液。因此，月经后期需要多补充含蛋白及铁钾钠钙镁的食物，如肉、动物肝脏、蛋、奶等。

七、专方选要

1. 香母调经汤

组成：制香附 15g，益母草 15g，急性子 15g，当归 12g，川芎 9g，丹参 12g，桃仁 9g，泽兰 10g，白术 10g，菟丝子 12g，杜仲 12g，肉桂 3g，枸杞子 12g，甘草 6g。

功效：理气疏肝，调护冲任，活血

化瘀。

主治：继发性闭经属于气血不和、经血不通者。

加减：若闭经日久，气血亏虚，症见头晕心悸、神疲乏力、面色不华、唇舌色淡、脉细弱者，方中加党参15g、黄芪15g、阿胶15g，酌减益母草、香附的用量，去桃仁、泽兰；若患者痰湿壅盛，症见形体肥胖、胸闷脘痞、舌体胖嫩、苔白滑腻、脉滑者，方中加苍术15g、砂仁6g、半夏12g，以燥湿健脾，启宫化痰。

2.八珍益母丸

组成：人参、炒白术、茯苓、川芎、炒白芍各10g，当归、熟地黄各20g，益母草30g，炙甘草6g。

功效：益气养血，活血调经。

主治：继发性闭经属于气血亏虚兼血瘀者。

加减：气虚较著者加黄芪30g，血虚较著者加紫河车粉3g，失眠多梦者加五味子10g、夜交藤12g。

3.血府逐瘀汤

组成：桃仁12g，红花10g，川芎10g，当归12g，生地黄10g，白芍10g，柴胡9g，枳壳10g，牛膝9g，桔梗10g，甘草6g。

功效：理气活血，祛瘀通经。

主治：继发性闭经属于气滞血瘀者。

加减：大便秘结者，加生大黄15g（后下）；神疲肢倦、体形较胖者加苍术9g、云苓30g；带下色黄，少腹灼热者加丹皮15g、栀子9g；月经中断4个月以上者加三棱、莪术各9g。

八、研究进展

刺蒺藜为蒺藜科植物蒺藜的干燥成熟果实，别名白蒺藜、杜蒺藜、蒺藜子，有"草中名药"之称，归肝经，具有平肝解郁、活血祛风、祛痰止咳、明目、利尿、止痒等功效，临床研究发现，刺蒺藜能加速大鼠卵巢卵母细胞巢的破裂促进卵泡的发育，同时抑制大鼠卵巢卵母细胞的凋亡和卵泡闭锁，延长卵巢的生殖寿命。刺蒺藜可能通过调节蛋白 FOXO3a、MnSOD2、p27、Bim 和 Bel-xl 的表达来影响卵泡的发育和卵母细胞的凋亡。Gauthama. K 等实验研究证明刺蒺藜可以用于激发和改善性功能，同时还影响其体内雄激素的水平尤其是睾酮和双氢睾酮的水平，而不同的激素水平可能是刺蒺藜发挥影响卵泡分化和发育及卵巢功能的关键所在。同时，每个月经周期规律地排卵与排出有活力的卵子对于女性特别是卵巢功能减退的女性具有重要的意义。另外，据报道刺蒺藜的摄入还可以提高肝脏组织中还原性谷胱甘肽的含量，从而高水平的还原性谷胱甘肽可以增强机体抗氧化的能力所以高水平的抗氧化剂可以保护卵巢避免各种损害。Mazaor-costa R 等学者提出以刺蒺藜为主的植物药疗法将会作为一种新的替代或补充疗法应用于围绝经期综合征的治疗中。这些结果都提示了刺蒺藜能对卵巢功能产生一定的影响。

参考文献

[1]中华医学会妇产科学分会内分泌学组，田秦杰.闭经诊断与治疗指南（试行）[J].中华妇产科杂志，2011，46（9）：5.

[2]谢幸，苟文丽.妇产科学[M].北京：人民卫生出版社，2013.

[3]张婧，朱灵平，贾芃，等.妇科内分泌疾病诊治流程图[J].中国全科医学，2014，17（2）：5.

[4]姜德友，王金贺，冯晓玲.闭经源流考[J].安徽中医药大学学报，2021，6：11-14.

[5]刘展茜.中西医结合治疗继发性闭经的Meta分析[D].黑龙江中医药大学，2021.

[6]闫菲，史云，赵琦，等.中西医女性生殖轴互参探讨继发性闭经的辨治思路[J].环球中医药，2020，7：1178-1181.

第四节　多囊卵巢综合征

多囊卵巢综合征（polycystic ovarian syndrome，PCOS）是一种育龄女性常见的内分泌疾病，多起病于青春期。过去认为其主要表现为高雄激素、无排卵、不孕、多毛、肥胖，有子宫内膜癌风险，随着西医学不断地深入研究，逐渐认识到其病理变化不仅涉及生殖系统，也常并发高胰岛素血症、高血脂、糖尿病和心血管疾病，严重危害患者的身体健康，是一种代谢综合征。随着人们对健康关注度的提高和辅助检查的普及，发病率逐渐升高。流行病学研究表明，育龄妇女的患病率可达6.5%。另外，本病的发病及主要临床表现在世界各地不同种族间和地域间均有所不同，我国PCOS患者中月经紊乱和卵巢多囊形态学的构成比普遍偏高，高雄激素征象和肥胖的构成比偏低，LH、LH/FSH升高比率高于国外数据，患者中肥胖率和糖耐量受损均低于白人和黑人发生率。本病的持续时间较长，缠绵难愈，患者的多囊卵巢综合征状态可持续一生。多毛、肥胖、痤疮、闭经、不孕等等多种多样的临床表现和潜在风险可给患者的身心健康带来严重的不良影响。

多囊卵巢综合征是一组具有多种临床表现的疾病，古籍中中医学对此病没有形成系统认识，由于其临床表现多种多样，现今中医学界对其命名仍然尚未达成共识，故多囊卵巢综合征散见于中医学的"月经后期""闭经""崩漏""癥瘕""不孕"等疾病中，属于上述疾病的范畴。现今主流观点大多认为多囊卵巢综合征的发病与肝脾肾三脏关系密切，其中尤以肾为基础。肾主生殖、经水出诸肾，肾阳虚，命门火衰，冲任失于温煦，可致宫寒不孕；若肾阳不足，不能上暖脾土，或素体脾气亏虚，

失于健运，聚湿生痰，痰湿阻滞冲任胞宫，可致闭经不孕；女子以肝为先天，若素性忧郁或恚怒伤肝，可致肝气郁结，失于疏泄，横犯脾胃，运化失司，湿聚痰盛则形胖；肝郁化火犯肺，肺经郁火蒸腾颜面，可表现为面部痤疮；乙癸同源，肝肾阴虚，血海不足，疏泄失常亦可致月经不调。

一、病因病机

（一）西医学认识

多囊卵巢综合征（PCOS）是妇女常见的内分泌疾病且大多引起生殖障碍，其发病率占育龄妇女的5%~10%。多囊卵巢综合征的病因尚不清楚，一般认为与下丘脑—垂体—卵巢轴功能失常、肾上腺功能紊乱、遗传、代谢等因素有关。PCOS的发病机制复杂，已被公认的机制是：①高LH伴正常或低水平的FSH；②雄激素增多；③恒定的雌激素水平（E_1比E_2高）；④胰岛素抵抗（高胰岛素血症）；⑤卵巢组织形态学上有多个囊性卵泡和间质增生。现有研究表明，多囊卵巢综合征主要与遗传因素，如2型糖尿病、肥胖、高血压、脂溢性脱发以及宫内环境、出生后的饮食结构、生活方式等密切相关。与多数内分泌疾病一样，多囊卵巢综合征也是遗传因素与环境因素共同作用的结果。多囊卵巢综合征是青年已婚妇女不孕的主要因素之一，这类患者具有月经稀少或闭经、不孕、多毛和肥胖，双侧卵巢呈囊性增大的特征。本病首先于1935年由Stein Leventhal两人描述，所以多囊卵巢综合征又被称为Stein Leventhal综合征。

1. 遗传因素

PCOS具有家族聚集性，是一种常染色体显性遗传，或X–连锁（伴性）遗传，或基因突变所引起的疾病。对多囊卵巢综合征相关基因的研究主要是基于对候选基因

的连锁分析。有学者提出 37 个与多囊卵巢综合征发病有关的候选基因,如与胰岛素分泌密切相关的胰岛素基因、胰岛素受体基因等;与雌激素、孕激素、雄激素合成有关的 CYO11A、CYP17、CYP21 等;与垂体分泌的促性腺激素有关的 LH 受体基因、卵泡抑素基因等。由于多囊卵巢综合征目前已经明确的病理生理改变主要集中在高雄激素血症、LH/FSH 分泌改变、胰岛素抵抗和高胰岛素血症这三个方面,因此遗传因素影响胰岛素的分泌和甾体类激素合成的基因对多囊卵巢综合征的发生显得尤为重要。

2. 下丘脑—垂体—卵巢轴功能紊乱

其主要特点表现如下:促性腺激素释放异常、雄激素过多、雌酮过多、细胞色素 P450C17A 调节失常、胰岛素抵抗和高胰岛素血症以及肥胖等。

(二)中医学认识

多囊卵巢综合征的中医发病机制与肾、肝、脾有着密切关系,并且由于痰浊、瘀血病理产物的形成,共同导致了"肾—天癸—冲任—胞宫"生殖轴的功能紊乱。肾为先天之本,气血生化之源,元气之根。肾又为冲任之本,肾藏精、主生殖。故凡是月经失调、子嗣之病多与肾的功能失调有关。

肾者主水,肾气虚不能化气行水,反聚为湿,阻遏气机,壅塞胞宫而发病;肾的气化功能还担负着人体泌别清浊的职能,肾气足,则清者得升,浊者得降,人体内的代谢垃圾得以排出体外;若肾气衰,则清者不得敷布,浊者停聚体内而成痰浊瘀血。脾主运化水湿,平素嗜食肥甘厚味伤及脾胃则痰湿内生,湿浊流注冲任,壅塞胞宫发病;若肾阳虚不能温煦脾阳,脾失健运亦导致痰湿内生;肝藏血、主疏泄,若肝气郁结,气机阻滞,亦可导致水湿停

聚为痰,痰浊壅塞胞宫而发病。可见脏腑功能失常、气血运行失调,导致体内水湿停聚、痰浊壅盛,流注冲任,壅塞胞宫是多囊卵巢综合征的根本病因。痰浊壅盛,流溢肌肤,则形体肥胖,痰瘀气血互结为癥积,则卵巢呈多囊性改变。

二、临床诊断

(一)辨病诊断

1. 症状和体征

多囊卵巢综合征多发生于育龄妇女,22~31 岁约占 85%。其常见临床表现如下。

(1)月经紊乱,稀发排卵或无排卵 主要是闭经,绝大多数为继发性闭经,闭经前常有月经稀发或过少,偶有月经频发或过多者。

(2)不孕 以原发性不孕较多见。由于月经失调和无排卵,常致不孕,月经失调和不孕常是就诊的主要原因。

(3)肥胖、多毛、痤疮 肥胖约占 30%,可伴有痤疮、声音低粗、阴蒂肥大和喉结等男性化征象但是多毛的程度与雄激素水平不成比例。

(4)双侧卵巢增大及卵巢多囊性改变 妇科检查,约 67% 的患者可触及一侧或双侧卵巢。少数患者可通过妇科检查发现双侧卵巢比正常大 1~3 倍,有坚韧感。

(5)黑棘皮症 继发于胰岛素抵抗的高胰岛素血症患者常有黑棘皮症。

2. 相关检查

(1)血清激素检测

①促性腺激素:LH 与 FSH 失常,呈非周期性分泌,大多数患者血 LH 值升高,FSH 相当于早期卵泡期水平,LH/FSH ≥ 2.5~3。

②雄激素:雄激素分泌过多,是多囊卵巢综合征的基本特征。血睾酮升高,雄烯二酮升高,脱氢表雄酮(DHEA)、硫酸

脱氢表雄酮（DHAS）也略有升高。由于性激素结合球蛋白（SHBG）降低使游离态雄激素升高。

③雌酮与雌激素失常，雌激素总量可达 140pg/ml，雌二醇相当于卵泡早期水平约 60pg/ml，性腺外雌酮生成增加，E_2 水平波动小，无正常月经周期性变化，E_1 水平增加，$E_1/E_2 > 1$。

④催乳素（PRL）：25%~40% 患者 ≥ 25ng/ml，PCOS 患者 PRL 可轻度升高，但因高泌乳素血症可出现类 PCOS 症状，应加以鉴别。

⑤胰岛素（insulin）：空腹胰岛素升高 ≥ 14mU/L，IGF-I 升高（正常 120mmol/L），血浆 IGF-I 结合蛋白质降低（正常 < 300ng/ml）。

（2）B 超检查 双侧卵巢增大，被膜增厚回声强。被膜下可见数目较多，直径 2~9mm 囊状卵泡一侧或者两侧各有 10 个以上。主要围绕卵巢边缘分布，呈车轮状排列，称为项链征，少数散在于间质中，间质增多。

3. 多囊卵巢综合征的并发症

（1）肿瘤 持续的、无周期性的、相对偏高的雌激素水平和升高的 E_1 与 E_1/E_2 比值对子宫内膜的刺激，又无孕激素抵抗，使子宫内膜癌和乳腺癌发病率增加。据统计 ≤ 40 岁之子宫内膜癌患者中 19%~25% 合并 PCOS。约 14% PCOS 患者在 14 岁内进展为子宫内膜癌。

（2）心血管疾病 血脂代谢紊乱，易引起动脉粥样硬化，导致冠心病、高血压等。

（3）糖尿病 胰岛素抵抗状态和高胰岛素血症、肥胖，易发展为隐性糖尿病或糖尿病。

（4）痤疮 由于多毛所致面部皮脂分泌过多。

（5）不孕症 由于闭经不排卵所致。

（二）辨证诊断

1. 肾虚证

本证型均以肾虚为基础，根据不同的临床表现，相关证型包括肾气虚证、肾阴虚证、肾阳虚证、肝肾阴虚证、阴精亏虚证等。

临床证候：月经后期，周期后延，量少，色暗淡或清稀或鲜红，甚或闭经，或婚久不孕。倦怠乏力，腰膝酸软，肥胖，多毛；畏寒肢冷，带下清稀，大便溏稀，夜尿频多，性欲冷淡；头晕耳鸣，五心烦热，失眠多梦；舌淡，苔薄白，脉沉细，或舌红，苔少，脉细数。

辨证要点：月经延后量少，甚至闭经，不孕，多毛，腰膝酸软，倦怠嗜睡；舌淡苔薄白，脉细。

2. 脾虚证

本证型以脾虚为基础，相关证型包括脾气虚证、脾阳虚证、脾肾阳虚证等。

临床证候：月经由稀发到闭经，或月经周期后延，或见崩漏，血色淡，质清稀，伴原发不孕，带下清稀量多，性欲减退；面色晦暗，形体肥胖，神疲嗜睡，腰脊酸冷，畏寒肢冷，小腹冷感；纳呆便溏；舌体胖大，舌质淡，苔薄白或白腻，脉沉或细弱。

辨证要点：月经稀发，带下清稀量多，畏寒肢冷，小腹冷感；舌淡胖嫩，苔薄白腻，脉沉细弱。

3. 肝郁证

本证型以肝郁为基础，相关证型包括肝气郁结证、肝郁化热证、肝郁化火证、肝经郁热证、肝胆郁热证等。

临床证候：情绪烦躁抑郁，喜太息，月经失调，周期后延，由稀发量少而逐渐至闭经，或见崩漏，经量多少不一，甚或闭经，或婚久不孕。胸胁乳房胀痛，或经行腹痛；毛发浓密，形体肥胖，或面部痤疮；口干口苦，大便秘结；舌红，苔薄白或薄黄，脉弦或数。

辨证要点：胁肋胀痛，口苦口干，毛发浓密，形体肥胖，面部痤疮，大便秘结；舌红苔黄，脉弦数。

三、鉴别诊断

（一）西医学鉴别诊断

1. 与产生雄激素的卵巢肿瘤相鉴别

卵巢肿瘤如支持－间质细胞瘤、门细胞瘤或肾上腺肿瘤。男性化表现重，雄激素水平接近男性，超声或CT或MRI有阳性发现。如门细胞瘤、支持间质细胞瘤，可以产生大量的雄激素，出现男性化表现，如多毛、阴蒂增大、喉结增大、血雄激素水平增高，男性化肿瘤多为单侧性实性，进行性增大明细，可行B超及CT检查以明确诊断。

2. 与高催乳素血症相鉴别

PRL、DHEA水平高，促性腺水平正常或偏低，雌激素水平偏低，虽然雄激素升高，但很少出现多毛和痤疮。少数患者伴有垂体腺瘤。10%~30%的PCOS患者血清泌乳素水平轻度升高，应与其他原因引起的高泌乳素血症相鉴别。如垂体腺瘤，甲状腺功能低下，服用药物引起的高泌乳血症。常见的垂体微腺瘤高泌乳血症者虽然闭经、无排卵、泌乳素增高，但FSH和LH及雌激素均低下，MRI有时可发现垂体微腺瘤。

3. 甲状腺功能异常

甲状腺功能异常可引起下丘脑－垂体－卵巢轴异常，从而引起持续不排卵。可表现为月经失调或闭经。可以查甲状腺功能以鉴别。包括甲亢和甲低。甲亢时T_3、T_4、SHBG增高，雄激素代谢清除率降低，使血浆睾酮升高致男性化和月经失调。甲状腺功能减低时，雄激素向雌激素转化增加致无排卵。

（二）中医学鉴别诊断

1. 与月经后期相鉴别

月经后期表现为月经周期延长，经量正常，而多囊卵巢综合征多为月经紊乱，稀发排卵或无排卵，基础体温呈单相，继续发展会发生闭经。

2. 与不孕症相鉴别

不孕症指夫妇同居两年以上未采取任何避孕措施，而未能怀孕者称为不孕症。主要分为原发性不孕及继发性不孕。原发性不孕为从未受孕；继发性不孕为曾经怀孕以后又不孕。多囊卵巢综合征多见由于排卵障碍导致的不孕症。

3. 与肥胖症相鉴别

肥胖症是一种由多种因素引起的慢性代谢性疾病，以体内脂肪细胞的体积和细胞数增加致体脂占体重的百分比异常增高并在某些局部过多沉积脂肪为特点。单纯性肥胖患者全身脂肪分布比较均匀，没有内分泌紊乱现象，也无代谢障碍性疾病，其家族往往有肥胖病史。多囊卵巢综合征所致的肥胖是由于胰岛素抵抗、葡萄糖不耐受和异常脂质血症有关。

四、临床治疗

（一）提高临床疗效的要素

多囊卵巢综合征是慢性疾病，需要早期诊断治疗，临床上应辨病辨证结合。对于正常发育的青春期，月经初潮年龄偏晚者及已婚妇女有原发性不孕史者需要提高警惕，注意其是否有月经失调、排卵障碍、多毛、肥胖等临床表现。治疗原则是恢复排卵月经、促使妊娠、减少多毛现象，并预防子宫内膜癌。中医学针对本病特征，遵循"审证求因"的原则，认为其病因病机主要因肾虚、肝郁、脾虚痰湿、血瘀等影响到冲任二脉不能相资，胞宫不能行月经和主胎孕。因此，其治疗原则是补肾健脾、疏肝解郁、祛痰化瘀、软坚散结。

（二）辨病治疗

根据患者的突出临床症状与体征、年龄及有否生育要求等而分别给予药物、手术或其他治疗。

1. 一般药物治疗

（1）增加运动以减轻体重，纠正由肥胖而加剧的内分泌代谢紊乱，减轻胰岛素抵抗和高胰岛素血症，使 IGF-1 降低，IGfBP-1 增加，同时 SHBG 增多使游离雄激素水平下降。减轻体重可使部分肥胖型 PCOS 者恢复排卵，并可预防 2 型糖尿病及心血管疾病的发生。二甲双胍 1.5~2.5g/d，伴或不伴有糖尿病者均可使用，能有效地降低体重，改善胰岛素敏感性，降低胰岛素水平，使毛发减少甚至可恢复月经（25%）与排卵。

（2）二甲双胍（metformin） 二甲双胍是双胍类，剂量为 1000~1500mg/d，是治疗非胰岛素依赖型糖尿病的药物，通过降低血胰岛素，纠正 PCOS 患者的高雄激素血症，改善卵巢排卵功能，提高促排卵治疗的效果。

（3）二氮嗪（dizoxide） 二氮嗪用于直接降低胰岛素的药物，300mg/d，对降低胰岛素及血游离雄激素有明确效果。

（4）噻唑烷二酮类（Thiazolidinediones，TZDs，格列酮类） 噻唑烷二酮类主要包括罗格列酮和吡格列酮，是新一代的胰岛素增敏剂。它可增加靶组织对胰岛素的敏感性，直接影响受体后胰岛素信号传导和级联反应，最终改善胰岛素抵抗和高胰岛素血症；通过调节脂代谢，纠正血脂异常。

2. 药物诱导排卵

（1）氯米芬（CC） 氯米芬是治疗 PCOS 的首选药物，排卵率为 60%~80%，妊娠率为 30%~50%。于自然月经周期或撤药性子宫出血的第 5 天开始，每天口服 50mg，连续 5 次为 1 个疗程，常于服药的 3~10 天（平均 7 天）排卵，多数在 3~4 个疗程内妊娠。若经 3 个治疗周期仍无排卵者，可将剂量递增至每天 100~150mg，体重较轻者可考虑减少起始用量（25mg/d）。若经氯米芬治疗 6~12 个月后仍无排卵或受孕者，可给予氯米芬合并 hCG 或糖皮质激素、溴隐亭治疗或用 HMG、FSH、GnRH 等治疗。

（2）氯米芬与人绒毛膜促性腺激素（hCG）合用 停用氯米芬后第 7 天加用绒促性素（hCG）2000~5000U 肌内注射。

（3）糖皮质激素与氯米芬合用 肾上腺皮质激素的作用是基于它可抑制来自卵巢或肾上腺分泌的过多雄激素。通常选用地塞米松或泼尼松。泼尼松每天用量为 7.5~10mg，2 个月内有效率 35.7%，闭经无排卵者的卵巢功能得到一定恢复。用氯米芬诱发排卵无效时，可在治疗周期中同时加服地塞米松 0.5mg，每晚服 2.0mg，共 10 天，以改善氯米芬或垂体对促性腺激素治疗反应，提高排卵率和妊娠率。

（4）三苯氧胺 适用于 CC 治疗无效者。三苯氧胺也是一种抗雌激素，小剂量短程治疗可促进排卵，作用机制同 CC。于月经周期（或黄体酮撤退出血）的第二天（或第五天）20~40mg/d，连服 5 天。治疗效果相似于 CC。

3. 助孕技术

仅有 2 组报道应用 IVF/ET 治疗 PCOS 不孕。DaLe（1991）44 例治疗观察采用 GnRHa-hMG 促超卵泡生成，周期采卵（18.8±9）~（19.3±6.1）个，胚胎移植妊娠率 33%。然由于 OHSS 所致去消周期率达 24.13%（14/58），故助孕技术在 PCOS 治疗中价值仍待深入研究。

4. 手术治疗

诱发排卵的药物出现前，卵巢楔形切

除术一度曾是不排卵多囊卵巢综合征的一种常用治疗方法。目前逐渐被各种腹腔镜下的电灼术、多点穿刺术或激光打孔术所取代。

（三）辨证治疗

1.辨证论治

（1）肾虚证

治法：补肾是肾虚证的基本治则，偏阳虚者宜温补肾阳，偏阴虚者宜滋阴填精，兼夹瘀血者治宜补肾活血，肾虚痰瘀者宜补肾活血祛痰。

方药：右归丸（《景岳全书》）：熟地黄、附子（炮附片）、肉桂、山药、山茱萸（酒炙）、菟丝子、鹿角胶、枸杞子、当归、杜仲（盐炒）。

（2）脾虚证

治法：健脾化痰。

方药：苍附导痰丸加减：苍术 10g，香附 9g，桃仁 6g，当归 12g，川芎 10g，红花 6g，胆南星 9g，茯苓 15g，法半夏 10g，陈皮 6g，枳壳 6g，夏枯草 10g，生姜 6g，甘草 6g。

（3）肝郁证

治法：疏肝解郁。

方药：加减龙胆泻肝汤：龙胆草 15g，子黄芩 10g，山栀子 15g，泽泻 15g，车前子 15g，当归 10g，生地黄 15g，柴胡 10g，丹皮 15g，夏枯草 20g。经间期加丹参 15g，穿破石 30g，浙贝母 15g，路路通 20g；经期去龙胆草、山栀子，加益母草 30g，枳壳 15g，香附 10g。

2.外治疗法

（1）体针

①取肚脐、关元、肾俞、三阴交、次髎、太溪，用补法，同时可配合肚脐隔盐灸。主要用于肾气亏虚者。

②取关元、中极、子宫、三阴交、血海、命门、肝俞、然谷，于月经周期第 14 天始，每日 1 次，每次留针 30 分钟，连续 3~5 天，平补平泻或加电针。主要用于肝肾亏虚者。

③取中极、气海、三阴交、丰隆、脾俞、阴陵泉、三焦俞，治疗痰湿阻滞型多囊卵巢综合征。

④取肝俞、厥阴俞、期门、太冲、中极治疗肝郁化火型多囊卵巢综合征。

⑤取关元、子宫、大赫穴、归来、合谷、血海、行间治疗气滞血瘀型多囊卵巢综合征。

（2）灸法　取神阙、关元、中极、命门、肾俞、脾俞、血海、次髎穴。每次选 3~5 个穴位，用温和灸或温针灸，每次灸 20~30 分钟，隔日 1 次。

（3）穴位注射　取气海、血海、关元、脾俞、肾俞、足三里、三阴交、子宫、中极、肝俞等穴，选用当归注射液或丹参注射液，每次选 3~5 个穴位，每穴注入 0.2~0.5ml，隔日 1 次。

（4）梅花针　取腰 11~骶 5 夹脊穴，膀胱第一侧线，下肢内侧脾、肾经循行线，整个小腹部。中等刺激，以皮肤潮红为度，隔日 1 次。

（5）耳针　取子宫、卵巢、内分泌、神门、交感、皮质下、肾上腺、肝、肾、脾等，每次选 3~4 穴，毫针中等刺激，隔日 1 次。或耳穴埋针、压豆。

（6）灌肠法　败酱草 30g，鹿衔草 15g，三棱、莪术、土贝母各 10g，加水，煎两次，取滤液 200ml，保留灌肠，每日 1 次。

（7）外敷法　透骨草 30g，草乌 20g，川乌 20g，三棱 15g，莪术 15g，乳香 15g，没药 15g，五加皮 20g，续断 30g，丹参 30g，血竭 15g，牛膝 20g，红花 15g，丹皮 15g，共研为细末，装入布袋扎口，蒸 30 分钟，温度适宜敷小腹，每日 1 次，一次 30~40 分钟，15 天为 1 疗程。

（8）推拿治疗

①患者取俯卧位，小腹部用枕头垫起，医者在患者左侧站立，按揉肝俞、肾俞、脾俞、血海、腰阳关、天宗、三阴交等穴位，也可用一指禅法，每穴操作2~3分钟，并揉或擦骶部的八髎穴。

②患者取仰卧位，医者站在患者的右侧，五指并拢，按压气海、中极、关元，然后用掌心按压神阙穴，每穴操作2~3分钟。子宫穴，点法按摩，3分钟。对于痰湿阻滞者，可沿下肢足太阴脾经循行部位，以直擦法操作5~8分钟；肝郁化火者，则沿下肢足厥阴肝经循行部位，操作同前。

③患者取坐位，医者以双手拇指点按肾俞、肝肾，横搓命门，提拿法点按足三里、三阴交；患者取卧位，医者施用颤法点按关元、中极。

3. 成药应用

（1）礞石滚痰丸

主要成分：金礞石（煅）、沉香、黄芩、熟大黄。

功效：逐痰降火。

主治：痰湿阻滞型多囊卵巢综合征。

用法用量：口服，一次6~12g（1~2瓶），一日1次。

（2）桂枝茯苓丸

主要成分：桂枝、茯苓、牡丹皮、赤芍、桃仁。

功效：活血，化瘀，消癥。

主治：妇人宿有癥块，或血瘀经闭，气滞血瘀型多囊卵巢综合征。

用法用量：口服，大丸一次6丸，小丸一次9丸，一日1~2次。

（3）血府逐瘀口服液

主要成分：桃仁、红花、当归、川芎、生地黄、赤芍、牛膝、柴胡等。

功效：活血化瘀，行气止痛。

主治：气滞血瘀型多囊卵巢综合征。

用法用量：口服，一次1支，一日

3次。

（4）加味逍遥丸

主要成分：柴胡、当归、白芍、白术（麸炒）、茯苓、甘草、牡丹皮、栀子（姜炙）、薄荷。辅料为生姜。

功效：疏肝清热，健脾养血。

主治：肝郁血虚，肝脾不和，症见两胁胀痛、头晕目眩、倦怠少食、月经不调、脐腹胀痛。肝郁化火型多囊卵巢综合征。

用法用量：口服，一次一袋（6g），一日2次。

（5）桂附八味丸

主要成分：肉桂、附子（制）、熟地黄、山茱萸（制）、牡丹皮、山药、茯苓、泽泻。

功效：温补肾阳。

主治：肾气亏虚型多囊卵巢综合征。

用法用量：口服，一次8丸，一日3次。

（6）二陈丸

主要成分：陈皮、半夏（制）、茯苓、甘草。

功效：燥湿化痰，理气和胃。

主治：痰湿阻滞型多囊卵巢综合征。

用法用量：口服，一次12~16丸，一日3次。

（7）苍附导痰丸

主要成分：苍术、香附、枳壳、陈皮、茯苓、胆南星、甘草。

功效：活血通经，理气化痰。

主治：形盛多痰，气虚，至数月而经始行；形肥痰盛经闭；肥人气虚生痰多下白带。

用法用量：上为末，姜汁和神曲为丸。还可以自制袋泡茶，以上成分分别研成粗粉末，混合均匀，装入30个小包中，每天取1~2包用沸水冲泡，当茶喝。

4. 单方验方

（1）六味地黄汤加味　熟地黄20g，山

药、牡丹皮、首乌、山茱萸各12g，茯苓、泽泻各9g。加减：阴虚内热型，加知母、黄柏、墨旱莲、女贞子各12g；肾阳虚型，加鹿角胶10g，肉桂9g；肝郁火旺型，加柴胡、白芍、青皮各10g，郁金15g，夏枯草12g；脾虚痰阻型，加苍术、半夏各12g，皂角刺、炒白术、连翘、鱼腥草各15g，蒲公英20g；瘀血内阻型，加红花、全蝎各6g，三棱、桃仁各10g，炮山甲15g。经期停服。

（2）自拟多囊方　生山楂15g，菟丝子12g，苍术、香附、川芎、制南星、石菖蒲、枳壳、五灵脂、淫羊藿、仙茅各10g，陈皮6g。适用于肥胖型多囊卵巢综合征

（3）祛瘀调经汤　紫河车、苍术各10g，香附、当归、续断、石斛各12g，白术、鸡血藤、补骨脂各15g，柴胡9g，黄芪20g，益母草18g。适用于肝肾不足、气滞血瘀证。

（4）补肾调经方　生地黄、女贞子、怀山药各30g，菟丝子15g，山茱萸、淫羊藿各10g，三棱15g，茯苓10g，莪术15g，炙龟甲、皂角刺、小青皮、陈皮各10g。适用于肾虚痰湿型。

（5）小柴胡汤加减　柴胡、陈皮、木香各6g，黄芩、姜半夏、茯苓、炒白术、皂角刺、浙贝母、郁金各10g，党参12g，干姜3g，红枣6枚，红花5g。适用于肝脾不和证。

（四）医家诊疗经验

1. 朱南孙

朱南孙教授认为，多囊卵巢综合征是由肾虚卵泡蕴育乏力，气虚卵泡推动不足所致。因此，在临床治疗中，朱老提出益肾温煦资天癸鼓动卵泡发育，益气通络助卵巢排卵。在月经第1~10天用巴戟天、菟丝子、山茱萸、肉苁蓉、仙茅、淫羊藿、熟地黄、当归、女贞子等补肾滋养助卵泡发育；月经10天以后，重用党参、黄芪，酌加黄精、山药、砂仁、石楠叶、白术、莪术、皂角刺等益气通络，促进卵泡排出。此外，朱老在治疗多囊卵巢综合征时注重调理冲任，察其动静，调其通盛，遵循从、合、守、变四则。痰湿、瘀血、气滞等实邪阻滞冲任，实证者，治疗以疏肝行气，活血化瘀调经之品以疏利冲任；冲任虚证者治以益肝脾肾，补养气血，常选生地黄、椿根皮、黄芪、党参、山药、山萸肉、桑螵蛸、海螵蛸、茜草、玉米须、莲须、芡实、杜仲等固摄冲任，熟地黄、首乌、枸杞子、菟丝子、覆盆子、巴戟天、淫羊藿、鹿角片、炙龟甲等填补冲任。根据月经周期、冲任气血盛衰的特点，疏利冲任、补益冲任之法可分别用于不同月经周期阶段。

2. 夏桂成

夏桂成教授治疗肾虚血瘀型排卵功能不良、不孕症的临床经验方：补肾促排卵汤，补肾助阳，活血化瘀，以促排卵，药物组成：炒当归、赤白芍、怀山药、山萸肉、熟地黄、丹皮、茯苓、川续断、菟丝子、鹿角片、五灵脂、红花。水煎分服，每日1剂，经间期服，连服3~7天。夏老根据多年治疗经验认为，排卵期，称为经间期，又称的候期，真机期，这一时期，具有两个显著的生理特点，第一是重阴或近重阴，也既是阴长至重，即高水平，阴精由经净后滋长，由低至中，由中至高，因此经间排卵期必须具有高水平或近高水平的阴，临床上常表现有蛋清样白带，这是排卵期的显著标志，排卵功能不良者，常常缺乏这种现象或不明显，所以补养肾阴与补养肾阳必须并重，使之有高水平阴及阳的条件；第二是个氤氲的变化，即气血活动，由重阴转阳，经过显著的气血活动，阳气开始旺盛，使成熟卵子突破卵巢表层而排出。所以排卵期的活血化瘀，有助于卵子从卵巢表层突破排出。补肾促排卵汤

是在补肾的前提下，加入当归、赤芍、红花、五灵脂。有时尚可加入水蛭、虻虫、土鳖虫等以加强活血化瘀而促排卵。但根据体会，经间期所出现的蛋清样白带，或称拉丝状带下偏少者，必须大补肾阴肾阳，增加白带，才能达到排卵的目的。

3. 尤昭玲

尤昭玲教授临证首重补肾，认为肾虚血瘀是基本病机，补肾活血贯穿始终。常用紫石英、补骨脂、锁阳、覆盆子、桑寄生、菟丝子、山茱萸、地龙、三七、泽泻、泽兰等组成基本方随兼证加减。另外尤教授针对多囊卵巢综合征患者月经的不同周期，分别从肾、心、脾、肝四脏论治。卵泡期（月经周期第3~5天开始至优势卵泡直径 ≤ 17mm），当从肾论治，选用三子汤（生地黄、熟地黄、沙参、麦冬、菟丝子、覆盆子、桑椹子、甘草等）补肾填精，促卵泡发育；排卵期（优势卵泡直径达到18mm至卵泡排出）应从心论治，以补肾宁心，温阳通络为治疗大法，使心降肾实，以利于卵泡顺势排出，方选由生地黄、熟地黄、山药、莲肉、石斛、莲心、紫石英、百合、月季花、橘叶、珍珠母、甘草组成。若既往出现卵泡黄素化未破裂综合征及超声示卵泡壁厚，此时可酌加三七、路路通；黄体期要求怀孕者，从脾论治，补脾益气以载胎，方由生黄芪、白术、苎麻根、阿胶、川续断、苏梗等组成；而对暂无生育要求者，以调经为主，从肝论治，常选柴胡、当归、白术、川芎、车前子、牛膝、益母草等疏肝调经，引血下行。

4. 沈绍功

沈绍功教授发现，多囊卵巢综合征基本病机是以肾虚为本，痰浊瘀血互结，阻滞胞脉为标。而临证时，单纯肾阴肾阳亏虚较少见，多有肾阴肾阳皆亏虚多见，故沈老提出"补肾不如调肾""补肾重在调其阴阳"的观点，以张景岳"善补阳者，必阴中求阳，善补阴者，必阳中求阴"为原则，常自拟沈氏调肾阴阳方（以枸杞子、菊花、生地黄、黄精、生杜仲、桑寄生为主药，酌加滋肾阴、温肾阳之品）加减治疗。对于痰瘀互结证，沈教授强调"但见苔腻一证便是，其余不必悉具"，以祛痰为主，化瘀为辅。常选温胆汤化痰，桂枝汤合逐瘀汤化瘀，但并非一味活血化瘀，往往配以温通、和血之药，并配伍车前草、草决明给痰瘀实邪以出路。此外，沈教授调肝贯彻治疗的始终，并嘱咐患者忌甜食冷饮。对于有心理问题的患者，沈教授对其进行积极疏导、谈心、宣教，使患者正确认识疾病，消除不必要的顾虑和担心。

5. 肖承悰

肖承悰教授经过长期临床实践，提出多囊卵巢综合征最主要病机是肾虚痰瘀。临证时，肖教授倡导辨证与辨病结合，并应用西医生殖理论、辅助检查指导中医用药。患者停经2~3个月就诊时，首先根据基础体温、子宫内膜厚度、卵泡直径及性六项，判定患者月经周期在何阶段。若子宫内膜厚度约5mm，此时可能为早卵泡期水平，则此阶段常用生熟地黄、制首乌、女贞子、枸杞子、桑椹子、山萸肉、当归、白芍、白术、茯苓、桑寄生、川续断、菟丝子、覆盆子、沙苑子滋肾阴、柔养肝血、健脾利湿，促使卵泡发育达到15mm，内膜达到8~9mm，进入真机期（排卵期、氤氲期）。就诊时月经停闭3个月以上，子宫内膜厚9mm左右，肖老师提出此时相当于晚卵泡期，即中医经前期，可辨证为脾肾不足、血脉不畅，治以补肾养血健脾利湿、活血通经。常用药有女贞子、生熟地黄、何首乌、寄生、川续断、川牛膝、鸡血藤、赤芍、川芎、丹参、炒白术、茯苓、生薏米、山楂、泽兰等。若真机期来临，酌加苏木、土鳖虫活血化瘀通络以助肾中阴阳转化，促进排卵。形体肥胖者，治疗偏重补肾健脾、祛湿化痰，适时加用软坚散结之品治之。

6.柴松岩

柴松岩教授认为 PCOS 辨证论治，不外乎"血枯"与"血隔"两端。治疗总以不足者补之、实盛者泻之为原则。血枯阴虚血热者可选用益阴滋肾调经汤（女贞子、石斛、沙参、天冬、陈皮、丹皮、益母草、枳壳等）；血枯脾肾阳虚者可选用补阳温运调经汤（菟丝子、淫羊藿、太子参、茯苓、香附、桂圆肉、肉桂、丹参、川芎等）；气滞血隔者可选用化滞通经汤（车前子、酒大黄、泽兰、茜草、元胡、牛膝、水蛭、肉桂、枳壳等）。

五、预后转归

多囊卵巢综合征属于多基因异常倾向的代谢性疾病，调整月经周期、抑制高雄激素水平、改善胰岛素抵抗、促排卵以及手术治疗，在临床上效果尚可，目前对于本病的治疗可以达到临床痊愈，但病程缠绵，症状可困扰患者多年，且尚无明确的治疗方法能防止其复发，因此治疗当以安全、不良反应少为基本原则；因多囊卵巢综合征常见于育龄妇女，月经失调为主要临床表现，可伴见痤疮、多毛等，且易造成不孕，严重困扰患者生活，故治疗应以改善症状，建立规律月经周期，满足育龄患者妊娠需求为主要目的，应尽量避免使用有害于机体的治疗方式。同时，需要注意的是多囊卵巢综合征患者有高胰岛素血症，高胰岛素血症患者容易出现糖尿病及心脑血管疾病，因此多囊卵巢综合征也是糖尿病及心脑血管疾病的高危因素。另外，多囊卵巢综合征的患者子宫内膜癌患病率较高，据统计 ≤ 40 岁之子宫内膜癌患者中 19%~25% 合并 PCOS，部分 PCOS 可进展为子宫内膜癌，故需要定期体检、积极治疗。

六、预防调护

（一）预防

国内有关多囊卵巢综合征患者发病危险因素的 logistic 回归研究结果显示：体重指数、腰臀比、父亲早秃、父亲患有高血压病、母亲患有高血压病、父亲患有糖尿病、母亲患有糖尿病、使用一次性泡沫或塑料餐具、厨房油烟是多囊卵巢综合征发病的独立危险因素。另外，依据前期大量文献归纳，多囊卵巢综合征的中医病因与情志不畅、饮食不节、起居失常密切相关。生活规律，起居有常，房事适度，加强身体锻炼，增强体质，减少有毒有害物质接触，饮食有节，宜清淡，避免辛辣刺激的饮食，需要避免甜食，忌食或少食油腻、生冷之品。改变不良生活习惯，注意个人卫生，避免上行感染，保持平稳安定的情绪与积极乐观的态度，可预防本病的发生、加重或复发。此外，选择正确的治疗方案对多囊卵巢综合征的发展过程也有很重要的影响。对于伴有出血症状的患者用药不宜过于辛温燥热，以防动血伤阴；对于月经停闭的患者用药不宜过于苦寒，以免寒凝血瘀或苦寒伤阴；对于曾接受手术治疗的患者，术后多鼓励其早期活动以防止粘连；对于七情所伤者，应给予较一般患者更多的关怀、体谅、安慰和鼓励。患者的饮食多囊卵巢综合征患者在注意饮食的同时应放松心情，建立治病信心，耐心治疗。年轻妇女患有本病者而未经治疗，到中、老年时患 2 型糖尿病的几率很高。未经治疗的本病被认为是进行性的综合征，一旦出现，终身存在。因此，患病后应改变生活方式，调整饮食，控制体重，积极配合医生进行治疗。

（二）调护

加强体育锻炼，增强身体素质，注意劳逸结合。保持心情舒畅，避免学习、工作过度紧张。注意保暖，避免淋雨、受寒，不要在阴冷、潮湿的地方居住。青春期月经不调应及时治疗。形体肥胖的患者要控制饮食，适当运动，避免体重进一步增加。注意节育避孕，减少不必要的小产、流产，注意经期、产后的卫生工作。经期不要吃生冷食物，以防寒邪入里，同时要控制饮食，不宜吃辛辣油腻的食物。对于肥胖的患者，更应控制饮食，但对于多囊卵巢综合征引起的肥胖患者，由于患者体内高胰岛素抗性会让脂肪容易囤积，一般而言比其他人难减重，常用的"低脂高碳水化合物热量减肥法"对于多囊卵巢综合征患者并不适用，根据中医理论食物也有寒、热、温、凉的性味不同，事实上根据个人体质不同，每位患者适用的碳水化合物可能都不同，唯一相同的是要选低血糖指数食物，这样是非常有助于多囊卵巢综合征患者恢复的。低血糖（升糖）指数 < 55 的碳水化合物，使血糖不致上升过快。大原则是尽量吃"非精制食物"，如颗粒的燕麦绝对优于麦片粥，麦片粥又优于即冲麦片或麦粉；糙米，五谷饭优于白米饭，白米饭又优于稀饭；硬杂粮面包优于软杂粮面包，软杂粮面包又优于白面包；水果优于果汁；至于糕饼则为大忌，各种水果的血糖指数差异很大，此外，不要单吃碳水化合物，尽量合并蔬果纤维，蛋白质或脂肪，可降低吸收速度。一些凉性的食物如绿豆、螃蟹、柿子等最好不要吃。

（三）食疗

1. 猪腰枸杞羹

枸杞子 30g，温水浸泡 20 分钟；猪腰 1 对，去白筋；共入砂锅，加水 500ml，煮熟，趁热吃。用于肾虚型多囊卵巢综合征。

2. 归参鳝鱼羹

当归、党参各 15g，鳝鱼 50g，料酒、葱、姜、蒜、味精、食盐、酱油适量。将鳝鱼去骨、内脏，切丝，当归、党参装纱布内，加水与佐料煎煮，吃鱼饮汤，有补益气血通经的功能。

3. 暖宫汤

肉桂 3g，附子 10g，杜仲 12g，续断 12g，菟丝子 15g，艾叶 20g，小茴香 15g，狗肉 150g，生姜 15g，红枣 6 枚。狗肉切块，生姜拍烂，用生姜和少许黄酒爆香，狗肉倒入锅内，放入全部用料，加适量清水，烧开后，用文火煮 1.5~2 小时，加食盐调味，饮汤吃肉，用于脾肾两虚多囊卵巢综合征。

4. 山药枸杞粥

山药 20g，枸杞子 10g，大米、小米或糯米适量煮粥食之。具有补肾健脾、滋阴助阳的功能，适用于肝肾不足导致的多囊卵巢综合征。

5. 黄芪枸杞乳鸽汤

黄芪、枸杞各 30g，乳鸽 1 只，放炖盅内加入适量水，隔水炖煮，吃肉饮汤。有补益肾气的作用。

6. 甲鱼羹

甲鱼 1 只，去头，刮去壳砂；枸杞子 45g，黄芪 30g，再加葱、姜、糖、盐等佐料，炖熟，吃肉、枸杞子及汤。适用于肾虚型多囊卵巢综合征。

参考文献

［1］中华医学会妇产科学分会内分泌学组及指南专家组. 多囊卵巢综合征中国诊疗指南［J］. 中华妇产科杂志，2018，39（1）：2-6.

［2］乔杰，李蓉，李莉，等. 多囊卵巢综合征——多囊卵巢综合征流行病学研究［J］. 中国实用妇科与产科杂志，2013，29（11）：849-852.

［3］沈文娟，尤天娇，金宝，等. 多囊卵巢综合征中西医病因病机及治疗研究进展［J］. 辽宁中医杂志，2021，48（12）：196-199.

［4］赵少英，许二平. 中医药防治多囊卵巢综合征的特色与优势［J］. 中医学报，2016，31（217）：853-856.

［5］魏代敏，潘烨，石玉华. 多囊卵巢综合征辅助生殖治疗策略的优化［J］. 中华妇产科杂志，2018，39（1）：58-61.

第五节　乳腺增生症

乳腺增生症（hyperplasia diseases of breast，HDBA）是一种乳腺结构不良性疾病，分为乳腺单纯性增生和乳腺囊性增生两类，主要以乳腺包块和疼痛为主症，是乳腺正常发育和退化过程失常而导致的一种良性乳腺疾病。该病是女性的常见病，发病率逐年增高，在乳腺疾病的普查中该疾病的检出率高达93.72%。西医学认为乳腺增生与乳腺对相关激素的应答性反应有关。有学者报道乳腺增生病与乳腺癌有一定的相关性，故积极预防和治疗本病是防止乳腺疾病尤其是乳腺癌的关键环节。

乳腺增生属于我国中医学中"乳癖"范畴，中医认为乳房的发育、生长、衰萎受五脏六腑之精气支配，其中肾的先天精气，脾胃的后天水谷精气，肝的藏血与疏调气机，对乳房的生理病理影响最大。乳房与经络联系广泛而密切，乳房及其周围经络纵横，腧穴密布，其中与足阳明胃经、足少阴、足厥阴肝经及冲任二脉关系最为密切。中医药在治疗乳腺增生病方面积累了丰富的临床经验。

一、病因病机

（一）西医学认识

女性乳腺是内分泌的一个靶器官，对雌激素的刺激十分敏感，在生殖系统发育的早、中、晚期和绝经期前后，乳腺的结构和功能随体内激素的变化而变化。在生殖系统发育成熟期间，乳腺也随着月经周期各种激素水平的变化而有所变化。雌激素促进乳腺导管及其周围结缔组织生长，黄体酮促进小叶及腺泡的发育。正常情况下，卵泡期在雌激素的作用下，乳腺导管上皮增生变大，宫腔扩大，周围组织水肿。至黄体期时，在雌激素与孕激素的作用下，小叶内小管上皮肥大，小叶小管和导管都含有一定量的分泌物，间质水肿，整个乳腺因而变大、坚实、紧张。月经期时，由于雌、孕激素撤退，腺上皮细胞由于缺乏激素支持而萎缩、脱落，小管消失或变小，乳腺变细。由于个体差异，乳腺的这种周期性变化表现的变化程度不同。乳腺增生的病因尚未确定，一般认为，乳腺增生症的相关因素首先是内分泌因素。多数学者认为与卵巢内分泌失衡有关。雌激素水平升高，孕激素水平下降或雌激素与孕激素的比例失衡，从而导致乳腺腺体增生过度或复旧不全而发生纤维化引发乳腺痛，组织结构发生紊乱，乳腺导管上皮和纤维组织不同程度的增生和末梢腺管或腺泡形成囊肿。临床观察抗雌激素治疗乳腺增生症有效支持这一观点。然而，乳腺增生症患者血浆激素水平并未发现异常，因此，有人提出乳腺增生症与乳腺组织对性激素敏感性增高有关。其次是必需脂肪酸。研究发现乳腺痛的女性存在异常的脂肪酸，这些女性的血浆必需脂肪酸也呈低水平。因此有人认为乳腺痛可能不是激素血浆水平所引起的，而是通过一种超量的终末器官反应，激素受体异常导致夸大的局部反应。妇女的饱和与不饱和脂肪酸比例增加可能引起雌激素和孕激素受体的异常敏感。乳腺痛对使用富含脂肪酸的月见草油有效，说明必需脂肪酸对缓解乳腺痛有一定作用。

同时也包括社会、心理学因素。现代社会生活和工作压力大，精神常处于高度紧张状态，也是乳腺痛的病因之一。另外，生活习惯如高脂肪、高蛋白质饮食，可能也起部分作用。体质指数对乳腺增生症也有一定的影响：营养过度或体力活动不足可导致体重超重或肥胖，而膳食脂肪可增加乳腺疾病的危险性，机制可能是膳食中的脂肪使血中催乳素分泌增加，进而通过下丘脑－垂体轴使雌激素分泌增加，从而导致乳腺细胞的过度增殖。也有研究认为乳腺增生与基因异常有关，增生区丧失了杂合性和非随机 X 染色体灭活，这更加证实了增生是克隆性新生物的产生。

本症组织形态改变较为复杂，病理分类也有多种。国外习惯于将乳腺增生疾病按其病理变化主要分为两大类型，病理变化为末端乳管和腺泡上皮增生者称单纯性乳腺上皮增生症，乳腺一部分或全部有大小不等多发性囊性病变则称为乳腺囊性增生。我国趋向于根据乳腺末梢导管上皮增生引起小导管扩张囊肿形成及结缔组织增生的不同程度，将其分为乳腺组织增生（乳痛症）、乳腺腺病和乳腺囊性增生症等。

1.乳痛症

乳痛症是乳腺轻度增生的表现，有结缔组织水肿，周期性乳腺小叶发育及轻度增生。均属功能性的改变，并可恢复正常。临床检查可见疼痛区域乳腺组织增厚，稍成颗粒状，质软，没有边界，没有明显局限性肿块。月经期后乳腺可恢复正常，胀痛或刺痛感也会消失。乳痛症多发于中年女性，尤其 35 岁以后未生育者为多见。国内通常将乳痛症分为周期性和非周期性，国外还包括乳腺外疼痛。周期性乳腺痛和月经周期有关，是乳腺痛最常见的类型，对治疗反应最好；非周期性乳腺痛与月经周期不相关，疼痛不对称，常为单侧且多为局部痛（压痛点），可有结节感，但无可触及明显肿块。

2.乳腺腺病

乳腺腺病根据其病变的发展过程又可分为：①乳腺小叶增生期（早期），病变以乳腺小叶增生为主，间质并不增生或轻度增生；②纤维腺病期（中期），在这一时期乳腺小叶及间质内的纤维组织也增生；③纤维化期（晚期），病变以纤维组织为主，管泡萎缩甚至消失。乳腺中有肿块，多是单侧，检查时，可扪及边界不甚清楚，质柔软的片状肿块，表面不甚光滑，有时还可触及大小、软硬不等的圆形结节，肿块与皮肤和深部组织没有粘连可被推动，无淋巴结肿大。

3.乳腺囊性增生症

乳腺囊性增生症的发病年龄较晚，多数在 40 岁以后且为多发性，常累及单侧及双侧乳腺的多处。乳腺内常有多个大小不一的囊肿，小的如针头，大的直径可达 5cm 或更大，囊内可有灰白色或血性分泌物。囊肿边界不清，肿块常靠近乳腺的周边部，其四周的乳腺组织常有散在的结节，可扪及大且浅的囊性肿块，若肿块小且深则不明显。

（二）中医学认识

乳腺增生症在中医学中属于"乳癖"范畴。"乳癖"二字最早见于《中藏经》，但该书中"治小儿乳癖，胸腹高喘急吐乳汁"所描述的疾病并非是我们现代所说的乳房中结肿块、疼痛之乳癖病。龚居中《外科活人定本》首次将乳癖与乳房肿块联系在一起，建立独立篇章，不仅描述了病情，对治疗方法也有一定的认识，曰："乳癖，此症生于正乳之上，乃厥阴、阳明之经所属也。何谓之癖，若硬而不痛，如顽核之类，过久则成毒，如初起用灸法甚妙。"高秉钧在《疡科心得集·辨乳癖、乳痰、乳岩论》中更加详尽地描述了乳癖："有乳中结核，形如丸卵，不疼痛，不发热，皮色不变，其核随喜怒为消长，此名乳癖。"该书的论述对乳癖的临床诊断与鉴别诊断影响深远。邹伍峰在《外科真诠》中更提示了乳癖为病的发展和转归，可以治愈但也有癌变的可能："乳癖乳房结核坚硬，始如钱大，渐大如桃，如卵，皮色如常，遇寒作痛。总由形寒饮冷，加以气郁痰饮流入胃络，积聚不散所致，年少气盛，患一二载者内服和乳汤加附子七分，偎姜一片，即可消散。若年老气衰，患经数载者不治，宜节饮食，息恼怒，庶免乳岩之变。"

中医学认为乳癖的发病是一个虚实夹杂的过程，主要与肝、脾、肾、冲任相关，肾气亏虚、冲任失调为发病之本，痰凝、气滞为发病之标，标本互相影响。在临床辨证分型时，单纯的证型并不多见，大部分病例均有兼证。

1. 肝肾不足，冲任失调

《圣济总录》曰："妇人以冲任为本，若失于调理，冲任不和，阳明经热或为风邪所客，则气壅不散，结聚乳间，或硬或肿，疼痛有核。"冲任二脉起于胞宫，奇经也，无本脏，故冲任不能独行经，冲任二脉功能正常、相互之间调达相济均依靠肾的先天之经的供养，其气血上行为乳，下行为经，乳房与胞宫通过冲任二脉维系和贯通，生理上息息相关，病理上相互影响。正如《素问·上古天真论》中所云："女子七岁，肾气盛，齿更发长；二七，而天癸至，任脉通，太冲脉盛，月事以时下，故有子。"明确提出了肾为冲任之本，肾气充盛是女子冲任之气充盛并且发挥作用的前提。任脉之气上布于膻中，冲脉之气上散于胸中，共司乳房之生长发育。可见乳房为病，多责之于冲任失和，其根本原因则是肾气不充。肾气不足，冲任失调，致生乳癖。

2. 肝气郁滞，情志不畅

肝气郁滞责之两点原因。其一为肾之阴阳俱不足，肝肾同源、乙癸同源，肝气的生发之性既无法依赖于肾阳的资助温阳，又不得益于肾阴的滋养调柔，因而肝气生发之性太过，横逆滥行而无以后继，刚强有余而柔韧不足。乳房为肝经之所过处，肝气横逆因而气机不调，柔韧不足而无以调疏，因此聚而成癖，久则为块。其二因情志与肝最为密切，肝主疏泄为一身气机之枢纽。若患者由于情志不遂，或受到精神刺激，或急躁易怒，七情过激，刺激过于持久，超过机体的调节能力，导致情志失调，肝气郁结，肝失调达，气滞肝经蕴结于乳房，使乳络阻塞不通，不通则痛而引起乳房疼痛。肝气久郁而易于化热，热灼精液为痰，加之气血运行不通即形成乳房肿块。正如高锦庭在《疡科心得集》中所说："乳中结核，何不责阳明而肝，以阳明胃土，最畏肝木，肝气有所不舒，胃见木之郁，惟恐来克，伏而不扬，肝气不舒，而肿硬之形成。"指出了乳癖发生与肝气郁结的关系。

3. 脾失运化

患者因忧思伤脾，或恼怒伤肝，肝木克脾土，或脾胃素虚，脾气无力运化津液而致水湿不化。未能化为水谷精微的水湿，循血道或经脉四处流窜，肝胃之经循乳房和乳头，水湿聚于此，久则为痰。从而结聚为核，形成乳癖。

4. 饮食不节

患者因过食肥甘厚味，超过脾胃的运化能力限度，损伤脾胃，以致健运失司集聚生痰。

5. 外伤

外伤包括跌打损伤、挤压为患，因外伤而乳络受损，气血运行受阻。也有见青春期女性为了苗条美观，常穿紧身内衣，乳络被束，乳房随年龄发育，乳络受损气血运行不畅瘀滞，长此以往而成癖。

人体由于阴阳气血失调以及经络血运不畅所致的病邪，或在脏腑或某一个部位，有形者为实证，无形者为虚证。西医学乳腺增生症的发病特点、转归预后与乳癖证病在初期、中期根据中医理论四诊八纲辨证法相符合，因此辨别疾病的病因病机及病邪性质可以治愈。妇人乳汁乃气血所化，资于冲任，上为乳汁下为月水，天癸之气血上行为乳，下行为经，肾气－天癸—冲任构成独特的女子性轴，而肾气则是性轴的核心。女子一生中的经、孕、产、乳易伤精血，或因后天失养房室不节，或因忧思恼怒，乙癸同源，日久伤肾，肾气不足，则天癸不充，冲任不盛，气血周流失度，气机郁结，痰浊阻滞，瘀血内停，循经上逆客于乳房也可发为乳癖。肾乃先天之精与后天之精所藏之所，五脏阴阳之根，兼存阴阳。又肾为肝母，乙癸同源，肾阴虚则肝阴必不足。肝者将军之官，谋略出焉，体阴而用阳，肝阴不足则肝气不舒，肝气郁结，失于疏泄，发为乳癖。肝藏血及主疏泄的功能有赖于肾阳的温煦资助。肾精不足，不能化血为用，肾气不足，不能辅血循行，气为血帅，血为气母，气血失调，癖结内生。肾阳不足时，不能温煦脾阳，火不暖土则脾失健运，且肝体失用，调达失机，气机横逆犯脾，两者皆使脾的运化功能受阻，水谷不能运化致生痰湿，最后以致痰凝血瘀，乳中结核。由此可见，肝肾不足，冲任失调，由此造成的肝失疏泄，情志内伤，以及因此导致的痰瘀凝结，乳络受阻，乳腺的经脉气血不能正常疏布发挥生理作用，造成乳腺四周的结块和疼痛。临证发现肝郁、脾虚多见于青、中年女性；肝肾不足、冲任不调的多见于中年、中年后女性。由于乳腺增生症患者的症状轻重不一，证型互参，虚实互见，并伴随月经周期变化，其多型性、可变性、复杂性，使临证辨治增加了难度。

由此可见，乳腺增生症其标为实，其本为虚，病位主要涉及肾、肝、脾、胃，与肝、胃之经相关，责之气、血、痰、湿相结不解，故在治疗时应首先辨其虚实和气血。

二、临床诊断

（一）辨病诊断

1. 诊断要点

乳腺增生症可根据其临床表现做出诊断。其临床的主要表现是乳腺疼痛、乳腺肿块、溢乳。

（1）乳腺疼痛　女性乳腺增生症患者60% 以上有乳腺疼痛，其疼痛程度不一，发为胀痛或刺痛。轻者不为人介意，重则影响正常工作和生活。胀痛的特点是具有周期性，常发生或加重于月经前期即黄体期，少数患者乳腺疼痛没有周期变化而持续存在。

（2）乳腺肿块　多发或双侧肿块较多见，也可见于单侧；可局限于某个部位，也可分散于整个乳腺。肿块无论形态、大小、质地都有较大的差异，硬度分为软韧、硬韧至囊性感等，形状可见颗粒状至圆形或扁平状不定，但其周边均界限不清。肿块在经期可能缩小。也有少数患者肿块不明显而仅表现为乳腺组织的局部增厚，可感到有颗粒状但都不能摸到结节。肿块与皮肤和深部组织没有粘连可以推动，无淋巴结肿大。

（3）溢乳　约15% 的患者有乳头溢液的表现。病理性乳头分泌物的特点是：自发的、血性的且常常是单侧单乳管分泌的。多半为淡黄色透明浆液，亦可为棕色、血性浆液，甚至是纯血液。

2. 相关检查

（1）X 线　以肿块就诊者的乳腺增生

症，钼靶 X 线平片超过半数的患者表现为边界不清的片状密度增高阴影，偶伴有钙化灶。钙化为较粗大沙砾状、杆状或小弧状，分布于乳腺局部，也可弥漫分布于整个乳腺，但一般情况下每平方厘米钙化数目均小于 10 个，伴明显间质增生、纤维化或纤维腺瘤形成者，表现为结节样阴影。病变呈腺体密度，较均匀，形态可不规则，边缘模糊或部分边缘清楚。囊肿性病变也表现为结节状阴影，囊肿的界限清晰、密度均匀。临床体征上的可触及结节，在钼靶 X 线平片上可表现为囊性病变和实性病变。其中囊肿性病变密度均匀，边缘光滑锐利，实性病变超声表现呈局限性低回声，囊肿表现为无回声的液性暗区，边界光滑锐利，有明显的病变后方回声增强效应。但有时两者的鉴别诊断有一定困难。年龄大于 35 岁且有乳腺分泌物，或出现乳腺肿块变粗糙即乳头湿疹样变，或有来源于单个乳管的血性分泌物患者应做 X 线检查。

（2）超声　乳腺超声检查有以下适应证：临床出现乳腺相关症状和体征；其他影像检查发现乳腺异常或诊断困难；乳腺病变的随访；乳腺外科术前、术后评估；乳腺植入假体后的评估；超声引导下介入诊断和（或）治疗；常规体检；乳腺相关区域淋巴结的检查。临床无乳腺增生症状及其他异常状态下，超声图像乳腺内部结构清楚，均匀一致，乳腺间质和腺体小叶呈清楚的蜂窝状回声作为正常对照诊断标准。乳腺增生症病灶超声图像表现复杂，现将其简化归纳成以下 5 类描述和诊断并与病理对照。①增生性斑块形成，乳腺内结构紊乱不清，回声强弱不均、网络感明显，呈"花斑状或豹皮样"改变一致。低回声斑块较多，常为多发，大小在 0.5cm 左右，占位感不明显，边界一般清楚，边缘不规则、欠整齐或较粗糙，内部回声一般较背景图像减低。有周围的乳腺纹理伸入其中，

无明确的结节和占位感；彩色血流信号分布无异常。加压检查略感腺体质地较硬或凹凸不平。②增生性结节或包块形成。直径小于 1cm 称为结节，大于 1cm 称为包块。超声表现为腺体组织内欠规则的实性低回声团块，多数大小在 1~2cm 之间，内部回声多数较低，均匀或欠均匀，有瘤体占位感，外形不一定规则，无包膜，病灶近场界面模糊，远场界面清晰完整，大部分可以见到完整的后面，较大的包块可有后壁回声增强和侧方声影，周围的乳腺纹理较清楚，某些病灶内出现血流信号。触摸乳腺组织表面不平，粗糙可滑动。③导管扩张和（或）增生性囊肿形成。乳腺实质内可见多条长短不一、粗细不均、相互连通的条索状、不规则状或盘曲状管道结构，管腔清晰光滑呈无回声。当其融合成片时，边缘界面显示欠清，或因其内部盘曲的导管壁回声混杂使其呈分叉状弱回声，但内无肿块占位；增生性囊肿在腺体内显示单个或多个圆形或椭圆形无回声暗区，边界和边缘清楚，囊壁完整，后壁回声增强，侧边声影明显。④乳腺弥漫性回声异常。表现为腺体密集或有增厚，弥漫性回声增强或减低，内部结构不清，腺体内无包块、结节或斑块，乳腺导管无扩张，腺体小叶间的纤维条索分隔回声不明显，内部无异常血流信号。触摸乳腺组织增厚，韧性增强。⑤乳腺囊实混合性回声异常。乳腺结构混杂不清，内出现实性结节或包块与囊性包块混合；或包块内部回声低弱似囊性区，周边实性区；或者扩张的乳腺导管内出现实性回声。腺体组织凌乱不均，强弱不等，腺体内血流信号表现不一，部分病灶内可出现粗大血流信号。

（3）MRI 检查　囊肿之 MRI 图像，T1WI 呈均匀低信号，T2WI 呈均匀的高信号。T2WI 对囊肿病变特别是微小囊肿的显示优于 T1WI。

绝大部分乳腺增生症患者有典型的临床症状，结合钼靶X线表现多能做出诊断。对较为复杂的、诊断困难的病例，乳腺超声和MRI是必要的检查手段，有助于鉴别诊断。

（4）分泌物检查　分泌物无论是浆性的还是血性的都需要检查，从检查可以得知分泌物是从单个乳管还是多个乳管溢出的。分泌物无论是浆液性的还是血性的都需要仔细检查。如果分泌物是自发的、单侧单乳管的，则需要做潜血实验。需要注意的是分泌物由于含有乳铁蛋白而使结果呈假阳性。乳状分泌物应测量其血清催乳素水平。

通过上述检查，如果患有癌症的可能性大，建议穿刺活检。如果患癌的可能性小于2%，推荐在6个月内复查乳腺超声。

（二）辨证诊断

1.肝肾不足，冲任失调型

临床证候：患者乳房肿块呈条索状、质中等，滑动不明显，皮色正常，无压痛，乳头未见异样溢出液。且有乳房胀痛多在经前加重，经后缓解。伴月经不调，经期提前或错后，量少色暗或淡，或伴有血块，或闭经。白带多而清稀，性欲减退。面色少华。有时表现为畏寒肢冷，纳差。腰酸腿软，神疲倦怠，头晕耳鸣、失眠多梦。可伴胸闷烦躁，手足心热。舌淡，苔白，脉濡细。

辨证要点：乳房胀痛，月经紊乱，腰膝酸软，有时会伴有肾阳虚或阴虚证，舌淡苔白或少苔，脉濡细。

2.肝郁气滞型

临床证候：患者乳房可触及颗粒结节，经前乳房胀痛、有肿块，经后明显缓解。也有表现为乳房胀痛或刺痛与肿块随情绪波动而变化。月经前期或中期小腹胀痛。心烦易怒，情志郁闷，经前烦躁易怒，胸闷嗳气。平素善太息，两胁胀满。失眠多梦，心烦口苦。或倦怠乏力，胸脘痞闷，食欲欠佳，或腹胀、腹泻。舌色红，苔白或薄黄，脉弦或弦滑。

辨证要点：平素情志抑郁，乳房疼痛或肿块随经期或情绪而变化，疼痛连及两胁肋，心烦口苦。舌红苔薄黄，脉有弦象。

3.阳虚痰凝型

临床证候：患者两乳肿块坚硬，疼痛持续，大多表现为刺痛，经前更甚，病情反复。平日畏寒肢冷，喜温恶寒。食欲不振，食后胃胀或反酸。多食则有痰，色白量偶多，阻于喉间有异物感，咳之不出。腰膝酸冷，得温则舒。全身乏力，倦怠嗜睡或喜蜷卧，头目不清或有沉重感。小便清长或尿频，夜尿尤甚。舌淡苔白或白腻，脉沉迟弱。

辨证要点：病情绵长，反复发作。恶寒怕冷，食欲不振，自觉喉间有痰难咯。舌淡苔白或腻，脉滑或弱。

4.痰凝血瘀型

临床证候：本型多见于中年妇女，病程较长。患者乳房单侧或双侧大小不等肿块，且肿块不断增大。质韧实或有囊性感，按之较硬。经后肿块不消，月经前更甚。疼痛逐渐加重，或有严重的刺痛。伴月经不调，月经量或多或少，兼夹暗红或黑色血块。心烦，或有心前区憋闷或疼痛。头晕身重，食少纳呆。舌淡紫、苔薄白，脉沉弦滑。此证多预后不良，痰瘀胶结日久化热生毒或阻碍气机，阳虚血凝更甚则易发展成"乳岩"，即西医学所指乳腺癌。

辨证要点：病程较长，肿块较大且疼痛剧烈。月经不调，或有血块。舌暗，脉沉弦。

三、鉴别诊断

（一）西医学鉴别诊断

女性乳腺疾病多表现为疼痛、肿块、

溢乳，但不同的疾病有其不同特点，故女性乳腺增生症可就其三大症——疼痛、肿块和乳头溢乳与乳腺疾病鉴别。

（1）疼痛　疼痛伴有触痛及全身症状，如发热、白细胞计数升高，常为炎症病变的表现。局部疼痛，尤其是双侧外上象限疼痛多见于乳腺增生。乳腺癌早期很少出现疼痛，而肉瘤因肿瘤包膜膨胀出现疼痛的情况较多。纤维腺瘤、乳腺导管内乳头状瘤，则无胀痛感觉。导管扩张症则有瘙痒、烧灼感或胀痛。

（2）乳腺肿块　乳腺肿块伴有局部红肿热痛、白细胞升高或伴有乏力、发热等症状，多为炎性肿块。良性肿瘤活动性大、光滑、界限清、与皮肤不粘连、硬度中等。纤维腺瘤、恶性肿瘤的肿块多表现为界限不清、硬、活动度差，因常侵犯周围组织引起皮肤下粘连下陷，出现"酒窝征"。

（3）乳头溢液　注意与内分泌异常及药物所引起者鉴别。这些多由于长期哺乳、高 PRL 血症、垂体瘤或排卵后期性刺激所致，为双侧性，溢出白色或清澈淡黄色液体（溢乳），通过 PRL 检测可确定。单侧来自单个导管的、自发的、血清性血清浆液性溢液最常见的病因 50% 是由于导管内乳头状瘤，少数可见于导管内癌。单侧自发性排出粘稠液体，有多种颜色混合，可能为乳腺导管扩张症。乳腺增生症有时也有少量溢液，但多为多空溢液且为双侧。约 15% 的溢液的病因是恶性的，溢液性状难以鉴别是良性还是恶性病变，但伴有肿块的血性溢液多为恶性病变，溢液涂片细胞学检查对诊断有益。

少数乳腺增生症患者可发生恶变（为 2%~3%），因此应要求患者每 3 个月进行一次复查，必要时穿刺活检，特别是对单侧性，病变范围局限者。超声检查有助于囊肿与良性肿块的鉴别。乳腺 X 线摄片也有助于诊断和鉴别诊断。

（二）中医学鉴别诊断

与乳岩相鉴别

乳岩多表现为乳房肿块，多无疼痛，逐渐长大，肿块质地坚硬，表面高低不平，边界不整齐，常与皮肤粘连，活动度差，患侧淋巴结可肿大，后期破溃成菜花样。

四、临床治疗

（一）提高临床疗效的要素

1. 确切诊断

不能将凡是有乳房疼痛者均诊为乳腺增生症。不同年龄阶段、不同的时间在诊断上有一定的差异。乳腺作为卵巢的靶器官可以出现生理性疼痛，为经前乳房肿胀而痛，经后肿痛消失，触诊无肿块。这一表现以青春期女性多见。中年女性是乳腺增生症的高发年龄段，主要表现乳房有不同类型的肿块，经前疼痛加重，经后可减轻。绝经后的妇女，因"天癸绝"、性激素水平下降，子宫、乳腺均开始萎缩，乳腺没有典型的生理增生与复旧的变化，故这个时期乳腺大多表现为"静止"无肿胀疼痛。因某些因素如肾上腺、甲状腺等神经内分泌的影响，可以出现少数乳腺疼痛不适等症状。对于不同年龄，排除月经生理影响而出现的乳房疼痛，应考虑有疼痛而无肿块的"乳痛症"；有肿块、有疼痛的"乳腺增生症"；绝经后乳房有肿块、有疼痛的"乳腺腺体退化不全症"。

2. 规范触诊

临床上不能凡是触到乳房结节均诊为肿块。需要提出的是乳腺肿块要与生理性腺体结节相区别。乳房的腺体主要是由腺叶及导管所构成。开口于乳头的大导管逐级分支，像一棵大树呈放射状围绕乳头排列，腺叶又由几十个腺小叶组成，尤其以外上象限的腺体丰富而肥厚。生理情况下，腺体是可以触到结节感的。女性青春期腺体多而脂肪少，乳房饱满而富有弹性；生育、哺乳期后，乳房开始松弛，可触到疙疙瘩瘩不均匀的感觉；绝经期后，乳腺腺体的萎缩，取而代之的是脂肪组织，乳腺反而可以增大，但不应扪到结块。乳腺增生临床触诊一定要根据不同年龄段及是否生育来考虑所触到的不同形状的结块，尤其强调不能用手抓捏乳房，以免误将腺体当作肿块；同时双侧对照检查，包括相同部位的对照，降低漏诊、误诊率，以减轻患者不必要的心理负担。

3. 检查时间的选择

乳房检查时间应在月经干净后、排卵期前，这是生理平稳时期，可减少漏诊、误诊。乳房随着月经周期产生生理性变化，尤其经前雌激素刺激乳腺上皮细胞和间质细胞增生，增加了结缔组织的水钠潴留而致小叶间水肿，临床表现乳房明显有肿胀、腺体增厚。这个时期检查因触诊不清而容易漏、错诊。若因时间不合来诊者，一定要嘱咐患者再诊及进一步的辅检。

4. 辅助检查的运用

各种检查仪器均有其长、短处，运用过程要注意避其短、扬其长，合理使用。临床医生在诊断时要参考辅助的检查，结合临床症状、体征，对有争议不能马上做出诊断者，不可主观地处理。动态的观察和必要的活检，都可以减少漏诊、错诊。辅检工作人员与临床医生应沟通，相互读片，提高诊断率。

5. 治疗的选择

对于乳腺增生症的治疗，医家也持不同的态度。有的主张不需临床治疗，有的则把乳腺增生症当作癌前期。两个极端使得一些不典型的乳腺癌失去了早期治疗的机会，一些并不是癌症者而惶惶不安。临床中乳腺增生症的治疗可以分为3个方面：①症状明显而体征不明显者，可以选用中

药外用或内服；②症状明显、体征亦明显者，可以考虑中药疗程治疗或加用西药；③对疗效不明显者，特别是肿块缩小、消失不明显者，一可能是乳腺增生纤维化期，纤维瘤样化难以消失，二可能是有恶变的倾向，应考虑活检。无论是中药、西药，既有治疗作用，亦有一定的不良反应，不能片面地强调治疗而无休止地服药，疗程治疗与对症治疗相结合。临床的定期检查亦是一个重要手段。

（二）辨证治疗

1. 辨证论治

从中医治疗的角度来看，女子以血为先天，乳腺增生表现为痰凝血瘀造成的结块，治疗当以活血散瘀理气为主。活血散瘀的基础，必是肾之阴阳的充足，以及肝气的条达，故治疗的要素在于活血而不耗血，理气而不耗气，通补兼施，方可达效。

（1）肝肾不足，冲任失调型

治法：补肾调冲。

方药：右归饮。药用熟地黄、山药、山茱萸、枸杞、甘草、杜仲、肉桂、制附子。

加减：乳房胀甚者，加青皮、生麦芽；疼痛明显者，加田三七粉（冲服）、炒延胡索；肿块质坚硬者，加桃仁、红花、三棱、莪术。

（2）肝郁气滞型

治法：疏肝解郁，理气消滞。

方药：丹栀逍遥散加减。药用当归、赤芍、柴胡、郁金、炒川楝子、青皮、当归、赤芍、橘核、荔枝核、牡蛎。

加减：气血不足者，加黄芪、党参、炒白术、白芍、熟地黄；阳虚者，加制附子、肉桂、巴戟天；阴虚者，加制首乌、黄精、麦冬、五味子；痰郁盛者，加浙贝母、法半夏、胆南星、山慈菇；刺痛甚者，加三棱、莪术、丹参、桃仁、炒王不留行、

炮穿山甲、炒延胡索。

（3）阳虚痰凝型

治法：温阳理气，化痰散凝。

方药：乳癖汤。药用淫羊藿、肉苁蓉、黄芪、当归、川芎、蝉蜕、甘草、赤芍、海藻、浙贝母、白芷、皂角刺、乳香、没药。

（4）痰凝血瘀型

治法：理气化痰，活血散结。

方药：海藻玉壶汤加减。药用海藻、枳实、香附、昆布、柴胡、郁金、桃仁、红花、三棱、莪术、白芍、丹参、青皮、浙贝母。

加减：兼阴虚者加生地黄、麦冬；气阴两虚、体疲无力者，加党参、制何首乌、山茱萸、枸杞子、黄精；兼阳虚，形寒畏冷，汗出气怯者，加黄芪、淫羊藿、党参；肿块疼痛明显者，加没药；舌质暗紫，瘀滞明显者，加三七粉（冲服）。

2.外治疗法

乳腺增生症的中医外治法包括外敷法、针灸疗法、按摩法等。外治法治疗本病目的明确，具有"直捣病巢"的优越性。

（1）外敷法　临床上外敷法治疗乳癖较常见，中医学认为，外用药物切近皮肤，通彻于肌肉纹理之中，将药物的气味透过皮肤至肌肉纹理而直达经络，传入脏腑，以调节脏腑气血阴阳，扶正祛邪，从而治愈疾病。中药外用在我国有着悠久的历史，原始社会就有用树叶、草茎涂伤口，借此治愈疾患并发现了药物的作用。如《张氏医通》中有记载用鲫鱼膏外敷来治疗乳癖。外敷药物多为行气导滞、破血消癖、行气化痰的药物，近年来的临床实践表明，外敷法在治疗乳腺增生病方面取得了良好的疗效。发展到目前中药外用治疗乳腺增生症有中药敷贴、中药外洗和外擦，敷贴又分为巴布剂、膏药、油膏等不同剂型外用贴膏主要药物有甘遂、木鳖子、生草乌、麝香、冰片等制成，贴膏视局部肿块大小而别，5天换1次，连用3个月。经神阙穴透皮给药治疗乳腺增生，选用淫羊藿、巴戟天、制香附、莪术、水蛭、郁金、丁香7味药制成敷贴剂贴于神阙穴，另外配合口服中药内治，其疗效与单纯中药内服和单纯中药外治组相比显著提高。现代常用的有凝胶膏剂、橡胶膏剂、离子导入等。

（2）针灸　穴位多选择局部阿是穴及神阙穴，并治疗中常配合内服中药、按摩、穴位注射等其他治疗方法，也取得了确切的疗效，但也可单独使用。膻中、乳根、合谷、太冲也为常用穴位。肝郁配内关；肝火配太冲；肝肾亏虚配肾俞、肝俞、关元、太溪；气血亏虚加气海。针法补泻兼用，肝郁火旺患者用泻法，每次留针20分钟。气血亏虚、肝肾亏损者用补法，每次留针40分钟。取灸法，火力要足，灸后以胸内发热、下肢有热、酸、困感为佳。

（3）其他外治法

①芒硝液：轻者可用芒硝30g，溶于开水中，湿热敷，每日2次。

②塞鼻法：法半夏9g，白芥子18g，共研细末。临用时，以药棉浸酒精拧干蘸药末，将药棉卷成长条塞入鼻孔内，或用两层纱布置入药末卷之塞鼻。左乳肿塞右鼻，右乳肿塞左鼻，两乳肿交替塞两鼻。每日3次，每次塞1~2小时。

3.成药应用

（1）加味逍遥散　主要由柴胡、当归、白芍、茯苓、青皮、薄荷、炙甘草等组成。对于乳癖的治疗主要从调理冲任、疏肝理气的角度，以疏肝养血，调畅气机。该病病程日久，体内气机不畅，形成气痰瘀互结证，逍遥散意在调畅脏腑气机，宣通内外、上下使气机的升降运动协调平衡，达到脏腑器官间的正常生理活动功能平衡。

（2）乳癖散结胶囊　主要由夏枯草、鳖甲、柴胡、僵蚕、川芎、赤芍、玫瑰花、莪术、当归、延胡索、牡蛎组成。具有行气活血、软坚散结之功；针对气滞血瘀所致的乳癖增生，症见乳房疼痛、乳房肿块、胸腔胀满诸症有明显疗效。实践证明，乳癖散结胶囊活血化瘀，疏通经络气血，恢复卵巢功能，调节性激素间相对平衡，成为治疗本病的关键所在。

（3）鹿花盘胶囊　主要成分是鹿花盘，它是梅花鹿每年春季长新茸时自然脱落的部分，《神农本草经》认为，该品有温补肝肾、活血消肿之功效，能治疗阴证疮疡，乳痈初起，瘀血肿痛等疾患。复方鹿花盘胶囊一定剂量可以直接作用于子宫，恢复实验性乳腺增生小鼠子宫重量，并通过调节平衡性激素的含量而使乳腺组织受到性激素良性周期性的合理刺激，最终达到治疗乳腺增生的目的。

（4）桂枝茯苓胶囊　主要由桂枝、茯苓、牡丹皮、桃仁、白芍组成。桂枝茯苓胶囊具有温阳活血、软坚散结的功效。西医学研究发现能降低乳腺增生合并子宫肌瘤患者血液 LDL、TRIG 的水平，使乳腺增生合并子宫肌瘤患者血液黏稠度降低，这与桂枝茯苓胶囊具有温阳活血的作用相吻合；另外使患者血中雌激素、孕激素水平下降，以及子宫内膜中雌激素受体、孕激素受体水平下降，能降低雌激素和孕激素对乳腺导管内皮细胞、子宫肌细胞的刺激作用，减少乳腺导管内上皮增生，改善乳腺组织复旧，使乳腺组织不再增生；减少子宫平滑肌细胞增殖分裂，使肌瘤不再生成和增大；多方面作用有利于已形成的乳腺囊实性占位和子宫肌瘤缩小或消散。一方面使已形成的肿瘤缩小或消散，另一方面抑制肿瘤的再生，这可能是桂枝茯苓胶囊治疗乳腺增生合并子宫肌瘤取得良好疗效的机制所在。

（5）乳核散结片　主要由淫羊藿、鹿衔草、当归、黄芪、山慈菇、漏芦、柴胡、郁金等 10 味中药组成。具有疏肝解郁、软坚散结、理气活血的作用。临床观察该药治疗乳腺增生症有较显著的疗效并能调整机体雌二醇和黄体酮的水平，从而改善乳腺增生的病变过程。

（6）消核糖浆　有效成分为夏枯草、牡蛎、昆布、路路通、枳壳、王不留行、丹参、莪术、川芎、白芍、延胡索、柴胡等，具有活血疏肝、散结止痛的功能。西医学研究证实消核糖浆对女性乳腺增生具有较好疗效，并且治疗过程中胃肠道刺激性小、对月经的影响轻微，广受患者好评。消核糖浆的良好疗效及不良反应轻微与其组方考究有关。方中夏枯草清肝火、散结消肿；牡蛎平肝潜阳、软坚散结；昆布软坚散结、消痰、利水；路路通祛风活络、利水通经；枳壳破气、行痰、消积；王不留行活血通经、下乳消痈、利尿通淋；丹参活血调经、祛瘀止痛、凉血消痈。由于冲任失调可由气血经络和脏腑功能失调引起，本方采用活血疏肝、散结止痛的方法对冲任失调进行间接的调理，而未采用调理冲任的药物，同样达到了较好的疗效。此为本方的特色之一。

（7）乳癖消　其主要成分是鹿角、蒲公英、昆布、三七、赤芍、海藻、漏芦、木香、玄参、益母草、鸡血藤、三叉苦、连翘、功劳木、土茯苓等。成药为胶囊剂，内容物为灰褐色至棕褐色的粉末；气微，味苦、咸。主要功用为活血化瘀，软坚散结。用于气滞血瘀所致乳癖，乳腺小叶增生，卵巢囊肿，子宫肌瘤见上述证候者。

（8）红金消结胶囊　其主要成分为三七、香附、八角莲、鼠妇虫、黑蚂蚁、五香血藤、鸡矢藤、金荞麦、大红袍、柴胡。成药为胶囊剂，内容物为棕色至棕褐色粉末及颗粒；气微香，味微苦。红金消结胶囊有疏肝理气、软坚散结、活血化瘀、消肿止痛的作用。因此可用于气滞血瘀所致的乳腺小叶增生，子宫肌瘤，卵巢囊肿。

（9）乳疾灵颗粒　其主要成分为：柴胡、香附、青皮、赤芍、丹参、王不留行、鸡血藤、牡蛎、海藻、昆布、淫羊藿、菟丝子。成药为棕黄色或棕褐色的颗粒；味苦、微甜。其主要作用是疏肝解郁，散结消肿。因此可用于肝郁气滞、痰瘀互结引起的乳腺增生症。

4. 单方验方

（1）和乳汤（《外科真诠》）　治疗形寒饮冷加以气都痰饮，流入胃络，积聚不散所致之乳癖。药用蒲公英、银花、当归、川芎、青皮、香附、浙贝、甲珠、桔梗、甘草。

（2）疏肝导滞汤（《疡科心得集》）　治疗治肝经郁滞，欲成乳癖、乳痈、乳岩者。药用川楝子、延胡、青皮、白芍、当归、香附、丹皮、山栀。

（3）逍遥散（《疡科心得集》）　用于治肝郁不舒，致成乳癖、乳岩证。药用当归、白芍、白术、茯神、柴胡、甘草、薄荷、生姜。

（4）化坚丸（《疡科心得集》）　用于治肝经郁火证。药用生地黄、川芎、白芍、川楝子、当归、丹参、牡蛎、夏枯草、花粉、香附、半夏、石决明、郁金、青皮、橘核、全蝎、沉香、茯苓、刺蒺、土贝母、延胡索、柴胡、苏梗粉。

（5）军门立效散（《疡医大全》）　用于乳癖症。药用川椒、天花粉、皂角刺、乳香。

（6）化圣通滞汤（《疡医大全》）　用于治疗乳癖。药用金银花、蒲公英、天花粉、白芥子、芍药、通草、山栀仁、茯苓、柴胡、熟附子、木通。

（7）清肝解郁汤（《外科心法要诀》《外科正宗》）　用于治疗乳中结核梅李形，证属肝脾郁结成型，乳结肿硬，不疼不痒，渐作疼痛。药用当归、生地黄、白芍、川芎、陈皮、半夏、贝母、茯神、青皮、远志、桔梗、苏叶、栀子、木通、甘草、香附。

（8）归脾汤（《外科心法要决》《外科大全》）　用于治疗乳中结核。药用人参、白术、酸枣仁、龙眼肉、茯神、黄芪、当归、远志、木香、甘草。

（9）木香饼（《外科心法要诀》《外科正宗》）　用于治疗乳中结核。药用生地黄、木香。

（10）香贝养荣汤（《外科心法要诀》）　用于治疗乳中结核。药用白术、人参、茯苓、陈皮、熟地黄、川芎、当归、贝母、香附、白芍、桔梗、甘草。

（11）益气养荣汤（《外科正宗》）　用于治疗因郁怒伤肝，七情内结，以致乳中生核。药用当归、川芎、白芍、熟地黄、人参、白术、白茯苓、甘草、桔梗、橘皮、贝母、香附、黄芪、柴胡。

（12）四君子汤加芎、归、升、柴（《外科大全》）　用于治疗由肝郁脾虚引起的乳中结核。药用人参、芦荟、白术、甘草、川芎、当归、升麻、柴胡。

（13）蒌贝散（《外科大全》）　用于治疗乳中结核，由郁结伤脾者。药用瓜蒌、贝母、南星、连翘、甘草（一加青皮、升麻）。

（14）连翘饮子（《立斋外科发挥》）　治疗乳内结核。药用连翘、川芎、瓜蒌仁、皂角刺、橘叶、青皮、甘草节、桃仁。

（15）川楝汤（《竹林女科证治》）　用于治疗经来有两条筋从阴吊至两乳，痛不可忍，身上发热。药用川楝子、大茴、小茴、猪苓、泽泻、白术、乌药、槟榔、乳香、延胡索、木香、麻黄。

（16）泻青丸（《女科撮要》）　用于治疗肝经郁火实热之胁乳作痛。药用当归、龙胆草、川芎、山槐、大黄、羌活、防风。

（17）琥珀丸（《妇人规》）　用于治疗

七疝八瘕，乳中结核。药用琥珀、朱砂、沉香、阿胶、附子、川芎、肉桂、五味子、石斛、牛膝、当归、肉苁蓉、人参、熟地黄、续断、木香、没药。

（18）古芷贝散（《医学入门》）治有孕乳结核。药用白芷、贝母各等份为末。

（19）十六味流气饮 当归、赤芍、人参、桔梗、川芎、枳壳、厚朴、白芷、苏叶、防风、乌药、槟榔各10g，黄芪20g，肉桂、木通各4g，甘草6g。水煎服，每日1剂，分2次服。本方活血行气，化痰破积，且行血而不耗血，行气而不耗气，破积而不伤正，适用于由于气滞血瘀、痰气胶结所引起的乳癖症，体质偏弱者。

（20）慈菇雄黄散 山慈菇、露蜂房各15g，雄黄6g，先分别研末，再和匀共研，装入胶囊。每次1.5g，每日服2次。《本草拾遗》记载，山慈菇有"疗痈肿疮瘘、瘰疬结核等，醋磨敷之"。露蜂房归肝、胃、肾经，其功能主治为祛风止痛、攻毒消肿、杀虫止痒。男子乳头属肝，乳房属肾；女子乳头属肝，乳房属胃，两者相合，共奏散结消癖之效。山慈菇与露蜂房单用有效，与其他药物配合使用更有事半功倍之效。

（21）山羊角散 山羊角火煅，川楝子微炒，露蜂房炙，各90g，为细末，装入胶囊。每次6g，陈酒送服，隔日1次。

（22）当归芍药散 医圣张仲景《金匮要略·妇人妊娠病脉证并治第二十》第5条原文载：妇人怀娠，腹中㽲痛，当归芍药散主之，功能养血疏肝、健脾利湿。后世医家据此理念，衍化扩充，颇多治验。方选当归三两（10g），芍药一斤（30g），茯苓四两（15g），白术四两（15g），泽泻半斤（20g），川芎半斤（一作三两）（20g）。上六味，杵为散，取方寸七，酒和、日三服妊娠痛，是腹中拘急，绵绵作痛。乳癖病由肾虚肝郁血滞，气机不调，脾运失常，以致气、血、痰相结所致。治以当归芍药散，养血疏肝、健脾利湿。方中重用芍药，酸泻肝木以安脾土，配合归、芎，调肝养血，白术补脾燥湿，佐以苓、泽，又能渗湿泄浊。故肝脾两调，乳前结节等症自愈矣。乳癖有寒热虚实之分，本例寒湿蕴阻乳房，血失柔养而瘀滞，不通则痛也。以当归芍药散加味，养血而化瘀，健脾以渗湿，温经散寒，调气止痛，故收效甚佳。

（23）加味逍遥散 方选柴胡15g，当归15g，白芍25g，茯苓15g，青皮15g，佛手15g，枳实15g，郁金25g，薄荷15g，炙甘草15g治疗。出现胸胁痞闷者加檀香10g，木香10g；眼目昏花明显者加熟地黄15g，阿胶10g，大枣20g；腰膝酸软、头晕目眩、口干舌燥加生地黄15g，丹皮15g，女贞子15g，墨旱莲15g，牛膝15g；乳房硬结明显者加山楂25g，夏枯草15g，白芥子10g，龙骨30g；月经血块多者加醋炒蒲黄10g，醋炒五灵脂10g，益母草15g，仙鹤草15g；颜面四肢肿胀严重者加防己15g，黄芪15g，桂枝15g，泽泻15g。此法对乳癖病从疏肝理气、祛痰化瘀、消肿散结、调理冲任论治。多以疏肝养血，调畅气机。该病病程日久，体内气机不舒畅，成气痰瘀互结证，逍遥散意在调畅脏腑气机，宣通内外、上下使气机的升降运动协调平衡，达到脏腑器官间的正常生理活动功能平衡。

（24）安癖汤合玉乳散 安癖汤由柴胡、川芎、白芍、当归、焦白术、茯苓、郁金、炒枳壳、瓜蒌、白芥子、女贞子、干姜、炙甘草等组成。伴乳头溢血者，去干姜、女贞子，加丹皮、栀子、白茅根。玉乳散由瓜蒌、全蝎、白芥子、炮甲珠等中药加工而成。一方调肝理气，一方通络化痰，两方合用，共消乳癖。上药每日1剂，水煎早晚饭前空腹服。连服6~9剂后，改服玉乳散，每日8次，每次8g，饭前吞服。连服1个月为1个疗程。经期停服。

（25）乳核消 老中医丰子锐（自拟

方）乳核消以柴胡、橘核、青皮、香附疏肝理气，化痰消癥；浙贝母、穿山甲、皂角刺、莪术、王不留行软坚散结；桃仁、红花、当归、川芎、生地黄、赤芍调理冲任，活血化瘀；诸药合用，使肝气得舒，痰凝得化，瘀结得散。临床观察表明，本方能够明显缩小或消除乳腺小叶增生，乳房肿痛明显改善，未发现任何不良反应。

（26）乳核饮　柴胡 12g、白芍 12g、香附 12g、郁金 12g、青皮 9g、丹参 9g、三棱 9g、生牡蛎 30g、白花蛇舌草 20g、夏枯草 30g。水煎服，每日 1 剂，一日 2 次服用。适用于气滞痰阻证。

（27）清肝解郁汤　人参（去芦）3g、茯苓 3g、熟地黄 3g、贝母（去心）3g、炒山栀 3g、白术 4.5g、当归 4.5g、柴胡 2.4g、牡丹皮 2.4g、川芎 2.4g、陈皮 2.4g、甘草 1.5g。水煎服，每日 1 剂，分 2 次服用。适用于肝郁化火证。

（三）医家诊疗经验

1. 郭诚杰

郭诚杰教授认为乳腺增生的病机关键在肝郁，临床虽可分为肝郁、肝火、肝肾阴虚和气血两虚 4 种证型，但肝火乃肝郁从火而化，肝肾阴虚为郁久化火伤阴，气血两虚为素体虚弱或郁久伤脾，气血化源不足，临床必并肝郁，故从肝论治贯穿本病治疗始终。治疗上本病当从肝论治，辨病与辨证结合，并结合临床特征（疼痛加肿块）选用相应药对，标本兼顾，药简力专。常用药对有：柴胡—淫羊藿，柴胡主疏肝、调气机，淫羊藿温补肾阳而暖脾，一疏解、一温肾。一般柴胡用量 6~15g，郁重可稍增量；淫羊藿则根据雌激素水平而用 6~30g。延胡索—川楝子，一血一气，既泄气分之热，又行血分之滞；一温一寒，清泄肝火之余兼理气活血，使气血通畅，火消痛止。一般用量为川楝子 6~10g；延胡索 9~18g。

三棱—莪术，二药伍用，辛开苦降，气血并施，重在散结，既增强破血行气散结之功，又相互钳制。用量上，根据肿块大小和硬度，将二药比例定为 1：1，常用量 6~12g，且中病即止。另外，对证选取药对，如针对肝郁，选用白芍—香附；肝火，选用夏枯草—龙胆；肝肾阴虚，选用熟地黄—山萸肉；气血两虚，选取当归—黄芪。除用药外，鉴于本病与情志因素密切，应注重心理疏导，以获事半功倍之效。

2. 房世鸿

房世鸿房老认为乳腺增生的发生主要与肝郁气滞、乳络郁结和冲任失调、肝肾阴虚相关。①肝郁气滞、乳络郁结：此型多见于青春期和中年女性，患者承受的社会和家庭压力较大，情志不遂，久郁伤肝，或平素急躁恼怒导致肝气郁结，气机阻滞，蕴结于乳房，乳络经脉阻塞不通，不通则痛而引起乳房疼痛；气滞则血瘀痰凝，可形成乳房肿块。临床表现为乳房胀痛或刺痛，乳房肿块随喜怒消长；伴胸闷胁胀、善郁易怒、失眠多梦；舌质淡红，苔薄白，脉弦或细涩。治则为疏肝理气、活络散结，常用方：柴胡、香附、郁金、青皮、白术、茯苓、玄参、夏枯草、浙贝母、生牡蛎、当归尾、丹参、川芎、丝瓜络、延胡索、白芍、生甘草。②冲任失调、肝肾阴虚：此型多见于围绝经期及绝经后女性。冲任二脉起于胞宫，冲任之气血，上行为乳，下行为经，围绝经期月经紊乱，冲任失调，血瘀痰凝，积聚于乳房中而生结块，不通则痛。绝经后，天癸已绝，肝肾阴血亏虚，阴阳失衡，气机失调，症状可进一步加重。临床表现为乳房肿块或疼痛，伴腰酸乏力、神疲倦怠、潮热、五心烦热，月经周期紊乱，量少色淡或闭经，舌淡、苔白、脉沉细。治则为调摄冲任、滋补肝肾。常用方：女贞子、墨旱莲、枸杞子、菊花、赤芍、牡丹皮、茯苓、地骨皮、浮小麦、玄参、夏枯草、浙贝母、僵蚕、延胡索、白芍、生甘草。此方为二至丸合杞菊地黄丸加减。

3. 王玉章

王玉章教授在乳癖的诊疗中，认为乳癖产生和肝、脾二经关系密切，肾虚是其根本，冲任不和是发病的关键。提出"理、健、调"的治疗思路，反对过用攻伐之剂，其在理气、健脾、调冲任思路下研制中成药消癖糖浆临床使用至今。临证辨证分型为：①肝气郁结型：此类患者多表现为因情志郁闷、心烦易怒，或过劳时，则感两乳发胀，肿块刺痛，并有增大感，随怒息而缩小，兼有胸胁胀痛、口苦口干，脉弦滑等。辨证属肝郁气滞、乳络阻隔。王教授采用疏肝理气、通络散结法治疗，采用自拟理气散结汤加减。方药为柴胡、香附、郁金、当归、赤芍、白芍、延胡索、青皮、陈皮、夏枯草、浙贝母等。②脾肾不足型：患者多表现为形体消瘦、疲乏无力、寒热不定、虚烦不眠或夜寐多梦。乳内结核隐痛或胀痛，与月经周期无关。大便干稀不调、夜尿频等。脉沉细或细数，舌微红边有齿痕苔白。辨证属脾肾阳虚、乳络阻隔。立法健脾益肾、散结通络。方药为消癖方加减，使用方药陈皮、山药、茯苓、女贞子、墨旱莲、当归、白芍、丝瓜络、柴胡、鸡血藤、连翘、浙贝母、生甘草。③肝肾阴虚型：主要发生于月经紊乱，量少色淡或已绝经的患者。症状为经前乳房胀痛或隐痛，甚至难于触碰。失眠多梦，腰膝酸软，心烦易怒，畏寒尿频。此型患者乳房肿块并不明显，大多可及软、扁平状包块，分布广泛。脉沉细，舌质淡红、苔薄白。辨证属肝肾阴虚、冲任失调。立法：滋补肝肾、调理冲任。方药：柴胡、青皮、陈皮、白芍、鹿角霜、女贞子、菟丝子、当归、益母草、鸡血藤、首乌藤等。此王老提倡外科重外治，使用消化膏外敷缓解乳腺疼痛、结节。其内外合治的理念对中医乳腺疾病治疗起到发展和推动作用。

五、预后及转归

乳腺增生症是种预后良好的增生性疾病，常因周期性增生后复原不全所致。分为小叶增生、纤维腺病等。乳腺癌患者中有乳腺增生病史者不到 2.6%，两者无明显关系。对乳腺增生症的随访观察，乳腺痛发生率与正常人群无明显差异。因此，有学者认为，即使有痛变可能，也少于 2%；另有认为，乳腺增生症只是十数种危险因素之一。因此没有必要过度担心。但如发现溢乳、乳头内陷、乳腺肿块进行性增生或乳腺皮肤有橘皮样变，应及时到医院检查同时，在药物治疗期间也应定期复查，以防万一。

六、预防调护

（一）预防

（1）心理上的治疗非常重要，乳腺增生对人体的危害莫过于心理的损害，因缺乏对此病的正确认识，不良的心理因素过度紧张刺激忧虑悲伤，造成神经衰弱，会加重内分泌失调，促使增生症的加重，故应解除各种不良的心理刺激。少生气，保持情绪稳定，活泼开朗心情即有利增生早康复；

（2）改变饮食，防止肥胖。少吃油炸食品、动物脂肪，甜食，咖啡及过多进补食品，要多吃蔬菜和水果，多吃粗粮。黑黄豆最好，多吃核桃、黑芝麻、黑木耳、蘑菇；

（3）生活要有规律、劳逸结合，保持性生活和谐。预防乳腺增生，睡觉要规律，可调节内分泌失调，保持大便通畅会减轻乳腺胀痛；

（4）多运动，防止肥胖，提高免疫力；

（5）禁止滥用避孕药及含雌激素美容

用品、不吃用雌激素喂养的鸡、牛肉。

（6）避免人流，产妇多喂奶，能防患于未然。调理月经：临床发现月经周期紊乱的女性比其他人更易乳腺增生，通过调理内分泌调理月经，同时也能预防和治疗乳腺增生。

乳腺增生重在防患于未然，阻止进展。

（二）调护

正常、和谐、均衡、有规律的性生活，有助于减少乳腺增生症和乳腺癌的发生。事实上，性反应周期与生育、哺乳一样，是对乳腺功能的一种调节。一旦缺乏这种生理过程的调节，内分泌系统易于失调就容易发生乳腺持续的充血肿胀，增加乳腺增生或乳腺癌的发生率。

1. 按摩法

（1）推抚法　患者取坐位或侧卧位，充分暴露胸部。先在患侧乳房上撒些滑石粉或涂上少许石蜡油，然后双手全掌由乳房四周沿乳腺管轻轻向乳头方向推抚50~100次。

（2）运动法　左右手同时伸直左上方倾斜上举下放动作，右腿向右后用力屈伸运动动作；同法左右手同时伸直右上方倾斜做上举下放动作，左腿向左后用力屈伸运动动作，每侧锻炼5~10分钟。经络畅通，气血循环通畅，可活血化瘀。

2. 针刺法

（1）取穴　以膻中穴、屋翳、合谷、足三里为主穴。肝郁气结者配太冲；肝肾阴虚者配太溪；伴有月经不调者配三阴交，伴胸闷困痛者配外关。

（2）操作　以1~1.5寸毫针在膻中穴向患者乳根部斜刺，屋翳穴亦斜刺向乳根部；余穴以直刺为主。捻转得气后膻中与屋翳两穴，余穴10分钟行针1次，随证补泻，每次留针20分钟，10次为1个疗程，疗程间隔3~5天；月经期暂停。

3. 艾灸法

在膻中、天池、内关、肝俞、脾俞、丰隆、太冲等穴区，将艾条点燃，距离皮肤5厘米左右，当探及穴位热敏化反应时，即在其上进行悬灸，每穴艾灸时间以上述热敏化现象消失为度。每日1次，10日为1疗程，共治疗2个疗程，每个疗程间休息3~5天。

4. 食疗法

（1）海带生菜煲　海带100g，生菜100g，姜、葱末少许，用清水先煲海带30分钟，起锅前放入生菜、调料、香油，每日1次。

（2）全蝎2只，夹于馒头或糕点中，每日1次，7天为1个疗程，应连用2个疗程，疗程间可休息2天，无效者，可改施他法。

（3）夏枯草当归粥　夏枯草、当归、香附各10g，加水适量煎20分钟，取汁加入白粥、红糖拌服，每周2次。

七、专方选要

1. 柴胡疏肝散

组成：柴胡、郁金、香附、益母草、陈皮各15g，茯苓20g，白芍、青皮、川楝子、元胡、莪术各10g。

功效：疏肝理气。

主治：乳腺增生症属于肝郁气滞者。

加减：冲任不调者加何首乌、巴戟天、鹿角霜、菟丝子，痰凝者加土贝母、三棱，心烦善怒者加栀子、夏枯草，痛经者加五灵脂、蒲黄，两乳胀痛不能耐受者加乳香、没药。月经期间停用药物。

2. 开郁散

组成：柴胡40g，当归身30g，天葵草40g，茯苓30g，白芍药40g，白术30g，郁金25g，香附30g，全蝎20g，白芥子25g，炙甘草15g。制成绿豆大小丸剂，每次服用6g，一天3次，经期停药。

功效：理气活血。

主治：乳腺增生症属于肝胆气郁者。

加减：冲任失调、肾阳不足证加巴戟天、淫羊藿，肝肾不足证加墨旱莲、女贞子，病久者加炮山甲，痛甚者加乳香、没药，胀甚者加青皮，心烦失眠者加山栀子、合欢皮、酸枣仁。

3. 逍遥蒌贝散

组成：柴胡、当归、茯苓、白术、山慈菇各10g，白芍12g，牡蛎、浙贝母各15g，瓜蒌20g。

功效：疏肝理气，化痰散结。

主治：乳腺增生症属于肝郁气滞痰瘀者。

加减：血虚者当归和白芍倍用；乳痛为胀痛者加青皮、郁金，为刺痛则用泽兰、大红藤；肿物体积大者加海藻、夏枯草；体壮者用三棱、莪术，虚者加党参。苔黄体热者加黄芩。

4. 乳腺增生方（陆德铭经验方）

组成：仙茅12g，淫羊藿30g，肉苁蓉12g，鹿角片9g，三棱15g，莪术15g，桃仁3g，丹参30g，制香附9g，延胡索12g，郁金12g，海藻30g。

功效：温补肾阳，疏肝活血，调摄冲任。

主治：乳腺增生症属于肾气不足、冲任失调、肝气郁结、痰瘀凝滞者。

加减：伴有阴虚潮热、口渴者可加用生地黄30g，天门冬9g，麦门冬9g；肝郁明显者，可加用川芎9g，柴胡12g，夏枯草30g，乳腺肿块明显者可使用白芥子12g，皂角刺30g，石见穿30g；睡眠不佳者可使用酸枣仁12g，五味子10g，夜交藤30g，合欢皮12g；大便干结者可使用芦荟1~3g，郁李仁（打）18g，火麻仁（打）18g。

八、研究进展

经理化性质和光谱分析，从积雪草的全草中分离并鉴定出5种化合物。积雪草苷是积雪草的主要活性成分，有实验证实其具有一定的抗乳腺增生作用。

荔枝核具有活血化瘀、软坚散结等功效，在临床上用于治疗乳腺增生取得良好的疗效。研究表明荔枝核能不同程度地抑制乳腺增生，减少乳腺小叶和腺泡的数量，并能显著降低模型大鼠血清雌二醇与泌乳素水平，降低雌二醇和黄体酮比值，具有抑制乳腺增生，调节内分泌的作用，其作用机制可能是通过调节体内激素水平，间接作用于靶器官乳房，改善因乳腺增生复旧不全而致的病变过程，从而达到治疗乳腺增生的目的。

参考文献

［1］陈诗雨，王群，缪霓. 中医内治法治疗乳腺增生病的研究进展［J］. 现代中西医结合杂志，2021，30（8）：903-907.

［2］Hayes M M，Konstantinova A M，Kacerovska D，et al.Bilateral gigantomastia, multiple synchronous nodular pseudoangiomatous stromal hyperplasia involving breast and bilateral axillary accessory breast tissue, and perianal mammary-type hamartoma of anogenital mammary-like glands：A case report［J］. Am Dermatopathol，2016，38（5）：374-383.

［3］车志英，谈佳玮，何磊，等. 王国斌运用阳和汤加减治疗乳腺增生经验［J］. 中国中医基础医学杂志，2017，11：1644-1645.

［4］徐秀文. 夏牡四物汤治疗96例乳癖［J］. 内蒙古中医药，2017，36（13）：90.

［5］吴越，吴永强，高秀飞，等. 柴胡疏肝散合甘麦大枣汤加减治疗乳腺增生症的临床疗效研究［J］. 浙江中医药大学学报，2016，40（6）：434-438.

［6］余秋阳，万华. 中药外用治疗乳腺增生研究进展［J］. 山东中医杂志，2021，40（4）：434-439.

［7］林桐，顾彧，马娇，等. 中药复方治疗
乳腺增生实验研究进展［J］. 中国药业，
2017, 26（23）：1-4.

［8］张董晓，付娜，高畅，等. 中医外科名家
王玉章治疗乳腺增生症经验［J］. 北京中医
药，2020, 3：241-243.

［9］张董晓，赵文洁，黄巧，等. 中医外科名
家房世鸿治疗乳腺增生症经验总结［J］. 中
华中医药杂志，2020, 9：4308-4310.

［10］张静，郭新荣. 国医大师郭诚杰治疗乳腺
增生用药规律［J］. 中医学报，2021, 4：
779-782.

第六节　男性乳腺发育症

男性乳腺发育症（gynecomastia，GYN）
又称为"男性乳房肥大症""男子女性型乳
房"或"男性乳腺发育症"，是一种常见的
男性内分泌疾病，指的是男性的乳腺组织
出现异常的增生或发育，本病属良性病变，
主要发生于青春期及老年男性，青春期发
病率为48%~64%，13~14岁多见，随着年
龄的增长发病率逐渐下降，老年男性发病
率为24%~65%。但是发生在青春期前、青
年和中年的乳腺发育则被认为是不正常的，
需采取进一步的检查以排除乳癌或其他新
生物的可能。因本病部位的特殊性，患者
往往难以启齿，易造成心理上的负担，较
常人患焦虑和抑郁症风险相对上升。

男性乳房发育的病因病机复杂，生理、
病理情况并存，并不可以一概而论，在治
疗时，要谨慎对待男性患者，及时发现问
题，并多与患者沟通交流，为男性患者带
来更多的福音。

一、病因病机

（一）西医学认识

男性乳房发育存在生理性与非生理性
发育。其中生理性男性乳房发育多见于新
生儿期、发育期和中年后期。新生男婴的
乳房发育原因可能与胎内受到母体雌激素
的影响有关，一般1周后消失，也有报道持
续数月甚至数年的例子；发育期男性乳房
发育多见于14~18岁男孩，其发生原因可
能与生长激素、性激素及肾上腺激素对乳
腺的刺激有关，但大多数男孩随着年龄的
增长，乳房会于发育期后消退。中年后期
男性乳房发育大多在50岁以后出现，可能
与男性体内的雄激素水平的全面下降有关。

现在男性乳腺发育症的患病机制尚未
完全阐明，但一般认为遗传因素和环境因
素有着重要作用，其他因素如饮食结构的
改变、药物的服用也会影响其患病的概率。

1. 男性患者的生理变化

（1）血循环中性激素水平紊乱　一般
认为，男性乳腺发育症和血循环中的性激
素水平紊乱有关，包括患者体内雌激素增
多，或雌激素与雄激素的比值增高。当雌
激素与雄激素的比值增加时，能够刺激产
生性激素结合蛋白（又称为睾酮－雌二醇结
合球蛋白，SHBG）。而SHBG与睾酮（T）
的亲和力远比雌激素与睾酮（T）的亲和力
要大，这样就会使得血液中有生物活性的
游离雌激素与雄激素的比值增高，从而促
发男性的乳腺增生。

（2）组织对激素的反应发生改变　除
了性激素水平的紊乱外，组织对激素的反
应发生了改变也会引起男性乳腺发育。当
出现组织对激素的反应发生改变的时候，
雄激素受体对睾酮（T）敏感性降低，这样
雌激素作用就会出现相对增强的现象，而
造成男性的乳腺增生。

（3）性激素代谢障碍　男性乳腺发育
症的出现与性激素代谢障碍也有着密切关
系。现有学者认为雄激素的雌激素芳香化
增强是男性乳腺发育症的重要的病理机制，
而芳香化酶抑制剂则表现出对男性乳腺发

育症的治疗作用。芳香化酶是属于细胞色素 P450 的一种复合酶，可氧化脱去 C19 类固醇（雄烯二酮和睾酮）的 19- 甲基，使 A 环芳构化，从而转变成 C18 雌激素（雌酮和雌二醇）。因此，芳香化酶是体内合成雌激素的重要酶。当雌激素芳香化酶增强时，雌激素增多，雌激素与雄激素的比值增高，从而促发男性的乳腺增生。

（4）下丘脑 - 垂体及其控制下的内分泌轴的功能性或器质性改变　下丘脑 - 垂体系统（hypothalamic-pituitary system），可以分泌垂体激素，其中促性腺激素（Gn）是调节脊椎动物性腺发育，促进性激素生成和分泌的糖蛋白激素。它可以影响雌激素与雄激素的比值，也能增强睾丸间质细胞的芳香化酶活性，使睾丸产生雌激素增加。原发性睾丸功能减退时，黄体生成素（LH）反馈性升高或异位肿瘤分泌人绒毛膜促性腺激素（hCG），这些都会刺激睾丸间质细胞分泌睾酮，而在分泌时候其中部分在外周可转化为雌激素。雌激素分泌增多，其通过对睾酮生物合成酶的影响，进一步减少合成睾酮，从而导致雌激素 / 雄激素比例失调，继而出现男性乳腺发育症。

（5）药源性因素　一些药物、手术等治疗方法可能会产生一定的不良反应而造成男性乳房发育。有报道显示：HIV 男性患者在服用一些包括印地那韦、司他夫定和沙奎那韦等在内的抗反转录病毒药物中，可能会出现罕见的不良反应中包括男性乳房肿块，即 GYN；而在前列腺癌的雌二醇透皮疗法，约 80% 的患者会发生轻中度的 GYN；同时雄激素去势治疗的生理变化之一便是 GYN；睾丸癌化疗的不良反应之一就是 GYN。

（6）甲状腺功能亢进或减退　甲亢患者偶伴有男性乳腺发育、因原因未明，经抗甲亢药物治疗后消失，甲减伴男性乳腺发育可能与 PRL 分泌过多，雌激素不足

等有关。多神经病 - 组织肥大症 - 内分泌病 -M 蛋白病 - 皮肤损害综合征（POEMS syndrome）发生的乳腺发育亦主要与甲减有关。

2. 男性患者的社会变化

肥胖与乳房发育密切相关，且二者呈正相关。食量大、进食快、喜食零食、常喝饮料等不良饮食行为和不经常运动、爱看电视、经常玩电子游戏、爱上网等不良生活习惯容易导致男性出现肥胖现象，因此要养成良好的生活习惯改善日常饮食，从而避免男性乳腺发育症的发生。

3. 不明原因的男性乳房发育

还有一部分男性患者乳房发育找不到明确的患病原因，检查中各种激素测定均为正常值，临床上通常将此诊断为特发性男性乳腺发育症。现有学者认为其发生可能与环境污染有关。环境污染物中有一些是如烷基苯酚类、双酚类、邻苯二甲酸酐类、多氯联苯类物质、有机氯农药及二噁英类化合物等的类雌激素样化合物，当它们进入人体后会产生类似性激素样作用，从而造成男性乳房发育。

（二）中医学认识

中医文献中并无"男性乳房发育症"的病名，但根据其症状表现，属于中医"乳疬""乳核"的范畴。乳疬之名源于《疮疡经验全书》，亦有称之为"乳节"者。《疡科心得集·乳癖乳疬证》指出："男子乳头属肝，乳房属肾，以肝肾血虚，肾虚精怯，故结肿痛。"除此以外，古代书籍多有提及男性乳房发育：《外科正宗·乳痈论》中"男子乳节与女子微异，女损肝胃，男损肝肾，盖怒火房欲过度，以此肝虚血燥，肾虚精怯，血脉不得上行，肝经无以荣养，遂结肿痛"。《外证医案汇编·乳胁腋肋部》中"男子之乳房属肾……乳中结核，气郁……虽云肝病，其本在肾"。由此可见，

人们在古代就已经开始运用中医药辨证治疗男性乳房发育症。男性乳腺发育症的病因种类繁多，性质复杂。常见病因有：饮食不当、七情内伤、劳逸过度、用药不当、阴虚内热、痰饮、瘀血等。病因可分外因和内因两个方面。内因为正气虚弱，肾气不足，气血运行失常，脏腑功能失调等。

1. 禀赋不足，肾气不充

《黄帝内经》有云："男子二八肾气盛，天癸至，精气溢泻，阴阳和，故能有子。"肾脏是先天之本，主生长发育。当出现先天禀赋不足，肾气不充的时候；或者患者年老体虚，肾虚精亏的时候；或者患者久病及肾，已失濡养，以致肾虚精亏等的时候，肾脏的阴阳失调，肾气不足，则会导致冲任失调，经脉气血失其所养，循行失调，则会有气血聚于乳络而引起乳病。

2. 饮食不制，劳逸失调

男性患者，喜食肥甘厚味，数量不加控制，则易损伤脾胃，造成运化失调，时久则易酿成痰湿，痰湿凝聚，则易为乳病。有些男性患者过分贪图安逸，不思运动，久而则脾气受损，酿成痰湿，痰湿凝聚，则易为乳病。

3. 七情所伤，五志过极

男性患者情绪不稳，易被七情所伤，其中怒气伤肝，则肝脏疏泄之能失调，肝气郁结，久而气血瘀滞，进而郁久化火，炼液成痰，则痰湿凝聚，则易为乳病。

4. 年老体衰，气血瘀滞

《素问》有云："男子七八天癸竭，精少，肾脏衰，形体皆极。"可以看出，当人步入花甲之年时，天癸已经衰竭，这是必然规律。而天癸竭多常伴着五脏精少，津液亏少，则气血瘀滞，聚于乳络而引起乳病。精亏液竭，气血瘀滞则会造成阴虚内热，阴阳失调，加重病情。

二、临床诊断

（一）辨病诊断

1. 症状

（1）乳房发育异常　患者可以出现单侧或双侧乳房发育，即可触及的乳腺组织，呈圆盘状结节或弥漫性增大，有时可伴有乳头和乳晕增大。虽然乳房发育可以先出现单侧发育，但是最后均会发展为双侧乳房发育，两侧发育可呈现不等发育。

（2）乳房疼痛或出现分泌物　男性乳腺发育症的患者可能出现局部隐痛不适或触痛，少数患者在挤压乳头时可见少量白色分泌物溢出。

男性乳腺发育症的患者要注意是否有原发病，器质性疾病引起的病理性男性乳腺发育症，应还有原发病的临床表现。

2. 体征

男性乳腺发育症的患者早期可能未见明显体征，但当其中后期时，可以发现其乳腺区域有一块可触及的乳晕下坚实的乳腺组织，底端游离，直径＞2cm。可以通过体格检查确定男性乳腺发育：检查者将拇指置于受检者的乳房的一边而将食指放在乳房的另一边，拇指与食指逐渐并拢，并对皮肤施加表浅的压力。男性乳房发育患者乳房处可触及有弹性的或坚实的盘状组织，以乳头为中心向四周延伸，并且对并拢的手指产生阻力。

3. 现代仪器诊断或病原学诊断

（1）实验室检查　包括性腺素测定、促性腺素测定、肝、肾功能检查、皮质醇与 ACTH，17-OHP、血尿皮质醇测定、甲状腺功能测定等。其中性腺素测定、促性腺素测定可以有助于诊断是否有原发性或继发性睾丸功能减退症；肝、肾功能检查可以有助于诊断肝和肾衰竭；皮质醇与ACTH，17-OHP、血尿皮质醇测定可评价先天性肾上腺皮质增生；甲状腺功能测定则可以排除甲状腺功能问题原发病引起的乳房发育。

（2）影像学检查　包括乳腺B超、乳腺X线照相、细针穿刺细胞学检查（FNA）等。

①乳腺B超：乳房超声检查具有无创、准确度高的特性，近年来被推荐为首选的乳房影像学检查方法。它可以直观地显示乳腺大小、形态和内部回声，同时还可直观地显示乳房中是否有肿块，以及肿块的性质、部位、大小、形态、边界及血流信号等。

②乳腺X线照相：男性乳腺发育症的X线特征为患者的乳头后方可以见到扇状或分支状的致密影。致密影通常可以分为三种类型：第一种是结节型（Ⅰ型或发育良好型）：乳头后方出现大部分边界清楚的结节，结节可呈扇状，向乳腺深部组织延伸，其后缘较模糊并逐渐消失于前胸壁脂肪内；患者结节严重者可以形成以乳头为顶点的三角形致密影或者形成乳头后盘状肿块样结构。第二种为分支型（Ⅱ型或纤维静止型）：即表现为乳头后方分布的分支状结构，结节呈线状、条状、分支状影，并呈放射状，伸向乳腺深部脂肪组织内，尤以外上象限为著。第三种为弥漫型或弥漫结节型，照相表现为增大的乳腺内弥漫的结节样高密度影，此类似于女性致密型乳腺的表现，此类患者多为使用雌性激素治疗的患者。

（3）乳腺组织病理检查　通过肉眼可以观察到标本大体表现为：乳腺肿块质韧扁平，切面呈灰白色，呈盘状，无完整包膜，并可见孔状导管断面。可以将之分为弥漫型和局限型两种：前者弥漫型边界不清楚，弥漫增生的组织融合到周围组织内；后者局限型则呈局限性增生，相比较边界较为清楚。

通过光镜可以观察到：镜头下的标本可见大量纤维组织增生，其中脂肪的含量不等，散在分布着增生、延长并出现分支和扩张的乳腺导管，乳腺导管扩张，上皮增生，呈乳头状，基本上不形成腺泡和小叶结构。根据患者病情程度的长短，可以将标本分成三种组织类型：第一种是旺炽型男性乳腺增生，其标本特点是腺管上皮增生明显，间质多为大量的成纤维细胞，其中含有脂肪组织，并伴有毛细血管增生的轻度淋巴细胞浸润，患者病程多在4个月之内；第二种为纤维型或硬化型男性乳腺增生，它的特点是病变标本主要由胶原纤维构成，内含有散在的扩张乳腺管，并伴有轻度或中度的上皮细胞增生，患者的病程多在1年以上；第三种类型为中间型男性乳腺增生，是介于以上两型之间的中间阶段，已开始间质纤维化，病程在5~12个月之间。

通过电镜观察显示：乳腺导管显示两种细胞：上皮细胞和肌上皮细胞。上皮细胞沿着管腔排列数层，核呈圆形、较为规则，胞浆内有少些线粒体、短形粗面内质网和不明显的高尔基体，有时还可见胞浆内腔与原有管腔相通。部分病例显示上皮细胞因为胞浆密度不同，故可分出明细胞和暗细胞两种。暗细胞的数量较少，分布较为杂乱，位于细胞膜的附近，且与桥粒相连。第二种细胞肌上皮细胞位于上皮细胞和基底膜之间，特点是含有与基底膜平行排列的肌丝。间质内以成纤维细胞居优势的细胞呈梭形，内有发育良好的粗面内质网。

（二）辨证诊断

男性患者乳房发育，病情表现复杂多变，在治疗中，应四诊合参，详查细诊，并应结合现代手段及专科配合，力求早日确诊，便于临床确定的最佳治疗方案。

1. 肾精不足，升发不及型

临床证候：乳房胀大，乳晕下可扪及

扁平状肿块，伴有疼痛，神疲乏力，腰膝酸软，眩晕耳鸣，视物模糊或视力严重下降，五心烦热，咽干颧红，失眠多梦，小便频数，舌质淡，苔薄白，脉细。

辨证要点：扁平状肿块，伴有疼痛，神疲乏力，脉细。

2. 肝肾阴虚，阴虚火旺型

临床证候：乳房胀大，结块集中在乳晕部位，呈圆球状，质地较硬，表面光滑，可活动，边缘清晰，遗精阳痿，伴有胸胁疼痛，形体消瘦，头晕耳鸣，虚烦失眠，潮热盗汗，舌红少苔，脉细数。

辨证要点：圆球状结块，遗精阳痿，舌红少苔，脉细数。

3. 痰湿困脾，运化失调型

临床证候：乳房肿大，肿块质地较软，表面光滑活动，疼痛胀痛不甚，伴有头胀身重、体弱倦怠、脘腹痞满、嗳气吞酸、呕恶纳少、周身浮肿、肠鸣胀痛，大便稀溏，苔白腻或黄腻，脉细缓

辨证要点：肿块质地较软，脘腹痞满，大便稀溏，脉细缓。

三、鉴别诊断

（一）西医学鉴别诊断

1. 与假性男性乳房发育（又称假性乳房肥大）相鉴别

假性男性乳房发育指的是患者由于脂肪沉积而非腺体增殖造成的乳房增大。假性男性乳房发育的患者常常全身性肥胖，并且无乳房疼痛或触痛。二者可以通过体格检查而鉴别，检查者将拇指置于受检者的乳房的一边而将食指放在乳房的另一边，拇指与食指逐渐并拢，并对皮肤施加表浅的压力。男性乳房发育患者乳房处可触及有弹性的或坚实的盘状组织，以乳头为中心向四周延伸，并且对并拢的手指产生阻力。而假性男性乳房发育者不能触碰到这

样的组织，且手指并拢时感觉不到阻力。

2. 与乳腺癌相鉴别

乳腺癌是发生在乳腺腺上皮组织的恶性肿瘤，它的组织通常质地硬，有皮肤酒窝征和乳头内陷，且大多位于乳头乳晕复合体外，呈单侧性的。另外乳腺癌患者可出现乳头出血或溢液。而男性乳房发育的组织质地大多柔韧且有弹性，呈双侧的较多，一般少见乳头溢液。若单纯的临床检查无法对男性乳房发育和乳腺癌两者做出鉴别，则应该建议患者进行乳房钼靶 X 线检查，以排除乳腺癌。

（二）中医学鉴别诊断

乳岩的疾病过程与乳疬有相似之处：初起乳中结成小核如豆大，渐渐大如棋子，不疼不痒，不红不热，经年累月，渐渐长大，始感疼痛，痛即不休，未溃时，肿如堆粟，或如覆碗，色紫坚硬。乳岩，早期被称为"（乳）石痈"，指痛疽之至牢有根而硬如石者，出自《肘后备急方》卷五。南宋陈自明在其所著《妇人大全良方》中首次提出"乳岩"之名，自此，后世多沿用此说。间有称"乳癌""奶岩""石奶""翻花石榴发""乳石"等。虽然两者初期相似，但乳岩后期溃烂时，"渐渐溃烂，污水渗出，时出臭血。溃烂深如岩穴，疮口边缘不齐，或高凸如莲蓬，疼痛连心"，可与之鉴别。

四、临床治疗

（一）提高临床疗效的要素

（1）辨病为先，治因有别　很多患者由于素体肥胖，乳房胀大，不以为是，在治疗中，很容易造成误诊或延误诊断，给临床治疗带来错误导向。对于可疑的临床特征，应进行仔细的询问及必要的体检、实验室检查，以便及早做出诊断、及时治疗。

（2）还有很多患者特别注重自身形象，

容易产生自怜自卑的情绪，忽视对男性乳房发育的重视，造成误诊或延误诊断。在临床诊疗过程中，除了注重疾病本身的治疗外，还应注重患者的心理治疗。

（3）辨证施治，虚实兼顾　男性患者乳房发育，病情复杂，临床有虚实之分，以肝肾两脏为主，气滞、血瘀、痰湿为辨证要点。所以在治疗中要以肝肾为主，从"气血痰湿"入手，同时注意健脾益气，配以运动，饮食疗法，稳定情绪，动静结合，方能减轻乳腺发育对男性的危害，对提高男性人群的生活质量有着非常重要的意义。

（4）中西结合，分期用法　中西医结合是治疗本病的最佳方案。手术治疗是男性乳腺发育的不错选择，但难免还有残留问题。因此，有针对性地配合中药，可以提高手术的效果及增强患者的免疫力，减少手术的不良反应。

（二）辨病治疗

1.饮食、运动疗法

对于肥胖者，饮食运动是男性乳腺发育症治疗的疗法之一。在饮食方面，应根据患者具体情况进行合理的安排和调整。对于体重超标的患者来说，应避免嗜食肥甘厚味，尽量以清淡饮食为主，增加饮食中的纤维素含量，注意营养搭配。运动则需要根据患者自身情况决定，避免太过剧烈的运动，争取达到标准体重。

2.手术治疗

手术治疗是男性乳腺发育症的疗法之一，目前手术方法可分为以下3种：常规开放手术切除法，抽吸法（吸脂法），抽吸加开放手术切除法。

当患者需要进行手术治疗时，需要满足至少以下几种：患者为假性男性乳房发育症男性，乳房发育已经严重影响美观或造成心理影响；患者为非继发性男性乳房发育症，年龄在17~20岁之间（乳房发育

持续2年以上者）、20岁以上或者老年患者（持续1年以上者）；患者为继发性或药物性男性乳房发育症男性，原发病治愈或停药后1~2年后乳房发育仍未消退者；患者怀疑乳房恶变者。

这里值得注意的是：年龄小于20岁的男性乳腺发育症患者，必须慎重选择是否需要进行手术治疗。因为患者尚在发育，仍然有乳房自行消退的可能，若手术过早，则可能剥夺乳房自行消退的时机，且由于体内激素的不稳定，造成乳房的再次发育，并有乳头坏死、感觉缺失等并发症的风险。建议患者随诊观察1~2年时间再进行选择。

按乳房的大小以及有无多余皮肤分类，可以将患者分为三类男性乳房发育（Simon法）（表9-2）

表9-2　按照乳房的大小以及有无多余皮肤分类（Simon法）

Ⅰ类	轻度乳房增大，没有多余皮肤
ⅡA类	中等程度的乳房增大，没有多余皮肤
ⅡB类	中等程度的乳房增大，伴有多余皮肤
Ⅲ类	显著的乳房增大伴明显的多余皮肤，类似于下垂的女性乳房

按照乳腺组织中乳腺实质与脂肪组织的比例分类，可以将患者分为四类男性乳房发育（Rohrich法）表9-3。

表9-3　按照乳腺组织中乳腺实质与脂肪组织的比例分类（Rohrich法）

Ⅰ类	轻度肥大没有下垂（＜250g），没有多余皮肤，A腺体为主、B纤维为主
Ⅱ类	中度肥大没有下垂（205~500g），没有多余皮肤，A腺体为主、B纤维为主
Ⅲ类	重度肥大伴轻度下垂（＞500g），伴有多余皮肤，腺体或纤维
Ⅳ类	重度肥大伴重度下垂（Ⅱ类或Ⅲ类），伴明显多余皮肤腺体或纤维

（1）开放手术切除法　适用于 Simon ⅡB 类和Ⅲ类，Rohrich Ⅲ类和Ⅳ类的患者。理论上，所有需要外科手术治疗的男性乳腺发育症患者均可采用此法，但考虑到美观等因素，仅建议 Simon ⅡB 类和Ⅲ类，Rohrich Ⅲ类和Ⅳ类的患者选择此类手术。

（2）抽吸法（吸脂法）　适用于 Rohrich ⅠB 类、ⅡB 类、假性 GYN 或以脂肪增生为主的男性乳腺发育症患者。

（3）抽吸加开放手术切除法　适用于 Simon ⅡB 类和Ⅲ类，Rohrich Ⅲ类和Ⅳ类男性乳腺发育症患者。

3. 常规口服药

当患者无法耐受手术时、肿块小于 5cm 或限于乳晕下硬结可以考虑服用口服药治疗本病。口服药治疗不仅可以缓解症状，而且还可促进发育乳房的消退。这里主要介绍较为常用的几种药物。

（1）雄激素制剂　对于有睾丸功能减退的患者来说，睾酮有着良好的疗效。然而缺点是补充睾酮的同时，睾酮可能在芳香化酶作用下转化为雌激素，从而反而进一步加重男性乳腺增生。

（2）三苯氧胺（tamoxifen，他莫昔芬）雌激素拮抗剂，能使增生乳腺减小。可能出现胃肠道反应，如食欲减退、恶心、呕吐、腹泻；神经精神症状，如头痛、眩晕、抑郁等；视力障碍；骨髓抑制；其他如皮疹、脱发、体重增加、肝功能异常等不良反应。

（3）克罗米芬（clomiphene）　克罗米芬一般指枸橼酸氯米芬胶囊，抗雌激素药物，作用明显，可减轻中年人的乳房发育，但本身可导致乳房发育，不良反应较大；较常见的不良反应有肿胀、胃痛、下腹部痛；较少见的有：视力模糊、复视、眼前感到闪光、眼睛对光敏感、视力减退、皮肤和巩膜黄染。下列反应持续存在时应予以注意：潮热、乳房不适、便秘或腹泻、头昏或晕眩、头痛、月经量增多或不规则

出血、食欲和体重增加、毛发脱落、精神抑郁、精神紧张、好动、失眠、疲倦、恶心呕吐、皮肤红疹、过敏性皮炎、风疹块、尿频等，也可有体重减轻。国外有极个别发生乳腺癌、睾丸癌的报告。当本病患者出现肝功能损害、精神抑郁、血栓性静脉炎等禁用。

（4）丹那唑（danazol）　又名安宫唑、达那唑、炔睾酮、炔羟雄烯异唑、炔睾醇，为抗绒毛膜促性腺激素药，可减轻疼痛和乳房发育的程度，但不良反应有水肿、恶心、脂溢性皮炎、体重增加等。对不明原因的男性乳房发育，在手术前可考虑先用本品治疗。

（5）双氢睾酮庚烷盐　可直接作用于靶细胞，不受芳香化酶的作用，疗效较好。

4. 放射治疗

近年来有报告显示放射治疗可以作为男性乳腺发育症的治疗选项之一。斯堪的纳维亚随机临床试验显示，预防性放射治疗可以显著减少抗雄激素所引起的 GYN（28% 对 71%，$P < 0.001$）及乳房疼痛的发生率。

（三）辨证论治

1. 辨证论治

（1）肾精不足，升发不及型

治法：补益肾气，调和阴阳。

方药：五子衍宗丸加减。枸杞子、菟丝子（炒）、覆盆子、五味子（蒸）、车前子（盐炒），伴见阴虚内热，心神受扰而失眠者加五味子、酸枣仁、合欢花；若尿频者多加桑螵蛸、覆盆子。

（2）肝肾阴虚，阴虚火旺型

治法：补肝益肾，滋阴散结。

方药：肾气丸加减。附子、丹皮、桂枝、泽泻、山萸肉、熟地黄、山药、茯苓。伴大便溏者加党参、白术；耳鸣者加磁石、枸杞子。

（3）痰湿困脾，运化失调型

治法：健脾祛湿，化痰散结。

方药：实脾散加减。厚朴（去皮，姜制，炒）、白术、木瓜（去瓣）、木香（不见火）、草果仁、大腹子、附子（炮，去皮脐）、白茯苓（去皮）、干姜（炮）、甘草（炙）。伴气短乏力，倦怠懒言者，可加黄芪补气以助行水；小便不利，水肿甚者，可加猪苓、泽泻以增利水消肿之功；大便秘结者，可加牵牛子以通利二便。

2.外治疗法

（1）穴位埋线法

穴位取穴：以三阴交、肾俞、肝俞为主，配以天宗、肩井、期门穴。

使用方法：首先将常规皮肤消毒，将000号医用羊肠线剪成1cm等长线段，用7号注射针针头做套管，0.40mm×50mm毫针剪去针尖做针芯。弯头血管钳夹持羊肠线段插入套管后，针芯从套管尾部插入，将套管针头插入穴位，针芯向前插入得气后退出。按压片刻后用外用创可贴覆盖即可。

注意事项：嘱患者2天内埋线区不得触水，以防感染。2天后每日睡前自行按压穴位10~20分钟。穴位埋线每2周1次，6次为1个疗程。同时可以佐以中药汤药或西药口服药配合治疗。

（2）针刺治疗 可以在肿块四周上下左右各1寸处，向肿块方向平刺入约1寸，但不刺入肿块中。常规刺足三里、三阴交，平补平泻，留针30分钟，日1次，8次为1个疗程，3天后行第2个疗程。烦躁易怒者加刺太冲。乳房为足阳明胃经所及，所以取肿块四周阿是穴，采用围刺法，可疏通局部经络气血，软坚散结，刺足三里谓之上病下取，以畅阳明经气，针三阴交穴可调补肝肾，诸穴合用，可达标本同治之效。

3.成药应用

（1）五子衍宗丸 每次6g，每日2次。适用于男性乳腺发育症肾精不足者。

（2）左归丸 每次6g，每日2次。适用于男性乳腺发育症肾精不足者。

（3）右归丸 每次6g，每日2次。适用于男性乳腺发育症肾阳不足者。

（4）六味地黄丸 每次6g，每日3次。适用于男性乳腺发育症肝肾不足者。

（5）金匮肾气丸 每次20粒（4g）~25粒（5g），一日2次。适用于男性乳腺发育症肾气不足者。

（6）知柏地黄丸 每次6g，每日3次。适用于男性乳腺发育症肾阴亏虚，阴虚火旺者。

（7）乳核散结片 每次4片，每日3次。适用于男性乳腺发育症患者。

4.单方验方

（1）草决明（生用）25~50g，开水500ml冲泡代茶饮，或将其压成粉末，每次25g，每日2次，开水冲服。能泻肝胃之热，兼能润肠通腑，导热下行，并有软坚散结之功能，用其治本病药证相符。马齿苋（干者佳）100g，加水500ml，浸泡30分钟，煮沸过滤，每日1剂，每次250ml，早晚分服，对治疗乳腺增生有一定的消炎、消肿的作用。

（2）生鹿角50g，加水500ml，浸泡30分钟，水煎后，黄酒为引送服，每日3次。可持续服用数月，具有促进血液循环，减少肿胀以及促进集合管收缩的功效。

（四）医家诊疗经验

1.李廷冠

李廷冠教授认为乳病发病当首责肝肾不足，肝肾不足为发病之本，气滞、血瘀、痰凝为发病之标。李教授认为治疗本病宜标本兼治。同时治疗时应内外兼治。他将本病分为肝郁气滞型、脾肾虚弱型、肝肾阴虚型三种类型。①肝郁气滞型：治疗时应宜疏肝理气，化痰散结，方选逍遥散、二陈汤、消瘰丸合方加减：柴胡 9g，当归 9g，白术 10g，半夏 10g，浙贝母 15g，陈皮 9g，白芍 12g，海藻 12g，昆布 12g，茯苓 15g，甘草 6g。当乳房胀痛或胁痛明显时可加郁金、香附、延胡索等；当夜寐不宁时可以加远志、酸枣仁、合欢皮、夜交藤等。②脾肾虚弱型：治疗时应宜益肾健脾，化痰散结，方选菟丝子丸、六君子汤合方加减：菟丝子 12g，淫羊藿 15g，党参 15g，枸杞子 10g，白术 10g，半夏 10g，陈皮 9g，茯苓 15g，山药 18g，丹参 12g，海藻 12g，昆布 12g，甘草 6g。当血虚时加当归、鸡血藤、制何首乌；兼有肝郁者可以加制香附、柴胡、郁金、延胡索、八月札等。③肝肾阴虚型：治疗时应宜滋补肝肾，化痰散结，方选用自拟乳病Ⅲ号方：生地黄 15g，当归 10g，沙参 12g，麦冬 12g，枸杞子 12g，川楝子 10g，生牡蛎 30g，浙贝母 10g，玄参 15g，海藻 12g，昆布 12g，甘草 6g。当血虚时加当归、鸡血藤、制何首乌；兼有肝郁者加制香附、柴胡、郁金、延胡索、八月札等。肿块坚硬者加三棱、莪术等；失眠多梦者加远志、酸枣仁等；胃纳不佳者加鸡内金、麦芽等。内外兼治指的是在中药辨证内治的同时，根据患者乳腺疼痛、乳腺肿块等具体情况，配合采用不同的外治方法，促进肿块消散。如乳房疼痛者，给予乳康搽剂（由山慈菇、延胡索、三七、白芷等加乙醇浸泡而成，李教授经验方）外搽或湿敷患处，配合微波或脉冲治疗以促使疼痛消失。乳腺肿块韧硬者，予散核膏（用生南星、山慈菇、生半夏、三七、香油等按传统方法制成硬膏，李教授经验方）贴敷患处，3 日换药 1 次。李教授认为本病一般可不必手术，但患者乳腺肿块明显，经内外合治疗效不佳或疑为恶变可能者，影响美观或恐癌者，同时患者坚持要求手术者可以考虑给予手术治疗并送病理检查。

2. 楼丽华

楼丽华教授认为，男性乳房发育症与肝肾两脏关系最为密切。其总病机为：肝气郁结，或肝肾亏虚，阴阳乖戾，致气滞血瘀痰凝，脉络不通，出现乳房肿大、胀痛，乳中结核。肝气郁结多见于青少年发育期或病变初期，较易治愈。若病程迁延日久，失治误治，年迈体虚，或他病转归，则虚实夹杂，治之较难。在治疗上，楼丽华教授认为治病必求于本，治疗从基本病机出发，多用舒肝解郁，温肾壮阳养肝治本之法，并对病理产物气、血、痰通过活血化瘀、理气通络、化痰软坚以治标，临床疗效显著。楼丽华教授自创乳腺 1 号方，并依据患者不同兼症对症治疗。方用主要药物有：柴胡、郁金、白芍、仙茅、淫羊藿、鹿角片、菟丝子、三棱、莪术、青皮、陈皮等。本方药既疏肝解郁、又温肾阳补肝肾，同时兼顾活血化瘀，理气通络，化痰软坚，标本同治。肿块较硬者可加炮山甲、皂角刺、夏枯草软坚散结；疼痛严重者可加制元胡、桃仁、红花活血化瘀止痛；失眠者可加夜交藤、柏子仁；年老体虚，脾胃虚弱者可与参苓白术散同用等。

3. 崔云

崔云教授认为肾虚肝郁是乳房发育的核心病机，痰瘀凝滞是乳房发育的病理关键。崔老师认为，男性乳房发育症的治疗需要秉持标本兼治、身心同调的理念，针对其病机之核心，采取补肾疏肝治其本，针对病理之关键，采取化痰除瘀治其标，用药的同时又当注重调节患者情绪，综合治疗从而达到最大限度提升疗效的目的。在具体治疗上，主要分为补肾疏肝、化痰除瘀、身心同调。

五、预后及转归

本病的预后及转归与临床分期、病理类型及治疗有关。但是总的来说，预后尚可。生理性男性乳腺发育症，一般可自行缓解。药源性男性乳腺发育症建议先停用造成乳房发育药物，再进行治疗。其他类型可以考虑手术、药物、中医治疗。

六、预防调护

（一）预防

现在男性乳房发育症的发病原因及机制目前尚未完全明了，但根据临床资料分析，与遗传因素和环境因素有着重要作用，其他因素如饮食结构的改变、药物的服用也会影响其患病的概率。因此，首先要从自身做起，杜绝一切不良的生活习惯。包括饮食要避免多量食用肥甘厚味，尽量选择低糖、低盐、低脂、高维生素、高纤维、多元素的食物；对于烟酒也要杜绝；运动量要适量，避免剧烈运动；保持心情的愉悦，不要大起大落。对于肥胖者，发现乳房可疑症状及早进行进一步检查，以便及早做出根治性选择或制订随访计划，避免误诊、漏诊，使男性乳房发育症能得到早期发现、早期诊断和早期治疗。

（二）调护

对于男性乳房发育症患者来说，心理帮助是十分有效果的。男性乳房发育症虽然是一种良性乳腺疾病，但是它影响了患者的美观，给患者造成了一定的心理阴影。患有乳房发育的男性因为外形有较强的自卑感，十分渴望通过手术来解除躯体的异常和精神的压抑，他们对手术效果抱有极大的希望，但多数患者又担心手术切口影响美观，从而产生了一定的心理负担，因此患者容易出现悲观、焦虑、抑郁、失望、烦躁等不良的负面情绪，此时家属和医护人员在面对男性患者时应该多与他们交流沟通，解答他们对于男性乳房发育症的疑惑，帮助他们正确地认识乳房发育，叮嘱

他们日常生活需要注意的细节。

（三）食疗

1. 五子衍宗羊肉汤

枸杞子 15g、菟丝子 15g、五味子 10g、覆盆子 15g、车前子 10g、羊肉 250g。洗净后加水共放入砂锅中，每周 2 次，3 个月为 1 个疗程。

2. 明矾绿豆丸

生明矾 250g，绿豆粉 250g，研细末，用饭和丸如梧桐子大，每日早晚各服 5 丸，或明矾 7 粒（如米粒大），晨起空腹开水送下。

3. 海带绿豆水

海带 60g，薏苡仁 50g，绿豆 100g。洗净后上物加水煲熟烂，加入红糖适量调味，每日早晚各食 1 次。

4. 牡蛎肉炒鸡蛋

牡蛎肉 250g，鸡蛋 1 个，精盐少许，生姜丝 3g。文火炒熟食，每日分早晚各食 1 次，15 日为 1 个疗程。

除了以上食谱外，患者可以多食富含纤维素的蔬菜和水果，多摄入富含纤维素的蔬菜，能延缓胃的排空，延长食物经过消化道的时间，减少脂肪吸收，从而抑制脂肪合成，使激素水平下降，有利于疾病的恢复。研究人员还发现，白菜中含有吲哚 -3- 甲醇化合物（约占白菜重量的 1%），该化合物能帮助分解雌激素。平时可选择红薯、韭菜、芹菜、芦笋、红萝卜、白豆角、苋菜、芥蓝、通心菜等蔬菜，也可选择如芭蕉、桑椹、石榴、猕猴桃、人参果、黄皮果、三华李等水果。建议每天摄入蔬菜 500g，水果 250g。大豆加工而成的食品中含有异黄酮，这种物质能降低体内的荷尔蒙水平，建议每天早上喝一杯豆浆，每周吃豆腐或豆腐干 3~5 次；乳制品牛奶、酸奶含有可抑制体内合成胆固醇还原酶的活性物质，还能刺激机体免疫系统，有益于

乳腺保健。每天喝一瓶酸奶，能减少脂肪吸收。

七、专方选要

1. 瘰疬膏

主要由夏枯草、玄参、海藻、昆布、乌药、牡蛎、橘皮核等药物组成（武汉市中医院药学基地制剂室制备），每次15~20g，餐后温水冲服，每日3次，同时嘱其忌辛辣刺激食物，并戒烟酒等。治疗男性乳房发育症疗效较好。

2. 自拟香鹿消痛汤

香附20~25g，鹿粉6g，橘核15~20g，大贝母15~20g，郁金25g，柴胡7.5g，白芍15g，茯苓15g，炒麦芽50g，法半夏10g，甘草7.5g。方中的鹿角粉，需待中药煎好后兑入汤液中，经搅拌少许后服下。早晚饭后1小时水煎服。连续服药3周为1个疗程。治疗男性乳房发育症疗效较好。

参考文献

［1］Gikasp, Mokbelk. Managementof gynaecomastia: an update［J］. Int J Clin Pract, 2007, 61（7）: 1209-1215.

［2］Cuhacin, Polats B, Evranos B, et al. Gynecomastia: cinical evaluation and management［J］. Indian J Endocrinol Metab, 2014, 18（2）: 150-158.

［3］苏立平，杨晓红，闫艳芳. 不同年龄阶段男性乳房发育症患者心理分析［J］. 河北医药, 2011, 33（21）: 3316-3317.

［4］王小刚，赵娴，张卫华，等. 国医大师郭诚杰治疗男性乳腺发育症验案［J］. 山东中医杂志, 2022, 41（1）: 98-100.

［5］温景程. 男性乳腺增生的护理体会［J］. 实用医技杂志, 2018, 25（3）: 337-338.

［6］刘畅，于韬，邬晓明，等. 男性乳腺肿块的超声诊断及其临床意义［J］. 现代肿瘤医学, 2018, 26（18）: 2956-2960.

［7］于俊康，李丹，孟柠. 男性乳房发育症研究现状及外科治疗进展［J］. 浙江中西医结合杂志, 2022, 32（7）: 679-683.

［8］李超男，楼丽华. 楼丽华教授治疗男性乳房发育症经验［J］. 陕西中医学院学报, 2015, 38（6）: 34-36.

［9］徐新宇，李洁心，应志康，等. 崔云运用补肾疏肝法治疗男性乳房发育症经验［J］. 浙江中西医结合杂志, 2022, 32（4）: 297-300.

第七节　垂体前叶功能减退症

任何原因引起的垂体前叶激素分泌不足所导致的一系列临床表现称之为垂体前叶功能减退症。

垂体分为垂体前叶和垂体后叶，垂体前叶即腺垂体，主要分泌6种激素，分别为生长激素（GH）、促肾上腺皮质激素（ACTH）、促甲状腺激素（TSH）、促黄体生成素（LH）、促卵泡刺激素（FSH）及催乳素（PRL），其中TSH、ACTH、LH、FSH分别促进其相应靶腺体分泌三碘甲状腺原氨酸及甲状腺素、肾上腺皮质激素、性激素（睾酮和雌二醇），GH、PRL则直接与相应的靶细胞受体蛋白相结合发挥其各自的生理效应；垂体后叶即神经垂体，储存血管加压素和催产素。

下丘脑或垂体的各种病变可累及垂体的内分泌功能，当垂体的全部或绝大部分被破坏，可产生一系列内分泌腺功能减退的表现，主要累及的腺体为性腺、甲状腺及肾上腺皮质，临床上称为垂体前叶功能减退症。根据激素受累的情况，可将垂体前叶功能减退症分为多激素缺乏型和单激素缺乏型，前者多见，也称为联合性垂体激素缺乏症（CHPD），单激素缺乏型以单纯生长激素缺乏为多见。

中医无垂体前叶功能减退症的病名，

根据其症状体征，可将其归属于中医"虚劳""瘿病""闭经""水肿""血枯经闭"等范畴。

一、病因病机

（一）西医学认识

1. 流行病学

西方国家本病患病率为（29~45.5）/10万，无性别差异，其中约 50% 的患者有 3 种或以上腺垂体缺乏。我国患病率不详。

垂体前叶功能减退症可继发于多种疾病，包括席汉综合征、甲状腺疾病等。世界范围来看席汉综合征的发病率已经大大降低。在发达国家，得益于不断改善的产科护理条件让其变得非常少见，欧洲冰岛的一个回顾性研究显示 2009 年全国仅有5.1/100000 的女性发生席汉综合征；而在不发达和发展中国家，席汉综合征还相对高发，是引起垂体功能减退的主要原因；近期印度克什米尔地区的一个流行病学研究显示，20 以上的女性席汉综合征的发生率为 3%，而其中有三分之二的女性在家里进行分娩。2011 年国外文献的数据显示垂体柄阻断综合征在新生儿中的发病率为0.5/100000。

2. 病因和发病机制

垂体前叶功能减退症的发病原因多，大致归纳为：①下丘脑病变，导致各种促垂体前叶激素释放激素的分泌及释放受阻碍；②垂体病变，各种原因引起的垂体病变，导致垂体前叶分泌激素不足而发病；③垂体门脉系统中断，使下丘脑分泌的各种促垂体前叶激素释放激素不能正常运输到垂体前叶发挥其促激素效应。具体有以下几种。

（1）肿瘤　垂体肿瘤可压迫正常垂体组织，引起后者功能减退，成人多为垂体瘤，儿童常见颅咽管瘤，亦有转移瘤。

（2）围生期病理因素　围生期损伤、窒息等可导致垂体前叶功能减退，儿童起病者多见。

（3）垂体缺血坏死　成年女性产后大出血，导致垂体缺血坏死，而发生垂体前叶功能减退，称为席汉综合征，是成年患者发生垂体前叶功能减退症的常见原因。

（4）颅脑外伤　严重的颅脑损伤可使部分患者垂体前叶发生梗死，可有垂体柄折断或垂体门脉血管中断，是垂体前叶功能减退症常见原因之一。

（5）放射治疗　垂体前叶功能减退是头颈部肿瘤放疗后明显的并发症，其发生是由于下丘脑－垂体轴异常，包括下丘脑异常、垂体异常或两者兼有，而且明显与下丘脑－垂体轴所接受的放射总量有关。

（6）遗传因素　垂体前叶特异性转录因子（Pit-1）及其祖先蛋白 1（PROP1）异常可导致联合性垂体激素缺乏症。

（7）感染　各种感染可通过不同方式使垂体前叶受损，引起垂体前叶功能减退症。国内有报道肾综合征出血热引起垂体前叶功能减退症，肾综合征出血热病毒具有泛嗜性，可累及全身各器官、系统，出血多见于皮肤轴膜、消化道和肾脏，垂体亦常常受累及，出现出血、坏死等病理变化，从而导致垂体前叶功能减退。

（8）免疫机制　抗下丘脑抗体、抗垂体抗体可能与席汉综合征患者永久性垂体功能减退有关。即使在发病后很多年，席汉综合征患者仍然可以检出抗腺垂体、下丘脑的抗体，提示存在下丘脑、腺垂体的自身免疫过程，可能与之后垂体前叶功能减退有关系。

（9）垂体柄中断综合征　是指影像学上垂体柄缺如，垂体后叶异位，下丘脑分泌的激素不能通过垂体柄输送到垂体而表现为生长迟缓、甲状腺功能不足、性腺发育迟缓等临床系列综合征。该病少见，对该病缺乏认识易漏诊。临床表现出 GH 缺乏合并至少一种其他垂体前叶激素缺乏，而垂体后叶功能正常。

（10）其他　有学者报道了 chiari 畸形并脊髓空洞症致垂体前叶功能减退病例，该病例 1984 在日本报道至今少有病例报道，发病机制尚未明确。chiari 畸形是一种以小脑扁桃体下疝枕大孔区为特征的先天性畸形。有报道先天性垂体前叶功能减退症患者存在高氨血症的病例。另有报道垂体前叶功能减退症患者存在颈内动脉巨大动脉瘤病例。上述几种病例均不多见，可见垂体前叶功能减退症原因众多，有待进一步研究总结。

（二）中医学认识

1. 病因

中医无垂体前叶功能减退症的病名，根据其症状体征，可将其归属于中医"虚劳""瘿病""闭经""水肿""血枯经闭"等范畴。垂体前叶功能减退症常见病因为垂体肿瘤、席汉综合征、颅脑外伤，临床可表现为甲状腺功能减退、肾上腺皮质功能减退、性腺功能减退等疾病症状体征。《诸病源候论·产后虚羸候》曰："夫产损动腑脏，劳伤气血，故虚羸也。将养所失，多沉滞劳瘵，甚伤损者皆着床，此劳羸也。"此与席汗综合征病机相吻合。

《理虚元鉴·虚证有六因》说："有先天之因，有后天之因，有痘疹及病后之因，有外感之因，有境遇之因，有医药之因。"对引起虚劳的原因做了比较全面的归纳，表明多种病因作用于人体，引起脏腑气血阴阳的亏虚，日久不复，均可成为虚劳。概言之，不外先天、后天两大因素。结合临床所见，引起本病的病因主要有以下 6 个方面。

（1）禀赋薄弱，素质不强　因父母体弱多病，年老体衰，孕育不足，胎中失养，或生后喂养失当，水谷精气不充，均可导致先天不足，体质薄弱，易于罹患疾病，并在病后易于久虚不复，使脏腑气血阴阳亏虚日甚，发为本病。

（2）烦劳过度，损伤五脏　烦劳过度，因劳致虚，日久成损。尤以劳神过度及恣情纵欲较为多见。忧郁思虑，积思不解，所欲未遂等劳伤心神，易使心失所养，脾失健运，心脾损伤，气血亏虚成劳。而早婚多育，房事不节，频犯手淫等，易使肾精亏虚，肾气不足，久则阴阳亏损。

（3）饮食不节，损伤脾胃　暴饮暴食，饥饱不调，食有偏嗜，营养不良，饮酒过度等原因，均会导致脾胃损伤，不能化生水谷精微，气血来源不充，脏腑经络失于濡养。

（4）大病久病，失于调理　大病，邪气过盛，脏气损伤，耗伤气血阴阳，正气短时难以恢复，加之病后失于调养，每易发展成劳。久病迁延失治，日久不愈，病情传变日深，损耗人体的气血阴阳，或产后失于调理，正虚难复。

（5）误治失治，损耗精气　由于诊断有误，或选用治法、药物不当，以致精气损伤，既延误治疗，又使阴精或阳气受损，从而导致虚劳。总之，幼年患虚劳者多以先天为主因，因虚而致病；成年以后患病，多属后天失养，劳伤过度，久病体虚成劳。

（6）外伤所致　由于跌仆撞击，或出生时难产，均能导致脑窍受损，瘀血阻络，经脉不畅，久之影响气血运行，气血亏虚，发为本病。

2. 病机

本病虽有因虚致病，因病成劳，或因病致虚，久虚不复成劳的不同，而其病理性质，主要为气、血、阴、阳的亏虚，病损主要在五脏。由于虚损的病因不一，往往首先导致相关某脏气、血、阴、阳的亏损，但由于五脏互关，气血同源，阴阳互根，所以在病变过程中常互相影响。一脏受病，累及它脏，气虚不能生血，血虚无以生气；气虚者，日久阳也渐衰；血虚者，日久阴也不足；阳损日久，累及于阴；阴虚日久，累及于阳，以致病势日渐发展，而病情趋于复杂。

病位以肝脾肾为主。因脾肾为先后天之本，五脏有相互滋生和制约的整体关系，在病理情况下可以互为影响转化。故《难经》有"上损及下，下损及上"的论点。失血过多，致气随血耗，血脉空虚，血少不能生精，气耗精伤；肾藏精，精血耗损，肾失所藏而虚损；脾肾为先后天之本，相互依赖，相互滋生，肾阳不足则脾失温煦；肝藏血，受肾水涵养，血虚与肾阴不足致肝失水涵血养。故临床上出现一系列气血双亏，肝脾肾等脏不足的临床表现。究其病损脏腑，主要涉及肾脾肝三脏。各家对本病的病因趋于一致，对其病机归纳起来，主要分为以下6个方面：脾肾阳虚，精血不足；气血虚弱，血海无余；肝肾虚损，精亏血少；肾虚经亏，血瘀阻络；肾阳不足，命门火衰；阳气大伤，阴阳暴脱。

本病一般病程较长，多为久病痼疾，症状逐渐加重，短期不易康复。其转归及预后，与体质的强弱，脾肾的盛衰，能否解除致病原因，以及是否得到及时、正确的治疗、护理等因素有密切关系。脾肾未衰，元气未败，形气未脱，饮食尚可，无大热，或虽有热而治之能解，无喘息不续，能受补益等，为虚劳的顺证表现，其预后较好。反之，形神衰惫，肉脱骨痿，不思饮食，泄泻不止，喘急气促，发热难解，声哑息微，或内有实邪而不任攻，或诸虚并集而不受补，舌质淡胖无华或光红如镜，脉象急促细弦或浮大无根，为虚劳的逆证表现，其预后不良。

二、临床诊断

（一）辨病诊断

1. 诊断要点

（1）临床表现　垂体前叶功能减退症临床表现与发病的年龄、性别、受累及激素种类、分泌受损程度及原发病的病理性质有关。通常 GH、FSH 和 LH 的缺乏发生最早，其次是 ACTH 及 TSH 缺乏。垂体前叶组织损坏在 50% 以上时开始出现临床表现，破坏达 75% 时症状明显，达 95% 左右时症状较严重。

①与病因有关的表现：如产后大出血引起的晕厥、休克，垂体肿瘤压迫引起头痛视力下降、视野缺损等症状，感染、颅脑外伤、手术、放疗等可追问到相应病史（如遗传家族史），儿童可追问到出生窒息史、难产史等。

②垂体前叶功能减退表现：A. PRL 不足的表现：分娩后表现为乳房不胀，无乳汁分泌；B. GH 不足的表现：成人可表现为易发低血糖，儿童常表现为生长发育迟缓、身材矮小等；C. LH/FSH 不足的表现：成人表现有闭经、性欲减退、生殖器萎缩等，儿童表现为外生殖器发育不良（小阴茎或隐睾）、第二性征发育不良等；D. TSH 不足的表现：成人可表现为面容衰老、皮肤干燥、表情淡漠、反应迟钝、智力减退、心率缓慢等，儿童可表现为生长发育迟缓、智力异常等，在婴幼儿或新生儿可表现为过期产、巨大儿、生理性黄疸延迟、少哭、少吃、少动、哭声低弱、体温低、反应差、肌张力低下等；E. ACTH 不足的表现：因主要影响糖皮质激素分泌，可出现虚弱、乏力、食欲减退、恶心、呕吐、体质量下降、血压降低、不耐饥饿、免疫力低下、电解质紊乱等。

③垂体危象垂体前叶功能减退症患者

如诊治不及时或治疗不当，可因各种原因诱发而发生垂体危象，出现昏迷。常见类型有低血糖性昏迷、感染诱发昏迷、镇静及麻醉剂所致昏迷、失钠性昏迷、水中毒性昏迷、低温性昏迷、垂体切除术后昏迷、垂体卒中等，有相应诱发因素症状及昏迷等病情危重的表现。

（2）诊断　垂体前叶功能减退常起病缓慢，亚临床状态常常被患者和医生忽视，因此凡有引起腺垂体功能减退原发疾病者，如下丘脑/垂体肿瘤、颅脑炎症病变、脑部肉芽肿病、颅脑创伤和手术、空泡蝶鞍综合征和既往有妊娠相关的出血或血压改变等患者，都应进行腺垂体功能减退症的筛查。

腺垂体功能减退症的诊断主要依靠病史、临床表现、血激素水平测定和腺垂体功能试验。如靶腺垂体水平降低而垂体促激素水平正常或降低可以确诊为腺垂体功能减退症，对轻症患者可行腺垂体功能试验协助诊断。临床有生化检查结果异常或视野缺损的患者需进行影像学检查，磁共振影像首选。读片时要注意垂体周围的情况，如尿崩症病例中，正常的高密度神经垂体信号可能消失，颅咽管瘤有特征性的CT 和 MRI 影像学表现。

2. 相关检查

（1）代谢紊乱检查　低血糖、糖耐量曲线低平，血钠常偏低，血清氯化物偏低，血钾大多正常。内分泌功能检查：①在垂体性腺功能检查中血 LH、FSH、雌二醇、PRL、睾酮通常低于同年龄段正常水平；②在垂体–甲状腺功能检查中血游离三碘甲状腺原氨酸、游离甲状腺素及 TSH 均低于同年龄段正常水平；③在垂体–肾上腺皮质功能检查中血皮质醇、ACTH 基础值偏低。

（2）影像学检查　垂体磁共振成像可见原发病因的相关影像学改变，如垂体肿瘤等。

（二）辨证诊断

中医辨证论治是通过望闻问切四诊合参，归纳、综合、分析为相应证型，并采用对应的用药处方，辨证论治是中医辨治垂体前叶功能减退症最常用的方法。

对于本病的治疗，根据"虚则补之"、"损者益之"的理论，当以补益为基本原则。在进行补益的时候，一是必须根据病理属性的不同，分别采取益气、养血、滋阴、温阳的治疗方药；二是要密切结合五脏病位的不同而选方用药，以加强治疗的针对性。

同时应注意以下三点：①重视补益脾肾的作用。以脾胃为后天之本，为气血生化之源，脾胃健运，五脏六腑、四肢百骸方能得以滋养。肾为先天之本，寓元阴元阳，为生命的本元。重视补益脾肾，先后天之本不败，则能促进各脏虚损的恢复。②对于虚中夹实及兼感外邪者，当补中有泻，扶正祛邪。从辨证的关系看，祛邪亦可起到固护正气的作用，防止因邪恋而进一步损伤正气。③既可因虚致病，亦可因病致虚，因此，应辨证结合辨病，针对不同疾病的特殊性，一方面补正以复其虚，一方面求因以治其病。

1. 气血虚弱型

临床证候：面色苍白，或萎黄，乳少或滴乳皆无，经血闭止不行或经血量少，心悸怔忡，气短懒言，头晕耳鸣，四肢乏力，皮肤干燥。舌淡苔白，脉沉细无力。

辨证要点：面色苍白，或萎黄，气短懒言，头晕耳鸣，四肢乏力，舌淡苔白，脉沉细无力。

2. 脾胃虚寒型

临床证候：面色萎黄，肌肉瘦削，气力难支，胸脘痞闷，脐腹绵绵作痛，懒进饮食，喜眠卧，身冷畏寒，大便溏薄，月经闭止，乳枯不行。舌色淡红，苔白薄，脉沉细无力。

辨证要点：面色萎黄，脐腹绵绵作痛，身冷畏寒，大便溏薄，舌色淡红，苔白薄，脉沉细无力。

3. 肾虚型

（1）肾阳虚型

临床证候：面色晦暗或苍白，皮肤苍白，嗜睡，神志迟钝、淡漠，手足不温，形寒畏冷，腰膝酸冷，无乳或少乳，经闭不行，带少质稀，性欲淡漠，纳少便溏，或便秘浮肿。舌淡苔白，脉沉细或沉迟。

辨证要点：皮肤苍白，手足不温，形寒畏冷，腰膝酸冷，带少质稀，纳少便溏，舌淡苔白，脉沉细或沉迟。

（2）肾气虚型

临床证候：面色晦暗，精神萎靡迟钝，腰膝酸软，头晕耳鸣，产后乳汁少或全无，久不转经，或月经量少，色淡质稀，渐至闭止不行，带下量少，眉毛脱落，腋隐毛落，性欲淡漠，甚至外阴阴道萎缩，子宫萎缩，乳房萎缩变小。舌淡，脉沉细无力。

辨证要点：精神萎靡迟钝，腰膝酸软，头晕耳鸣，眉毛脱落，腋隐毛落，性欲淡漠，舌淡，脉沉细无力。

（3）肾阴虚型

临床证候：面色晦暗，午后潮热颧红，夜间盗汗，腰膝酸软，乳少或无，产后久不转经，或月经量少色红，带下色白量少或黄赤量少，或阴中灼热、干涩不适，阴毛脱落，发焦枯落，便燥溲赤。舌红绛少苔或无苔，脉细数。

辨证要点：午后潮热颧红，夜间盗汗，腰膝酸软，发焦枯落，便燥溲赤，舌红绛少苔或无苔，脉细数。

（4）阴竭阳脱型

临床证候：头晕乏力，语声低弱，不能起坐，弱不禁风，甚则厌食、恶心呕吐，心悸，汗出，或腹泻，渐至昏迷不醒，呼之不应，四末寒凉，皮肤湿冷，或寒热进

退，往来如疟。舌淡苔白，脉细弱无力或弦细无力，或细涩。

辨证要点：头晕乏力，语声低弱，厌食、恶心呕吐，心悸，汗出，或四末寒凉，皮肤湿冷，舌淡苔白，脉细弱无力或弦细无力，或细涩。

三、鉴别诊断

（一）西医学鉴别诊断

1. 与原发单个靶腺功能减退相鉴别

原发单个靶腺功能减退出现单个靶器官功能减退的临床表现，实验室检查单个靶腺激素水平下降，相应垂体促激素水平升高，其他靶腺激素水平及促激素水平正常。

2. 与多发腺体衰竭综合征相鉴别

多发腺体衰竭综合征临床上出现多个靶腺功能原发衰竭，常合并其他自身免疫疾病如糖尿病、甲状旁腺功能减退等，主要的鉴别点为此综合征垂体促激素水平增高且无垂体占位病变的证据。

3. 与慢性消耗性疾病相鉴别

慢性消耗性疾病如肿瘤、肝病、结核、严重营养不良等，这些疾病可影响下丘脑释放激素的分泌，导致不同程度的内分泌功能减退，但一般较轻，阴毛、腋毛不脱落，且有各自原发病的表现，可根据相应病史，体征，实验室检查加以鉴别。

4. 与神经性厌食相鉴别

神经性厌食可出现一系列内分泌功能的紊乱，但该病多为青年女性，有不正确的进食观念和审美观念，多有精神诱因，体重明显降低，血浆皮质醇水平升高，鉴别并不困难。

（二）中医学鉴别诊断

1. 虚劳与肺痨相鉴别

在唐代以前，尚未将这两种病证加以区分，一般都统括在虚劳之内。宋代以后，

对虚劳与肺痨的区别有了明确的认识。两者鉴别的要点是：肺痨系正气不足而被痨虫侵袭所致，主要病位在肺，具有传染性，以阴虚火旺为其病理特点，以咳嗽、咳痰、咯血、潮热、盗汗、消瘦为主要临床症状；而虚劳则由多种原因所导致，久虚不复，病程较长，无传染性，以脏腑气、血、阴、阳亏虚为其基本病机，分别出现五脏气、血、阴、阳亏虚的多种症状。

2. 虚劳与其他疾病的虚证相鉴别

虚劳与内科其他病证中的虚证在临床表现、治疗方药方面有类似之处，两者主要区别有二：①虚劳的各种证候，均以出现一系列精气亏虚的症状为特征，而其他病证的虚证则各以其病证的主要症状为突出表现。例如：眩晕一证的气血亏虚型，虽有气血亏虚的症状，但以眩晕为最突出、最基本的表现；水肿一证的脾阳不振型，虽有脾阳亏虚的症状，但以水肿为最突出、最基本的表现。②虚劳病程较长，程度更重，往往涉及多脏甚至整体。其他病证中的虚证虽然也以久病属虚者为多，但亦有病程较短而呈现虚证者，且病变脏器单一。例如泄泻一证的脾胃虚弱型，以泄泻伴有脾胃亏虚的症状为主要表现。

四、临床治疗

（一）辨病治疗

1. 一般治疗

加强营养，患者宜进食高蛋白、高能量、富含维生素的食物，注意休息，防止感染，冬季加强保暖等。

2. 病因治疗

系统完善相关检查，寻找病因，病因明确后给予相应治疗，如垂体肿瘤引起垂体前叶功能减退症，可行手术、放疗等治疗。值得一提的是垂体前叶功能减退症发病原因众多，临床表现各异，原发病易出现漏诊、误诊。很多情况下，一旦起病就无从给予病因治疗（如产时或产后大出血以及垂体手术引起的垂体前叶功能减退症）。

3. 内分泌治疗

一经诊断，应立即行相应缺乏激素的替代治疗，目前本病以靶腺激素替代治疗为主。剂量以生理剂量为宜。

4. 垂体危象治疗

首先积极去除各种垂体危象诱发因素。一旦发生危象，应立即抢救。根据病史和体格检查判断昏迷的病因和类型，加强治疗的针对性。①补充葡萄糖，静脉注射50%葡萄糖注射液40~60ml；②补充氢化可的松100mg，加入500ml葡萄糖注射液静脉滴注，首日氢化可的松用量200~300mg，严重感染者必要时可增加；③有失钠病史及血容量不足表现者，应静脉滴注5%葡萄糖生理盐水，用量根据体液损失量及血容量不足的严重程度确定；④有发热、合并感染者，应积极应用有效的抗菌药物抗感染及其他对症支持治疗。

5. 其他

垂体前叶功能减退症导致的甲状腺功能减退、低钠、低血糖及其治疗过程中的用药不当均可表现为精神异常，临床应引起高度重视。有学者指出垂体前叶功能减退症常规激素替代治疗时要注意可能诱发明显的精神症状，特别是年龄较大、病程较长者更易发生。垂体前叶功能减退儿童患者易发身材矮小、肥胖、血脂异常、非酒精性脂肪性肝病。后者的早期诊断很重要，因多早期发生肝纤维化，故需引起重视。

（二）辨证治疗

1. 辨证论治

（1）气血虚弱型

治法：益气养血，补虚培元。

方药：圣愈汤加味。人参、黄芪、熟地、白芍、川芎、当归。脾虚者加党参、黄芪，纳差者加神曲、麦芽。

（2）脾胃虚寒型

治法：温中散寒，健脾强胃。

方药：四君子加减。人参、白术、茯苓、甘草、炒干姜。肌瘦乏力，则倍人参，加黄芪；食少或懒于饮食加砂仁、陈皮。

（3）肾虚型

①肾阳虚型

治法：温肾填精，兼通心阳。

方药：八味肾气丸加减。干地黄、山药、山茱萸、泽泻、茯苓、牡丹皮、桂心、附子。眠差者加远志、石菖蒲、酸枣仁；便秘者加肉苁蓉、菟丝子、巴戟天。

②肾气虚型

治法：补肾气，益冲任。

方药：金匮肾气丸。干地黄、山药、山茱萸、泽泻、茯苓、牡丹皮、桂枝、附子。怕冷甚者加仙茅、淫羊藿、肉桂；乏力者加黄芪、人参；口干者加黄精、石斛。

③肾阴虚型

治法：滋阴清热，补肾填精。

方药：地黄饮子加减。地黄、巴戟天、山茱萸、石斛、肉苁蓉、附子、五味子、官桂、白茯苓、麦门冬、菖蒲、远志。乏力倦怠明显者，加黄芪、人参；阳虚水肿者加泽泻、车前子、仙茅、淫羊藿。

④阴竭阳脱型

治法：回阳固脱。

方药：参附汤。人参、熟附子。

2.外治疗法

（1）耳穴压豆　选穴：内分泌、肝、脾、肾、神门、交感、皮质下。适用于垂体及前叶功能衰退气血虚弱者。

（2）针刺疗法　主穴百会、足三里、关元、三阴交、气海、肾俞、命门、子宫。适用于垂体及前叶功能减退脾肾虚寒者。

（3）穴位埋线　主穴取足三里、三阴交、太冲。适用于垂体及前叶功能减退脾胃虚寒者。

3.成药应用

（1）麒麟丸　补肾填精，益气养血。每次6g，每日3次，3个月为1个疗程。适用于肾虚精亏、气血不足型性腺功能减退患者。

（2）调经促孕丸　温肾健脾，活血调经。自月经周期第5天开始，每日2次，每次5g，连服20日为1个周期。适用于脾肾阳虚、瘀血阻滞型性腺功能减退患者。

（3）龙鹿胶囊（丸）　温肾壮阳、益气滋肾。每次3粒，每日3次，3个月为1个疗程。用于元气亏虚型性腺功能减退患者。

（4）参茸强肾片　补精、养血、益气，温阳固精。每次6片，每日2次，3个月为1个疗程。用于肾精亏损，气血不足型性腺功能减退患者。

（5）蚕蛾公补片（合剂）：补肾壮阳，养血填精。每次4片，每日3次，3个月为1个疗程。用于肾阳虚损型性腺功能减退患者。

（6）暖宫孕子丸　滋阴养血、温经散寒、行气止痛。于月经的第5天开始服，每次8丸，每日3次。如未受孕，按期而重复用药。每月只服12天。用于血虚气滞型性腺功能减退患者。

（7）天紫红女金胶囊　补气养血，调经安胎。每日3次，每次3粒，连用20~30天，月经期仍可服药。用于气血两亏型性腺功能减退患者。

（8）十全大补丸　温补气血。每日3次，每次2粒，1个月为1个疗程，用于气血两虚型垂体前叶功能减退患者。

（9）金匮肾气丸　温补肾阳，化气行水。每日3次，每次3粒，3个月为1个疗程，用于肾阳虚衰型患者。

4.单方验方

（1）仙茅、当归、川芎、香附、橘皮、

橘叶各 10g，黄芪 60g，山茱萸、白芍各 30g，甘草 5g。滋肾补髓、活血调经。适用于肾阴虚血瘀型席汉综合征者。

（2）附子、党参、黄芪、当归、熟地黄、丹参、白芍、白术、巴戟天、淫羊藿、紫河车。适用于肾阳虚型席汉综合征者。

（3）炙麻黄 6g，细辛 3g，附子 10g，党参 30g，肉桂 40g，白芍 20g，炙甘草 12g，菟丝子 15g，杜仲 15g，川续断 15g，桑寄生 15g，淫羊藿 15g，柴胡 15g，金毛狗脊 20g，地龙 12g，蛇床子 15g，五倍子 15g。补肾壮阳，温补下元。适用于肾阳虚衰型肾上腺皮质功能减退症者。

（三）医家诊疗经验

1. 朱良春

朱良春教授治疗席汉综合征，遵张仲景阴阳配伍的组方原则，仿张景岳"阴中求阳，阳中求阴"的具体运用，取张锡纯用生硫黄治一切阳分衰惫之法，融各家之长结合多年的临床经验，用自拟"培补肾阳汤"加硫黄治疗席汉综合征命门火衰型，以"培补肾阳汤"合《千金》"生脉散"治气血亏损型，拟"六味地黄丸"加鹿茸治肝肾阴虚型，均收到理想疗效，其用药独到之处，大有画龙点睛之妙，其法简、药朴、效宏，充分显示中医治疗虚损病证的优势。

2. 哈荔田

哈荔田教授认为与席汉综合征导致的垂体前叶功能减退与肝肾亏损、精血虚衰的病理相关，尤以肾虚为发病关键。

3. 朱小南

朱小南教授善用峻补冲任之品，如鹿角霜、紫河车、巴戟天、淫羊藿等治疗席汉综合征。

4. 庞保珍

庞保珍教授将席汉综合征分为 4 型：肾阳虚型用自拟右归广嗣丹；肾阴虚型用自拟左归螽嗣丹；气血亏虚型用自拟八珍益宫丹；血瘀型用自拟逐瘀衍嗣丹。

五、预后转归

本病可以多种表现为首发症状，涉及单个或多个靶腺，临床识别尤为重要，发现本病后及时对因对症治疗可防止疾病进展。本病可发展成为垂体危象，若不能及时诊断治疗可危及生命。

六、预防调护

（一）预防

（1）合理膳食　每日三餐膳食要调配合理，做到粗细搭配营养平衡，足量的蛋白质能清除肝内脂肪。脂肪肝患者的饮食要从以下几方面加以注意。

①热量：要控制热量摄入，以便把肝细胞内的脂肪氧化消耗。肥胖者应逐步减肥，使体重降至标准体重范围内。以标准体重计算，每公斤体重可给热能 84~105kJ（20~25kcal）。标准体重（kg）＝身长（cm）－105（或 100），男性 165cm 以上减 105。

②蛋白质：适量摄入蛋白质抗脂肪肝的作用，可以避免脂肪沉积；摄入过多蛋白质会转化为脂肪。每天每千克体重可给 1.2~1.5g。

③维生素：保持营养均衡，补充每日所需维生素，是抵抗脂肪肝不可或缺的。

④膳食纤维：要注意每餐减少脂肪摄入，利于脂肪肝治疗。

⑤脂肪和碳水化合物：限制脂肪和碳水化合物摄入，按标准体重计算每千克体重每天可给脂肪 0.5~0.8g，宜选用植物油或含长链不饱和脂肪酸的食物，如鱼类等；碳水化合物每天每千克体重可给 2~4g。

⑥限制食盐：食盐每天以 5g 以内为宜。

⑦适量饮水：以促进机体代谢及代谢废物的排泄。

⑧忌辛辣和刺激性食物。

（2）适当运动 从小运动量开始循序渐进逐步达到适当的运动量，以加强体内脂肪的消耗。

（3）慎用药物 谨防药物的毒不良反应，特别对肝脏有损害的药物绝对不能用，避免进一步加重肝脏的损害。

（4）保持乐观心态。

（二）调护

（1）起居 《内经》曰："上古之人，其知道者，法于阴阳，和于术数，食饮有节，起居有常，不妄作劳，故能形与神俱，而尽终其天年，度百岁乃去。"按时作息，劳逸结合，生活规律，戒除不良的生活方式如戒烟酒、避免熬夜、限制上网时间等。少食多餐，忌暴饮暴食。坚持锻炼，增强机体抗病能力。

（2）运动 建议脂肪肝患者进行的运动治疗方案。

①运动种类：应以低强度、长时间的有氧运动为主，如慢跑、中快速步行（115~125步/分）等。

②运动强度：运动时脉搏应维持在（170－年龄）次/分，最多不超过（200-年龄）次/分。或运动后疲劳感于10~20分内消失为宜。

③运动实施频率：每周3~5次。

（3）饮食原则同上。

（4）注意情绪调节。

参考文献

［1］廖二元，超楚生. 内分泌学（上册）［M］. 北京：人民卫生出版，2001.

［2］刘新民. 实用内分泌学［M］. 北京：人民军医出版社，2004.

［3］Fadoukhair Z，Amzerin M，Ismaili N，et al. Symptomatic hypopituitarism revealing primary suprasellar lymphoma［J］. BMC Endocr Disord，2010，10：19.

［4］Kim JH，Lee SY，Chung HR，et al. The clinical characteristics of idiopathic hypopituitarism in children and Adolescents［J］. J Koean Soc Pediatr Endocrinol，2010，15（1）58-63.

［5］Heather NL，Jefferies c，Hofman PL，et al. Permanent hypopituitarism is rare after structural traumatic brain injury in early childhood［J］. J Clin Endocrinol Metab，2012，97（2）：599-604.

［6］Bhandare N，Kennedy L，Malyapa RS，et al. Hypopituitarism after radiotherapy for head and neck cancers［J］. Head Neck，2008，30（9）：1182-1192.

［7］Ghervan CM，Stroe C，Olarescu L，et al. Young C301-302del AG mutation in the PROP1gene as molecular basis of progressive combined pituitary hormone deficiency in two rumanian brothers［J］. Acta Endocrinologica New Series，2010，6（4）：401-412.

［8］李颖倩，石岩，邵韶，等. 汉族联合垂体激素缺乏儿童 PROP1 及 PIT-1 的基因突变分析［J］. 中国医疗前沿，2011，6（4）：8-10.

［9］Romero CJ，Pine-Twaddell E，Radovick S. Novel mutations associated with combined pituitary hormone deficiency［J］. J Mol Endocrinol，2011，46（3）：R93-R102.

［10］袁小强，张献朝，陈伟，等. 肾综合征出血热并发垂体前叶功能减退症临床分析［J］. 中国社区医师：医学专业，2011，13（11）：215.

［11］Jo Y，Lee S，Park J，et al. A case of severe hyponatremia associated with hypopituitarism due to hemorrhagic fever with renal syndrome［J］. Korean J Nephrol，2009，28（6）：624-627.

［12］张丽娜. 垂体前叶功能减退症的发病机

制及治疗进展 [J] 疑难病杂志, 2011, 10 (3): 239-242.

[13] 陈玉华, 李玲, 邱平, 等. 腺垂体功能减退症激素替代治疗诱发精神障碍疗效分析 [J]. 中国误诊学杂志, 2011, 11 (6): 1348-1349.

[14] Yoon JM, Ko JS, Seo JK, et al. Nonalcoholic fatty Liver disease in children with hypopituitarism [J]. Korean J Pediatr Gastroenterol Nutr, 2010, 13 (1): 51-57.

[15] 邱志济, 朱建平, 马璇卿. 朱良春融各家之长治疗席汉氏综合征用药特色选析——著名老中医学家朱良春教授临床经验 (35) [J]. 辽宁中医杂志, 2002 (11): 646-647.

[16] 祖丽胡玛尔·阿布都艾尼, 陈国芳, 刘超. 自身免疫性垂体功能减退症的研究进展 [J]. 江苏医药, 2022, 48 (2): 197-200, 204.

第八节　垂体肿瘤

垂体和鞍区肿瘤约占所有脑肿瘤的15%。目前最常见的肿瘤是垂体腺瘤,即局限于鞍区的良性神经内分泌肿瘤。临床上垂体腺瘤发生率占颅内肿瘤的10%左右。尸检时垂体腺瘤检出率为8.4%~26.7%,大多数为良性,生长缓慢。仅少数为恶性。高催乳素血症中20%~30%证实有垂体瘤,是最常见的原因。随着影像学诊断技术如CT、MRI的进展,已能早期发现垂体微小腺瘤。约75%患垂体肿瘤的女性存在高催乳素血症。

中医学中没有对垂体瘤论述的记载。根据其临床表现和发病特点,可归属于中医学"头痛""头风""脑瘤""青盲"等范畴。

一、病因病机

(一)西医学认识

1. 流行病学

目前,垂体腺瘤的发病率为7.5~15/10万,而垂体癌好发于先前有垂体肿瘤病史的30~40岁的患者,无性别差异。大约75%的垂体癌患者是经尸检诊断的,因此目前报道的患病率可能偏低。垂体癌的潜伏期为数月至18年,平均6.6年,患者平均生存期约为2年(0.25~8年)。垂体大腺瘤患者治疗后易发展为垂体癌。演变为垂体癌的垂体腺瘤一般具有以下特点:①较早就具有侵袭性行为;②对标准的治疗方法无反应或治疗后很快复发。

2. 病因

由于垂体腺瘤的形成涉及了多方面因素的影响。其成因还没有得到较系统的解释。目前关于垂体腺瘤发病机制的研究主要集中在两个方面:一是垂体腺瘤起源于异常调节的结果,如下丘脑激素的异常调节、生长因子及其受体的激活等;二是垂体腺瘤起源于癌基因的激活或抑癌基因的丧失。

(1)原癌基因的激活　如垂体瘤转化基因(PTTG)、周期素D、垂体肿瘤获得FGF受体4亚型(ptd-FGFR4)等的激活。

(2)抑癌基因的缺失　如多发性内分泌肿瘤 I 型(MEN1)、p16、p27、高迁移率组蛋白A2(HMGA2)9、c-myc等基因的缺失。

(3)环境因素　包括物理、化学和生物因素,如离子射线(如X线)与非离子射线(如射频波和低频电磁场)、杀虫剂、苯及其他有机溶剂、亚硝胺化合物、致肿瘤病毒和其他感染因素等,其中部分因素尚无定论。已基本明确的致瘤病毒主要有人类乳头多瘤空泡病毒JC型(高级别星形细胞瘤、小脑髓母细胞瘤），EB病毒（中枢神经系统淋巴瘤），人类腺病毒（胚胎性肿瘤，如神经母细胞瘤、髓母细胞瘤、髓上皮瘤或视神经母细胞瘤）和SV40病毒（颅内肉瘤性肿瘤）。

3.分类

根据2017年《关于内分泌肿瘤的分类标准》，垂体肿瘤可分为垂体腺瘤、垂体腺癌、垂体后叶肿瘤、神经元和副神经源性肿瘤、垂体母细胞瘤、颅咽管瘤、间叶性肿瘤、生殖细胞肿瘤、淋巴造血系统肿瘤、继发性肿瘤。

垂体腺瘤由垂体前叶中的内分泌垂体细胞起源的肿瘤，并可分为嗜酸性细胞、促性腺激素细胞和促肾上腺皮质激素三大细胞谱系。各个谱系根据不同的转录因子及其组合形式，最终表现为生长激素细胞腺瘤、泌乳素细胞腺瘤、促甲状腺激素细胞腺瘤、促肾上腺皮质激素细胞腺瘤、促性腺激素细胞腺瘤、零细胞腺瘤、双激素细胞腺瘤和多激素细胞腺瘤。

垂体后叶肿瘤可分为：垂体细胞瘤、神经垂体颗粒细胞瘤、梭形细胞嗜酸细胞瘤、鞍区室管膜瘤。

神经元和副神经源性肿瘤可分为：神经节细胞瘤和神经节细胞垂体腺瘤、神经细胞瘤、副神经节瘤、神经母细胞瘤。

颅咽管瘤可分为：造釉细胞型颅咽管瘤、乳头状颅咽管瘤。

间叶性肿瘤可分为：脑膜瘤、神经鞘瘤、脊索瘤、孤立性纤维瘤/血管周细胞瘤等。

（二）中医学认识

根据垂体肿瘤的发病机制及临床表现特点，可归属于中医学"头痛""头风""脑瘤""青盲"等范畴。

1.病因

（1）肾精不足　脑为髓之海，肾主骨生髓，髓者以脑为主。先天禀赋不足，肾气不足，或久病劳伤，损及于肾，或七情内伤，肝郁脾虚，运化失常，后天损及先天，皆可致肾精亏虚，肾虚不充，髓海失养，日久则阴阳失调，代谢失常，如有外因所扰，则更易致阴阳紊乱，生化失常，癌毒内生而成脑瘤。

（2）感受外邪　射线、细菌、病毒，各种化学致癌物，皆归属六淫外邪范畴。外来邪毒侵袭脑髓，如肾气足，则外邪不能内侵或被消减。如正虚不能抗邪，则毒邪内踞，客于脑髓，与正气相搏，日久则肾气益虚，气血失和，阴阳失序，生化异常，致癌毒内生。《医宗必读》曰："积之成者，正气不足，而后邪气踞之。"《外台秘要》中云："病源积聚者，由阴阳不和，脏腑虚弱，受于风邪，搏于脏腑之气所为也。"

脑瘤既成，日久结而成块，阻隔气机，清阳不升，浊气不降，风动痰扰，痰浊内结，气血运行受阻，痰浊蒙闭，瘀阻脑络。如《灵枢·刺节真邪》所述，瘤的病机主要是由于"已有所结，气归之，津液留之，邪气中之，凝结日以易甚，连以聚居"。

2.病机

脑瘤的病证特点应从两个方面分析。

肿瘤方面，肿瘤肆意滋长，扎寨营垒，与痰瘀胶结成块，或毒盛侵延，转移他处。

对人体而言，有虚实两个方面。虚者，气虚、阳虚、阴虚、血虚；实者乃肿瘤阻滞脏腑气血运行，致人体气滞、血瘀、水阻、痰结、毒邪犯于上，扰乱神窍，风动痰扰。

其病位在脑，其脏在肾，主要涉及肝、脾。脑为诸阳之会，有余不足，皆能影响全身。毒结日久可致五脏失调，气血衰败，阴阳失衡，化火生寒皆可有之。本病属本虚标实，证候多为寒热错杂、虚实并见。

二、临床诊断

（一）辨病诊断

1. 诊断要点

垂体腺瘤的诊断主要依据不同类型腺瘤的临床表现，视功能障碍及其他颅神经和脑损害，以及内分泌和放射学检查，典型的病例不难做出垂体腺瘤的分类诊断。但对早期的微腺瘤，临床症状不明显，神经症状轻微，内分泌检查不典型，又无影像学发现的病例则诊断不易；即使上述四者其一或四种均有改变，亦不一定是垂体腺瘤。所以，既要全面了解病情做多方面的检查，获取资料，综合分析，做出诊断和鉴别诊断，确定是否有肿瘤，是不是垂体腺瘤，还要对肿瘤部位、性质大小、发展方向和累及垂体周围重要结构的影响程度等进行仔细研究，以便选择治疗方案，制定治疗措施，包括手术入路的选择。近些年，随着放射影像学技术（如 CT、MRI）的不断进步以及内分泌检测手段的不断革新都给垂体瘤的诊断提供了强有力的支持。

大多数垂体癌来源于垂体腺瘤，在诊断之前必须先排除其他部位转移性肿瘤的存在。组织学浸润对垂体癌的诊断价值不大，也无法确定垂体肿瘤的恶性程度，目前普遍认为存在。远处转移是诊断垂体癌的标志，其确诊基于以下标准：①组织学检查发现存在原发性垂体腺瘤；②排除其他部位的原发性肿瘤；③确定垂体腺瘤发生转移；④转移肿瘤的结构特点或标志物的表达对应或相似。

2. 相关检查

（1）放射学诊断

①X 线头颅平片：根据病史和典型的定位症状，90% 以上颅内肿瘤可做出临床诊断。颅内压增高的患者可出现颅骨骨缝增宽。

②头部 CT：CT 可显示颅内单个或多个占位性病变，病变处密度增高，病变周围可见水肿带，并可了解肿瘤有无坏死及囊性变。

③头部磁共振成像（MRI）：MRI 对后颅窝病变和小肿瘤的检出率比 CT 高，并可从矢状面显示肿瘤与血管及周围重要结构的关系，对立体放疗有重要的参考价值。

垂体成像表明多数垂体癌与侵袭性垂体大腺瘤相同，目前尚无法从侵袭性垂体腺瘤中鉴别出恶性生长的腺瘤。若干垂体腺瘤的亚型（特别是 2、5 亚型）可表达生长抑素受体，目前在临床上已用于垂体癌的检测。另外，111In 标记的奥曲肽显像可用于诊断 GH 分泌型腺癌是否发生转移、还可判断 ACTH 分泌型腺癌中是否有其他病变及随访中观察肿瘤是否复发，然而尚未确定其灵敏度和常规使用剂量。目前，正电子发射型计算机断层显像（PET）联合 18 F 标记的脱氧葡萄糖可诊断垂体癌是否转移。其他放射性示踪剂如 5- 羟色胺可能也发挥一定的作用，至少在胃、肠、胰内分泌肿瘤中被认为较 18 F 标记的脱氧葡萄糖更敏感。随着诸多诊断技术的发展和应用，可能会导致垂体癌的发病率整体上升。

（2）组织病理学和分子生物学研究在诊断垂体癌中的作用　组织化学和免疫组化是垂体肿瘤诊断必不可少的辅助检查。PAS 和网状纤维染色是最主要的组织化学染色。PAS 通常用来显示促肾上腺皮质激素阳性的分泌颗粒。网状纤维组织化学在腺瘤的诊断中是有参考价值的，尤其是小腺瘤样本，与正常腺体相比，肿瘤的腺泡细胞网状纤维破坏加重。

垂体腺瘤不是鞍区唯一的神经内分泌肿瘤。发生在鞍区，表达神经内分泌标志物的肿瘤中，还包括原发性副神经节瘤和继发性（转移性）神经内分泌肿瘤。影像学上，副神经节瘤与无功能性垂体腺瘤无法鉴别。ACTH 可以在几种神经内分泌肿瘤中表达，因此 ACTH 阳性不能确定为垂体来源。当 ACTH 阳性时，明确非腺垂体激素产物，可以排除腺垂体来源。同样，鞍区神经内分泌肿瘤表达非腺垂体转录因子（如 CDX-2、PDX-1、ISL-1 和 TTF-1）可以提醒临床病理学家警惕为转移性肿瘤的可能性。

（二）辨证诊断

1. 痰湿内阻型

临床证候：头晕头痛，头重如裹，恶心呕吐，视物模糊，胃脘痞满，纳呆，口淡不渴，小便清，大便溏软；舌淡红，舌体胖大、边有齿痕、苔白厚腻，脉沉滑。

辨证要点：头晕头痛，头重如裹，恶心呕吐，视物模糊，胃脘痞满，纳呆，大便溏软；舌淡红，舌体胖大、边有齿痕、苔白厚腻。

2. 肝风内动型

临床证候：头胀头痛，眩晕欲仆，步履不稳，急躁易怒，肢麻项强。舌红，或苔腻，脉弦细有力。

辨证要点：头胀头痛，步履不稳，急躁易怒，舌红，或苔腻，脉弦细有力。

3. 气滞血瘀型

临床证候：头痛如刺、固定不移，胸胁胀闷，走窜疼痛，急躁易怒，妇女可见月经闭止，或痛经，经色紫暗有块，舌质紫暗或见瘀斑，脉涩。

辨证要点：头痛如刺、固定不移，急躁易怒，舌质紫暗或见瘀斑，脉涩。

4. 肝肾阴虚型

临床证候：头痛绵绵、眩晕虚烦，两目干涩，耳鸣眩晕，视物不清，肢体麻木，大便偏干，小便短赤，舌质红，少苔，脉细。

辨证要点：头痛绵绵，两目干涩，耳鸣，大便偏干，舌质红，少苔，脉细。

三、临床治疗

（一）辨病治疗

1. 治疗原则

不是所有的垂体肿瘤都需要治疗。

功能性垂体瘤及具有占位效应的无功能性垂体瘤需要治疗；无占位效应的无功能性垂体瘤一般不需要治疗。

该病以手术治疗、药物治疗、放射治疗为主，正是由于没有一种方法可以达到完全治愈的目的，所以各种治疗方法各有利弊，应该根据患者垂体瘤的大小、激素分泌的情况、并发症及共患疾病的情况、患者的年龄、是否有生育要求以及患者的经济情况制定个体化的治疗方案。

药物治疗主要包括多巴胺激动剂、生长抑素类似物、生长激素受体拮抗剂、血清受体抑制剂等；对于手术不能全切或有手术禁忌证的患者可以选择放射疗法。

2. 药物治疗

对于垂体泌乳素分泌型肿瘤，90% 以上的患者（无论是微腺瘤还是大腺瘤）都可以用多巴胺激动剂（短效制剂溴隐亭，长效制剂卡麦角林）控制 PRL 水平，使肿瘤的体积缩小。只有那些对该类药物过敏或不耐受、肿瘤压迫导致的急性症状需要急诊手术解压或患者不愿意接受手术治疗的泌乳素瘤患者，才选择手术治疗。在服用溴隐亭治疗期间，应该逐渐增加溴隐亭的剂量，直到血清 PRL 水平降至正常水平以后，调整剂量长期维持治疗。

生长激素分泌型肿瘤的患者不论接受何种治疗，都应该达到以下几个治疗目标：消除肿瘤，减少肿瘤的复发，GH 达标，缓解临床症状，尽量保全垂体功能，提高患者的生活质量，延长患者的寿命。

对于生长激素分泌型垂体瘤，近 20 年的主要进展是生长抑素类似物的应用。该药物的临床应用，使得 GH 分泌型肿瘤的治愈率明显提高。近几年生长抑素类似物长效制剂如长效奥曲肽、索马杜林等用于临床，使得患者的依从性大为提高。术前应用该类药物可以迅速降低患者的血清 GH 水平，减轻患者的症状、缩小肿瘤的体积，为手术彻底切除肿瘤创造良好的术前条件。生长抑素类似物用于 GH 分泌型肿瘤的另外的适应证包括：术后残余患者、放疗后 GH 尚未降低至正常的患者的过渡治疗。应用生长激素类似物后，对于那些因伴有心力衰竭、呼吸睡眠暂停、控制不良的高血糖、高血压的患者，因不能耐受麻醉的患者，提供了术前准备治疗的机会。生长抑素类似物用于促甲状腺激素分泌型肿瘤也取得了满意的治疗效果。

3. 手术治疗

目前对垂体瘤的治疗还是以手术为主，辅以药物治疗、放射治疗。垂体瘤的位置在鞍区，周围有视神经、颈内动脉、下丘脑等重要神经结构，所以手术还是有一定风险的。目前手术方法有经蝶窦，开颅和伽马刀。瘤体直径大于 3cm 与视神经粘连或视力受损的肿瘤可先行手术治疗，手术必须达到视神经充分减压，术后再行伽马刀治疗，但是术后仍旧有可能复发，因此需定期复查。

手术又可分为经鼻蝶显微手术和经额开颅手术。经鼻蝶显微手术是治疗垂体瘤的首选方法。经额开颅手术适用于明显向鞍上和鞍旁侵犯的肿瘤。

3. 放射疗法

垂体瘤的放射疗法作为手术和药物治疗的辅助方法，有常规放射治疗，三维适形、立体定向放射治疗，质子外照射等，对于手术不能全切或有禁忌证的患者可以作为首选治疗方案。

放射治疗指征：诊断确切，并存在手术禁忌者。手术无法完全切除，及手术后仍存在激素过度分泌或占位效应者。手术后复发，肿瘤不大，暂时不宜再行手术者。术后存在复发可能的患者。

4. 免疫治疗

对于难治性垂体腺瘤及垂体癌，目前仍无有效的治疗方法。近年来，对肿瘤免疫微环境的研究识别出了多种潜在有效的治疗靶点；其中，PD-1 和 CTLA-4 是肿瘤免疫治疗的常用靶点分子，在垂体腺瘤免疫治疗领域有两项针对 PD-1 及 CTLA-4 分子的临床试验正在进行中（NCT04042753 及 NCT02834013），均处于招募患者阶段。全面识别垂体腺瘤的免疫微环境对筛选免疫治疗靶点至关重要，且最终的免疫治疗效果有待临床试验证实。

（二）辨证治疗

1. 辨证论治

（1）痰湿内阻型

治法：健脾化湿，醒脑开窍。

方药：半夏白术天麻汤合涤痰汤加减。半夏、白术、天麻、茯苓、甘草、橘红、大枣、生姜、人参、胆南星、竹如、枳实、菖蒲。头痛剧烈者，加川芎、红花、桃仁；视物模糊者加枸杞子、决明子、茺蔚子。

（2）肝风内动型

治法：平肝息风。

方药：镇肝息风汤加减。白芍、天冬、玄参、龟甲、代赭石、茵陈、龙骨、牡蛎、牛膝、甘草。纳差者加神曲、麦芽，肢体麻木者加鸡血藤、忍冬藤、威灵仙。

（3）气滞血瘀型

治法：行气解郁，活血醒脑。

方药：通窍活血汤加减。赤芍、川芎、桃仁、红枣、红花、老葱、麝香。急躁易怒者加牡丹皮、炒栀子、柴胡；呕吐甚者加半夏、生姜。

（4）肝肾阴虚型

治法：滋补肝肾，养阴通窍。

方药：一贯煎加减。生地黄、沙参、当归、枸杞子、麦冬、川楝子。脾虚者加党参、黄芪，胁痛者加青皮、陈皮。

2. 外治疗法

（1）针灸疗法 选穴百会、头维、内关、合谷、风府、足三里、三阴交、太冲、阳陵泉等。适用于垂体肿瘤痰湿内蕴证。

（2）耳穴压豆 选穴内分泌、肝、脾、肾、心脑、神门、交感。适用于垂体肿瘤肝肾阴虚证。

（3）外敷方 生天南星20g，白芷、防风各50g，蜂房30g。共为细末，分2次，猪胆汁调和，敷于囟门及头顶部。适用于垂体肿瘤肝肾阴虚证。

（4）外敷药、吸剂、药枕合用法 用金剪刀、鲜仙人掌捣烂，敷于肿瘤部位，药厚2cm。吸剂：用炒苍耳子、远志、石菖蒲、重楼各60g，白花蛇舌草、蛇六谷、夏枯草各100g，冰片20g，煮沸取药液放在患者头部两侧，使其自然吸入药气。药枕：用重楼、浙贝母、黄药子、蒲公英、莪术各100g，研末，用布袋装作枕头，另用冰片100g，麝香1g，研均制成小药袋，一并放入药枕中，令患者枕头部；蜈蚣散（蜈蚣、冰片）制成细面和匀备用，头痛剧烈由鼻孔吸入少许药面。适用于垂体肿瘤气滞血瘀证。

3. 单方验方

（1）益肾豁痰汤 熟地黄、肉苁蓉、炙龟甲（先煎）各24g，山茱萸、黄精、郁金各15g，白蒺藜、僵蚕、天麻各12g；黄芪、石菖蒲、制胆南星、红花各10g。肾阳虚者加淫羊藿10~15g，菟丝子12g；阴虚有热，去制胆南星，加黄柏、黄连各5~10g，知母12g；痰湿明显者，去肉苁蓉，加半夏、陈皮各10g，佩兰5~10g。适用于垂体肿瘤肝肾阴虚、痰湿内蕴证。

（2）健脑散 红参15g，土鳖虫、当归、三七、枸杞子各21g，制马钱子、川芎

各15g，地龙、制乳没、全蝎各12g，紫河车、鸡内金各10g，血竭、甘草各9g。制胶囊。适用于垂体肿瘤气滞血瘀证。

（3）消瘀化痰汤 丹参、葛根、昆布、海藻、夏枯草、白芷各15g，川芎、桃仁各12g，生牡蛎、天葵子各30g。适用于垂体肿瘤气滞血瘀证。

（4）化瘤汤 当归尾、赤芍、红花、桃仁、水蛭各10g，丹参20g，半边莲、白花蛇舌草各30g。

（5）解毒化瘀汤 僵蚕、莪术、三七（研末冲服）、鸡血藤各10g，全蝎3g，石决明、半枝莲、白花蛇舌草各30g，谷精草25g，夏枯草、半夏、天麻、重楼、枸杞子各15g。适用于垂体肿瘤肝肾阴虚证。

（6）益脑化瘤汤 全蝎5g，龙胆草6g，半夏、菊花、白术、赭石、龟甲胶、何首乌各10g，龙骨、牡蛎、女贞子各15g，生地黄、麦冬、枸杞子、山茱萸、当归、黄芪各20g。适用于垂体肿瘤肝肾阴虚证。

（7）脑瘤汤 白附子、牵牛子、白芷、白术、石菖蒲、赤芍、牡丹皮各10g，川芎、莪术、郁金、僵蚕、壁虎各15g，蜈蚣3条，全蝎5g，黄芪50g，谷芽、鳖甲、麦芽各20g，薏苡仁30g，大黄、桂枝、炮姜各6g。适用于垂体肿瘤痰湿内蕴证。

（三）医家诊疗经验

1. 张秋娟

张秋娟教授认为痰瘀互结，邪毒积聚是垂体瘤的主要病理基础。脑垂体位于脑髓，为人体分泌中枢，中医认为肾藏精，主骨生髓，邪之所凑，其气必虚，而致肾精不足。因此从痰瘀论治，从肾而论，确定了化痰祛瘀、补肾填精的治疗原则。创建了垂体瘤协定方，其药物组成中天南星、姜半夏为君药，三棱、莪术为臣，海藻、昆布、生牡蛎、瓦楞子、石见穿为佐，海藻、昆布、生牡蛎、瓦楞子助南星、半夏

化痰软坚散结；石见穿助三棱、莪术行气活血，解毒散结。川芎、茯苓为使，川芎辛温升散，为血中气药，能上行头目，引诸药上行，直达颠顶；茯苓味甘而淡，甘能健脾，淡能利湿，杜绝生痰之源。协定方中天南星、半夏、三棱、莪术、石见穿这些化痰软坚，破血行瘀，峻猛攻伐之品，必耗伤正气。张教授多用生黄芪补气生血，扶助正气，托毒外出。有研究表明该协定方具有改善微循环，增强有氧代谢，软化病灶，缩小肿瘤组织的作用。对于垂体瘤的治疗，张教授认为应该中西汇通，中医辨证与西医辨病相结合。

2. 刘伟胜

刘伟胜教授认为其病因病机实者多责之风痰瘀、虚者责之先后天之精不足、与情志因素关系密切。治疗方面：①扶正祛邪，攻补兼施为治疗之根本：用药上喜用补骨脂、续断、淫羊藿、菟丝子、枸杞子、女贞子等；②注重通下泻上，调畅气机：常予 20% 甘露醇 250ml + 地塞米松 5mg 快速静脉滴注联合易通过血脑屏障的鸦胆子油乳胶囊口服或鸦胆子油乳注射液静脉滴注，以快速减轻渗出及水肿；③以毒攻毒，喜用虫药：如全蝎、蜈蚣、地龙、僵蚕、水蛭等。善用息风化痰之品，配合平肝息风化痰之品，如天麻、钩藤、代赭石、鳖甲等，另外常配合使用矿物和动物类药物以涤痰通络开窍，如蝉蜕、珍珠母、瓦楞子、海蛤壳、牡蛎、牛黄等。④擅用引经药：脑瘤病位在上，在临证用药中，常使用引经类药物以引药上行，如桔梗、辛夷花、柴胡、川芎等。

3. 许昕

许昕教授认为垂体泌乳素微腺瘤初始病机是肝气郁结，基本病机与证候实质是本虚标实。其虚者，即肾虚、脾虚、阴虚、气血虚等；其实者，乃肝气上逆、脑络受阻。治疗当从肝脾肾立论，以调畅气机，培育下元，促进运化，最终达到恢复月经和提高生殖能力之目的。许教授的治疗原则是：①调整肾气 – 天癸 – 冲任 – 胞宫轴，恢复生殖内分泌功能；②降低 PRL 水平，改善或消除全身症状，防止疾病加重与传变；③辨证用药，控制与缩小垂体微腺瘤；④坚持治疗，直至月经正常、妊娠成功。

4. 潘文奎

潘文奎教授辨治垂体瘤以辨病为纲、辨证为目，先以内分泌功能亢进之有无，划分无功能性与功能性之垂体瘤。无功能性垂体瘤又据其痰瘀轻重分为两型，痰浊内蕴型多见于垂体微腺瘤，治以化痰涤浊、软坚消瘤，常投昆藻二陈汤合莪贝软坚汤；瘀血阻脑型常见于垂体瘤伴颅内高压征象，或蝶鞍已有病理损害、肿瘤较大者，治以活血化瘀，方用四物汤为主，气滞者予血府逐瘀汤，气虚予补阳还五汤。功能性垂体瘤据其虚实及阴阳偏颇，分为 3 型：肾精壅盛型，治以泻肾汤合大承气汤化裁；肝肾阴虚型，主用月蓉生精汤；脾肾阳虚型，基于精不足之潜因，采用补肾填精与温阳益气并举，以金匮肾气与月蓉生精汤合参。

四、预后转归

催乳素瘤占垂体腺瘤的 40%，绝大多数是良性的，临床上比较常见同时治疗上也是一个挑战。根据肿瘤大小，PRL 腺瘤常分为微腺瘤（直径 ≤ 10mm）和大腺瘤（直径 > 10mm）。90% 以上的 PRL 腺瘤为小的鞍内肿瘤，罕见增大。偶尔，这种肿瘤具有侵略性或局部侵袭，引起重要结构的受压。恶性 PRL 腺瘤非常罕见，治疗难以奏效，并在中枢神经系统内外播散转移。

垂体腺瘤多数表现为良性肿瘤的生长特性，通过手术和（或）药物治疗，大部分患者可获得治愈。然而，少部分垂体腺瘤在影像学上呈侵袭性生长，较一般肿瘤生长快速，对手术、药物治疗及放射治疗等常规治疗有抵抗性，常在术后早期复发或再生长，此类肿瘤被称为难治性垂体腺瘤，垂体腺瘤出现颅脑椎管内转移或全身其他系统转移，即为垂体腺癌。难治性垂体腺瘤及垂体腺癌的诊断治疗均十分困难，肿瘤可严重影响患者生活质量，甚至危及患者生存，患者预后差。

部分垂体瘤易复发，垂体瘤质地越硬，残留复发的几率越高，垂体瘤质地仅与MR T2值呈负相关。

五、预防调护

（一）预防

（1）注意个人卫生，防止病毒感染。
（2）加强体育锻炼，增强体质。
（3）注意保持健康乐观的情绪。
（4）戒烟、不酗酒。

（二）调护

（1）做好患者的思想工作　稳定患者情绪，设法减轻或消除患者的恐惧感。

（2）饮食　除了常规的低盐饮食，加强营养，摄入足够的蛋白质、维生素、纤维素，营养均衡以外，因为有部分脑瘤患者合并神志异常或吞咽困难，需要叮嘱家属及护理人员，注意给患者的食物要易于咀嚼和吞咽，否则食物不小心呛入气管会导致患者窒息。建议经常食用有防癌、抗癌作用的健康保健食品，如无花果、荸荠、核桃仁、薏苡仁、生姜、绞股蓝、香菇、胡萝卜、大枣、芦笋、小米、马铃薯、柠檬、木瓜、菠萝、蘑菇、南瓜、豌豆、豆芽菜、葡萄等。有脑水肿者，可食西瓜、冬瓜等利尿食物。

（3）手术护理　术后应给予专人守护，直至病情稳定，患者清醒。密切观察生命指征，注意呼吸道和引流管通畅；术后48小时内酌情给予镇痛剂。脑手术后患者气血均伤，饮食以补气养血为主，可选用山药粉、藕粉、枸杞子、当归、龙眼肉等健脾益气养血。

（4）放疗护理　放疗前应向患者介绍放疗的一般知识，让患者了解放疗的作用和可能出现的反应，消除患者的恐惧心理，争取患者的合作。在放疗引起的皮肤反应中，干性皮炎一般可不予处理，湿性皮炎应保持干燥，防止感染，可涂擦甲紫、蛋清冰片等保护创面。如有水疱，可涂硼酸软膏，包扎1~2日，待渗液吸收后再行暴露疗法。放疗后热毒伤阴，饮食宜滋阴清热，多选用新鲜蔬菜水果。忌食辛辣刺激之品，以免化热生火，更伤津液。

（5）化疗护理　化疗后出现恶心、呕吐、腹泻等消化道症状时，应予以和胃降逆，轻者可以生姜汁稀释后代茶饮，重者需使用止吐剂，同时注意多吃煮、炖、蒸等易消化的食物，少吃油煎食物，并采取少食多餐的方法。化疗后，骨髓受抑，消化障碍，宜健脾和胃补肾，宜食用山药、薏苡仁、枸杞子、龙眼肉、生姜、核桃仁等。

（6）便秘的防治　临床工作中，脑瘤患者若大便困难，如厕时用力，会导致头痛的加重，甚至导致脑疝。解决了便秘的问题后，口气臭秽、头痛、神志异常等症状也会随之有所好转。所以脑瘤患者除服用通便药物外，在日常饮食中还需摄入足够的粗粮及纤维素含量高的食品，如玉米、大豆、白薯、芹菜、大白菜、小油菜等，也可多吃水果，如香蕉、苹果、梨、芦柑等，或晨起喝杯蜂蜜水，均有助于大便通畅。

六、专方选要

涤痰化瘀通窍汤：石菖蒲10g，郁金10g，半夏12g，胆南星9g，川芎12g，桃仁泥10g，红花6g，全蝎6g，泽泻15g，川牛膝 12g，瓜蒌 30g，山慈菇 12g，白花蛇舌草 30g，大黄 6g。治疗脑部肿瘤有效。

七、研究进展

张秋娟教自创垂宁方，处方药物包括：生黄芪 30g、淫羊藿 12g、仙茅 12g、熟地 15g、巴戟天 12g、姜半夏 9g、天南星 20g、三棱 15g、莪术 15g、海藻 15g、昆布 15g、石见穿 15g、牡蛎 30g。处方中加用菟丝子、淫羊藿、巴戟天、仙茅等温补肾阳药物，可促进痰湿得化；已有实验表明菟丝子能调节下丘脑—垂体—卵巢轴功能，及类雌激素作用，并能抗子宫内膜增殖，从而保证月经正常。予白术、陈皮健脾化湿，杜绝生痰之源；重用黄芪以扶助正气，托毒外出；加入当归、赤芍、刘寄奴、王不留行子、红花、桃仁等以行其瘀，女子经期以通为顺，天癸应至而畅为常，现天癸不通或量少，其内必有瘀血，故张教授加用活血调经之品。另张教授反复向患者告诫勿要熬夜，晚上 11 点以后至凌晨 2 点期间是内分泌系统修复最佳时间，充足的睡眠是调整内分泌系统的有力保证。其后观察垂宁方治疗泌乳素型垂体腺瘤的临床疗效。将 60 例 PRL 型垂体瘤随机分为三组。A 组患者采用垂宁方进行治疗，B 组患者采用溴隐亭进行治疗，C 组患者采用溴隐亭联合垂宁方进行治疗；结果治疗 6 个月及 1 年时 C 组患者肿瘤大小改善情况明显优于 A 组和 B 组，差异有统计学意义（$P < 0.05$）；治疗后 3 组患者血清 PRL 水平均显著降低（$P < 0.05$）。证实垂宁方治疗 PRL 型垂体瘤具有理想的治疗效果，可有效抑制瘤体生长，降低患者血清中泌乳素水平，改善患者预后。

在大量的文献报道中，有的医者根据自己的经验，拟出一个固定的方剂随证加减或制成成药，治疗本病取得满意疗效。段家峰等从肾虚为本、痰瘀互结角度立说，

专以补肾益精、化痰软坚、化瘀消积论治，由此所创的"垂宁方"被证明可以抑制垂体瘤的发展。

参考文献

[1] 燕羽佳，刘佳雨，阎晓玲，等. 2017 年 WHO 垂体肿瘤分类变化的解读与分析 [J]. 中国微侵袭神经外科杂志，2020，25（11）：4.

[2] 丁妍，张玲玲，李芳，等. WHO（2017）垂体肿瘤分类解读（一）[J]. 临床与实验病理学杂志，2018，34（11）：4.

[3] 何佳伟，王占祥. 垂体癌的研究进展 [J]. 中华神经外科杂志，2019，35（5）：4.

[4] 吕世亭. 垂体腺瘤的研究进展 [J]. 现代实用医学，2002，14（4）：3.

[5] 周崧，江基尧. 垂体腺瘤的分子病因学研究进展 [J]. 中华神经医学杂志，2007，6（8）：856-858.

[6] 郭晓鹏，幸兵，马文斌. 垂体腺瘤免疫微环境及免疫治疗的研究进展 [J]. 基础医学与临床，2022，42（1）：173-178.

[7] Ostrom QT, Patil N, Cioffi G, et al. CBTRUS statistical report：primary brain and other central nervous, system tumors diagnosed in the United States in 2013-2017 [J]. Neuro Oncol, 2020, 22：iv1-iv96.

[8] Dai C, Liang S, Sun B, et al. The progress of immuno-therapy in refractory pituitary adenomas and pituitary carcinomas [J]. Front Endocrinol（Lausanne），2020，11：608422.

[9] Ilie MD, Vasiljevic A, Raverot G, et al. The microenvi-ronment of pituitary tumors-biological and therapeutic implications [J]. Cancers（Basel），2019，11：1605.

[10] Lin AL, Jonsson P, Tabar V, et al. Marked response of a hypermutated acth-secreting pituitary carcinoma to Ipilimumab and

Nivolumab [J]. J Clin Endocrinol Metab, 2018, 103: 3925-3930.

[11] Caccese M, Barbot M, Ceccato F, et al. Rapid disease progression in patient with mismatch-repair deficiency pituitary ACTH-secreting adenoma treated with checkpoint inhibitor pembrolizumab [J]. Anticancer Drugs, 2020, 31: 199-204.

[12] Sol B, de Filette JMK, Awada G, et al. Immune check-point inhibitor therapy for ACTH-secreting pituitary carcinoma: a new emerging treatment? [J]. Eur J Endocrinol, 2021, 184: K1-K5.

[13] 陈奕祺, 李柳宁. 刘伟胜中医辨证治疗脑瘤经验浅谈 [J]. 江苏中医药, 2017, 49（6）: 17-20.

[14] 杨中, 赵文硕, 王禹堂. 王禹堂运用中医药治疗脑瘤临床经验 [J]. 中国中医药信息杂志, 2014, 21（5）: 106-107.

[15] 霍介格, 顾勤. 周仲瑛治疗脑瘤经验 [J]. 中医杂志, 2007, 48（5）: 397-398.

[16] 黄子明, 马玉杰, 曹海红, 等. 中药复方在脑瘤治疗中的临床应用与实验研究进展 [J]. 辽宁中医杂志, 2021, 48（1）: 198-202.

[17] 俞璐, 冯青根, 张秋娟. 张秋娟治疗脑垂体瘤用药特色 [J]. 山东中医杂志, 2016, 35（11）: 975-976.

[18] 赵培, 许昕. 许昕教授论治垂体泌乳素微腺瘤临床经验 [J]. 中华中医药杂志, 2011, 26（3）: 513-515.

[19] 曾蕾, 郜洁, 赵红艳. 罗颂平教授论治垂体微腺瘤致月经不调经验 [J]. 中国中医药现代远程教育, 2008（11）: 1323-1324.

[20] 包新杰, 姜桑种, 郭晓鹏, 等. 垂体腺瘤诊治的最新进展 [J]. 中国科学: 生命科学, 2021（51）: 979-987.

[21] 段家峰, 张秋娟, 徐川, 等. 初探"垂宁方"对 PRL 型垂体瘤内源性差异 MIRNA 水平的调节作用 [J]. 世界中西医结合杂志, 2018, 13（6）: 802-805.

[22] 张珩, 张红智, 张秋娟. 中医药辨治脑垂体瘤验案 2 则 [J]. 光明中医, 2012, 27（9）: 1865-1867.

[23] 陈洁, 张秋娟, 汪涛, 等. 垂宁方治疗泌乳素型垂体瘤的临床疗效观察 [J]. 西部医学, 2017, 29（6）: 778-780

第九节　尿崩症

尿崩症（diabetes insipidus，DI）是指精氨酸加压素（arginine vasopressin，AVP），又称抗利尿激素（antidiuretic hormone，ADH）严重缺乏或部分缺乏（称中枢性尿崩症），或肾脏对 AVP 不敏感（肾性尿崩症），致肾小管重吸收水的功能障碍，从而引起多尿、烦渴、多饮与低比重尿和低渗尿为特征的一组综合征。尿崩症可发生于任何年龄，通常在儿童期或成年早期发病，男性较女性多见。

中医按照其临床特点把尿崩症归为"消渴""肾消""燥证"等范畴。中医理论认为，人体水液的代谢与肺、脾、肾、膀胱、三焦等脏腑有关。排尿的正常与否，取决于上述脏腑功能的正常与否及各脏腑间的协调关系。膀胱失约是直接原因，而膀胱失约主要与肾、脾、肺三脏有关。引起肾、脾、肺功能失调的病因有以下两个方面：一是禀赋不足：先天禀赋不足，素体虚弱，常表现为肾气不足，下元虚冷，使膀胱功能失职，而造成多尿；二是病后失调：大病久病之后，失于调养，致使脾肺气虚，不能约束水道，而致多尿。也可进一步影响及肾，导致肾气不足，膀胱失养，约束失职，造成多尿。

一、病因病机

（一）西医学认识

1. 中枢性尿崩症

中枢性尿崩症是由于多种原因影响了AVP的合成、转运、储存及释放所致，可分为原发性、继发性和遗传性尿崩症。

（1）原发性（原因不明或特发性）尿崩症 通常在儿童起病，很少（＜20%）伴有腺垂体功能减退。

（2）继发性尿崩症 约50%患者为下丘脑神经垂体部位的肿瘤，如颅咽管瘤、松果体瘤、第三脑室肿瘤、转移性肿瘤、白斑病等所引起。10%由头部创伤所致（严重脑外伤、垂体下丘脑部位的手术）。此外，少数中枢性尿崩症可由脑部感染性疾病（脑膜炎、结核、梅毒）、朗格汉斯组织细胞增生症或其他肉芽肿病变、血管病变等引起。任何破坏下丘脑正中隆突（漏斗部）以上部位的病变，常可引起永久性尿崩症；若病变在正中隆突以下的垂体柄至神经垂体，可引起暂时性尿崩症。

（3）遗传性尿崩症 少数中枢性尿崩症有家族史，呈常染色体显性遗传，由AVP-神经垂体素运载蛋白（AVP-NP Ⅱ）编码区多种多样的基因突变所致。突变引起NP Ⅱ蛋白质二级结构破坏，继而影响前体蛋白的水解、AVP与NP Ⅱ的结合以及AVP-NP Ⅱ复合物在细胞内的转运和加工过程。而且，异常的AVP-NP Ⅱ前体的积累对神经元具有细胞毒性作用，从而引起下丘脑合成AVP神经细胞的减少。此外，还可出现一种X连锁隐性遗传的类型，由胎盘产生的N末端氨基肽酶使其AVP代谢加速，导致AVP缺乏，其症状在妊娠期出现，常于分娩后数周缓解，故称为妊娠性尿崩症。

此外，本症可以是DIDMOAD（diabetes insipidus-diabetes mellitus-optic atrophv-deafness）综合征（可表现为尿崩症、糖尿病、视神经萎缩、耳聋，又称为Wolfram综合征）的一部分，为常染色体隐性遗传，但极为罕见。

2. 肾性尿崩症

肾脏对ADH产生反应的各个环节受到损害所致，病因有遗传性与继发性两种。

（1）遗传性 呈X-连锁隐性遗传方式，由女性遗传，男性发病，多为家族性。

（2）肾性尿崩症可继发于多种疾病导致的肾小管损害，如慢性肾盂肾炎、阻塞性尿路疾病、肾小管性酸中毒、肾小管坏死、淀粉样变、骨髓瘤、肾脏移植与氮质血症。代谢紊乱如低钾血症、高钙血症也可导致肾性尿崩症。多种药物可致肾性尿崩症，如庆大霉素、头孢唑林钠、诺氟沙星、阿米卡星、链霉素、大剂量地塞米松、过期四环素、碳酸锂等。

（二）中医学认识

中医学认为本病的发生有内因、外因两方面，内因多为禀赋不足、阴虚体质、情志失调、饮食偏嗜、劳欲过度等，外因有外感六淫、外伤及手术创伤等因素。早在张仲景时代对尿崩症的临床表现就有记载，《金匮要略》云："男子消渴，小便反多，以饮一斗，小便一斗，肾气丸主之。"即认为本病是由肾阳虚弱，膀胱失约所致。另有《丹溪心法》云："人惟淫欲恣情……于是炎火上熏，脏腑生热，燥炽盛津液干，焦渴饮水浆而不能自禁。"提出本病发病与劳欲过度、饮食不节有关。

1. 禀赋不足

先天禀赋不足主要表现为气血亏虚，气虚则无力摄水，血虚则无以生津，气血虚弱导致各脏腑功能失调，各脏腑不尽责其功，精气血津液不能正常的化生、输布，易诱本病。

2. 饮食失节

长期过食肥甘，醇酒厚味，辛辣香燥，损伤脾胃，致脾胃运化失职，积热内蕴，化燥伤津，消谷耗液，易致本病。

3. 情志失调

长期过度的精神刺激，如郁怒伤肝，肝气郁结，或劳心竭虑，营谋强思等，以致郁久化火，火热内燔，消灼肺胃阴津而发为本病。

4. 劳欲过度

房室不节，劳欲过度，肾精亏损，虚火内生，则火因水竭益烈，水因火烈而益干，终致肾虚肺燥胃热俱现，发为本病。

5. 外感六淫

客邪所侵，病邪久羁，耗损精气，肾精亏虚，肾气不固，多尿而多饮以自救，也多引发本病。

6. 创伤

手术颅脑创伤，瘀血内留，瘀阻脉络，化热伤津，水津输布失常，肾失充养，肾气不固，多饮多尿。

总之，本病多责之肺、脾（胃）、肾，胃热灼津、肺肾阴亏、脾肾阳虚、肾失固摄等所致水液输布失常是本病的主要病机。

二、临床诊断

（一）辨病诊断

1. 诊断要点

尿崩症的主要临床表现为多尿、烦渴与多饮，起病常较急，一般起病日期明确。24小时尿量可多达5~10L，一般不超18L，但也有报道达40L/d者。尿比重常在1.005以下，尿渗透压常为50~200mmol/L，尿色淡如清水。部分患者症状较轻，24小时尿量仅为2.5~5L，如限制饮水，尿比重可超过1.010，尿渗透压可超过血浆渗透压，可达290~600mmol/L，称为部分性尿崩症。

由于低渗性多尿，血浆渗透压常轻度升高，因而兴奋口渴中枢，患者因烦渴而大量饮水，喜冷饮。如有足够的水分供应，患者一般健康可不受影响。但当病变累及下丘脑口渴中枢时，口渴感消失，或由于手术、麻醉、颅脑外伤等原因，患者处于意识不清状态，如不及时补充大量水分，可出现严重失水，血浆渗透压与血清钠浓度明显升高，出现高钠血症，表现为极度软弱无力、发热、精神症状、谵妄甚至死亡，多见于继发性尿崩症。当尿崩症合并腺垂体功能不全时，尿崩症症状反而会减轻，糖皮质激素替代治疗后症状再现或加重。长期多尿可导致膀胱容量增大，因此排尿次数相应有所减少。

继发性尿崩症除上述表现外，尚有原发病的症状与体征。

2. 相关检查

（1）尿液检查　尿比重通常在1.001~1.005，相应的尿渗透压为50~200mmol/L（正常值为600~800mmol/L），明显低于血浆渗透压。若限制摄水，尿比重可上升达1.010，尿渗透压可上升达300mmol/L。

（2）血浆抗利尿激素值　降低（正常基础值为1~1.5pg/ml），尤其是禁水和滴注高渗盐水时仍不能升高，提示垂体抗利尿激素储备能力降低。

（3）禁水－加压素试验：比较禁水前后与使用血管加压素前后的尿渗透压变化。禁水一定时间，当尿浓缩至最大渗透压而不能再上升时，注射加压素。正常人此时体内已有大量AVP释放，已达最高抗利尿状态，注射外源性AVP后，尿渗透压不再升高，而尿崩症患者体内AVP缺乏，注射外源性AVP后，尿渗透压进一步升高。

方法：禁水时间视患者多尿程度而定，一般6~16小时不等，禁水期间每2小时排尿一次，测尿量、尿比重或渗透压，当尿渗透压达到高峰平顶，即连续两次尿渗透压差＜30mmol/L，而继续禁水尿渗透压不再增加时，抽血测血浆渗透压，然后皮下注射加压素 5U，注射后 1 小时和 2 小时测尿渗透压。对比注射前后的尿渗透压。

结果：正常人禁水后尿量明显减少，尿比重超过 1.020，尿渗透压超过 800mmol/L，不出现明显失水。尿崩症患者禁水后尿量仍多，尿比重一般不超过 1.010，尿渗透压常不超过血浆渗透压。注射加压素后，正常人尿渗透压一般不升高，仅少数人稍升高，但不超过 5%。精神性多饮、多尿者接近或与正常相似。尿崩症患者注射加压素后，尿渗透压进一步升高，较注射前至少增加 9% 以上。AVP 缺乏程度越重，增加的百分比越多，完全性尿崩症者，1 小时尿渗透压增加 50% 以上；部分性尿崩症者，尿渗透压常可超过血浆渗透压，注射加压素后，尿渗透压增加在 9%~50%。肾性尿崩症在禁水后尿液不能浓缩，注射加压素后仍无反应。本法简单、可靠，但也须在严密观察下进行，以免在禁水过程中出现严重脱水。如患者排尿多、体重下降 3%~5% 或血压明显下降，应立即停止试验，让患者饮水。

（4）磁共振成像　高分辨率 MRI 可发现与中枢性尿崩症有关的以下病变：①垂体容积小；②垂体柄增粗；③垂体柄中断；④垂体饱满，上缘轻凸；⑤神经垂体高信号消失。其中神经垂体高信号消失与神经垂体功能低下、后叶 ADH 分泌颗粒减少有关，是中枢性尿崩症的 MRI 特征。

（5）针对 X 染色体上肾性尿崩症基因的基因探针可用于遗传性肾性尿崩症母亲妊娠后期的产前诊断，有 96% 的可靠性。

（二）辨证诊断

本病病变部位主要在肺、脾、胃、肾，以肾为主，辨证主要有阴虚燥热、肾阴亏虚、阴阳两虚三型。

1. 阴虚燥热型

临床证候：口渴多饮，咽干舌燥，五心烦热，失眠多梦，潮热盗汗，头晕耳鸣，舌红苔黄，脉弦数。

辨证要点：口渴多饮，五心烦热，潮热盗汗，头晕耳鸣，红苔黄，脉弦数。

2. 肾阴亏虚型

临床证候：尿频量多，浑浊如脂膏，或尿甜，腰膝酸软，乏力，头晕耳鸣，口干唇燥，皮肤干燥、瘙痒，舌红，脉细数。

辨证要点：尿频量多，浑浊如脂膏，或尿甜，腰膝酸软，舌红，脉细数。

3. 阴阳两虚型

临床证候：小便频数，浑浊如膏，甚至饮一溲一，面容憔悴，耳轮干枯，腰膝酸软，四肢欠温，畏寒肢冷，阳痿或月经不调，舌苔淡白而干，脉沉细无力。

辨证要点：小便频数，浑浊如膏，甚至饮一溲一，四肢欠温，畏寒肢冷，阳痿或月经不调，舌苔淡白而干，脉沉细无力。

三、鉴别诊断

（一）西医学鉴别诊断

尿崩症必须与其他类型的多尿相鉴别。有些通过病史可以鉴别（如近期使用锂或甘露醇，在甲氧氟烷麻醉下施行外科手术或近期肾移植）。在其他患者，通过体检或简单的实验室检查将提示诊断（如糖尿病、肾脏疾病、镰状红细胞贫血、高钙血症、低钾、原发性醛固酮增多症）。

1. 与精神性烦渴相鉴别

精神性烦渴主要表现为烦渴、多饮、多尿、低比重尿，与尿崩症极相似，但 AVP 并不缺乏，主要由于精神因素引起烦渴、多饮，因而导致多尿与低比重尿。这些症状可随情绪而波动，并伴有其他神经症的症状。上述诊断性试验均在正常范围内。

2. 与肾性尿崩症相鉴别

肾性尿崩症是一种家族性 X 连锁遗传性疾病，其异常基因位于 X 染色体长臂 Xq28 部位，其肾小管对 AVP 不敏感，90% 的患者显示有 AVP2 受体基因（V_2R）突变，而 V_1 受体功能正常。大约 10% 是由于水通道蛋白 2（AQP_2）基因突变引起的常染色体隐性遗传。此外，极少数家族显示 AQP_2 基因突变的常染色体显性遗传。有些患者表现出受体后缺陷。临床表现与尿崩症极相似。往往出生后即出现症状，多为男孩，女性只表现为轻症，并有生长发育迟缓。注射加压素后尿量不减少，尿比重不增加，血浆 AVP 浓度正常或升高，易与中枢性尿崩症鉴别。

3. 与其他慢性肾脏疾病相鉴别

慢性肾脏疾病，尤其是肾小管疾病，低钾血症，高钙血症等均可影响肾浓缩功能而引起多尿、口渴等症状，但有相应原发疾病的临床特征，且多尿的程度也较轻。

（二）中医学鉴别诊断

与口渴症相鉴别

口渴症是指口渴饮水的一个临床症状，可出现于多种疾病过程中，尤以外感热病为多见。但这类口渴各随其所患病证的不同而出现相应的临床症状，不伴多尿等特点。

四、临床治疗

（一）提高临床疗效的要素

1. 辨病位

根据症状表现程度的轻重不同，而有肺燥、胃热、肾虚之别。如多饮症状较突出，病位在肺，以肺燥为主。如烦渴症状明显，以胃热为主，病位在中焦；而多尿症状较为突出者，辨证为肾虚，病位在肾。

2. 辨标本

本病以阴虚为本，燥热为标，两者互为因果，常因病程长短及病情轻重的不同，而阴虚和燥热之表现各有侧重。一般初病多以燥热为主，病程较长者则阴虚与燥热互见，日久则以阴虚为主。进而由于阴损及阳，可见气阴两虚，并可导致阴阳俱虚之证。

（二）辨病治疗

1. 治疗原则

对各种类型症状严重的尿崩症患者，都应该及时纠正高钠血症，正确补充水分，恢复正常血浆渗透压。教育患者必要时应该调整药量，避免一些潜在危险的发生。

（1）维持水代谢平衡　幸运的是，多数 DI 患者的口渴中枢的功能是完整的，可以监测患者对水的需要。而个别患者若口渴中枢受累，就应该密切监测水的摄入和排出之间的平衡以及抗利尿激素治疗之间的关系。

（2）水饮　水是 DI 患者治疗的主要方法。足够的饮水可以纠正和预防 DI 导致的许多水代谢的紊乱。其他的药物治疗目的是保证必要适当的水的摄入，防止夜尿和影响夜间睡眠。对儿童减少夜尿保证睡眠还能够减少对生长发育的影响。

2. 尿崩症的长期治疗

（1）中枢性尿崩症的治疗

①水剂加压素：尿崩症可用激素替代治疗。注射剂血管加压素口服无效。水剂加压素皮下注射 5~10U，可持续 3~6 小时。该制剂常用于颅脑外伤或术后神志不清的尿崩症患者的最初治疗。因其药效短暂，可有助于识别垂体后叶功能的恢复，防止接受静脉输液的患者发生水中毒。

②粉剂尿崩停：赖氨酸加压素是一种鼻腔喷雾剂，使用一次可维持 4~6 小时的抗利尿作用。在呼吸道感染或过敏性鼻炎

时，鼻腔黏膜水肿，对药物吸收减少而影响疗效。

③长效尿崩停：长效尿崩停是鞣酸加压素制剂，需要深部肌肉注射。应从小计量开始。初始剂量为每日 1.5U，剂量应根据尿量逐步调整。体内 24~48 小时内可以维持适当的激素水平，一般每周注射 2 次，但有个体差异，每例应做到个体化给药，切勿过量引起水中毒。注射前适当保温，充分摇匀。

④人工合成 DDAVP（1-脱氨 -8 右旋 -精氨酸血管加压素，去氨加压素）：DDAVP 增加了抗利尿作用，而缩血管作用只有 ADH 的 1/400，抗利尿与升压作用之比为 4000：1，作用时间达 12~24 小时，是目前最理想的抗利尿剂。该药目前已有口服剂型（如"弥凝"片剂），每片 0.1mg，口服 0.1~0.2mg，对多数患者可维持 8~12 小时抗利尿作用。初始剂量可从每天 0.1mg 开始，逐步调整剂量，防止药物过量引起水中毒。该药与经鼻腔用药相比，片剂口服后的生物利用度约为 5%。该药还有注射剂和鼻喷剂，大多数患者可维持 12~24 小时抗利尿作用。

⑤其他口服药物：具有残存 ADH 释放功能的尿崩症病人，可能对某些口服的非激素制剂有疗效。氯磺丙脲可以刺激垂体释放 ADH，并加强 ADH 对肾小管的作用，可能增加肾小管 cAMP 的形成，但对肾性尿崩症无效。200~500mg/d，可起到抗利尿作用，可持续 24 小时。该药可以恢复渴觉，对渴觉缺乏的患者有一定作用。另外，因为该药是降糖药，有一定的降血糖作用，因此必须告知服药患者，服药时必须按时进餐，可以避免低血糖的发生。该药其他不良反应包括：肝细胞损害、白细胞减少等。氢氯噻嗪的抗利尿机制不明。一般认为是盐利尿作用，造成轻度失盐，细胞外液减少，增加近曲小管对水分的再吸收，

使进入远曲小管的初尿减少，而引起尿量减少。该药对中枢性和肾性尿崩症均有效，可使尿量减少 50% 左右。与氯磺丙脲合用有协同作用。剂量每日 50~100mg，分 3 次服用。服药时用低盐饮食，忌饮用咖啡、可可类饮料。氯贝丁酯能刺激 ADH 释放，每日 200~500mg，分 3~4 次口服。不良反应包括：肝损害、肌炎及胃肠道反应。卡马西平可以刺激 ADH 释放，产生抗利尿作用，每日 400~600mg，分次服用。因不良反应较多，未广泛使用。

继发性中枢性尿崩症应首先考虑病因治疗，如不能根治，可选择上述药物治疗。

（2）肾性尿崩症的治疗 肾性尿崩症对外源性 ADH 均无效，目前还没有特异性的治疗手段，但可采用以下方法控制症状：①恰当地补充水分，避免高渗和高渗性脑病。儿童和成人可以口服，对婴儿应及时静脉补充；②非甾体类抗炎药：吲哚美辛可使尿量减少，但除吲哚美辛以外的该类其他药物疗效不明显；③噻嗪类利尿剂：氢氯噻嗪，每日 50~100mg 口服，必须同时低盐饮食，限制氯化钠摄入，可使尿量明显减少。该药有明显排钾作用，长期服用时，应定期检测血钾浓度，防止低钾血症；④咪吡嗪与氢氯噻嗪联合应用可避免低钾血症。咪吡嗪用于锂盐诱导的肾性尿崩症时有特异疗效。

（三）辨证治疗

1. 辨证论治

（1）阴虚燥热型

治法：滋阴清热，生津止渴。

方剂：知柏地黄丸。

加减：口渴明显者加乌梅、玄参；大便干结者加生大黄、火麻仁；午后潮热者加地骨皮、胡黄连；排尿频数者加益智仁、覆盆子；心烦失眠者加远志、酸枣仁。

（2）肾阴亏虚型

治法：滋阴补肾，润燥止渴。

方剂：六味地黄丸。

加减：阴虚火旺而烦躁，五心烦热，盗汗，失眠者，可加知母、黄柏滋阴泻火。尿量多而浑浊者，加益智仁、桑螵蛸、五味子等益肾缩泉。气阴两虚而伴困倦，气短乏力，舌质淡红者，可加党参、黄芪、黄精补益正气。

（3）阴阳两虚型

治法：温阳滋阴，补肾固摄。

方剂：金匮肾气丸。

加减：见阳虚畏寒症状者，可酌加鹿茸粉0.5g，以启动元阳，助全身阳气之气化。见阴阳气血俱虚症状者，则可选用鹿茸丸以温肾滋阴，补益气血。上述两方均可酌加覆盆子、桑螵蛸、金樱子等以补肾固摄。

病程中多伴有瘀血的病变，故对于上述各种证型，尤其是对于舌质紫暗，或有瘀点瘀斑，脉涩或结或代，及兼见其他瘀血证候者，均可酌加活血化瘀药。如丹参、川芎、郁金、红花、山楂等，或配用降糖活血方，方中用丹参、川芎、益母草活血化瘀，当归、赤白芍养血活血，木香行气导滞，葛根生津止渴。

2.外治疗法

（1）针灸

取穴：分3组，交替使用。第1组：肺俞、风池、风府穴；第2组：肾俞、足三里、期门穴；第3组：三焦俞、通里、三阴交、百会穴。

加减：畏寒、发热、头痛者加大椎、曲池、合谷穴清热止痛；烦渴多饮者，加中脘、合谷穴清胃热；心悸失眠者，加心俞、神门穴养心安神；形寒肢冷、夜尿多、便溏者加关元、命门温肾阳。

（2）耳针

① 取穴：脑点、交感、神门、肾、膀胱穴。每次刺2~3穴，留针20~30分钟或埋针。

② 取穴：肺、肾点，脑点；配穴：阳陵泉、太溪。耳穴埋针，辅以维生素B₁ 50mg口服，每日2~3次。双侧阳陵泉、太溪穴注射。耳穴均取，消毒针埋针，每次取一侧，左右交替。每周2次。

3.单方验方

（1）甘草泽泻煎剂

组成：甘草10g，泽泻10g。

功效：健脾益气，固肾制水。

用法：煎成水剂200ml，早晚各1次，每次100ml。症状明显减少后，剂量减半至症状消失，或继服1周巩固治疗。

（2）芪杞汤

组成：生黄芪50g，枸杞子20g，生山药30g，石斛25g，党参15g，麦冬15g，天花粉20g，女贞子25g，五味子10g，砂仁5g，麦芽20g。

用法：将上药用水浸泡20分钟，再煎30分钟。每日1剂，分2次服。

功效：健脾益气，滋阴生津。

主治：尿崩症。

（3）尿崩方

组成：制首乌120g，山药60g，黑芝麻120g，红枣120g，黑枣60g，黑毛小母鸡1只。

治法：先将鸡去脏去毛，洗净入诸药，小火炖6~12小时，分多次服汤吃肉，2~3天一料。

（四）医家诊疗经验

1.林兰

林兰教授认为，尿崩症的内因为素体阴虚，外因有情志失调、饮食偏嗜、劳欲过度、外伤及手术创伤等致使燥热炽盛，阴液耗竭；病变可累及肺、肝、脾、肾等脏腑。辨证当分为阴虚燥热、肝肾阴虚、气阴两虚、阴阳两虚四型，治疗时注意标本兼顾。阴虚热盛型：治宜清泄肺胃、生津止渴。方选白虎汤、竹叶石膏汤等；尿频量多者，加桑螵蛸、金樱子、覆盆子以益肾固涩。气阴两虚型：治宜益气养阴，方选生脉散、归脾汤。肝肾阴虚型：治宜滋补肝肾，方选六味地黄汤、一贯煎等。阴阳两虚型：治宜滋阴补阳。方选右归饮，或者真武汤合保元汤。

2. 徐蓉娟

徐蓉娟教授认为尿崩症最常见病机为上中二焦肺胃燥热，症状以口渴多饮为主；亦有下焦肾阳亏虚，症状以多尿频数为主，即三焦同病。此病机可概括为上热下寒，以"清上温下法"为治法。"清上"为清肺胃燥热，多取石膏为主药，辅以知母、山药、百合，内蕴仲景"白虎汤"之意，共清肺胃之燥热。以山药代粳米，乃取法近代名医张锡纯之用药经验，其言"粳米不过调和胃气，而山药兼能固摄下焦元气，使元气素虚者，不至因服石膏、知母而作滑泻"。故徐教授用山药在此，有上下兼顾之意。张氏又言山药"最善滋阴。白虎汤得此，既祛实火，又清虚热，内伤外感，须臾同愈"。可见徐教授用山药既可清尿崩症上盛之实火，又可滋下虚之肾阴而灭上炎之虚热，有虚实同治之妙。"温下"为温肾中虚阳，多先以附子为主药，配合益智仁、桑螵蛸、蚕茧等。待病情稳定后常改附子为淫羊藿、仙茅等温补肾阳之药，以图"少火生气"之效。《四圣心源》云："水不能藏，则肾阳泄露而生寒，肾藏寒滑，故水泉不止。"益智仁合山药有"缩泉丸"之意。蚕茧一味，尤为缩泉固摄之要药。其"清上温下法"治疗尿崩症以石膏、附子为主药，形成"石膏－附子"的药对。其应用极具特色，按常理附子、石膏药性截然不同，必无同用之可能，诸般论述配伍、药对的典籍中也极少述及，而用在尿崩症的治疗中，恰合"上热下寒"之病机。

五、预后及转归

预后取决于基本病因，轻度脑损伤或感染引起的尿崩症可完全恢复，颅内肿瘤或全身性疾病所致者，预后不良。特发性尿崩症常属永久性，在充分的饮水供应和适当的抗利尿治疗下，通常可以基本维持正常的生活，对寿命影响不大。

六、预防调护

（一）预防

1. 心理保健

避免长期精神刺激。长期精神刺激（如恐吓、忧伤、焦虑或精神紧张等）可引起大脑皮质功能紊乱，进而引起内分泌失调，使抗利尿激素分泌更加不足，尿量更多，从而加重病情，患者应保持精神舒畅，思想开朗，乐观积极。

2. 运动保健

适量运动。锻炼身体，不仅起到增加身体抵抗力的作用，还能放松精神，保持良好情绪。

（二）调护

1. 饮食保健

首先要避免食用高蛋白、高脂肪、辛辣和含盐过高的食品及烟酒。因为这些可使血浆渗透压升高，从而兴奋大脑口渴中枢；并且易助火生热，化燥伤阴，加重本病烦渴等症状。忌饮茶与咖啡，因茶叶和咖啡中含有茶碱和咖啡因，能兴奋中枢神经，增强心肌收缩力，扩张肾及周围血管，而起利尿作用，使尿量增加、病情加重。

2. 调摄护理

帮助患者减轻患病的心理压力，树立信心。对本病患者宜执行内分泌护理常规，并与辨证施护相结合。记录每日出入量，测定尿相对密度。准备充足饮水，随时饮用，维持出入量平衡，适当限制摄盐量，防止水中毒，保持大便通畅。

七、专方选要

1. 金匮肾气丸合五苓散加味

熟地黄 24g，山茱萸 12g，山药 12g，茯苓 10g，牡丹皮 10g，泽泻 10g，白术 10g，猪苓 10g，附子 4g，桂枝 6g，桑螵蛸 10g，覆盆子 10g，益智仁 10g，葛根 30g。

2. 叶氏用固精缩泉方

熟地黄 15g，山萸肉 10g，怀山药 15g，桑螵蛸 10g，龟甲 15g，枸杞 10g，当归 6g，丹皮 6g，乌药 6g，五味子 6g，煅牡蛎 15g。治疗尿崩症，具有补肾固精功效。

八、研究进展

在单味药的应用中，对甘草、生地黄的治疗机制研究较多。甘草治疗尿崩症的作用主要在于甘草甜素、甘草次酸均有去氧皮质酮样作用，能使多种实验动物尿量排出减少，也有人认为是加强肾小管对钠、氯之再吸收的直接作用。日本有人报告，切除脑垂体的动物，甘草酸仍能产生钠、氯潴留及抗利尿作用，表明甘草对尿崩症的治疗不需要通过垂体产生作用。通过对地黄的研究，发现它能促进组织更新修复，能使某些激素恢复正常水平，但地黄用量必须较大才能奏效。有的医家认为龟甲、羚羊角对本病可激活下丘脑的某种释放因子的辅酶，对恢复垂体功能有一定作用。也有医家认为玄参、麦冬若剂量过重（18.75g）有碍肾阳蒸腾水汽于上，茯苓、怀牛膝渗湿下行不利于尿崩症的治疗，可供参考。如有一例患者每昼夜饮水量及尿量均约 7000ml，于方中加入羚羊角后，其摄水量及尿量骤减至正常。另实验证实红参、黄连确有抗利尿作用.

参考文献

[1] 吴春兴，卢辛瑜，武亭宇，等. 基于数据挖掘的治疗尿崩症中药专利用药规律分析 [J]. 通化师范学院学报，2022，43（2）：69–74.

[2] 张妮，舒兰. 清上温下汤治疗小儿尿崩症医案 1 则 [J]. 新中医，2021，53（4）：220–221.

[3] 任泽鹏. 中西医结合治疗垂体瘤术后尿崩症临床研究 [J]. 中医临床研究，2018，10（5）：122–123.

[4] 陈灏珠，钟南山，陆再英. 内科学 [M]. 北京：人民卫生出版社，2014：677–679.

[5] 龚燕冰，王洪武，庞健丽. 林兰教授中西医结合治疗原发性尿崩症经验 [J]. 四川中医，2010，28（2）：3–4.

[6] 彭欣，徐蓉娟. 徐蓉娟以清上温下法治疗尿崩症经验 [J]. 上海中医药杂志，2018，52（12）：2–4，1.

[7] 贺学林. 通因通用法治疗肾源性尿崩症 1 例体会 [J]. 浙江中医杂志，2000，（1）：37.

[8] 陈祥芳. 针刺风府穴治疗中枢性尿崩症的临床初探 [D]. 天津中医学院，2004.

[9] 官润莲. 耳穴贴压对特发性尿崩症患者尿渗透压及血浆渗透压的影响 [J]. 中国社区医师（医学专业半月刊），2009，19：124.

[10] 于智超，徐进. 尿崩症的中医治疗进展 [J]. 世界最新医学信息文摘，2018，18（6）：110–111.

[11] 李巧，万晓刚. 春泽汤化裁治疗尿崩症临证体会 [J]. 新中医，2020，52（16）：44–45.

第十节　空蝶鞍综合征

空蝶鞍现象最早于 1951 年由 Busch 对 788 例尸检的病例报告经影像学检查首次发现并命名，1968 年 Kaufman 将与其相关的临床表现命名为"空蝶鞍综合征（Empty sella syndrome，ESS）"。ESS 是指由于鞍隔缺损或垂体大小发生改变，导致鞍上池蛛网膜下腔中的脑脊液流入蝶鞍内，压迫垂体及硬脑膜，从而引起一系列症状及体征。空蝶鞍综合征分原发性和继发性。鞍区 CT 及颅脑 MRI 为 ESS 诊断的可靠方法，随着 MRI 检查的普及，空蝶鞍检出率逐渐升高，成为确诊 ESS 的金标准。因此提高对危险人群的 MRI 检查，可提高 ESS 检出率，避免漏诊。

一、病因病机

（一）西医学认识

ESS 临床表现复杂多样，缺乏特异性，病情严重不一，常易误诊为青光眼、缺血性视神经病变、视神经炎、视神经萎缩等疾病，其病情严重程度常与垂体受压情况有关，垂体受压不明显时多无症状，或伴随不典型的视神经损害体征及相应的视野缺损，常偶然于影像学检查中发现；当垂体明显受压迫时常可表现明显症状，主要以头痛、视力下降和视野缺损及内分泌功能紊乱等三大临床表现为主，少数伴脑脊液鼻漏、尿崩症等，常就诊于神经内科、眼科及内分泌科等科室。首诊于眼科患者则主要以视力减退、视野缺损等症状就诊，部分可出现头痛、眼球活动受限、复视及上睑下垂等。ESS 根据病因可分为原发性 ESS 及继发性 ESS，原发性 ESS 指与脑垂体任何已知的病理过程无关的 ESS，继发性 ESS 则是指继发于有垂体瘤、外伤或手术放疗史等的患者。ESS 好发于中年肥胖女性，与鞍隔先天性解剖异常致鞍隔不完整或缺如、慢性或进行性颅内压增高，炎症手术等造成鞍区蛛网膜粘连，各种原因的垂体缺血及妊娠引起的垂体萎缩等有关。有研究通过分析肥胖患者腹腔、胸腔和颅内压之间的关系，认为病态肥胖可诱发高碳酸血症，使脑脊液压力进行性增高，压迫蛛网膜下腔疝入蝶鞍内引起蝶鞍扩大。因此对于中年肥胖女性患者，既往有多次妊娠病史，若合并视力下降，除完善专科检查外，应进一步追问病史有无内分泌功能减退症状，根据病史完善颅脑 MRI，避免漏诊 ESS。

慢性或进行性颅内压增高与鞍隔缺损常被认为是 ESS 的致病因素。其发病机制可能是慢性或进行性增高的颅内压使得鞍上池的蛛网膜下腔经鞍隔孔向下疝入蝶鞍内、压迫垂体使其紧贴于鞍底、从而使得整个蝶鞍因其中大部分为脑脊液信号充填，而从 MRI 上表现为空蝶鞍，此类患者经颅内减压术降低颅内压，缓解症状。Brodsky 等研究发现，70% 的特发性颅内压增高症患者可在 MRI 中发现 ESS 的存在。颅内高压患者常因鞍腔内对疼痛敏感的血管-脑膜结构受到牵拉以及鞍内脑脊液搏动性压力压迫蝶鞍及硬脑膜使之扩张而引起不同程度的头痛头晕。有研究表明，60%~80% 的患者可出现头痛症状，是 ESS 患者最常见症状之一。但 ESS 患者头痛尚缺乏特异性表现，主要呈慢性、非对称性表现，主要位于额顶部，多呈中等强度，且程度与头痛程度之间无明确关联性。1.6%~16% 的 ESS 患者可能出现视力下降，其原因可能由于视交叉疝入蝶鞍内所致，有部分学者认为可能与某些原因引起视神经粘连，导致视神经纤维化有关，也有人认为与供视交叉血供的血管异常有关。此类患者极易误诊为缺血性视神经病变、视神经炎、视神经萎缩等疾病。ESS 患者常合并内分泌紊乱，主要表现为垂体各轴激素分泌异常，部分可合并为高催乳素血症、中枢性尿崩症、自身免疫性疾病等。

（二）中医学认识

纵观古代医籍，关于空蝶鞍综合征的中医药治疗的文献报道极少。根据临床表现、发病特点及病位，后世医家多将其归纳到"头痛""视物模糊""暴盲"等范畴。关于空蝶鞍综合征的中医资料较少见，主要依照其临床表现辨证对症治疗。一则文献资料记载，本病"乃荣卫俱虚也。荣卫者，阴阳之道路，心肝之宗源。荣卫流，则血气行，荣卫相争而不及卫也，故目时复乍明乍暗，宜用活血煎（当归、地黄、川芎、白芷、羌活、乳香、没药）、艾煎丸（艾叶、肉苁蓉、牛膝、桑叶、甘草、山药、当归）"等活血化瘀药物治疗。头痛是ESS最常见的症状，内科学中将其定义为"头部经脉绌急或失养，清窍不利所引起的头部疼痛为特征的一种病证。"《古今医统大全·头痛大法分内外之因》对头痛病进行系统性总结："头痛自内而致者，气血痰饮；五脏气郁之病；东垣论痰厥、气虚、血虚头痛之类也；自外而致者，风寒暑湿之病。"《伤寒论》中运用六经辨证法论治三阳及厥阴头痛。在《冷庐医话·头痛》中总结为："头痛属太阳者，自脑后上至颠顶，其病连项；属阳明者，上连目珠，痛在额前；属少阳者，上至两角，痛在头角；厥阴之脉，会于颠顶，故头痛在颠顶"，同时为后世头痛引经药的使用奠定了基础，"头痛须用川芎，如不愈，各加引经药。太阳川芎，阳明白芷，太阴苍术，少阴细辛，厥阴吴茱萸"。头为"诸阳之会""清阳之府"，五脏精华之血，六腑清阳之气，皆上注于头，若气血充盈，阴阳升降如常，外无非时之感，焉有头痛之疾。若六淫之邪外袭，或直犯清空，或循经络上干；或痰浊、瘀血痹阻经脉，致使经气壅遏不行；或气虚清阳不升；或血虚经脉失养；或肾阴不足，肝阳偏亢；或情志抑郁，郁而化火；均可

导致头痛的发生。其病因虽多，不外乎外感与内伤两端。

二、临床诊断

（一）辨病诊断

1. 临床症状

空蝶鞍综合征可引起头痛、头晕、视力及视野障碍、内分泌功能紊乱等三大症候群。少数伴脑脊液鼻漏、尿崩症等，常就诊于神经内科、眼科及内分泌科等科室。

（1）头痛是主要症状，其部位、程度和间隔时间不一，多位于额眶部，无恶心呕吐，可能由硬脑膜牵扯所致。

（2）眼部症状　包括视力、视野异常，但视力减退和视野异常无规律，眼底常有原发性视神经萎缩。部分可出现眼球活动受限、复视及上睑下垂等。这可能是由于视交叉受压迫，视交叉、视神经下陷或粘连所致。

（3）轻、中度高血压，多数患者伴随肥胖。

（4）内分泌功能紊乱　垂体受压程度不同可产生不同类型的垂体功能受损，但患者多有良好的耐受性，这也是ESS的临床特点之一，仅少数伴轻微全部或部分垂体前叶功能减退症状，如食欲亢进、嗜睡、乏力、闭经、无乳、溢乳、性欲低下、脱发、肢端肥大等。伴随垂体腺瘤时，可出现高催乳素血症，严重者可导致不孕。

（5）脑脊液鼻漏　可能为长期的脑脊液搏动，致鞍底变薄乃至破裂所致，易引起颅内感染。

（6）精神症状　可能与患者内分泌靶腺器官功能衰竭，继发靶腺组织激素分泌减少，促甲状腺激素及甲状腺素的水平过低，使胃肠道对葡萄糖的利用吸收减少有关。长期血糖水平偏低，中枢神经系统功能受到损害，临床上可出现各种精神症状，

如幻听、幻视、自语等。

2. 相关检查

由于缺乏特异性的症状及体征，其可借助于影像学检查以明确诊断，绝大多数患者因不相关的颅内病变行头颅 CT 或 MRI 检查偶然发现 ESS。诊断 ESS 的关键是确定空蝶鞍的存在，即鞍上池蛛网膜下腔进入鞍内且垂体受压。从影像表现看，头颅 X 线侧位片显示蝶鞍球形扩大，开口呈闭合型，鞍背变薄延长，鞍底变深。严重者呈气球样变，因密度分辨较低，不能显示鞍内的组织结构，故其诊断价值有限。CT 显示蝶鞍扩大，可见脑脊液低密度区。但受颅底伪影影响较多，显示欠清，同样具有较低的特异性和较高的敏感性。完全性空蝶鞍 CT 诊断较容易，表现为鞍内脑池与鞍上蛛网膜下腔相通，鞍内未见垂体腺组织，垂体蒂下移至鞍底，蝶鞍扩大，鞍底下陷。因受颅底伪影影响较多，显示欠清晰，但组织密度分辨能力较 X 线有明显优势。由于 MRI 具有无创性且可分别从矢状位、冠状位及横断不同的方位观察垂体情况，同时 MRI 对于空蝶鞍综合征的诊断具有较高的特异性和敏感性，明显优于头颅 X 线侧位片及 CT 两种检查方法，目前已成为空蝶鞍综合征诊断的最佳影像学检查手段，具有广阔的应用前景。正中矢状位观察效果最佳，显示鞍内呈长 T_1、长 T_2 脑脊液样信号，垂体受压变扁，位于鞍底部。鞍区压力增高而造成脑脊液流入鞍内，受压力影响，垂体柄拉长，由于鞍内压力不甚平衡，致使垂体柄偏移。在鞍区压力不断变化情况下，垂体左右径、前后径、上下径有明显改变。冠状位观察垂体与周围的毗邻关系效果最佳，可清晰显示垂体与垂体柄、海绵窦、颈内静脉的关系。横断位 MRI 图像亦可显示。

（二）辨证诊断

1. 太阳头痛

《伤寒论·辨太阳病脉证并治上》提到太阳病纲领："太阳之为病，脉浮，头项强痛而恶寒。"又分为太阳中风与太阳伤寒。

（1）太阳中风证 《伤寒论》云："太阳病，头痛发热，汗出恶风者，桂枝汤主之。"本证因外感风寒，营卫不和所致。风邪侵袭肌表，风性疏泄，营弱卫强，发为头痛。

（2）太阳伤寒证 《伤寒论》云："太阳病，头痛发热，身疼，腰痛，骨节疼痛，恶风，无汗而喘者，麻黄汤主之。"风寒之邪袭表，腠理被遏，卫闭营郁，经气不舒，津液敷布受阻，太阳经脉失于濡养，发为头痛。

2. 阳明头痛

《医宗金鉴》云："葛根浮长表阳明，缘缘面赤额头痛，发热恶寒身无汗，目痛鼻干卧不宁。"寒邪客于阳明，或直中阳明，或由太阳经传入阳明，寒性收引，头部经脉不通，发为头痛，头痛以前额疼痛为主。

3. 少阳头痛

《伤寒论》云："伤寒，脉弦细、头痛发热者，属少阳。"邪气进入少阳胆经，使胆火循经行上逆至头部，经络受阻，经气不畅，故见头痛，少阳头疼多以颞侧疼痛为主。

4. 厥阴头痛

（1）寒凝肝脉证 《伤寒论》云："干呕，吐涎沫，头痛者，吴茱萸汤主之。"肝经寒气，循经上逆，寒邪凝滞肝脉，气血不通，不通则痛，此以颠顶作痛为主。

（2）肝郁气滞证 肝脏体阴而用阳，喜条达，恶抑郁，若情志不畅，木气不能疏通，导致肝体失于柔和，以致肝郁血虚，故头痛目眩。

（3）肝阳上亢证　肝体阴用阳，若肝肾阴不足，肝阳偏亢，生风化热上扰，故头痛、眩晕。

三、鉴别诊断

1. 原发性 ESS 与继发性 ESS 相鉴别

区别原发性与继发性 ESS 具有一定意义。一般原发性者呈良性经过，症状轻，进展较为缓慢，病情较为稳定；继发性者则症状重，病情较为复杂。

2. 部分性 ESS 与完全性 ESS 相鉴别

关于部分性 ESS 或完全性 ESS 的 CT 诊断标准尚有争议。Krysick 依据 106 例下丘脑—垂体—卵巢轴功能缺陷的妇女，经 CT 测定垂体容器及凹入鞍内的蛛网膜疝的结果，提出垂体容积 150mm³ 可作为完全性 ESS 的诊断标准。

3. 与蝶鞍扩大相鉴别

本病需与引起蝶鞍扩大的其他疾病尤其是垂体瘤相鉴别。一般来说，激素分泌性垂体瘤多有相应激素过多的临床表现，与 ESS 鉴别不难，易与 ESS 相混淆的是无功能垂体瘤，主要通过影像检查加以鉴别。虽然垂体瘤和 ESS 都有蝶鞍扩大，但形态不同，前者的蝶鞍多呈杯形或扁平形，鞍结节前移，鞍底下陷，鞍背向后倾斜，鞍口开放；后者的蝶鞍呈球形或者椭圆形，鞍口闭合。MRl 和 CT 显示垂体瘤患者的垂体增大，鞍内无水样物质，而在 ESS 中可发现垂体萎缩，鞍内充有水样物质，对鉴别诊断有决定性价值。垂体瘤术后或者化疗后，视力障碍一度好转后又恶化，不一定都是肿瘤复发，应首先排除 ESS，如疑为鞍区肿瘤，术前或放疗前亦需排除 ESS。

四、临床治疗

（一）提高临床疗效的要素

（1）以头部疼痛为主要临床表现。

（2）头痛部位可发生在前额、两颞、颠顶、枕项或全头部。疼痛性质可为跳痛、刺痛、胀痛、灼痛、重痛、空痛、昏痛、隐痛等。头痛发作形式可为突然发作，或缓慢起病，或反复发作，时痛时止。疼痛的持续时间可长可短，可数分钟、数小时或数天、数周，甚则长期疼痛不已。

（3）外感头痛者多有起居不慎、感受外邪的病史；内伤头痛者常有饮食、劳倦、房事不节、病后体虚等病史。

（二）辨病治疗

ESS 的治疗主要根据临床表现确定。无症状的成年患者不必治疗，但需严密观察和随访。儿童患者必须定期追踪内分泌功能改变和视野变化，一旦发现脑脊液鼻漏、视力障碍、颅内压增高应立即进行手术。手术方式可采用经额进入途径，或采用经蝶进入途径的空鞍包裹术，或经鼻腔镜手术治疗。ESS 合并垂体瘤可先经蝶手术切除肿瘤再修补 ESS。ESS 合并垂体功能低下者应用相应靶腺激素补充 / 替代治疗。

（三）辨证治疗

1. 太阳头痛

（1）太阳中风证

治法：解肌发表，调和营卫。

方药：桂枝汤（《伤寒论》）加减。桂枝、芍药、生姜、大枣、甘草。

加减：烦热口渴、舌红少津者，可重用石膏，配知母、天花粉清热生津，黄芩、山栀清热泻火；大便秘结、腑气不通、口舌生疮者，可用黄连上清丸泄热通腑。

（2）太阳伤寒证

治法：发汗解表，宣肺平喘。

方药：麻黄汤（《伤寒论》）加减。麻黄、桂枝、杏仁、甘草。

加减：若头痛、恶寒明显者，酌加麻

黄、桂枝、制川乌等温经散寒；若寒邪侵于厥阴经脉，症见颠顶头痛、干呕、吐涎沫、四肢厥冷、苔白、脉弦者，方用吴茱萸汤去人参，加藁本、川芎、细辛、法半夏，以温散寒邪，降逆止痛；若寒邪客于少阴经脉，症见头痛、足寒、气逆、背冷、脉沉细，方用麻黄附子细辛汤加白芷、川芎，温经散寒止痛。

2. 阳明头痛

治法：发汗解表，宣肺平喘。

方药：葛根汤（《伤寒论》）加减。葛根、麻黄、桂枝、生姜、甘草（炙）、芍药、大枣（擘）。

加减：若胸闷脘痞、腹胀、便溏显著者，可加苍术、厚朴、陈皮、藿梗以燥湿宽中，理气消胀；恶心、呕吐者，可加半夏、生姜以降逆止呕；纳呆食少者，加麦芽、神曲健胃助运。

3. 少阳头痛

治法：和解少阳。

方药：小柴胡汤（《伤寒论》）柴胡、半夏、人参、甘草、黄芩、生姜、大枣。

加减：若胸中烦而不呕者，去半夏、人参，加瓜蒌实清热理气宽胸；若口渴者，去半夏，加天花粉止渴生津；若腹中痛者，去黄芩，加芍药柔肝缓急止痛；若胁下痞硬者，去大枣，加牡蛎软坚散结；若心下悸，小便不利者，去黄芩，加茯苓利水宁心；若不渴，外有微热者，去人参，加桂枝解表；若咳者，去人参、大枣、生姜，加五味子、干姜温肺止咳。

4. 厥阴头痛

（1）寒凝肝脉证

治法：温中补虚，降逆止呕。

方药：吴茱萸汤（《伤寒论》）。吴茱萸、人参、生姜、大枣。

加减：头痛较甚者，加川芎以加强止痛之功；肝胃虚寒重证者，加干姜、小茴香温里祛寒。

（2）肝阳上亢证

治法：平肝息风，清热活血，补益肝肾。

方药：天麻钩藤饮（《中医内科杂病证治新义》）。天麻、钩藤、石决明、山栀、黄芩、川牛膝、杜仲、益母草、桑寄生、夜交藤、朱茯神。

加减：若因肝郁化火，肝火炎上，而症见头痛剧烈、目赤口苦、急躁、便秘溲黄者，加夏枯草、龙胆草、大黄；若兼肝肾亏虚，水不涵木，症见头晕目涩、视物不明、腰膝酸软者，可选枸杞、白芍、山萸肉。

五、预后及转归

一般原发者多呈良性经过，症状轻，进展缓慢病情较稳定，而继发性者则症状较重，因同时有原发病变，故经过较复杂。

六、预防调护

（一）预防

增强机体抵抗力，对患有垂体瘤、外伤或手术放疗史患者的预防具有重要意义。应提高对空蝶鞍综合征眼部损害的认识，当接诊到出现视力减退、视野缺损等临床表现的患者，应追问病史，结合全身情况，对伴有顽固性头痛、高血压、内分泌功能障碍、肥胖的中年女性更应提高警惕，必要时进行影像学检查，避免漏诊。

（二）调护

饮食方面，空蝶鞍综合征患者可以适当进食富含维生素、蛋白质及糖类的食物，不可暴饮暴食。忌辛辣、烟酒。此外家属以医护人员对待空蝶鞍综合征患者要诚恳、和蔼、耐心，取得患者的信任，帮助患者建立信心，配合治疗，保持情绪稳定，有利于疾病恢复。

参考文献

[1] Kaufman B. The "Empty" Sella Turcica—A Manifestation of the Intrasellar Subarachnoid Space. Radiology, 1968, 90(5): 931–941.

[2] 刘星, 曹翠苹, 张海燕, 等. 83例空泡蝶鞍综合征的临床分析 [J]. 中国实验诊断学, 2018, 22(11): 1900–1902.

[3] Guitelman M, Garcia BN, Vitale M, et al. Primary empty sella (PES): a review of 175 cases [J]. Pituitary, 2013, 16(2): 270–274.

[4] Sugerman HJ, DeMaria EJ, Felton WL, et al. Increased intra-abdominal pressure and cardiac filling pressures in obesity-associated pseudotumor cerebri [J]. Neurology, 1997, 49(2): 507–511.

[5] Brodsky MC, Vaphiades M. Magnetic resonance imaging in pseudotumor cerebri [J]. Ophthalmology, 2010, 34(12): 1091–1094.

[6] 阮坤炜, 成拾明, 郑武, 等. 34例首诊于眼科的空蝶鞍综合征患者临床资料分析 [J]. 山东医药. 2020, 60(15): 88–91.

[7] 严斌, 彭巧玲, 段立晖, 等. 空泡蝶鞍综合征的诊疗特点 [J]. 实用医学杂志. 2011, 27(11): 2088–2089.

[8] 曹娜, 赵林. 头痛中医治疗研究进展 [J]. 世界最新医学信息文摘. 2019, 19(6): 139–140.

附　录

临床常用检查参考值

一、血液学检查

指标			标本类型	参考区间
红细胞（RBC）	男			$（4.0\sim5.5）\times10^{12}/L$
	女			$（3.5\sim5.0）\times10^{12}/L$
血红蛋白（Hb）	新生儿			170~200g/L
	成人	男		120~160g/L
		女		110~150g/L
平均红细胞血红蛋白（MCV）				80~100fl
平均红细胞血红蛋白（MCH）				27~34pg
平均红细胞血红蛋白浓度（MCHC）				320~360g/L
红细胞比容（Hct）（温氏法）	男			0.40~0.50L/L
	女			0.37~0.48L/L
红细胞沉降率（ESR）（Westergren法）	男		全血	0~15mm/h
	女			0~20mm/h
网织红细胞百分数（Ret%）	新生儿			3%~6%
	儿童及成人			0.5%~1.5%
白细胞（WBC）	新生儿			$（15.0\sim20.0）\times10^{9}/L$
	6个月至2岁时			$（11.0\sim12.0）\times10^{9}/L$
	成人			$（4.0\sim10.0）\times10^{9}/L$
白细胞分类计数百分率	嗜中性粒细胞			50%~70%
	嗜酸性粒细胞（EOS%）			0.5%~5%
	嗜碱性粒细胞（BASO%）			0~1%
	淋巴细胞（LYMPH%）			20%~40%
	单核细胞（MONO%）			3%~8%
血小板计数（PLT）				$（100\sim300）\times10^{9}/L$

二、电解质

指标		标本类型	参考区间
二氧化碳结合力（CO₂-CP）	成人	血清	22~31mmol/L
钾（K）			3.5~5.5mmol/L
钠（Na）			135~145mmol/L
氯（Cl）			95~105mmol/L
钙（Ca）			2.25~2.58mmol/L
无机磷（P）			0.97~1.61mmol/L

三、血脂血糖

指标		标本类型	参考区间
血清总胆固醇（TC）	成人	血清	2.9~6.0mmol/L
低密度脂蛋白胆固醇（LDL-C）（沉淀法）			2.07~3.12mmol/L
血清三酰甘油（TG）			0.56~1.70mmol/L
高密度脂蛋白胆固醇（HDL-C）（沉淀法）			0.94~2.0mmol/L
血清磷脂			1.4~2.7mmol/L
α- 脂蛋白			男性（517±106）mg/L
			女性（547±125）mg/L
血清总脂			4~7g/L
血糖（空腹）（葡萄糖氧化酶法）			3.9~6.1mmol/L
口服葡萄糖耐量试验服糖后 2 小时血糖			＜ 7.8mmol/L

四、肝功能检查

指标		标本类型	参考区间
总脂酸		血清	1.9~4.2g/L
胆碱酯酶测定（ChE）（比色法）	乙酰胆碱酯酶（AChE）		80000~120000U/L
	假性胆碱酯酶（PChE）		30000~80000U/L
铜蓝蛋白（成人）			0.2~0.6g/L
丙酮酸（成人）			0.06~0.1mmol/L
酸性磷酸酶（ACP）			0.9~1.90U/L
γ- 谷氨酰转移酶（γ-GGT）	男		11~50U/L
	女		7~32U/L

指标			标本类型	参考区间
蛋白质类	蛋白组分	清蛋白（A）	血清	40~55g/L
		球蛋白（G）		20~30g/L
		清蛋白/球蛋白比值		（1.5~2.5）:1
	总蛋白（TP）	新生儿		46.0~70.0g/L
		>3岁		62.0~76.0g/L
		成人		60.0~80.0g/L
	蛋白电泳（醋酸纤维膜法）	α_1球蛋白		3%~4%
		α_2球蛋白		6%~10%
		β球蛋白		7%~11%
		γ球蛋白		9%~18%
乳酸脱氢酶同工酶（LDiso）（圆盘电泳法）		LD_1		（32.7±4.60）%
		LD_2		（45.1±3.53）%
		LD_3		（18.5±2.96）%
		LD_4		（2.90±0.89）%
		LD_5		（0.85±0.55）%
肌酸激酶（CK）（速率法）		男		50~310U/L
		女		40~200U/L
肌酸激酶同工酶		CK-BB		阴性或微量
		CK-MB		<0.05（5%）
		CK-MM		0.94~0.96（94%~96%）
		CK-MT		阴性或微量

五、血清学检查

指标	标本类型	参考区间
甲胎蛋白（AFP，αFP）	血清	<25ng/ml（25μg/L）
小儿（3周~6个月）		<39ng/ml（39μg/L）
包囊虫病补体结合试验		阴性
嗜异性凝集反应		（0~1）:7
布鲁斯凝集试验		（0~1）:40
冷凝集素试验		（0~1）:10
梅毒补体结合反应		阴性

指标		标本类型	参考区间
补体	总补体活性（CH50）（试管法）	血浆	50~100kU/L
补体经典途径成分	C1q（ELISA法）	血清	0.18~0.19g/L
	C3（成人）		0.8~1.5g/L
	C4（成人）		0.2~0.6g/L
免疫球蛋白	成人		700~3500mg/L
IgD（ELISA法）	成人		0.6~1.2mg/L
IgE（ELISA法）			0.1~0.9mg/L
IgG	成人		7~16.6g/L
IgG/白蛋白比值			0.3~0.7
IgG/合成率			–9.9~3.3mg/24h
IgM	成人		500~2600mg/L
E-玫瑰花环形成率		淋巴细胞	0.40~0.70
EAC-玫瑰花环形成率			0.15~0.30
红斑狼疮细胞（LEC）		全血	阴性
类风湿因子（RF）（乳胶凝集法或浊度分析法）		血清	< 20U/ml
外斐反应	OX19		低于1：160
Widal反应（直接凝集法）	O		低于1：80
	H		低于1：160
	A		低于1：80
	B		低于1：80
	C		低于1：80
结核抗体（TB-G）			阴性
抗酸性核蛋白抗体和抗核糖核蛋白抗体			阴性
抗干燥综合征A抗体和抗干燥综合征B抗体			阴性
甲状腺胶体和微粒体胶原自身抗体			阴性
骨骼肌自身抗体（ASA）			阴性
乙型肝炎病毒表面抗原（HBsAg）			阴性
乙型肝炎病毒表面抗体（HBsAb）			阴性
乙型肝炎病毒核心抗原（HBcAg）			阴性

指标	标本类型	参考区间
乙型肝炎病毒 e 抗原（HBeAg）	血清	阴性
乙型肝炎病毒 e 抗体（HBeAb）		阴性
免疫扩散法		阴性
植物血凝素皮内试验（PHA）		阴性
平滑肌自身抗体（SMA）		阴性
结核菌素皮内试验（PPD）		阴性

六、骨髓细胞的正常值

指标		标本类型	参考区间
增生程度		骨髓	增生活跃（即成熟红细胞与有核细胞之比约为 20∶1）
粒系细胞分类	原始粒细胞		0~1.8%
	早幼粒细胞		0.4%~3.9%
	中性中幼粒细胞		2.2%~12.2%
	中性晚幼粒细胞		3.5%~13.2%
	中性杆状核粒细胞		16.4%~32.1%
	中性分叶核粒细胞		4.2%~21.2%
	嗜酸性中幼粒细胞		0~1.4%
	嗜酸性晚幼粒细胞		0~1.8%
	嗜酸性杆状核粒细胞		0.2%~3.9%
	嗜酸性分叶核粒细胞		0~4.2%
	嗜碱性中幼粒细胞		0~0.2%
	嗜碱性晚幼粒细胞		0~0.3%
	嗜碱性杆状核粒细胞		0~0.4%
	嗜碱性分叶核粒细胞		0~0.2%
红细胞分类	原始红细胞		0~1.9%
	早幼红细胞		0.2%~2.6%
	中幼红细胞		2.6%~10.7%
	晚幼红细胞		5.2%~17.5%

指标		标本类型	参考区间
淋巴细胞分类	原始淋巴细胞	骨髓	0~0.4%
	幼稚淋巴细胞		0~2.1%
	淋巴细胞		10.7%~43.1%
单核细胞分类	原始单核细胞		0~0.3%
	幼稚单核细胞		0~0.6%
	单核细胞		0~6.2%
浆细胞分类	原始浆细胞		0~0.1%
	幼稚浆细胞		0~0.7%
	浆细胞		0~2.1%
其他细胞	巨核细胞		0~0.3%
	网状细胞		0~1.0%
	内皮细胞		0~0.4%
	吞噬细胞		0~0.4%
	组织嗜碱细胞		0~0.5%
	组织嗜酸细胞		0~0.2%
	脂肪细胞		0~0.1%
分类不明细胞			0~0.1%

七、血小板功能检查

指标		标本类型	参考区间
血小板聚集试验（PAgT）	连续稀释法	血浆	第五管及以上凝聚
	简易法		10~15s 内出现大聚集颗粒
血小板黏附试验（PAdT）	转动法	全血	58%~75%
	玻璃珠法		53.9%~71.1%
血小板第 3 因子		血浆	33~57s

八、凝血机制检查

指标		标本类型	参考区间
凝血活酶生成试验		全血	9~14s
简易凝血活酶生成试验（STGT）			10~14s
凝血酶时间延长的纠正试验		血浆	加甲苯胺蓝后，延长的凝血时间恢复正常或缩短 5s 以上
凝血酶原时间（PT）		全血	30~42s
凝血酶原消耗时间（PCT）	儿童		> 35s
	成人		> 20s
出血时间（BT）		刺皮血	（6.9±2.1）min，超过 9min 为异常
凝血时间（CT）	毛细管法（室温）	全血	3~7min
	玻璃试管法（室温）		4~12min
	塑料管法		10~19min
	硅试管法（37℃）		15~32min
纤维蛋白原（FIB）		血浆	2~4g/L
纤维蛋白原降解产物（PDP）（乳胶凝聚法）			0~5mg/L
活化部分凝血活酶时间（APTT）			30~42s

九、溶血性贫血的检查

指标		标本类型	参考区间
酸化溶血试验（Ham 试验）		全血	阴性
蔗糖水试验			阴性
抗人球蛋白试验（Coombs 试验）	直接法	血清	阴性
	间接法		阴性
游离血红蛋白			< 0.05g/L
红细胞脆性试验	开始溶血	全血	4.2~4.6g/L NaCl 溶液
	完全溶血		2.8~3.4g/L NaCl 溶液
热变性试验（HIT）		Hb 液	< 0.005
异丙醇沉淀试验		全血	30min 内不沉淀
自身溶血试验			阴性
高铁血红蛋白（MetHb）			0.3~1.3g/L
血红蛋白溶解度试验			0.88~1.02

十、其他检查

指标		标本类型	参考区间
溶菌酶（lysozyme）		血清	0~2mg/L
铁（Fe）	男（成人）		10.6~36.7μmol/L
	女（成人）		7.8~32.2μmol/L
铁蛋白（FER）	男（成人）		15~200μg/L
	女（成人）		12~150μg/L
淀粉酶（AMY）（麦芽七糖法）			35~135U/L
		尿	80~300U/L
尿卟啉		24h 尿	0~36nmol/24h
维生素 B₁₂（VitB₁₂）		血清	180~914pmol/L
叶酸（FOL）			5.21~20ng/ml

十一、尿液检查

指标			标本类型	参考区间
比重（SG）			尿	1.015~1.025
蛋白定性	磺基水杨酸			阴性
	加热乙酸法			阴性
蛋白定量（PRO）	儿童		24h 尿	< 40mg/24h
	成人			0~80mg/24h
尿沉渣检查	白细胞（LEU）		尿	< 5 个 /HP
	红细胞（RBC）			0~3 个 /HP
	扁平或大圆上皮细胞（EC）			少量 /HP
	透明管型（CAST）			偶见 /HP
尿沉渣 3h 计数	白细胞（WBC）	男	3h 尿	< 7 万 /h
		女		< 14 万 /h
	红细胞（RBC）	男		< 3 万 /h
		女		< 4 万 /h
	管型			0/h

指标			标本类型	参考区间
尿沉渣 12h 计数	白细胞及上皮细胞		12h 尿	< 100 万
	红细胞（RBC）			< 50 万
	透明管型（CAST）			< 5 千
	酸度（pH）			4.5~8.0
中段尿细菌培养计数			尿	< 10^6 菌落 /L
尿胆红素定性				阴性
尿胆素定性				阴性
尿胆原定性（UBG）				阴性或弱阳性
尿胆原定量			24h 尿	0.84~4.2μmol/（L·24h）
肌酐（CREA）	成人	男		7~18mmol/24h
		女		5.3~16mmol/24h
肌酸（creatine）	成人	男		0~304μmol/24h
		女		0~456μmol/24h
尿素氮（BUN）				357~535mmol/24h
尿酸（UA）				2.4~5.9 mmol/24h
氯化物（Cl）	成人	以 Cl⁻ 计		170~255mmol/24h
		以 NaCl 计		170~255mmol/24h
钾（K）	成人			51~102mmol/24h
钠（Na）	成人			130~260mmol/24h
钙（Ca）	成人			2.5~7.5mmol/24h
磷（P）	成人			22~48mmol/24h
氨氮				20~70mmol/24h
淀粉酶（Somogyi 法）			尿	< 1000U/L

十二、肾功能检查

指标			标本类型	参考区间
尿素（UREA）			血清	1.7~8.3mmol/L
尿酸（UA）（成人酶法）	成人	男		150~416μmol/L
		女		89~357μmol/L

指标			标本类型	参考区间
肌酐（CREA）	成人	男	血清	53~106μmol/L
		女		44~97μmol/L
浓缩试验	成人		尿	禁止饮水12h内每次尿量20~25ml，尿比重迅速增至1.026~1.035
	儿童			至少有一次比重在1.018或以上
稀释试验				4h排出所饮水量的0.8~1.0，而尿的比重降至1.003或以下
尿比重3小时试验				最高尿比重应达1.025或以上，最低比重达1.003，白天尿量占24小时总尿量的2/3~3/4
昼夜尿比重试验				最高比重 > 1.018，最高与最低比重差 ≥ 0.009，夜尿量 < 750ml，日尿量与夜尿量之比为（3~4）：1
酚磺肽（酚红）试验（FH试验）	静脉滴注法		尿	15min排出量 > 0.25
				120min排出量 > 0.55
	肌内注射法			15min排出量 > 0.25
				120min排出量 > 0.05
内生肌酐清除率（Ccr）	成人		24h尿	80~120ml/min
	新生儿			40~65ml/min

十三、妇产科妊娠检查

指标			标本类型	参考区间
绒毛膜促性腺激素（hCG）			尿或血清	阴性
绒毛膜促性腺激素（HCG STAT）（快速法）	男（成人）		血清，血浆	无发现
	女（成人）	妊娠3周		5.4~7.2IU/L
		妊娠4周		10.2~708IU/L
		妊娠7周		4059~153767IU/L
		妊娠10周		44186~170409IU/L
		妊娠12周		27107~201615IU/L
		妊娠14月		24302~93646IU/L
		妊娠15周		12540~69747IU/L
		妊娠16周		8904~55332IU/L
		妊娠17周		8240~51793IU/L
		妊娠18周		9649~55271IU/L

十四、粪便检查

指标	标本类型	参考区间
胆红素（IBL）	粪便	阴性
氮总量		< 1.7g/24h
蛋白质定量（PRO）		极少
粪胆素		阴性
粪胆原定量	粪便	68~473μmol/24h
粪重量		100~300g/24h
细胞		上皮细胞或白细胞偶见 /HP
潜血		阴性

十五、胃液分析

指标		标本类型	参考区间
胃液分泌总量（空腹）		胃液	1.5~2.5L/24h
胃液酸度（pH）			0.9~1.8
五肽胃泌素胃液分析	空腹胃液量		0.01~0.10L
	空腹排酸量		0~5mmol/h
	最大排酸量		3~23mmol/L
细胞			白细胞和上皮细胞少量
细菌			阴性
性状			清晰无色，有轻度酸味含少量黏液
潜血			阴性
乳酸（LACT）			阴性

十六、脑脊液检查

指标		标本类型	参考区间
压力（卧位）	成人	脑脊液	80~180mmH$_2$O
	儿童		40~100mmH$_2$O
性状			无色或淡黄色
细胞计数			（0~8）×10^6/L（成人）
葡萄糖（GLU）			2.5~4.4mmol/L
蛋白定性（PRO）			阴性

指标			标本类型	参考区间
蛋白定量（腰椎穿刺）			脑脊液	0.2~0.4g/L
氯化物（以氯化钠计）	成人			120~130mmol/L
	儿童			111~123mmol/L
细菌				阴性

十七、内分泌腺体功能检查

指标			标本类型	参考区间
血促甲状腺激素（TSH）（放免法）			血清	2~10mU/L
促甲状腺激素释放激素（TRH）				14~168pmol/L
促卵泡成熟激素（FSH）	男		24h尿	3~25mU/L
	女	卵泡期		5~20IU/24h
		排卵期		15~16IU/24h
		黄体期		5~15IU/24h
		月经期		50~100IU/24h
促卵泡成熟激素（FSH）	男		血清	1.27~19.26IU/L
	女	卵泡期		3.85~8.78IU/L
		排卵期		4.54~22.51IU/L
		黄体期		1.79~5.12IU/L
		绝经期		16.74~113.59IU/L
促肾上腺皮质激素（ACTH）	上午8:00		血浆	25~100ng/L
	下午18:00			10~80ng/L
催乳激素（PRL）	男		血清	2.64~13.13μg/L
	女	绝经前（<50岁）		3.34~26.72μg/L
		黄体期（>50岁）		2.74~19.64μg/L
黄体生成素（LH）	男		血清	1.24~8.62IU/L
	女	卵泡期		2.12~10.89IU/L
		排卵期		19.18~103.03IU/L
		黄体期		1.2~12.86IU/L
		绝经期		10.87~58.64IU/L

指标			标本类型	参考区间
抗利尿激素（ADH）（放免）			血浆	1.4~5.6pmol/L
生长激素（GH）（放免法）	成人	男	血清	< 2.0μg/L
		女		< 10.0μg/L
	儿童			< 20.0μg/L
反三碘甲腺原氨酸（rT₃）（放免法）				0.2~0.8nmol/L
基础代谢率（BMR）			—	−0.10~+0.10（−10%~+10%）
甲状旁腺激素（PTH）（免疫化学发光法）			血浆	12~88ng/L
甲状腺 ¹³¹I 吸收率	3h ¹³¹I 吸收率		—	5.7%~24.5%
	24h ¹³¹I 吸收率		—	15.1%~47.1%
总三碘甲腺原氨酸（TT₃）			血清	1.6~3.0nmol/L
血游离三碘甲腺原氨酸（FT₃）				6.0~11.4pmol/L
总甲状腺素（TT₄）				65~155nmol/L
游离甲状腺素（FT₄）（放免法）				10.3~25.7pmol/L
儿茶酚胺总量			24h 尿	71.0~229.5nmol/24h
香草扁桃酸	成人			5~45μmol/24h
游离儿茶酚胺	多巴胺		血浆	血浆中很少被检测到
	去甲肾上腺素（NE）			0.177~2.36pmol/L
	肾上腺素（AD）			0.164~0.546pmol/L
血皮质醇总量	上午 8:00			140~630nmol/L
	下午 16:00			80~410nmol/L
5- 羟吲哚乙酸（5-HIAA）	定性		新鲜尿	阴性
	定量		24h 尿	10.5~42μmol/24h
尿醛固酮（ALD）				普通饮食：9.4~35.2nmol/24h
血醛固酮（ALD）	普通饮食（早 6 时）	卧位	血浆	（238.6 ± 104.0）pmol/L
		立位		（418.9 ± 245.0）pmol/L
	低钠饮食	卧位		（646.6 ± 333.4）pmol/L
		立位		（945.6 ± 491.0）pmol/L
肾小管磷重吸收率			血清 / 尿	0.84~0.96
肾素	普通饮食	立位	血浆	0.30~1.90ng/（ml·h）
		卧位		0.05~0.79ng/（ml·h）
	低钠饮食	卧位		1.14~6.13ng/（ml·h）

指标			标本类型	参考区间
17-生酮类固醇	成人	男	24h尿	34.7~69.4μmol/24h
		女		17.5~52.5μmol/24h
17-酮类固醇总量（17-KS）	成人	男		34.7~69.4μmol/24h
		女		17.5~52.5μmol/24h
血管紧张素Ⅱ（AT-Ⅱ）		立位	血浆	10~99ng/L
		卧位		9~39ng/L
血清素（5-羟色胺）（5-HT）			血清	0.22~2.06μmol/L
游离皮质醇			尿	36~137μg/24h
（肠）促胰液素			血清、血浆	（4.4±0.38）mg/L
胰高血糖素	空腹		血浆	空腹：17.2~31.6pmol/L
葡萄糖耐量试验（OGTT）	口服法	空腹	血清	3.9~6.1mmol/L
		60min		7.8~9.0mmol/L
		120min		＜7.8mmol/L
		180min		3.9~6.1mmol/L
C肽（C-P）	空腹			1.1~5.0ng/ml
胃泌素			血浆空腹	15~105ng/L

十八、肺功能

指标		参考区间
潮气量（TC）	成人	500ml
深吸气量（IC）	男性	2600ml
	女性	1900ml
补呼气容积（ERV）	男性	910ml
	女性	560ml
肺活量（VC）	男性	3470ml
	女性	2440ml
功能残气量（FRC）	男性	（2270±809）ml
	女性	（1858±552）ml
残气容积（RV）	男性	（1380±631）ml
	女性	（1301±486）ml

指标		参考区间
静息通气量（VE）	男性	（6663 ± 200）ml/min
	女性	（4217 ± 160）ml/min
最大通气量（MVV）	男性	（104 ± 2.71）L/min
	女性	（82.5 ± 2.17）L/min
肺泡通气量（VA）		4L/min
肺血流量		5L/min
通气/血流（V/Q）比值		0.8
无效腔气/潮气容积（VD/VT）		0.3~0.4
弥散功能（CO吸入法）		198.5~276.9ml/（kPa·min）
气道阻力		1~3cmH$_2$O/（L·s）

十九、前列腺液及前列腺素

指标			标本类型	参考区间
性状			前列腺液	淡乳白色，半透明，稀薄液状
细胞	白细胞（WBC）			< 10个/HP
	红细胞（RBC）			< 5个/HP
	上皮细胞			少量
淀粉样小体				老年人易见到，约为白细胞的10倍
卵磷脂小体				多量，或可布满视野
量				数滴至1ml
前列腺素（PG）（放射免疫法）	PGA	男	血清	13.3 ± 2.8nmol/L
		女		11.5 ± 2.1nmol/L
	PGE	男		4.0 ± 0.77nmol/L
		女		3.3 ± 0.38nmol/L
	PGF	男		0.8 ± 0.16nmol/L
		女		1.6 ± 0.36nmol/L

二十、精液

指标	标本类型	参考区间
白细胞		< 5 个 /HP
活动精子百分率		射精后 30~60min 内精子活动率为 80%~90%，至少 > 60%
精子数		39×10^6/ 次
正常形态精子	精液	> 4%
量		每次 1.5~6.0ml
黏稠度		呈胶冻状，30min 后完全液化呈半透明状
色		灰白色或乳白色，久未排精液者可为淡黄色
酸碱度（pH）		7.2~8.0

《当代中医专科专病诊疗大系》
参 编 单 位

总主编单位

开封市中医院　　　　　　　　　　广州中医药大学第一附属医院

海南省中医院　　　　　　　　　　广东省中医院

河南中医药大学　　　　　　　　　四川省第二中医医院

执行总主编单位

首都医科大学附属北京中医医院　　北京中医药大学深圳医院（龙岗）

中国中医科学院广安门医院　　　　北京中医药大学

安阳职业技术学院　　　　　　　　云南省中医医院

常务副总主编单位

中国中医科学院西苑医院　　　　　沈阳药科大学

吉林省辽源市中医院　　　　　　　中国中医科学院望京医院

江苏省中西医结合医院　　　　　　河南中医药大学第一附属医院

中国中医科学院眼科医院　　　　　山东中医药大学第二附属医院

北京中医药大学东方医院　　　　　四川省中医药科学院中医研究所

山西省中医院　　　　　　　　　　北京中医药大学厦门医院

副总主编单位

辽宁中医药大学附属第二医院　　　包头市蒙医中医医院

河南大学中医院　　　　　　　　　重庆中医药学院

浙江中医药大学附属第三医院　　　天水市中医院

新疆哈密市中医院（维吾尔医医院）中国中医科学院西苑医院济宁医院

河南省中医糖尿病医院　　　　　　黄冈市中医医院

贵州中医药大学

广西中医药大学第一附属医院

辽宁中医药大学第一附属医院

南京中医药大学

三亚市中医院

辽宁中医药大学

辽宁省中医药科学院

青海大学

黑龙江省中医药科学院

湖北中医药大学附属医院

湖北省中医院

安徽中医药大学第一附属医院

汝州市中西医结合医院

湖南中医药大学附属醴陵医院

湖南医药学院

湖南中医药大学

咸宁市中医医院

中国中医科学院

南阳理工学院张仲景国医国药学院

长垣中西医结合医院

成都中医药大学附属医院

成都中医药大学第二附属医院

兰州市中医医院

扬州市中医院

高安市中医医院

馆陶县中医医院

江西中医药大学

辽宁中医药大学附属第三医院

盐城市中医院

河南省人民医院

云南中医药大学

常务编委单位
（按首字拼音排序）

安钢职工总医院

安徽中医药大学第二附属医院

安阳市中西医结合医院

安阳市中医院

安阳市肿瘤医院

百色市中医医院

北海市中医医院

北京市昌平区中西医结合医院

北京市平谷区中医医院

北京中医药大学第三附属医院

澄迈县中医院

赤水市中医医院

重庆市北碚区中医院

重庆市中医院

重庆医科大学中医药学院

重庆医药高等专科学校

重庆中医药学院第一临床学院

德江县民族中医医院

防城港市中医医院

福建中医药大学附属康复医院

广西中医药大学

广西中医药大学第一附属医院（仙葫院区）

广元市中医医院

桂林市中医医院

海口市中医医院

河南省骨科医院　　　　　　　　　　宁波市中医院
河南省洛阳正骨医院　　　　　　　　宁夏回族自治区中医医院暨中医研究院
河南省中西医结合儿童医院　　　　　宁夏医科大学附属银川市中医医院
河南省中医药研究院　　　　　　　　平顶山市第二人民医院
河南省中医院　　　　　　　　　　　平顶山市中医医院
河南中医药大学第二附属医院　　　　钦州市中医医院
河南中医药大学第三附属医院　　　　青海大学医学院
南昌市洪都中医院　　　　　　　　　山西中医药大学
南京市中医院　　　　　　　　　　　陕西省中医药研究院
黑龙江省中医医院　　　　　　　　　陕西省中医医院
湖北省妇幼保健院　　　　　　　　　陕西中医药大学第二附属医院
湖北省中医院　　　　　　　　　　　上海市浦东新区光明中医医院
湖南中医药大学第一附属医院　　　　上海中医药大学附属岳阳中西医结合
黄河科技学院附属医院　　　　　　　医院
江苏省中西医结合医院　　　　　　　上海中医药大学附属上海市中西医结
焦作市中医院　　　　　　　　　　　合医院
开封市第二中医院　　　　　　　　　上海中医药大学针灸推拿学院
开封市儿童医院　　　　　　　　　　深圳市中医院
开封市光明医院　　　　　　　　　　沈阳市第二中医医院
开封市中心医院　　　　　　　　　　苏州市中西医结合医院
来宾市中医医院　　　　　　　　　　天津市中医药研究院附属医院
兰州市西固区中医院　　　　　　　　天津武清泉达医院
梨树县中医院　　　　　　　　　　　天津医科大学总医院
辽宁省肛肠医院　　　　　　　　　　田东县中医医院
聊城市中医医院　　　　　　　　　　温州市中西医结合医院
洛阳市中医院　　　　　　　　　　　梧州市中医医院
南京市溧水区中医院　　　　　　　　武穴市中医医院
南京中医药大学苏州附属医院　　　　徐州市中医院
南阳市骨科医院　　　　　　　　　　义乌市中医医院
南阳张仲景健康养生研究院　　　　　银川市中医医院
南阳仲景书院　　　　　　　　　　　英山县人民医院
内蒙古医科大学　　　　　　　　　　张家港市中医医院

长春中医药大学附属医院

浙江省中医药研究院基础研究所

镇江市中医院

郑州大学第二附属医院

郑州大学第三附属医院

郑州大学第一附属医院

郑州市中医院

中国疾病预防控制中心传染病预防控制所

中国中医科学院针灸研究所

编委单位
（按首字拼音排序）

安阳市人民医院

鞍山市中医院

白城中医院

北海市人民医院

北京市海淀区医疗资源统筹服务中心

重庆两江新区中医院

重庆市江津区中医院

东港市中医院

福建省立医院

福建中医药大学附属第三人民医院

福建中医药大学附属人民医院

福建中医药大学国医堂

福建中医药大学中医学院

广西中医药大学第一附属医院仁爱分院

广西中医药大学附属国际壮医医院

贵州省第二人民医院

合浦县中医医院

河南科技大学第一附属医院

河南省立眼科医院

河南省眼科研究所

河南省职业病医院

河南医药健康技师学院

鹤壁职业技术学院医学院

滑县中医院

滑县第三人民医院

焦作市儿童医院

焦作市妇女儿童医院

焦作市妇幼保健院

开封市妇幼保健院

开封市苹果园卫生服务中心

开封市中医肛肠病医院

林州市中医院

灵山县中医医院

隆安县中医医院

那坡县中医医院

南乐县中医院

南乐益民医院

南乐中医肛肠医院

南宁市武鸣区中医医院

南阳名仁中医院

南阳市中医院

宁夏回族自治区中医医院

平顶山市第一人民医院

平南县中医医院

濮阳市第五人民医院

濮阳市中医医院

日照市中医医院

融安县中医医院

433

三门峡市中医院　　　　　　　邢台市中医院

厦门市中医院　　　　　　　　兴安界首骨伤医院

陕西省中医药研究院　　　　　兴化市人民医院

商水县中医院　　　　　　　　沂源县中医医院

上海仁爱医院　　　　　　　　长治市上党区中医院

石家庄市中医院　　　　　　　昭通市中医医院

天门市中医医院　　　　　　　郑州大学第五附属医院

尉氏县中医院　　　　　　　　郑州市金水区总医院

温县中医院　　　　　　　　　郑州澍青医学高等专科学校

温州市中医院　　　　　　　　中国人民解放军陆军第83集团军医院

湘潭市中医医院　　　　　　　中国中医科学院中医临床基础医学研究所

新乡市中医院　　　　　　　　珠海市中西医结合医院

新乡医学院第三附属医院